EMERGÊNCIAS CARDIOVASCULARES
Diagnóstico e Tratamento

EMERGÊNCIAS CARDIOVASCULARES
Diagnóstico e Tratamento

EDITORA

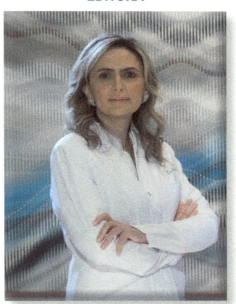

Ludhmila Abrahão Hajjar

Professora Associada de Cardiologia Faculdade de Medicina da Universidade de São Paulo (FMUSP)
Diretora da Cardio-Oncologia do Instituto do Coração do Hospital das Clínicas da FMUSP (InCor-HCFMUSP) e do Instituto do Câncer do Estado de São Paulo (ICESP/HCFMUSP)
Coordenadora do Programa de Pós-Graduação em Cardiologia da FMUSP
Especialista em Cardiologia pela Sociedade Brasileira de Cardiologia (SBC)
Especialista em Medicina Intensiva pela Associação de Medicina Intensiva Brasileira (AMIB)
Especialista em Medicina de Emergência pela Associação Brasileira de Medicina Diagnóstica ABRAMED
Diretora da Cardiologia do Hospital Vila Nova Star – SP
Diretora da UTI Cardiológica e da UTI Cirúrgica do Hospital DF Star – DF

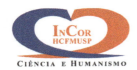
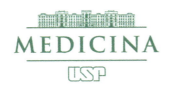
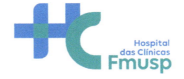

EMERGÊNCIAS CARDIOVASCULARES
Diagnóstico e Tratamento

Produção editorial
Projeto gráfico
Diagramação
ASA Produção Gráfica e Editorial

© 2023 Editora dos Editores

Todos os direitos reservados. Nenhuma parte deste livro poderá ser reproduzida, sejam quais forem os meios empregados, sem a permissão, por escrito, das editoras. Aos infratores aplicam-se as sanções previstas nos artigos 102, 104, 106 e 107 da Lei nº 9.610, de 19 de fevereiro de 1998.

Editora dos Editores
São Paulo: Rua Marquês de Itu, 408 - sala 104 – Centro.
(11) 2538-3117
Rio de Janeiro: Rua Visconde de Pirajá, 547 - sala 1121 – Ipanema.

www.editoradoseditores.com.br

Impresso no Brasil
Printed in Brazil
1ª impressão – 2023

Este livro foi criteriosamente selecionado e aprovado por um Editor científico da área em que se inclui. A Editora dos Editores assume o compromisso de delegar a decisão da publicação de seus livros a professores e formadores de opinião com notório saber em suas respectivas áreas de atuação profissional e acadêmica, sem a interferência de seus controladores e gestores, cujo objetivo é lhe entregar o melhor conteúdo para sua formação e atualização profissional.
Desejamos-lhe uma boa leitura!

Dados Internacionais de Catalogação na Publicação (CIP)
(Câmara Brasileira do Livro, SP, Brasil)

Emergências cardiovasculares : diagnóstico e tratamento. -- 1. ed. -- São Paulo : Editora dos Editores, 2023.

Vários autores.
Bibliografia.
ISBN 978-85-85162-72-6

1. Cardiologia   2. Emergências cardiovasculares   3. Urgências médicas.

23-156980

CDD-616.1025
NLM-WG-100

Índices para catálogo sistemático:
1. Emergências cardiovasculares : Medicina   616.1025
Aline Graziele Benitez - Bibliotecária - CRB-1/3129

Coeditores

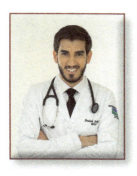

Armindo Jreige Júnior
Cardiologista pelo Instituto do Coração do Hospital das Clínicas da Faculdade de Medicina da Universidade de São Paulo (InCor-HCFMUSP).
Fellowship em Cardio-Oncologia InCor-HCFMUSP
Doutorando do Programa de Cardiologia da FMUSP
Cardiologista do Hospital Vila Nova Star

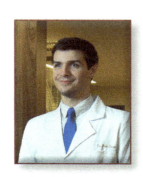

Bruno Soares da Silva Rangel
Especialista em Cardiologia pela Sociedade Brasileira de Cardiologia (SBC)
Preceptor da Residência Médica de Cardiologia do Instituto do Coração do Hospital das Clínicas da Faculdade de Medicina da Universidade de São Paulo (InCor-HCFMUSP)
Cardiologista do Hospital Vila Nova Star

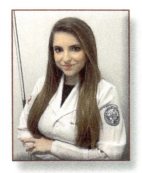

Carla David Soffiatti
Especialista em Cardiologia pela Sociedade Brasileira de Cardiologia (SBC)
Fellowship em Coronariopatia Aguda e Terapia Intensiva pelo Instituto do Coração do Hospital das Clínicas da Faculdade de Medicina da Universidade de São Paulo (InCor-HCFMUSP)
Diarista UTI Cardiológica – Vila Nova Star e São Luiz Itaim
Plantonista da Unidade Clínica de Emergência do InCor-HCFMUSP

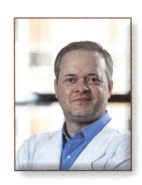

Carlos Augusto Homem de Magalhães Campos
Especialista em Cardiologia pela Sociedade Brasileira de Cardiologia (SBC)
Médico do Departamento de Cardiologia Intervencionista Instituto do Coração do Hospital das Clínicas da Faculdade de Medicina da Universidade de São Paulo (InCor-HCFMUSP)
Doutor em Medicina pela Erasmus University – Reino dos Países Baixos

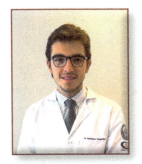

Francisco Monteiro de Almeida Magalhães
Especialista em Cardiologia pela Sociedade Brasileira de Cardiologia (SBC)
Fellowship em Valvopatias e Cardiopatias Estruturais pelo Instituto do Coração do Hospital das Clínicas da Faculdade de Medicina da Universidade de São Paulo (InCor-HCFMUSP)
Diarista UTI Cardiológica – Hospitais Vila Nova Star e São Luiz Itaim
Plantonista da Unidade de Pronto Atendimento do Hospital Israelita Albert Einstein

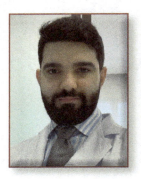

Henrique Trombini Pinesi
Especialista em Cardiologia pelo Instituto do Coração do Hospital das Clínicas da Faculdade de Medicina da Universidade de São Paulo (InCor-HCFMUSP)
Especialista em Aterosclerose pelo InCor-HCFMUSP
Médico Pesquisador da Unidade Clínica de Aterosclerose do InCor-HCFMUSP
Diarista UTI Cardiológica – Vila Nova Star e São Luiz Itaim

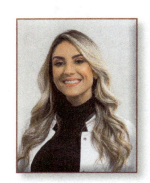

Karen Alcântara Queiroz Santos
Especialista em Cardiologia pela Sociedade Brasileira de Cardiologia (SBC)
Fellowship em Cardio-Oncologia pelo Instituto do Coração do Hospital das Clínicas da Faculdade de Medicina da Universidade de São Paulo (InCor-HCFMUSP)
Cardiologista do Hospital Vila Nova Star

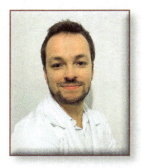

Marcel de Paula Pereira
Especialista em Cardiologia pela Sociedade Brasileira de Cardiologia (SBC)
Especialista em Medicina Intensiva pela Associação de Medicina Intensiva Brasileira (AMIB)
Fellowship em Aterosclerose e Doenças Coronarianas
Doutorando do Programa de Cardiologia da Faculdade de Medicina da Universidade de São Paulo (FMUSP)
Diarista da UTI Cardiológica Vila Nova Star e São Luiz Itaim

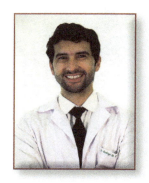

Rodrigo Melo Kulchetscki
Especialista em Cardiologia pela Sociedade Brasileira de Cardiologia (SBC)
Especialista em Arritmia Clínica, Eletrofisiologia e Estimulação Cardíaca Artificial pelo Instituto do Coração do Hospital das Clínicas da Faculdade de Medicina da Universidade de São Paulo (InCor-HCFMUSP)
Coordenador do Serviço de Holter – Vila Nova Star
Diarista UTI Cardiológica – Vila Nova Star e São Luiz Itaim
Plantonista UTI Cardiológica Clínica – InCor/ HCFMUSP

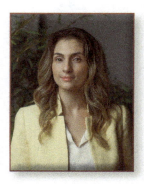

Stéphanie Itala Rizk
Especialista em Cardiologia pela Sociedade Brasileira de Cardiologia (SBC)
Especialista em Medicina Intensiva pela Associação de Medicina Intensiva Brasileira (AMIB)
Especialização em Transplante Cardíaco e Coração Artificial pelo Sírio-Libanês/PROADI
Médica da Cardio-Oncologia do Instituto do Coração do Hospital das Clínicas da FMUSP (InCor-HCFMUSP) e do Instituto do Câncer do Estado de São Paulo (ICESP/HCFMUSP)
Doutoranda do Programa de Cardiologia da FMUSP
Cardiologista do Hospital Vila Nova Star

Colaboradores

Adriely Andrade Rezende
Especialista em Terapia Intensiva Cirúrgica e Pós-Operatório de Cirurgia Cardíaca pelo Instituto do Coração do Hospital das Clinicas da Faculdade de Medicina da Universidade de São Paulo (InCor-HCFMUSP). Especialista em Cardiologia pela Sociedade Brasileira de Cardiologia (SBC).

Afonso Dalmazio Souza Mario
Fellowship em Arritmia Clínica e Eletrofisiologia Invasiva Médico Assistente da UTI Cardiológica do Instituto do Coração do Hospital das Clinicas da Faculdade de Medicina da Universidade de São Paulo (InCor-HCFMUSP).

Alexandra Régia Dantas Brígido
Residência em Cardiologia no Instituto do Coração do Hospital das Clínicas da Faculdade de Medicina da Universidade de São Paulo (InCor-HCFMUSP). *Fellowship* em Arritmologia Clínica, Eletrofisiologia Invasiva e Estimulação Cardíaca Artificial no InCor-HCFMUSP.

Alexandre Abizaid
Diretor de Intervenções Cardiológicas no Instituto do Coração do Hospital das Clínicas da Faculdade de Medicina da Universidade de São Paulo (InCor-HCFMUSP). Diretor de Intervenções Cardiológicas no Hospital do Coração (HCor). Professor Visitante de Medicina na Universidade de Columbia - NY, USA. Médico Cardiologista Intervencionista do Hospital Sírio-Libanês (HSL). Coordenador do Comitê Científico do HSL.

Alexandre de Matos Soeiro
Doutor e Professor Colaborador pela Faculdade de Medicina da Universidade de São Paulo (FMUSP). Coordenador da Unidade Cardiológica Intensiva – Hospital BP Mirante. Médico Assistente da Unidade Clínica de Emergência do Instituto do Coração do Hospital das Clínicas da FMUSP (InCor-HCFMUSP). *Fellow* ACC/*Fellow* GSC.

Alfredo Augusto Eyer Rodrigues
Especialista em Cardiologia pela Sociedade Brasileira de Cardiologia (SBC). Médico da Equipe de Imagem Cardiovascular do Grupo DASA (Diagnósticos da América), Grupo Prevent Senior, Grupo Cura e Hospital Moriah. Preceptor da Especialização em Imagem Cardiovascular e Multimodalidades do DASA e Escola Paulista de Medicina da Universidade Federal de São Paulo (EPM/Unifesp).

Alicia Dudy Muller Veiga
Doutoranda em Cardiologia no Instituto do Coração do Hospital das Clínicas da Faculdade de Medicina da Universidade de São Paulo (InCor-HCFMUSP) do programa MD-PhD da FMUSP. Graduanda em Medicina na FMUSP.

Aline Almeida Bastos
Médica pela Universidade Federal do Maranhão (UFMA). Residência de Endocrinologia pelo Hospital do Servidor Público Estadual (IAMSPE). Médica Endocrinologista do Hospital Vila Nova Star. Doutoranda do programa de Endocrinologia da Faculdade de Medicina da Universidade de São Paulo (FMUSP).

Ana Amélia Fialho de Oliveira Hoff
Chefe da Unidade de Oncologia Endócrina do Instituto do Câncer do Estado de São Paulo (ICESP) da Faculdade de Medicina da Universidade de São Paulo (FMUSP). Endocrinologista do Hospital Vila Nova Star.

André Austregésilo Scussel
Residência em Cardiologia pelo Instituto do Coração do Hospital das Clínicas da Faculdade de Medicina da Universidade de São Paulo (InCor-HCFMUSP). Residência em andamento em Transplante Cardíaco pelo InCor-HCFMUSP.

André Luis Martins Gonçalves
Residência de Cardiologia pelo Hospital Santa Marcelina, São Paulo-SP. *Fellow* de Arritmia Clínica pelo Instituto do Coração do Hospital das Clínicas da Faculdade de Medicina da Universidade de São Paulo (InCor-HCFMUSP) *Fellow* de Eletrofisiologia pelo InCor-FMUSP.

André Santana Ribeiro
Complementação em Unidade Clínica de Coronariopatia Aguda (UCO) do Instituto do Coração do Hospital das Clínicas da Faculdade de Medicina da Universidade de São Paulo (InCor-HCFMUSP). Especialista em Medicina Intensiva pela Associação de Medicina Intensiva Brasileira (AMIB) e de Cardiologia pela Sociedade Brasileira de Cardiologia (SBC). Pós-Graduando em Cardiologia pela FMUSP. Médico da Unidade de Coronariopatias do InCor-HCFMUSP e da Unidade Coronariopatias do Hospital Sírio-Libanês (HSL).

Antonio Sérgio de Santis Andrade Lopes
Doutor em Cardiologia pela Faculdade de Medicina da Universidade de São Paulo (FMUSP). Médico Assistente da Unidade Clínica de Valvopatias do Instituto do Coração do Hospital das Clínicas da FMUSP (InCor-HCFMUSP).

Armando Carneiro Furtado
Cardiologista pelo Instituto do Coração do Hospital das Clínicas da Faculdade de Medicina da Universidade de São Paulo (InCor-HCFMUSP). Médico Preceptor do Programa de Residência Médica em Cardiologia do InCor-HCFMUSP.

Armindo Jreige Júnior
Cardiologista pelo Instituto do Coração do Hospital das Clínicas da Faculdade de Medicina da Universidade de São Paulo (InCor-HCFMUSP). *Fellowship* em Cardio-Oncologia InCor-HCFMUSP. Doutorando pela FMUSP. Cardiologista do Hospital Vila Nova Star.

Aroni Marceu Sousa e Rocha
Médico pela Universidade Federal de Pelotas (UFPEL). Residência em Cirurgia Médica pelo Hospital das Clínicas da Faculdade de Medicina da Universidade de São Paulo (HCFMUSP). Residente de Cardiologia do Instituto do Coração do HCFMUSP (InCor-HCFMUSP).

Augusto Scalabrini Neto
Professor Associado da Disciplina de Emergências Clínicas da Faculdade de Medicina da Universidade de São Paulo (FMUSP). Chefe do Departamento de Treinamento de Habilidades da Faculdade de Ciências Médicas de Minas Gerais (FCMMG). Coordenador do Programa de Residência Médica em Cardiologia do Hospital Sírio-Libanês (HSL).

Aurelino Fernandes Schmidt Junior

Professor Assistente do Serviço de Cirurgia Torácica do Instituto do Coração do Hospital das Clínicas da Faculdade de Medicina da Universidade de São Paulo (InCor-HCFMUSP). Coordenador do Serviço de Cirurgia Torácica do Hospital das Clínicas Luzia Pinho Melo, Mogi das Cruzes-SP. Professor de Cirurgia Torácica da Disciplina de Cirurgia Geral do Curso de Medicina da Universidade de Mogi das Cruzes (UMC).

Bernardo de Lima Siqueira

Médico pela Universidade Federal do Rio Grande do Norte (UFRN). Cardiologista pelo Instituto do Coração do Hospital das Clínicas da Faculdade de Medicina da Universidade de São Paulo (InCor-HCFMUSP).

Bruno Biselli

Médico Assistente da Unidade de Insuficiência Cardíaca do Instituto do Coração do Hospital das Clínicas da Faculdade de Medicina da Universidade de São Paulo (InCor-HCFMUSP). Cardiologista do Hospital Sírio-Libanês (HSL).

Carla David Soffiatti

Especialista em Cardiologia pela Sociedade Brasileira de Cardiologia (SBC). *Fellowship* em Coronariopatia Aguda e Terapia Intensiva pelo Instituto do Coração do Hospital das Clínicas da Faculdade de Medicina da Universidade de São Paulo (InCor-HCFMUSP). Diarista na UTI Cardiológica do Vila Nova Star e São Luiz Itaim. Plantonista da Unidade Clínica de Emergência do InCor/HCFMUSP.

Carlos Augusto Homem de Magalhães Campos

Especialista em Cardiologia pela Sociedade Brasileira de Cardiologia (SBC). Médico do Departamento de Cardiologia Intervencionista Instituto do Coração do Hospital das Clínicas da Faculdade de Medicina da Universidade de São Paulo (InCor-HCFMUSP). Doutor em Medicina pela Erasmus University – Reino dos Países Baixos.

Carlos Eduardo Rochitte

Livre Docente em Cardiologia pela Faculdade de Medicina da Universidade de São Paulo (FMUSP). Coordenador Acadêmico da ressonância magnética (RM) e tomografia computadorizada (TC) Cardiovascular do Instituto do Coração do Hospital das Clínicas da FMUSP (InCor-HCFMUSP). Coordenador da RM e TC Cardiovascular do Hospital do Coração (HCor). Médico da RM e TC Cardiovascular DASA/ALTA. CEO da Rochitte Ressonância e Tomografia Cardíaca. Editor-Chefe dos Arquivos Brasileiros de Cardiologia (ABC Cardiol) e Presidente do DIC-SBC 2018-2025. Vice-Tesoureiro do Conselho de Curadores da Sociedade de Ressonância Magnética Cardiovascular – Society for Cardiovascular Magnetic Resonance (SCMR).

Carlos Vicente Serrano Junior

Livre Docente em Cardiologia pela Faculdade de Medicina da Universidade de São Paulo (FMUSP). Professor Associado da FMUSP. Diretor da Unidade Clínica de Aterosclerose no Instituto do Coração do Hospital das Clínicas da FMUSP (InCor-HCFMUSP).

Cecília Chie Sakaguchi Barros

Aluna da Faculdade de Medicina da Universidade de São Paulo (FMUSP). Doutoranda em Cardiologia pelo programa MD-PhD da FMUSP.

Claudia Bernoche

Doutora em Cardiologia pelo Instituto do Coração do Hospital das Clínicas da Faculdade de Medicina da Universidade de São Paulo (InCor-HCFMUSP). Assistente da Unidade Clínica de Terapia Intensiva do InCor-HCFMUSP. Coordenadora do Pronto-Socorro do Hospital Nove de Julho – DASA.

Claudia Marquez Simões

Doutora pelo Programa de Anestesiologia da Faculdade de Medicina da Universidade de São Paulo (FMUSP). Coordenadora da Comissão de Residência Médica do Hospital Sírio-Libanês (HSL). Coordenadora do programa de Residência em Anestesiologia do HSL. Serviços Médicos de Anestesia. Supervisora do Serviço de Anestesiologia do Instituto do Câncer do Estado de São Paulo (ICESP) da FMUSP. Membro da Câmara Técnica de Anestesiologia do Conselho Regional de Medicina do Estado de São Paulo (CREMESP).

Cristiano Faria Pisani
Médico Assistente da Arritmia do Instituto do Coração do Hospital das Clínicas da Faculdade de Medicina da Universidade de São Paulo (InCor-HCFMUSP). Doutorado em Cardiologia pela FMUSP. Diretor Científico da Sociedade Brasileira de Arritmias Cardíacas (SOBRAC).

Cristina Salvadori Bittar
Doutora em Cardiologia pela Universidade de São Paulo (USP). Especialista em Cardiologia ela Sociedade Brasileira de Cardiologia (SBC). Especialista em Medicina Intensiva pela Associação de Medicina Intensiva Brasileira (AMIB). Médica Assistente da Cardio-Oncologia do Instituto do Câncer do Estado de São Paulo (ICESP) e do Instituto do Coração do Hospital das Clínicas da Faculdade de Medicina da USP (InCor-HCFMUSP). Médica Plantonista da Unidade Avançada de Insuficiência Cardíaca (UAIC) do Hospital Sírio-Libanês (HSL).

Daniella Cian Nazzetta
Especialista em Cardiologia pela Sociedade Brasileira de Cardiologia (SBC). Especialista em Doenças Valvares e Estruturais pelo Instituto do Coração do Hospital das Clínicas da Faculdade de Medicina da Universidade de São Paulo (InCor-HCFMUSP).

David Provenzale Titinger
Titulo de Especialista em Cardiologia pela Sociedade Brasileira de Cardiologia (SBC). Especialista em Valvopatia e Endocardite pelo Instituto do Coração do Hospital das Clínicas da Faculdade de Medicina da Universidade de São Paulo (InCor-HCFMUSP).

Dayenne Hianaê de Paula Souza
Coordenadora Médica do Pronto Atendimento do Hospital Vila Nova Star – Rede D'Or. Médica Diarista da UTI Cardiológica do Hospital Vila Nova Star e São Luiz Itaim.

Denise Hachul
Médica da Unidade Clínica de Arritmias do Instituto do Coração do Hospital das Clínicas da Faculdade de Medicina da Universidade de São Paulo (InCor-HCFMUSP). Doutor em Ciências pela FMUSP. Professora Orientadora da Pós-Graduação do Departamento de Cardiopneumologia da FMUSP. Professora do Curso de Extensão Universitária do Departamento de Cardiopneumologia da FMUSP.

Diego Carter Campanha Borges
Fellow em Cardiologia Intervencionista pelo Instituto do Coração do Hospital das Clínicas da Faculdade de Medicina da Universidade de São Paulo (InCor-HCFMUSP). Doutor em Cardiologia pelo InCor-HCFMUSP.

Eduardo Gomes Lima
Doutorado em Cardiologia pela Faculdade de Medicina da Universidade de São Paulo (FMUSP). Professor Colaborador pela FMUSP. Médico Assistente da Unidade Clínica de Aterosclerose do Instituto do Coração do Hospital das Clínicas da FMUSP (InCor-HCFMUSP). Coordenador de Ensino e Pesquisa do Hospital Nove de Julho.

Eduardo Pelegrineti Targueta
Fellowship em Arritmia Clínica e Eletrofisiologia pelo Instituto do Coração do Hospital das Clínicas da Faculdade de Medicina da Universidade de São Paulo (InCor-HCFMUSP) Médico Assistente da UTI Cardiológica do InCor-HCFMUSP.

Evelin Cavalcante Farias
Endocrinologista com Título de Especialista pela Sociedade Brasileira de Endocrinologia e Metabologia (SBEM). Pós-Graduanda da Disciplina de Endocrinologia da Faculdade de Medicina da Universidade de São Paulo (FMUSP).

Fabiana Hanna Rached

Médica Assistente da Aterosclerose do Instituto do Coração do Hospital das Clínicas da Faculdade de Medicina da Universidade de São Paulo (InCor-HCFMUSP). Professor Colaborador do Departamento de Cardiopneumologia da FMUSP. Doutor em Medicina pela FMUSP. PhD Cotutelle pela USP/Universidade Pierre et Marie Curie – Paris, França.

Fábio Antonio Gaiotto

Preceptor Médico-Acadêmico em Cirurgia Cardiovascular no Instituto do Coração do Hospital das Clínicas da Faculdade de Medicina da Universidade de São Paulo (InCor-HCFMUSP). Doutorado em Ciências Médicas na FMUSP. Pós-Doutorado no Departamento de Cardiopneumologia da FMUSP. Médico Assistente da Disciplina de Cirurgia Cardiovascular do InCor-HCFMUSP.

Fabio Cetinic Habrum

Graduação em Medicina pela FMUSP. Residência em Cardiologia e *Fellowship* em Aterosclerose pelo Instituto do Coração do Hospital das Clínicas da Faculdade de Medicina da Universidade de São Paulo (InCor-HCFMUSP). Residência em Clínica Médica pelo HCFMUSP.

Fábio Fernandes

Livre Docente em Cardiologia pela Faculdade de Medicina da Universidade de São Paulo (FMUSP). Diretor do Grupo de Miocardiopatias Instituto do Coração do Hospital das Clínicas da FMUSP (InCor-HCFMUSP).

Fabio Grunspun Pitta

Médico Assistente da Unidade Clínica de Aterosclerose do Instituto do Coração do Hospital das Clínicas da Faculdade de Medicina da Universidade de São Paulo (InCor-HCFMUSP). Médico do Programa de Cardiologia do Hospital Israelita Albert Einstein (HIAE).

Fabio Minamoto

Médico Cirurgião Torácico pelo Hospital das Clínicas da Faculdade de Medicina da Universidade de São Paulo (HCFMUSP). Doutor em Cirurgia Torácica e Cardiovascular no Instituto do Coração do HCFMUSP (InCor-HCFMUSP).

Felipe Borelli del Guerra

Médico Neurologista Clínico Especialista em Doenças Cerebrovasculares. *Fellow* em Doenças Cerebrovasculares. Médico Assistente da Unidade Neurocardiológica do Pronto-Socorro do Hospital de Base do Distrito Federal (HBDF).

Fernanda Castiglioni Tessari

Cardiologia pelo Instituto Dante Pazzanese de Cardiologia (IDPC). *Fellowship* em Doenças Valvares e Estruturas pelo Instituto do Coração do Hospital das Clínicas da Faculdade de Medicina da Universidade de São Paulo (InCor-HCFMUSP). Especialista em Cardiologista pela Sociedade Brasileira de Cardiologia (SBC).

Fernanda Thereza de Almeida Andrade

Subespecialização em Cardio-Oncologia no Instituto do Coração do Hospital das Clínicas da Faculdade de Medicina da Universidade de São Paulo (InCor-HCFMUSP). Médica Assistente da Cardiologia do Instituto do Câncer do Estado de São Paulo (ICESP). Preceptora do *Fellow* de Cardio-Oncologia do InCor-HCFMUSP. Médica do Hospital Vila Nova Star. Doutoranda em Cardiologia pelo InCor-HCFMUSP.

Fernando Rabioglio Giugni

Médico Cardiologista pelo Instituto do Coração do Hospital das Clínicas da Faculdade de Medicina da Universidade de São Paulo (InCor-HCFMUSP). Doutorando em Patologia pela FMUSP. Médico Pesquisador do Laboratório de Genética e Cardiologia Molecular do InCor-HCFMUSP.

Flavio Tarasoutchi
Diretor da Unidade Clínica de Valvopatias do Instituto do Coração do Hospital das Clínicas da Faculdade de Medicina da Universidade de São Paulo (InCor-HCFMUSP). Livre Docente pela FMUSP. Professor colaborador da FMUSP.

Francisco Akira Malta Cardozo
Cardiologista pelo Instituto do Coração do Hospital das Clínicas da Faculdade de Medicina da Universidade de São Paulo (InCor-HCFMUSP). Médico Assistente da Unidade Clínica de Medicina Interdisciplinar em Cardiologia do InCor-HCFMUSP.

Francisco Carlos da Costa Darrieux
Doutorado em Cardiologia pela Faculdade de Medicina da Universidade de São Paulo (FMUSP). Médico Assistente da Unidade de Arritmias Cardíacas do Instituto do Coração do Hospital das Clínicas da FMUSP (InCor-HCFMUSP). Responsável pelo Ambulatório Didático de Arritmias Cardíacas do InCor-HCFMUSP.

Francisco Monteiro de Almeida Magalhães
Especialista em Cardiologia pela Sociedade Brasileira de Cardiologia (SBC). *Fellowship* em Valvopatias e Cardiopatias Estruturais pelo Instituto do Coração do Hospital das Clínicas da Faculdade de Medicina da Universidade de São Paulo (InCor-HCFMUSP). Diarista da UTI Cardiológica dos Hospitais Vila Nova Star e São Luíz Itaim. Plantonista da Unidade de Pronto Atendimento do Hospital Israelita Albert Einstein (HIAE).

Gabriela Marsiaj Rassi
Residência em Cardiologia pelo Instituto do Coração do Hospital das Clínicas da Faculdade de Medicina da Universidade de São Paulo (InCor-HCFMUSP). Especialização em Arritmia Clínica e Eletrofisiologia Invasiva pelo InCor-HCFMUSP.

Gabriela Paes Leme Lorecchio
Especialista em Clínica Médica e em Medicina Intensiva pelo MEC e pela Associação de Medicina Intensiva Brasileira (AMIB). Especialização em Cuidados Paliativos pelo Hospital Sírio-Libanês (HSL). Pós-Graduanda em Nutrologia no Hospital Israelita Albert Einstein (HIAE). Médica Diarista nas UTIs dos Hospitais Vila Nova Star e São Luiz Itaim. Médica Plantonista na UTI Cardiológica do Hospital Sírio-Libanês (HSL).

Grace Carvajal Mulatti
Médica Supervisora do Pronto-Socorro de Cirurgia Vascular do Instituto do Coração do Hospital das Clínicas da Faculdade de Medicina da Universidade de São Paulo (InCor-HCFMUSP). Doutor em Clínica Cirúrgica pelo HCFMUSP. Coordenadora das Diretrizes de Aorta da Sociedade Brasileira de Angiologia e Cirurgia Vascular (SBACV).

Guilherme Pasquini Cavassin
Cirurgião Geral do Hospital do Trabalhador da Universidade Federal do Paraná (UFPR). Cirurgia Geral Avançada pelo Hospital das Clínicas da Faculdade de Medicina da Universidade de São Paulo (HCFMUSP). Área de Atuação em Trauma pelo Colégio Brasileiro de Cirurgiões (CBC). Membro Adjunto do CBC.

Henrique Barbosa Ribeiro
Cardiologia e Hemodinâmica pelo Instituto do Coração do Hospital das Clínicas da Faculdade de Medicina da Universidade de São Paulo (InCor-HCFMUSP). *Fellow* e Doutor em Hemodinâmica e Cardiopatias Estruturais pela Universidade Laval, Canadá. Professor Colaborador da FMUSP.

Henrique Trombini Pinesi
Especialista em Cardiologia pelo Instituto do Coração do Hospital das Clínicas da Faculdade de Medicina da Universidade de São Paulo (InCor-HCFMUSP). Especialista em Aterosclerose pelo InCor-HCFMUSP. Médico Pesquisador da Unidade Clínica de Aterosclerose do InCor-HCFMUSP. Diarista da UTI Cardiológica do Vila Nova Star e São Luiz Itaim.

Ibraim Marciarelli Pinto

Doutor pela Faculdade de Medicina da Universidade de São Paulo (FMUSP). Especialista em Cardiologia pela Sociedade Brasileira de Cardiologia (SBC). Presidente da Sociedade de Cardiologia do Estado de São Paulo (SOCESP) no biênio 2016-2017. Diretor do Serviço de Métodos Não Invasivos do Instituto Dante Pazzanese de Cardiologia (IDPC). Médico Master do Grupo Fleury.

Isabela Bispo Santos da Silva Costa

Médica do Serviço de tomografia computadorizada e ressonância magnética (TC/RM) do Hospital Vila Nova Star/Rede D'Or – São Luiz. Médica Cardiologista no Instituto do Câncer do Estado de São Paulo (ICESP) e Hospital Sírio-Libanês (HSL). Especialista em TC/RM Cardiovascular e Cardiologia. Doutora em Ciências pela Faculdade de Medicina da Universidade de São Paulo (FMUSP).

Iurhi Guerra Pereira Pinto

Residência em Clínica Médica pela Universidade Federal do Estado de São Paulo (Unifesp). Cardiologia pelo Instituto do Coração do Hospital das Clínicas da Faculdade de Medicina da Universidade de São Paulo (InCor-HCFMUSP). Intensivista pela Associação de Medicina Intensiva Brasileira (AMIB). Especialista em Medicina Intensiva pela AMIB.

Ivna Girard Cunha Vieira

Médica Cardiologista do Corpo Clínico do Hospital Sírio-Libanês (HSL). Médica Colaboradora Assistente da Unidade de Insuficiência Cardíaca do Instituto do Coração do Hospital das Clínicas da Faculdade de Medicina da Universidade de São Paulo (InCor-HCFMUSP). Especialista em Insuficiência Cardíaca, Transplante Cardíaco e Dispositivos de Assistência Circulatória Mecânica pelo InCor-HCFMUSP.

Jairo Tavares Nunes

Cardiology Clinical and Research Fellow no Toronto General Hospital, University of Toronto. Cardiologia, Insuficiência Cardíaca Avançada e Transpante Cardíaco no Instituto do Coração do Hospital das Clínicas da Faculdade de Medicina da Universidade de São Paulo (InCor-HCFMUSP).

Jéssica Sol Santos Brugnara

Fellow em Cardiopatia e Gravidez pelo Instituto do Coração do Hospital das Clínicas da Faculdade de Medicina da Universidade de São Paulo (InCor-HCFMUSP). Cardiologista e Clínica Médica pelo InCor-HCFMUSP.

João Ricardo Cordeiro Fernandes

Médico Assistente da Unidade Clínica de Valvopatias do Instituto do Coração do Hospital das Clínicas da Faculdade de Medicina da Universidade de São Paulo (InCor-HCFMUSP). Cardiologista pelo InCor-HCFMUSP e pela Sociedade Brasileira de Cardiologia (SBC).

José Augusto Duncan Santiago

Médico Especialista em Cirurgia Cardiovascular pelo Instituto do Coração do Hospital das Clínicas da Faculdade de Medicina da Universidade de São Paulo (InCor-HCFMUSP). Membro Especialista da Sociedade Brasileira de Cirurgia Cardiovascular (SBCCV). Assistente da Unidade de Miocardiopatias e Doenças da Aorta do InCor-HCFMUSP.

José Leonidas Alves Júnior

Pneumologista do Grupo de Circulação Pulmonar do Instituto do Coração do Hospital das Clínicas da Faculdade de Medicina da Universidade de São Paulo (InCor-HCFMUSP). Doutorado em Ciências Médicas pela FMUSP. Professor Colaborador do Departamento de Cardiopneumologia da FMUSP. Título de Especialista pela Sociedade Brasileira de Pneumologia e Tisiologia (SBPT) e pela European Respiratory Society – HERMES.

Julien Ramos Stein
Residência em Clínica Médica pela Universidade Federal do Paraná (UFPR). Residente de Cardiologia no Instituto do Coração do Hospital das Clínicas da Faculdade de Medicina da Universidade de São Paulo (InCor-HCFMUSP).

Karen Alcântara Queiroz Santos
Especialista em Cardiologia pela Sociedade Brasileira de Cardiologia (SBC). *Fellowship* em Cardio-oncologia pelo Instituto do Coração do Hospital das Clínicas da Faculdade de Medicina da Universidade de São Paulo (InCor-HCFMUSP). Cardiologista do Hospital Vila Nova Star.

Larissa Bastos Costa
Especialista em Medicina Nuclear pela Sociedade Brasileira de Medicina Nuclear (SBMN) e pelo Instituto de Radiologia do Hospital das Clínicas da Faculdade de Medicina da Universidade de São Paulo (InRad-HCFMUSP). Médica Assistente no Grupo de Medicina Nuclear do Hospital Sírio-Libanês (HSL) e Hospital Paulistano.

Layara Fernanda Vicente Pereira Lipari
Residência em Cardiologia pelo Instituto do Coração do Hospital das Clínicas da Faculdade de Medicina da Universidade de São Paulo (InCor-HCFMUSP). Preceptoria de Cardiologia do Programa de Residência Médica de Cardiologia do InCor-HCFMUSP. Especialização em Doenças Valvares e Endocardite pela Unidade de Valvopatias do InCor-HCFMUSP.

Leila Guastapaglia
Doutora em Endocrinologia pela Universidade Federal do Estado de São Paulo (Unifesp). Endocrinologista do Hospital Vila Nova Star. Coordenadora do Setor de Endocrinologia do Hospital do Servidor Público Municipal (HSPM).

Letícia Barbosa Jorge
Residência Clínica Médica e Nefrologia Hospital das Clínicas da Faculdade de Medicina da Universidade de São Paulo (HCFMUSP). Doutora em Nefrologia pelo HCFMUSP.

Letícia Naomi Nakada
Graduanda em Medicina pela Faculdade de Medicina da Universidade de São Paulo (FMUSP). Doutoranda do Programa Integrado de Formação em Pesquisa em Ciências da Saúde (MD/PhD) da FMUSP.

Luan Vieira Rodrigues
Residência em Cardiologia pelo Hospital das Clínicas da Universidade Federal de Minas Gerais (HC-UFMG). Especialização em Arritmia Clínica e Eletrofisiologia Invasiva pelo Instituto do Coração do Hospital das Clínicas da Faculdade de Medicina da Universidade de São Paulo (InCor-HCFMUSP).

Lucas Lentini Herling de Oliveira
Cardiologista pelo Instituto do Coração do Hospital das Clínicas da Faculdade de Medicina da Universidade de São Paulo (InCor-HCFMUSP). *Fellow* em Emergências Cardiovasculares no InCor-HCFMUSP.

Lucas Tokio Kawahara
Graduando em Medicina da Faculdade de Medicina da Universidade de São Paulo (FMUSP). Doutorando em Cardiologia pelo Programa MD-PhD da FMUSP.

Lucas Trindade Cantú Ribeiro
Doutorando pela Faculdade de Medicina da Universidade de São Paulo (FMUSP). Cardiologista e Diarista da UTI Cardiológica do Hospital Vila Nova Star e Hospital São Luiz Itaim – Rede D'Or. Preceptor da Residência Médica em Cardiologia do Hospital Sírio-Libanês (HSL). Especialista em Cardiologia pela Sociedade Brasileira de Cardiologia (SBC).

Luciana Dornfeld Bichuette

Cardiologista pelo Instituto do Coração do Hospital das Clínicas da Faculdade de Medicina da Universidade de São Paulo (InCor-HCFMUSP). Médica Preceptora do Programa de Residência Médica em Cardiologia do InCor-HCFMUSP.

Luciano de Figueiredo Aguiar Filho

Coordenador do Serviço de Tomografia e Ressonância Cardíaca da DASA – Regional São Paulo.

Ludhmila Abrahão Hajjar

Professora Associada de Cardiologia Faculdade de Medicina da Universidade de São Paulo (FMUSP). Diretora da Cardio-Oncologia do Instituto do Coração do Hospital das Clínicas da FMUSP (InCor-HCFMUSP) e do Instituto do Câncer do Estado de São Paulo (ICESP/HCFMUSP). Coordenadora do Programa de Pós-Graduação em Cardiologia da FMUSP. Especialista em Cardiologia pela Sociedade Brasileira de Cardiologia (SBC). Especialista em Medicina Intensiva pela Associação de Medicina Intensiva Brasileira (AMIB). Especialista em Medicina de Emergência pela Associação Brasileira de Medicina Diagnóstica ABRAMED. Diretora da Cardiologia do Hospital Vila Nova Star - SP. Diretora da UTI Cardiológica e da UTI Cirúrgica do Hospital DF Star - DF.

Luis Yu

Livre Docente de Nefrologia da Faculdade de Medicina da Universidade de São Paulo (FMUSP). Professor Associado do Departamento de Clínica Médica da FMUSP. Chefe da Enfermaria de Nefrologia do Hospital das Clínicas da FMUSP (HCFMUSP).

Luiza Liza de Assis

Nefrologista pela Universidade Estadual do Rio de Janeiro (UERJ). Médica Assistente da Nefrologia do Hospital Vila Nova Star.

Marcel de Paula Pereira

Especialista em Cardiologia pela Sociedade Brasileira de Cardiologia (SBC). Especialista em Medicina Intensiva pela Associação de Medicina Intensiva Brasileira (AMIB). *Fellowship* em Aterosclerose e Doenças Coronarianas. Doutorando pela Faculdade de Medicina da Universidade de São Paulo (FMUSP). Diarista da UTI Cardiológica dos Hospitais Vila Nova Star e São Luiz Itaim.

Marcelo Calderaro

Neurologista. Colaborador do Departamento de Neurologia do Hospital das Clínicas da Faculdade de Medicina da Universidade de São Paulo (HCFMUSP).

Marcelo Kirschbaum

Subespecialista em Valvopatias e Endocardite pelo Instituto do Coração do Hospital das Clínicas da Faculdade de Medicina da Universidade de São Paulo (InCor-HCFMUSP). Médico Pesquisador da Unidade Clínica de Valvopatias do InCor-HCFMUSP. Médico Cardiologista da Unidade de Pronto Atendimento do Hospital Israelita Albert Einstein (HIAE).

Márcia Harumi Yamazumi

Cirurgiã Geral pela Universidade Federal do Estado de São Paulo (Unifesp). Cirurgia Geral Avançada pelo Hospital das Clínicas da Faculdade de Medicina da Universidade de São Paulo (HCFMUSP).

Marcos Guilherme Martinelli Saccab

Membro da Sociedade Brasileira de Cardiologia (SBC). Membro Habilitado pela Associação Brasileira de Arritmia, Eletrofisiologia e Estimulação Cardíaca Artificial/Departamento de Estimulação Cardíaca Artificial (ABEC/DECA) da Sociedade Brasileira de Cirurgia Cardiovascular (SBCCV). Membro da Sociedade Brasileira de Arritmias Cardíacas (SOBRAC). Médico Assistente do Instituto do Coração do Hospital das Clínicas da Faculdade de Medicina da Universidade de São Paulo (InCor-HCFMUSP) do Grupo de Unidade Clínica de Estimulação Cardíaca (UCEC). Médico Pesquisador da Unidade Clínica de Estimulação Cardíaca do InCor-HCFMUSP (UCEC/InCor-HCFMUSP). Médico Colaborador do Centro de Arritmias do Hospital Israelita Albert Einstein (HIAE).

Marcos Pita Lottenberg
Cardiologista pelo Instituto do Coração do Hospital das Clínicas da Faculdade de Medicina da Universidade de São Paulo (InCor-HCFMUSP). Médico Preceptor do Programa de Residência Médica em Cardiologia do InCor-HCFMUSP.

Marcus Vinicius Briani
Residência em Cardiologia pelo Instituto do Coração do Hospital das Clínicas da Faculdade de Medicina da Universidade de São Paulo (InCor-HCFMUSP). Ex-Preceptor da Disciplina de Cardiologia-Residência e Graduação do InCor-HCFMUSP. *Fellow* da Unidade de Valvopatias do InCor-HCFMUSP.

Maria Carolina Diez de Andrade
Especialista em Clínica Médica pela Sociedade Brasileira de Clínica Médica (SBCM). Especialista em Cardiologia pela Sociedade Brasileira de Cardiologia (SBC). Médica da Unidade de Coronariopatia Aguda do Instituto do Coração do Hospital das Clínicas da Faculdade de Medicina da Universidade de São Paulo (InCor-HCFMUSP). Médica da Unidade Coronariana do Hospital Sírio-Libanês (HSL).

Maria José Carvalho Carmona
Professora Associada da Disciplina de Anestesiologia da Faculdade de Medicina da Universidade de São Paulo (FMUSP). Diretora da Divisão de Anestesia do Instituto Central do Hospital das Clínicas da Faculdade de Medicina da Universidade de São Paulo (IC-HCFMUSP).

Mariana Furtado Silva
Cardiologista e Ecocardiografista no Hospital do Coração do Brasil (HcBr) e Hospital DF Star, Rede D'Or, DF. Título de Especialista em Cardiologia pela Sociedade Brasileira de Cardiologia (SBC). Título de Especialista em Ecocardiografia pelo Departamento de Imagem Cardiovascular (DIC).

Marina Pereira Mayrink
Fellow de Arritmia Clínica e em Eletrofisiologia pelo Instituto do Coração do Hospital das Clínicas da Faculdade de Medicina da Universidade de São Paulo (InCor-HCFMUSP). Título de Eletrofisiologia pela Sociedade Brasileira de Arritmias Cardíacas (SOBRAC).

Márya Duarte Pagotti
Especialista em Cardiologia pela Sociedade Brasileira de Cardiologia (SBC). *Fellowship* em Arritmia Clínica no Instituto do Coração do Hospital das Clínicas da Faculdade de Medicina da Universidade de São Paulo (InCor-HCFMUSP). *Fellowship* em Eletrofisiologia e Estimulação Cardíaca Artificial pelo InCor-HCFMUSP.

Masahiko Akamine
Doutor em Medicina pela Faculdade de Medicina da Universidade de São Paulo (FMUSP). Médico Assistente da Cirurgia Geral e do Trauma. Chefe de Equipe de Pronto-Socorro de Cirurgia do Hospital das Clínicas da FMUSP (HCFMUSP). Diretor Médico do Trauma do Hospital Nipo Brasileiro. Coordenador de Cirurgia Geral do Instituto do Coração do HCFMUSP (InCor-HCFMUSP).

Mateus Paiva Marques Feitosa
Especialista pela Sociedade Brasileira de Cardiologia (SBC) e Sociedade Brasileira de Cardiologia Intervencionista (SBHCI). Doutorando em Cardiologia pela Faculdade de Medicina da Universidade de São Paulo (FMUSP). Professor do Curso de Medicina da Universidade de Fortaleza (Unifor).

Mateus Paquesse Pellegrino
Fellow em Doenças Cerebrovasculares pelo Hospital das Clínicas da Faculdade de Medicina da Universidade de São Paulo (HCFMUSP). *Fellow* em Neurorradiologia Intervencionista no HCFMUSP. Membro Titular da Academia Brasileira de Neurologia (ABN) e da Sociedade Brasileira de Doenças Cerebrovasculares (SBDCV).

Mauricio Felippi de Sá Marchi
Cardiologista Intervencionista pelo Instituto do Coração do Hospital das Clínicas da Faculdade de Medicina da Universidade de São Paulo (InCor-HCFMUSP). *Fellow* de Intervenções em Cardiopatias Estruturais pelo InCor-HCFMUSP. Doutorando do Programa de Pós-Graduação em Cardiologia do InCor-HCFMUSP.

Mauricio Ibrahim Scanavacca
Especialista em Cardiologia pela Sociedade Brasileira de Cardiologia (SBC) e pela Sociedade Brasileira de Arritmias Cardíacas (SOBRAC). Diretor da Unidade Clínica de Arritmia e Marcapasso do Instituto do Coração do Hospital das Clínicas da Faculdade de Medicina da Universidade de São Paulo (InCor-HCFMUSP). Livre Docente da FMUSP. Coordenador do Departamento de Arritmia do Hospital Sírio-Libanês (HSL). Membro da Sociedade de Cardiologia do Estado de São Paulo (SOCESP), SBC, Heart Rhythm Society e European Heart Rhythm Association (EHRA).

Melina de Oliveira Valdo Giugni
Graduação pela Faculdade de Medicina da Universidade de São Paulo (FMUSP). Residência em Clínica Médica pela FMUSP. Preceptora da Unidade de Emergências Clínicas da USP. Residente Cardiologia pelo Instituto do Coração do Hospital das Clínicas da FMUSP (InCor-HCFMUSP).

Mônica Samuel Avila
Doutorado em Ciências pela Faculdade de Medicina da Universidade de São Paulo (FMUSP). Médica Assistente do Núcleo de Transplantes no Instituto do Coração do Hospital das Clínicas da FMUSP (InCor-HCFMUSP).

Nelson De Luccia
Professor Titular da Disciplina de Cirurgia Vascular e Endovascular do Departamento de Cirurgia da Faculdade de Medicina da Universidade de São Paulo (FMUSP).

Orival de Freitas Filho
Vice-Diretor do Corpo Clínico do Instituto do Coração do Hospital das Clínicas da Faculdade de Medicina da Universidade de São Paulo (InCor-HCFMUSP). Assistente da Cirurgia Torácica, Preceptor da Cirurgia Torácica e Cirurgião do Grupo de Tromboendarterectomia Pulmonar do InCor-HCFMUSP.

Pamela Camara Maciel
Especialista em Clínica Médica pelo Hospital das Clínicas da Faculdade de Medicina da Universidade de São Paulo (HCFMUSP). Cardiologista pelo Instituto do Coração do HCFMUSP (InCor-HCFMUSP). *Fellow* em Insuficiência Cardíaca e Transplante Cardíaco do InCor-HCFMUSP.

Paul Alejandro Salvador Morales
Residência em Cardiologia e Especialização em Tomografia e Ressonância Magnética Cardiovascular pelo Instituto Dante Pazzanese de Cardiologia (IDPC). Preceptor no Setor de Tomografia e Ressonância Magnética Cardiovascular do IDPC. Médico do Setor de Imagem Cardiovascular na Rede D'Or e Prevent Sênior.

Pedro Henrique de Santana
Fellow em Aterosclerose. Médico Assistente do Pronto-Atendimento do Hospital Israelita Albert Einstein (HIAE). Médico Cardiologista da Beneficência Portuguesa de São Paulo (BP).

Rafael Alves Franco
Doutor pela Faculdade de Medicina da Universidade de São Paulo (FMUSP). Especialista em Clínica Médica, Cardiologia e Medicina Intensiva. Coordenador da Cardiologia do Hospital São Luiz - Unidade Itaim e das UTIs Cardiológicas do Hospital Vila Nova Star – Rede D'Or.

Rafael de Lima Accorsi
Cardiologista pelo Instituto do Coração do Hospital das Clínicas da Faculdade de Medicina da Universidade de São Paulo (InCor-HCFMUSP). *Fellow* em Ecocardiografia pelo Incor-HCFMUSP.

Rafael Yuji Melo
Especialista em Cardiologia pelo Hospital Sírio-Libanês (HSL) e Sociedade Brasileira de Cardiologia (SBC). *Fellow* da Unidade Clínica de Aterosclerose do Instituto do Coração do Hospital das Clínicas da Faculdade de Medicina da Universidade de São Paulo (InCor-HCFMUSP).

Ranna Santos Pessoa
Residência em Cardiologia pelo Instituto do Coração do Hospital das Clínicas da Faculdade de Medicina da Universidade de São Paulo (InCor-HCFMUSP). Especialista em Valvopatias – *Fellowship* pelo InCor-HCFMUSP.

Renata Lopes Hames
Especialista em Cardiologia pela Sociedade Brasileira de Cardiologia (SBC). Especialista em Insuficiência Cardíaca e Transplante Cardíaco pelo Hospital Sírio-Libanês (HSL). Preceptora da Residência Médica de Clínica Médica no Hospital IGESP. Coordenadora da equipe de Clínica Médica do Hospital Cruz Azul.

Ricardo Ribeiro Dias
Livre Docente em Cirurgia Cardiovascular pela Faculdade de Medicina da Universidade de São Paulo (FMUSP). Médico Responsável pela Unidade Cirúrgica de Miocardiopatias e Doenças da Aorta.

Rodrigo Freddi Miada
Instrutor de Suporte Avançado de Vida em Cardiologia (ACLS) no Laboratório de Treinamento em Emergências Cardiovasculares do Instituto do Coração do Hospital das Clínicas da Faculdade de Medicina da Universidade de São Paulo (InCor-HCFMUSP). Preceptor do Programa de Residência Médica de Cardiologia do InCor-HCFMUSP.

Rodrigo Melo Kulchetscki
Especialista em Cardiologia pela Sociedade Brasileira de Cardiologia (SBC). Especialista em Arritmia Clínica, Eletrofisiologia e Estimulação Cardíaca Artificial no Instituto do Coração do Hospital das Clínicas da Faculdade de Medicina da Universidade de São Paulo (InCor-HCFMUSP). Coordenador do Serviço de Holter no Hospital Vila Nova Star. Diarista da UTI Cardiológica dos Hospitais Vila Nova Star & São Luiz Itaim. Plantonista da UTI Cardiológica Clínica no InCor-HCFMUSP.

Roney Orismar Sampaio
Doutor em Medicina pela Faculdade de Medicina da Universidade de São Paulo (FMUSP). Médico Assistente da Unidade de Cardiopatias Valvares do Instituto do Coração do Hospital das Clínicas da FMUSP (InCor-HCFMUSP). Professor Colaborador do Departamento de Cardiopneumologia da FMUSP.

Samuel Padovani Steffen
Médico da Divisão de Cirurgia do Instituto do Coração do Hospital das Clínicas da Faculdade de Medicina da Universidade de São Paulo (InCor-HCFMUSP). Especialista pela Sociedade Brasileira de Cirurgia Cardiovascular (SBCCV) e Associação Médica Brasileira (AMB). Doutorando em Cirurgia Torácica e Cardiovascular pela FMUSP.

Sílvia Moreira Ayub Ferreira
Médica Assistente da Unidade de Insuficiência Cardíaca do Instituto do Coração do Hospital das Clínicas da Faculdade de Medicina da Universidade de São Paulo (InCor-HCFMUSP). Coordenadora do Programa de Assistência Circulatória Mecânica e Transplante Cardíaco do Hospital Sírio-Libanês (HSL).

Stéphanie Itala Rizk
Especialista em Cardiologia pela Sociedade Brasileira de Cardiologia (SBC). Especialista em Medicina Intensiva pela Associação de Medicina Intensiva Brasileira (AMIB). Especialização em Transplante Cardíaco e Coração Artificial pelo Sírio-Libanês/PROADI. Médica da Cardio-oncologia do Instituto do Coração do Hospital das Clínicas da FMUSP (InCor-HCFMUSP) e do Instituto do Câncer do Estado de São Paulo (ICESP/HCFMUSP). Doutoranda pelo Programa de Cardiologia da FMUSP. Cardiologista do Hospital Vila Nova Star.

Talia Falcão Dalçóquio
Doutora em Ciências pela Faculdade de Medicina da Universidade de São Paulo (FMUSP). Cardiologista pela Sociedade Brasileira de Cardiologia (SBC). Intensivista pela Associação de Medicina Intensiva Brasileira (AMIB). Coordenadora de Práticas Médicas do Hospital Sírio-Libanês (HSL). Plantonista da UTI Cardiológica do HSL.

Tamer El Andere
Mestre em Ciências pelo Instituto Dante Pazzanese de Cardiologia (IDPC) e Universidade de São Paulo (USP). Membro da Sociedade Brasileira de Cardiologia (SBC). *Fellow* em Arritmologia, Eletrofisiologia e Estimulação Cardíaca Eletrônica Implantável pelo Instituto do Coração do Hospital das Clínicas da Faculdade de Medicina da USP (InCor-HCFMUSP).

Tarso Augusto Duenhas Accorsi
Doutor em Medicina pela Universidade de São Paulo (USP). Médico da Unidade Clínica de Valvopatias do Instituto do Coração do Hospital das Clínicas da Faculdade de Medicina da USP (InCor-HCFMUSP).

Thamara Carvalho Morais
Especialização em Tomografia e Ressonância Cardíaca pelo Instituto do Coração do Hospital das Clínicas da Faculdade de Medicina da Universidade de São Paulo (InCor-HCFMUSP). Cardiologista pelo Instituto Dante Pazzanese de Cardiologia (IDPC). Especialista em Cardiologia pela Sociedade Brasileira de Cardiologia (SBC). Doutoranda em Radiologia pelo Instituto de Radiologia do HCFMUSP (InRad-HCFMUSP).

Thiago Lipari Vicente Pereira
Residência de Clínica Médica pelo Hospital das Clínicas da Faculdade de Medicina da Universidade de São Paulo (HCFMUSP). Residência de Cardiologia pelo Instituto do Coração do HCFMUSP (InCor-HCFMUSP). Preceptor de Cardiologia do InCor-HCFMUSP.

Thiago Marinho Florentino
Residência em Cardiologia pelo Instituto Dante Pazzanese de Cardiologia (IDPC). Residência em Cardiologia Intervencionista e Hemodinâmica pelo IDPC. Cardiologista Intervencionista da Rede Prevent Senior/Hospital Sancta Maggiore.

Vagner Madrini Junior
Assistente da Unidade de Miocardiopatias e Doenças da Aorta do Hospital das Clínicas da Faculdade de Medicina da Universidade de São Paulo (HCFMUSP). Doutorando do Programa de Cardiologia da FMUSP.

Valeska Leite Siqueira Marin
Especialista em Cardiologia pela Associação Médica Brasileira (AMB) e Sociedade Brasileira de Cardiologia (SBC). Especialista em Medicina Nuclear pela AMB e Colégio Brasileiro de Radiologia (CBR).

Victor de Sá Guimarães Fleury Machado
Médico Intensivista Especialista em Terapia Intensiva Cirúrgica pela Faculdade de Medicina da Universidade de São Paulo (FMUSP). Médico Diarista da UTI Cardiológica do Hospital Vila Nova Star – Rede D'Or. Médico Plantonista da UTI Cardiológica do Hospital Sírio-Libanês (HSL).

Vinícius Caldeira Quintão
Anestesiologista do Instituto da Criança e do Adolescente do Hospital das Clínicas da Faculdade de Medicina da Universidade de São Paulo (ICr-HCFMUSP). Editor Associado do Brazilian Journal of Anesthesiology. Médico Pesquisador da Academic Research Organization (ARO) do Instituto do Coração do HCFMUSP (InCor-HCFMUSP).

Vinícius Machado Correia
Cardiologista pelo Instituto do Coração do Hospital das Clínicas da Faculdade de Medicina da Universidade de São Paulo (InCor-HCFMUSP). *Fellow* em Emergências Cardiológicas pelo InCor-HCFMUSP. Membro Fundador da SIMM. Instrutor de Suporte Avançado de Vida no Trauma (ATLS).

Vítor Bastos Lovisi
Especialista em Cardiologia pela Sociedade Brasileira de Cardiologia (SBC). Especialização em Arritmologia Clínica no Instituto do Coração do Hospital das Clínicas da Faculdade de Medicina da Universidade de São Paulo (InCor-HCFMUSP). Especializando em Arritmia Clínica, Eletrofisiologia e Estimulação Cardíaca Artificial pelo InCor-HCFMUSP.

Vitor Emer Egypto Rosa
Médico Assistente da Unidade de Vlavopatias do Instituto do Coração do Hospital das Clínicas da Faculdade de Medicina da Universidade de São Paulo (InCor-HCFMUSP). Doutor em Cardiologia pela FMUSP. Professor Colaborador da Disciplina de Cardiopneumologia da FMUSP. *Fellow* da Sociedade Europeia de Cardiologia (ESC).

Walkiria Samuel Avila
Livre Docente da Faculdade de Medicina da Universidade de São Paulo (FMUSP). Coordenadora do Núcleo de Pesquisa e Ensino sobre Cardiopatia e Gravidez e Aconselhamento Reprodutivo do Instituto do Coração do Hospital das Clínicas da FMUSP (InCor-HCFMUSP).

Yuri de Deus Mont'Alverne Parente
Pneumologista do Grupo de Circulação Pulmonar do Instituto do Coração do Hospital das Clínicas da Faculdade de Medicina da Universidade de São Paulo (InCor-HCFMUSP). Especialista pela Sociedade Brasileira de Pneumologia e Tisiologia (SBPT).

Agradecimentos

Aos pacientes, razão de tudo.

À nossa grandiosa instituição, o Hospital das Clínicas da Faculdade de Medicina da Universidade de São Paulo, pelo universo de conhecimento concedido, pelo estímulo à formação ética e humanística essencial para nossa existência, e por todas as oportunidades de pesquisa que permeiam nosso dia a dia.

Aos incríveis jovens coeditores, expressão máxima do que eu acredito ser a medicina do futuro.

À Marisa Monte, grandiosa cantora, compositora, multi-instrumentista e produtora musical, por inspirar várias gerações com seu talento extremo e busca incessante pelo saber. Sua música "Perguntas que não têm resposta" é representação única do diálogo da Arte com a Ciência.

Ao Mano Wladimir Monte Bernardes, por ter retratado com tanto realismo o significado do coração e da abordagem adequada das emergências cardiovasculares.

Ao Professor Roberto Kalil Filho, professor titular da Disciplina de Cardiologia da FMUSP, por ter apoiado e contribuído para a realização dessa obra.

À Editora dos Editores por ter viabilizado esse sonho.

E, finalmente, ao Instituto do Coração do Hospital das Clínicas da Faculdade de Medicina da Universidade de São Paulo, por representar a excelência na cardiologia, sendo referência mundial em ensino, pesquisa, inovação e em atendimento em todos os níveis de complexidade.

Apresentação

Esse livro é a materialização de um sonho, que se iniciou na minha graduação na Universidade de Brasília. O interesse pelo ensino de alto nível, por uma assistência de qualidade e pelo crescimento da pesquisa na medicina crítica sempre me impulsionou, e assim, minha formação acadêmica foi focada nesses pilares. Meu treinamento na Residência de Clínica Médica no Hospital das Clínicas e na Residência de Cardiologia no Instituto do Coração da Faculdade de Medicina da Universidade de São Paulo (FMUSP) foi essencial para pavimentar o caminho que eu decidi seguir, sedimentado no Doutorado em Anestesiologia e na Livre-docência em Cardiologia Crítica. Desde 2012, sou Professora do Departamento de Cardiopneumologia da FMUSP, tendo como principais linhas de pesquisa a Cardiologia Crítica, a Cardio-Oncologia e a Medicina Perioperatória.

Ao projetar essa obra, reuni em um único livro os fundamentos da Cardiologia Crítica com enfoque nas Emergências Cardiovasculares, situações em medicina nas quais o tempo para diagnóstico e tratamento é variável de extrema relevância para o prognóstico dos pacientes. Reuni um grupo de 10 jovens coeditores cardiologistas e intensivistas, com especialização nas diversas áreas da cardiologia do InCor-HC-FMUSP e do ICESP-HC-FMUSP, para que tornássemos possível em 58 capítulos, abordar o diagnóstico e o tratamento das principais afecções cardiovasculares de emergência.

Meu objetivo é ensinar ao cardiologista, ao emergencista, ao intensivista, ao anestesiologista, ao residente e ao aluno de medicina, a abordarem de maneira objetiva, rápida e eficiente as Emergências Cardiovasculares, aplicando à beira-leito os fundamentos da evidência científica aliados à disponibilidade da tecnologia, tendo como princípio do cuidado a prática da medicina individualizada. Avanços recentes da ciência como a inteligência artificial e os novos modelos de estudos clínicos multicêntricos internacionais poderão contribuir significativamente para a evolução da medicina crítica nos próximos anos.

Espero que esse livro seja um instrumento válido para reduzir a inequidade da saúde no Brasil, que os ensinamentos das emergências alcancem todos os pacientes que necessitarem, e que possamos em qualquer lugar e diante de qualquer situação, seja qual for o recurso disponível, levar o melhor da medicina para os nossos pacientes.

Professora Dra. Ludhmila Abrahão Hajjar
Professora Associada de Cardiologia FMUSP
Diretora da Cardio-Oncologia do InCor/HFMUSP e do ICESP/HCFMUSP
Coordenadora do Programa de Pós-Graduação em Cardiologia da FMUSP
Especialista em Cardiologia pela SBC
Especialista em Medicina Intensiva pela AMIB
Especialista em Medicina de Emergência pela ABRAMED
Diretora da Cardiologia do Hospital Vila Nova Star – SP
Diretora da UTI Cardiológica e da UTI Cirúrgica do Hospital DF Star – DF

Prefácio

As doenças cardiovasculares são as principais causas de morte em todo o mundo. Nos últimos anos, a ciência transformou a cardiologia, por meio da realização de múltiplos ensaios clínicos randomizados e pelo avanço da experimentação aliada à diversidade tecnológica.

Uma revolução vem ocorrendo na cardiologia, devido ao advento dos *stents* farmacológicos, às técnicas modernas de angioplastia com o auxílio de métodos de imagem, às terapias avançadas da insuficiência cardíaca, aos avanços da eletrofisiologia, à inovação nas cardiopatias estruturais e congênitas, ao crescimento da cardio-oncologia, à evolução dos métodos de imagem, à modernização da terapia intensiva, à implementação do aprendizado de máquina e ao desenvolvimento da inteligência artificial.

As emergências cardiovasculares como o choque cardiogênico, o infarto agudo do miocárdio, o acidente vascular cerebral e as arritmias são doenças cujo prognóstico além de outros aspectos, depende do tempo para a tomada de decisão. O menor tempo até a abertura da artéria coronária, o menor tempo até a reversão do choque, o menor tempo até a restauração da circulação cerebral, e o menor tempo até a reversão da arritmia tem impacto direto na recuperação do paciente.

Esse livro escrito por autores experientes e vindouros de uma formação acadêmica de alto nível, traz como diferencial a abordagem prática das emergências, fundamentada na melhor evidência científica disponível. A visão sistematizada baseada em fluxogramas e em protocolos de investigação e de tratamento facilita o manejo do paciente, de forma a trazer resultados consistentes na sobrevida e na qualidade de vida.

O povo brasileiro merece acesso à cardiologia moderna aliada à compreensão da personalização da medicina, que deve levar em consideração as características e a vontade do paciente.

Professor Dr. Roberto Kalil Filho
Professor Titular da Disciplina de Cardiologia
do Departamento de Cardiopneumologia
da Faculdade de Medicina da Universidade de São Paulo.
Presidente do Conselho Diretor do InCor/HCFMUSP
Diretor da Cardiologia do Hospital Sírio-Libanês

Mano Wladimir Monte Bernardes

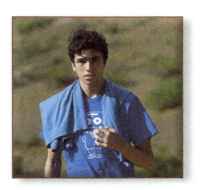

O autor da ilustração da capa do livro é Mano Wladimir Monte Bernardes, 20 anos, natural do Rio de Janeiro, um brilhante estudante de Design da PUC-RJ.

A qualidade de seus desenhos notabiliza-se pela sua criatividade e pela sua capacidade de representar de maneira única histórias e situações variadas por meio de ilustrações ou em outros materiais de identidade visual.

A medicina e a arte andam juntas. A medicina é a arte de curar e de aliviar o sofrimento de pessoas doentes, e isso só é possível se aprendermos a retratar integralmente um paciente, buscando na riqueza de detalhes respostas que muitas vezes não são óbvias.

Mano Wladimir, ao desenhar o coração que está na capa desse livro, busca revitalizar o significado da naturalização desse símbolo que compõe nosso imaginário social, mostrando a bomba que leva sangue e oxigênio aos tecidos do corpo, e que também simboliza o amor, sob a perspectiva do tempo. Retrata a importância da eficiência no cuidado aos pacientes, na forma de uma ampulheta denotando que tempo é vida em medicina cardiovascular. Caso contrário, as lágrimas representam os maus resultados e as perdas que infelizmente fazem parte da vida do médico, mas que podem ser minimizadas se a ciência e arte se unirem ao humanismo de nossa profissão.

@mano.wlad
manowlad@gmail.com

Perguntas que não têm resposta

Marisa Monte

Eu virei tantas noites
Eu sonhei tantas horas
Eu cansava de imaginar
Eu pensei que eu sabia
Eu achei que entendia
Que eu podia até mesmo ensinar

Eu mandei muitas cartas
Eu criei muitas farsas
Eu cantei alguém nas canções
Eu molhei muitos lenços
Eu morri tantas vezes pra depois renascer outra vez

Mas Doutora,
Você pode até me examinar
Com certeza irá encontrar
cicatrizes de outrora
Mas Doutora,
Entre válvulas cavas segredos
Os mistérios nos átrios enredos
Alguém que foi embora

Pelas veias e pelas artérias correm no meu sangue tanto sentimento tantas sensações
Que circulam pelo corpo todo levando a ciência
Só você entende o meu coração
Mas não adianta fazer
Perguntas que não têm resposta
Deixa ser
Perguntas que não têm resposta

Adielson Anselme (*in memoriam*)

Adielson foi o produtor editorial que iniciou a produção do livro *Emergências Cardiovasculares* e não pôde concluir o trabalho porque teve um infarto do miocárdio durante o processo de produção. Ele iniciou a sua carreira como estagiário, aprendeu a profissão observando os profissionais mais qualificados e fazendo cursos específicos na área e se empenhou para se tornar uma referência profissional na área editorial de livros da saúde.

Convivi muito tempo com Adielson, já que o conheço desde os meus quatorze anos de idade e tive a oportunidade de testemunhar o seu crescimento profissional e pessoal. Ele representava mais que um prestador de serviços para a Editora dos Editores, era um amigo com o qual compartilhava memórias do tempo em que convivia profissionalmente com o meu Pai e o meu Avô, já que o meu programa predileto das férias escolares era ficar na empresa do meu Pai.

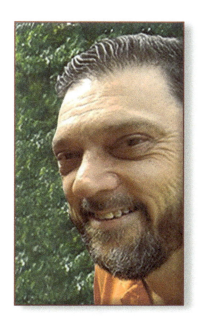

Como produtor editorial, se empenhava para atender as solicitações dos autores, com os quais se relacionava de forma fraterna, e era uma pessoa perfeccionista que se orgulhava de produzir os livros com qualidade e um design moderno e diferenciado.

Agradeço à Doutora Ludhmila, cuja sensibilidade e identidade com o ser humano são admiráveis, por ter permitido fazer esta homenagem póstuma ao querido Adielson Anselme.

Com admiração e respeito,

Alexandre Massa Rzezinski
Diretor Executivo e Editorial
Editora dos Editores

Sumário

SEÇÃO I — O PACIENTE CARDIOPATA NA SALA DE EMERGÊNCIA, 1

CAPÍTULO 1 — Fluxo de Atendimento do Cardiopata na Emergência, 3
Lucas Trindade Cantú Ribeiro
Rafael Yuji Melo
Henrique Trombini Pinesi
Augusto Scalabrini Neto

CAPÍTULO 2 — Abordagem da Dor Torácica, 7
Pedro Henrique de Santana
Fabio Cetinic Habrum
Henrique Trombini Pinesi
Eduardo Gomes Lima

CAPÍTULO 3 — Abordagem da Dispneia, 17
Rafael Yuji Melo
Lucas Trindade Cantú Ribeiro
Henrique Trombini Pinesi
Fabiana Hanna Rached

CAPÍTULO 4 — Abordagem da Síncope, 25
Alexandra Régia Dantas Brígido
Rodrigo Melo Kulchetscki
Denise Hachul
Mauricio Ibrahim Scanavacca

CAPÍTULO 5 — Manejo da Parada Cardíaca, 37
Henrique Trombini Pinesi
Rodrigo Freddi Miada
Thiago Lipari Vicente Pereira
Claudia Bernoche

SEÇÃO II — PRINCIPAIS EMERGÊNCIAS CARDIOVASCULARES, 47

CAPÍTULO 6 — Tromboembolismo Venoso, 49
Armando Carneiro Furtado
Marcos Pita Lottenberg
Henrique Trombini Pinesi
Carlos Vicente Serrano Junior

CAPÍTULO 7 — Edema Agudo de Pulmão, 57
Lucas Lentini Herling de Oliveira
Vinícius Machado Correia
Marcel de Paula Pereira
Alexandre de Matos Soeiro

CAPÍTULO 8 — Síndrome Coronária Aguda, 65
André Santana Ribeiro
Maria Carolina Diez de Andrade
Talia Falcão Dalçóquio
Carla David Soffiatti

CAPÍTULO 9 — Complicações Mecânicas após Infarto Agudo do Miocárdio, 75
Diego Carter Campanha Borges
Mateus Paiva Marques Feitosa
Henrique Barbosa Ribeiro
Carla David Soffiatti

CAPÍTULO 10 — Choque Cardiogênico, 79
Lucas Tokio Kawahara
Cecília Chie Sakaguchi Barros
Letícia Naomi Nakada
Ludhmila Abrahão Hajjar

CAPÍTULO 11 — Bradiarritmias, 89
Afonso Dalmazio Souza Mario
Eduardo Pelegrineti Targueta
Rodrigo Melo Kulchetscki
Marcos Guilherme Martinelli Saccab

CAPÍTULO 12 — Taquiarritmias de Intervalo QRS Estreito, 99
André Luis Martins Gonçalves
Marina Pereira Mayrink
Rodrigo Melo Kulchetscki
Francisco Carlos da Costa Darrieux

CAPÍTULO 13 — Taquiarritmias de Intervalo QRS Largo, 117
Marina Pereira Mayrink
André Luis Martins Gonçalves
Rodrigo Melo Kulchetscki
Francisco Carlos da Costa Darrieux

CAPÍTULO 14 Síndromes Aórticas Agudas, 129
Vagner Madrini Junior
José Augusto Duncan Santiago
Ricardo Ribeiro Dias
Carla David Soffiatti

CAPÍTULO 15 Tamponamento Cardíaco, 135
Francisco Monteiro de Almeida Magalhães
Fernanda Castiglioni Tessari
Vitor Emer Egypto Rosa

CAPÍTULO 16 Insuficiência Cardíaca Aguda, 147
Pamela Camara Maciel
André Austregésilo Scussel
Marcel de Paula Pereira
Bruno Biselli

CAPÍTULO 17 Emergências Hipertensivas, 157
Layara Fernanda Vicente Pereira Lipari
Francisco Monteiro de Almeida Magalhães
Antonio Sérgio de Santis Andrade Lopes

CAPÍTULO 18 Síndrome Neurovascular Aguda, 163
Mateus Paquesse Pellegrino
Felipe Borelli del Guerra
Henrique Trombini Pinesi
Marcelo Calderaro

SEÇÃO III OUTRAS AFECÇÕES NA EMERGÊNCIA, 185

CAPÍTULO 19 Pericardite, 187
Marcus Vinicius Briani
Francisco Monteiro de Almeida Magalhães
Vagner Madrini Junior
Fábio Fernandes

CAPÍTULO 20 Miocardite, 195
Rafael de Lima Accorsi
Fábio Fernandes
Marcel de Paula Pereira
Vagner Madrini Junior

CAPÍTULO 21 Valvopatias, 205
Ranna Santos Pessoa
Francisco Monteiro de Almeida Magalhães
Tarso Augusto Duenhas Accorsi
Flavio Tarasoutchi

CAPÍTULO 22 Endocardite Infecciosa, 211
Marcelo Kirschbaum
Francisco Monteiro de Almeida Magalhães
João Ricardo Cordeiro Fernandes
Flavio Tarasoutchi

CAPÍTULO 23 Embolia Arterial, 217
Grace Carvajal Mulatti
Karen Alcântara Queiroz Santos
Nelson De Luccia

CAPÍTULO 24 Isquemia Mesentérica, 223
Guilherme Pasquini Cavassin
Masahiko Akamine
Márcia Harumi Yamazumi
Karen Alcântara Queiroz Santos

CAPÍTULO 25 Complicações dos Dispositivos Cardíacos Eletrônicos Implantáveis, 231
Tamer El Andere
Rodrigo Melo Kulchetscki
Marcos Guilherme Martinelli Saccab

CAPÍTULO 26 Hipertensão Pulmonar, 251
Yuri de Deus Mont'Alverne Parente
José Leonidas Alves Júnior
Ludhmila Abrahão Hajjar

SEÇÃO IV EMERGÊNCIAS CARDIOVASCULARES EM SITUAÇÕES ESPECÍFICAS, 259

CAPÍTULO 27 Emergências Cardiovasculares nas Gestantes, 261
Jéssica Sol Santos Brugnara
Francisco Monteiro de Almeida Magalhães
Walkiria Samuel Avila
Roney Orismar Sampaio

CAPÍTULO 28 Emergências Cardiovasculares no Transplantado Cardíaco, 271
Ivna Girard Cunha Vieira
Jairo Tavares Nunes
Marcel de Paula Pereira
Mônica Samuel Avila

CAPÍTULO 29 Emergências Cardiovasculares no Perioperatório de Cirurgia Não Cardíaca, 277
Julien Ramos Stein
Aroni Marceu Sousa e Rocha
Francisco Akira Malta Cardozo
Carla David Soffiatti

CAPÍTULO 30 Emergências Cardiovasculares no Perioperatório de Cirurgia Cardíaca, 285
Adriely Andrade Rezende
Dayenne Hianaê de Paula Souza
Rafael Alves Franco
Carla David Soffiatti

CAPÍTULO 31 Emergências Cardiovasculares no Trauma, 293
Samuel Padovani Steffen
Vagner Madrini Junior
Karen Alcântara Queiroz Santos

CAPÍTULO 32 Emergências Cardiovasculares no Paciente com Câncer, 297
Fernanda Thereza de Almeida Andrade
Cristina Salvadori Bittar
Letícia Naomi Nakada
Cecília Chie Sakaguchi Barros
Ludhmila Abrahão Hajjar

SEÇÃO V — PRINCIPAIS EMERGÊNCIAS NÃO CARDIOVASCULARES NO CARDIOPATA, 311

CAPÍTULO 33 Choque Séptico, 313
Armindo Jreige Júnior
Mariana Furtado Silva
Ludhmila Abrahão Hajjar

CAPÍTULO 34 Síndrome Cardiorrenal, 319
Luiza Liza de Assis
Letícia Barbosa Jorge
Carla David Soffiatti
Luis Yu

CAPÍTULO 35 Síndrome do Desconforto Respiratório Agudo, 331
Victor de Sá Guimarães Fleury Machado
Marcel de Paula Pereira
Rafael Alves Franco

CAPÍTULO 36 Sangramento, Anemia e Transfusão, 345
Cecília Chie Sakaguchi Barros
Lucas Tokio Kawahara
Alicia Dudy Muller Veiga
Ludhmila Abrahão Hajjar

CAPÍTULO 37 Distúrbios Glicêmicos, 357
Ana Amélia Fialho de Oliveira Hoff
Aline Almeida Bastos
Karen Alcântara Queiroz Santos

CAPÍTULO 38 Distúrbios da Tireoide e da Adrenal, 363
Ana Amélia Fialho de Oliveira Hoff
Aline Almeida Bastos
Leila Guastapaglia
Karen Alcântara Queiroz Santos

CAPÍTULO 39 Distúrbios do Equilíbrio Ácido-Base, 369
Luiza Liza de Assis
Karen Alcântara Queiroz Santos

CAPÍTULO 40 Distúrbios Hidroeletrolíticos, 377
Ana Amélia Fialho de Oliveira Hoff
Evelin Cavalcante Farias
Gabriela Paes Leme Lorecchio
Karen Alcântara Queiroz Santos

SEÇÃO VI — PROCEDIMENTOS NA EMERGÊNCIA 387

CAPÍTULO 41 Acesso Venoso Central, 389
Marcel de Paula Pereira
Maria Carolina Diez de Andrade
Victor de Sá Guimarães Fleury Machado
Rafael Alves Franco

CAPÍTULO 42 Intubação Orotraqueal e Via Aérea Difícil, 395
Claudia Marquez Simões
Maria José Carvalho Carmona
Karen Alcântara Queiroz Santos

CAPÍTULO 43 Monitorização Hemodinâmica, 401
Letícia Naomi Nakada
Vinícius Caldeira Quintão
Maria José Carvalho Carmona
Ludhmila Abrahão Hajjar

CAPÍTULO 44 Dispositivos de Assistência Circulatória, 413
Stéphanie Itala Rizk
Cecília Chie Sakaguchi Barros
Alicia Dudy Muller Veiga
Lucas Tokio Kawahara
Renata Lopes Hames
Sílvia Moreira Ayub Ferreira

CAPÍTULO 45 Acesso Arterial, 427
Mateus Paiva Marques Feitosa
Diego Carter Campanha Borges
Henrique Barbosa Ribeiro
Carla David Soffiatti

CAPÍTULO 46 Marca-Passo Transvenoso, 433
Vítor Bastos Lovisi
Rodrigo Melo Kulchetscki
Marcos Guilherme Martinelli Saccab

CAPÍTULO 47 Pericardiocentese, 443
David Provenzale Titinger
Francisco Monteiro de Almeida Magalhães
Samuel Padovani Steffen
Fábio Antonio Gaiotto

CAPÍTULO 48 Drenagem Torácica, 449
Orival de Freitas Filho
Aurelino Fernandes Schmidt Junior
Fabio Minamoto
Karen Alcântara Queiroz Santos

CAPÍTULO 49 Cardioversão Elétrica e Desfibrilação, 457
Gabriela Marsiaj Rassi
Rodrigo Melo Kulchetscki
Cristiano Faria Pisani
Mauricio Ibrahim Scanavacca

SEÇÃO VII — BIOMARCADORES E EXAMES DE IMAGEM NA EMERGÊNCIA, 467

CAPÍTULO 50 Cateterismo Cardíaco, 469
Mauricio Felippi de Sá Marchi
Thiago Marinho Florentino
Alexandre Abizaid
Carlos Augusto Homem de Magalhães Campos

CAPÍTULO 51 Estudo Eletrofisiológico, 483
Márya Duarte Pagotti
Luan Vieira Rodrigues
Rodrigo Melo Kulchetscki
Cristiano Faria Pisani

CAPÍTULO 52 Ultrassom e Ecocardiograma como Ferramentas de Diagnóstico e de Monitorização, 493
Bernardo de Lima Siqueira
Luciana Dornfeld Bichuette
Henrique Trombini Pinesi
Tarso Augusto Duenhas Accorsi

CAPÍTULO 53 Tomografia Cardíaca, 505
Ibraim Marciarelli Pinto
Luciano de Figueiredo Aguiar Filho
Paul Alejandro Salvador Morales
Carlos Augusto Homem de Magalhães Campos

CAPÍTULO 54 Ressonância Magnética Cardíaca, 513
Alfredo Augusto Eyer Rodrigues
Thamara Carvalho Morais
Isabela Bispo Santos da Silva Costa
Carlos Eduardo Rochitte

CAPÍTULO 55 Medicina Nuclear, 527
Larissa Bastos Costa
Valeska Leite Siqueira Marin
Carlos Augusto Homem de Magalhães Campos

CAPÍTULO 56 Teste Ergométrico, 537
Daniella Cian Nazzetta
Vitor Emer Egypto Rosa
Carlos Augusto Homem de Magalhães Campos

CAPÍTULO 57 Biomarcadores Cardiovasculares, 547
Melina de Oliveira Valdo Giugni
Fernando Rabioglio Giugni
Henrique Trombini Pinesi
Fabio Grunspun Pitta

CAPÍTULO 58 Avaliação Laboratorial de Disfunção Orgânica, 553
Iurhi Guerra Pereira Pinto
Karen Alcântara Queiroz Santos

Índice Remissivo, 561

SEÇÃO I

O Paciente Cardiopata na Sala de Emergência

CAPÍTULO 1

Fluxo de Atendimento do Cardiopata na Emergência

Lucas Trindade Cantú Ribeiro • Rafael Yuji Melo • Henrique Trombini Pinesi • Augusto Scalabrini Neto

Destaques

- Doenças cardiovasculares seguem sendo a principal causa de morte no Brasil e no mundo.
- O reconhecimento rápido de potenciais emergências cardiovasculares é fundamental.
- O atendimento das emergências cardiovasculares deve começar no ambiente pré-hospitalar.
- Uma equipe multiprofissional treinada e coesa é capaz de melhorar os desfechos relacionados a essas doenças.
- Anamnese e exame físico direcionados, bem como o uso racional dos exames complementares, são essenciais para um diagnóstico acurado.
- Um bom parque tecnológico é necessário para serviços de referência no atendimento do paciente cardiopata na emergência.

Introdução

A avaliação inicial do paciente cardiopata na sala de emergência necessita de uma abordagem objetiva e multiprofissional, buscando a identificação de sinais de alarme e desencadeamento de fluxos de atendimento para diagnóstico e intervenções precoces.

As doenças cardiovasculares continuam sendo a principal causa de mortalidade no Brasil e em todo o mundo, responsáveis por mais de 30% dos óbitos globalmente.[1] O impacto em países subdesenvolvidos e em desenvolvimento é ainda maior, pela dificuldade do acesso à saúde, diagnóstico precoce e terapias adequadas guiadas por diretrizes.

A atenção a detalhes relacionados com a história clínica, anamnese com revisão de sistemas e histórico familiar, além de exame físico direcionado podem ser suficientes para realização de grande parte dos diagnósticos iniciais, sendo essencial para tomada de decisões ainda na sala de emergência.

Atendimento pré-hospitalar e educação sobre a doença

O adequado atendimento do cardiopata começa com a identificação precoce das principais emergências cardiovasculares. Para tal, é fundamental que a população reconheça os sinais e sintomas relacionados a essas doenças, para que a chegada ao serviço de emergência ocorra de forma precoce. É responsabilidade dos profissionais de saúde educar seus pacientes, acompanhantes, familiares e população em geral sobre essas doenças, suas características e potenciais complicações, para facilitar esse processo.[2,3]

O desenvolvimento tecnológico tem permitido a criação de aparelhos vestíveis (do inglês, *wearables*) que monitoram os sinais vitais, como frequência e ritmo cardíacos, saturação de oxigênio e pressão arterial, visando a detecção precoce de sinais de alarme. Muitos desses dispositivos, em sua maioria *smartwatches*, têm conexão com a internet e podem acionar o serviço de emergência e o médico pessoal do paciente quando detectam alterações importantes nesses parâmetros. Estudos estão sendo realizados para validar esses dispositivos e avaliar a sua eficácia.[4-6]

O atendimento pré-hospitalar adequado é fundamental para colaborar para um melhor desfecho do paciente. Considerando que muitas patologias são tempo-sensíveis, é necessário chegar de forma rápida e o melhor preparado possível ao hospital. Estruturar redes de atendimento para esse fim, com uma comunicação eficaz entre os componentes do pré-hospitalar e da emergência, é essencial para um sistema de saúde efetivo.[2,3]

Avaliação inicial e triagem

A avaliação inicial correta de queixas altamente prevalentes, como dor torácica, dispneia, palpitações, síncope e edema nos leva a um fluxograma mental de diagnósticos cardiovasculares para as mais diversas síndromes, dentre as quais síndromes coronarianas agudas, insuficiência cardíaca descompensada, emergências hipertensivas, arritmias ventriculares e supraventriculares, síndromes aórticas agudas, entre outras. Diretrizes nacionais[7] e internacionais[8,9] definem as melhores condutas com base em evidências robustas, devendo ser preconizadas.

O exame físico cardiológico pode identificar sinais alterados que estão presentes no paciente com doença cardiovascular aguda ou crônica, como avaliação de pulso arterial, pulso venoso, perfusão periférica, pressão arterial e ausculta cardíaca que são fundamentais no diagnóstico e na definição do *status* clínico do paciente.

Setores de triagem com equipe médica e de enfermagem treinados para a correta tomada de decisão do suporte inicial são primordiais, reduzindo desfechos clínicos e mortalidade. Os escores clínicos e a análise subjetiva pela equipe multiprofissional devem ser empregados para classificar os pacientes que necessitam de atendimento priorizado e aqueles que podem aguardar para avaliação pormenorizada.[10] A capacitação profissional continuada focada no atendimento de emergência ao paciente cardiopata, aliada a instrumentos de estratificação de risco desses pacientes e o uso correto de exames complementares são essenciais para redução expressiva de morbimortalidade nessa população. A importância de uma avaliação correta sobre quais pacientes necessitam de permanência no setor de emergência e internação hospitalar também se mostra essencial para evitarmos excesso de diagnósticos e tratamentos, evitando-se também uma carga financeira maior no sistema de saúde público e suplementar.

Importante enfatizar a necessidade de organização e hierarquização dos serviços de saúde regionais, com estabelecimento de conceitos de centros de referência e contrarreferência, possibilitando o acesso adequado aos diversos níveis de assistência à saúde, otimizando recursos disponíveis e priorizando centros de atendimento de maior complexidade aos pacientes mais críticos. Setores de atenção primária à saúde, ambulatórios de especialidades, hospitais terciários e quaternários fazem parte dessa cadeia.

Emergência cardiológica

A abordagem sistemática permite a identificação de quais pacientes necessitam de classificação de risco de maior gravidade mediante sinais e sintomas de deterioração clínica e/ou instabilidade hemodinâmica. A *expertise* de um grupo multidisciplinar se torna importante nessa avaliação, englobando profissionais da enfermagem, fisioterapeutas, médicos e todos os profissionais envolvidos em centros de referência.

Centros críticos de referência ao atendimento às doenças cardiológicas e pacientes cardiopatas graves devem ter estrutura física específica e recursos tecnológicos e humanos para um fluxo operacional condizente aos fluxogramas estabelecidos.

Deve-se manter uma sala de emergência equipada corretamente para monitoramento e realização de procedimentos de emergência, tais como manobras de ressuscitação cardiopulmonar, passagem de marca-passo transvenoso e balão intra-aórtico, uso de ultrassom beira-leito como uma extensão do exame físico para o médico emergencista, entre outros.

Unidades de cuidado intermediário e unidades de terapia intensiva integradas à emergência cardiológica promovem otimização e melhor gerenciamento dos recursos disponíveis, barreiras comuns encontradas em centros de menores investimentos. Serviços especializados em atendimentos de cardiopatas de alta complexidade devem ter disponíveis dispositivos de assistência ventricular para suporte de choques cardiogênicos refratários.

O seguimento adequado depois da avaliação e da alta hospitalar auxilia na redução de reinternações evitáveis e melhorias precoces nas terapias já instituídas, uma vez que o paciente terá a sua disposição visitas médicas periódicas, gerando maior adesão ao tratamento e redução de hospitalizações a curto prazo.

Exames complementares

O uso rotineiro de exames complementares para diagnóstico de urgências e emergências cardiológicas deve seguir protocolos bem estabelecidos. Dessa maneira, devemos manter um padrão rígido de condutas dentro da emergência, evitando-se erros que possam culminar com a falha em diagnósticos e tratamentos.

Exames laboratoriais gerais e específicos, como biomarcadores cardíacos, troponina ultrassensível, para rápido descarte de eventos coronarianos agudos, e dímero-D, devem ser usados de rotina e logo à avaliação inicial, buscando-se o melhor cuidado com o paciente.

A disponibilidade de exames simples relacionados com o atendimento inicial ao cardiopata, como a eletrocardiografia e a radiografia de tórax, e exames que demandam maior custo e treinamento, como a ecocardiografia transtorácica e o uso de ultrassom beira-leito, é essencial para os serviços de referência. O uso dessas ferramentas tecnológicas diagnósticas aumenta a sensibilidade e especificidade do diagnóstico na emergência, traduzindo-se como melhora da eficiência e dos desfechos clínicos.

Telemedicina e telediagnóstico

O uso de novas ferramentas para diagnóstico e avaliação, dentro de um conceito de telessaúde aliada a teletecnologias, é uma demanda já presente nos grandes centros e que estará ainda mais presente em nosso dia a dia em emergências cardiológicas.

Devemos buscar cada vez mais inovações para o melhor cuidado ao paciente cardiopata e muitas dessas já foram difundidas: diagnóstico eletrocardiográfico a distância para auxílio ao profissional do primeiro atendimento; avaliação de exames tomográficos de imagem a distância, como angiotomografia de artérias coronárias; monitoramento

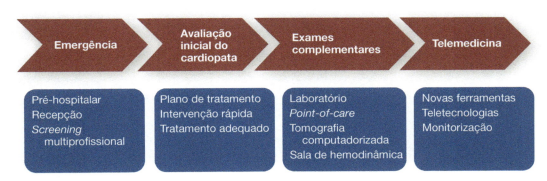

Figura 1.1. Fluxograma de atendimento ao cardiopata na emergência. Fonte: elaborada pelos autores.

remoto utilizando-se telemetria para rápida identificação de mudanças em *status* vitais; teleatendimento a pacientes com queixas que não se classificam como urgências; entre outros.

Novas portarias e regulamentações estão sendo publicadas[11] buscando-se manter a discussão sobre o tema em nossa sociedade e estabelecendo limites e responsabilidades para o uso correto dessas ferramentas.

Referências bibliográficas

1. World Health Organization (WHO). World health statistics 2022: monitoring health for the SDGs, sustainable development goals. 2022.
2. Merchant R, Topjian A, Panchal A, Cheng A, Aziz K, Berg K, et al. Part 1: Executive Summary: 2020 American Heart Association Guidelines for Cardiopulmonary Resuscitation and Emergency Cardiovascular Care, Circulation. 2020 Oct 20;142(16 suppl 2):S337-S357.
3. International Liaison Committee on Resuscitation. 2020 International Consensus on Cardiopulmonary Resuscitation and Emergency Cardiovascular Care Science with Treatment Recommendations. Circulation. 2020;142(suppl 1): In press.
4. Perez MV, Mahaffey KW, Hedlin H, Rumsfeld JS, Garcia A, Ferris T et al. Large-scale assessment of a smartwatch to identify atrial fibrillation. N Engl J Med. 2019;381:1909-17.
5. Sim I. Mobile devices and health. N Engl J Med 2019;381: 956-68.
6. Swiryn S, Orlov MV, Benditt DG, DiMarco JP, Karst E, Qu F, et al. Clinical implications of brief device-detected atrial tachyarrhythmias in a cardiac rhythm management device population: results from the Registry of Atrial Tachycardia and Atrial Fibrillation Episodes. Circulation. 2016;134:1130-40.
7. Nicolau JC. Brazilian Society of Cardiology Guidelines on Unstable Angina and Acute Myocardial Infarction without ST-Segment Elevation - 2021. Arq Bras Cardiol. 2021 Jul;117(1):181-264.
8. AHA/ACC/ASE/CHEST/SAEM/SCCT/SCMR Guideline for the Evaluation and Diagnosis of Chest Pain: a Report of the American College of Cardiology/American Heart Association Joint Committee on Clinical Practice Guidelines. Circulation. 2021 Nov 30;144(22):e368-e454.
9. ACC/AHA Joint Committee Members. 2022 AHA/ACC/HFSA Guideline for the Management of Heart Failure. J Card Fail. 2022 Mar 14:S1071-9164(22)00076-8.
10. Jesus APS, Okuno MFP, Campanharo CRV, Lopes MCBT, Batista REA. Manchester Triage System: assessment in an emergency hospital service. Rev Bras Enferm. 2021 Jul 14;74(3):e20201361.
11. Diário Oficial da União, Brasília, DF, 2022; Resolução CFM n. 2.314. Define e regulamenta a telemedicina, como forma de serviços médicos mediados por tecnologias de comunicação.

CAPÍTULO 2

Abordagem da Dor Torácica

Pedro Henrique de Santana • Fabio Cetinic Habrum • Henrique Trombini Pinesi • Eduardo Gomes Lima

Destaques

- Dor torácica é um dos principais motivos de busca ao pronto atendimento em todo o mundo.
- Diagnóstico diferencial inclui doenças de alta morbimortalidade, como síndrome coronariana aguda, síndromes aórticas agudas e tromboembolismo pulmonar.
- Todo paciente admitido com dor torácica deve ser priorizado na triagem para realização de eletrocardiograma em até 10 minutos da admissão.
- A diferenciação diagnóstica é baseada em uma anamnese adequada das características da dor, exame físico minucioso, uso de biomarcadores e outros exames complementares quando apropriado.
- Escores de risco podem ser utilizados para ajudar na abordagem diagnóstica.

Introdução

Como em toda introdução de capítulo de dor torácica em emergência, é preciso enfatizar a relevância dessa manifestação clínica, tanto pela prevalência da queixa quanto pelos potenciais riscos associados ao não reconhecimento dos diagnósticos específicos e suas consequências aos pacientes. Dados americanos nos trazem que a queixa é responsável por aproximadamente 7,6 milhões de procuras anuais a departamentos de emergência, entre 5 e 10% do total, atrás apenas de traumas em geral.[1,2] Representa também cerca de 40% das causas de internação hospitalar, das quais cerca de 25% apresentam síndrome coronariana aguda (SCA) como diagnóstico final.[1] Há que se considerar também os diagnósticos diferenciais, os quais incluem doenças de alta morbimortalidade, como as síndromes aórticas agudas e tromboembolismo pulmonar.

A doença arterial coronariana (DAC) e seu espectro de manifestações em emergência é a patologia mais relevante a ser considerada em um paciente que se apresenta em um departamento de emergência com dor torácica, tendo em vista a sua alta taxa de mortalidade (mais de 365.000 mortes por ano nos Estados Unidos e causa de morte mais comum no mundo).[1,2] Porém, é preciso ressaltar que apenas 10 a 20% do total de pacientes terá o diagnóstico de SCA, o qual se torna tão mais improvável quanto menor o perfil de risco individual.[2]

Fundamentalmente, abordaremos neste capítulo uma queixa de descrição altamente subjetiva e variável em sua essência: a dor. As possibilidades diagnósticas para a dor torácica são inúmeras e em sua maioria benignas, como refluxo gastroesofágico e dor osteomuscular. Porém, dada a grande frequência da queixa e da possibilidade de incluir diagnósticos de alta letalidade, é preciso reconhecer os padrões e trilhar os melhores caminhos para a segurança do paciente.

Abordagem inicial – Descartando as "catástrofes"

A prioridade do atendimento do paciente com dor torácica deve ser descartar os diagnósticos de maior gravidade o mais rapidamente possível. Incluiremos entre esses diagnósticos as seis causas a seguir, tendo em vista que elas estão associadas às maiores taxas de mortalidade:

1. Síndrome coronariana aguda (SCA).
2. Síndrome aórtica aguda (SAA).
3. Tromboembolismo pulmonar (TEP).
4. Tamponamento cardíaco (TC) – associado à pericardite.
5. Pneumotórax hipertensivo (PTX).
6. Rotura esofágica (RE) – associada a mediastinite.

A abordagem inicial deve incluir uma triagem adequada antes da avaliação médica, direcionando como prioridade a avaliação da queixa de dor torácica. Desse modo, torna-se fundamental a criação de protocolos institucionais direcionados à avaliação prioritária desses pacientes, preferencialmente incluindo também a realização de um eletrocardiograma (ECG) em até 10 minutos, fator considerado como parâmetro de qualidade de assistência.[2-4] O médico então poderá avaliar o paciente já com o auxílio do ECG, com a possibilidade do diagnóstico (ou suspeita diagnóstica) imediato(a) da causa mais prevalente associada à maior mortalidade: a SCA.

É preciso também focar na avaliação inicial do estado clínico do paciente, com ênfase na identificação precoce de insuficiência respiratória, instabilidade hemodinâmica, arritmias, rebaixamento do nível de consciência, alteração de sinais vitais etc., o que direcionaria imediatamente a abordagem à intervenção sobre as causas ameaçadoras à vida.

Anamnese

Com o ECG já avaliado e com o paciente clinicamente estável, poderemos então realizar a anamnese, a qual deverá se direcionar prioritariamente à qualificação da dor: característica, tempo, intensidade, localização, irradiação, fatores desencadeantes e de piora, fatores de melhora e sintomas associados. Conforme anteriormente mencionado, aqui encontraremos as maiores dificuldades ao diagnóstico, uma vez que a descrição da dor é extremamente variável, bem como a percepção da dor ou mesmo da necessidade de procura ao pronto atendimento pelo paciente. Dessa forma, é preciso procurar direcionar a investigação às características da dor que aumentam ou diminuem a probabilidade do diagnóstico em suspeita.

Quanto aos diagnósticos de maior mortalidade, poderemos observar as características da dor conforme dispostas na Figura 2.1.

É importante notar que a mesma característica da dor pode ser compartilhada por mais de um diagnóstico. Assim, precisaremos coletar dados adicionais e considerar o tipo de paciente, suas comorbidades

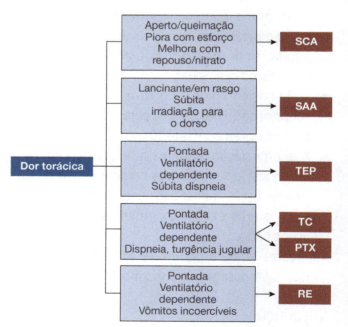

Figura 2.1. Diagnóstico de dor torácica de maior mortalidade. *SCA:* síndrome coronária aguda; *SAA:* síndrome aórtica aguda; *TEP:* tromboembolismo pulmonar; *TC:* tamponamento cardíaco; *PTX:* pneumotórax hipertensivo; *RE:* rotura esofágica. Fonte: Refs. 1 e 2.

e seu estado clínico prévio ao aparecimento do quadro.[12] Por exemplo, um paciente com dor torácica ventilatório-dependente súbita e dispneia pode ter TEP e PTX como hipóteses diagnósticas; porém, se a história clínica adiciona um contexto perioperatório ou edema assimétrico em membros inferiores, a primeira hipótese ganha maior relevância.[6]

De acordo com suas características principais, a dor torácica pode ser classificada em algumas categorias, conforme citadas a seguir, que são baseadas nos dados gerados nos estudos pivotais de doença coronariana da década de 1980:

- **Dor tipo A:** definitivamente anginosa.
- **Dor tipo B:** provavelmente anginosa.
- **Dor tipo C:** provavelmente não anginosa.
- **Dor tipo D:** definitivamente não anginosa.

Também são muito frequentes as descrições de dor típica, atípica e dor não anginosa. Tal categorização, apesar de didática, carrega alta probabilidade de erros cognitivos no cenário de emergência, visto que a descrição da dor é subjetiva e baseada em experiências particulares do paciente.[3] Por exemplo, um paciente que já apresentou uma SCA pode ser levado a desconfiar de dores atípicas no tórax e relacioná-las ao mesmo padrão do evento coronariano.[3-5,10] Outra análise importante é a do próprio examinador: um médico cardiologista experiente avaliando uma dor torácica poderia direcionar a investigação do quadro a uma dor de etiologia cardíaca (viés de disponibilidade); um médico inexperiente que atendeu um quadro de dor torácica anginosa recentemente pode tender a classificar uma dor atípica como típica baseado apenas na experiência recente (viés de ancoragem).

Na Figura 2.2, são elencadas as características da dor e sua probabilidade pré-teste de tratar-se de dor anginosa.[3]

Conforme o que foi exposto na Figura 2.2, é preciso avaliar as características da dor que a tornam mais provavelmente relacionada com um diagnóstico; porém, uma característica isolada não deve ser um limitador das hipóteses. É preciso também considerar o histórico do paciente, na medida em que se compreende que as comorbidades e o cenário clínico que precedeu o quadro álgico podem influenciar as probabilidades pré-teste das nossas hipóteses diagnósticas em cada cenário.

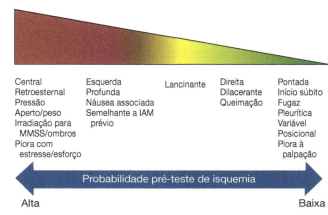

Figura 2.2. Características da dor torácica e probabilidade de pré-teste. Fonte: adaptada da Diretriz de Dor Torácica da American Heart Association/American College of Cardiology de 2021. Fonte: Ref. 3.

Exame físico

O exame físico do paciente com dor torácica é parte fundamental do processo de investigação. Porém, é preciso ressaltar que apesar da alta especificidade de achados alterados, apresenta baixa sensibilidade, considerando sobretudo o cenário de emergência, no qual as decisões precisam ser prontamente tomadas, há barulho em excesso e outros fatores de dificuldade para a realização de um exame completo.[3]

Deve-se atentar para alterações como as dispostas a seguir:

- Sopro diastólico aspirativo aórtico;
- Atrito pericárdico;
- Murmúrio vesicular abolido;
- Turgência venosa jugular;
- Assimetrias de pulso e pressão arterial entre os membros;
- Hipertimpanismo à percussão torácica;
- Reprodutibilidade da dor à palpação, etc.

Além disso, conforme mencionado na abordagem inicial, devemos nos atentar para sinais clínicos de choque hemodinâmico e insuficiência respiratória aguda, os quais demandam prioridade em condutas mesmo antes do diagnóstico definitivo.[3,4]

O uso da ultrassonografia beira-leito como ferramenta assistencial ao diagnóstico diferencial de dor torácica ganha importância cada vez maior em cenários de emergência.[6,8,9] Com base em achados sonográficos simples e com baixa curva de aprendizado, é possível aumentar ou diminuir com elevada acurácia as probabilidades diagnósticas em dor torácica na emergência. Dessa forma, o exame físico armado se torna uma ferramenta muito mais sensível e específica, aumentando o valor dessa etapa na inclusão ou exclusão de hipóteses. Como exemplo prático, podemos citar a razão de verossimilhança positiva de achados sugestivos de TEP no ultrassom pulmonar de 90 (como a presença de trombo visível em câmaras direitas, sinais de disfunção aguda de ventrículo direito, ventrículo direito maior que o ventrículo esquerdo com deslocamento do septo interventricular e movimentação paradoxal).[6-8] Ou seja, tais achados, passíveis de visualização com baixo tempo de treinamento do operador, são capazes de aumentar a chance com base em uma probabilidade pré-teste (suspeita clínica, quadro clínico sugestivo) em mais de 90 vezes. Para efeito comparativo, um escore de Wells (de probabilidade para TEP) alto tem razão de verossimilhança positiva de apenas 17.[6,7]

Escores diagnósticos e biomarcadores

Com a intenção de objetivar a avaliação dos pacientes com dor torácica em emergência, podemos nos valer de escores diagnósticos. Utilizar um escore permite comparar o paciente em avaliação com milhares de outros pacientes com o mesmo diagnóstico baseando-se em particularidades da história clínica, exame físico e alterações de exames simples como o ECG de 12 derivações e, a partir de então, traçar as probabilidades daquele diagnóstico específico.

Como exemplo, podemos citar o escore de Wells para tromboembolismo pulmonar, disposto na Tabela 2.1.[20]

Conforme o exposto, um paciente que apresenta uma pontuação maior do que 6 por esse escore apresenta um alto risco de ter o diagnóstico de tromboembolismo pulmonar, o que nos levaria a solicitar uma angiotomografia de tórax para confirmar a hipótese. Um escore baixo, menor do que dois, tornaria essa possibilidade menor; porém, não a excluiria.[20] Poderíamos então utilizar o escore PERC (*Pulmonary Embolism Rule-out Criteria*) para a exclusão definitiva do diagnóstico, com alta acurácia e sem a necessidade de utilizar desnecessariamente o recurso de imagem, o qual apresenta custo, aumenta o tempo de permanência do paciente no hospital e expõe o paciente a riscos (radiação e contraste iodado).[19]

Essa análise é interessante para os extremos; ou seja, o paciente em que se considera como muito alta ou muito baixa a probabilidade pré-teste. Porém, na maioria das vezes, lidaremos com casos de probabilidade intermediária. Nesse cenário, ganha importância o uso de biomarcadores, como o dímero-D, para TEP ou SAA, e a troponina, para SCA.

Um paciente que apresenta um quadro clínico de SCA e supradesnivelamento do segmento ST no ECG não necessita da confirmação por biomarcador, por exemplo, uma vez que a probabilidade pré-teste de oclusão coronariana total e IAM com supradesnivelamento de ST é elevada.[21] O uso do

Tabela 2.1. Escore de Wells

Critério	Pontuação
Clínica sugestiva de TVP	3
Ausência de outro diagnóstico mais provável	3
Frequência cardíaca > 100 bpm	1,5
Imobilidade > 3 dias, cirurgia nas últimas quatro semanas	1,5
Episódio de TEP ou TVP prévio	1,5
Hemoptise	1
Neoplasia atual ou há 6 meses	1

Escore	Risco	Probabilidade de TEP
0 a 2	Baixo	3,6%
3 a 6	Moderado	20,5%
7 a 12,5	Alto	66,7%

Fonte: Ref. 20. *TVP:* trombose venosa profunda; *TEP:* tromboembolismo pulmonar.

biomarcador, nesse cenário, se aplica à inclusão ou exclusão principalmente dos casos de intermediário ou baixo risco, atuando como um *gatekeeper*, um vigilante, buscando reduzir as limitações dos escores para esses perfis de pacientes, nos quais não se consegue obter uma análise clara de um único diagnóstico possível.[3-5]

Apesar de sua utilidade no processo diagnóstico, os escores não devem ser utilizados como ferramenta aleatória sistematicamente em todo e qualquer quadro de dor torácica. A suspeita diagnóstica deve ter sido aventada com base no histórico, achados de exame físico e de exames complementares. Assim, estaremos de fato utilizando o escore para categorizar probabilisticamente o nosso paciente com base em uma pontuação pré-determinada em um estudo ou registro prévio.

Outra observação essencial é a de não normalizar as requisições de biomarcadores também desprovidos de uma suspeita diagnóstica ou do uso de um escore diagnóstico. Essa é uma estratégia muito frequente em departamentos de emergência e supostamente tem a intenção de agilizar a exclusão da maior quantidade possível de diagnósticos ao mesmo tempo. Porém, utilizar de maneira irracional um biomarcador pode gerar problemas, custos e riscos ao paciente. Por exemplo, um paciente para quem não se suspeita de TEP, ou para quem a probabilidade pré-teste de TEP é baixa de acordo com os achados clínicos aplicados aos escores diagnósticos recebe uma solicitação de dosagem de dímero-D. Se o valor encontrado se apresenta superior à normalidade, há uma grande probabilidade de tal exame isoladamente gerar a demanda por uma angiotomografia de tórax para a pesquisa de evento embólico que não configurava uma suspeita para o quadro de dor torácica. Além dos riscos associados ao próprio exame, conforme previamente descrito neste capítulo, estaremos diante de mais um método diagnóstico, que por sua vez apresenta também sensibilidade e especificidade próprias. Supondo que encontremos achados duvidosos ou mesmo falso-positivos para TEP pela angiotomografia, o paciente estará então sob a pena de um diagnóstico incorreto, que implicará uma conduta incorreta e com riscos inerentes (no caso, uma anticoagulação não recomendada).[6] E pior, não terá o diagnóstico do que de fato está causando a sua dor torácica.

Diagnósticos específicos

Conforme o que foi exposto na abordagem inicial, discorreremos brevemente a seguir a respeito dos diagnósticos associados a grande morbimortalidade em dor torácica. Não é o objetivo deste capítulo a abordagem aprofundada de cada um deles, uma vez que esses temas serão debatidos mais acuradamente em outros capítulos. Buscaremos enfatizar a caracterização breve do quadro clínico e os caminhos entre a suspeita e o diagnóstico, utilizando os escores diagnósticos e os biomarcadores, se aplicáveis, conforme discutido nos parágrafos anteriores.

1. Síndromes coronarianas agudas

A dor

A dor torácica na SCA é retroesternal/precordial, descrita como aperto, peso ou queimação, de forte intensidade, irradiação para membros superiores, região cervical e/ou mandíbula.[3-5,10,21] É desencadeada e agravada por esforços ou estresse e melhora com repouso ou uso de nitratos. Na maioria dos casos, o paciente já apresentou dores de padrão semelhante; porém, em menor intensidade e/ou duração, mantendo os demais descritores.[21]

Cerca de 20% dos pacientes podem não apresentar dor torácica, mas sim um equivalente isquêmico, sendo os mais comuns: dispneia, diaforese, náusea e vômitos, desconforto epigástrico e, em pacientes idosos, *delirium*. As populações em que essa apresentação é mais frequente são mulheres, idosos, diabéticos e portadores de doença renal crônica.[3,10] Mesmo em tais populações, é importante ressaltar que a dor anginosa ainda é o principal sintoma da SCA.[4,5]

Como sintomas associados, muitos pacientes apresentam também manifestações neuroautonômicas, como náuseas, vômitos e diaforese. Podem apresentar também sintomas de dispneia associados a congestão pulmonar e hipotensão como manifestação de choque cardiogênico.[3-5]

O diagnóstico

O diagnóstico da SCA é baseado inicialmente na interpretação do ECG de 12 derivações (que deve ser feito em, no máximo, 10 minutos), conforme o esquema da Figura 2.3.[3-5,21]

Desse modo, pacientes com dor tipicamente anginosa persistente e que apresentem supradesnivelamento do segmento ST em derivações contíguas (ou demais definidores) devem ser direcionados para o tratamento de reperfusão coronariana, seja este a trombólise química ou a angioplastia primária.[21]

Dentre os pacientes restantes, poderemos observar alterações de repolarização sugestivas de isquemia, como infradesnivelamento do segmento ST, inversão ou apiculamento de onda T, além de padrões de muito alto risco mesmo na ausência de supradesnivelamento de ST, como o padrão de Wellens, ou o supradesnivelamento isolado de aVR com infradesnivelamento de mais do que seis outras derivações, os quais serão conduzidos com prioridade semelhante ao paciente com ar supradesnivelamento de ST no que diz respeito à estratificação invasiva precoce.[4,5] Cada uma dessas situações será abordada em um capítulo dedicado.

Contudo, mais de um terço desses pacientes terão o ECG normal e boa parte deles não apresentará mais dor mesmo na avaliação inicial.[3] Desse modo, os pacientes que não apresentem critérios de alto risco, como os anteriormente mencionados, devem ser admitidos nos departamentos de emergência e classificados quanto a sua probabilidade, visando a inclusão do diagnóstico de SCA ou mesmo uma alta hospitalar segura com diagnóstico alternativo.[3]

O escore de risco recomendado pela Sociedade Brasileira de Cardiologia para a triagem adequada desses pacientes é o HEART Score,[16,17] exposto na Tabela 2.2, associado à dosagem de troponina, preferencialmente ultrassensível, conforme as recomendações mais atuais.[3-5]

Já existem protocolos validados correlacionando o risco do paciente baseado no HEART Score e em dosagens seriadas de troponina em uma, duas, três e seis horas, a depender do *kit* de troponina disponível em cada localidade.[5] É fundamental conhecer os protocolos de dor torácica e os valores de referência de troponina para interpretar corretamente os achados desses pacientes. A partir dessa estratificação, poderemos tomar os próximos passos no diagnóstico e no tratamento do paciente.

2. Síndromes aórticas agudas

A dor

A dor torácica nas SAAs (dissecção aguda de aorta, úlcera de aorta ou hematoma intramural aórtico) é súbita, de forte intensidade, lancinante, dilacerante, muitas vezes descrita como um "rasgo" ou "facada" no peito, provavelmente diferente de qualquer dor torácica que o paciente tenha anteriormente apresentado. A depender da extensão e do ponto de dissecção, pode irradiar para o dorso, demais regiões do tórax e abdome.[11]

Os sintomas associados à dor torácica, a qual está presente em mais de 90% das SAAs, variam também de acordo com o local e a extensão da dissecção.[11] Por exemplo, podem ocorrer assimetria de pulsos periféricos; pressão arterial divergente associada a sopro aspirativo aórtico e outras manifestações clínicas de insuficiência aórtica aguda; hipotensão associada a turgência jugular e abafamento de bulhas devido a tamponamento cardíaco por ruptura aórtica e extravasamento de sangue para o pericárdio; dor torácica anginosa associada a supradesnivelamento de ST por acometimento das artérias coronárias, mais

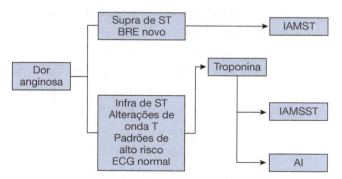

Figura 2.3. Abordagem inicial da síndrome coronariana aguda. BRE: bloqueio de ramo esquerdo; IAMST: infarto do miocárdio com supradesnivelamento do segmento ST; IAMSST: infarto agudo do miocárdio sem supradesnivelamento do segmento ST; AI: angina instável. Fonte: Ref. 4.

Tabela 2.2. HEART Score

Critério	Pontuação
História clínica	Altamente suspeita = 2 pontos Moderadamente suspeita = 1 ponto Pouco/nada suspeita = 0 ponto
ECG	Infradesnivelamento de ST = 2 pontos Alterações inespecíficas de repolarização = 1 ponto Normal = 0 ponto
Anos (idade)	≥ 65 anos = 2 pontos Entre 45 e 64 anos = 1 ponto ≤ 45 anos = 0 ponto
Risco (fatores)*	≥ 3 ou história de DAC = 2 pontos 1 ou 2 = 1 ponto Nenhum = 0 ponto
Troponina	≥ 3× o LSN = 3 pontos 1 a 3× o LSN = 2 pontos 0 = < LSN

Escore	Classificação	Risco de evento cardiovascular em seis semanas
≤ 3	Baixo	0,9 a 1,7%
4 a 6	Moderado	12 a 16,6%
> 7	Alto	50 a 65%

*Hipercolesterolemia, diabetes, hipertensão arterial, obesidade (IMC = 30), tabagismo (atual ou até há 3 meses), histórico familiar de doença arterial coronariana (DAC) precoce. *LSN:* limite superior da normalidade. Fonte: Ref. 16.

frequentemente a coronária direita; manifestações neurológicas agudas como acidentes vasculares encefálicos por acometimento direto das carótidas, ou mesmo paraplegia aguda por acometimento da artéria de Adamkiewicz; dor abdominal por acometimento dos vasos abdominais; insuficiência renal aguda por acometimento das artérias renais etc.[11,14]

O diagnóstico

Para os pacientes estáveis em que se suspeita fortemente de dissecção aórtica aguda, a angiotomografia de aorta é o exame de eleição para o diagnóstico.[14] Para os pacientes instáveis, o ecocardiograma beira-leito pode ser de grande auxílio, podendo visualizar a lâmina de dissecção, os jatos de regurgitação aórtica, o derrame pericárdico indicativo de tamponamento cardíaco, dentre outros achados.[8,14] Já para os pacientes em que o diagnóstico não é tão claro, é possível utilizar o escore ADD-RS (Aortic Dissection Detection Risk Score), exposto na Tabela 2.3.[18]

Em caso de ADD-RS menor ou igual a dois, poderemos solicitar a dosagem de dímero-D. Valores menores que 500 ng/mL permitem a exclusão do diagnóstico com elevadas acurácia e segurança para o paciente. Em caso de dímero-D alterado, procederemos para a avaliação por imagem.[14,18]

Tabela 2.3. Aortic Dissection Risk Score (ADD-RS)

Critério	Pontuação
Condições de alto risco Marfan, aortopatia prévia, valvopatia aórtica, manipulação aórtica recente, aneurisma de aorta conhecido	1 ponto
Tipicidade da dor Dor torácica, abdominal ou dorsal súbita, forte intensidade, dilacerante, lancinante	1 ponto
Alteração de exame físico Déficit de pulso. PA diferencial entre os membros, alteração neurológica focal associada a dor, sopro de insuficiência aórtica novo, hipotensão ou choque	1 ponto

Escore	Dímero-D	Valor preditivo negativo
0	< 500 ng/mL	99,7% (98,1 a 100%)
1	< 500 ng/mL	99,7% (99,1 a 99,9%)

Fonte: Ref. 18.

3. Tromboembolismo Pulmonar

A dor

A dor no TEP é descrita mais frequentemente como em pontada, ventilatório dependente, de intensidade variável, associada ou não a manifestações outras, como dispneia, taquicardia, hemoptise e hipotensão, a depender da extensão da área de infarto pulmonar, da carga embólica e do ponto de obstrução. Quanto mais proximal a obstrução, maiores as manifestações relacionadas com o choque obstrutivo e a falência aguda do ventrículo direito.[6,8,15]

O diagnóstico

A partir da suspeita clínica, aplicaremos os escores de probabilidade, como o Wells ou o Geneva.[6] Para pacientes de baixa probabilidade, podemos nos valer do recurso do PERC (Tabela 2.4), como anteriormente mencionado.[19] Para pacientes que não apresentam nenhum dos critérios descritos, é possível não solicitar exame adicional. Já para aqueles de probabilidade intermediária, solicitaremos a dosagem de dímero-D e, para os que apresentem valores alterados, procederemos com a angiotomografia de tórax.[6] Para os pacientes com elevada probabilidade, caso estejam estáveis, poderemos proceder diretamente com a solicitação de angiotomografia de tórax (Tabela 2.4).[6,20]

4. Tamponamento cardíaco

A dor

O tamponamento cardíaco (TC) isoladamente pode não cursar com dor torácica dentre as suas manifestações. Aqui, para fins didáticos, mencionaremos o TC como evolução de um quadro de pericardite

Tabela 2.4. *Pulmonary Embolism Rule-out Criteria (PERC)*

Critérios	
Idade > 50 anos	
Frequência cardíaca > 100 bpm	
Saturação em ar ambiente < 95%	
Edema unilateral na perna	
Hemoptise	
Cirurgia ou trauma recente (até 4 semanas) submetida a anestesia geral	
TEP ou trombose venosa profunda prévios	
Uso de hormônios (contraceptivos orais, reposição hormonal ou uso de estrógenos)	
Todas as respostas negativas?	< 2% de probabilidade de TEP. Não prosseguir a investigação
Alguma resposta afirmativa?	PERC não pode ser utilizado

Fonte: Ref. 19. *TEP:* tromboembolismo pulmonar.

aguda, o qual também tem múltiplas etiologias. A dor torácica desse quadro é localizada na região torácica anterior, ventilatório-dependente, aguda e com tendência de melhora com a inclinação do tronco para a frente, posição conhecida como "prece maometana". Pode haver irradiação da dor para a região do trapézio.[22,23]

O diagnóstico

O diagnóstico da pericardite, quando não traumático ou pós-operatório, compreende uma síndrome febril atual ou recente, em um paciente jovem e comumente sem fatores de risco cardiovasculares clássicos. Pode ocorrer também em contextos pós-infarto agudo do miocárdio (como a pericardite epistenocárdica e a síndrome de Dressler).[22,23] Compreende, além da dor, critérios como ausculta de atrito pericárdico, alterações eletrocardiográficas (como supradesnivelamento de ST difuso e infradesnivelamento de PR) e alterações de imagem pericárdica que podem incluir o derrame pericárdico.[23]

Já o tamponamento cardíaco apresenta-se como um quadro de choque obstrutivo, em um paciente com dispneia, turgência jugular, abafamento de bulhas na ausculta cardíaca, pulso paradoxal e sinal de Kussmaul (aumento da pressão venosa na inspiração espontânea). O eletrocardiograma frequentemente apresenta baixa voltagem global e pode apresentar amplitudes variáveis dos complexos QRS.[23] Um fator determinante ao diagnóstico rápido é a utilização do ecocardiograma beira-leito, com alta acurácia diagnóstica e também como ferramenta de auxílio à drenagem pericárdica de emergência pela punção de Marfan em pacientes hemodinamicamente instáveis ou em parada cardiorrespiratória.[7,8,24]

5. Pneumotórax hipertensivo

A dor

A dor torácica do PTX, semelhante à dor do TEP, é ventilatório-dependente, súbita, associada a dispneia, hipotensão arterial e turgência jugular, de localização variável, a depender do ponto de solução de continuidade pleural.[25]

O diagnóstico

O diagnóstico do PTX é clínico, sobremaneira por seu padrão de acometimento súbito, com alto risco de evolução para parada cardiorrespiratória se não for prontamente tratado.[25] Para auxiliar no diagnóstico, mais uma vez ganha atenção a ultrassonografia beira-leito, a qual é capaz de visualizar a ausência de deslizamento pleural localizada na área do pneumotórax, ou mesmo visualizar o ponto pulmonar (*lung point*), sinal patognomônico.[26,27]

6. Rotura Esofágica

A dor

A dor na RE depende também do ponto de perfuração do esôfago e do tempo desde a perfuração, podendo se apresentar como dor abdominal, cervical ou torácica.[13] No caso de perfuração torácica, a dor é descrita na região torácica anterior, de forte intensidade, contínua e com tendência à piora com o ciclo respiratório, possibilidade de irradiação para o dorso e para os ombros. Pode evoluir com enfisema subcutâneo e sinais clínicos de mediastinite, como apresentação de febre e sinais de choque séptico.[13]

O diagnóstico

O diagnóstico de RE depende muito da suspeita clínica inicial. Ganham atenção os pacientes que apresentam quadros incoercíveis de vômitos (síndrome de Boerhaave), ingestão de substâncias cáusticas e pacientes submetidos recentemente a procedimentos endoscópicos. Achados sugestivos de pneumomediastino ou derrame pleural em métodos de imagem também podem ser sugestivos, suscitando uma investigação mais direcionada.[13]

Conclusão

Dor torácica é uma queixa altamente prevalente em departamentos de emergência e o diagnóstico específico é um desafio diário, uma vez que abrange ao mesmo tempo diagnósticos benignos e síndromes de alta morbimortalidade. Desse modo, é preciso alinhar o conhecimento fisiopatológico das possibilidades diagnósticas, dados de história e exame físico mais relevantes e probabilidades

Tabela 2.5. Outras causas de dor torácica

Refluxo gastroesofágico	A queixa de pirose pode ser descrita como dor torácica em emergência. Buscar outros sintomas de refluxo, como regurgitação, ou desencadeantes, como dieta ou decúbito podem auxiliar no diagnóstico[3]
Espasmo esofágico difuso	Dor torácica anterior, frequentemente associada a disfagia; porém, a dor pode ser o sintoma principal. Pode apresentar sobreposição com manifestações de refluxo gastroesofágico[3]
Dor osteomuscular	Dor torácica de localização variável, marcadamente desencadeada ou agravada pela movimentação. Pode ser desencadeada também pela palpação do tórax ou por um quadro de tosse, por exemplo, o qual pode também ser causador da dor.[12] A costocondrite (síndrome de Tietze) faz parte desse grupo de diagnósticos, associada a eritema, calor e edema localizado nas articulações costocondrais
Herpes Zóster	A dor pode preceder o aparecimento das lesões vesiculares, o que pode configurar um desafio diagnóstico em cenário de emergência. É frequente a sensação de alodinia, com descrição pelo paciente de dor ao próprio toque da roupa[12]
Patologias psiquiátricas	Frequentemente pacientes em crise de ansiedade, pânico ou depressão podem queixar-se de dor torácica. Em geral, o paciente apresenta descrições atípicas de dor (em pontada, em fisgada, sem associação com esforços, contínua) e manifesta também outros sinais e sintomas da patologia de base como medo, choro, palpitações, sensação de parestesia nas mãos.[12] É fundamental ao médico não estereotipar tais pacientes, sob pena de não identificar causas potencialmente letais sobrepostas, sobretudo em pacientes que procuram frequentemente o pronto atendimento com as mesmas queixas. Atenção especial deve ser dada também a pacientes usuários de substâncias, como a cocaína, a qual pode levar a quadros variáveis de dor torácica, taquicardia, hipertensão, além de configurar um fator de risco para síndromes coronarianas agudas

Fonte: Refs. 3 e 12

pré-teste de cada paciente e de cada cenário, visando utilizar as ferramentas diagnósticas da forma mais precisa e com o uso mais racional possível dos recursos disponíveis.

Referências bibliográficas

1. Lindsell CJ, Anantharaman V, Diercks D, Han JH, Hoekstra JW, Hollander JE, et al. The Internet Tracking Registry of Acute Coronary Syndromes (i*trACS): a multicenter registry of patients with suspicion of acute coronary syndromes reported using the standardized reporting guidelines for emergency department chest pain studies. Ann Emerg Med. 2006;48(6):666.
2. Launbjerg J, Fruergaard P, Hesse B, Jørgensen F, Elsborg L, Petri A. Long-term risk of death, cardiac events and recurrent chest pain in patients with acute chest pain of different origin. Cardiology. 1996 Jan-Feb;87(1):60-6.
3. Gulati M, Levy PD, Mukherjee D, Amsterdam E, Bhatt DL, Birtcher KK, et al. 2021 AHA/ACC/ASE/CHEST/SAEM/SCCT/SCMR guideline for the evaluation and diagnosis of chest pain: a report of the American College of Cardiology/American Heart Association Joint Committee on Clinical Practice Guidelines. Circulation. 2021; 144:e368-e454.
4. Nicolau JC, Feitosa Filho GS, Petriz JL, Furtado RHM, Précoma DB, Lemke W, et al. Diretrizes da Sociedade Brasileira de Cardiologia sobre angina instável e infarto agudo do miocárdio sem supradesnível do segmento ST – 2021. Arq Bras Cardiol. 2021;117(1):181-264.
5. Collet JP, Thiele H, Barbato E, Barthélémy O, Bauersachs J, Bhatt DL, et al. 2020 ESC Guidelines for the management of acute coronary syndromes in patients presenting without persistent ST-segment elevation. Eur Heart J. 2021 Apr 7;42(14):1289-367.
6. Chunilal SD, Eikelboom JW, Attia J, Miniati M, Panju AA, Simel DL, et al. Does this patient have pulmonary embolism? JAMA. 2003;290(21):2849-58.
7. Andersen CA, Holden S, Vela J, Rathleff MS, Jensen MB. Point-of-care ultrasound in general practice: a systematic review. Ann Fam Med. 2019 Jan;17(1):61-9.
8. Seif D, Perera P, Mailhot T, Riley D, Mandavia D. Bedside ultrasound in resuscitation and the rapid ultrasound in shock protocol. Crit Care Res Pract. 2012;2012:503254.
9. Cho YJ, Song KH, Lee Y, Yoon JH, Park JY, Jung J, et al. Lung ultrasound for early diagnosis and severity assessment of pneumonia in patients with coronavirus disease 2019. Korean J Intern Med. 2020 Jul;35(4):771-81.
10. Pope JH, Aufderheide TP, Ruthazer R, Woolard RH, Feldman JA, Beshansky JR, et al. Missed diagnoses of acute cardiac ischemia in the emergency department. N Engl J Med. 2000 Apr 20;342(16):1163-70.
11. Hagan PG, Nienaber CA, Isselbacher EM, Bruckman D, Karavite DJ, Russman PL, et al. The International Registry of Acute Aortic Dissection (IRAD): new insights into an old disease. JAMA. 2000 Feb 16;283(7):897-903.
12. Ringstrom E, Freedman J. Approach to undifferentiated chest pain in the emergency department: a review of recent medical literature and published practice guidelines. Mt Sinai J Med. 2006 Mar;73(2):499-505.
13. Brauer RB, Liebermann-Meffert D, Stein HJ, Bartels H, Siewert JR. Boerhaave's syndrome: analysis of the literature and report of 18 new cases. Dis Esophagus. 1997 Jan;10(1):64-8.
14. Klompas M. Does this patient have an acute thoracic aortic dissection? JAMA. 2002;287(17):2262-72.
15. Fields JM, Davis J, Girson L, Au A, Potts J, Morgan CJ, et al. Transthoracic echocardiography for diagnosing pulmonary embolism: a systematic review and meta-analysis. J Am Soc Echocardiogr. 2017 Jul;30(7):714-23.e4.
16. Aarts GWA, Camaro C, van Geuns R, Cramer E, Damman P, Adang E, et al. Acute rule-out of non–ST-segment elevation acute coronary syndrome in the (pre)hospital setting by HEART score assessment and a single point-of-care troponin: rationale and design of the ARTICA randomised trial. BMJ Open. 2020;10:e034403.
17. Backus BE, Six AJ, Kelder JC, Bosschaert MA, Mast EG, Mosterd A, et al. A prospective validation of the HEART score for chest pain patients at the emergency department. Int J Cardiol. 2013 Oct 3;168(3):2153-8.
18. Nazerian P, Mueller C, Soeiro AM, Leidel BA, Salvadeo SAT, Giachino F, et al. Diagnostic accuracy of the aortic dissection detection risk score plus D-dimer for acute aortic syndromes: The ADvISED Prospective Multicenter Study. Circulation. 2018 Jan 16;137(3):250-8.
19. Kline JA, Courtney DM, Kabrhel C, Moore CL, Smithline HA, Plewa MC, et al. Prospective multicenter evaluation of the pulmonary embolism rule-out criteria. J Thromb Haemost. 2008 May;6(5):772-80.
20. Wolf SJ, McCubbin TR, Feldhaus KM, Faragher JP, Adcock DM. Prospective validation of Wells Criteria in the evaluation of patients with suspected pulmonary embolism. Ann Emerg Med. 2004 Nov;44(5):503-10.
21. Ibanez B, James S, Agewall S, Antunes MJ, Bucciarelli-Ducci C, Bueno H, et al. 2017 ESC Guidelines for the management of acute myocardial infarction in patients presenting with ST-segment elevation: The Task Force for the management of acute myocardial infarction in patients presenting with ST-segment elevation of the European Society of Cardiology (ESC). Eur Heart J. 2018 Jan 7;39(2):119-77.
22. Chiabrando JG, Bonaventura A, Vecchié A, Wohlford GF, Mauro AG, Jordan JH, et al. Management of acute and recurrent pericarditis: JACC State-of-the-Art Review. J Am Coll Cardiol. 2020;75(1):76.
23. Imazio M, Gaita F, LeWinter M. Evaluation and treatment of pericarditis: a systematic review. JAMA. 2015 Oct; 314(14):1498-506.
24. Klein AL, Abbara S, Agler DA, Appleton CP, Asher CR, Hoit B, et al. American Society of Echocardiography clinical recommendations for multimodality cardiovascular imaging of patients with pericardial disease: endorsed by the Society for Cardiovascular Magnetic Resonance and Society of Cardiovascular Computed Tomography. J Am Soc Echocardiogr. 2013;26(9):965.
25. Sahn SA, Heffner JE. Spontaneous pneumothorax. N Engl J Med. 2000; 342:868.
26. Soldati G, Testa A, Sher S, Pignataro G, La Sala M, Silveri NG. Occult traumatic pneumothorax: diagnostic accuracy of lung ultrasonography in the emergency department. Chest. 2008;133:204.
27. Jalli R, Sefidbakht S, Jafari SH. Value of ultrasound in diagnosis of pneumothorax: a prospective study. Emerg Radiol. 2013;20:131.

CAPÍTULO 3

Abordagem da Dispneia

Rafael Yuji Melo • Lucas Trindade Cantú Ribeiro • Henrique Trombini Pinesi • Fabiana Hanna Rached

Introdução

Dispneia é um sintoma comum no atendimento do paciente cardiopata na sala de emergência, representando um desafio diagnóstico e terapêutico. Dentro da extensa lista de diagnósticos diferenciais possíveis, a rápida identificação da causa da dispneia é fundamental para o início do tratamento específico. A incerteza diagnóstica, além de atrasar o tratamento adequado, pode aumentar a morbidade, as taxas de hospitalização e os custos.

Na maioria dos pacientes, um diagnóstico acurado pode ser obtido com a combinação de histórico clínico e exame físico, e alguns casos irão necessitar do auxílio de propedêutica complementar com exames laboratoriais, eletrocardiograma, radiografia e/ou tomografia de tórax, ecocardiograma e ultrassom beira-leito.

Um paciente adulto admitido com queixa de dispneia, sem causa óbvia, tem cerca de 50% de probabilidade de apresentar insuficiência cardíaca como causa da dispneia. Insuficiência cardíaca aguda (ICA), pneumonia, doenças obstrutivas pulmonares (incluindo doença pulmonar obstrutiva crônica e asma), tromboembolismo pulmonar e transtornos de ansiedade representam > 90% das causas de dispneia aguda no departamento de emergência.[1]

Conceito e epidemiologia

A dispneia, também conhecida como "falta de ar", é uma percepção subjetiva da sensação de respiração desconfortável, sendo um conjunto de sensações qualitativamente distintas que variam em intensidade e podem ser agudas ou crônicas.

Dispneia é considerada aguda quando se desenvolve em horas ou dias e crônica quando se estabelece há mais de quatro semanas. Em muitos pacientes, trata-se de um sintoma hiperagudo nunca experimentado, e, portanto, a primeira manifestação de uma nova doença a ser diagnosticada. Entretanto, o sintoma também pode ser parte de um episódio de agudização de uma patologia conhecida e previamente tratada.[2]

A queixa de dispneia representa 3 a 5% das visitas ao pronto-socorro na Europa e nos Estados Unidos, o que representa mais de 10 milhões de casos por ano. Em contraste com as convicções atuais, dispneia aguda como sintoma principal do paciente na sala de emergência está associada a cerca de duas vezes o risco de mortalidade em comparação com a dor torácica aguda.

Entre os diversos diagnósticos diferenciais possíveis que podem ser responsáveis pela dispneia aguda, a ICA é um dos mais comuns, sendo inclusive uma das principais causas de internação hospitalar no Brasil.[3] A síndrome pode ser decorrente de descompensação em pacientes com IC prévia (mais comum) ou por IC nova. A despeito de avanços na terapêutica da IC, mantém-se como patologia grave, afetando no mundo, mais de 23 milhões de pessoas. A sobrevida após cinco anos de diagnóstico pode ser de apenas 35%, com prevalência que aumenta conforme a faixa etária (aproximadamente de 1% em indivíduos com idade entre 55 e 64 anos, chegando a 17,4% naqueles com idade maior ou igual a 85 anos).[4] Entre as hospitalizações, mais de 90% são por sinais e sintomas de hipervolemia. Além disso, aproximadamente um em cada quatro pacientes é readmitido dentro de 30 dias, sendo as taxas de readmissão nos primeiros três meses após hospitalização de até 30% nos Estados Unidos e em outros países de até 50% nos primeiros seis meses.

A hospitalização por IC é um evento sentinela que sinaliza pior prognóstico, mas também oferece oportunidades importantes para redirecionar a trajetória da doença. Durante a internação por IC, a abordagem deve identificar e tratar os fatores precipitantes, comorbidades e limitações anteriores ao gerenciamento contínuo da doença relacionados com os determinantes sociais da saúde.[5]

Considerando a alta prevalência de dispneia e o grande número de hospitalizações resultantes, reinternações, mortes e os altos custos associados a esses pacientes, a avaliação diagnóstica com adequada estratificação de risco e ampla utilização das ferramentas disponíveis são altamente desejáveis.

Fisiopatologia

Os pacientes com desconforto respiratório podem ser divididos em dois grandes grupos: dispneia do sistema respiratório ou dispneia do sistema cardiovascular.

A dispneia com origem no sistema respiratório inclui desconforto relacionado com o controle do centro respiratório (p. ex., acidose metabólica e ansiedade), da bomba ventilatória (p. ex., desordens neuromusculares como Guillain-Barré, redução da complacência torácica, pneumotórax, pneumonia e broncospasmo) e das trocas gasosas (p. ex., enfisema, pneumonia, edema pulmonar, derrame pleural, hemotórax). Distúrbios em qualquer um desses elementos pode levar à dispneia.[6]

A dispneia com origem no sistema cardiovascular é habitualmente relacionada com insuficiência cardíaca, a qual provoca um aumento da pressão venosa pulmonar. Múltiplos mecanismos têm sido postulados para modular a sensação de dispneia em pacientes com insuficiência cardíaca sintomática (Tabela 3.1).

Tabela 3.1. Mecanismos causadores de dispneia na insuficiência cardíaca

Aumento do *drive* respiratório	Aumento da pressão diastólica final do ventrículo esquerdo → congestão venosa pulmonar → estimulação de receptores J pulmonares Congestão venosa pulmonar → incompatibilidade ventilação/perfusão, *shunt* → hipoxemia → estimulação de quimiorreceptores centrais e periféricos
Aumento do trabalho respiratório	Congestão venosa pulmonar → redução da complacência pulmonar → aumento da resistência de vias aéreas → aumento da elasticidade e trabalho resistido da respiração → incompatibilidade entre informações aferentes das vias aéreas superiores, vias aéreas inferiores, mecanorreceptores da parede torácica e sinais eferentes para músculos respiratórios
Fraqueza musculatura respiratória	Ativação de fatores catabólicos → miopatia induzida → músculo respiratório com redução da eficiência e resistência → incompatibilidade entre mecanorreceptores aferentes e sinais eferentes para músculos respiratórios
Psicológico	Ansiedade, depressão → percepção central alterada

Fonte: adaptada de Wang CS, et al.[7]

Etiologia

Os diagnósticos diferenciais da dispneia são relatados a seguir:

- *Causas cardíacas*: insuficiência cardíaca, doença arterial coronariana, arritmias cardíacas, miocardiopatias, pericardiopatias, valvopatias.
- *Causas pulmonares*: Doença pulmonar obstrutiva crônica (DPOC), asma, pneumonia, bronquiectasia, tromboembolismo pulmonar, doença intersticial pulmonar, pneumotórax, contusão pulmonar/trauma, anafilaxia.
- *Outras causas*: anemia, acidose metabólica, hipertireoidismo, cetoacidose diabética, fraqueza neuromuscular, neoplasias, uremia, cirrose hepática, gestação.[8]

Achados clínicos

A dispneia pode se apresentar de diferentes formas, que podem ser sugestivas de diversos diagnósticos. A ortopneia é a dispneia que apresenta piora imediata ao decúbito. A dispneia paroxística noturna geralmente ocorre duas a quatro horas após o início do sono, sendo suficientemente grave para obrigar o paciente a sentar-se ou ficar em pé, melhorando gradativamente após alguns minutos, sendo o tipo de dispneia mais específico da insuficiência cardíaca. A trepopneia é a dispneia causada ao deitar-se em decúbito lateral, mas que não ocorre ao deitar-se no decúbito contralateral, geralmente relacionada com derrame pleural unilateral ou doença parenquimatosa unilateral. A platipneia é a dispneia que ocorre na posição sentada, sendo aliviada pelo decúbito, aparece no pós-pneumectomia, hipovolemia e doenças com *shunt* intrapulmonar.[9] Por fim, a bendopneia é a dispneia que ocorre após inclinação do tronco para a frente, como ao calçar os sapatos ou meias, sendo também associada a insuficiência cardíaca com congestão importante e índice cardíaco limítrofe.[10] A dispneia como equivalente isquêmico, pode ser mais comum entre mulheres e idosos.

Os achados clínicos nos pacientes que se apresentam com dispneia dependem em grande parte da etiologia dessa dispneia, conforme descrito nos tópicos a seguir.

Insuficiência cardíaca aguda

Sinais e sintomas relacionados com a congestão sistêmica caracterizam o quadro clínico de pacientes com ICA, de forma semelhante independentemente da fração de ejeção do ventrículo esquerdo. Os sintomas mais comuns incluem dispneia durante o exercício ou em repouso, ortopneia, fadiga e tolerância reduzida ao exercício; muitas vezes acompanhados de sinais clínicos como edema, distensão venosa jugular, presença de um terceiro som cardíaco (conhecido como "galope de B3", um som diastólico precoce de baixa frequência que pode estar presente em diferentes condições hemodinâmicas e representar o término do enchimento rápido do ventrículo esquerdo) e estertores pulmonares.[11]

A terminologia mais simples usada para descrever a gravidade da IC é a classificação funcional da New York Heart Association (NYHA), que leva em consideração a intensidade da dispneia:

- I: ausência de sintomas durante atividades cotidianas.
- II: sintomas leves durante atividades cotidianas, que não restringem a realização dessas atividades.
- III: sintomas com atividades menos intensas que as cotidianas ou aos pequenos esforços, que geram limitações para realização dessas atividades.
- IV: sintomas aos mínimos esforços ou em repouso.

O exame clínico pode ser usado para avaliar o estado hemodinâmico subjacente de pacientes com IC. Deve-se buscar por sinais de hipervolemia, como distensão venosa jugular, refluxo hepatojugular, ortopneia e bendopneia, que são associados a elevadas pressões de enchimento ventricular. Edema periférico bilateral e ascite, quando associados com distensão venosa jugular, também são preditores de elevadas pressões de enchimento em câmaras direitas. Também se avalia a perfusão, sendo a redução da pressão de pulso, a presença de extremidades frias e, possivelmente, a bendopneia achados relacionados com um baixo índice cardíaco.

Essa avaliação do *status* do volume estimado (úmido/seco) e da perfusão (quente/frio), é utilizada para categorizar os pacientes, conforme sugerido pela Dra. Lynne Stevenson: diz-se que um paciente está úmido se a pressão capilar pulmonar estimada for > 22 mmHg; caso contrário, o paciente será considerado seco. Da mesma forma, se a estimativa do índice cardíaco for < 2,2 L/min/m², diz-se que um paciente está frio; caso contrário, o paciente é classificado como quente.[12] Assim, torna-se importante entender como cada um desses eixos (status de volume e perfusão) podem ser avaliados pelo exame clínico. A Tabela 3.2 resume as principais disfunções orgânicas induzidas pela congestão e suas manifestações clínicas.

Pneumonia

Infecções pulmonares, como bronquite grave ou pneumonia, podem causar dispneia e hipóxia. Tosse produtiva, febre e dor pleurítica são sintomas comumente relatados. Exames de imagem podem ser utilizados para confirmação diagnóstica. A pneumonia é um fator desencadeador comum de ICA em pacientes idosos.

Covid-19

A infecção pelo SARS-CoV-2 (Covid-19) manifesta-se como outras síndromes gripais agudas, com febre, tosse, coriza, odinofagia, hiposmia ou anosmia. Alguns casos podem evoluir para formas graves com pneumonia e síndrome respiratória aguda grave.

Tabela 3.2. Disfunções orgânicas induzidas pela congestão e suas manifestações clínicas

Cardíaco	Terceira bulha, distensão venosa jugular, refluxo hepatojugular positivo, insuficiência mitral e tricúspide funcionais, elevação de peptídeos natriuréticos
Pulmonar	Dispneia, ortopneia, bendopneia, dispneia paroxística noturna, ausculta pulmonar com crepitações e sibilos, taquipneia, hipóxia, radiografia de tórax com edema intersticial/alveolar e derrame pleural, ultrassonografia pulmonar com linhas B
Renal	Redução do débito urinário, piora da função renal, hiponatremia
Hepático	Desconforto abdominal no hipocôndrio direito, hepatomegalia, icterícia, elevação de parâmetros de colestase
Intestinal	Náuseas, vômitos, dor abdominal, ascite, aumento da pressão abdominal, caquexia

Fonte: adaptada de Arrigo M, et al.[12]

Condições preexistentes, como doenças cardiovasculares, diabetes, hipertensão arterial e obesidade, estão correlacionadas com maior gravidade e aumento significativo na taxa de mortalidade por Covid-19. Além disso, a doença pode induzir diversas manifestações cardiovasculares como miocardite, injúria miocárdica, cardiomiopatia induzida por estresse, choque cardiogênico, arritmias e, posteriormente, insuficiência cardíaca.

Doenças pulmonares obstrutivas (DPOC e asma)

Os achados sugestivos para o diagnóstico de DPOC são a presença de tosse produtiva crônica, dispneia aos esforços e progressiva exposição aos fatores de risco. A presença de sibilos ao exame físico aumenta em 8 a 15 vezes a possibilidade do diagnóstico. A presença de roncos ou tabagismo com carga tabágica acima de 40 maços-ano eleva em oito vezes a probabilidade diagnóstica. A demonstração clínica de obstrução ao fluxo pode ser obtida pela relação $VEF_1/CVF < 0,70$ ou $VEF_1 < 80\%$ do predito pela espirometria, entretanto, seu uso na unidade de emergência tem papel indefinido e limitado pela piora clínica. O diagnóstico clínico da descompensação é baseado na avaliação da piora da dispneia, aumento da expectoração e alteração na coloração do escarro.

O diagnóstico de asma é realizado por meio da tríade clássica composta por dispneia, opressão torácica e sibilância, sendo pelo menos um desses sintomas relatados em cerca de 90% dos pacientes. A utilização de peak flow na unidade de emergência tem implicação prognóstica e auxilia no manejo desses pacientes.[13] Na maioria das vezes, uma infecção respiratória viral ou bacteriana exacerba a doença subjacente do paciente.

Tromboembolismo pulmonar (TEP)

Os sinais e sintomas clínicos são inespecíficos. Os principais sintomas que levam à suspeita de TEP são dispneia, dor torácica, pré-síncope/síncope inexplicada ou hemoptise. Instabilidade hemodinâmica é uma forma rara, mas importante de apresentação clínica, pois indica embolia central ou extensa com reserva hemodinâmica reduzida. A síncope pode ocorrer e está associada a uma maior prevalência de instabilidade hemodinâmica e disfunção do ventrículo direito (VD). Em pacientes com insuficiência cardíaca ou doença pulmonar preexistente, o agravamento da dispneia pode ser o único sintoma indicativo de TEP. A dor torácica é um sintoma frequente de TEP e geralmente é causada por irritação pleural por êmbolos causando infarto pulmonar, podendo ter início de forma súbita. Também pode haver dor torácica anginosa como consequência do sofrimento do miocárdio do VD em casos de hipertensão pulmonar. Além dos sintomas, o conhecimento dos fatores predisponentes para TEV é importante para determinar a probabilidade clínica da doença, entre eles podemos citar: uma história de trombose venosa profunda (TVP) ou TEP prévios, imobilização prolongada, trauma ou cirurgia recente (sobretudo ortopédica), gravidez, malignidade, acidente vascular cerebral ou paresia e história pessoal ou familiar de hipercoagulabilidade. A hipoxemia é frequente, mas até 40% dos pacientes têm saturação arterial normal de oxigênio (SaO$_2$) e 20% têm gradiente de oxigênio alvéolo-arterial normal.[14]

Triagem e estratificação de risco

Os pacientes podem apresentar-se com um espectro de gravidade clínica que varia desde aqueles com dispneia crescente até os extremos com edema agudo pulmonar ou choque cardiogênico. Dessa maneira, a avaliação dos sinais vitais deve ser sempre o primeiro passo, conjuntamente com a determinação da gravidade da instabilidade cardiopulmonar com base no nível de dispneia, estado hemodinâmico e ritmo cardíaco:

- Medida objetiva da gravidade da dispneia, incluindo frequência respiratória, intolerância à posição supina, esforço de respiração e grau de hipóxia.
- Pressão arterial sistólica e diastólica.
- Frequência e ritmo cardíacos.
- Determinação objetiva da temperatura corporal e sinais/sintomas de hipoperfusão (extremidades frias, pressão de pulso, estado mental).

Pacientes com insuficiência respiratória ou comprometimento hemodinâmico devem ser levados para realização de suporte em ambiente adequado, como a sala de emergência no pronto atendimento.[15]

Um eletrocardiograma deve ser prontamente realizado, pois pode identificar os fatores desencadeantes da descompensação clínica que requerem tratamento específico imediato, como infarto agudo do miocárdio com supradesnivelamento do segmento ST e arritmias cardíacas.

A Tabela 3.3 resume os preditores de risco no atendimento de pacientes com insuficiência cardíaca aguda no departamento de emergência.

O plano de cuidados inclui a avaliação da etiologia primária da doença cardíaca e os potenciais fatores precipitantes que exigirão intervenção específica, tanto cardíaca quanto não cardíaca:

- Isquemia miocárdica aguda
- Hipertensão não controlada
- Fibrilação atrial e outras arritmias
- Má adesão medicamentosa
- Medicamentos com efeito inotrópico negativo
- Medicamentos que aumentam retenção de sódio
- Consumo excessivo de álcool ou uso de drogas ilícitas
- Anemia
- Hipo ou hipertireoidismo
- Infecções agudas
- Diagnósticos cardiovasculares agudos adicionais (doença valvares, endocardite, miopericardite).[16,17]

Tabela 3.3. Preditores de risco de pacientes com ICA na emergência

Risco imediato	Hipóxia, choque/hipoperfusão, desconforto respiratório, anúria, condições agudas como sepse, AVC, SCA, arritmia com instabilidade hemodinâmica
Risco intermediário	IC de início recente, PA baixa sem choque ou hipoperfusão, taquicardia, disfunção renal, hiponatremia, troponina elevada sem diagnóstico de SCA, grau de elevação do BNP, disfunção hepática
Baixo risco	PA e FC normais, rápida resposta ao diurético intravenoso, resolução rápida dos sintomas ainda no departamento de emergência, funções renal e hepática sem declínio recente, BNP e troponina normais

Fonte: adaptada de Hollenberg SM, et al.[16] *ICA:* insuficiência cardíaca aguda, *AVC:* acidente vascular cerebral, *SCA:* síndrome coronariana aguda, *IC:* insuficiência cardíaca, *PA:* pressão arterial, *BNP:* peptídeo natriurético cerebral, *FC:* frequência cardíaca.

Exames complementares

Os exames devem ser realizados no contexto do histórico clínico e dos resultados do exame físico. Os principais exames utilizados para o diagnóstico diferencial de dispneia na sala de emergência são relatados a seguir:

- *Eletrocardiograma*: avaliação de ritmo cardíaco, taqui e bradiarritmias, isquemia miocárdica, sobrecarga de câmaras direita e esquerda, derrame pericárdico (baixa voltagem e alternância elétrica).
- *Radiografia de tórax*: sinais de IC descompensada (cardiomegalia, cefalização de trama, edema intersticial, derrame pleural), infiltrados pulmonares, pneumotórax.
- *Tomografia de tórax*: pode ser utilizada para diagnóstico de pneumonia, derrame pleural, malignidades e TEP, sendo neste último necessário o uso de contraste iodado.
- *Dímero-D*: o uso depende da probabilidade pré-teste do paciente para TEP. Pacientes com baixo risco pelo escore de Wells e dímero-D negativo, podem ter o diagnóstico de TEP afastado. Não é apropriado usar o dímero-D em pacientes de riscos moderado e alto.
- *Troponina*: auxilia na confirmação diagnóstica de IAM em pacientes com quadro clínico compatível. Atentar para causas não isquêmicas de elevação da troponina. Sua elevação é um marcador de pior prognóstico nos pacientes com IC e injúria miocárdica crônica.
- *BNP/NT-proBNP*: níveis de BNP < 100 pg/mL ou NT-proBNP < 300 pg/mL possuem valor preditivo negativo elevado para afastar IC descompensada. Da mesma forma, valores de BNP > 400 pg/mL ou NT-proBNP > 900 pg/mL sugerem fortemente IC descompensada.
- *Ultrassom beira-leito pulmonar*: permite uma rápida avaliação beira-leito de uma série de condições, incluindo edema pulmonar, consolidação, derrame pleural e pneumotórax. A quantificação de linhas B (artefatos verticais que resultam de aumento na densidade intersticial) parece ser útil no diagnóstico, monitoramento e avaliação de risco de pacientes com suspeita de ICA.
- *Ecocardiograma*: permite a avaliação da função ventricular sistólica esquerda e direita, da função diastólica, das espessuras parietais, do tamanho das cavidades, da função valvar, da estimativa hemodinâmica não invasiva e das doenças do pericárdio.
- *Exames gerais*: podem auxiliar na confirmação diagnóstica, fatores precipitantes e estratificação de risco: hemograma, coagulograma, provas inflamatórias, funções renal e hepática, gasometria arterial.[18,19]

Tratamento

O tratamento da dispneia depende do diagnóstico estabelecido ao longo da investigação; entretanto, algumas medidas devem ser instituídas de forma rápida independente do diagnóstico. Inicialmente, é de fundamental importância garantir um adequado suporte de oxigênio, com fontes invasivas ou não invasivas, a depender da gravidade da hipoxemia, visando manter uma saturação adequada (acima de 92% para a grande maioria dos pacientes). Além disso, o suporte hemodinâmico também é essencial, tendo como meta manter a perfusão tecidual adequada, mesmo que seja necessária administração precoce de fármacos vasoativos para isso. Com a oxigenação e a perfusão estabilizadas, há tempo para investigação etiológica mais aprofundada para que seja instituído o tratamento da causa base da dispneia do paciente.

Paciente em terminalidade

A dispneia aguda pode ocorrer no final da vida em pacientes com vários tipos de câncer, doença pulmonar crônica e IC crônica terminal. Embora os detalhes dos cuidados paliativos excedam o objetivo deste capítulo, é importante enfatizar que o manejo desses pacientes em situação de fim de vida deve ser diferente do manejo de outros pacientes, sendo idealmente evitadas medidas que possam prolongar artificialmente a morte e aumentar o sofrimento.

A avaliação clínica deve buscar por causas potencialmente reversíveis, como obstruções das vias aéreas superiores por secreções, que podem ser resolvidas por aspiração traqueal. Mesmo em uma situação paliativa de fim de vida, muitas vezes é bem justificado seguir a abordagem diagnóstica simples e não invasiva, com tratamento específico da causa, como o uso de diuréticos para pacientes com sinais de hipervolemia e antibióticos para pneumonia, que possa aliviar substancialmente a dispneia. Opioides, benzodiazepínicos e oxigenoterapia podem ser utilizados. Contato físico próximo com membros da família pode ser fundamental para esses pacientes.[20]

Conclusões e perspectivas

A abordagem inicial da dispneia é um dos conhecimentos de fundamental importância para qualquer médico que tenha contato com pacientes no ambiente da emergência. O suporte inicial às disfunções orgânicas apresentadas pelo paciente em questão é essencial, enquanto uma abordagem diagnóstica com base em achados do histórico, do exame físico e dos exames complementares é realizada em paralelo.

Referências bibliográficas

1. Coccia CBI, Palkowiski GH, Schweitzer B, Motsohi T, Ntusi NAB. Dyspnoea: pathophysiology and a clinical approach. S Afr Med J. 2016 January; 106(1):32-6.
2. Ahmed A, Graber MA. Evaluation on the adult with dyspnea in the emergency department. UpToDate. 2016.
3. McDonagh TA, Metra M, Adamo M, Gardner RS, Baumbach A, Burri H, et al. 2021 ESC Guidelines for the diagnosis and treatment of acute and chronic heart failure. Eur Heart J. 2021;42(36):3599-726.
4. Comitê Coordenador da Diretriz de Insuficiência Cardíaca. Diretriz Brasileira de Insuficiência Cardíaca Crônica e Aguda. Arq Bras Cardiol. 2018.
5. Heidenreich PA. 2022 AHA/ACC/HFSA Guideline for the Management of Heart Failure. J Am Col Cardiol. 2022.
6. DeVos E, Jacobson L. Approach to adult patients with acute dyspnea. Emerg Med Clin N Am. 2016;34(1):129-49.
7. Wang CS, Fitzgerald JM, Schulzer M, Mak E, Ayas NT. Does this dyspneic patient in the emergency department have congestive heart failure? JAMA. 2005 Oct 19;15:1944-56.
8. Hauswaldt J. Dyspnoe. Springer Medizin Verlag GmbH. 2017.
9. Braunwald E. Braunwald's heart disease: a textbook of cardiovascular medicine. 11th ed. Elsevier; 2019.
10. Thibodeau JT, Turer TT, Gualano SK, Ayers CR, Mishkin JD, Patel PC, et al. Characterization of a novel symptom of advanced heart failure: bendopnea. JACC Heart Fail. 2014 Feb;2(1):24-31.
11. Arrigo M, Jessup M, Mullens W, Reza N, Shah AM, Sliwa K, et al. Acute heart failure. Nat Rev Dis Primers. 2020;6(1):16.
12. Arrigo M, Parissis JT, Akiyama E, Mebazaa A. Understanding acute heart failure: pathophysiology and diagnosis. Eur Heart J Suppl. 2016.
13. Barros PGM. Semiologia cardiovascular baseada em evidências. 2nd ed. Rio de Janeiro: Atheneu; 2018.
14. Konstantinides SV, Meyer G, Bueno H, Harjola VP, Huisman MV, Humbert M, et al. 2019 ESC Guidelines for the diagnosis and management of acute pulmonary embolism developed in collaboration with the European Respiratory Society (ERS). Eur Heart J. 2020;41(4):543-603.
15. Mebazaa A, Yilmaz MB, Levy P, Peacock WF, Laribi S, Ristic AD, et al. Recommendations on pre-hospital & early hospital management of acute heart failure: a consensus paper from the Heart Failure Association of the European Society of Cardiology, the European Society of Emergency Medicine and the Society of Academic Emergency Medicine. Eur J Heart Fail. 2015; 17(6):544-58.
16. Hollenberg SM. 2019 ACC Expert Consensus Decision Pathway on Risk Assessment, Management, and Clinical Trajectory of Patients Hospitalized With Heart Failure. J Am Coll Cardiol. 2019.
17. Gheorghiade M, Braunwald E. A proposed model for initial assessment and management of acute heart failure syndromes. JAMA. 2011 Apr 27;305(16):1702-3.
18. Tubaro M. The ESC textbook of intensive and acute cardiovascular care. 3rd ed. Oxford University Press.
19. Pang PS. Acute dyspnea and decompensated heart failure. Cardiol Clin. 2018;36:63-72.
20. Shreves A, Pour TR. Emergency department management of dyspnea in the dying patient. Emerg Med Pract. 2018;20(7):1-20.

CAPÍTULO 4

Abordagem da Síncope

Alexandra Régia Dantas Brígido • Rodrigo Melo Kulchetscki • Denise Hachul • Mauricio Ibrahim Scanavacca

Destaques

- Definição e caracterização da síncope, compreendendo seus aspectos epidemiológicos e fisiopatológicos.
- Identificação das principais etiologias relacionadas com a síncope.
- Sistematização da avaliação inicial da síncope pelo emergencista e delineamento da investigação diagnóstica complementar.
- Reconhecimento dos critérios a serem avaliados para definir a necessidade de admissão hospitalar dos pacientes que se apresentam com síncope.
- Abordagem terapêutica conforme etiologia da síncope.

Introdução

A síncope é um sintoma frequente na prática clínica, sendo responsável por 0,8 a 2,4% das visitas ao departamento de emergência nos Estados Unidos.[1] Dentre os pacientes que buscam o pronto atendimento com essa queixa, estima-se que 50% são admitidos para melhor investigação do quadro e/ou tratamento de um diagnóstico já estabelecido, e cerca de um terço deles receberá alta hospitalar sem um diagnóstico definido.[1,2]

O prognóstico dos pacientes que apresentam síncope está, na maioria dos casos, diretamente relacionado com a etiologia subjacente e as comorbidades. A síncope de causa cardiovascular, por exemplo, está associada a maior risco de morte súbita e mortalidade total por todas as causas, e a mortalidade estimada em 1 ano pode variar em até 30%.[3]

Dessa forma, embora seja fundamental identificar os pacientes com síncope de alto risco que necessitam de investigação e/ou intervenção imediatas, é preciso ter em mente que admissões hospitalares desnecessárias podem ser prejudiciais para os pacientes, além de onerar o sistema de saúde.[4] Nesse contexto, o maior desafio do médico emergencista é definir a estratégia apropriada para condução de cada caso, a qual deve ser custo-efetiva e garantir a segurança do paciente, seja em regime ambulatorial ou hospitalar.[5]

Conceito e epidemiologia

Síncope é definida como a perda transitória da consciência (PTC) ocasionada por hipoperfusão cerebral global. Caracteriza-se por incapacidade de manutenção do tônus postural, de início rápido (com ou sem pródromos), curta duração (segundos a poucos minutos) e recuperação completa e espontânea da consciência.[2,6]

Ao longo da vida, estima-se uma prevalência de síncope em torno de 20% na população geral. No entanto, dependendo dos subgrupos estudados, pode-se observar prevalência de até 41% e recorrência de 13,5%.[1] Em geral, as vasovagais ou reflexas são as causas mais comuns de síncope em todas as faixas etárias, seguidas pela hipotensão ortostática (HO) e, finalmente, por arritmias cardíacas.[1,2]

Em relação ao sexo, a síncope parece ser um pouco mais comum em mulheres. Os homens, no entanto, são mais propensos a ter síncope de causa cardíaca, presumivelmente devido ao maior risco de doença cardiovascular no sexo masculino.[2]

Estudos epidemiológicos demonstraram um padrão bimodal de distribuição da síncope em relação à idade, com pico por volta dos 15 anos – principalmente de etiologia vasovagal, e um segundo pico em idade mais avançada, em torno dos 70 anos – mais associado a episódios de HO e síndrome do seio carotídeo.[6] Vale ressaltar que o risco aumentado de síncope em pacientes idosos parece ser devido a características próprias da idade e a comorbidades que prejudicam a capacidade de responder a estresses fisiológicos que normalmente não causariam síncope.[7]

Fisiopatologia

Os tipos de PTC (Figura 4.1) são definidos pela fisiopatologia. Enquanto na síncope o mecanismo fisiopatológico é a hipoperfusão cerebral global, nas crises epilépticas, o mecanismo é a atividade elétrica cerebral anormal e excessiva, sendo o processo de conversão responsável pelos quadros psicogênicos.[2,6]

A queda da pressão arterial sistêmica (PA) e a diminuição do fluxo sanguíneo cerebral global são a base fisiopatológica comum das síncopes reflexa, cardíaca ou por HO (Figura 4.2). Uma vez que a PA é o produto do débito cardíaco e da resistência vascular periférica, uma queda em qualquer um desses componentes pode causar síncope, e ambos os mecanismos geralmente atuam juntos em um grau variável.[2]

Dentre as causas de baixa resistência periférica, destacam-se a atividade reflexa diminuída gerando vasodilatação (resposta vasodepressora) e danos funcionais ou estruturais ao sistema nervoso autonômico, que podem levar a uma vasoconstrição simpática insuficiente em reposta à ortostase. Por outro lado, a redução do débito cardíaco pode ser desencadeada por bradicardia reflexa (resposta cardioinibitória), causas cardiovasculares (arritmias, doenças estruturais – inclusive embolia pulmonar e hipertensão pulmonar), retorno venoso inadequado e incompetência inotrópica e/ou cronotrópica.[1,2]

Todas as formas de síncope, sobretudo as síncopes reflexa e por HO, podem se tornar mais frequentes e/ou mais graves quando se somam fatores externos. A depleção de volume (secundária

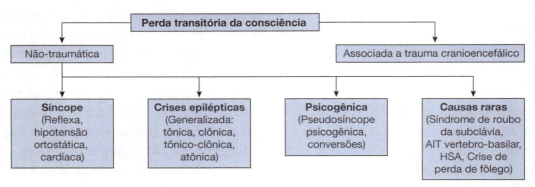

Figura 4.1. Tipos de perda transitória da consciência. AIT: acidente isquêmico transitório; HSA: hemorragia subaracnóidea. Fonte: adaptada de Brignole M.[2]

CAPÍTULO 4 ■ Abordagem da Síncope

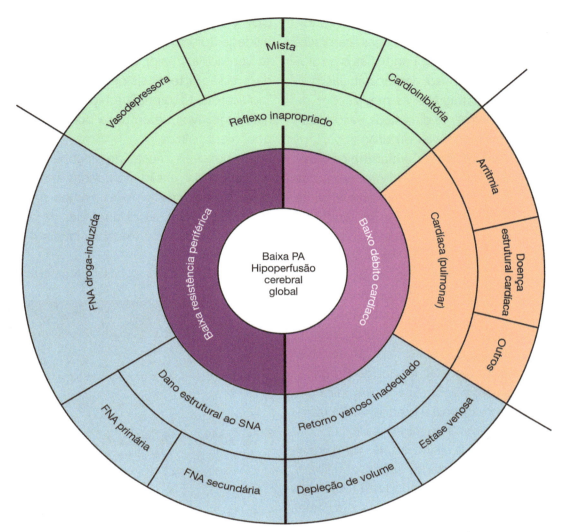

Figura 4.2. Base fisiopatológica da classificação da síncope. *PA:* pressão arterial sistêmica; *SNA:* sistema nervoso autonômico; *FNA:* falência autonômica; *HO:* hipotensão ortostática. Fonte: adaptada de Brignole M.[2]

a hemorragias, baixa ingesta de líquidos, diuréticos, diarreia ou vômitos), os fatores ambientais (calor ou umidade excessivos), o uso de medicações hipotensoras, as doenças pulmonares hipoxêmicas e o abuso de álcool são alguns dos fatores deflagradores ou intensificadores das síncopes.[1,2]

Em alguns casos, observa-se ainda uma miscelânea dos mecanismos sincopais. Por exemplo, no contexto de uma síncope cardíaca, o baixo débito cardíaco pode ser agravado pela presença de alterações do sistema nervoso autonômico. Não obstante, o entendimento dos mecanismos fisiopatológicos envolvidos na síncope e suas implicações clínicas são de fundamental importância para a definição da terapêutica adequada.[1,2]

Diagnóstico

A avaliação inicial de um paciente com PTC consiste na realização de anamnese detalhada, exame físico minucioso e um eletrocardiograma de 12 derivações.[1,2,8] Apesar de não haver um padrão-ouro independente para diagnosticar síncope, tal avaliação pode levar a um diagnóstico definitivo ou altamente provável em cerca de metade dos casos.[2,8,9]

A história clínica deve pormenorizar a queixa do paciente, visando caracterizar o número, a frequência e a duração dos episódios, além da forma de início, posição em que o paciente estava quando teve o evento, fatores desencadeantes e sintomas associados (prodrômicos ou após o evento). Deve-se sempre questionar se existe uma testemunha dos episódios, a fim de abordá-la para melhor caracterizá-los.[1,2,10]

A anamnese também deve detalhar as condições médicas pré-existentes (doenças cardíacas estruturais, arritmias cardíacas, condições neurológicas, diabetes melito, abuso de substâncias químicas, doenças psiquiátricas) e as medicações de uso contínuo (especialmente diuréticos, vasodilatadores, cronotrópicos negativos ou drogas prolongadoras do intervalo QT, como antiarrítmicos, psicotrópicos, antimicrobianos etc.).[1,2,11] A presença de cardiopatia estrutural é preditora independente de síncope de origem cardíaca, com sensibilidade de 95% e especificidade de 45%, enquanto sua ausência exclui causa cardíaca em 97% dos casos.[12]

Os antecedentes familiares também são relevantes. Devem ser investigadas: história de morte súbita (principalmente se inesperada e/ou abaixo dos 40 anos de idade), cardiomiopatias (hipertrófica, arritmogênica do ventrículo direito etc.) ou canalopatias hereditárias (síndromes do QT longo, de Brugada, do QT curto, taquicardia ventricular polimórfica catecolaminérgica, entre outras) e predisposição familiar para síncopes, epilepsia ou migrânea.[1,2]

O exame físico deve avaliar o estado nutricional e o grau de hidratação, estados febris, equilíbrio, marcha, sinais localizatórios e sarcopenia (especialmente em idosos), além de buscar sinais de anemia e/ou possíveis sangramentos ativos (p. ex., por meio da realização de toque retal, em caso de história de sangramento gastrointestinal).[1]

A pressão arterial e a frequência cardíaca devem ser aferidas em decúbito dorsal horizontal imediatamente e 3 minutos após a ortostase. HO clássica é definida pela queda maior que 20 mmHg da pressão arterial sistólica ou maior que 10 mmHg da diastólica após 3 minutos em posição ortostática. A glicemia capilar também deve ser verificada.[1]

Achados cardiovasculares relevantes no exame físico incluem diferenças na pressão arterial ou na amplitude de pulso entre os membros superiores (sugerindo possível dissecção aórtica) e ausculta de sopros cardíacos patológicos sugestivos de estenose aórtica, cardiomiopatia hipertrófica, mixoma ou outras alterações cardíacas estruturais.[1,2]

A massagem do seio carotídeo, sobretudo em pacientes com mais de 40 anos, deve ser realizada com o paciente devidamente monitorizado, em DDH e em ortostase, sendo identificada hipersensibilidade do seio carotídeo quando se observa pausa ventricular maior que 3 segundos e/ou queda da pressão arterial sistólica maior que 50 mmHg. Taquicardia, taquipneia e hipoxemia podem ser sinais sugestivos de embolia pulmonar; porém, são pouco específicos.[1,2]

As possíveis causas de síncope estão descritas na Tabela 4.1 e são agrupadas em três grandes grupos: síndromes reflexas, HO ou síncope cardíaca.[2] Estas devem ser distinguidas de outras etiologias que mimetizam síncope (Tabela 4.2), como os

Tabela 4.1. Causas de síncope reflexa, por hipotensão postural e cardíaca

Principais causas de síncope
Reflexa ou vasovagal
▪ Ortostática: após ortostase prolongada, frequentemente em ambientes quentes, ou em meio a multidões.
▪ Emoções: medo, dor, procedimento médico, visão de sangue.
▪ Situacional: micção, defecação, deglutição, tosse, espirro.
▪ Síndrome do seio carotídeo.
Hipotensão ortostática
Relacionada com medicamentos:
▪ Diuréticos (p. ex., tiazídicos ou de alça)
▪ Vasodilatadores (bloqueadores dos canais de cálcio di-hidropiridínicos, nitratos, bloqueadores alfa etc.)
▪ Antidepressivos (p. ex., tricíclicos, inibidores seletivos de recaptação de serotonina etc.)
Depleção do volume:
▪ Hemorragias
▪ Perdas gastrointestinais (vômitos ou diarreia)
▪ Diminuição da sede (primariamente em pacientes idosos)
Falência autonômica:
▪ *Primária:* insuficiência autonômica pura, doença de Parkinson, atrofia de múltiplos sistemas, demência de corpos de Lewy
▪ *Secundárias:* diabetes melito, amiloidose, lesões na medula espinal, neuropatias pós-infecciosas e autoimunes (Guillain-Barré), neuropatias paraneoplásicas
Síncope cardíaca
▪ Taquiarritmias: taquicardias ventriculares ou supraventriculares
▪ Bradiarritmias: disfunção do nó sinusal, bloqueios atrioventriculares
▪ Doença estrutural: estenose aórtica, cardiomiopatia hipertrófica, tamponamento cardíaco, disfunções valvares, anomalias coronarianas congênitas, massas e tumores cardíacos causando obstruções ao fluxo (p. ex., mixoma atrial)
▪ Cardiopulmonar/vascular: embolia pulmonar, hipertensão pulmonar, dissecção aórtica

Fonte: adaptada de Brignole M.[2]

Tabela 4.2. Diagnóstico diferencial entre a síncope verdadeira e outras causas de colapso abrupto

Condições que podem ser incorretamente diagnosticadas como síncope	
Condição	**Característica que permite distinguir da síncope**
Crises convulsivas	Estado pós-ictal (sonolência e recuperação lenta, em muitos minutos), sialorreia, lesões em partes moles devido a movimentos tônico-clônicos, gatilhos específicos (em geral, luzes piscando).
Crises convulsivas parciais complexas, crises de ausência	Paciente irresponsivo e com amnésia posterior ao evento, mas sem queda concomitante.
Quedas sem PTC	Paciente não fica irresponsivo, lembra-se do motivo da queda.
Cataplexia e narcolepsia	Queda, paralisia flácida e irresponsiva, mas sem amnésia perievento; motivada por riso intenso.
Hemorragia subaracnóidea ou intraparenquimatosa	Redução do estado normal de consciência progressivo e não súbito, precedida de cefaleia intensa e outros sinais neurológicos localizatórios.
AIT vertebrobasilar ou carotidiano	Sinais e sintomas neurológicos, geralmente sem perda da consciência (mas quando ocorre, tem duração maior que a síncope).
Síndrome de roubo da subclávia	Precedida de movimentos dos braços.
Desordens metabólicas (hipoglicemia, hipóxia, hiperventilação com hipocapnia) e intoxicações	Duração muito maior do que outras causas de PTC; o estado normal de consciência pode ser apenas reduzido e não perdido. A correção da causa é a solução do sintoma.

Fonte: adaptada de Brignole M.[2] *PTC:* perda transitória da consciência; *AIT:* acidente isquêmico transitório.

distúrbios convulsivos, a lesão cerebral traumática (concussão), as intoxicações exógenas, os distúrbios metabólicos, as quedas e os distúrbios de conversão ("pseudossíncope psicogênica" ou "pseudoconvulsões").[1,2]

O diagnóstico diferencial entre síncope e crises convulsivas epilépticas merece atenção especial. Pacientes com síncopes convulsivas podem apresentar movimento tônico acompanhando a queda, devido à hipoperfusão cerebral abrupta, além de mioclonias de extremidades, desvio do globo ocular e liberação esfincteriana, sendo, por vezes, inadequadamente confundidos e tratados como epilépticos.[2,13,14] Além disso, 5 a 15% dos pacientes com síncope podem ter um distúrbio irritativo cerebral concomitante. Nesse contexto, a realização de avaliações psiquiátrica e neurológica pode contribuir para o diagnóstico diferencial da síncope com outras causas de PTC.[2]

Após a avaliação inicial, em casos selecionados pode ser necessária a realização de exames complementares para definição etiológica, uma vez que determinar a causa da síncope tem importância prognóstica e terapêutica.[2] Contudo, é válido ressaltar que exames laboratoriais e de imagem (por exemplo, radiografia de tórax, tomografia de crânio, hemograma e bioquímica, dímero D e marcadores cardíacos) têm baixo rendimento diagnóstico e baixo impacto na estratificação de pacientes com síncope.[15] Assim, devem ser solicitados sempre guiados pelo contexto clínico do paciente e não de forma aleatória e rotineira.[1,2]

As principais considerações sobre a realização de exames complementares estão listadas na Tabela 4.3.

Estratificação de risco

Diferentes ferramentas de estratificação de risco (Tabela 4.4) foram desenvolvidas e testadas, mas até o momento nenhuma apresentou desempenho melhor do que o julgamento clínico.[2,16] A importância da estratificação de risco se baseia no reconhecimento de dois grupos de pacientes: aqueles com provável condição de baixo risco elegíveis para seguimento ambulatorial e os que apresentam provável condição cardiovascular de alto risco que necessitam de admissão hospitalar e investigação imediata.[2]

Pacientes de alto risco são mais propensos a ter síncope cardíaca, e a presença de doença cardíaca estrutural e arritmias cardíacas são os principais fatores de risco para morte súbita cardíaca e mortalidade geral. Pacientes de baixo risco, por sua vez, são mais propensos a ter síncope reflexa e têm bom prognóstico.[1,2] A HO, por outro lado, está associada a um risco duas vezes maior de morte devido à gravidade das comorbidades em comparação com a população geral.[3]

Tabela 4.3. Principais indicações e considerações sobre exames complementares que podem ser solicitados para pacientes com síncope

Exames complementares em pacientes com síncope
Ecocardiograma*
▪ Está indicado para diagnóstico e estratificação de risco em pacientes com suspeita de doença cardíaca estrutural. ▪ Ecocardiograma Doppler bidimensional durante exercício em ortostase, sentado e na posição semissupina para detectar obstrução provocada da VSVE, está indicado em pacientes com cardiomiopatia hipertrófica, história de síncope e gradiente de pico da VSVE < 50 mmHg, em repouso ou provocado. ▪ Estenose aórtica, tumores cardíacos obstrutivos, trombos, tamponamento cardíaco e dissecção aórtica são as causas mais prováveis de síncope quando o ecocardiograma exibe achados típicos dessas condições.
Monitoramento eletrocardiográfico prolongado
▪ Monitoramento imediato e contínuo (no leito ou telemetria) deve ser indicado em todos os pacientes com alto risco. ▪ Holter deve ser considerado em pacientes com síncopes (ou pré-síncopes) frequentes (mais de 1 episódio por semana). ▪ *Loop recorder* implantável está indicado em pacientes com síncope recorrente de origem incerta, ausência de critérios de alto risco e alta chance de recorrência durante o tempo de uso do dispositivo. Pode ser indicado em pacientes de alto risco, sem indicação primária para CDI ou marca-passo, cuja avaliação ampliada não demonstrou a causa da síncope. ▪ Dispositivos eletrônicos vestíveis, como o *smartwatch*, também podem ser úteis para detecção de eventos arrítmicos. ▪ Síncope arrítmica é confirmada quando existir correlação temporal entre o evento e a arritmia detectada.
Teste de inclinação (tilt test)
▪ Deve ser considerado em pacientes com suspeita de síncope reflexa, HO e síndrome postural ortostática taquicardizante (SPOT). ▪ Auxilia no diagnóstico diferencial de síncope convulsiva ou pseudossíncope psicogênica. ▪ Obs.: 45 a 47% dos pacientes com síncope cardíaca podem ter *tilt test* positivo (ao que se denomina suscetibilidade à hipotensão e tem implicações terapêuticas). Nas síncopes vasovagais típicas ou com gatilhos emocionais, a positividade do teste atinge 92%.
Teste ergométrico
▪ Está indicado para pacientes que apresentam síncope durante ou logo após o exercício. ▪ O surgimento de bloqueios atrioventriculares de 2º ou 3º graus durante o exercício, mesmo sem síncope, conclui o diagnóstico de doença do sistema de condução. ▪ A ocorrência de arritmias ventriculares no esforço também deve ser valorizada e requer prosseguimento na investigação.
Cateterismo cardíaco
▪ Indicações são as mesmas para pacientes sem síncope. ▪ Em pacientes com síncope e doença arterial coronariana obstrutiva, a intervenção coronariana percutânea não está associada a redução significativa das readmissões por síncope.
Estudo eletrofisiológico
▪ Deve ser considerado em pacientes com infarto do miocárdio prévio (ou outras condições relacionadas a cicatrizes miocárdicas) ou com bloqueio bifascicular, quando a causa permanece inexplicada após avaliação não invasiva, visando avaliação de parâmetros, como a indução de arritmias ventriculares e a medição do intervalo HV, respectivamente, para indicação de ablação, CDI ou marca-passo.

Fonte: adaptada de Brignole M.[2] *VSVE:* via de saída do ventrículo esquerdo; *CDI:* cardiodesfibrilador implantável.
*Observação: tomografia computadorizada ou ressonância magnética podem ser consideradas em pacientes selecionados com síncope e suspeita de cardiopatia estrutural, quando o ecocardiograma não evidencia o diagnóstico.

Tratamento

Há um forte consenso nas diretrizes atuais de que a avaliação inicial, que inclui histórico clínico, exame físico e eletrocardiograma, conduz a diagnósticos corretos, quando os algoritmos propostos são seguidos, sendo esta uma etapa fundamental para definição da terapêutica a ser instituída.[1,2] Ainda, identifica o risco do paciente, orientando se a investigação complementar será feita sob regime de internação ou ambulatorial.[1,2,8]

As Tabelas 4.5 e 4.6 complementam a Figura 4.3, que se baseia na avaliação do perfil de risco para orientar a conduta subsequente.

Pacientes com características de baixo risco não necessitam de investigação diagnóstica complementar no departamento de emergência, devido à maior probabilidade de se tratar de síncope reflexa, situacional ou ortostática e podem receber alta para seguimento ambulatorial.[2]

Tabela 4.4. Principais escores estudados para avaliação de risco dos pacientes que se apresentam com síncope no departamento de emergência

Escores para avaliação de risco em pacientes com síncope
OESIL risk score[17]
Escore prático. Varia de 0 a 4, sendo composto pela soma aritmética dos seguintes critérios: 1) Idade > 65 anos; 2) Histórico de doença cardiovascular; 3) Eletrocardiograma alterado; 4) Síncope sem pródromos. Pacientes com até 1 ponto podem ser investigados ambulatorialmente (mortalidade em 1 ano de até 0,6%). Pacientes com 2 a 4 pontos devem ser internados para investigação da síncope pelo alto risco de morte súbita (2 pontos – mortalidade em 1 ano de 14%, 3 pontos – mortalidade em 1 ano de 29%, 4 pontos – mortalidade em 1 ano de 53%).
San Francisco syncope rule[18]
Escore mais validado. Prediz o risco de desfecho grave em 7 dias em pacientes que se apresentam com síncope ou pré-síncope. Avalia os seguintes critérios: - Histórico de insuficiência cardíaca congestiva. - Hematócrito < 30%. - Eletrocardiograma anormal. - Presença de dispneia. - Pressão arterial sistólica < 90 mmHg na triagem.
Outros escores[1,16]
- Canadian Syncope Risk Score - Evaluation of Guidelines in SYncope Study Score for Syncope (EGSYS)

Tabela 4.5. Estratificação de risco com base no histórico clínico e no exame físico

Achados de baixo e alto riscos no histórico clínico e no exame físico do paciente com síncope		
	Baixo risco	**Alto risco**
História clínica	**Histórico de síncope:** - Com pródromos típicos ou síncope reflexa (escurecimento visual, sensação de calor, sudorese, náusea, vômito). - Após situação desconfortável (odor, som, visão, dor). - Em ortostase prolongada, lugares quentes ou multidões. - Durante ou após refeição. - Ao tossir, deglutir, evacuar ou urinar. - À rotação da cabeça ou pressão do seio carotídeo (ato de barbear, colarinho apertado). - Após levantar-se da posição deitada ou sentada. Síncopes recorrentes de longa data (anos) com achados de baixo risco e mesmas características da atual. Ausência de doença cardíaca estrutural.	**Maiores** - Início de novos sintomas (dor torácica, dispneia, dor abdominal ou cefaleia). - Síncope durante exercício ou deitado. - Palpitações de início súbito seguidas por síncope. **Menores (alto risco apenas se associados a doença cardíaca estrutural ou ECG anormal)** - Sem pródromos (ou pródromos com duração < 10 segundos). - Histórico familiar de morte súbita cardíaca em jovem. - Síncope na posição sentada. Doença cardíaca estrutural ou coronariana grave (insuficiência cardíaca, baixa fração de ejeção do ventrículo esquerdo ou infarto do miocárdio prévio).
Exame físico	Ausência de achados de alto risco	Hipotensão sistólica inexplicada (PAS < 90 mmHg); Toque retal sugestivo de sangramento gastrointestinal; Bradicardia persistente (FC < 40 bpm) em paciente alerta e sem histórico de condicionamento físico de atleta; Sopro sistólico não conhecido.

ECG: eletrocardiograma, *PAS:* pressão arterial sistólica, *FC:* freqüência cardíaca. Fonte: adaptada de Brignole M.[2]

Tabela 4.6. Estratificação de risco baseada no eletrocardiograma

Achados de alto risco no eletrocardiograma do paciente com síncope
Maiores
• Alterações no ECG compatíveis com isquemia aguda; • Bloqueio atrioventricular de 2º grau (Mobitz II) ou 3º grau (total); • Fibrilação atrial de baixa resposta ventricular (FC < 40 bpm); • Bradicardia sinusal persistente (FC < 40 bpm) ou repetitivos bloqueios sinoatriais ou pausas sinusais; • Bloqueios de ramo, distúrbio de condução intraventricular, hipertrofia ventricular ou ondas Q compatíveis com doença cardíaca isquêmica ou miocardiopatia; • Taquicardia ventricular sustentada ou não sustentada; • Dispositivo cardíaco eletrônico implantável com disfunção (marca-passo ou CDI); • Padrão de Brugada tipo 1 ou elevação do segmento ST em V1-V3 (suspeita de Brugada); • QTc > 460 ms em ECGs repetidos sugerindo síndrome do QT longo.
Menores (alto risco apenas se história consistente com síncope arrítmica)
• Bloqueio atrioventricular de 2º grau Mobitz I e de 1º grau com aumento importante do intervalo PR; • Bradicardia sinusal inapropriada (FC 40 a 50 bpm) ou fibrilação atrial de baixa resposta (FC 40 a 50 bpm) assintomáticas; • Taquicardia supraventricular ou fibrilação atrial paroxísticas; • Pré-excitação ventricular; • Intervalo QT curto (≤ 340 ms); • Padrões de Brugada atípicos; • Ondas T negativas em derivações precordiais direitas, ondas épsilon (sugestivas de cardiomiopatia arritmogênica do ventrículo direito).

ECG: eletrocardiograma, *CDI:* cardiodesfibrilador implantável, *QTc:* intervalo QT corrigido, *FC:* frequência cardíaca. Fonte: adaptada de Brignole M.[2]

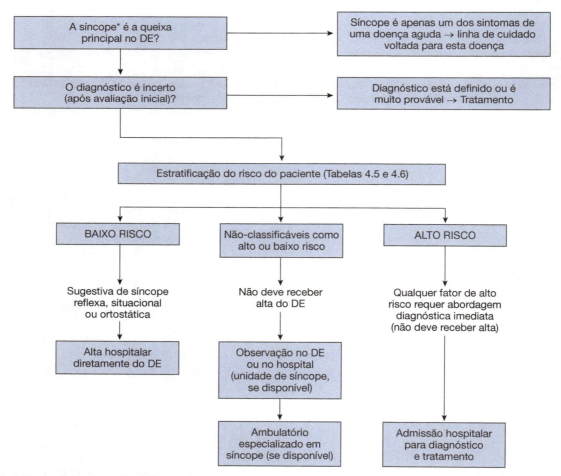

Figura 4.3. Manejo do paciente com síncope no Departamento de Emergência (DE) com base na Estratificação de Risco. Fonte: adaptada de Brignole M.[2]

*Observação: no departamento de emergência, a pré-síncope deve ser manejada de forma semelhante à síncope.

No entanto, os pacientes com síncope de alto risco necessitam de abordagem diagnóstica imediata e intensiva e requerem admissão hospitalar. Devem ser monitorados por pelo menos 6 horas no pronto atendimento e 24 horas no hospital, em um ambiente que permita a ressuscitação em caso de deterioração clínica abrupta.[2]

Pacientes que não apresentam características exclusivamente de baixo ou alto risco frequentemente exigirão a opinião de um especialista em síncope, devendo idealmente serem avaliados em Unidades de Síncope, que são espaços virtuais ou físicos dentro de um hospital ou clínica, com acesso a especialistas, equipe multidisciplinar e equipamentos especializados.[2,19] Inicialmente, devem ser observados no departamento de emergência para depois, se necessário, serem hospitalizados. Os objetivos e as preferências do paciente também devem ser considerados ao se definir a estratégia de abordagem da síncope de risco intermediário.[2]

Para reduzir as admissões hospitalares inapropriadas, pacientes com dispositivos cardíacos eletrônicos implantáveis devem ter os dispositivos prontamente interrogados, visando avaliar eventos arrítmicos ou mau funcionamento dos dispositivos.[2] Contudo, é importante lembrar que a ausência de gravações de eventos arrítmicos não exclui a possibilidade de síncope cardíaca.

O tratamento específico da etiologia da síncope visa aumentar a sobrevida, limitar danos físicos decorrentes das quedas e prevenir recorrências. Conforme mencionado anteriormente, deve estar condicionado diretamente aos mecanismos fisiopatológicos envolvidos.[1,2] Em pacientes com suspeita de etiologia multifatorial, portanto, pode ser necessária a combinação de medidas terapêuticas, focando no mecanismo principal, mas também atuando nos demais fatores e outros possíveis mecanismos associados. A Tabela 4.7 resume as principais orientações conforme a etiologia da síncope.

Conclusões e perspectivas

A síncope é uma queixa clínica frequente nos departamentos de emergência e tem prognóstico variável, a depender de sua etiologia e do perfil de comorbidades do paciente. Estima-se que cerca de 10% dos pacientes que se apresentam com síncope vão apresentar algum evento grave no período de 7 a 30 dias após a visita hospitalar e, por isso, a sistematização do atendimento desses pacientes é fundamental, visando a segurança do paciente.

As Unidades de Síncope têm propiciado estratégias custo-efetivas para investigação precoce, rápida e intensiva dos pacientes, reduzindo o número de admissões hospitalares, exames desnecessários e tempo de internação, além de aumentar o número de diagnósticos corretos. No Brasil, tais unidades ainda são raras e restritas a grandes centros universitários.

Por meio da capacitação de profissionais e investimento em estrutura apropriada, será possível expandi-las visando melhorar a assistência médica do paciente com síncope.

Pontos-chave

- Síncope é definida como perda de consciência transitória devido à hipoperfusão cerebral e caracterizada por início rápido, curta duração e recuperação completa e espontânea.
- Na avaliação inicial do paciente com síncope, o emergencista deve responder as seguintes questões:
    1. O evento foi uma perda de consciência transitória de origem sincopal?
    2. Em caso de síncope suspeita, há uma etiologia clara?
    3. Há evidência que sugere alto risco de eventos cardiovasculares ou óbito?
- Todos os pacientes devem ser avaliados com anamnese e exame físico completos, e um eletrocardiograma (ECG) de 12 derivações.
- A necessidade de admissão hospitalar deve ser sempre criteriosamente avaliada. Pacientes com síncope de alto risco devem ser admitidos no hospital para avaliação diagnóstica complementar e terapêutica adequada, conforme etiologia.
- Ecocardiograma, monitoramento eletrocardiográfico prolongado, *tilt test*, teste ergométrico, angiografia coronária e estudo eletrofisiológico são alguns dos exames complementares a serem considerados para investigação etiológica, conforme as características da síncope.

Tabela 4.7. Proposta de tratamento conforme causa da síncope – reflexa, por hipotensão ortostática ou cardíaca

Síncope reflexa

Educação e medidas comportamentais:
Deve-se explicar o diagnóstico para o paciente, tranquilizando-o quanto a sua natureza benigna, explicitando o risco de recorrência e a importância de evitar gatilhos e situações desencadeantes, além de alertar sobre a possibilidade de traumas relacionados com eventuais quedas.
- Manobras de contrapressão física devem ser incentivadas, especialmente em pacientes com pródromos e menos de 60 anos de idade.
- O *tilt training* pode ser útil para pacientes jovens e consiste em passar períodos progressivamente mais longos em posição ortostática.

Medidas farmacológicas:
Medicações hipotensoras devem ser modificadas ou descontinuadas na síncope vasodepressora, sempre que possível.
- Midodrina e Fludrocortisona podem ser consideradas em pacientes com síncope vasovagal ortostática, pressão arterial normal/baixa e ausência de contraindicação à medicação;
- Betabloqueadores não estão indicados, exceto em situações específicas, em pacientes com mais de 40 anos de idade.

Estimulação cardíaca:
O implante de marca-passo é conduta de exceção e pode ser considerado para reduzir a recorrência de síncope em pacientes com > 40 anos de idade e os seguintes achados:
- Documentação de pausas sintomáticas espontâneas por > 3 segundos ou pausas assintomáticas > 6 segundos por parada sinusal ou bloqueio AV, ou ambos;
- Síndrome do seio carotídeo cardioinibitória, com síncopes frequentes e imprevisíveis;
- Assistolia induzida em *tilt test*, com síncopes frequentes, sem pródromos, traumas físicos e imprevisíveis.

Obs.: Não está indicado marca-passo na ausência de documentação de reflexo cardioinibitório.

Síncope por hipotensão ortostática

Educação e medidas comportamentais:
- Deve-se explicar o diagnóstico para o paciente, tranquilizando-o quanto a sua natureza benigna, explicitando o risco de recorrência e a importância de evitar gatilhos e situações desencadeantes, além de alertar sobre a possibilidade de traumas relacionados com eventuais quedas.
- Recomenda-se ainda ingesta salina e hidratação adequadas, incluindo líquidos isotônicos, se possível.
- Manobras de contrapressão física devem ser incentivadas.
- Deve ser indicado o uso de meias elásticas ou faixas abdominais para melhora do retorno venoso.
- Sugere-se elevação da cabeceira da cama em 10 graus para evitar perda excessiva de fluidos.

Medidas farmacológicas:
- Medicações que causam ou agravam os sintomas (vasodilatadores, outros anti-hipertensivos e diuréticos) devem ser evitadas.
- Midridone ou fludrocortisona podem ser administrados em casos de sintomas refratários às medidas não farmacológicas.

Síncope cardíaca

- Tratamento deve ser direcionado conforme cada etiologia; em relação às síncopes por arritmias.

Estimulação cardíaca:
Nas bradiarritmias, o implante de marca-passo está indicado nas seguintes situações:
- Quando existe relação entre a síncope e a bradicardia sintomática devido a doença do nó sinusal ou bloqueio AV intrínseco;
- Em pacientes com bloqueios AV de 2º ou 3º grau intermitentes/paroxísticos mesmo sem documentação de correlação entre os sintomas e o eletrocardiograma;
- Em pacientes com síncope, bloqueio de ramo e um EEF positivo (prolongamento do intervalo HV > 70 ms ou bloqueios infra-hissianos de 2º grau ou 3º grau durante estimulação atrial ou com prova farmacológica) ou bloqueio atrioventricular documentado em *loop recorder* implantável.

Ablação por cateter:
- Nas taquiarritmias, ablação por cateter está indicada para prevenir recorrência de síncope em pacientes com síncope devido a taquicardia supraventricular ou ventricular.

Terapia farmacológica antiarrítmica:
- Medicações antiarrítmicas, incluindo drogas para controle de frequência cardíaca, podem ser consideradas na síncope devido a taquicardia supraventricular ou ventricular.

CDI:
*O implante de CDI está indicado em pacientes com síncope e:
- Taquicardia ventricular e fração de ejeção ≤ 35%;
- Infarto do miocárdio prévio, que tiveram taquicardia ventricular induzida durante EEF.

* CDI também está indicado para reduzir morte súbita cardíaca em pacientes com insuficiência cardíaca sintomática (NYHA II ou III) e fração de ejeção ≤ 35% após 3 meses de terapia medicamentosa otimizada, bom *status* funcional e sobrevida > 1 ano;

* Na cardiomiopatia hipertrófica, é recomendado implante de CDI em pacientes com episódios de síncope inexplicada, de acordo com o escore de risco (HCM Risk-SCD score).

Fonte: adaptada de Brignole M.[2] *CDI:* cardiodesfibrilador implantável; *AV:* atrioventricular; *EEF:* estudo eletrofisiológico.

- Todos os pacientes com síncopes reflexas e HO devem ser tranquilizados e orientados sobre o diagnóstico e as medidas para evitar fatores desencadeantes. Essas condutas são fundamentais no tratamento e têm alto impacto na redução da recorrência da síncope.

Referências bibliográficas

1. Shen W-K, Sheldon RS, Benditt DG, Cohen MI, Forman DE, Goldberger ZD, et al. 2017 ACC/AHA/HRS guideline for the evaluation and management of patients with syncope: a report of the American College of Cardiology/American Heart Association Task Force on Clinical Practice Guidelines and the Heart Rhythm Society. Circulation. 2017;136:e60–e122.
2. Brignole M, Moya A, de Lange FJ, Deharo JC, Elliott PM, Fanciulli A, et al. 2018 ESC guidelines for the diagnosis and management of syncope. Eur Heart J. 2018 Jun 1;39(21):1883-948.
3. Yasa E, Ricci F, Magnusson M, Sutton R, Gallina S, Melander O, et al. Cardiovascular risk after hospitalisation for unexplained syncope and orthostatic hypotension. Heart. 2018;104(6):487-93.
4. Canzoniero JV, Afshar E, Hedian H, Koch C, Morgan DJ. Unnecessary hospitalization and related harm for patients with low-risk syncope. JAMA Intern Med. 2015;175:1065-7.
5. Angus S. The cost-effective evaluation of syncope. Med Clin North Am. 2016 Sep;100(5):1019-32.
6. Torabi P, Rivasi G, Hamrefors V, Ungar A, Sutton R, Brignole M, et al. Early and late-onset syncope: insight into mechanisms. *Eur Heart J*. 2022; 43(22):2116-23.
7. O'Brien H, Anne Kenny R. Syncope in the elderly. Eur Cardiol. 2014;9(1):28-36.
8. Costantino G, Sun BC, Barbic F, Bossi I, Casazza G, Dipaola F, et al. Syncope clinical management in the emergency department: a consensus from the first international workshop on syncope risk stratification in the emergency department. Eur Heart J. 2016 May 14;37(19):1493-8.
9. Soteriades ES, Evans JC, Larson MG, Chen MH, Chen L, Levy D, et al. Incidence and prognosis of syncope. N Engl J Med. 2002;347:878.
10. Albassam OT, Redelmeier RJ, Shadowitz S, Husain AM, Simel D, Etchells EE. Did this patient have cardiac syncope? The rational clinical examination systematic review. JAMA. 2019;321:2448.
11. Alboni P, Brignole M, Menozzi C, Raviele A, Del Rosso A, Dinelli M, et al. Diagnostic value of history in patients with syncope with or without heart disease. J Am Coll Cardiol. 2001;37:1921.
12. Menozzi C, Brignole M, Garcia-Civera R, Moya A, Botto G, Tercedor L, et al. Mechanism of syncope in patients with heart disease and negative electrophysiologic test. Circulation. 2002 Jun 11;105(23):2741-5.
13. Kanjwal K, Karabin B, Kanjwal Y, Grubb BP. Differentiation of convulsive syncope from epilepsy with an implantable loop recorder. Int J Med Sci. 2009;6(6):296-300.
14. Bergfeldt L. Differential diagnosis of cardiogenic syncope and seizure disorders. Heart. 2003;89:353.
15. Sclafani JJ, My J, Zacher LL, Eckart RE. Intensive education on evidence-based evaluation of syncope increases sudden death risk stratification but fails to reduce use of neuroimaging. Arch Intern Med. 2010 Jul 12;170(13):1150-4.
16. Costantino G, Casazza G, Reed M, Bossi I, Sun B, Ungar A, et al. Syncope risk stratification tools vs clinical judgment: an individual patient data meta-analysis. Am J Med. 2014;127:1126.e13.
17. Dipaola F, Costantino G, Perego F, Borella M, Galli A, Cantoni G, et al. Syncope unit: rationale and requirement: the European Heart Rhythm Association position statement endorsed by the Heart Rhythm Society. Europace. 2015 Sep;17(9):1325-40.

CAPÍTULO 5

Manejo da Parada Cardíaca

Henrique Trombini Pinesi • Rodrigo Freddi Miada • Thiago Lipari Vicente Pereira • Claudia Bernoche

Introdução

A parada cardiorrespiratória (PCR) é uma emergência cardiovascular e se caracteriza por ser a via final comum de diversas doenças que acometem não somente o sistema circulatório. O atendimento tem a finalidade imediata do retorno à circulação espontânea (RCE).[1-3]

As taxas de sobrevivência de vítimas de PCR estão diretamente relacionadas com este processo e as ações que integram a cadeia de atendimento estão ilustradas na Figura 5.1.

Epidemiologia

Estima-se que existam cerca de 200 mil casos de PCR por ano no Brasil, sendo metade dos eventos no ambiente intra-hospitalar (AIH) e metade no ambiente extra-hospitalar (AEH).[1,4]

A maior parte dos eventos no AEH são ocasionados por ritmos chocáveis: fibrilação ventricular (FV) ou taquicardia ventricular sem pulso (TVSP). Enquanto a maioria dos eventos no AIH cursam com ritmos não chocáveis: atividade elétrica sem pulso (AESP) ou assistolia.[4]

De forma geral, a PCR em ritmos chocáveis ocorre mais frequentemente em adultos, mas crianças também podem ser afetadas, especialmente no AIH.

As taxas de reversão dependem do rápido reconhecimento, do ambiente em que o evento ocorre, do treinamento da equipe assistencial e do ritmo da PCR. Quando a PCR ocorre em ritmo chocável e a desfibrilação é realizada de forma precoce, dentro de três a cinco minutos, a taxa de sobrevida é de 50 a 70%. Entre os ritmos não chocáveis as estatísticas mostram resultados reservados com taxas de reversão inferiores a 20%.[5]

Fisiopatologia

A PCR ocorre quando a atividade cardíaca é incapaz de fornecer débito cardíaco suficiente para gerar pulso, impossibilitando a perfusão tecidual.

O colapso circulatório que ocorre durante a PCR ocasiona lesão cerebral após cerca de três minutos, caso a perfusão não seja restabelecida por meio de manobras de RCP eficazes. Além disso, a agilidade do atendimento inicial é fundamental para garantir

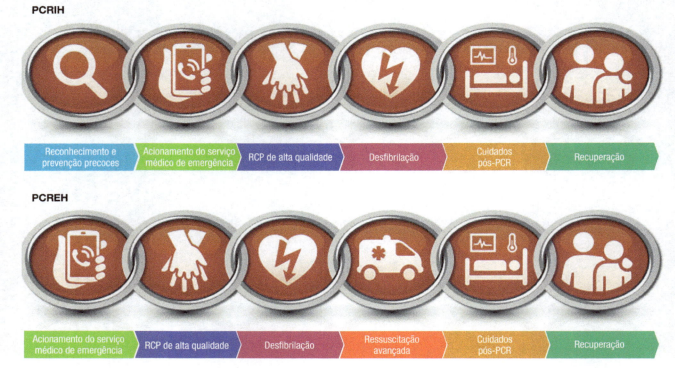

Figura 5.1. As cadeias de sobrevivência da AHA para PCRIH e PCREH para adultos. Fonte: extraída de Destaques das Diretrizes de RCP e ACE de 2020, AHA – versão em Português. *RCP:* ressuscitação cardiopulmonar; *PCRIH:* parada cardiorrespiratória intra-hospitalar; *PCREH:* parada cardiorrespiratória extra-hospitalar.

as chances de retorno da circulação espontânea: a cada minuto que o paciente passa sem receber manobras de ressuscitação, as chances de sobrevida caem cerca de 7 a 10%.[7,8]

A PCR pode estar associada a diversas formas de atividade elétrica, sendo essas utilizadas para agrupar as PCRs em dois grupos:[3,5]

- *Ritmos chocáveis*: são aqueles cujo tratamento para reversão do ritmo envolve a desfibrilação. Nesse grupo encontram-se a FV (Figura 5.2) e a TVSP (Figura 5.3).
- *Ritmos não chocáveis*: são aqueles em que a desfibrilação não é utilizada durante as manobras de ressuscitação. A atividade elétrica cardíaca pode estar preservada, porém sem atividade mecânica associada, sendo denominada atividade elétrica sem pulso (AESP) (Figura 5.4), ou ela pode estar completamente ausente, chamada de assistolia (Figura 5.5).

Etiologia

Existem diversas causas possíveis para PCR, sendo a mais frequente relacionada com doenças cardiovasculares, sobretudo as síndromes coronarianas agudas. Os principais determinantes que devem ser descartados durante o evento e que atuam como facilitadores e perpetuadores desses ritmos (AESP e assistolia) são os 5 Hs e 5 Ts.[5] Costumamos organizar dessa forma didática para facilitar a memorização, Tabelas 5.1 e 5.2.

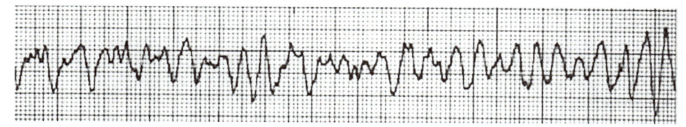

Figura 5.2. Ritmo de fibrilação ventricular. Fonte: http://www.szpilman.com/CTI/protocolos/ARRITMIAS.pdf

CAPÍTULO 5 ■ Manejo da Parada Cardíaca

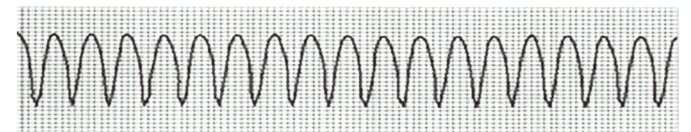

Figura 5.3. Ritmo de taquicardia ventricular. Fonte: https://www.bibliomed.com.br/bibliomed/bmbooks/urgencia/livro6/fig10-08b.htm

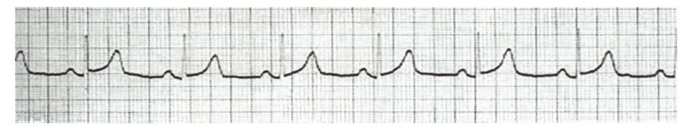

Figura 5.4. Ritmo de atividade elétrica sem pulso. Fonte: http://www.szpilman.com/CTI/protocolos/ARRITMIAS.pdf

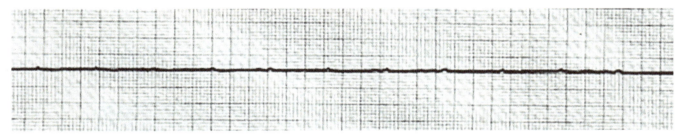

Figura 5.5. Ritmo de assistolia. Fonte: http://www.szpilman.com/CTI/protocolos/ARRITMIAS.pdf

Tabela 5.1. Principais facilitadores dos ritmos de PCR em atividade elétrica sem punho (AESP) e assistolia

5 Hs	5 Ts
Hipoxemia	**T**amponamento cardíaco
Hipovolemia	**T**romboembolismo pulmonar
Hipo/hipercalemia	**T**ensão no tórax (pneumotórax hipertensivo)
H+ (acidose)	**T**rombose de coronária (infarto)
Hipotermia	**T**óxicos

Diagnóstico

O reconhecimento precoce da PCR e seu pronto atendimento são medidas fundamentais para aumentar as chances de um desfecho favorável no atendimento à vítima de PCR. Para tanto, diante de um paciente que se encontra sob possibilidade de PCR, ou seja, inconsciente e arresponsivo,

Tabela 5.2. Principais causa de PCR: 5 Hs e 5 Ts e conduta respectiva

Causas	Tratamento
Hipovolemia	Reposição volêmica com cristaloides
Hipóxia	Ventilação com via aérea definitiva com O_2 a 100%
Hidrogênio (acidose)	Bicarbonato de sódio a 8,4% 1 mL/kg
Hipo ou hipercalemia	Corrigir o distúrbio eletrolítico
Hipotermia	Aquecimento
Trombose coronária (SCA)	Trombólise se IAM com supra de ST prévio à PCR
TEP	Trombólise, reposição volêmica
Tensão no tórax por pneumotórax	Descompressão por punção
Tóxicos	Reposição volêmica e antídotos
Tamponamento cardíaco	Pericardiocentese (punção de Marfan)

recomenda-se a realização da sequência de atendimento do Suporte Básico de Vida (SBV) (Figura 5.6).[5,6]

1. O primeiro passo da sequência de atendimento do SBV é **checar a segurança do local**. Deve-se, portanto, garantir que o local esteja seguro para que o socorrista possa prestar o atendimento.

2. Uma vez garantida a segurança do local, deve-se **checar responsividade**, por meio de estímulo tátil (tocando vigorosamente os ombros da vítima) e estímulo verbal (chamando pela vítima: p. ex.: Senhor! Senhor! O senhor pode me ouvir?).

3. Caso a vítima esteja arresponsiva, o próximo passo é **chamar por ajuda**.

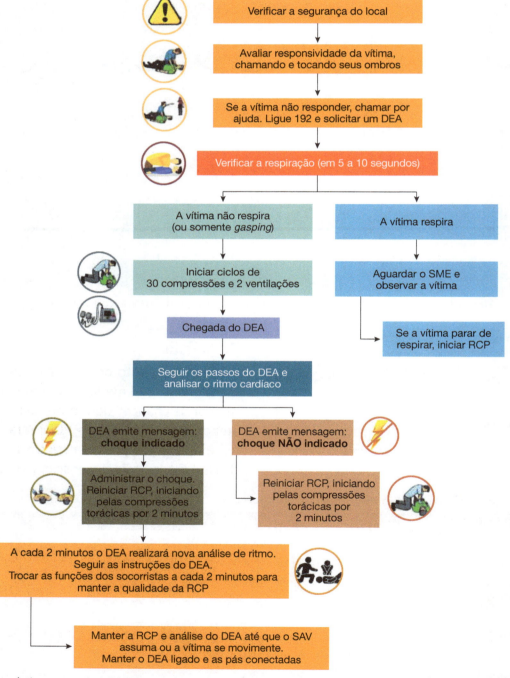

Figura 5.6. Diagnóstico e manejo inicial da parada cardiorrespiratória e da parada respiratória. Fonte: Atualização da Diretriz de Ressuscitação Cardiopulmonar e Cuidados Cardiovasculares de Emergência da Sociedade Brasileira de Cardiologia – 2019. Arq Bras Cardiol. 2019;113(3):449-663.

4. Na sequência deve-se **checar o pulso central (carotídeo ou femoral) e a presença de incursões respiratórias** simultaneamente, por no mínimo cinco segundos e, no máximo, dez segundos.
5. Na ausência de pulso e de respiração, está feito o diagnóstico de PCR e devem ser iniciadas imediatamente as medidas de ressuscitação cardiopulmonar, iniciando-se pelas compressões de alta qualidade. Deve-se realizar 30 compressões, seguindo-se de duas ventilações (recomenda-se o uso do dispositivo bolsa-válvula-máscara).

Na presença de pulso, porém na ausência de incursões respiratórias efetivas, está feito o diagnóstico de parada respiratória e devem ser administradas ventilações de resgate a cada seis segundos.[5,6]

6. A cada dois minutos o pulso central e o padrão ventilatório devem ser reavaliados.

Tratamento

O tratamento da PCR é realizado com as manobras de RCP de acordo com fluxogramas estabelecidos por diversas associações de emergências cardiovasculares de todo o mundo que se reúnem no International Liaison Committee on Resuscitation (ILCOR). De acordo ainda com esse comitê, o atendimento ao paciente em PCR em AIH deve ser compartilhado entre pelo menos seis pessoas, cada uma com funções específicas, a saber: líder, via aérea, medicação, desfibrilação, compressões torácicas e controle do tempo. Cabe ao líder delegar funções, organizar o atendimento, centralizar todas as informações, e assim tomar as principais decisões.[5,6]

Após o diagnóstico da PCR, a RCP deve ser iniciada com as compressões torácicas, seguidas de ventilações de resgate. A alternância das compressões com as ventilações ocorre na frequência de 30 compressões para cada duas ventilações. As compressões torácicas de alta qualidade são fator determinante para o bom prognóstico do paciente e suas principais características estão sumarizadas na Figura 5.7. As ventilações devem ser feitas preferencialmente com o dispositivo bolsa-válvula-máscara.[5,6]

Após o início das manobras de RCP, a próxima prioridade no paciente com PCR é a checagem do ritmo cardíaco. Essa primeira verificação do ritmo é prioritária ante qualquer outra conduta, pois define

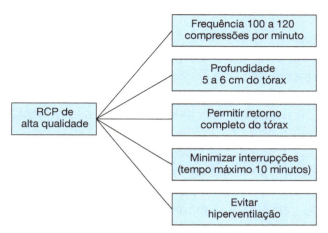

Figura 5.7. Características essenciais para uma RCP de alta qualidade. Fonte: Ref. 4.

qual ramo do algoritmo de atendimento o paciente será alocado. Caso seja identificado um ritmo chocável (FV/TVSP) está indicada a desfibrilação imediata. A desfibrilação precoce dos ritmos chocáveis é outro fator determinante para a boa evolução clínica do paciente associada à RCP de alta qualidade. Caso seja identificado um ritmo não chocável, a desfibrilação não está indicada e as compressões torácicas devem ser reiniciadas imediatamente. Essa identificação do ritmo deve ser feita no monitor cardíaco da forma mais rápida possível visando minimizar o tempo de interrupção das compressões e, para isso, é fundamental que o socorrista esteja treinado na interpretação desses ritmos. Deve-se ressaltar que a checagem do ritmo deve ser repetida a cada dois minutos, seguida da checagem do pulso caso o ritmo seja passível de pulso.[5,6]

Quando indicada, a desfibrilação no contexto da PCR deve ser realizada com a carga máxima disponível no desfibrilador. Em casos de modelos bifásicos, essa carga frequentemente é de 200 J e nos modelos monofásicos a carga máxima é de 360 J.

Além das compressões torácicas, das ventilações e da desfibrilação nos casos dos ritmos chocáveis, existem medicações que devem ser realizadas na PCR. A epinefrina, com importante efeito vasopressor, está indicada tanto nos ritmos chocáveis quanto nos não chocáveis. A vasopressina não consta mais nas diretrizes de manejo da PCR desde a atualização de 2015. Antiarrítmicos como a amiodarona ou lidocaína são indicados apenas nos ritmos chocáveis.[5,6]

A amiodarona e a lidocaína são alternativas igualmente indicadas para as PCRs em ritmo chocável, mas não devem ser utilizadas concomitantemente, sendo a opção de uma ou outra mantida nos ciclos subsequentes se mantida a indicação.

A posologia e as indicações dos medicamentos na PCR estão resumidas na Tabela 5.3.

O manejo adequado da via aérea também é crucial para aumentar as chances de RCE. As diretrizes atuais indicam que tanto o uso do dispositivo bolsa-válvula-máscara, quanto de dispositivos de via aérea avançada (intubação endotraqueal ou dispositivos supraglóticos) podem ser considerados para o manejo de via aérea em qualquer contexto de PCR.[5,6]

A escolha pela forma de ventilação deve levar em conta a habilidade e a experiência do socorrista com cada dispositivo, assim como o contexto clínico encontrado. Assim, é recomendável considerar a obtenção de uma via aérea definitiva (dispositivo de via aérea avançada) em situações de PCR em AESP ou assistolia, na qual é reconhecido que hipóxia é uma causa importante de PCR.[5,6]

Uma das vantagens de se obter uma via aérea definitiva na PCR é a possibilidade de acoplar um capnógrafo. Trata-se de um aparelho que quantifica a pressão parcial de gás carbônico (CO_2) exalado e mostrou-se capaz de correlacionar com o débito cardíaco durante as manobras de RCP. Dessa forma, a curva de capnografia pode fornecer dados sobre prognóstico e efetividade das compressões torácicas. Uma curva de capnografia constantemente abaixo de 10 mmHg indica que as compressões não estão sendo eficientes. Estudos demonstraram também que, se esse valor persistir baixo mesmo após otimização das compressões torácicas por mais de 20 minutos, a chance de RCE é de apenas 0,5%.[5]

Outra maneira de verificar a qualidade das compressões, validada mais recentemente na Diretriz de 2020, é por meio da análise da pressão arterial diastólica (PAD) nos pacientes com monitorização invasiva. Estudos demonstraram que valores de PAD abaixo de 20 mmHg estão relacionados com compressões ineficazes e prognóstico desfavorável.[5]

Nos casos de PCR em AESP/assistolia é fundamental a investigação diagnóstica para identificar a causa da evolução para parada cardíaca. Nesses casos não existe um distúrbio de ritmo potencialmente reversível com desfibrilação, como nos casos de ritmo chocável. Portanto, a identificação e a reversão da causa que levou à PCR são fundamentais para o RCE e as principais causas estão descritas na Tabela 5.2. Outro instrumento que pode ser bastante útil na identificação das causas de PCR é o ultrassom *point-of-care* (POCUS), que será mais bem detalhado em capítulo específico desta obra.

O algoritmo que descreve em detalhes o passo a passo do atendimento da PCR, conforme o suporte avançado de vida para adultos, encontra-se na Figura 5.8.

O RCE é caracterizado pela atividade elétrica organizada na checagem de ritmo associada à presença de pulso central. Nesse momento, inicia-se os cuidados pós-parada, que se constituem na reavaliação clínica completa e sistematizada do paciente, visando a rápida identificação e a correção de disfunções orgânicas e alterações clínicas capazes de gerar instabilidade e risco de nova PCR ao paciente.[5] A Figura 5.9 apresenta o algoritmo que resume e sistematiza os cuidados pós-parada.

Tabela 5.3. Medicamentos indicados na PCR

	Epinefrina	Amiodarona	Lidocaína
Efeito	Vasopressor Cronotrópico + Inotrópico +	Antiarrítmico	Antiarrítmico
Dose	1 mg	1ª administração: 300 mg 2ª administração: 150 mg	1ª administração: 1 a 1,5 mg/kg 2ª administração: 0,5 a 0,75 mg/kg
Período de repetição	3 a 5 minutos	3 a 5 minutos	3 a 5 minutos
Limite de dose	Sem limite	2 vezes	2 vezes
Indicação	–FV/TVSP refratária a desfibrilação. –AESP/assistolia	–FV/TVSP refratária a desfibrilação e a epinefrina	–FV/TVSP refratária a desfibrilação e a epinefrina

Fonte: Ref. 4.

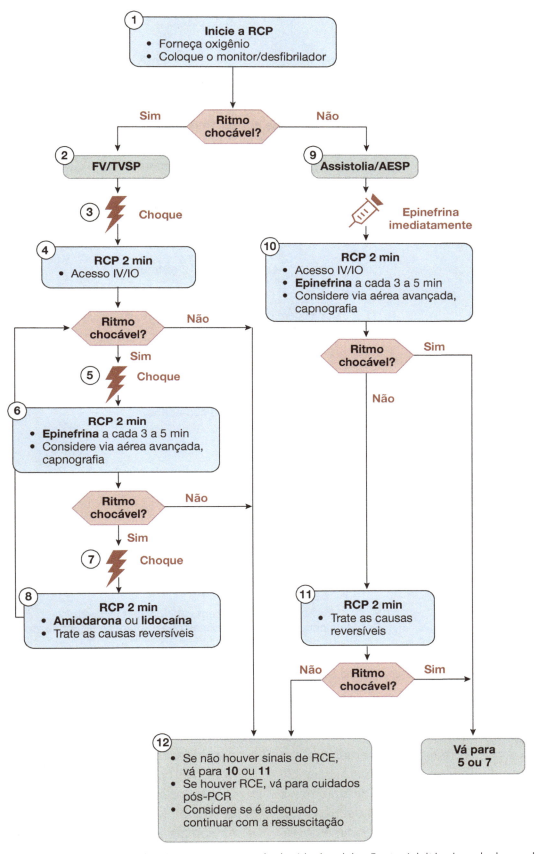

Figura 5.8. Algoritmo de atendimento da PCR: suporte avançado de vida do adulto. Fonte: Adult basic and advanced life support: 2020 American Heart Association Guidelines for Cardiopulmonary Resuscitation and Emergency Cardiovascular Care. Circulation. 2020; 142(Suppl 2):S366-S468.

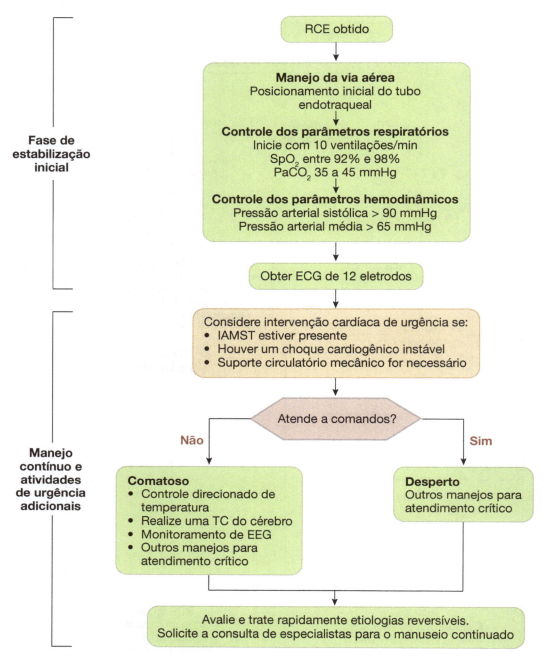

Figura 5.9. Algoritmo dos cuidados pós-parada. Fonte: Adult basic and advanced life support: 2020 American Heart Association Guidelines for Cardiopulmonary Resuscitation and Emergency Cardiovascular Care. Circulation. 2020; 142(Suppl 2):S366-S468.

Conclusão

A PCR é a via final comum das emergências cardiovasculares e de diversas outras emergências clínicas. As condutas e os algoritmos de tratamento da PCR passam pela identificação adequada dos ritmos pelo monitor cardíaco. O atendimento rápido e realizado de forma organizada e eficaz por uma equipe qualificada é fundamental para garantir boas chances de RCE.

Pontos-chave

- A parada cardiorrespiratória (PCR) é uma das principais emergências cardiovasculares.
- O diagnóstico precoce é fundamental para um desfecho favorável.
- As compressões torácicas de alta qualidade, a identificação do ritmo e a desfibrilação precoce nas PCRs em ritmos chocáveis são os fatores determinantes do prognóstico do paciente.

- A organização da equipe durante o atendimento à vítima de PCR é fundamental para aumentar as chances de RCE.
- Treinamento frequente é indispensável para o tratamento rápido, correto e eficiente.

Referências bibliográficas

1. Sociedade Brasileira de Cardiologia. I Diretriz de Ressuscitação Cardiopulmonar e Cuidados Cardiovasculares de Emergência da Sociedade Brasileira de Cardiologia. Arq Bras Cardiol [Internet]. 2013 Ago [cited 2017 Mar 18];101(2):Suppl 3. Disponível em: http://publicacoes.cardiol.br/consenso/2013/ Diretriz_Emergencia.pdf
2. Mancini ME, Soar J, Bhanji F, Billi JE, Dennett J, Finn J, et al. Part 12: Education, implementation, and teams: 2010 International Consensus on Cardiopulmonary Resuscitation and Emergency Cardiovascular Care Science with Treatment Recommendations. Circulation. 2010;122(16 Suppl 2):S539-81.
3. Neumar RW, Shuster M, Callaway CW, Gent LM, Atkins DL, Bhanji F, et al. 2015 American Heart Association Guidelines Update for Cardiopulmonary Resuscitation and Emergency Cardiovascular Care. Circulation. 2015; 132(Suppl 2): S315-S589.
4. Bernoche C, Timerman S, Polastri TF, Giannetti NS, Siqueira AWS, Piscopo A, et al. Atualização da Diretriz de Ressuscitação Cardiopulmonar e Cuidados Cardiovasculares de Emergência da Sociedade Brasileira de Cardiologia - 2019. Arq Bras Cardiol. [Internet]. 2019 Sep [cited 2021 May 10] ; 113(3):449-663. Disponível em: http://www.scielo.br/scielo.php?script=sci_arttext&pid=S0066-782X2019000900449&lng=en. Epub Oct 10, 2019. https://doi.org/10.5935/abc.20190203.
5. Panchal AR, Bartos JA, Cabañas JG, Donnino MW, Drennan IR, Hirsch KG, et al. Part 3: adult basic and advanced life support: 2020 American Heart Association Guidelines for Cardiopulmonary Resuscitation and Emergency Cardiovascular Care. Circulation. 2020; 142(Suppl 2):S366-S468.
6. International Liaison Committee on Resuscitation. Continuous evidence evaluation guidance and templates. Disponível em: https://www.ilcor.org/documents/continuous-evidence-evaluation-guidance-and-templates. Acesso em: dez 2019.
7. Ibrahim WH. Recent advances and controversies in adult cardiopulmonary resuscitation. Postgrad Med J. 2007;83(984): 649-54.
8. Larsen MP, Eisenberg MS, Cummins RO, Hallstrom AP. Predicting survival from out-of-hospital cardiac arrest: a graphic model. Ann Emerg Med. 1993;22(11):1652-8.

SEÇÃO II

Principais Emergências Cardiovasculares

CAPÍTULO 6

Tromboembolismo Venoso

Armando Carneiro Furtado • Marcos Pita Lottenberg • Henrique Trombini Pinesi • Carlos Vicente Serrano Junior

Introdução

Tromboembolismo venoso (TEV) é a formação de trombo em leito venoso com ou sem migração de êmbolos para leito venoso e/ou arterial. Pode se manifestar como trombose venosa profunda (TVP), quando for restrita ao leito venoso, ou tromboembolismo pulmonar (TEP), quando houver migração de êmbolo para a circulação arterial pulmonar.

Epidemiologia

TEV é a terceira causa mais frequente de síndrome cardiovascular aguda no mundo, depois das síndromes isquêmicas cardíacas e do acidente vascular encefálico.

A incidência de TVP é cerca de duas vezes a de TEP. Aproximadamente dois terços dos casos são de TVPs isoladas, 80% deles com acometimento proximal.[1] Entre 2010 e 2021, o número de internações relacionadas com o TEV no Brasil ultrapassou 520 mil, com um total de mais de 67.000 óbitos entre 2010 e 2019.[2]

A maioria dos episódios de TEV está associada à presença de fatores predisponentes; porém, eles não estão presentes em 25 a 50% dos casos.[3] O risco de recorrência é alto, principalmente nas primeiras seis semanas.[4]

Dos pontos de vista geográfico e étnico, existem algumas particularidades quanto à incidência de TEV. Ela é maior em caucasianos e descendentes de africanos em relação a hispânicos e asiáticos.[1] O clima também parece ter influência sobre essa patologia: há maior incidência em lugares mais frios, como o Sul do Brasil.[5]

Depois do primeiro episódio, o TEV pode recorrer em até 25% dos casos em 10 anos.[6] Sequelas a longo prazo incluem síndrome pós-trombótica (ocorre de 20 a 50% dos casos de TVP) e hipertensão pulmonar secundária a TEP crônico, que ocorre em 0,1 a 3,8% dos casos de TEP.[7,8]

Fisiopatologia

Em 1856, na tentativa de explicar a causa do TEV, Virchow propôs uma explicação com base em três tópicos: estase sanguínea, lesão endotelial e hipercoagulabilidade – conceito conhecido hoje como tríade de Virchow.[9]

Exceto em casos de trombose associado à cirurgia, a análise de trombos em veias raramente evidencia algum tipo de injúria, o que levanta a dúvida de como o trombo venoso é iniciado. Acredita-se que seja nas valvas venosas, que são estruturas diretamente ligadas à circulação; porém, são também locais onde estase e hipóxia podem ocorrer.[9]

A estase sanguínea está presente em situações de imobilidade, como em pós-operatório, fraturas ósseas, viagens prolongadas, gestação, entre outros. Os principais fatores associados ao estado de hipercoagulabilidade são idade e neoplasia, respectivamente.[9] Outros fatores associados são: trombofilias adquiridas ou hereditárias (a mais comum delas é o fator V de Leiden), uso de contraceptivo oral contendo estrogênio, trauma e cirurgia, imobilização, terapia de reposição hormonal, gravidez e puerpério, obesidade, tabagismo, entre outros.[10,11]

Diagnóstico

TVP

Os sintomas e sinais clínicos são muito variáveis e inespecíficos; porém, são essenciais para o raciocínio diagnóstico. São eles: principalmente dor e edema, eritema, cianose e febre inexplicada.[3]

Após a história e o exame físico, deve-se determinar a probabilidade pré-teste – para isso é validado o Escore de Wells (TVP) (Tabela 6.1), tanto para pacientes internados quanto para ambulatoriais.[12-14]

Os pacientes serão classificados em dois grupos: TVP provável (≥ a 2 pontos) e TVP improvável (≤ a 1 ponto).

Pacientes com TVP improvável devem proceder à dosagem do dímero-D (produto da degradação da fibrina). Caso o resultado seja negativo, isto é, dímero-D dentro dos limites da normalidade, é possível descartar o diagnóstico de TVP – apresenta alto valor preditivo negativo.[13] Caso o resultado seja positivo, a investigação deve continuar com USG Doppler venoso.

Pacientes com TVP provável têm indicação de USG com Doppler venoso para confirmação diagnóstica. O fluxograma diagnóstico da TVP é sintetizado na Figura 6.1.

TEP

A apresentação clínica do TEP também é bastante variável. Dentre os sintomas mais comuns, destacam-se: dispneia, habitualmente de início súbito; dor torácica, cuja característica pode ser ventilatório-dependente, já que geralmente é desencadeada pela irritação pleural decorrente de embolizações distais; pré-síncope ou síncope e, por fim, hemoptise.[15] A presença de fatores predisponentes, como os já descritos no tópico de fisiopatologia, aumenta a probabilidade de diagnóstico. Ao exame físico, pode-se encontrar sinais de desconforto respiratório, dessaturação, taquicardia, edema

Tabela 6.1. Escore de Wells para TVP

Escore de Wells (TVP)	Pontuação
Câncer ativo (tratamento atual ou nos últimos seis meses ou em cuidados paliativos)	+1
Paralisia, paresia ou imobilização recente dos membros inferiores	+1
Acamado há três dias ou mais ou cirurgia maior nas últimas 12 semanas	+1
Sensibilidade dolorosa no sistema venoso profundo	+1
Edema em toda a perna	+1
Edema da panturrilha com pelo menos 3 cm de diâmetro maior do que a outra perna	+1
Edema compressivo apenas na perna sintomática	+1
Veias colaterais superficiais (não varicosas)	+1
TVP prévia documentada	+1
Diagnóstico alternativo mais provável que TVP	–2
Resultado	
TVP improvável	0–
TVP provável	>

TVP: trombose venosa profunda.

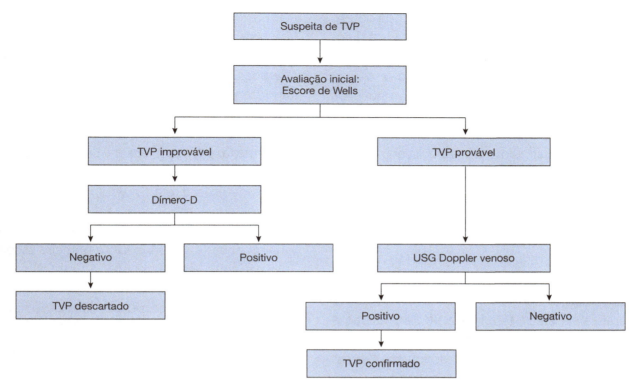

Figura 6.1. Fluxograma do manejo do paciente com suspeita de TVP. TVP: trombose venosa profunda.

assimétrico de membros inferiores e, na presença de TEP maciço, sinais de hipoperfusão e instabilidade hemodinâmica.

Para sistematizar a avaliação clínica do paciente com suspeita de TEP, e elencar a sua probabilidade pré-teste de ter o diagnóstico, foi criado o Escore de Wells específico para TEP.[16] Atualmente, utiliza-se na prática clínica o escore de Wells modificado (descrito na Tabela 6.2), que estratifica o paciente em dois grupos: TEP provável, se maior que 4 pontos, e TEP improvável, se menor ou igual a 4 pontos. Pacientes com alta probabilidade diagnóstica devem ser submetidos à angiotomografia de artérias pulmonares, enquanto aqueles de baixa probabilidade devem realizar uma dosagem de Dímero-D. O Dímero-D negativo em pacientes de baixa probabilidade pré-teste exclui o diagnóstico de TEP; por outro lado, a constatação do Dímero-D acima do limite superior da normalidade deve motivar também a solicitação da angiotomografia de artérias pulmonares.

Para pacientes com contraindicação ao uso de contraste iodado, a cintilografia com estudo de ventilação/perfusão é uma alternativa possível, apesar da menor acurácia no cenário agudo.[17]

Tabela 6.2. Escore de Wells para TEP modificado

Escore de Wells (TEP)	Pontuação
TEP ou TVP prévios	+1,5
Frequência cardíaca maior que 100 bpm	+1,5
Cirurgia recente ou imobilização	+1,5
Sinais clínicos de TVP	+3
Diagnósticos alternativos menos prováveis que TEP	+3
Hemoptise	+1
Câncer	+1
Resultado	
TEP improvável	0 a 4
TEP provável	> 4

TEP: tromboembolismo pulmonar; *TVP*: trombose venosa profunda.

Em pacientes com suspeita clínica de TEP, instabilidade hemodinâmica e impossibilidade de transporte para a realização de angiotomografia, pode-se realizar o ecocardiograma transtorácico à beira-leito. A presença de sinais de disfunção de ventrículo direito permite a realização do diagnóstico presumido de TEP e inclusive indicar terapias de reperfusão.[18]

Outros exames complementares podem ser pertinentes na avaliação do paciente com suspeita clínica de TEP. A radiografia de tórax frequentemente não traz alterações; ocasionalmente, pode-se encontrar dois achados mais específicos para o diagnóstico: o sinal de Westmark, decorrente de oligoemia focal na topografia da oclusão, e o sinal de Humpton, opacidade em cunha secundária a infarto pulmonar regional. O eletrocardiograma, neste cenário, tem como achado mais sensível a taquicardia sinusal, e o mais específico o padrão S1Q3T3. Biomarcadores, como a troponina e o BNP, são úteis para a estratificação prognóstica desses pacientes.

Tratamento

TVP

Todos pacientes com TVP proximal (veias ilíacas, femorais e poplíteas) têm indicação de anticoagulação plena. Quanto à TVP distal, ainda há debate a respeito da conduta mais adequada. Nesses casos, indica-se anticoagulação em pacientes com alto risco de evoluir para TVP proximal ou TEP. As características de alto risco constam na Tabela 6.3.[3]

- *Tratamento inicial* (*primeiros 5 a 21 dias*): deve ser iniciado imediatamente uma vez que o atraso no início do tratamento pode aumentar o risco de complicações embólicas. As opções iniciais são: heparina de baixo peso molecular, heparina não fracionada, fondaparinux e inibidores do fator Xa: rivaroxabana e apixabana.

  Trombólise guiada por cateter pode ser considerada em pacientes com TVP ileofemoral, sintomas há menos de 14 dias e expectativa de vida maior que 1 ano, se realizado em centros com experiência. Colocação de *stent* ou remoção mecânica do trombo não são recomendadas. Filtros de veia cava podem ser considerados em pacientes com contraindicação à anticoagulação; tratamento concomitante com filtro de veia cava e anticoagulação não são recomendados.[3]

- *Tratamento a longo prazo* (*3 a 6 meses*): pode-se usar antagonistas de vitamina K ou anticoagulantes de ação direta (DOACs).[19] Pacientes com TVP proximal devem ser anticoagulados por pelo menos três meses. Na ausência de contraindicações, os DOACs são a primeira escolha em pacientes sem neoplasia.[3] Apixabana e rivaroxabana podem ser usadas desde o início do tratamento sem necessidade de uso concomitante de heparina; a dose inicial é maior que a dose de manutenção. Dabigatrana e edoxabana devem ser usadas junto com heparina de baixo peso molecular nos primeiros 5 a 10 dias. Quanto aos antagonistas da vitamina K, a heparina deve ser usada até alcançar o alvo terapêutico do INR, entre 2 e 3 (Tabela 6.4).

- *Fase tardia* (*após 3 a 6 meses*): em pacientes que tiveram TVP na presença de fatores de risco transitórios e reversíveis, a anticoagulação deve ser mantida por 3 meses.[20] Em todos os outros, a anticoagulação prolongada protege da recorrência de TEV; porém, expõe ao risco de complicações hemorrágicas. A decisão sobre continuar ou não o tratamento deve ser individualizada e abranger o risco de sangramento e a preferência do paciente.[3]

Tabela 6.3. Características de alto risco de embolização em pacientes com TVP distal isolada

Características de alto risco	Características de baixo risco
TVP prévia Sexo masculino Idade > 50 anos Neoplasia TVP distal não provocada TVP distal provocada com imobilização persistente TVP distal que envolve a trifurcação poplítea TVP distal que envolve mais de uma veia TVP distal em ambos os membros Presença de doenças que predispõem TEV (p. ex., doença inflamatória intestinal) Alterações trombolíticas conhecidas	TVP distal isolada secundária a cirurgia ou outros fatores de risco, se a mobilização completa for garantida TVP distal isolada que ocorre durante uso de contraceptivo ou terapia de reposição hormonal

TVP: trombose venosa profunda.

Tabela 6.4. Esquema de anticoagulação para pacientes com TEV

Tratamento inicial (5 a 21 dias)	Longo prazo (3 a 6 meses)	Fase estendida (após 3 a 6 meses)
Apixabana 10 mg 2×/dia por 7 dias	Apixaban 5 mg 2×/dia – Apixabana 2,5 mg 2×/dia após 6 meses	
Dabigatrana 150 mg 2×/dia precedido de HBPM por 5 a 10 dias		
Edoxabana 60 mg 1×/dia precedido de HPBM por 5 a 10 dias		
Rivaroxabana 15 mg 2×/dia por 21 dias	Rivaroxabana 20 mg 1×/dia – Rivaroxabana 10 mg ou 20 mg após 6 meses	
Antagonista de vitamina K junto com HBPM até alcançar INR de 2 a 3		

HBPM: heparina de baixo peso molecular; INR: índice normalizado internacional.

Em pacientes com neoplasia, a primeira escolha é heparina de baixo peso molecular ou DOACs; fondaparinux pode ser considerado em casos de trombocitopenia induzida por heparina; heparina não fracionada pode ser usada em pacientes com disfunção renal.[21]

Em pacientes gestantes, o tratamento deve ser feito com heparina de baixo peso molecular tanto na fase inicial quanto na fase tardia.[22]

TEP

Após o diagnóstico do TEP, é fundamental a realização da estratificação do risco do paciente. Para tanto, utiliza-se o escore de PESI (*Pulmonary Embolism Severity Index*),[23] descrito na Tabela 6.5, em conjunto com a avaliação hemodinâmica do paciente, as características ecocardiográficas e a avaliação de biomarcadores. A estratificação de risco adequada do paciente é fundamental, já que pode auxiliar a equipe médica a definir a alocação mais adequada para o paciente de acordo com a sua gravidade.

A abordagem terapêutica do paciente com TEP também depende de sua estratificação de risco. A Figura 6.2, adaptada da diretriz europeia de TEP, resume a conduta indicada de acordo com a estratificação de risco obtida com as variáveis supracitadas.[24]

A priori, todos os pacientes com diagnóstico de TEP devem ser submetidos à anticoagulação. Existe um debate quanto à indicação da terapia em pacientes com TEP subsegmentar, mas mesmo neste subgrupo de pacientes a anticoagulação está autorizada. A escolha do anticoagulante e a duração da terapia deve ser realizada de forma semelhante à descrita no tópico de tratamento de TVP; vale ressaltar que pacientes com PESI 1 e 2 podem ser desospitalizados de imediato, sendo os DOACs uma excelente opção terapêutica para esse perfil.

Pacientes com sinais de instabilidade hemodinâmica (também denominados TEP de alto risco ou TEP maciço) devem receber suporte hemodinâmico, com expansão volêmica cautelosa, em alíquotas de até 500 mL de cristaloides, além de vasopressores e inotrópicos se necessário.[25-27] O tratamento definitivo para o paciente com TEP instável é a trombólise.[28] O fármaco de eleição é a alteplase, cuja dose preconizada é de 100 mg em 2 horas. Antes do procedimento, é fundamental a pesquisa de contraindicações à trombólise, que constam na Tabela 6.6. Na presença de contraindicação, pode-se considerar, em centros experientes, a realização da trombectomia percutânea.[29]

Tabela 6.5. Escore de PESI

Parâmetros	Pontuação
Idade, anos	+ m
Sexo masculino	+ 10
Neoplasia	+ 30
Insuficiência cardíaca	+ 10
Doença pulmonar crônica	+ 10
Frequência cardíaca > 110 bpm	+ 20
Pressão arterial sistólica < 100 mmHg	+ 30
Frequência respiratória > 30 respirações por minuto	+ 20
Temperatura < 36°C	+ 20
Alteração de estado mental	+ 60
Saturação de O_2 < 90%	+ 20
Estratificação de risco	**Pontuação**
Classe I	≤ 65
Classe II	66-85
Classe III	86-105
Classe IV	106-125
Classe V	> 125

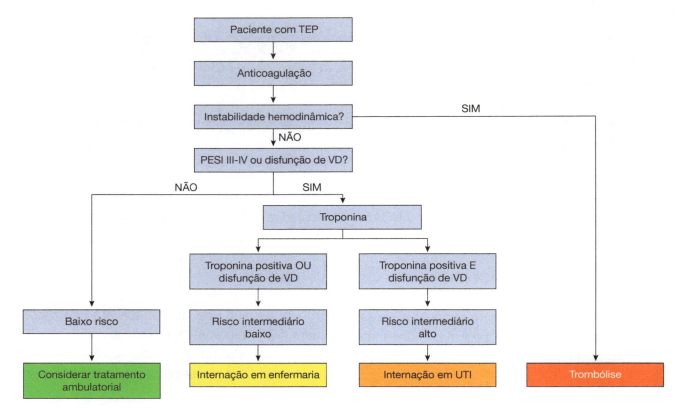

Figura 6.2. Conduta de acordo com a estratificação de risco. Fonte: adaptada de Konstantinides et al.[24] *TEP:* tromboembolismo pulmonar; *PESI:* Pulmonary Embolism Severity Index; *VD:* ventrículo direito; *UTI:* unidade de terapia intensiva.

Tabela 6.6. Contraindicações à trombólise

Absoluta	Relativa
História de AVC hemorrágico ou de origem indeterminada	AIT nos últimos seis meses
	Anticoagulação oral
AVC isquêmico nos últimos seis meses	Gestação ou primeira semana de puerpério
Neoplasia de sistema nervoso central	Sítios de punção não compressíveis
	Ressuscitação traumática
Trauma maior, cirurgia ou TCE nas últimas três semanas	Hipertensão refratária (sistólica > 180 mmHg)
	Hepatopatia avançada
Discrasias sanguíneas	Endocardite infecciosa
Sangramento ativo	Úlcera péptica ativa

AVC: acidente vascular cerebral; AIT: acidente isquêmico transitório; TCE: traumatismo cranioencefálico.

Conclusão

O TEV é uma condição clínica frequente e de potencial risco de morte relacionado com as complicações tromboembólicas em território pulmonar. O diagnóstico e o tratamento precoces são fundamentais para a melhora do prognóstico dos pacientes, sendo a anticoagulação o pilar fundamental do tratamento.

Pontos-chave

- TEV é uma das principais emergências cardiovasculares.
- Os sinais e sintomas são inespecíficos e extremamente variáveis, sendo a abordagem diagnóstica baseada em escores de avaliação da probabilidade pré-teste, como o escore de Wells.
- Dímero-D pode ser utilizado para excluir o diagnóstico nos pacientes com baixa probabilidade pré-teste.
- O tratamento é baseado na anticoagulação plena, com duração individualizada para cada paciente.
- Nos pacientes com TEP, é fundamental a estratificação de risco com escore de PESI para guiar a terapêutica.
- Pacientes com TEP e instabilidade hemodinâmica devem receber tratamento específico com trombolítico na ausência de contraindicações.

Referências bibliográficas

1. White RH. The epidemiology of venous thromboembolism. Circulation. 2003;107(23 Suppl 1):I4-8.
2. Albricker ACL, Freire CMV, dos Santos SN, Alcantara ML, Saleh MH, Cantisano AL, et al. Diretriz conjunta sobre trom-

boembolismo venoso – 2022 [Joint Guideline on Venous Thromboembolism – 2022]. Arq Bras Cardiol. 2022;118(4): 797-857. Published 2022 Apr 7.
3. Mazzolai L, Aboyans V, Ageno W, Agnelli G, Alatri A, Buller HR, et al. Diagnosis and management of acute deep vein thrombosis: a joint consensus document from the European Society of Cardiology working groups of aorta and peripheral vascular diseases and pulmonary circulation and right ventricular function. Eur Heart J. 2018;39(47): 4.208-18.
4. Mearns ES, Coleman CI, Patel D, Saulsberry WJ, Corman A, Li D, et al. Index clinical manifestation of venous thromboembolism predicts early recurrence type and frequency: a meta-analysis of randomized controlled trials. J Thromb Haemost. 2015;13(6):1043-52.
5. Ohki AV, van Bellen B. A incidência regional do tromboembolismo venoso no Brasil. J Vasc Bras. 2017;16(3):227-31.
6. Martinez C, Cohen AT, Bamber L, Rietbrock S. Epidemiology of first and recurrent venous thromboembolism: a population-based cohort study in patients without active cancer. Thromb Haemost. 2014;112(2):255-63.
7. Lang IM, Madani M. Update on chronic thromboembolic pulmonary hypertension. Circulation. 2014;130(6):508-18.
8. Pengo V, Lensing AW, Prins MH, Marchori A, Davidson BL, Tiozzo F, et al. Incidence of chronic thromboembolic pulmonary hypertension after pulmonary embolism. N Engl J Med. 2004;350(22):2257-64.
9. Esmon CT. Basic mechanisms and pathogenesis of venous thrombosis. Blood Rev. 2009;23(5):225-9.
10. Wakefield TW, Caprini J, Comerota AJ. Thromboembolic diseases. Curr Probl Surg. 2008;45(12):844-99.
11. Goldhaber SZ. Risk factors for venous thromboembolism. J Am Coll Cardiol. 2010;56(1):1-7.
12. Wells PS, Hirsh J, Anderson DR, Lensing AW, Foster G, Kearon C, et al. Accuracy of clinical assessment of deep-vein thrombosis [published correction appears in Lancet 1995 Aug 19;346(8973):516]. Lancet. 1995;345(8961):1326-30.
13. Wells PS, Anderson DR, Rodger M. Evaluation of D-dimer in the diagnosis of suspected deep-vein thrombosis. N Engl J Med. 2003;349(13):1227-35.
14. Geersing GJ, Zuithoff NP, Kearon C. Exclusion of deep vein thrombosis using the Wells rule in clinically important subgroups: individual patient data meta-analysis. BMJ. 2014;348: g1340. Published 2014 Mar 10.
15. Pollack CV, Schreiber D, Goldhaber SZ. Clinical characteristics, management, and outcomes of patients diagnosed with acute pulmonary embolism in the emergency department: initial report of EMPEROR (Multicenter Emergency Medicine Pulmonary Embolism in the Real World Registry). J Am Coll Cardiol. 2011;57(6):700-6.
16. Wells PS, Ginsberg JS, Anderson DR, Kearon C, Gent M, Weitz J, et al. Use of a clinical model for safe management of patients with suspected pulmonary embolism. Ann Intern Med. 1998;129(12):997-1005.
17. Anderson DR, Kahn SR, Rodger MA. Computed tomographic pulmonary angiography vs. ventilation-perfusion lung scanning in patients with suspected pulmonary embolism: a randomized controlled trial. JAMA. 2007;298(23): 2743-53.
18. Dresden S, Mitchell P, Rahimi L. Right ventricular dilatation on bedside echocardiography performed by emergency physicians aids in the diagnosis of pulmonary embolism. Ann Emerg Med. 2014;63(1):16-24.
19. Becattini C, Agnelli G. Treatment of venous thromboembolism with new anticoagulant agents. J Am Coll Cardiol. 2016;67(16):1941-55.
20. Kearon C, Akl EA, Ornelas J. Antithrombotic therapy for VTE disease: CHEST guideline and expert panel report [published correction appears in Chest. 2016 Oct;150(4):988]. Chest. 2016;149(2):315-52.
21. Farge D, Bounameaux H, Brenner B, Debourdeau P, Khorana AA, Pabinger I, et al. International clinical practice guidelines including guidance for direct oral anticoagulants in the treatment and prophylaxis of venous thromboembolism in patients with cancer. Lancet Oncol. 2016;17(10):e452-e466.
22. Bauersachs RM. Treatment of venous thromboembolism during pregnancy. Thromb Res. 2009;123 Suppl 2:S45-S50.
23. Aujesky D, Obrosky DS, Stone RA. Derivation and validation of a prognostic model for pulmonary embolism. Am J Respir Crit Care Med. 2005;172(8):1041-6.
24. Konstantinides SV, Meyer G, Becattini C. 2019 ESC Guidelines for the diagnosis and management of acute pulmonary embolism developed in collaboration with the European Respiratory Society (ERS). Eur Heart J. 2020;41(4):543-603.
25. Mercat A, Diehl JL, Meyer G, Teboul JL, Sors H. Hemodynamic effects of fluid loading in acute massive pulmonary embolism. Crit Care Med. 1999;27(3):540-4.
26. Ghignone M, Girling L, Prewitt RM. Volume expansion versus norepinephrine in treatment of a low cardiac output complicating an acute increase in right ventricular afterload in dogs. Anesthesiology. 1984;60:132135.
27. Manier G, Castaing Y. Influence of cardiac output on oxygen exchange in acute pulmonary embolism. Am Rev Respir Dis. 1992;145:130136.
28. Marti C, John G, Konstantinides S. Systemic thrombolytic therapy for acute pulmonary embolism: a systematic review and meta-analysis. Eur Heart J. 2015;36(10):605-14.
29. Bajaj NS, Kalra R, Arora P. Catheter-directed treatment for acute pulmonary embolism: Systematic review and single--arm meta-analyses. Int J Cardiol. 2016;225:128-39.

CAPÍTULO 7

Edema Agudo de Pulmão

Lucas Lentini Herling de Oliveira • Vinícius Machado Correia • Marcel de Paula Pereira • Alexandre de Matos Soeiro

Introdução

Edema agudo de pulmão (EAP) é um termo utilizado para descrever uma condição em que há congestão pulmonar grave e de instalação aguda, cursando com insuficiência respiratória. Mais frequentemente, ocorre no contexto de insuficiência cardíaca agudamente descompensada, mas existem diferentes fenótipos de apresentação, sendo o reconhecimento de sua fisiopatologia essencial para o manejo correto do paciente.

Fisiopatologia

O entendimento da fisiopatologia do EAP pode ser dividido em duas partes: (a) a fisiopatologia da insuficiência respiratória associada e (b) os mecanismos pelos quais ela ocorre.

Entendemos a interface alveolocapilar como a unidade em que ocorre a troca gasosa (O_2/CO_2). O funcionamento adequado dessa unidade depende da integridade do alvéolo, do interstício e dos capilares, bem como adequada ventilação pulmonar. No EAP, ocorre extravasamento de líquido para os alvéolos e para o interstício, por aumento da pressão hidrostática na vasculatura adjacente. Assim, a ventilação alveolar fica prejudicada, bem como a difusão através do interstício pelo edema local, afastando alvéolo e capilar. Com isso, a oxigenação do sangue que passa pelos capilares fica prejudicada, pelo que se chama distúrbio de ventilação/perfusão (V/Q), causando hipoxemia.[1]

Os motivos pelos quais a congestão pulmonar ocorre são diversos. Apesar de frequentemente o EAP ser lembrado no contexto de hipertensão arterial, este é apenas um dos mecanismos pelo qual ele ocorre. Dividiremos de forma didática em três grupos principais:

- EAP por falência de bomba (cardiogênico);
- EAP hipertensivo;
- EAP por aumento da pré-carga.

EAP por falência de bomba (cardiogênico)

Este primeiro grupo é causado por disfunção do ventrículo esquerdo (VE), gerando pressões retrógradas aumentadas (átrio esquerdo, capilar pulmonar), e assim cursando com congestão pulmonar por aumento da pressão hidrostática. O exemplo mais clássico seria o infarto agudo do miocárdio (IAM) Killip 3, em que há perda aguda da capacidade contrátil do VE, e que é grande o suficiente para causar aumento das pressões a montante. Outro paciente que pode se apresentar com EAP por falência de bomba é o paciente com insuficiência cardíaca (IC) prévia, que apresenta descompensação aguda (má adesão, mudança recente de medicamentos, infecção etc.). É possível também que pacientes com função ventricular preservada cursem com taqui ou bradiarritmias suficientemente graves para causar redução acentuada do débito cardíaco (DC) e do EAP. Além disso, é importante lembrar que a falência de bomba pode se manifestar não só como disfunção contrátil, mas também como disfunção de relaxamento do ventrículo esquerdo, como é o caso dos pacientes com IC de fração de ejeção preservada (ICFEp). Por fim, as valvopatias também podem se manifestar como EAP, tanto as estenoses, quanto as insuficiências, com destaque a estenose mitral.

EAP hipertensivo

O EAP hipertensivo ocorre pelo desacoplamento ventrículo-arterial secundário a um aumento da pressão arterial (PA) sistêmica. A função ventricular é dependente não só da capacidade contrátil do miocárdio do VE, mas também de sua pré e de sua pós-carga. A pré-carga pode ser explicada de forma simplificada como o volume de sangue presente no VE no final da diástole, que se traduz basicamente na volemia do paciente. A pós-carga por sua vez, é de forma simplificada, a força que o VE terá que suplantar para ejetar o sangue através da aorta. Ela é basicamente traduzida pela resistência vascular periférica e pela PA sistêmica. Para gerar um volume sistólico adequado, e, por conseguinte, um débito cardíaco adequado, a pós-carga e o VE devem ser compatíveis. Isso quer dizer que um VE com disfunção ventricular grave não será capaz de tolerar uma pós-carga muito elevada. Quando isso acontece, há o que se chama de desacoplamento ventrículo-arterial, que significa que o VE não consegue ejetar o sangue adequadamente, deformando-se (dilatando-se) e aumentando as pressões a montante. Diferentes graus de disfunção ventricular e diferentes aumentos da pós-carga cursam com diferentes graus de desacoplamento ventrículo-arterial.[2]

EAP por aumento da pré-carga

O aumento da pressão hidrostática nos capilares pode ocorrer mesmo em pacientes com função ventricular normal e com pós-carga adequada. Nesses casos, há um aumento patológico da volemia do paciente. Exemplo clássico desse tipo de EAP é o nefrogênico, em que um paciente com doença renal crônica (DRC) ou com injúria renal aguda (IRA) se apresenta oligoanúrico e com hipervolemia grave. Paciente típico dessa apresentação é um paciente com DRC dialítica que perdeu sessões de diálise. Outro exemplo desse aumento da pré-carga é a infusão iatrogênica de excesso de volume ("soro de manutenção" em excesso, por exemplo).

Perceba que os três grupos descritos acima representam alterações em um ou mais dos componentes determinantes do volume sistólico: pré-carga, contratilidade e pós-carga (Figura 7.1).

Diagnóstico

O diagnóstico do EAP deve ocorrer primeiramente de forma sindrômica, ou seja, num primeiro momento deve-se diagnosticar que a insuficiência respiratória em que o paciente chegou é causada por congestão pulmonar. Em um segundo momento define-se a causa dessa congestão pulmonar (falência de bomba, hipertensão, aumento de pré-carga etc.).

A detecção de congestão pulmonar é feita por história, exame físico, ultrassom à beira-leito (POCUS) e exames complementares. É essencial lembrar que a medicina é probabilística e não determinística. Isso significa que usaremos os dados para aumentar ou diminuir a probabilidade de se tratar de congestão pulmonar o mecanismo da insuficiência respiratória. Nenhum dado isolado terá poder de confirmar ou excluir o diagnóstico.

Na anamnese, com frequência detecta-se antecedente de cardiopatia (IC, IAM, hipertensão

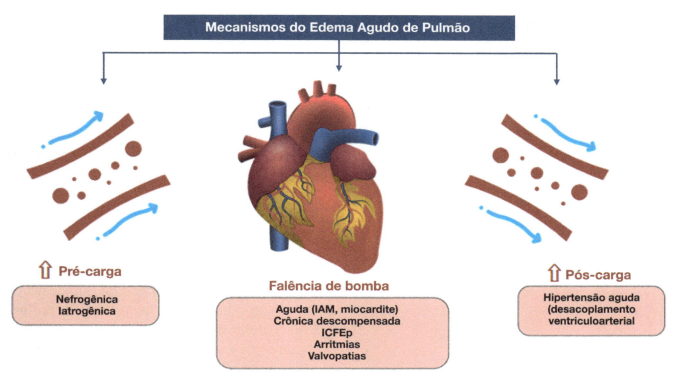

Figura 7.1. Mecanismos fisiopatológicos do EAP. Fonte: elaborada pelos autores. *IAM*: infarto agudo do miocárdio; *ICFEp*: insuficiência cardíaca com fração de ejeção preservada.

arterial sistêmica [HAS]). O paciente costuma referir, além da dispneia, a ortopneia e a dispneia paroxística noturna (DPN). Pacientes com DRC dialítica e/ou anúricos também devem fazer o médico pensar em congestão pulmonar.[3]

No exame físico, o sinal de congestão pulmonar mais clássico é a presença de estertores pulmonares. Importantíssimo lembrar, no entanto, que a ausência de estertoração não exclui a presença de congestão pulmonar. Em primeiro lugar, é possível que esta não esteja presente por remodelamento linfático em pacientes com congestão pulmonar crônica.[4] Em segundo lugar, é importante lembrar que o exame físico pode ser dificultado por um pronto-socorro barulhento, não devendo este dado isolado ser usado para descartar o diagnóstico.

Outros sinais que podem ajudar no diagnóstico são sinais de congestão sistêmica, que ajudam na identificação de pressões de enchimento elevadas, como turgência jugular, refluxo hepatojugular, ascite e edema dos membros inferiores. A presença de hipotensão sugere como etiologia a falência de bomba, enquanto hipertensão sugere EAP hipertensivo ou aumento de pré-carga.

Um grande aliado no diagnóstico rápido e preciso do EAP é o POCUS. De uso rápido e curva de aprendizado relativamente simples, o ultrassom pulmonar permite identificar achados com alto poder para aumentar ou diminuir a probabilidade de congestão pulmonar. Existem diversas maneiras de se utilizar o POCUS, e a mais útil, conforme descrito por Volpicelli, é dividir cada hemitórax em quatro partes (Figura 7.2) e procurar por sinais de congestão. O achado característico de congestão pulmonar é a presença de três ou mais linhas B por campo (Figura 7.3). Quando presente em dois ou mais campos em cada hemitórax, esse achado tem altas sensibilidade e especificidade para síndrome intersticial, compatível com congestão.[5]

Além do POCUS pulmonar, o POCUS cardíaco com avaliação subjetiva da função do VE ajuda muito na identificação de pacientes com falência de bomba.

Os dados acima em conjunto com o POCUS são suficientes para o diagnóstico e o manejo inicial do EAP. Exames adicionais que podem auxiliar são ECG, radiografia de tórax e alguns exames laboratoriais.

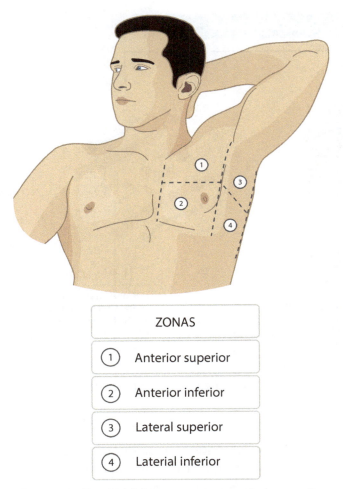

Figura 7.2. Zonas pulmonares a serem avaliadas no ultrassom pulmonar. Fonte: adaptada de American Journal of Emergency Medicine. 2006; 24:689-96. LAA: linha axilar anterior; LAP: linha axilar posterior.

O ECG permite tanto detectar alterações agudas como alterações crônicas que permitem inferir doença cardíaca subjacente. Exemplos de alterações agudas que podem precipitar congestão pulmonar são isquemia (supradesnivelamento do ST, infradesnivelamento do ST, inversão de ondas T) e arritmias (fibrilação ou *flutter* atrial, por exemplo). Alterações crônicas que sugerem cardiopatia de base são sobrecarga de câmaras esquerdas, ondas Q patológicas etc.

A radiografia de tórax (Figura 7.4) permite detectar sinais de congestão pulmonar, como cefalização de trama vascular, infiltrado pulmonar difuso e derrame pleural (habitualmente maior à direita). Também, permite detectar sinais de cardiopatia de base, como área cardíaca aumentada e presença de dispositivos eletrônicos implantáveis, como marca-passos e cardiodesfibriladores implantáveis.

Exames laboratoriais que podem ser úteis são hemograma (procurar anemia ou leucocitose), função renal e eletrólitos (é comum alteração renal secundária a congestão sistêmica, bem como é importante monitorar eletrólitos durante o tratamento) e troponina (solicitar conforme probabilidade pré-teste de síndrome coronariana aguda, lembrando que várias outras causas cursam com aumento de troponina). O peptídio natriurético cerebral (BNP) é particularmente útil para se diferenciar insuficiência respiratória aguda por

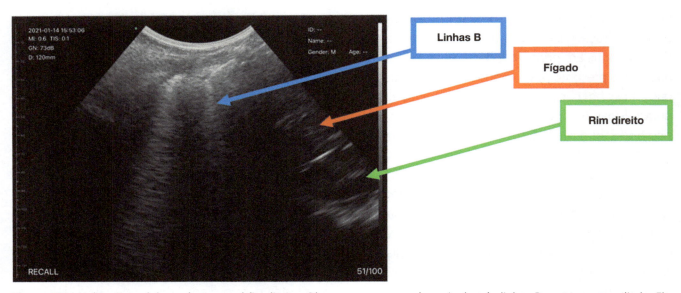

Figura 7.3. Linhas B em lobo pulmonar médio direito. Observe a presença de mais de três linhas B nesta zona avaliada. Elas apresentam-se partindo da linha pleural, verticalmente até a periferia da imagem, apagando as linhas A em seu caminho. Fonte: imagem do arquivo pessoal do autor.

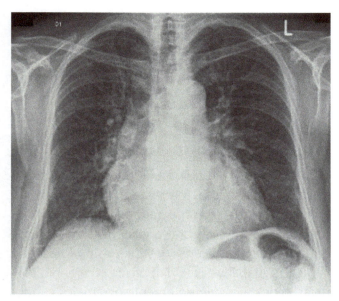

Figura 7.4. Radiografia de tórax de paciente com IC crônica agudizada. Observe o aumento da área cardíaca, infiltrado pulmonar difuso e cefalização da trama vascular. Fonte: imagem retirada de radiopedia.org.

causas cardíacas de causas pulmonares, mas deve-se ter cuidado pelo fato de que pacientes que desenvolvem EAP hipertensivo e chegam rapidamente ao serviço de urgência são pacientes que podem ter o BNP mais baixo, pelo curto tempo de apresentação.[6]

Tratamento

O tratamento do EAP segue alguns princípios básicos e alguns pontos específicos relacionados com a doença de base. Podemos dividir o tratamento do EAP em três pontos principais:

a. Controle da pós-carga;
b. Diuréticos;
c. Suporte respiratório.

Controle da pós-carga

O controle da pós-carga significa em termos práticos reduzir a PA a fim de melhorar o acoplamento ventrículo-arterial. Isso é válido principalmente para pacientes hipertensos, mas pacientes relativamente normotensos (p. ex., PAS > 110 mmHg) também podem se beneficiar de pequenas reduções na PA, contanto que não haja sinais de baixo débito cardíaco.[7] As medicações de escolha para essa redução na PA são invariavelmente medicações parenterais, como o nitroprussiato de sódio ou a nitroglicerina. O motivo para isso é que essas medicações têm a meia-vida curta, permitindo que a dose seja ajustada conforme a resposta do paciente. Elas são sempre administradas em bomba de infusão contínua (BIC), podendo ser desligadas a qualquer momento caso o paciente não as tolere. A diluição dessas medicações está na Tabela 7.1. Isso não inclui os pacientes hipotensos ou em choque cardiogênico, em que o mecanismo do EAP obviamente não inclui aumento da pós-carga. Por outro lado, pacientes cujo mecanismo é primariamente o desacoplamento ventrículo-arterial por aumento rápido na PA se beneficiam particularmente desse controle da pós-carga, uma vez que mais do que hipervolêmicos, estão "mal distribuídos", com desvio da volemia para o leito pulmonar.

Diuréticos

Diuréticos são a base do tratamento de pacientes hipervolêmicos. A classe utilizada inicialmente para esse fim são os diuréticos de alça, representados principalmente pela furosemida. O uso da

Tabela 7.1. Vasodilatadores endovenosos utilizados no EAP

Vasodilatador	Dose	Diluição	Comentários
Nitroprussiato de sódio (Nipride®)	0,5 a 10 mcg/kg/min Paciente de 70 kg: 10 a 200 mL/h	Ampola: 50 mg/2 mL 1 ampola + SG 5% 248 mL (200 mcg/mL) Equipo fotoprotetor	Vasodilatador arterial e venoso Efeitos adversos: intoxicação por cianeto, metemoglobinemia, taquicardia reflexa Gestação: classe C
Nitroglicerina (Tridil®)	0,5 a 10 mcg/kg/min Paciente de 70 kg: 10 a 200 mL/h	Ampola: 50 mg/10 mL 1 ampola + SG 5% 240 mL (200 mcg/mL)	Venodilatador, pouco arteriodilatador, aumenta a perfusão coronariana (efeito antianginoso) Efeitos adversos: taquifilaxia, cefaleia, rubor, tontura, xerostomia Gestação: classe C

Fonte: elaborada pelos autores.

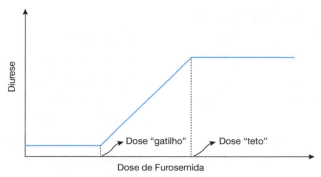

Figura 7.5. Racional da farmacocinética e farmacodinâmica da furosemida. Fonte: elaborada pelos autores.

furosemida é baseado em princípios farmacocinéticos e farmacodinâmicos (Figura 7.5). O medicamento funciona conforme uma curva de "dose X resposta" em que cada paciente apresenta uma dose "gatilho" para indução de diurese.[8] Isso quer dizer que doses abaixo desse limiar não levarão a diurese adequada. Essa dose gatilho varia tanto em função de uso prévio de diuréticos como de doenças de base, como IC e DRC. Com essa premissa foi feito o estudo DOSE, que testou doses mais altas de furosemida em pacientes com uso prévio de diuréticos. O estudo testou doses habituais (dose de uso domiciliar) versus doses mais altas (2,5 vezes a dose domiciliar) em pacientes com IC descompensada. O estudo foi neutro, com uma tendência a maior melhora sintomática no grupo de doses mais altas. A Sociedade Europeia de Cardiologia (ESC), em sua diretriz de IC de 2021, recomenda doses iniciais de 20 a 40 mg (via intravenosa) em pacientes virgens de diurético e ao menos o equivalente à dose domiciliar em pacientes com uso prévio. A dose de 0,5 a 1 mg/kg costuma ser adequada. Em resumo, independentemente de qual for a dose inicial escolhida, é importante monitorar se houve diurese satisfatória nas primeiras horas após a administração do diurético. Caso não tenha havido resposta, a dose deverá ser aumentada (p. ex., dose inicial de 40 mg sem resposta, administra-se nova dose de 80 mg). A furosemida deve ser administrada pelo menos duas vezes ao dia nessa fase inicial, para evitar reabsorção compensatória de sódio no período descoberto. A via de escolha é a endovenosa, pois frequentemente há edema de alças intestinais e a absorção enteral é mais lenta, fazendo com que haja uma atenuação do pico plasmático da droga, dificultando que a dose gatilho seja atingida.[8]

Suporte respiratório

Em paralelo a qualquer medida específica, o suporte respiratório deve ser instituído imediatamente em pacientes em insuficiência respiratória. O suporte respiratório pode incluir medidas como cânula nasal, máscaras abertas e máscaras não reinalantes com objetivo de se aumentar a oferta de oxigênio, mas é importante lembrar que essa é uma situação em que a ventilação não invasiva está indicada. A ventilação não invasiva (VNI) oferta o oxigênio com pressão positiva, diferentemente dos meios citados neste parágrafo, que aumentam apenas a oferta de oxigênio. Ao se oferecer pressão positiva nas vias aéreas, há efeitos ventilatórios e hemodinâmicos favoráveis. O tórax pressurizado diminui o retorno venoso e reduz a pós-carga, diminuindo a pressão transmural do coração. Redução da pré e da pós-carga age diretamente nos principais mecanismos envolvidos no EAP. A VNI pode ser fornecida por meio de CPAP (*continuous positive airway pressure*) ou BiPAP (*bilevel positive airway pressure*). Habitualmente usa-se CPAP em pacientes com EAP, iniciando-se com 5 cmH$_2$O e titulando-se conforme a resposta (sintomas, saturação, conforto respiratório, frequência respiratória). Em pacientes que não melhoram com as medidas instituídas, pode ser necessária intubação orotraqueal, sendo a falha de VNI uma indicação do procedimento.

A VNI foi estudada no contexto de EAP, com resultados muito positivos. O principal estudo com esse tratamento, o 3CPO, randomizou pacientes para VNI versus tratamento padrão. O estudo foi neutro para redução de mortalidade, mas existem algumas ressalvas.[10] A taxa de intubação em ambos os grupos foi muito baixa (em torno de 3%), reduzindo o poder do estudo para detectar diferenças significativas. Por outro lado, metanálises demonstraram consistentemente benefícios em mortalidade, redução de necessidade de intubação e melhora sintomática.[11-14] Independentemente das questões metodológicas, a VNI parece ser uma maneira eficaz e segura de fornecer suporte ventilatório para esses pacientes, sendo o CPAP o método com mais evidência disponível. A VNI deve ser iniciada em todos os pacientes com desconforto respiratório e/ou hipoxemia, com cuidado para as contraindicações habituais (sobretudo rebaixamento do nível de consciência). A pressão intratorácica aumentada aumenta a pós-carga do ventrículo direito (VD), devendo-se ter cautela em pacientes com disfunção grave de VD.

Outras medidas específicas são necessárias conforme a causa do EAP. Em pacientes com síndrome coronariana aguda a reperfusão deve ser feita de maneira rápida e em pacientes anúricos, a diálise deve ser programada com urgência para tirar o paciente do quadro. Morfina, classicamente utilizada, não faz parte das medicações de uso rotineiro obrigatório, uma vez que pode ter efeitos colaterais e não é necessária para o tratamento. No entanto, ela pode ser aliada ao reduzir a sensação de dispneia e melhorar o conforto do paciente na VNI, quando mal tolerada. Doses baixas de 1 a 2 mg de morfina devem ser o suficiente para tal fim.

Conclusões e perspectivas

EAP é uma apresentação clínica de diversas doenças de base. Seu diagnóstico deve ser rápido e baseado em clínica e preferencialmente com ajuda do POCUS. Exames complementares ajudam no manejo, mas não são obrigatórios para o diagnóstico. O tratamento se baseia em suporte respiratório com VNI na maior parte dos casos, bem como vasodilatadores e diuréticos, além da terapia para a causa da descompensação (Figura 7.6).

Pontos-chave

- EAP pode ser consequência, em suma, de aumento excessivo da pré-carga, queda acentuada da contratilidade ou aumento importante da pós-carga.
- O diagnóstico é clínico, sendo o POCUS de grande auxílio.
- O tratamento se baseia em vasodilatadores, diuréticos e suporte respiratório com VNI na maior parte dos casos.

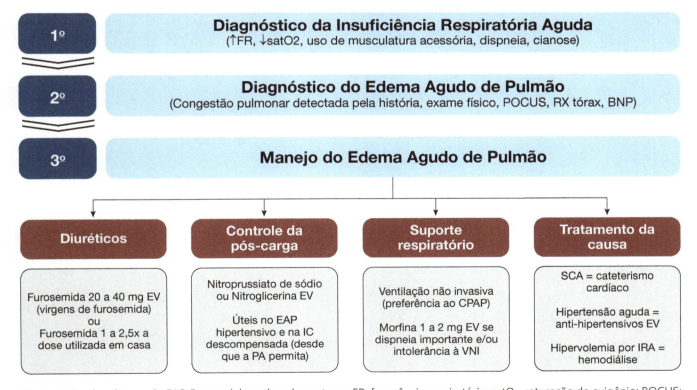

Figura 7.6. Abordagem do EAP. Fonte: elaborada pelos autores. FR: frequência respiratória; satO$_2$: saturação de oxigênio; POCUS: *point of care ultrasound*; RX tórax: radiografia de tórax; BNP: peptídio natriurético cerebral; EAP: edema agudo de pulmão; PA: pressão arterial; CPAP: *continuous positive airway pressure*; VNI: ventilação não invasiva; EV: endovenoso; SCA: síndrome coronariana aguda; IRA: injúria renal aguda.

Referências bibliográficas

1. Ware LB, Matthay MA. Clinical practice. Acute pulmonary edema. N Engl J Med. 2005 Dec 29;353(26):2788-96.
2. Monge García MI, Santos A. Understanding ventriculo-arterial coupling. Ann Transl Med. 2020 Jun;8(12):795.
3. Wang CS, FitzGerald JM, Schulzer M, Mak E, Ayas NT. Does this dyspneic patient in the emergency department have congestive heart failure? JAMA. 2005 Oct 19;294(15):1944-56.
4. Stevenson LW, Perloff JK. The limited reliability of physical signs for estimating hemodynamics in chronic heart failure. JAMA. 1989 Feb 10;261(6):884-8.
5. Volpicelli G, Mussa A, Garofalo G, Cardinale L, Casoli G, Perotto F, et al. Bedside lung ultrasound in the assessment of alveolar-interstitial syndrome. Am J Emerg Med. 2006 Oct;24(6):689-96.
6. Omar HR. Acute cardiogenic pulmonary edema with normal BNP: the value of repeat BNP testing. Am J Emerg Med. 2015 Apr;33(4):605.e5-6.
7. McDonagh TA, Metra M, Adamo M, Gardner RS, Baumbach A, Burri H, et al. ESC Scientific Document Group. 2021 ESC Guidelines for the diagnosis and treatment of acute and chronic heart failure. Eur Heart J. 2021 Sep 21;42(36):3599-726.
8. Novak JE, Ellison DH. Diuretics in states of volume overload: core curriculum 2022. Am J Kidney Dis. 2022 Feb 18:S0272-6386(21)01019-2.
9. Felker GM, Lee KL, Bull DA, Redfield MM, Stevenson LW, Goldsmith SR, et al. Diuretic strategies in patients with acute decompensated heart failure. N Engl J Med. 2011 Mar 3;364(9):797-805.
10. Gray A, Goodacre S, Newby DE, Masson M, Sampson F, Nicholl J, et al. Noninvasive ventilation in acute cardiogenic pulmonary edema. N Engl J Med. 2008 Jul 10;359(2):142-51.
11. Masip J, Roque M, Sánchez B, Fernández R, Subirana M, Expósito JA. Noninvasive ventilation in acute cardiogenic pulmonary edema: systematic review and meta-analysis. JAMA. 2005 Dec 28;294(24):3124-30.
12. Winck JC, Azevedo LF, Costa-Pereira A, Antonelli M, Wyatt JC. Efficacy and safety of non-invasive ventilation in the treatment of acute cardiogenic pulmonary edema: a systematic review and meta-analysis. Crit Care. 2006;10(2):R69.
13. Collins SP, Mielniczuk LM, Whittingham HA, Boseley ME, Schramm DR, Storrow AB. The use of noninvasive ventilation in emergency department patients with acute cardiogenic pulmonary edema: a systematic review. Ann Emerg Med. 2006 Sep;48(3):260-9.
14. Vital FM, Ladeira MT, Atallah AN. Non-invasive positive pressure ventilation (CPAP or bilevel NPPV) for cardiogenic pulmonary oedema. Cochrane Database Syst Rev. 2013 May 31;(5):CD005351.

CAPÍTULO 8

Síndrome Coronária Aguda

André Santana Ribeiro • Maria Carolina Diez de Andrade • Talia Falcão Dalçóquio • Carla David Soffiatti

Introdução

As síndromes coronárias agudas (SCA) são caracterizadas por uma redução súbita da perfusão miocárdica e incluem infarto agudo do miocárdio com elevação do segmento ST (IAMCSST ou SCACSST) e síndrome coronária aguda sem supra do segmento ST (SCASSST), sendo esta compreendida por duas entidades, infarto agudo do miocárdio sem elevação do segmento ST (IAMSSST) e angina instável (AI).[1]

Apesar de ser considerada parte da evolução da doença aterosclerótica coronária (DAC), o evento coronariano agudo diferencia-se fortemente dos demais espectros dessa doença, sobretudo no que diz respeito ao prognóstico. Enquanto na doença arterial coronariana crônica (DAC) 1 a 3% dos pacientes apresentam eventos cardiovasculares maiores em um ano, após o episódio de SCA cerca de 10% dos pacientes apresentam novos eventos cardiovasculares no mesmo período, além de haver óbito intra-hospitalar em cerca de 5% dos casos, demonstrando a importância de uma abordagem diferenciada e intensiva nesse grupo de pacientes.[2]

Conceito e epidemiologia

A doença cardiovascular (DCV) continua a ser a principal causa de óbito no Brasil e no mundo, com quase metade dessas mortes devido a doença isquêmica do coração. A cada ano, estima-se que mais de 7 milhões de pessoas são diagnosticadas com SCA em todo o mundo.[1,2]

A faixa etária mais comum de apresentação compreende dos 50 aos 70 anos. Cerca de 85% das mortes associadas à SCA ocorrem naqueles com 65 anos ou mais, e estes são responsáveis por aproximadamente 60% dos atendimentos hospitalares devido a SCA.[1]

A SCACSST é responsável por aproximadamente 30% das SCAs, enquanto a SCASSST representa aproximadamente 70%.[1] A AI se diferencia do IAMSSST por não apresentar evidência de injúria miocárdica, constatada pela positividade de biomarcadores cardíacos (troponina).[2] A Tabela 8.1 mostra a definição atual de infarto agudo do miocárdio (IAM).[3] O IAM pode ainda ser classificado por tipos, conforme fisiopatologia (Tabela 8.2).[3]

Tabela 8.1. Definição de infarto agudo do miocárdio

Quarta definição universal de IAM (obrigatório dois critérios)	
1) Injúria miocárdica aguda (presença dos dois critérios)	▪ Elevação dos valores de troponina cardíaca, com pelo menos um dos valores acima do percentil 99 de referência ▪ Aguda: curva que identifica ascensão e/ou queda de valores seriados
2) Evidência de isquemia (presença de qualquer dos critérios)	▪ Sintomas de isquemia miocárdica aguda ▪ Novas alterações isquêmicas no ECG ▪ Nova onda Q patológica no ECG ▪ Alteração segmentar nova no ECO ou perda de miocárdio viável na RNM (etiologia isquêmica) ▪ Presença de trombo intracoronário ou placa ulcerada (angiografia, necrópsia)

Tabela 8.2. Fisiopatologia e tipos de infarto agudo do miocárdio

Tipo	Fisiopatologia	Evento
1	Aterotrombose coronária	Infarto espontâneo, devido a ruptura/erosão de placa aterosclerótica
2	Consumo maior que a oferta de oxigênio	Intercorrência clínica (sepse, sangramento, taquicardia etc.), em paciente com ou sem coronariopatia crônica, levando injúria miocárdica aguda, associado a evidência de isquemia miocárdica
3	Morte súbita precedida por isquemia	Sintomas e/ou ECG isquêmicos, seguidos de morte, antes da coleta de marcadores
4	Relacionado com ICP	
4a	Periprocedimento	Elevação de Tn-US >5× VR, com evidência de isquemia miocárdica, dentro 48h da ICP
4b	Trombose de *stent*	Infarto (geralmente CST), com cateterismo mostrando oclusão trombótica intra-stent
4c	Reestenose de *stent*	Elevação de Tn-US com evidência clínica e/ou imagem de isquemia, cujo único achado é uma reestenose de *stent*
5	Relacionado com CRVM	Elevação de Tn-US >10× VR, com evidência clínica ou imagem de isquemia, após CRVM

CRVM: cirurgia de revascularização miocárdica; CST: com supradesnivelamento segmento ST; ECG: eletrocardiograma; ICP: intervenção coronária percutânea; Tn-US: troponina ultrassensível; VR: valor referência.

Fisiopatologia e etiopatogenia

A principal característica fisiopatológica da SCA é a instabilização da placa aterosclerótica com subsequente formação de trombo oclusivo ou suboclusivo. De forma geral, a SCACSST é causada por oclusão completa da artéria coronária, enquanto a SCASSST se associa com oclusão parcial ou intermitente da coronária.[4]

Aproximadamente 60% das SCAs são secundárias à ruptura de placa aterosclerótica (rompimento da capa fibrosa com exposição do núcleo lipídico altamente trombogênico), 25% dos casos por erosão da placa (quando trombo forma-se na região fibrointimal em vez do núcleo lipídico da placa), que costuma ser mais comum na SCASSST, e, por fim, menos comumente, em aproximadamente 5% dos casos, devido a nódulos calcificados (calcificação nodular saliente à superfície do lúmen do vaso levando a formação de trombo), correlacionados com piores desfechos, em razão da intensa calcificação coronária.[1]

Causas adicionais de SCA incluem vasospasmo coronário (1 a 5%), dissecção espontânea de coronária (1 a 4%), trombose ou embolia coronária (1 a 3%), e outras causas de IAM com coronariopatia não obstrutiva, com cerca de 5 a 6% dos casos.[1]

Diversas condições clínicas (taquiarritmias, miocardite, takotsubo, sepse, embolia pulmonar) podem causar elevações nos níveis de troponina não ocasionadas por isquemia miocárdica e, dessa forma, não devem ser caracterizadas como infarto, mas sim como diagnósticos diferenciais de injúria miocárdica aguda.[1]

Diagnóstico

O diagnóstico da síndrome coronária aguda baseia-se na apresentação clínica, achados de ECG e evidência bioquímica de lesão miocárdica.

Quadro clínico

O quadro clínico contempla a avaliação da probabilidade pré-teste (idade, fatores de risco, história pregressa) somada à característica da sintomatologia, sendo o sintoma mais comum da SCA o desconforto torácico, presente em 79% dos homens e 74% das mulheres. A dor torácica típica se caracteriza por desconforto retroesternal persistente; caráter opressivo; início em repouso; irradiação para pescoço, membros superiores ou mandíbula; associado à dispneia, palidez e/ou sudorese.

A apresentação atípica (localização não clássica e/ou presença de equivalentes isquêmicos: epigastralgia, plenitude gástrica, dispneia etc.), classicamente correlacionada com pacientes idosos, diabéticos (com neuropatia) e/ou mulheres, tem se mostrado menos frequente.[1]

O exame físico deve ser focado na avaliação de complicações da SCA como disfunção ventricular grave ou complicações mecânicas (presença de sopro sistólico em foco mitral ou borda esternal esquerda, taquicardia, taquipneia, hipotensão, sudorese, pulsos finos, terceira bulha e/ou estertores pulmonares), além de contribuir no diagnóstico diferencial da dor torácica não relacionada com a SCA.[4]

Eletrocardiograma

O ECG de 12 derivações é a primeira ferramenta diagnóstica e deve ser realizado e interpretado em até 10 minutos após a admissão hospitalar.[1,4] O objetivo da realização precoce é identificar prontamente o supradesnivelamento do segmento ST (supraST) (Tabela 8.3), que tem sensibilidade de 68% e especificidade de 97% para identificar oclusão coronária.[2]

Deve-se atentar ao infradesnivelamento do segmento ST (infraST) horizontal com R proeminente em derivações precordiais direitas (V1-V3) que pode corresponder a imagem em espelho de supraST de parede posterior (ou inferobasal), identificada nas derivações adicionais V7, V8 e V9. Outros equivalentes eletrocardiográficos de oclusão coronária são supraST de aVL e V2, onda T hiperaguda (ampla, simétrica e de base larga), BRE novo/presumivelmente novo, além do padrão "de Winter".

Na suspeita de oclusão coronária e ECG falso-negativo, orienta-se realizar derivações adicionais (V7, V8, V9, V3R e V4R), além de seriar o ECG.[1,4]

Na SCASSST podemos observar infraST (31%), inversões da onda T (12%), depressões do segmento ST combinadas com inversões da onda T (16%), ou nenhuma (41%).[1] Ou seja, o mais comum é não ter alterações isquêmicas no ECG. A acurácia diagnóstica aumenta quando se compara a um ECG prévio. Alterações dinâmicas no segmento ST ou da onda T durante episódio doloroso, que revertem ou melhoram após alívio dos sintomas (com ou sem uso de nitrato), são importantes marcadores diagnóstico e prognóstico.[4]

Deve-se atentar a padrões eletrocardiográficos de alto risco e associados a mau prognóstico, como padrão de Wellens em derivações precordiais (tipo 1: onda T *plus-minus*, principalmente V2-V3) / tipo 2: onda T invertidas, profundas e simétricas V1-V4, correlacionada com suboclusão da porção proximal da descendente anterior (DA). Padrão supraST aVR (> 1 mm) com infraST difuso (> 6 derivações), correlacionado com lesão suboclusiva de tronco de coronária esquerda ou porção proximal da coronária descendente anterior.

Biomarcadores

São úteis para auxiliar tanto no diagnóstico quanto no prognóstico de pacientes com SCA. As troponinas são os biomarcadores de escolha para avaliação diagnóstica de pacientes com suspeita de IAM, pois apresentam acurácia diagnóstica superior à CK-MB massa e aos demais biomarcadores de lesão miocárdica. Na disponibilidade da troponina, nenhum outro marcador deve ser rotineiramente solicitado para diagnóstico de SCA.[4]

Tabela 8.3. Critério para supradesnivelamento segmento ST no ECG

Derivações	Supra ST (ponto J)
V2-V3	▪ Homem < 40 anos: 2,5 mm ▪ Homem > 40 anos: 2 mm ▪ Mulher: > 1,5mm
V3R-V4R	▪ > 0,5 mm
V7-V8-V9	▪ > 0,5 mm
Demais derivações	▪ >1 mm

*Obs.: em duas ou mais derivações contíguas.

As troponinas convencionais (microgramas/L ou nanogramas/mL) possuem baixa sensibilidade, principalmente dentro de 6 horas do início da dor. Com a introdução das troponinas ultrassensíveis (Tn-US; unidade em nanogramas/L ou picogramas/mL) e o aumento da sensibilidade e acurácia diagnóstica, adotaram-se algoritmos acelerados, com objetivo de reduzir tempo de permanência e custos na emergência, principalmente nos protocolos de *rule-out*, com medida na apresentação (0h) e segunda dosagem 1 a 3 horas após.[4,6]

Exames de imagem não invasivos

Têm papel, sobretudo, nos pacientes com ECG e biomarcadores normais. A escolha de cada um dependerá do objetivo e da questão clínica a ser respondida (Tabela 8.4).[4]

Estratificação de risco

Todos os pacientes com SCASSST devem ser estratificados e classificados em alto risco, intermediário ou baixo de desenvolverem eventos cardíacos maiores. É recomendável a classificação por mais de um método e o pior cenário deve ser considerado nas decisões quanto às condutas a serem adotadas.[2,4]

Pacientes com supraST ou estratificação de muito alto risco (Tabela 8.6), devem ser encaminhados para estratificação coronária invasiva imediata (< 2h). Recomenda-se estratificação invasiva (angiocoronariografia) para os pacientes de alto risco (precoce: < 24h), e a maioria dos pacientes de intermediário risco (< 48 a 72h), sendo possível utilização de métodos não invasivos para os de baixo risco.[4]

Existem diversos escores clínicos para auxiliar na estratificação de risco isquêmico, como escores TIMI (baixo 0 a 2; intermediário 3 a 4; alto 5 a 7) e GRACE (óbito hospitalar: baixo < 109 pontos; intermediário 109 a 140 pontos; alto > 140 pontos). Também existem escores para avaliação de risco de sangramento, como CRUSADE, Mehran *et al.* e ARC-HBR (*Academic Research Consortium for High Bleeding Risk*).[4]

Tratamento da SCA

Medidas gerais

O atendimento inicial deve ser realizado em leito sob monitoramento cardíaco contínuo, para todo caso suspeito ou confirmado de SCA. Oxigenioterapia somente deve ser ofertada se saturação de oxigênio < 90% ou se sinais de desconforto respiratório.[7]

Em pacientes com dor torácica utilizar como antianginoso de escolha nitrato por via sublingual ou endovenosa. Essa classe é contraindicada se pressão arterial sistólica < 100 mmHg, acometimento de VD, uso de sildenafil nas últimas 24h, ou de tadalafila nas últimas 48h.[4]

O uso de morfina deve ser reservado para pacientes com sintomas refratários. Evidências recentes

Tabela 8.4. Exames não invasivos na SCA

Exame	Considerações
Teste ergométrico	Pacientes com baixo risco, ECG e troponina normais, estáveis e sem dor após 9 a 12h em observação, ECG interpretável (ausência BRE, marca-passo ou SVE).
Ecocardiograma de estresse	Pacientes com baixo-intermediário risco, ECG e troponina normais, após 4h observação, até 72h internação.
Cintilografia de perfusão miocárdica	• *Repouso:* pacientes com baixo-intermediário risco, ECG e troponina normais, sem comprometimento segmentar prévio, com dor ou dentro de 6h do último episódio (idealmente < 2h). • *Estresse:* pacientes com baixo-intermediário risco, ECG e troponina normais, estáveis e sem dor após 9 a 12h em observação, habitualmente na internação.
Angiotomografia computadorizada de artérias coronárias	Pacientes com baixo-intermediário risco, ECG e troponina normais. Alto valor preditivo negativo. Idealmente pacientes com FC < 80 bpm ou que tolerem cronotrópico negativo. Pode-se realizar protocolo de triplo descarte (*triple rule-out*), no qual avalia-se dissecção de aorta TED.
Ecocardiograma transtorácico	Anormalidade da contração segmentar durante ou imediatamente após episódio de dor, pode sugerir o diagnóstico. Avalia disfunção ventricular, descarta complicações mecânicas, auxilia no diagnóstico diferencial. Deve ser realizado em todos pacientes.

Fonte: adaptada de Nicolau *et al.* (2021).[4]

levantam a possibilidade de interação entre o uso da morfina e a atividade antiplaquetária dos inibidores do P2Y12, reduzindo a sua atividade.[4,8]

Tratamento da SCA sem supradesnível do segmento ST

Tratamento da SCA sem supraST de baixo risco

Os pacientes classificados como baixo risco (escores TIMI ≤ 2, GRACE < 88, 6 meses) ou < 109 (hospitalar) e sem critérios clínicos de alto risco, como elevação de troponina ou alteração eletrocardiográfica, devem ser estratificados preferencialmente com provas funcionais não invasivas. Nesses pacientes o tratamento medicamentoso deve ser individualizado, considerando-se manter AAS em dose baixa (81 a 100 mg/d) e estatinas. O uso de anticoagulantes ou inibidores do receptor P2Y12 não é indicado de rotina em pacientes com SCASSST de baixo risco.[4]

Tratamento SCA sem supraST de intermediário ou alto risco

a) Estratificação coronária e revascularização miocárdica na SCASST

Os pacientes classificados como de alto risco (p. ex., alteração de troponina, alteração eletrocardiográfica, escore GRACE >140 pontos ou escore TIMI ≥ 5 pontos) devem ser considerados para estratégica invasiva precoce (< 24h). Quando houver critérios de muito alto risco (Tabela 8.5), há indicação de cineangiocoronariografia imediata.[4,9]

Na maioria dos casos de SCASSST os pacientes são elegíveis para intervenção coronária percutânea (ICP). Porém, em cerca de 10% dos casos, há indicação de revascularização cirúrgica e em 30% são mantidos em tratamento clínico exclusivo.[1,9]

b) Tratamento medicamentoso – terapia antitrombótica

Ácido acetilsalicílico (AAS) deve se iniciado precocemente ao diagnóstico de SCA, na dose de ataque (150 a 300 mg) mastigado ou macerado e mantido na dose de 81 mg a 100 mg ao dia.

Em pacientes indicados para estratégia invasiva precoce, o início do inibidor do receptor P2Y12 deverá ocorrer na sala de cateterismo, após conhecimento da anatomia coronária. O pré-tratamento, ou seja, o início do inibidor do receptor P2Y12 antes da realização do cateterismo, no entanto, pode ser considerado em pacientes: a) sem risco hemorrágico elevado e com risco isquêmico moderado ou elevado em programação de cineangiocoronariografia; ou b) com conduta inicial conservadora.[4,10] As recomendações do uso dos inibidores P2Y12 na SCASSST estão descritos na Tabela 8.6.

Recomenda-se manter a terapia antiplaquetária dupla com AAS e inibidor do receptor P2Y12 por 12 meses após a SCA. Em casos selecionados, associados a elevado risco de sangramento, é seguro alterar para monoterapia com AAS depois de seis meses ou com inibidor P2Y12 depois de três meses. Já em pacientes de elevado risco isquêmico e baixo risco de sangramento, pode se considerar estender a terapia dupla além de 12 meses após a SCA.[4,6]

Os antiplaquetários inibidores da glicoproteína IIbIIIa, atualmente, são reservados a casos de ICP associados a complicações trombóticas.[4] A terapia anticoagulante está indicada após a confirmação do diagnóstico de SCASSST de moderado ou alto risco e deve ser mantida até a revascularização cirúrgica ou percutânea ou por oito dias (ou até a alta, se esta ocorrer primeiro) em pacientes mantidos em tratamento clínico.[4] As opções de anticoagulantes disponíveis no Brasil são descritas na Tabela 8.7.

Tabela 8.5. Indicação de cineangiocoronariografia de urgência

- Edema agudo de pulmão
- Instabilidade hemodinâmica
- Angina refratária
- Instabilidade elétrica
- Supra desnivelamento de ST transitório ou intermitente

Tabela 8.6. Inibidores do receptor P2Y12 na SCASSST

Opções de pré-tratamento
- Ticagrelor: 180 mg (ataque) e 90 mg 12/12h (manutenção) - Clopidogrel 300 mg (ataque) e 75 mg/dia (manutenção)
Opções de tratamento após cineangiocoronariografia
- Prasugrel 60 mg (ataque) e 10 mg/d (manutenção). Somente para pacientes submetidos a intervenção coronária percutânea. Contraindicado se acidente vascular cerebral ou ataque isquêmico transitório prévios; idade ≥ 75 anos ou peso < 60 kg - Ticagrelor: 180 mg (ataque) e 90 mg 12/12h (manutenção) - Clopidogrel 300 mg (ataque, se mantido em tratamento conservador) ou 600 mg (ataque, se submetido à ICP) e 75 mg/d (manutenção)

Tratamento SCA com supraST (IAMCSST)
Terapias de reperfusão
a) Fibrinolíticos

Os fibrinolíticos são indicados nos casos de síndrome coronariana aguda com supradesnivelamento persistente do segmento ST. O maior benefício é visto nos pacientes tratados nas primeiras horas do IAMCSST.[11]

Em casos de falha do fibrinolítico, ou seja, resolução do segmento ST < 50% dentro de 60 a 90 minutos da administração fibrinolítica, ou na presença de instabilidade elétrica ou hemodinâmica, piora da isquemia ou dor torácica persistente, é indicada angiografia imediata e ICP de resgate.[11,12] As dosagens e contraindicações dos fibrinolíticos estão descritas nas Tabelas 8.8 e 8.9.

Terapia antitrombótica associada à fibrinólise

Inibidor do receptor P2Y12: clopidogrel ou ticagrelor. Pacientes com mais de 75 anos não devem receber dose de ataque de clopidogrel apenas dose de manutenção e, se alto risco de sangramento, a preferência deve ser pelo clopidogrel.[11]

> **Clopidogrel**
> **Dose de ataque:** 300 mg (somente se < 75 anos)
> **Dose de manutenção:** 75 mg/d
>
> *Opção: Ticagrelor (contraindicado em > 75 anos) na dose de ataque 180 mg e dose de manutenção: 90 mg 12/12h.*

Anticoagulante deve ser iniciado precocemente em pacientes submetidos a fibrinólise, com intuito de se evitar reoclusão do vaso (Tabela 8.10).[12]

b) Intervenção coronariana percutânea primária

A ICP primária é a estratégia de reperfusão preferida em pacientes com IAMCSST dentro de 12 horas de início dos sintomas, desde que possa ser realizada de forma rápida (até 120 minutos – farmacoinvasiva, ou até 60 minutos porta-balão) por uma equipe experiente.[1,11]

Não é indicada a ICP de rotina de uma artéria ocluída relacionada com o infarto em pacientes assintomáticos > 48 horas após o início dos sintomas; no entanto, a revascularização pode ser considerada na presença de sintomas persistentes ou evidências objetivas de isquemia no território da artéria ocluída.[11,13]

Em caso de pacientes estáveis com doença multivascular coronária, revascularização de rotina de lesões significativas não culpadas deve ser considerada antes da alta hospitalar.[14] Vale salientar, que,

Tabela 8.7. Terapia anticoagulante na SCASSST

Anticoagulantes	Dose	Observações
Heparina de baixo peso molecular ■ Enoxaparina	1 mg/kg SC 12/12h	Correção da dose: ■ Idade ≥ 75 anos: 0,75 mg/kg, SC, 12/12h ■ Filtração glomerular entre 15 a 30 mL/min: 1 mg/kg SC 1× dia Evitar se filtração glomerular < 15 mL/min
Fondaparinux	2,5 mg SC 1× dia	Opção para pacientes de alto risco de sangramento em tratamento clínico. Se ICP associar heparina não fracionada 85 UI/kg IV. Contraindicado se filtração glomerular < 20 mL/min
Heparina não fracionada	60 a 70 UI/kg, IV (ataque, máximo de 4.000 UI) e 12 a 15 UI/kg IV (manutenção, máximo de 1.000 UI/h)	Anticoagulante de escolha se taxa de filtração glomerular < 15 mL/min. Controle com TTPa com objetivo de manter de 1,5 a 2,0× em relação ao controle Deve-se evitar a troca de HNF e HBPM durante o tratamento da SCASSST

Tabela 8.8. Doses dos fibrinolíticos

Estreptoquinase (SK)	Alteplase (tPA)	Tenecteplase (TNK-tPA)
1,5 milhão UI em 100 mL de SG 5% ou SF 0,9% em 30 a 60 minutos	15 mg EV em bólus, seguidos por 0,75 mg/kg em 30 minutos e, então, 0,50 mg/kg em 60 minutos	*Bólus único:* ■ 30 mg se < 60 kg ■ 35 mg se 60 a 70 kg ■ 40 mg se 70 a 80 kg ■ 45 mg se 80 a 90 kg ■ 50 mg se > 90 kg

Obs.: recomenda-se reduzir pela metade a dose preconizada do Tenecteplase em pacientes acima de 75 anos.

Tabela 8.9. Contraindicações ao fibrinolítico

Contraindicações absolutas	Sangramento intracraniano prévio AVC isquêmico nos últimos três meses Neoplasia no sistema nervoso central Trauma cranioencefálico nos últimos três meses Sangramento ativo Malformação arteriovenosa cerebral Dissecção aguda de aorta Discrasia sanguínea
Contraindicações relativas	AVC isquêmico > 3 meses Gravidez Uso de antagonista da vitamina K Sangramento interno recente < 2 a 4 semanas Ressuscitação cardiopulmonar traumática Cirurgia de grande porte < 3 semanas HAS não controlada (PA > 180/110 mmHg) Punções não compressíveis Úlcera péptica ativa Exposição prévia à estreptoquinase

Tabela 8.10. Terapia anticoagulante na SCACSST

Enoxaparina
Dose de ataque: Fibrinólise: 30 mg, IV, em bolus (somente para pacientes < 75 anos) ICP primária: 0,5 mg/kg, IV, em bolus **Dose de manutenção:** 1 mg/kg, SC, 12/12h, por 8 dias ou até revascularização **Correção da dose se:** Idade ≥ 75 anos: 0,75 mg, SC, 12/12h Filtração glomerular < 30 mL/min: 1 mg/kg, SC, 1×/dia
Alternativa: Heparina não fracionada (se filtração glomerular < 15 mL/min)
Dose de ataque: 60 U/kg IV (máximo: 4.000 U) **Dose de manutenção:** 12 U/kg/hora (máximo 1.000 U/hora), por no mínimo 48 horas. Realizar controle do TTPa a cada 6 horas com objetivo de mantê-lo entre 1,5 a 2 vezes o controle.
Fondaparinux (contraindicado se filtração glomerular < 20 mL/min)
Dose de ataque: 2,5 mg IV **Dose de manutenção:** 2,5 mg, SC, 1×/dia

em pacientes com choque cardiogênico secundário ao IAM, a ICP deve ser restrita à artéria coronária considerada culpada.[15]

A aspiração de trombo pelo cateterismo de rotina não é recomendada, mas em casos de alta carga trombótica, a aspiração pode ser considerada.[4,16] Os inibidores P2Y12 preferenciais são prasugrel ou ticagrelor, devido ao efeito de ação mais rápido, maior potência e redução de desfechos isquêmicos em relação ao clopidogrel.[17]

- **Prasugrel:** 60 mg (ataque) e 10 mg/d (manutenção). Contraindicado se acidente vascular cerebral ou ataque isquêmico transitório prévios; idade ≥ 75 anos ou peso < 60 kg.
- **Ticagrelor:** 180 mg (ataque) e 90 mg 12/12h (manutenção).
- **Clopidogrel:** 600 mg (ataque) e 75 mg/d (manutenção).

As opções de anticoagulantes para ICP primária incluem heparina não fracionada e enoxaparina (Tabela 8.10). O uso de fondaparinux no contexto da ICP primária esteve associada a potenciais danos e não é recomendada.[11]

c) Revascularização cirúrgica

A revascularização cirúrgica de urgência é conduta de exceção, reservada a casos com contraindicação/falha na revascularização percutânea/trombólise com isquemia recorrente, choque cardiogênico ou na presença de complicações mecânicas do infarto.[4,11]

Tratamento medicamentoso adjuvante na SCA

Estatina de alta potência deve ser iniciada ou mantida durante internação por SCA. No seguimento pós-SCA, em pacientes que não atinjam a meta de LDL-colesterol < 50 mg/dL, há indicação de se associar outras classes, como ezetimibe e inibidor da PCSK9 (Tabela 8.11).[4,6]

Especialmente em pacientes que evoluem com disfunção ventricular, está indicado início de terapia com inibidores do sistema renina angiotensina, antagonistas da aldosterona e betabloqueadores.[4,6]

Tratamento adicional

Além do tratamento medicamentoso, pacientes pós-SCA devem ser orientados sobre mudanças de estilo de vida que envolvem: reabilitação cardiopulmonar,[18,19] cessação do tabagismo, dieta, controle do peso e vacinação contra pneumococo e influenza.[4,20]

Conclusões e perspectivas

Apesar do avanço no tratamento da SCA, esta ainda é uma condição associada à elevada morbimortalidade. A estratificação de risco na SCASSST, o início rápido da terapia de reperfusão no IAMCSST, assim como a terapia antitrombótica individualizada, o tratamento farmacológico adjuvante otimizado e as modificações do estilo de vida são cruciais na redução da recorrência de eventos. Em casos complicados com choque cardiogênico, a utilização de dispositivos de assistência ventricular pode ser uma possibilidade de suporte terapêutico; porém, ainda pouco disponível em nosso meio.

Pontos-chave

- SCA é associada à elevada mortalidade intra-hospitalar e a longo prazo.
- Para diagnóstico de infarto é necessário evidenciar isquemia miocárdica associada à elevação de troponina. Deve-se considerar diagnósticos diferenciais de injúria miocárdica quando houver elevação de troponina sem evidência de isquemia miocárdica.
- Pacientes com SCASSST de muito alto risco devem ser submetidos à angiografia coronária de urgência.
- Pré-tratamento com inibidor P2Y12 na SCASST não deve ser realizado de rotina.
- Terapia de reperfusão é prioritária no IAMCSSST e a ICP primária deve ser a estratégia de escolha se disponível.

Referências bibliográficas

1. Bhatt DL, Lopes RD, Harrington RA. Diagnosis and treatment of acute coronary syndromes: a review. JAMA - J Am Med Assoc. 2022;327(7):662-75.
2. Bergmark BA, Mathenge N, Merlini PA, Lawrence-Wright MB, Giugliano RP. Acute coronary syndromes. Lancet. 2022; 399(10332):1347-58.
3. Thygesen K, Alpert JS, Jaffe AS, Chaitman BR, Bax JJ, Morrow DA, et al. Fourth Universal definition of myocardial infarction (2018). J Am Coll Cardiol. 2018;72(18):2231-64.
4. Nicolau JC, Feitosa Filho GS, Petriz JL, Furtado RHM, Précoma DB, Lemke W, et al. Brazilian society of cardiology guidelines on unstable angina and acute myocardial infarc-

Tabela 8.11. Tratamento medicamentoso adjuvante pós-SCA

Tratamento adjuvante pós-SCA	Principais indicações na SCA
Estatina de alta potência (p. ex., atorvastatina 40 a 80 mg/dia ou rosuvastatina 20 a 40 mg/dia)	Todos os pacientes sem contraindicação
Inibidores da enzima conversora de angiotensina	FEVE < 40%, hipertensão arterial sistêmica, diabetes ou insuficiência renal crônica
Bloqueadores do receptor de angiotensina-II	Pacientes intolerantes ao iECA
Bloqueador de aldosterona	FEVE ≤ 40%, diabetes e/ou congestão pulmonar na fase aguda
Betabloqueadores	Disfunção ventricular, obstruções coronarianas não abordadas (isquemia residual)

tion without ST-segment elevation - 2021. Arq Bras Cardiol. 2021;117(1):181-264.
5. Swap CJ, Nagurney JT. Value and limitations of chest pain history in the evaluation of patients with suspected acute coronary syndromes. JAMA. 2005;294(20):2623-9.
6. Collet JP, Thiele H, Barbato E, Bauersachs J, Bhatt DL, Dendale P, et al. 2020 ESC Guidelines for the management of acute coronary syndromes in patients presenting without persistent ST-segment elevation. Eur Heart J. 2021;42(14):1289-367.
7. Hofmann R, James SK, Jernberg T, Lindahl B. Oxygen therapy in suspected acute myocardial infarction. N Engl J Med. 2017 Sep 28;377(13):1240-9.
8. Furtado RHM, Nicolau JC, Guo J, Im K. Morphine and cardiovascular outcomes among patients with non-ST-Segment elevation acute coronary syndromes undergoing coronary angiography. J Am Coll Cardiol. 2020 Jan 28;75(3):289-300.
9. Lawton JS, Tamis-Holland JE, Bangalore S, Bates ER, Beckie TM, Bischoff JM, et al. 2021 ACC/AHA/SCAI Guideline for coronary artery revascularization: a report of the American College of Cardiology/American Heart Association Joint Committee on Clinical Practice Guidelines. Circulation. 2022 Jan 18;145(3):E18-114.
10. Schüpke S, Neumann FJ, Menichelli M, Mayer K, Bernlochner I, Wohrle J, et al. Ticagrelor or prasugrel in patients with acute coronary syndromes. N Engl J Med. 2019;381(16):1524-34.
11. Ibanez B, James S, Agewall S, Antunes MJ. 2017 ESC Guidelines for the management of acute myocardial infarction in patients presenting with ST-segment elevation. Eur Heart J. 2018;39(2):119-77.
12. Piegas LS, Timerman A, Feitosa GS, Nicolau JC. V Diretriz da Sociedade Brasileira de Cardiologia sobre Tratamento do Infarto Agudo do Miocárdio com Supradesnível do Segmento ST. Arq Bras Cardiol. 2015;105(2):1-105.
13. Hochman JS, Lamas GA, Buller CE, Dzavik V. Coronary intervention for persistent occlusion after myocardial infarction. N Engl J Med. 2006 Dec 7;355(23):2395-407.
14. Mehta SR, Wood DA, Storey RF, Mehran R, Bainey KR, Nguyen H, et al. Complete revascularization with multivessel PCI for myocardial infarction. N Engl J Med. 2019 Oct 10; 381(15):1411-21.
15. Thiele H, Akin I, Sandri M, Fuernau G. PCI Strategies in patients with acute myocardial infarction and cardiogenic shock. N Engl J Med. 2017 Dec 21;377(25):2419-32.
16. Feres F, Costa RA, Siqueira D, Costa Jr JR. Diretriz sobre intervenção coronária percutânea. Arq Bras Cardiol. 2017;109:1-81.
17. Serrano CV, Soeiro AM, Leal TCAT, Godoy LC. Statement on antiplatelet agents and anticoagulants in cardiology – 2019. Arq Bras Cardiol. 2019;113(1):111-34.
18. Pelliccia A, Sharma S, Gati S, Bäck M, Borjesson M, Caselli S, et al. 2020 ESC Guidelines on sports cardiology and exercise in patients with cardiovascular disease. Eur Heart J. 2021 Jan 1;42(1):17-96.
19. de Carvalho T, Milani M, Ferraz AS, da Silveira AD. Diretrizes Diretriz Brasileira de Reabilitação Cardiovascular – 2020 Diretrizes Diretrizes Lista de Abreviaturas de Acrônimos Diretrizes. Arq Bras Cardiol. 2020;114(5):943-87.
20. Fröbert O, Götberg M, Erlinge D, Akhtar Z, Macintyre CR, Oldroyd KG, et al. Influenza vaccination after myocardial infarction: a randomized, double-blind, placebo-controlled, multicenter trial. Circulation. 2021 Nov 2;144(18):1476-84.

CAPÍTULO 9

Complicações Mecânicas após Infarto Agudo do Miocárdio

Diego Carter Campanha Borges • Mateus Paiva Marques Feitosa • Carla David Soffiatti • Henrique Barbosa Ribeiro

Introdução

As principais complicações mecânicas pós-infarto são: insuficiência mitral, ruptura de parede livre e comunicação interventricular. Existe uma lógica para ocorrência desses eventos, que se inicia com a ruptura de placa aterosclerótica, seguida por oclusão aguda da artéria e instalação do processo de necrose miocárdica, que por disfunção ou mesmo por ruptura na área de infarto, promove as citadas patologias. As complicações mecânicas do infarto se tornaram menos frequentes graças à estratégia precoce de reperfusão.[1]

Ruptura de parede livre

A ruptura de parede livre deve-se à necrose miocárdica da parede livre do ventrículo esquerdo. Ocorre em aproximadamente 1 a 6% dos infartos e é responsável por até 15% da mortalidade precoce.

O pico de incidência na época pré-fibrinolítica era de cinco dias após o infarto do miocárdio. No entanto, com a reperfusão precoce, ocorre geralmente dentro de 48 horas da apresentação.

A ruptura de parede livre é mais frequentemente em pacientes com reperfusão tardia, idosos e mulheres. A reperfusão precoce é protetora, seja por intervenção coronária percutânea primária ou por trombólise.

A ruptura de parede livre é geralmente um evento fatal. A maioria dos pacientes desenvolve hemopericárdio com tamponamento cardíaco seguido de parada cardíaca em ritmo de atividade elétrica sem pulso (AESP).

Incomumente, a ruptura de parede livre pode ser contida por trombos, hematoma e pericárdio, selando uma ruptura do ventrículo esquerdo e promovendo o surgimento de pseudoaneurisma. Devido o alto risco de ruptura, o reparo cirúrgico urgente também é recomendado. A ruptura da parede livre geralmente ocorre em locais onde a necrose miocárdica é transmural sendo mais provável que ocorra na parede lateral do ventrículo esquerdo.[2]

Diagnóstico

O ecocardiograma confirma o diagnóstico com a presença de derrame pericárdico, além de mostrar sinais de tamponamento, como colabamento diastólico da parede atrial direita ou ventrículo direito.

Tratamento

Deve-se realizar esforços para estabilização hemodinâmica por meio de infusão de cristaloides, vasopressores e inotrópicos, sem retardar o acesso à pronta cirurgia corretiva. A pericardiocentese de emergência deve ser realizada somente em pacientes instáveis hemodinamicamente, uma vez que pode aumentar o fluxo sanguíneo no local da ruptura.

Apesar do alto risco, a cirurgia de emergência oferece a melhor chance de sobrevida. O reparo cirúrgico pode ser difícil devido ao fato do tecido miocárdico necrosado estar friável. De acordo com a diretriz americana (AHA/ACC), se necessário, a revascularização miocárdica deve ser feita no mesmo tempo cirúrgico.

Embora o fechamento precoce da ruptura da parede livre seja indicado, por vezes não é realizado devido ao risco cirúrgico proibitivo. Os tratamentos alternativos nesses pacientes incluem o uso de dispositivos de assistência ventricular e fechamento percutâneo do defeito.

Comunicação interventricular

A comunicação interventricular (CIV) pós-infarto decorre da necrose isquêmica do septo interventricular. A frequência de CIV pós-infarto, na época pré-trombolítica era 1 a 3% dos pacientes e pós-fibrinolítica de aproximadamente 0,2%.[3]

Em pacientes sem reperfusão, a CIV ocorre durante o primeiro dia ou entre os dias 3 e 5, enquanto em pacientes que recebem reperfusão, geralmente ocorre durante as primeiras 24 horas da apresentação.

A CIV pós-infarto é geralmente associada a extensa área de infarto, sobretudo em pacientes idosos e em mulheres. Os pacientes podem apresentar quadro de angina, dispneia e choque cardiogênico. A gravidade dos sintomas depende do tamanho do defeito, com defeitos maiores causando maior *shunt* da esquerda para a direita.

A CIV associada a um infarto anterior está geralmente localizada no septo apical, enquanto a ruptura associada ao infarto inferior está localizada no septo posterobasal.

Diagnóstico

O aparecimento de novo sopro holossistólico, facilmente audível, por vezes acompanhado de frêmito, é forte indicativo do diagnóstico. O ecocardiograma transtorácico pode confirmar o diagnóstico e mostrar o *shunt* esquerda-direita por meio do septo interventricular.

A ventriculografia esquerda na projeção oblíqua anterior esquerda pode demonstrar o *shunt* esquerda-direita durante a sístole. O cateterismo cardíaco direito evidencia uma rápida elevação na saturação de oxigênio ao nível do ventrículo direito, devido ao *shunt* esquerda-direita.

Tratamento

Embora tenha alto risco, a correção cirúrgica imediata da CIV oferece a melhor chance de sobrevida. A mortalidade em pacientes portadores de CIV pós-infarto associada a choque cardiogênico e tratada de forma conservadora é alarmante, chegando a 96%.

O caráter urgente independe da estabilidade clínica uma vez que a CIV pode aumentar agudamente, resultando em deterioração súbita e morte. A estabilização inicial pode ser alcançada por implante de balão intra-aórtico e suporte inotrópico. Se os pacientes estiverem hemodinamicamente estáveis, a redução da pós-carga com nitroprussiato pode reduzir a magnitude do *shunt* esquerda-direita.

O reparo cirúrgico consiste no desbridamento da área necrosada e correção do defeito com material sintético. A revascularização miocárdica é comumente realizada no mesmo tempo cirúrgico. O tratamento percutâneo da ruptura do septo ventricular enfrenta várias limitações, não sendo terapia de escolha em pacientes candidatos à cirurgia. Outras alternativas: transplante cardíaco e cuidados paliativos.

Insuficiência mitral

A insuficiência mitral pós-infarto está associada a aumento de mortalidade. A ruptura do músculo papilar é apenas um dos mecanismos que levam à regurgitação mitral no paciente pós-IAM, sendo, porém, responsável por aproximadamente 5% dos óbitos. A ruptura do músculo papilar geralmente ocorre 2 a 7 dias após um infarto agudo do miocárdio com supradesnivelamento do ST (IAMCSST) de parede inferior, em aproximadamente 1% dos pacientes com infarto.

A maioria dos pacientes com ruptura do músculo papilar apresenta edema agudo pulmonar e choque cardiogênico. No exame físico, exibem sinais de congestão pulmonar, embora um sopro de regurgitação mitral possa estar presente, é, por vezes, ausente devido à rápida equalização das pressões atrial e ventricular esquerda durante a sístole. Por esse motivo, a ecocardiografia é essencial para fazer o diagnóstico.

A ruptura do músculo papilar se deve à necrose isquêmica. Existem dois músculos papilares: o anterolateral e o posteromedial. O músculo papilar anterolateral é perfundido pelas artérias descendente anterior e circunflexa. No entanto, o músculo papilar posteromedial é perfundido somente pela artéria descendente posterior sendo, portanto, mais suscetível quando da ocorrência de infarto de parede inferior à isquemia, necrose e ruptura. Vale ressaltar que mesmo um infarto focal, precisamente localizado, pode levar à ruptura. A ruptura pode ser completa, levando à insuficiência mitral grave, ou parcial.

Diagnóstico

O ecocardiograma transtorácico, pode demonstrar *flail* da válvula mitral e músculo papilar rompido movendo-se livremente dentro do ventrículo esquerdo e prolapsando para o átrio esquerdo. Em alguns pacientes, o diagnóstico pode ser desafiador, sendo necessário uso de ecocardiograma transesofágico.

Tratamento

A estabilização hemodinâmica inicial pode ser alcançada pela redução da pós-carga, sendo normalmente utilizado nitroprussiato e/ou balão intra-aórtico. Apesar de estabilização inicial, existe risco alto de deterioração clínica e óbito. Recomenda-se o reparo cirúrgico precoce.

A troca da valva mitral é frequentemente necessária, sendo raras vezes possível o reparo do músculo papilar rompido. A cirurgia de revascularização miocárdica deve ser realizada no mesmo tempo cirúrgico.[2] A correção percutânea da válvula mitral com uso do MitraClip® pode ser uma alternativa em pacientes não candidatos à cirurgia.

Referências bibliográficas

1. Neumann F-J, Sousa-Uva M, Ahlsson A, Alfonso F, Banning AP, Benedetto U, et al. 2018 ESC/EACTS Guidelines on myocardial revascularization [Internet]. Vol. 14, EuroIntervention. 2019;1435-534. Disponível em: http://dx.doi.org/10.4244/eijy19m01_01
2. Damluji AA, van Diepen S, Katz JN, Menon V, Tamis-Holland JE, Bakitas M, et al. Mechanical complications of acute myocardial infarction: a scientific statement from the American Heart Association [Internet]. Vol. 144, Circulation. 2021. Disponível em: http://dx.doi.org/10.1161/cir.0000000000000985
3. GUSTO investigators. An international randomized trial comparing four thrombolytic strategies for acute myocardial infarction. N Engl J Med. 1993 Sep 2;329(10):673-82.

CAPÍTULO 10

Choque Cardiogênico

Lucas Tokio Kawahara • Cecília Chie Sakaguchi Barros • Letícia Naomi Nakada • Ludhmila Abrahão Hajjar

Introdução

O choque cardiogênico (CC) é um estado crítico de hipoperfusão e hipóxia tecidual resultante de uma disfunção cardíaca primária com diminuição do débito cardíaco (DC).[1] É uma síndrome clínica de alta mortalidade, cuja incidência e complexidade estão em ascensão, em decorrência do envelhecimento populacional e da maior associação a comorbidades.[2]

A diminuição do DC é consequência de uma insuficiência do ventrículo esquerdo, direito ou ambos. Essa insuficiência ventricular pode ser decorrente de um novo evento isquêmico ou não isquêmico, ou da progressão de uma doença cardíaca crônica.[3] As etiologias do CC estão descritas na Tabela 10.1.

A etiologia mais importante é o infarto agudo do miocárdio (IAM), representando aproximadamente 80% de todas as causas de CC.[4] O CC é a principal causa de mortalidade entre os pacientes com IAM. Quatro a doze por cento dos pacientes pós-IAM desenvolvem essa patologia e sua incidência é maior nos IAMs com supradesnivelamento do segmento ST comparado aos IAMs sem supradesnivelamento do segmento ST.[5]

Apesar de avanços recentes na terapêutica do CC, como o surgimento de novos dispositivos de assistência circulatória, a taxa de mortalidade geral do CC tem permanecido em níveis superiores a 40%. Essa mortalidade é maior no período inicial da doença. No ambiente intra-hospitalar, a mortalidade é de 30 a 60%, e metade delas ocorre nas primeiras 24 horas

Tabela 10.1. Etiologias do choque cardiogênico

Infarto agudo do miocárdio • Falência de > 40% do VE ou < 40% associada a arritmia ou vasodilatação • Falência de VD • Complicações mecânicas
IC crônica descompensada
Cardiomiopatias
Miocardite aguda
Pós-cardiotomia
Pós-parada cardíaca
Contusão miocárdica
Valvopatias
Arritmias
Tamponamento cardíaco
Embolia pulmonar maciça
Secundário a medicamentos

VE, ventrículo esquerdo; VD, ventrículo direito; IC, insuficiência cardíaca.

da apresentação.[5] Devido à complexidade e gravidade do CC, torna-se importante o seu reconhecimento precoce e início da terapia adequada para melhorar o prognóstico dos pacientes acometidos.

Fisiopatologia

Independentemente da etiologia do CC, ocorre disfunção cardíaca com diminuição do DC. A redução do DC estabelece, como consequência, um estado de hipotensão e hipoperfusão orgânica, que são os principais marcos responsáveis pelo quadro clínico do paciente com CC.

Em resposta à hipotensão e hipoperfusão, há uma vasoconstrição periférica compensatória. Embora a vasoconstrição aumente transitoriamente a pressão arterial (PA), ela é insuficiente e apresenta efeitos deletérios, como o aumento da pós-carga.

O estado de baixo DC também leva a um represamento sanguíneo à montante, provocando congestão pulmonar e hipóxia. A hipoxemia, associada à diminuição da perfusão coronariana causada pelo estado de hipotensão, agrava a disfunção cardíaca, que piora progressivamente e pode resultar em disfunções orgânicas e morte.[5]

Além disso, a inflamação tem papel importante na fisiopatologia do CC. Ainda não se sabe precisamente os mecanismos que ativam o estado pró-inflamatório, mas algumas hipóteses são a ativação da imunidade inata devido à liberação de padrões moleculares associados a dano (DAMPs) por células isquêmicas, e a translocação de padrões moleculares associados a patógenos (PAMPs) devido à isquemia intestinal.[6] Esse estado pró-inflamatório causa vasodilatação e diminui a contratilidade cardíaca. É importante ressaltar que as apresentações de CC entre os pacientes são variáveis. Portanto, alguns pacientes podem apresentar um estado mais inflamatório, com vasodilatação predominante; enquanto outros apresentam o padrão clássico de vasoconstrição em resposta à hipotensão. A Figura 10.1 ilustra esquematicamente a fisiopatologia do CC.

Diagnóstico

O diagnóstico de CC é clínico e os critérios podem ser resumidos por: (1) hipotensão persistente (PA sistólica < 90 mmHg ou PA média < 30 mmHg por mais de 30 minutos, ou necessidade de vasopressores para manter a PA acima desses níveis); e (2)

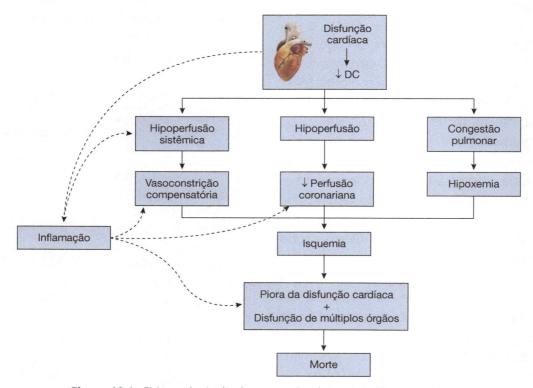

Figura 10.1. Fisiopatologia do choque cardiogênico. DC, débito cardíaco.

sinais de hipoperfusão orgânica (alteração do estado mental, extremidades frias e/ou mal perfundidas, oligúria, lactato arterial aumentado).[7]

Critérios hemodinâmicos como baixo índice cardíaco (IC < 1,8 L/min/m^2 ou < 2,2 L/min/m^2 com suporte circulatório) ou elevada pressão diastólica final do ventrículo esquerdo (PDFVE > 15 mmHg) podem auxiliar no diagnóstico, mas não são necessários. A Tabela 10.2 descreve os critérios diagnósticos utilizados nos principais ensaios clínicos em CC.

Embora todas as definições de CC mencionadas incluam hipotensão como critério diagnóstico, a vasoconstrição periférica compensatória no choque pode evitar a diminuição da PA. Assim, é possível haver hipoperfusão tecidual sem hipotensão, levando a um estado de pré-choque (com lactato normal) ou ainda CC normotenso (com lactato elevado).[8] Os pacientes com essas apresentações são considerados de alto risco, portanto, é importante estar atento a sinais precoces de hipoperfusão.

Classificação e prognóstico

As classificações propostas para CC são importantes para caracterizar a gravidade dos pacientes e guiar a escolha do tratamento. A classificação da *Society for Cardiovascular Angiography and Interventions* (SCAI), elaborada em 2019, mostrou-se capaz de predizer o risco de morte intra-hospitalar em múltiplas coortes de CC.[12] Ela define cinco estágios de evolução clínica, que variam de A (sob risco) a E (choque extremo), com base em parâmetros hemodinâmicos, indicadores de perfusão tecidual e resposta a intervenções iniciais. As características de cada estágio estão descritas na Figura 10.2.

Como a classificação da SCAI define a gravidade do CC ao longo da evolução da doença, seu uso para estratificar pacientes no início do quadro é limitado. Para resolver esse impasse, outras classificações complementares têm sido desenvolvidas, como a classificação fenotípica. Em um estudo que utilizou técnicas de *machine learning* em coortes de CC, foram identificados três fenótipos de CC com base em seis variáveis não correlacionadas.[13] Os grupos fenotípicos foram, em ordem crescente de mortalidade: (1) não congesto, (2) cardiorrenal e (3) cardiometabólico. As características de cada grupo estão descritas na Figura 10.3. As variáveis utilizadas para essa estratificação foram: taxa de filtração glomerular (TFG), bicarbonato sérico, alanina aminotransferase (ALT), lactato sérico, plaquetas e leucócitos.

Manejo e tratamento

Abordagem inicial

A abordagem inicial do CC deve consistir em terapia precoce guiada por metas, objetivando a ressuscitação imediata. Após a realização de exames diagnósticos e o início da monitorização hemodinâmica, a conduta inicial pode ser memorizada pelo acrônimo "VIP": *ventilate* (oxigenação), *infusion* (ressuscitação volêmica) e *pump* (administração

Tabela 10.2. Critérios diagnósticos do choque cardiogênico

		Shock[9] (1999)	IABP-Shock II[10] (2012)	CULPRIT-Shock[11] (2017)
Critérios clínicos	Hipotensão	PAS < 90 mmHg por ≥ 30 min OU vasopressores para manter PAS > 90 mmHg	PAS < 90 mmHg por ≥ 30 min OU catecolaminas para manter PAS > 90 mmHg	PAS < 90 mmHg por ≥ 30 min OU catecolaminas para manter PAS > 90 mmHg
	Hipoperfusão	≥ 1 entre: ■ Fluxo urinário < 30 mL/h ■ Extremidades frias	≥ 1 entre: ■ Estado mental alterado ■ Pele e extremidades frias/pegajosas ■ Fluxo urinário < 30 mL/h ■ Lactato ≥ 2,0 mmol/L	≥ 1 entre: ■ Estado mental alterado ■ Pele e membros frios/pegajosos ■ Fluxo urinário < 30 mL/h ■ Lactato ≥ 2,0 mmol/L
	Outros	–	■ Congestão pulmonar clínica	• Congestão pulmonar clínica
Critérios hemodinâmicos		IC ≤ 2,2 L/min/m^2 e PCP > 15 mmHg	–	–

PAS: pressão arterial sistólica; IC: índice cardíaco; PCP: pressão capilar pulmonar.

A At Risk	**B** Beginning	**C** Classic	**D** Deteriorating	**E** Extremis
Risco de choque Paciente sem sinais ou sintomas de CC. Apresenta fatores de risco, como: IAM extenso, IAM prévio, IC aguda ou IC crônica descompensada.	**Início do choque** Paciente com evidência clínica de hipotensão relativa ou taquicardia, sem hipoperfusão	**Choque clássico** Paciente com hipoperfusão. Necessita de intervenção farmacológica ou mecânica, além da ressuscitação volêmica. Hipotensão relativa está tipicamente presente, mas não é necessária.	**Choque em deterioração** Paciente similar ao estágio C, mas piorando. Falha nas terapias iniciais de suporte para restaurar a perfusão, evidenciada por piora hemodinâmica e elevação de lactato.	**Choque extremo** Paciente com choque refratário ou colapso circulatório atual ou iminente.

Figura 10.2. Classificação da SCAI para CC. IAM: infarto agudo do miocárdio; IC: insuficiência cardíaca.

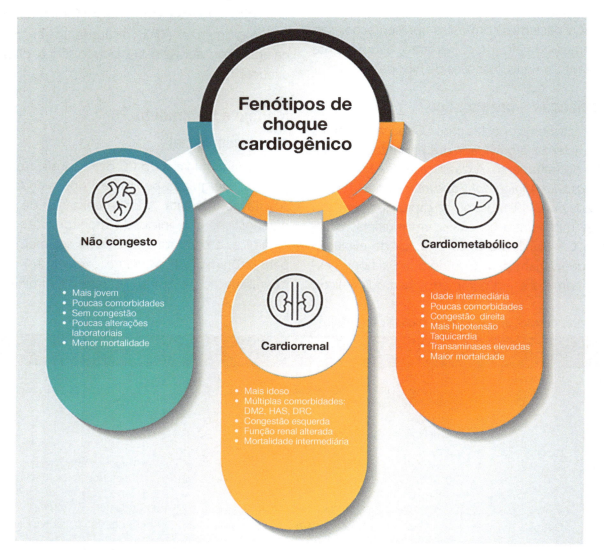

Figura 10.3. Classificação fenotípica do CC.[13] *DM2:* diabetes *mellitus* tipo 2; *HAS:* hipertensão arterial sistêmica; *DRC:* doença renal crônica.

de fármacos vasoativos). A Figura 10.4 resume os principais pontos na abordagem inicial do paciente com CC.

Monitorização hemodinâmica e diagnóstico

Após o reconhecimento do CC, deve-se realizar uma rápida avaliação etiológica e do perfil hemodinâmico por meio de anamnese, exame físico e exames complementares – eletrocardiograma (ECG), radiografia de tórax, ecocardiograma transtorácico, análise bioquímica e gasometria – e monitorização por meio de cateter arterial periférico e venoso central.

O ECG de 12 derivações deve ser imediatamente realizado, seguido de monitorização eletrocardiográfica contínua para avaliar sinais de isquemia ou arritmias.[14] Caso haja suspeita de IAM, é recomendada a realização de uma angiografia. A angiografia também deve ser considerada para todos os casos de CC sem uma causa óbvia.[15]

A radiografia de tórax é importante para avaliar congestão pulmonar e monitorar o posicionamento de cateteres e de dispositivos de assistência circulatória. Além disso, a radiografia pode apontar outras patologias, como dissecção aórtica, derrame pleural, pneumotórax, perfuração pulmonar e embolia pulmonar.[1]

O ecocardiograma transtorácico deve ser realizado o mais precocemente possível para avaliar a função ventricular esquerda e direita, valvopatias, derrame pericárdico e complicações mecânicas do IAM. Além disso, o ecocardiograma pode ser utilizado como uma ferramenta para a monitorização hemodinâmica de maneira não invasiva, para a predição de responsividade a fluidos e para a determinação de resposta a intervenções.

O cateter arterial periférico permite a avaliação da pressão arterial em tempo real, a coleta de gasometria e lactato arterial e a estimativa do volume sistólico (VS) e do DC por meio da avaliação do contorno da onda de pulso. Essas informações são essenciais para guiar as decisões terapêuticas; portanto, o cateter arterial deve ser instalado em todos os pacientes com CC.[7]

O cateter venoso central (CVC) também deve ser utilizado em todos os pacientes, de preferência na veia jugular interna. O CVC possibilita tanto a administração de fármacos vasoativos quanto a obtenção de parâmetros hemodinâmicos, como pressão venosa central (PVC) e saturação venosa central de oxigênio ($SvcO_2$).

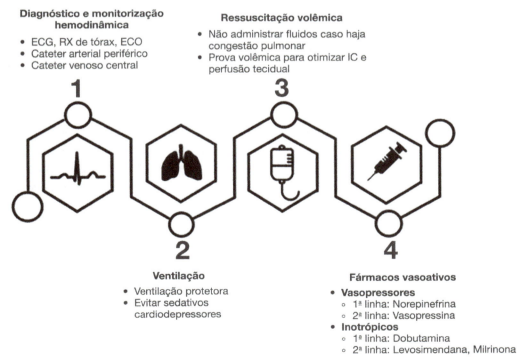

Figura 10.4. Esquema de atendimento inicial em CC. *ECG:* eletrocardiograma; *RX:* radiografia; *ECO:* ecocardiograma; *IC:* índice cardíaco.

A avaliação seriada e completa de marcadores laboratoriais é recomendada, idealmente na frequência de duas vezes ao dia. Os exames incluem troponina, peptídeos natriuréticos, função renal e hepática e coagulograma.[8]

Ventilação

A insuficiência respiratória aguda está presente na maioria dos casos de CC. Em casos mais leves, pode-se administrar oxigênio por meio de ventilação não invasiva. Entretanto, 60 a 80% dos pacientes com CC vão necessitar de ventilação mecânica,[9] e esses pacientes apresentam pior prognóstico.[16] Caso a ventilação mecânica seja necessária, deve-se prevenir lesões pulmonares através de uma ventilação protetora, por meio de volume corrente ≤ 6 mL/kg, pressão média das vias aéreas ≤ 13 cmH$_2$O e pressão pulmonar positiva final (PEEP) suficiente para adequar a oxigenação.[5]

Não há um consenso em relação ao melhor agente para induzir e manter a sedação na intubação. Entretanto, recomenda-se priorizar sedativos que tenham menos ação cardiodepressora, como etomidato, cetamina ou benzodiazepínicos.[17]

Ressuscitação volêmica

Devido à vasodilatação, vários pacientes com CC podem desenvolver hipovolemia. Nesses casos, deve-se realizar avaliação dinâmica do estado volêmico por meio de parâmetros ecocardiográficos e monitores de DC. A realização de prova volêmica deve ser considerada, pois identifica e trata a depleção de volume; e evita a sobrecarga volêmica devido à baixa quantidade de volume administrada.[7]

Fármacos vasoativos

Vasopressores e inotrópicos são rotineiramente administrados no contexto do CC. No entanto, é importante usá-los na menor dose e durante o menor período possível, visto que esses fármacos podem aumentar a vasoconstrição e o consumo de oxigênio pelo miocárdio, além de prejudicarem a microcirculação e aumentar a pós-carga.[18]

Os vasopressores são fármacos usados para aumentar a pressão arterial média (PAM) a fim de manter a perfusão tecidual. Exemplos de vasopressores incluem norepinefrina, epinefrina e vasopressina. O vasopressor de primeira escolha no CC é a norepinefrina. No ensaio clínico SOAP II, que comparou norepinefrina a dopamina para o tratamento de choque, o uso de norepinefrina no CC foi relacionado com uma menor taxa de mortalidade em 28 dias e menor taxa de desenvolvimento de arritmias.[19] Uma metanálise que incluiu nove ensaios clínicos randomizados reforçou a superioridade da norepinefrina em relação à dopamina.[20] A epinefrina também aparenta ser inferior que a norepinefrina, visto que está associada a uma maior taxa de choque refratário e arritmias.[21,22] A vasopressina é um fármaco que não afeta a resistência vascular pulmonar, e pode ser considerada especialmente em pacientes com taquicardia ou hipertensão pulmonar.[23]

Os agentes inotrópicos aumentam a contratilidade cardíaca e a perfusão tecidual. Como o CC é caracterizado por uma queda no DC decorrente da disfunção cardíaca, os inotrópicos são fármacos essenciais no seu tratamento. A dobutamina é considerada o inotrópico de primeira linha no CC, mas milrinona e levosimendana são boas alternativas em alguns casos.[24] A PAm deverá ser individualizada de acordo com o paciente, entretanto, estudos recentes apontam que uma PAm menor ou igual a 65 mmHg está associada a maior ocorrência de injúria renal, injúria miocárdica e outras complicações clínicas. Em pacientes idosos com doença coronariana avançada e em pacientes hipertensos, a meta de PAm maior ou igual a 85 mmHg no choque está associada a uma redução na ocorrência de insuficiência renal e na necessidade de terapia de substituição renal.[30,31]

É importante ressaltar que não há um consenso sobre a meta de PAM para pacientes com CC. Um estudo recente mostrou que o alvo de PAM de 85 a 100 mmHg foi superior ao alvo de 65 mmHg, sendo associado a uma redução na lesão miocárdica medida pelos níveis de troponina.[25] Entretanto, ensaios clínicos maiores são necessários para gerar uma conclusão em relação à meta ideal de PAM no CC.

Revascularização

A revascularização precoce é, até o momento, a única intervenção que demonstrou melhora no prognóstico de pacientes com CC pós-IAM. O *Shock Trial* comparou a revascularização precoce (até 12 horas após o início do CC) com estabilização inicial. Embora o estudo não tenha encontrado diferenças na mortalidade em 30 dias, a mortalidade foi significativamente menor em 6, 12 e 60 meses no grupo submetido a revascularização precoce.[9,26] Os resultados do *Shock Trial* embasaram os guidelines atuais, em que a revascularização precoce é o principal pilar do tratamento de CC pós-IAM.[5] Caso não seja possível realizar a revascularização a tempo, os guidelines sugerem considerar fibrinólise em CC decorrente de IAM com supradesnivelamento do segmento ST.[1]

O *Culprit-Shock Trial* mostrou que a angioplastia apenas da artéria culpada pelo IAM é superior ao tratamento imediato de todas as lesões graves, resultando em menor mortalidade em 30 dias e menor necessidade de terapia de substituição renal.[11] Atualmente, os guidelines de revascularização americano e europeu recomendam que apenas a lesão culpada seja tratada no contexto de CC.[27,28]

Estudos comparando angioplastia coronária com cirurgia de revascularização miocárdica não encontraram diferenças nos desfechos em pacientes com CC.[8] Portanto, são poucas as evidências para que se prefira um tipo de revascularização a outro.

Para a angioplastia coronária, o acesso radial é recomendado quando possível, pois está associado a menores taxas de mortalidade, sangramento e eventos cardíacos e cerebrais.[1] O acesso femoral deve ser reservado para casos em que há necessidade do uso de dispositivos de assistência circulatória mecânica, visto que não é possível implantá-los pela via radial.[5]

A terapia antitrombótica com antiplaquetários e anticoagulantes é importante antes e depois da angioplastia.[8] Em relação aos antiplaquetários, recomenda-se a dupla antiagregação com aspirina associada a prasugrel ou ticagrelor. Em pacientes que apresentem a absorção enteral prejudicada, pode-se considerar a administração intravenosa de inibidores de glicoproteína IIb/IIIa ou cangrelor. Entre os anticoagulantes, a heparina não fracionada é o fármaco mais comumente utilizado.[1]

Dispositivos de assistência circulatória

Os dispositivos de assistência circulatória mecânica têm sido cada vez mais utilizados no CC para aumentar temporariamente o DC, sendo recomendados como uma ponte para decisão terapêutica ou para recuperação.[29] Entretanto, as evidências de seus benefícios ainda são escassas. A seleção dos pacientes ainda é um grande desafio. Por um lado, há pacientes que se beneficiam apenas com uso da terapia padrão e a implantação dos dispositivos poderia causar complicações e piorar os desfechos; por outro, existem pacientes em estágios graves em que a implantação de um dispositivo de suporte circulatório não traria diferenças no prognóstico.

Alguns exemplos de dispositivos são: balão intra-aórtico, Impella, TandemHeart e oxigenação por membrana extracorpórea venoarterial (ECMO-VA). O balão intra-aórtico não foi associado a uma redução de mortalidade em 30 dias em pacientes com CC pós-IAM;[10] portanto, seu uso rotineiro não é recomendado no CC. O uso de ECMO-VA está crescendo rapidamente. Em razão da sua capacidade de fornecer suporte de alto fluxo, biventricular e oxigenatório completo o ECMO-VA é o dispositivo de escolha em pacientes com CC associado a insuficiência respiratória, falência de VD ou parada cardíaca.[3]

Os guidelines da Sociedade Europeia de Cardiologia recomendam a designação de *shock teams* compostos por cardiologistas, cirurgiões cardiotorácicos, intensivistas, enfermeiras especializadas e outros profissionais de saúde. Essa equipe multidisciplinar deve estar pronta para selecionar e inserir o dispositivo apropriado, além de considerar estratégias a longo prazo como transplante ou implantação de dispositivo de assistência circulatória mecânica de longa permanência.[14]

Diversos ensaios clínicos randomizados estão em andamento, e seus resultados deverão providenciar as evidências necessárias para o uso dos dispositivos de assistência circulatória no CC. Os mecanismos e riscos de cada dispositivo serão detalhados em capítulo específico deste livro.

Pontos-chave

- O CC é uma síndrome caracterizada por hipoperfusão tecidual e hipóxia secundárias a uma disfunção cardíaca com diminuição do DC.
- O diagnóstico do CC é clínico, dado por hipotensão e sinais de hipoperfusão orgânica.

- A conduta inicial deve ser o suporte hemodinâmico precoce baseado em metas, objetivando a ressuscitação imediata.
- A reperfusão precoce no CC pós-IAM melhora o prognóstico, e deve ser prioridade no tratamento. Em pacientes com lesões de múltiplos vasos, apenas a lesão culpada deve ser tratada de maneira imediata.
- Os dispositivos de assistência circulatória são indicados como ponte para decisão terapêutica ou ponte para recuperação, mas ainda existem poucas evidências para a sua utilização.

Referências bibliográficas

1. van Diepen S, Katz JN, Albert NM, Henry TD, Jacobs AK, Kapur NK, et al. Contemporary management of cardiogenic shock: a scientific statement from the American Heart Association. Circulation. 2017;136:e232-68.
2. Tehrani BN, Truesdell AG, Psotka MA, Rosner C, Singh R, Sinha SS, et al. A standardized and comprehensive approach to the management of cardiogenic shock. 2021;21.
3. Combes A, Price S, Slutsky AS, Brodie D. Temporary circulatory support for cardiogenic shock. Lancet Lond Engl. 2020;396:199-212.
4. Harjola VP, Lassus J, Sionis A, Køber L, Tarvasmäki T, Spinar J, et al. Clinical picture and risk prediction of short-term mortality in cardiogenic shock. Eur J Heart Fail. 2015;17:501-9.
5. Chioncel O, Parissis J, Mebazaa A, Thiele H, Desch S, Bauersachs J, et al. Epidemiology, pathophysiology and contemporary management of cardiogenic shock – a position statement from the Heart Failure Association of the European Society of Cardiology. 2020;27.
6. Cuinet J, Garbagnati A, Rusca M, Yerly P, Schneider AG, Kirsch M, et al. Cardiogenic shock elicits acute inflammation, delayed eosinophilia, and depletion of immune cells in most severe cases. Sci Rep. 2020;10:7639.
7. Hajjar LA, Teboul JL. Mechanical circulatory support devices for cardiogenic shock: state of the art. Crit Care. 2019;23:76.
8. Mebazaa A, Combes A, van Diepen S, Hollinger A, Katz JN, Landoni G, et al. Management of cardiogenic shock complicating myocardial infarction. Intensive Care Med. 2018;44:760-73.
9. Hochman JS, Sleeper LA, Webb JG, Sanborn TA, White HD, Talley JD, et al. Early revascularization in acute myocardial infarction complicated by cardiogenic shock. N Engl J Med. 1999;341:625-34.
10. Thiele H, Zeymer U, Neumann FJ, Ferenc M, Olbrich HG, Hausleiter J, et al. Intraaortic balloon support for myocardial infarction with cardiogenic shock. N Engl J Med. 2012;367:1287-96.
11. Thiele H, Akin I, Sandri M, Fuernau G, de Waha S, Meyer-Saraei R, et al. PCI strategies in patients with acute myocardial infarction and cardiogenic shock. N Engl J Med. 2017;377:2419-32.
12. Naidu SS, Baran DA, Jentzer JC, Hollenberg SM, van Diepen S, Basir MB, et al. SCAI SHOCK stage classification expert consensus update: a review and incorporation of validation studies: this statement was endorsed by the American College of Cardiology (ACC), American College of Emergency Physicians (ACEP), American Heart Association (AHA), European Society of Cardiology (ESC) Association for Acute Cardiovascular Care (ACVC), International Society for Heart and Lung Transplantation (ISHLT), Society of Critical Care Medicine (SCCM), and Society of Thoracic Surgeons (STS) in December 2021. J Am Coll Cardiol. 2022;79:933-46.
13. Zweck E, Thayer KL, Helgestad OKL, Kanwar M, Ayouty M, Garan AR, et al. Phenotyping cardiogenic shock. J Am Heart Assoc. 2021;10:e020085.
14. Ponikowski P, Voors AA, Anker SD, Bueno H, Cleland JGF, Coats AJS, et al. 2016 ESC Guidelines for the diagnosis and treatment of acute and chronic heart failure: the Task Force for the diagnosis and treatment of acute and chronic heart failure of the European Society of Cardiology (ESC) developed with the special contribution of the Heart Failure Association (HFA) of the ESC. Eur Heart J. 2016;37:2129-200.
15. Zeymer U, Bueno H, Granger CB, Hochman J, Huber K, Lettino M, et al. Acute cardiovascular care association position statement for the diagnosis and treatment of patients with acute myocardial infarction complicated by cardiogenic shock: a document of the Acute Cardiovascular Care Association of the European Society of Cardiology. Eur Heart J Acute Cardiovasc Care. 2020;9:183-97.
16. Vallabhajosyula S, Kashani K, Dunlay SM, Vallabhajosyula S, Vallabhajosyula S, Sundaragiri PR, et al. Acute respiratory failure and mechanical ventilation in cardiogenic shock complicating acute myocardial infarction in the USA, 2000-2014. Ann Intensive Care. 2019;9:96.
17. Tavazzi G. Mechanical ventilation in cardiogenic shock. Curr Opin Crit Care. 2021;27:447-53.
18. Thiele H, de Waha-Thiele S, Freund A, Zeymer U, Desch S, Fitzgerald S. Management of cardiogenic shock. Euro Intervention J Eur Collab Work Group Interv Cardiol Eur Soc Cardiol. 2021;17:451-65.
19. De Backer D, Biston P, Devriendt J, Madl C, Chochrad D, Aldecoa C, et al. Comparison of dopamine and norepinephrine in the treatment of shock. N Engl J Med. 2010;362:779-89.
20. Rui Q, Jiang Y, Chen M, Zhang N, Yang H, Zhou Y. Dopamine versus norepinephrine in the treatment of cardiogenic shock: a PRISMA-compliant meta-analysis. Medicine (Baltimore). 2017;96:e8402.
21. Levy B, Perez P, Perny J, Thivilier C, Gerard A. Comparison of norepinephrine-dobutamine to epinephrine for hemodynamics, lactate metabolism, and organ function variables in cardiogenic shock. A prospective, randomized pilot study. Crit Care Med. 2011;39:450-5.
22. Levy B, Clere-Jehl R, Legras A, Morichau-Beauchant T, Leone M, Frederique G, et al. Epinephrine versus norepinephrine for cardiogenic shock after acute myocardial infarction. J Am Coll Cardiol. 2018;72:173-82.
23. De Backer D, Arias Ortiz J, Levy B. The medical treatment of cardiogenic shock: cardiovascular drugs. Curr Opin Crit Care. 2021;27:426-32.
24. Polyzogopoulou E, Arfaras-Melainis A, Bistola V, Parissis J. Inotropic agents in cardiogenic shock. Curr Opin Crit Care. 2020;26:403-10.

25. Ameloot K, Jakkula P, Hästbacka J, Reinikainen M, Pettilä V, Loisa P, et al. Optimum blood pressure in patients with shock after acute myocardial infarction and cardiac arrest. J Am Coll Cardiol. 2020;76:812-24.
26. Hochman JS, Sleeper LA, Webb JG, Dzavik V, Buller CE, Aylward P, et al. Early revascularization and long-term survival in cardiogenic shock complicating acute myocardial infarction. JAMA. 2006;295:2511-5.
27. Neumann FJ, Sousa-Uva M, Ahlsson A, Alfonso F, Banning AP, Benedetto U, et al. 2018 ESC/EACTS Guidelines on myocardial revascularization. Eur Heart J. 2019;40:87-165.
28. Lawton JS, Tamis-Holland JE, Bangalore S, Bates ER, Beckie TM, Bischoff JM, et al. 2021 ACC/AHA/SCAI Guideline for Coronary Artery Revascularization: executive summary: a report of the American College of Cardiology/American Heart Association Joint Committee on Clinical Practice Guidelines. Circulation. 2022;145:e4-17.
29. McDonagh TA, Metra M, Adamo M, Gardner RS, Baumbach A, Böhm M, et al. 2021 ESC Guidelines for the diagnosis and treatment of acute and chronic heart failure. Eur Heart J. 2021;42:3599-726.
30. Mebazaa A, Combes A, van Diepen S, Hollinger A, Katz JN, Landoni G, Hajjar LA, Lassus J, Lebreton G, Montalescot G, Park JJ, Price S, Sionis A, Yannopolos D, Harjola VP, Levy B, Thiele H. Management of cardiogenic shock complicating myocardial infarction. Intensive Care Med. 2018 Jun;44(6):760-773. doi: 10.1007/s00134-018-5214-9. Epub 2018 May 16. PMID: 29767322.
31. Maheshwari K, Nathanson BH, Munson SH, Khangulov V, Stevens M, Badani H, Khanna AK, Sessler DI. The relationship between ICU hypotension and in-hospital mortality and morbidity in septic patients. Intensive Care Med. 2018 Jun;44(6):857-867. doi: 10.1007/s00134-018-5218-5. Epub 2018 Jun 5. PMID: 29872882; PMCID: PMC6013508.

CAPÍTULO 11

Bradiarritmias

Afonso Dalmazio Souza Mario • Eduardo Pelegrineti Targueta
Rodrigo Melo Kulchetscki • Marcos Guilherme Martinelli Saccab

Destaques

- As correlações clínica e eletrocardiográfica são essenciais para a correta definição terapêutica nas bradicardias.
- A abordagem inicial do paciente que se apresenta no setor de emergência com bradicardia tem enfoque em avaliar se há instabilidade e em medidas para estabilização do paciente.
- Disfunção do nó sinusal sem sintomas deve ser acompanhada clinicamente.
- No bloqueio atrioventricular infra-hissiano, mesmo em assintomáticos, deve ser considerado implante de marca-passo.

Introdução

A bradicardia é, por definição, uma redução na frequência cardíaca, em geral menor que 60 batimentos por minuto. Essa anormalidade pode ser causada por disfunção intrínseca e dano do sistema de condução elétrica ou pela resposta fisiológica do organismo a fatores extrínsecos. É um achado clínico comum que pode ser encontrado tanto em pacientes hígidos ou com morbidades. Em muitos casos, mesmo a bradicardia extrema por determinados períodos, pode ser assintomática e não ter importância patológica imediata ou a longo prazo.[1]

Neste capítulo, faremos uma breve revisão de conceitos fundamentais, epidemiologia, fisiopatologia, avaliação diagnóstica e tratamento de pacientes com bradicardias.

Conceito e epidemiologia

Frequências cardíacas reduzidas e alterações na condução intercelular dos estímulos elétricos cardíacos podem ser observadas como parte da degeneração senil normal ou como progressão de alguma patologia, por esse motivo, a bradicardia e as anormalidades do sistema de condução cardíaco são mais comumente identificadas na população idosa.

Anormalidades do nó sinusal, tecido atrial, tecido nodal atrioventricular e o sistema de condução especializado podem contribuir para bradicardia e distúrbios de condução.

O National Institutes of Health (NIH) define bradicardia como uma frequência cardíaca < 60 bpm em adultos que não sejam atletas.[2] No entanto, estudos populacionais frequentemente usam um ponto de corte inferior a 50 bpm.[3,4]

Com base nas evidências científicas disponíveis até a presente data e corroborando as diretrizes nacionais sobre análise e emissão de laudos eletrocardiográficos, classificaremos como bradicardia uma frequência sinusal < 50 bpm e como pausa sinusal uma pausa > 3 segundos.[5-7]

Com relação às pausas sinusais, o valor de corte de 3 segundos advêm de estudos com monitorização eletrocardiográfica ambulatorial de 24 horas em pacientes idosos saudáveis e maratonistas de longa distância, no qual foram encontradas pausas sinusais de 2 segundos e 3 segundos nessas populações, respectivamente.[5,6]

A incompetência cronotrópica, por sua vez, representa a incapacidade de atingir uma frequência cardíaca alvo com o esforço em relação ao esperado para a idade, impedindo que consiga suprir a demanda metabólica. Já que a frequência cardíaca incremental alcançada com o exercício dependerá da frequência cardíaca de repouso, a definição mais utilizada na literatura para essa condição é falha em atingir 80% da frequência cardíaca de reserva. A frequência cardíaca de reserva é definida como a diferença entre a frequência cardíaca máxima previsto para a idade (220 idade) e a frequência cardíaca de repouso. Embora essa definição tenha sido utilizada na literatura, na prática, definir incompetência cronotrópica é uma tarefa difícil e requer uma avaliação individualizada.

Bradicardia sinusal, pausa sinusal, incompetência cronotrópica, além de outras alterações descritas na Tabela 11.1, são manifestações da chamada disfunção do nó sinusal (DNS). Quando essas alterações são acompanhadas de sintomas, passamos a modificar a nomenclatura para doença do nó sinusal.

A doença do nó sinusal é encontrada predominantemente na população idosa e sua incidência aumenta exponencialmente com a idade. A maioria dos pacientes possui entre 70 e 80 anos e diversas outras comorbidades. Possui incidência estimada de 0,8 a cada 1.000 pacientes-ano e é responsável por mais de 50% das causas de implante de marca-passo nos Estados Unidos.[8]

Os bloqueios atrioventriculares e os bloqueios da condução intraventricular formam outro grupo de alterações e que também possuem critérios bem definidos para correta classificação (Tabela 11.1).

Diversas doenças podem contribuir para a ocorrência da doença do nó sinusal, dos bloqueios atrioventriculares ou dos bloqueios de condução intraventricular, dessa forma, os diagnósticos eletrocardiográfico e etiológico interferem de forma substancial no manejo clínico.

Diagnóstico

Como descrito anteriormente, bradicardia se define por frequência cardíaca abaixo de 50 batimentos por minutos; porém, os sintomas ocorrem mais frequentemente abaixo de 40 batimentos por minuto. Os sinais e sintomas de bradicardia são consequência de redução do débito cardíaco e incluem desde tontura leve até síncope, choque hemodinâmico, congestão pulmonar e dor anginosa.

Bloqueio atrioventricular (BAV) também é causa importante de morte súbita, que pode ocorrer tanto por assistolia quanto, mais comumente, por taquicardia ventricular (TV), secundária a prolongamento do intervalo QT (torsades de pointes). O risco de torsades de pointes (TdP) parece relacionado somente com o aumento do intervalo QT corrigido, enquanto a frequência de escape ventricular e a duração do QRS possivelmente não interferem nesse risco.

Eletrocardiograma

Disfunção do nó sinusal: pode se apresentar como bradicardia sinusal – ritmo sinusal lento, menor que 50 batimentos por minuto – ou também com pausas sinusais. Pausas maiores que 3 segundos são raras em indivíduos sem morbidades. Em alguns indivíduos, as pausas podem se apresentar depois da interrupção de taquiarritmias atriais, configurando a síndrome taquicardia-bradicardia. As definições eletrocardiográficas estão listadas na Tabela 11.1 e exemplos de eletrocardiogramas são expostos nas Figuras 11.1 a 11.3.

Tabela 11.1. Definições eletrocardiográficas de doença nó sinusal, bloqueio atrioventricular e bloqueio intraventricular

Nomenclatura	Definição
Doença do nó sinusal (quando apresenta sintomas associados)	- Bradicardia sinusal: ritmo sinusal com FC < 50 bpm
	- Pausa sinusal: nó sinusal despolariza > 3 segundos após última despolarização atrial
	Bloqueio sinoatrial: bloqueio na condução entre o nó sinusal e o tecido atrial adjacente. Múltiplas manifestações eletrocardiográficas
	Bloqueios sinoatriais de primeiro grau: não são visíveis ao ECG convencional
	A) Bloqueio sinoatrial do tipo I (BSA I) se caracteriza por ciclos PP progressivamente mais curtos, até que ocorra o bloqueio B) O bloqueio sinoatrial tipo II (BSA II) não apresenta diferença entre os ciclos PP e a pausa corresponde a dois ciclos PP prévios
	Os bloqueios de 3º grau são observados na forma de ritmo de escape atrial ou juncional
	- Síndrome taqui-bradi: bradicardia sinusal, ritmo ectópico atrial ou pausa sinusal alternando com períodos de taquicardias (taquicardia atrial, *flutter* e fibrilação atrial). As taquicardias podem estar associadas com supressão do nó sinusal de duração variável quando ocorre o término da taquicardia
	- Incompetência cronotrópica: incapacidade de aumentar a frequência cardíaca como resposta ao exercício para suprir o aumento de demanda metabólica. Definição objetiva mais aceita é a incapacidade de alcançar 80% da frequência cardíaca de reserva durante o esforço
Bloqueio atrioventricular	- Bloqueio atrioventricular de 1º grau: ondas P mantendo condução atrioventricular 1:1 com intervalo PR > 200 ms.
	- Bloqueio atrioventricular de 2º grau:
	Mobitz tipo 1: ocorre um aumento progressivo do intervalo PR antes de ter uma onda P bloqueada. O intervalo PR imediatamente após a onda P bloqueada retorna para o valor basal
	Mobitz tipo 2: apresenta intervalo PR constante em todas as ondas P conduzidas e, repentinamente, uma onda P é bloqueada, seguida por nova condução atrioventricular adequada com PR semelhante aos anteriores
	- Bloqueio atrioventricular avançado: ≥ 2 ondas P bloqueadas de forma consecutiva
	- Bloqueio atrioventricular de terceiro grau (total): não existe correlação entre a atividade elétrica atrial e a ventricular. Eletrocardiograma com ondas P não relacionadas com o QRS
Bloqueio de condução intraventricular	Bloqueio de ramo direito: QRS alargados com duração ≥ 120 ms como condição fundamental. Ausência de "q" em D1, aVL, V5 e V6. Ondas qR em aVR com R empastada. rSR' ou rsR' em V1 com R' espessado. Eixo elétrico de QRS variável, tendendo para a direita no plano frontal. Onda T assimétrica em oposição ao retardo final de QRS.
	Bloqueio de ramo esquerdo: QRS alargados com duração ≥ 120 ms como condição fundamental. Ausência "q" em D1, aVL, V5 e V6. Ondas R alargadas e com entalhes e/ou empastamento médio-terminais em D1, aVL, V5 e V6. Onda "r" com crescimento lento de V1 a V3, podendo ocorrer QS. Ondas S alargadas com espessamentos e/ou entalhes em V1 e V2. Deflexão intrinsecoide em V5 e V6 ≥ 50 ms. Eixo elétrico de QRS entre −30° e +60°. Depressão de ST e T assimétrica em oposição ao retardo médio-terminal

Fonte: retirada e adaptada de Issa ZF. Clinical arrhythmology and electrophysiology, 2018.

Bloqueio atrioventricular: BAV é classificado em três graus de acordo com a apresentação eletrocardiográfica.

BAV de 1º grau: ondas P todas conduzidas; porém, com atraso na condução que se manifesta como intervalo PR maior que 200 ms.

BAV de 2º grau: falha de condução AV intermitente. É dividido em tipo I (fenômeno de Wenckebach) e tipo II.

- Tipo I: prolongamento progressivo do intervalo PR até uma onda P não conduzida. O primeiro batimento após o bloqueio já retorna ao intervalo PR basal.
- Tipo II: intervalo PR constante de todas as ondas P conduzidas, seguido por uma onda P bloqueada de modo "súbito". É importante observar a constância também do intervalo P-P uma vez que um batimento atrial precoce pode ocorrer

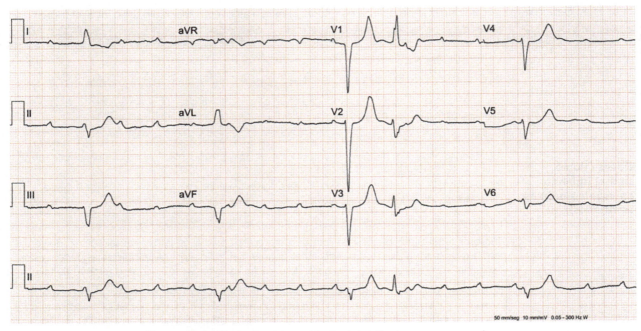

Figura 11.1. Bloqueio atrioventricular total. Fonte acervo pessoal.

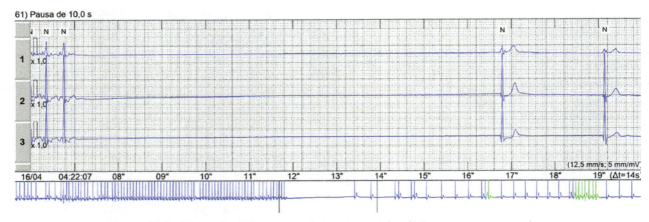

Figura 11.2. Pausa em paciente com síndrome taqui-bradi. Fonte: acervo pessoal.

quando o sistema de condução ainda está em período refratário e não ser conduzido, o que não configura o BAV.

BAV 2:1: quando há bloqueio de batimentos alternados, não é possível classificar entre tipo I ou tipo II, uma vez que não há batimentos o suficiente para observar o prolongamento do intervalo PR. Alguns achados eletrocardiográficos podem indicar um bloqueio infranodal: complexo QRS alargado, intervalo PR < 160 ms, ausência de Wenckebach em outros momentos e ausência de resposta à atropina ou esforço físico.

BAV de alto grau: é o termo para duas ou mais ondas P consecutivas não conduzidas.

BAVT ou de 3º grau: Não há condução AV de todas as ondas P. Dessa forma, há dissociação completa entre as ondas P e complexos QRS, com intervalo P-P e R-R regulares e frequência atrial maior que frequência ventricular.

Fisiopatologia conforme apresentação eletrocardiográfica

Disfunção do nó sinusal

O nó sinusal é uma estrutura subepicárdica localizada na parede livre do átrio direito, em sua face posterolateral, próximo a junção da veia cava superior e apêndice atrial direito. É composto por miócitos especializados (células P) com propriedades de automatismo

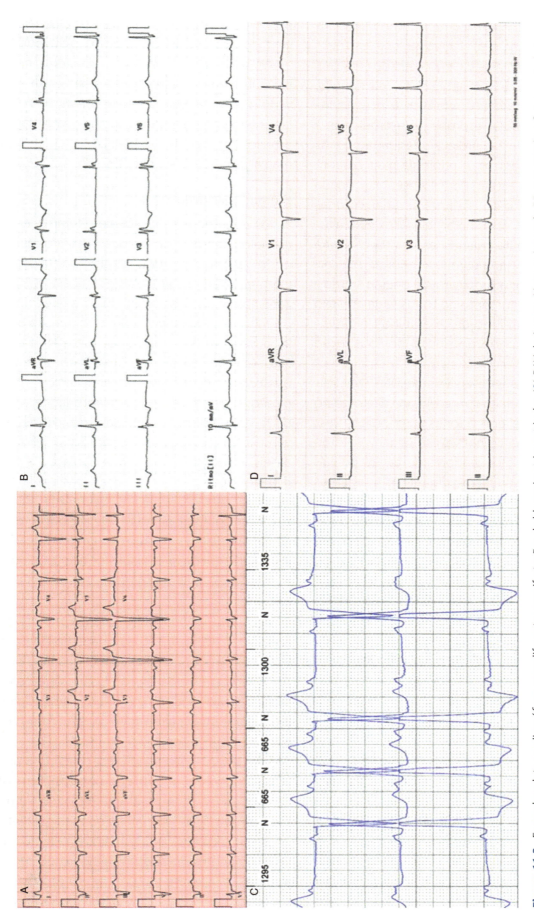

Figura 11.3. Exemplos eletrocardiográficos com diferentes manifestações de bloqueio atrioventricular. (**A**) BAV de 1º grau. Nota-se intervalo PR aumentado e fixo, associado também a distúrbio de condução intraventricular a bloqueio divisional anterossuperior. (**B**) Fase de repouso de cintilografia miocárdia. É evidente BAV 2:1, ou seja, ondas P conduzidas alternadas com ondas P bloqueadas. (**C**) Holter de 24 horas com registro de BAV 2º grau Mobitz II. Há intervalo PR fixo até onda P não conduzida de "modo súbito". (**D**) Eletrocardiograma com fibrilação atrial com bloqueio atrioventricular total e ritmo de escape ventricular com RR regular. Fonte: acervo pessoal.

– máximo potencial diastólico reduzido e despolarização espontânea na fase 4 relativamente rápida – que os tornam o marca-passo prioritário do coração.[7]

A disfunção do nó sinusal (DNS) – ou doença, quando houver sintomas – refere-se à incapacidade do nó sinusal gerar e propagar estímulos que gerem uma frequência cardíaca adequada para as necessidades fisiológicas. A etiologia mais comum é a degenerativa, secundária à fibrose, relacionada com o envelhecimento.[8] Doença arterial coronariana é a patologia com maior relação a essa alteração, principalmente quando associada a artéria responsável por irrigar a parede inferior do miocárdio, pois pode levar a bradicardia e pausas sinusais indiretamente por aumento do tônus vagal (reflexo de Bezold-Jarisch, reflexo de "mergulho") e diretamente por isquemia do nó sinusal por obstrução proximal à artéria do nó sinusal.[9]

Também há causas reversíveis de DNS. Medicamentos podem ter efeito farmacológico direto no nó sinusal ou podem alterar o tônus autonômico. Destacam-se as drogas cronotrópicas negativas como betabloqueadores, bloqueadores de canais de cálcio não di-hidropiridínicos, digitálicos e agentes antiarrítmicos. Importante lembrar que nas intoxicações por algumas dessas medicações, além do tratamento geral que será demonstrado a seguir, existem antídotos que podem auxiliar na terapêutica (p. ex., glucagon na intoxicação por betabloqueador; anticorpo específico para digoxina na intoxicação digitálica etc.). Distúrbios eletrolíticos também podem interferir na função do nó sinusal, como níveis séricos de potássio maiores que 7 mEq/L que estão associados tanto a bradicardia e pausas sinusais, quanto a bloqueios atrioventriculares.[10]

Fibrilação atrial de baixa resposta ventricular

Os pacientes que apresentam fibrilação atrial com baixa resposta ventricular (FC < 60 bpm) são uma população pouco estudada em literatura e na qual o manejo clínico deve ser avaliado de forma criteriosa. Devemos suspeitar de BAV total no paciente com FA quando observamos um ritmo cardíaco regular bradicárdico na ausência de ondas "P". Nessa situação, o tratamento e a investigação etiológica serão os mesmos da recomendação para os bloqueios atrioventriculares (discutidos no próximo tópico).

Além do cenário anterior, podemos encontrar pacientes que apresentam FA com baixa resposta ventricular e, na presença de sintomas clínicos correlacionados, como dispneia, fadiga e intolerância aos exercícios, o suporte terapêutico com o implante de marca-passo deve ser considerado.

Bloqueio atrioventricular

Átrios e ventrículos são isolados eletricamente pelo esqueleto fibroso do coração, exceto pelo local onde penetram as fibras do sistema de condução. O nó atrioventricular (NAV) é uma estrutura localizada abaixo do endocárdio do átrio direito no ápice do trígono de Koch e sua principal função é modular a transmissão de impulsos entre átrio e ventrículo. O NAV causa tanto um atraso de condução que colabora com a sincronia mecânica entre átrio direito e ventrículo direito quanto limita a quantidade de impulsos que passam dos átrios para os ventrículos, protegendo o ventrículo de arritmias atriais, como o *flutter* atrial e fibrilação atrial.[11] Há rica inervação de fibras adrenérgicas e colinérgicas, sendo observada influência importante do sistema autonômico na propriedade de condução do NAV.

O feixe de His se conecta à porção distal do NAV e penetra no corpo fibroso central e segue no septo interventricular até se dividir em ramos direito e esquerdo.

BAV pode ser congênito secundário a desenvolvimento embriológico não adequado do NAV, associado ou não a outras cardiopatias congênitas, ou ainda por lesão do sistema de condução por autoanticorpos maternos (Anti-RO e Anti-LA). Habitualmente, o bloqueio é proximal ao feixe de His, com ritmo de escape estável e complexo QRS estreito.[12]

BAV pode ser adquirido e secundário à ação de fármacos; porém, é raro que pessoas com sistema de condução normal apresentem bloqueio atrioventricular total (BAVT) por efeito de medicamentos.

Assim como na DNS, o infarto agudo do miocárdio (IAM) com supradesnivelamento do segmento ST pode causar, em até um quarto desses pacientes, BAV e, nos casos mais extremos, BAVT, 7%.[13]

Reflexo de Bezold-Jarisch no IAM de parede inferior pode levar a BAV de 1º grau e 2º grau Mobitz I, com boa resposta a atropina ou estimulação catecolaminérgica, com duração curta de até 72 horas do IAM. Em contrapartida, IAM de parede anterior podem levar a BAVT por lesão direta ao His ou ramos por interrupção da perfusão do septo interventricular.[13]

A causa mais comum de BAV é a doença degenerativa do sistema de condução, responsável por cerca de metade dos casos em adultos. Cardiomiopatias como cardiopatia hipertrófica e doenças infiltrativas do coração também são causas possíveis, assim como causas genéticas, destacando-se mutações no gene SCN5A. Outras causas de BAV e também de DNS estão listadas na Tabela 11.2.

Em nosso meio, doença de Chagas é importante etiologia de bradicardia, tanto por doença do nó sinusal quanto por distúrbios de condução e é causa frequente de implante de marca-passo na América Latina. Pacientes com doença de Chagas apresentam risco quatro vezes maior de BAV e até 13 vezes maior de implante de dispositivo cardíaco.[14]

O local de bloqueio da condução tem consequência prognóstica e apresentações distintas no eletrocardiograma de superfície. Pode ser proximal, distal ou no próprio feixe de His. O ECG não é capaz de elucidar o nível do bloqueio com acurácia; porém, é sabido que bloqueios infra-hissianos apresentam escapes de menor frequência cardíaca e complexo QRS com maior duração. De nota, frequência cardíaca abaixo de 30 bpm ocorre praticamente somente em bloqueios infra-hissianos, enquanto complexo QRS com menor duração está fortemente associado a bloqueios supra-hissianos ou no próprio His.[15]

Tratamento

A abordagem inicial do paciente que se apresenta no setor de emergência com bradicardia, sobretudo aqueles com frequência cardíaca menor que 50 bpm, tem enfoque em avaliar se há instabilidade e em medidas para estabilização do paciente. Sugere-se seguir as diretrizes de Suporte Avançado de Vida em Cardiologia (ACLS) publicadas pela American Heart Association (AHA), sumarizadas na Figura 11.4.[16,17]

Tabela 11.2. Lista de causas intrínsecas e extrínsecas de doença do nó sinusal e de bloqueio atrioventricular

Doença do nó sinusal	Bloqueio atrioventricular
Causas intrínsecas - Degenerativa idiopática - Doença isquêmica - Cardiopatia hipertensiva - Cardiopatias congênitas (p. ex., isomerismo atrial esquerdo) - Trauma cirúrgico (Senning, Glenn, Fortan) - Transplante cardíaco - Doenças inflamatórias (pericardite, febre reumática) - Doenças infecciosas (doença de Chagas) - Doenças infiltrativas (amiloidose, sarcoidose, hemocromatose) - Transtornos neuromusculares (distrofia muscular, Emery-Dreifuss)	*Causas intrínsecas* - Doença degenerativa - Doença isquêmica, incluindo IAM - Doenças infiltrativas (amiloidose, sarcoidose, hemocromatose) - Doenças infecciosas (miocardite, doença de Chagas, endocardite) - BAVT congênito, relacionado ou não com cardiopatias congênitas - Doenças neuromusculares degenerativas
Causas extrínsecas - Fármacos – antiarrítmicos incluindo propafenona, betabloqueadores, sotalol, amiodarona, ditiazem Digitálicos, ivabradina - Clonidina, metildopa, opioides - Influências autonômicas – tônus vagal excessivo, síncope cardioinibitória, hipersensibilidade de seio carotídeo, atletas - Hipotermia - Hipercalemia - Hipoxemia - Apneia do sono - Hipotireoidismo	*Causas extrínsecas* - Fármacos – antiarrítmicos incluindo propafenona, betabloqueadores, sotalol, amiodarona, diltiazem Digitálicos - Após cirurgia cardíaca – troca valvar, correção de cardiopatias congênitas - Hipercalemia - Hipotireoidismo

Fonte: retirada e adaptada de Issa ZF. Clinical arrhythmology and electrophysiology, 2018.

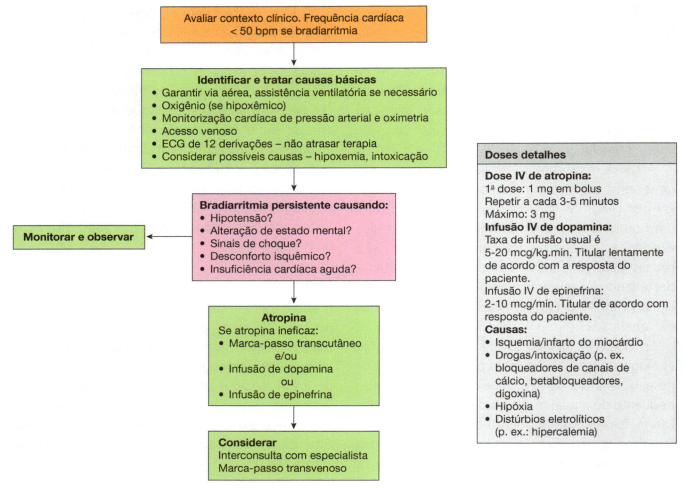

Figura 11.4. Algoritmo de bradicardia publicado pela AHA para condução de bradiarritmias. Fonte: retirada e modificada de Panchal AR, 2020 American Heart Association Guidelines for Cardiopulmonary Resuscitation and Emergency Cardiovascular Care.

O paciente deve ser encaminhado a um leito com monitorização eletrocardiográfica contínua, da pressão arterial e oximetria de pulso. É prudente a coleta de glicemia capilar, principalmente em pacientes com rebaixamento do nível de consciência. Se houver hipoxemia, sugere-se correção com fornecimento de oxigênio, bem como garantir patência da via aérea – hipoxemia e hipercapnia graves também podem ser causa de bradicardia. Além disso, é fundamental acesso intravenoso, se possível já com coleta de exames laboratoriais contendo no mínimo eletrólitos, gasometria, hemoglobina, marcadores de necrose miocárdica e nível sérico de drogas (vide a seguir) e deve-se registrar um eletrocardiograma de 12 derivações – sem atrasar a terapia da bradicardia.

Em seguida avalia-se a estabilidade hemodinâmica. A definição de instabilidade hemodinâmica inclui hipotensão arterial, mas também má perfusão periférica, rebaixamento do nível de consciência, dor precordial e sinais de insuficiência cardíaca (congestão pulmonar). O médico deve diferenciar se a bradicardia é a causa dos sintomas ou se o paciente apresenta outra condição na qual a bradicardia é consequência ou meramente um achado sem correlação. Em um cenário de emergência, em um paciente instável hemodinamicamente, a apresentação clínica de bradicardia pode ser encaixada em três síndromes clínicas:

1) *Bradicardia como causa ou grande contribuinte da instabilidade hemodinâmica*: no cenário em que a bradicardia é causa de baixo débito cardíaco, em geral a queda de frequência cardíaca é o problema principal do paciente naquele momento, e domina o quadro clínico (em geral, a FC está menor que 40 bpm). Causas como

BAVT degenerativo, infarto agudo do miocárdio, intoxicação medicamentosa e distúrbios hidroeletrolíticos são comuns. Em geral, terapias direcionadas para a bradicardia são necessárias, como atropina, drogas cronotrópicas positivas, marca-passos provisórios (vide a seguir).

2) *Bradicardia como consequência de um quadro avançado de disfunção orgânica*: em um cenário de extrema gravidade, em pacientes com quadros de disfunção de múltiplos órgãos, já com acidose metabólica grave, podem apresentar bradicardia já como um processo terminal. Bicarbonato de sódio é uma opção terapêutica paliativa, no entanto a causa básica (choque séptico, por exemplo) necessita de tratamento com urgência. Este cenário apresenta prognóstico reservado.

3) *Bradicardia como achado do exame físico, sem correlação com a instabilidade hemodinâmica*: nesses casos, o paciente apresenta uma bradicardia como achado do exame físico e não contribui diretamente com a instabilidade hemodinâmica, que tem outra causa que a justifique. Nesse cenário, em geral a FC é maior que 40 bpm e a bradicardia é secundária no quadro clínico. Muitas vezes, no entanto, existe dúvida se a bradicardia pode ou não contribuir com o quadro hemodinâmico, e, nesses casos, é prudente conduzir conforme o cenário 1.

Atropina é um fármaco com ação vagolítica, aumentando a frequência cardíaca e facilitando a condução pelo NAV. É recomendada como primeira intervenção caso a bradicardia seja sintomática. A resposta à atropina costuma ser melhor em pacientes com bradicardia sinusal. Além disso, a atropina pode ajudar a esclarecer se o BAV é nodal ou infranodal. Uma vez que sua ação é reduzir o tônus parassimpático, espera-se não haver aumento da frequência cardíaca em bloqueios infra-hissianos. Pelo mesmo motivo, há maior taxa de resposta em bradicardias causadas por IAM.[18] Pacientes que apresentam resposta com aumento de frequência cardíaca e melhora da condução atrioventricular possivelmente apresentam causa reversível medicamentosa ou por aumento de tônus parassimpático – a atropina portanto também pode ser útil em pacientes estáveis e assintomáticos para esclarecimento da etiologia.

Caso não haja resposta inicial à atropina, é importante prosseguir para infusão de drogas vasoativas ou para marca-passo. O marca-passo transcutâneo é de simples instalação e pode ser útil em pacientes em estados graves. Deve-se garantir tanto a captura elétrica quanto mecânica, via palpação de pulso distante do coração ou via curva de oximetria, ou até via ecocardiograma se disponível à beira-leito. Caso o paciente se apresente capaz de sentir o estímulo do marca-passo, deve-se providenciar analgesia ou sedação adequadas. O marca-passo transcutâneo também é válido como ponte até o posicionamento de marca-passo provisório transvenoso (MTV; ver capítulo correspondente).[19]

Alternativamente, o uso de fármacos beta-adrenérgicos é possível, incluindo isoproterenol, dobutamina, epinefrina e dopamina. Por facilidade de acesso e segurança, as diretrizes de ACLS recomendam o uso de dopamina e epinefrina nas doses descritas na Figura 11.3. Epinefrina também pode ser administrada em bólus em casos de emergência para rápido aumento de pressão arterial e frequência cardíaca, na dose de 10 a 20 mcg, podendo ser repetido a cada dois minutos.[20,21]

Pacientes que apresentam TV polimórfica sustentada devem ser desfibrilados e devem receber suporte com MTV.

Após estabilização do paciente, deve-se prosseguir com avaliação de causas para a bradicardia. É fundamental uma anamnese detalhada, incluindo revisão de medicações em uso, intervenções prévias (cirurgia valvar, TAVI), histórico de cardiopatias e avaliação de sinais de intoxicação ou sinais que indiquem alguma causa reversível.

A avaliação do paciente com bradiarritmia inclui:

- Eletrocardiograma de 12 derivações assim que possível – diagnóstico preciso do ritmo e avaliar sinais de isquemia;
- Nível sérico de eletrólitos – principalmente potássio;
- Exclusão de síndrome coronariana aguda, coleta de marcadores de necrose miocárdica;
- Hormônios tireoidianos;

- Avaliação laboratorial de função renal, gasometria, hemograma, nível sérico de drogas potencialmente implicadas (p. ex., digoxina), sorologia para doença de Chagas (se epidemiologia pertinente);
- Radiografia de tórax;
- Ecocardiograma para avaliação de função ventricular.

Pacientes com BAV avançado ou completo devem permanecer em leito monitorizado até resolução da causa da bradicardia ou então até o implante do marca-passo definitivo.

Conclusões e perspectivas

A avaliação de pacientes com bradicardia requer uma histórico clínico completo, exame físico detalhado e eletrocardiograma como investigação básica. A bradicardia é um achado clínico comum e determinar a correlação entre os sintomas e o ritmo cardíaco bradicárdico é de fundamental importância para a diferenciação entre alterações fisiológicas ou patológicas. A abordagem sindrômica para estabilizar o paciente, com ou sem uso de medicações e marca-passo provisório, deve ser de conhecimento de todo médico que trabalha no cenário da emergência. A conduta definitiva depende da causa primária (reversível × irreversível), da apresentação eletrocardiográfica e da presença de sintomas.

Referências bibliográficas

1. Mangrum JM, DiMarco JP. The evaluation and management of bradycardia. N Engl J Med. 2000;342(10):703-9.
2. Pulse 2022. Disponível em: https://medlineplus.gov/ency/article/003399.htm.
3. Jensen PN, Gronroos NN, Chen LY, Folsom AR, de Filippi C, Heckbert SR, et al. Incidence of and risk factors for sick sinus syndrome in the general population. J Am Coll Cardiol. 2014;64(6):531-8.
4. Rijnbeek PR, van Herpen G, Bots ML, Man S, Verweij N, Hofman A, et al. Normal values of the electrocardiogram for ages 16-90 years. J Electrocardiol. 2014;47(6):914-21.
5. Fleg JL, Kennedy HL. Cardiac arrhythmias in a healthy elderly population: detection by 24-hour ambulatory electrocardiography. Chest. 1982;81(3):302-7.
6. Talan DA, Bauernfeind RA, Ashley WW, Kanakis C, Rosen KM. Twenty-four hour continuous ECG recordings in long-distance runners. Chest. 1982;82(1):19-24.
7. Ho SY, Sánchez-Quintana D. Anatomy and pathology of the sinus node. J Interv Card Electrophysiol. 2016;46(1):3-8.
8. Csepe TA, Kalyanasundaram A, Hansen BJ, Zhao J, Fedorov VV. Fibrosis: a structural modulator of sinoatrial node physiology and dysfunction. Front Physiol. 2015;6:37.
9. Monfredi O, Dobrzynski H, Mondal T, Boyett MR, Morris GM. The anatomy and physiology of the sinoatrial node: a contemporary review. Pacing Clin Electrophysiol. 2010;33(11):1392-406.
10. Pozzolini A, Rio T, Padeletti M, De Ponti R, Leonelli FM, Bagliani G. Complex arrhythmias due to reversible causes. Card Electrophysiol Clin. 2019;11(2):375-90.
11. Dobrzynski H, Anderson RH, Atkinson A, Borbas Z, D'Souza A, Fraser JF, et al. Structure, function and clinical relevance of the cardiac conduction system, including the atrioventricular ring and outflow tract tissues. Pharmacol Ther. 2013;139(2):260-88.
12. Eliasson H, Sonesson SE, Salomonsson S, Skog A, Wahren-Herlenius M, Gadler F, et al. Outcome in young patients with isolated complete atrioventricular block and permanent pacemaker treatment: a nationwide study of 127 patients. Heart Rhythm. 2015;12(11):2278-84.
13. Gang UJ, Hvelplund A, Pedersen S, Iversen A, Jøns C, Abildstrøm SZ, et al. High-degree atrioventricular block complicating ST-segment elevation myocardial infarction in the era of primary percutaneous coronary intervention. Europace. 2012;14(11):1639-45.
14. Nunes MCP, Beaton A, Acquatella H, Bern C, Bolger AF, Echeverría LE, et al. Chagas cardiomyopathy: an update of current clinical knowledge and management: a scientific statement from the American Heart Association. Circulation. 2018;138(12):e169-e209.
15. Rosen KM, Dhingra RC, Loeb HS, Rahimtoola SH. Chronic heart block in adults. Clinical and electrophysiological observations. Arch Intern Med. 1973;131(5):663-72.
16. Kurita T, Ohe T, Marui N, Aihara N, Takaki H, Kamakura S, et al. Bradycardia-induced abnormal QT prolongation in patients with complete atrioventricular block with torsades de pointes. Am J Cardiol. 1992;69(6):628-33.
17. Panchal AR, Bartos JA, Cabañas JG, Donnino MW, Drennan IR, Hirsch KG, et al. Part 3: adult basic and advanced life support: 2020 American Heart Association Guidelines for Cardiopulmonary Resuscitation and Emergency Cardiovascular Care. Circulation. 2020;142(16 Suppl 2):S366-S468.
18. Brady WJ, Swart G, DeBehnke DJ, Ma OJ, Aufderheide TP. The efficacy of atropine in the treatment of hemodynamically unstable bradycardia and atrioventricular block: prehospital and emergency department considerations. Resuscitation. 1999;41(1):47-55.
19. Kusumoto FM, Schoenfeld MH, Barrett C, Edgerton JR, Ellenbogen KA, Gold MR, et al. 2018 ACC/AHA/HRS guideline on the evaluation and management of patients with bradycardia and cardiac conduction delay: a report of the American College of Cardiology/American Heart Association Task Force on Clinical Practice Guidelines and the Heart Rhythm Society. Circulation. 2019;140(8):e382-e482.
20. Nawrocki PS, Poremba M, Lawner BJ. Push dose epinephrine use in the management of hypotension during critical care transport. Prehosp Emerg Care. 2020;24(2):188-95.
21. Issa ZF, Miller JM, Zipes DP. Sinus node dysfunction. In: Elsevier, editor. Clinical arrhythmology and electrophysiology. Philadelphia, PA, USA: Elsevier; 2018.

CAPÍTULO 12

Taquiarritmias de Intervalo QRS Estreito

André Luis Martins Gonçalves • Marina Pereira Mayrink
Rodrigo Melo Kulchetscki • Francisco Carlos da Costa Darrieux

Destaques

- Diferenciação entre arritmias de QRS estreito e QRS largo.
- Principais tipos de taquicardias de QRS estreito.
- Diagnóstico diferencial entre as taquiarritmias de QRS estreito.
- Tratamento das taquicardias de QRS estreito no setor de emergência.

Introdução

As taquiarritmias são definidas como alterações no ritmo cardíaco por modificações na condução ou formação do impulso elétrico e na sequência de ativação dos átrios e ventrículos, com frequência cardíaca (FC) maior que 100 batimentos por minuto (bpm).[1,2] As taquiarritmias podem ser classificadas de diversas formas. Uma classificação prática no cenário das emergências cardiovasculares é aquela baseada na duração do intervalo QRS no eletrocardiograma de superfície, sendo divididas em taquiarritmias de QRS estreito, quando possuem QRS menor ou igual a 120 ms, ou taquiarritmias de QRS largo, quando QRS é maior que 120 ms.[1] Também podem ser avaliadas quanto ao intervalo RR, em regulares ou irregulares (Tabela 12.1).

Outra classificação igualmente relevante das taquiarritmias é quanto ao seu local de origem em relação ao sistema normal de condução cardíaca, e podem ser divididas como supra-hissianas ou

Tabela 12.1. Taquiarritmias de QRS estreito e QRS largo

Taquiarritmias de QRS estreito	
RR regular	Taquicardia por reentrada nodal (TRN), Taquicardia por reentrada atrioventricular (TRAV), taquicardia atrial (TA) e *flutter* atrial (FLU), taquicardia juncional
RR irregular	Fibrilação atrial (FA), FLU com condução AV variável e taquicardia atrial multifocal (TAM)
Taquiarritmias de QRS largo	
RR regular	Taquicardia ventricular (TV) monomórfica Taquicardia supraventricular (TSV) com condução aberrante, TSV pré-excitadas, Taquicardias conduzidas por um marca-passo, TSV em pacientes com distúrbios metabólicos (hipocalemia, acidose, hipotermia)
RR irregular	TV polimórfica, torsades des Pointes e FA com pré-excitação ventricular

infra-hissianas, de forma que quando se originam acima do His são denominadas taquicardias supraventriculares (TSV) e quando se originam abaixo do His são chamadas de taquicardias ventriculares.[2,3] A fibrilação atrial (FA), apesar de fazer parte das taquiarritmias de origem supraventricular, por ter um mecanismo mais complexo, por convenção não se enquadra no termo TSV.

O mecanismo das taquiarritmias ocorre por alteração na formação do impulso elétrico (automatismo e atividade deflagrada) ou por distúrbio na condução do impulso elétrico (reentrada anatômica, funcional ou anisotrópica). O mecanismo mais comum de desenvolvimento de taquiarritmias, a reentrada, depende da presença três fatores:[1] substrato como fibrose, alterações dos períodos refratários das células miocárdicas e da velocidade de condução; (2) gatilhos como ectopias atriais ou ventriculares; (3) fatores moduladores como sistema nervoso autônomo (SNA), isquemia tecidual, modificação no potencial de ação.[1-3]

A avaliação inicial das taquiarritmias depende do histórico clínico e do exame físico e é de fundamental importância a realização de um eletrocardiograma (ECG) de doze derivações durante taquicardia e após reversão. Encaminhar para laboratório de eletrofisiologia depois da estabilização do quadro clínico pode ser considerado nos casos sem diagnóstico definitivo ou taquicardias recorrentes ou incessantes.

Epidemiologia

As taquiarritmias de QRS estreito, com raras exceções, correspondem às taquicardias supraventriculares (TSV), por isso, para facilitar o entendimento, utilizaremos esses termos como sinônimos. Essas são as arritmias mais frequentes no cenário da emergência. Estima-se que geram cerca de 50 mil atendimentos por ano nos Estados Unidos e aproximadamente 89 mil casos novos por ano.[1,2]

A prevalência de TSV na população é de cerca de 2,25:1.000 pessoas e incidência de 35:100.000 pessoas por ano, gerando um grande impacto de atendimentos na emergência de pacientes com taquiarritmias.[1] Mulheres possuem duas vezes maior risco de apresentarem TSV e indivíduos com mais de 65 anos de idade têm cinco vezes mais chances de desenvolver TSV que jovens.[1-3]

Quando estratificamos pelo subtipo de taquiarritmia avaliando em centros especializados, a mais frequente é a FA, seguida por TRN, FLU e TRAV. Quando avaliamos conforme faixa etária, na população pediátrica a taquiarritmia mais frequente é a TRAV, como parte da síndrome de Wolff-Parkinson-White (WPW). Nos adultos jovens a TRN é mais frequente, sendo as mulheres mais acometidas que os homens. Em idosos, a FA é mais prevalente, seguida por FLU e TA, e, quanto maior a idade, maior essa prevalência.[1-3]

Diagnóstico diferencial

Para realizar o diagnóstico diferencial entre as diversas TSVs é necessária uma análise detalhada do ECG. Algumas características no ECG favorecem um subtipo em vez de outro; porém, com frequência o diagnóstico do subtipo específico de TSV não é possível apenas com o ECG, sendo o caso conduzido de maneira sindrômica com o diagnóstico de TSV *senso latu*.

Nas taquicardias de QRS estreito irregulares, em geral o diagnóstico diferencial recai entre FA e FLU ou TA com condução AV variável. Uma forma prática de diferenciar entre esses diagnósticos é checar o grau de irregularidade do traçado – se ele é "irregularmente irregular", favorece FA, enquanto se houver certo padrão repetitivo de irregularidade no traçado, favorece FLU ou TA com condução AV variável (Figura 12.1).

Já nas taquicardias de QRS estreito regulares, a grande diferenciação, que tem impacto no manejo agudo do caso no cenário da emergência, se dá entre as chamadas taquicardias paroxísticas supraventriculares (TPSV), que é um termo usado nos casos de TRN, TRAV, das taquicardias atriais e FLU.

A visualização das ondas de atividade atrial (onda P) no ECG, quando factível, é de grande valia na diferenciação diagnóstica. Identificadas a onda P e a relação da onda P com o QRS, pode-se conseguir sugerir o diagnóstico de maneira confiável.

CAPÍTULO 12 ■ Taquiarritmias de Intervalo QRS Estreito

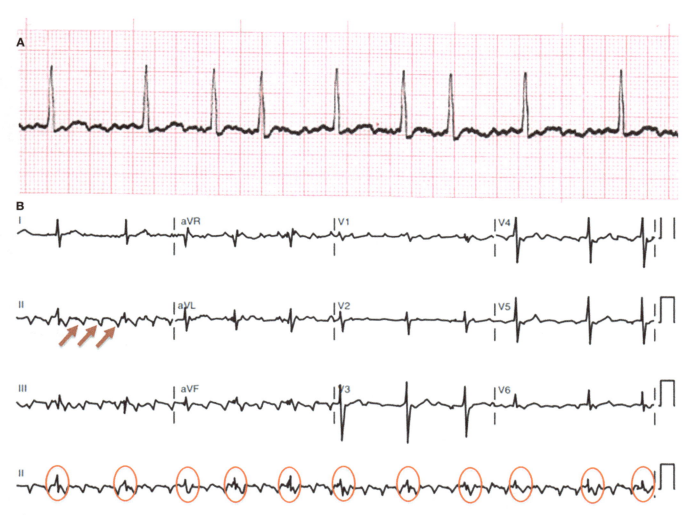

Figura 12.1. Diferenciação entre as taquicardias de QRS estreito irregulares. (**A**) Fibrilação atrial, "irregularmente irregular" e linha de base caótica, (**B**) *flutter* atrial com condução AV variável, com as ondas F de *flutter* destacadas em setas na derivação DII e os complexos QRS irregulares circulados. Observe que o padrão de irregularidade preserva alguma regularidade entre si, diferente do painel A. Fonte: acervo dos autores.

Se existe mais de uma onda P visível em relação ao QRS (ou seja, se a FC atrial estiver mais elevada que a FC ventricular), o diagnóstico mais provável é de uma TA ou FLU com condução AV 2:1 ou 3:1. Os casos em que se identifica apenas uma onda P para cada QRS são os mais delicados, e a propedêutica diagnóstica no ECG envolve a identificação do intervalo entre essa onda P e o intervalo QRS anterior (intervalo *RP'*; Figura 12.2).

Taquicardias de QRS estreito com intervalo RP' curto (< 90 ms), favorecem o diagnóstico de TRN, enquanto aquelas com intervalo RP' não tão curto (> 90 ms), favorecem o diagnóstico de TRAV, TRN incomum ou atípica ou TA. Nos casos menos frequentes em que o intervalo RP' é mais longo que o intervalo P'R (ou seja, a onda P está mais próxima do QRS seguinte que do prévio), o diagnóstico na maioria das vezes será de uma taquicardia atrial (ou mesmo sinusal, dependendo do contexto), com raras exceções (TRN incomum ou atípica e taquicardia de Coumel; Figura 12.3).

Nos casos em que há dúvida diagnóstica, a realização de manobra vagal ou utilização de adenosina promove um alentecimento ou bloqueio transitório da condução por meio do nó atrioventricular (NAV) facilitando a análise. Quando a taquiarritmia persiste, apesar do bloqueio/alentecimento do NAV, indica que ela não depende do NAV para sua perpetuação e podemos limitar o diagnóstico em TA ou FLU. Já quando há interrupção da taquicardia, indica que a taquiarritmia é dependente da passagem pelo NAV podendo ser uma TPSV (TRN ou

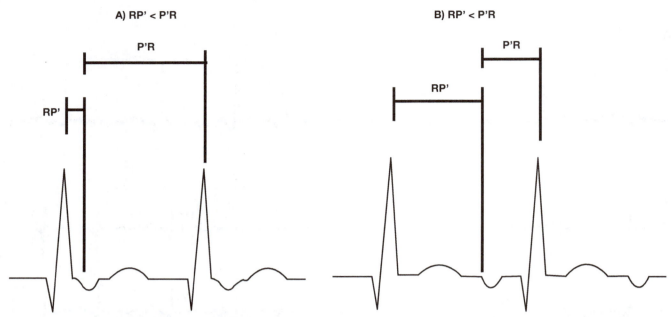

Figura 12.2. Como calcular os intervalos RP' e P'R. Em **A** observe um exemplo de um intervalo RP' curto, enquanto em **B** esse intervalo é longo.

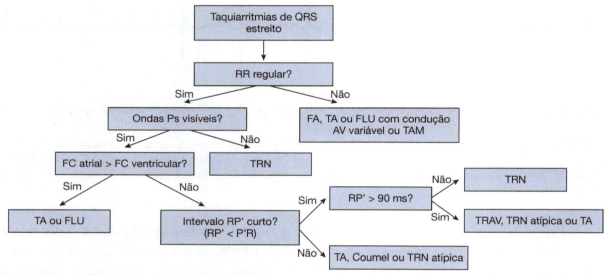

Figura 12.3. Algoritmo para o diagnóstico diferencial das taquiarritmias de QRS estreito. FA: fibrilação atrial; TA: taquicardia atrial; FLU: *flutter* atrial; AV: atrioventricular; TAM: taquicardia atrial multifocal; FC: frequência cardíaca; TRN: taquicardia por reentrada nodal; TRAV: taquicardia por reentrada atrioventricular

TRAV) – em raros casos, eventualmente um TA focal pode ser interrompida com a infusão de adenosina.

A realização da manobra vagal (Tabela 12.2) ou adenosina também permite a identificação das ondas "f" do FLU, além da ausência de linha isoelétrica, ou ondas "p" e linhas isoelétricas no caso da TA no ECG.[1-3] Além disso, se houver interrupção da taquicardia com onda P após o último complexo QRS, a TA se tornará improvável, sendo mais comum TRN e TRAV. Em geral, a infusão de adenosina não interrompe TAs macrorrentrantes.[1,4]

Tipos específicos de taquiarritmias de QRS estreito

Taquicardia atrial (TA)

É definida como um ritmo atrial organizado que não seja o sinusal com FC atrial maior que 100 bpm. Representa cerca de 3 a 17% das TSV, com taxas

Tabela 12.2. Técnicas de manobra vagal

Tipos de manobras vagais	Técnica a ser realizada
Massagem do seio carotídeo	Decúbito dorsal com o pescoço estendido e girado; palpa-se o pulso no seio carotídeo e pressiona-se com os dedos continuamente fazendo movimentos circulares por 5 a 10 segundos
Manobra de Valsalva	Faz-se rápida inspiração seguida de expiração forçada por 15 segundos com o paciente em decúbito dorsal em um ângulo de 45° ou solicitar que o paciente sopre uma seringa de 10 mL até a movimentação do êmbolo entre 10 e 15 segundos
Manobra de Valsalva modificada	Expiração forçada em posição vertical, logo após, o paciente é colocado em decúbito dorsal e é feita elevação passiva dos membros inferiores de 45 segundos a 1 minuto

semelhantes entre os sexos masculinos e feminino.[1,2] O diagnóstico é realizado pelo ECG com presença de ondas P e linha isoelétrica entre elas (Figura 12.4). Tem como característica eletrocardiográfica presença de intervalo RP' longo (RP' > P'R) quando a condução átrio ventricular é 1:1.

Podem ser classificadas em TAs focais, com origem em um único foco no átrio e causadas por automatismo, atividade deflagrada ou microrreentrada; ou TA macrorreentrantes, em que a ativação atrial se perpetua por meio de um circuito nos átrios, geralmente secundária a modificações no tecido atrial como por exemplo cicatrizes, ablações prévias ou cirurgias.[1,3]

O tratamento agudo (Tabela 12.3) na emergência da TA envolve utilização de fármacos que podem interromper a taquicardia ou somente lentificar a condução para os ventrículos (Figura 12.5).

Após reversão da TA ou controle de FC, recomenda-se encaminhamento para especialista que irá avaliar a melhor terapia a longo prazo. Devem ser afastados fatores precipitantes para TA, como hipertireoidismo, DPOC descompensada ou broncospasmo, hipertensão arterial descontrolada, isquemia, infecção e anemia. Pode ser realizado ablação se TA incessante ou recorrente sintomática como tratamento de primeira linha, com taxas de sucesso

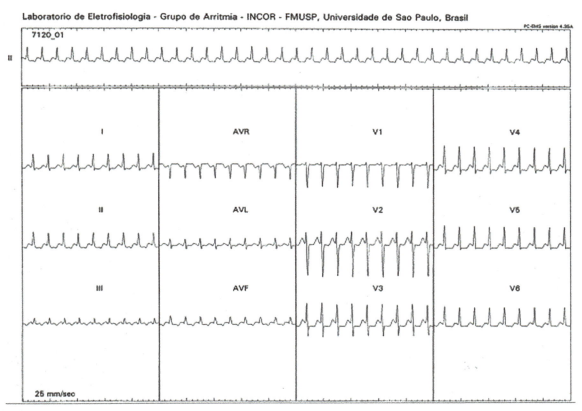

Figura 12.4. Exemplo de TA com presença de ondas P diferentes da sinusal, RP' longo e linha de base isoelétrica. Fonte: acervo pessoal dos autores.

Tabela 12.3. Tratamento na emergência da TA: recomendações *Guideline ESC 2019 The Task Force for the management of patients with supraventricular tachycardia*

Presença de instabilidade hemodinâmica	
Cardioversão elétrica (CVE) sincronizada	Classe I B
Sem instabilidade hemodinâmica	
Adenosina 6 a 18 mg IV pode ser considerada (geralmente não reverte TA macrorreentrante)	Classe IIa B
Betabloqueador IV se falha da adenosina	Classe IIa C
Bloqueadores dos canais de cálcio (BCC) como verapamil ou diltiazem IV	Classe IIa C
Se falha com as medicações anteriores, pode ser utilizado amiodarona, ibutinide, flecainide ou propafenona IV	Classe IIb C

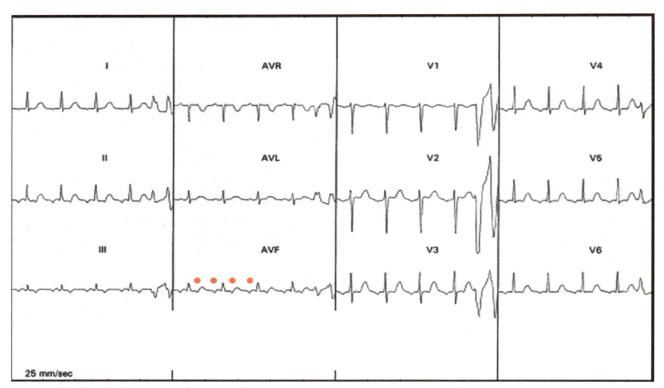

Figura 12.5. Taquicardia atrial: presença de mais de uma onda P (pontos em vermelho) após adenosina e bloqueio atrioventricular. Fonte: acervo pessoal dos autores.

agudo de 85% e recorrência de 20%. Medicações via oral podem ser utilizadas para manutenção em ritmo sinusal ou para controle de FC.

Taquicardia atrial multifocal (TAM)

A TAM é definida como ritmo irregular atrial com origem em diferentes focos com pelo menos três morfologias diferentes de onda P no ECG de superfície e FC atrial maior de 100 bpm. Os intervalos PP, PR e RR são variáveis (Figura 12.6).

Quase sempre se associa a outras doenças clínicas como doenças pulmonares, doença aterosclerótica coronariana (DAC), doença valvar, hipertensão pulmonar e hipomagnesemia. Isso ocorre geralmente por aumento atrial e possui alto risco de progressão para fibrilação atrial, sendo, na maioria das vezes difícil a diferenciação eletrocardiográfica entre as duas arritmias.[1-3] Sobre o tratamento agudo na emergência ver Tabela 12.4.

Estudos recentes demonstraram que o sulfato de magnésio na fase aguda também auxilia no tratamento da TAM na emergência, mesmo em pacientes com nível sérico de magnésio normal.[5]

Após tratamento agudo, medicações VO são necessárias para evitar recorrência nos pacientes sintomáticos ou para controle de FC (pode ser utilizado BB

CAPÍTULO 12 ■ Taquiarritmias de Intervalo QRS Estreito

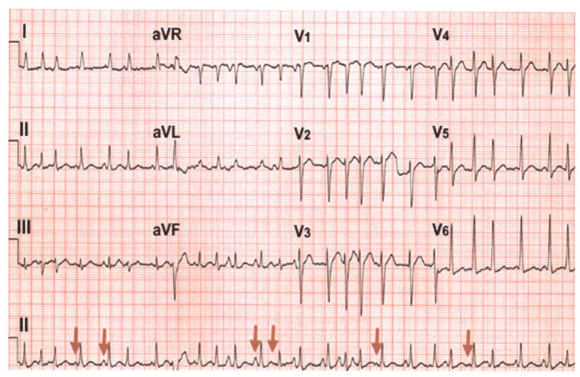

Figura 12.6. Exemplo de taquicardia atrial multifocal. Observe nas setas vermelhas ondas P de diferentes morfologias e um ritmo irregular. Fonte: acervo dos autores.

Tabela 12.4. Tratamento na emergência da TAM: recomendações *Guideline ESC 2019 The Task Force for the management of patients with supraventricular tachycardia*

Presença de instabilidade hemodinâmica	
Cardioversão elétrica (CVE) sincronizada	Classe I B
Sem instabilidade hemodinâmica	
Tratamento das doenças subjacentes como primeiro passo é recomendado	Classe I C
BB ou BCC não diidropiridínicos IV	Classe IIa B

e BCC). Um acompanhamento regular desses pacientes é necessário por causa do risco de evolução da doença para FA e do risco cardioembólico, porém, em geral, não está indicada anticoagulação nesses casos.

Taquicardia por reentrada nodal (TRN)

A TRN é uma arritmia por macrorreentrada devido à presença de dupla via nodal no NAV composto por pelo menos uma via lenta e a via rápida. São taquiarritmias com FC em torno de 150 a 200 bpm e início súbito. Os pacientes podem se queixar de palpitações e sensação de pulsação no pescoço (sinal de *frog*).[1-3]

A forma típica da TRN é chamada de lenta-rápida. A fisiopatologia da TRN começa com um bloqueio da via rápida nodal por uma extrassístole atrial com descida pela via lenta. Posteriormente, encontra a via rápida fora do período refratário com retorno retrógrado pela via rápida, fazendo a reentrada nodal (Figura 12.7). Já a forma atípica pode ser: 1) *rápida-lenta*: em que reentrada desce pela via rápida e retorna pela via lenta; ou 2) *lenta-lenta*: quando existe mais de uma via lenta e o estímulo desce por uma e retorna pela outra. Podemos diferenciar os diferentes tipos por meio do ECG: a TRN típica apresenta ondas P retrógradas dentro do QRS ou logo após o final (Figura 12.8) e, nas formas atípicas, consegue se visualizar ondas P retrógradas após o final do QRS (Tabela 12.5).[2,3,6]

O diagnóstico na sala de emergência entre os subtipos de TRN às vezes é difícil e não existe diferença para o tratamento entre elas (Tabela 12.6).

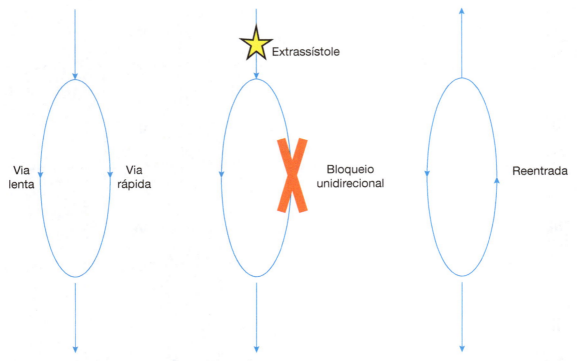

Figura 12.7. Fisiopatologia da TRN típica lenta-rápida. A) Descida nodal normal pela via rápida em ritmo sinusal. B) Extrassístole atrial precoce com bloqueio da via rápida e descida pela via lenta. C) Extrassístole conduzida pela via lenta consegue fazer a reentrada nodal com retorno pela via rápida desencadeando a taquicardia. Fonte: acervo dos autores.

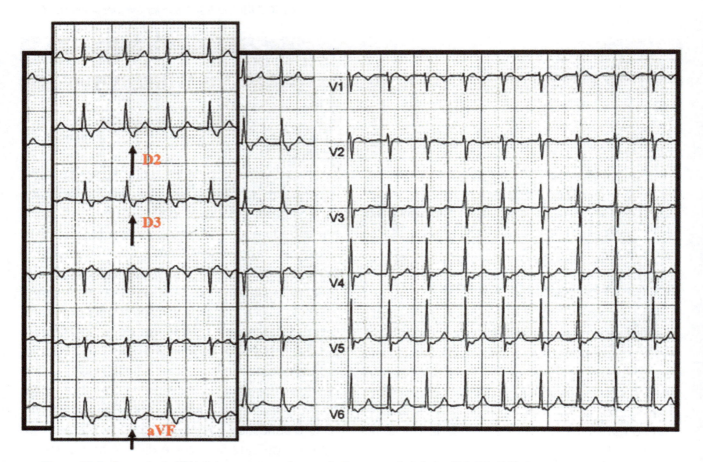

Figura 12.8. Exemplo de TRN típica: presença de pseudo S em parede inferior (D2, D3, AVF). Fonte: acervo dos autores.

Tabela 12.5. Características dos subtipos de TRN

Características dos subtipos de TRN	TRN típica (lenta-rápida)	TRN atípica (rápida-lenta ou lenta-lenta)
Onda P retrógrada	Dentro ou logo após o QRS	Sempre após QRS
Medida da P retrógrada (P') até o início da onda R	RP' < P'R	RP' > P'R
Incidência de cada subtipo	Corresponde a 94% das TRN	Somente 6% das TRN
Diagnósticos diferenciais	TRAV	TA e taquicardia de Coumel

Tabela 12.6. Tratamento na emergência da TRN: recomendações Guideline ESC 2019 The Task Force for the management of patients with supraventricular tachycardia

Presença de instabilidade hemodinâmica	
Cardioversão elétrica (CVE) sincronizada	Classe I B
Sem instabilidade hemodinâmica	
Manobra vagal com preferência em posição supina com elevação dos membros inferiores	Classe I B
Adenosina 6 a 18 mg IV se falha da manobra vagal	Classe I B
Verapamil ou diltiazem IV se falha da manobra vagal e adenosina	Classe IIa B
BB pode ser considerado se falha da manobra vagal e adenosina	Classe IIa C

Muitas das vezes o estudo eletrofisiológico é necessário para o diagnóstico correto. O tratamento agudo na emergência tem como objetivo reversão da taquiarritmia com retorno ao ritmo sinusal.

Após reversão da taquiarritmia o paciente deve ser encaminhado para especialista (cardiologista, idealmente o arritmologista). Entre os tratamentos a longo prazo, estão indicados como opções iniciais os medicamentos que diminuem a velocidade de condução pelo nó AV (betabloqueadores e bloqueadores do canal de cálcio), bem como o tratamento curativo com ablação por radiofrequência, com taxas de sucesso precoce de 97% e recorrência em 2% dos casos.

Taquicardia por reentrada atrioventricular (TRAV) ortodrômica

A TRAV se desenvolve por uma reentrada em que o circuito consiste no sistema His-Purkinje e uma via acessória (VA), composta por células com capacidade de condução elétrica entre os átrios e ventrículos. As VAs se originam de um desenvolvimento embriológico incompleto dos anéis atrioventriculares, mantendo a conexão entre essas estruturas. Cerca de 60% das VAs se encontram ao longo do anel mitral, sendo o local mais comum na parede lateral. Em torno de 25% dos casos a localização é septal, podendo estar à direita (anel tricuspídeo) ou à esquerda (anel mitral); já aproximadamente 15% das VAs se localizam na parede livre do anel tricuspídeo (parede lateral direita).[1,6,7]

As VAs têm como característica eletrofisiológica a condução rápida, diferente do NAV e podem conduzir de forma anterógrada e/ou retrógrada. Quando a VA tem condução anterógrada o ECG de base apresenta pré-excitação ventricular manifesta (Figura 12.9): intervalo PR curto (menor que ≤ 120 ms) e QRS largo (≥ 120 ms) com o início da ativação lentificado (onda delta).[1] A síndrome de Wolf-Parkinson-White é definida pela presença de pré-excitação associada a taquiarritmias. As VAs de condução retrógrada exclusiva são denominadas VAs ocultas, e o ECG de base não apresenta alterações. As VAs podem ser múltiplas, ocorrendo em menos de 12% dos pacientes com pré-excitação; porém, são mais frequentes na anomalia de Ebstein.[6-8]

As TRAV são classificadas em:

1) *Ortodrômicas*: quando o estímulo elétrico desce pelo NAV e retorna pela VA, sendo responsável por 90% das TRAVs. A taquicardia quase sempre apresenta QRS estreito < 120 ms (exceção quando ocorre bloqueio de ramo), FC em torno de 150 a 200 bpm, além de poder ocorrer infradesnivelamento do segmento ST e macro alternância elétrica (Figura 12.10).[7,8]

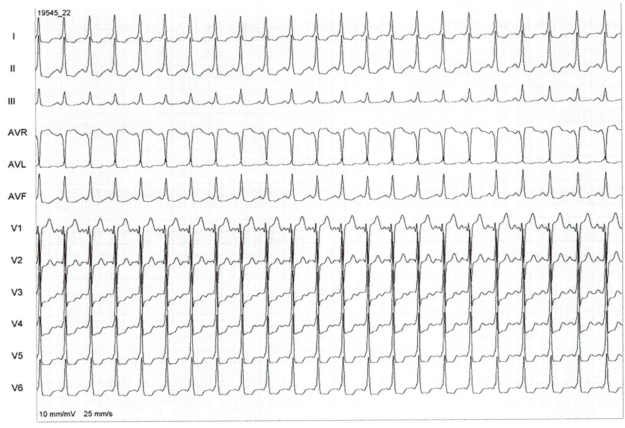

Figura 12.9. ECG com taquicardia sinusal e pré-excitação ventricular com PR curto, onda delta e QRS alargado. Fonte: Laboratório de Eletrofisiologia do InCor HCFMUSP.

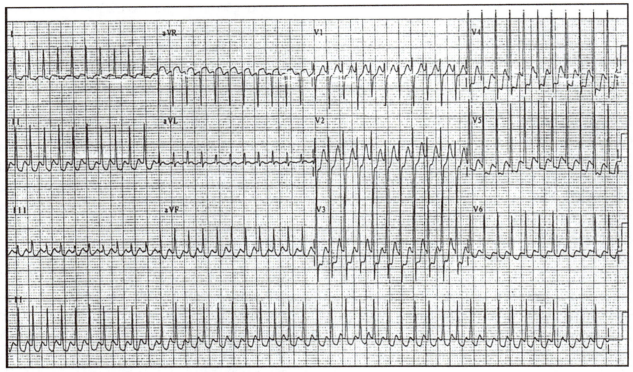

Figura 12.10. Taquicardia por reentrada atrioventricular ortodrômica com presença de macro alternância elétrica, infradesnivelamento do segmento ST e sinal de Puech na derivação D1 (RP' longo com p negativa em D1 = clássico de VA localizadas à esquerda). Fonte: acervo dos autores.

2) *Antidrômicas*: quando o estímulo desce pela VA e retorna pelo NAV (serão abordadas nas taquiarritmias de QRS largo). Correspondem a 10% dos casos de taquiarritmias por VA.[6]

Formas incomuns de vias acessórias:

1) *Taquicardia de Coumel*: VA com condução retrógrada exclusiva decremental, localizada na região póstero-septal. Se caracterizam por uma taquicardia com RP' longo, tendo como diagnóstico diferencial TA e TRN atípicas. Geralmente possui característica incessante, com risco de taquimiocardiopatia, além de ocorrer em idades mais jovens e no ECG ser verificada a onda P negativa em parede inferior por ativação retrógrada pela VA (Figura 12.11).[1,6]

2) *VAs atípicas* (também chamadas fibras de Mahaim): são conexões entre o átrio direito (AD) e o sistema de condução do ventrículo direito (VD) com condução decremental anterógrada exclusiva. As formas mais comuns são as vias atriofasciculares (do AD até fascículo do ramo direito) e atrioventriculares (do AD até as fibras de purkinje do VD). O ECG basal pode ser aparentemente normal ou apresentar pré-excitação ventricular em graus variáveis com morfologia de bloqueio de ramo esquerdo (BRE), porém sem onda delta. Durante a taquicardia o ECG documenta padrão de BRE (entra nos diagnósticos de taquicardias de QRS largo – TRAV antidrômica) com transição tardia (V4-V5) e eixo inferior (D2, D3 e AVF positivos).[1,6]

Sobre o tratamento agudo da TRAV na emergência ver Tabela 12.7.

Em caso de taquicardia incessante ou recorrente, um especialista deve ser consultado e o tratamento com ablação por radiofrequência deve ser considerado (sucesso precoce de 92% e recorrência de 8%, com baixas taxas de complicações).

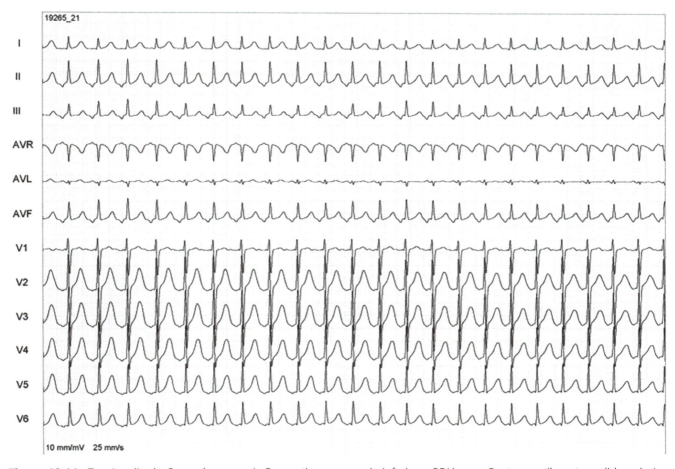

Figura 12.11. Taquicardia de Coumel com onda P negativa em parede inferior e RP' longo. Fonte: gentilmente cedida pelo Laboratório de Eletrofisiologia do InCor HCFMUSP.

Tabela 12.7. Tratamento na emergência das TRAV: recomendações Guideline ESC 2019 The Task Force for the management of patients with supraventricular tachycardia

Presença de instabilidade hemodinâmica	
Cardioversão elétrica (CVE) sincronizada	Classe I B
Sem instabilidade hemodinâmica	
Manobra vagal com preferência em posição supina com elevação dos membros inferiores	Classe I B
Na TRAV ortodrômica, adenosina 6 a 18 mg, IV, se falha da manobra vagal	Classe I B
Na TRAV ortodrômica, verapamil ou diltiazem, IV, podem ser considerados se falha da manobra vagal e adenosina	Classe IIa B
Na TRAV ortodrômica, betabloqueador, IV, pode ser considerado se falha da manobra vagal e adenosina e ausência de sinais de IC	Classe IIa B

Flutter atrial

O FLU é definido, de modo clássico, como uma taquicardia macrorreentrante dependente do istmo cavotricuspídeo que tem como características eletrocardiográficas a presença de ondas *f* e FC atrial entre 250 e 300 bpm. Pode ser dividido em FLU anti-horário (80%), também chamado de comum ou típico, que possui rotação anti-horária no anel tricuspídeo, apresenta ondas f negativas em parede inferior (DII, DIII e aVF) e V1 positivo (Figura 12.12), devido à ativação acontecer primeiro na parede livre do átrio direito (AD) para veia cava inferior (VCI) e, posteriormente, ascende pelo septo interatrial indo em direção a veia cava superior (VCS). O FLU horário é menos frequente e tem ativação reversa com ondas F positivas em parede inferior e negativa em V1 (Figura 12.13).[1-3]

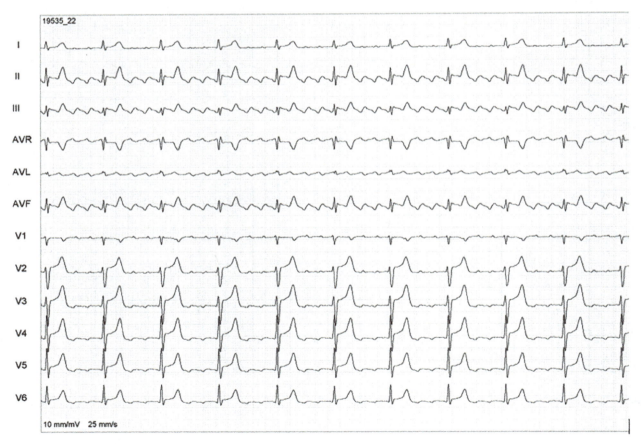

Figura 12.12. *Flutter* atrial anti-horário com visualização das ondas F negativas na parede inferior. Fonte: Laboratório de Eletrofisiologia do InCor HCFMUSP.

CAPÍTULO 12 ■ Taquiarritmias de Intervalo QRS Estreito

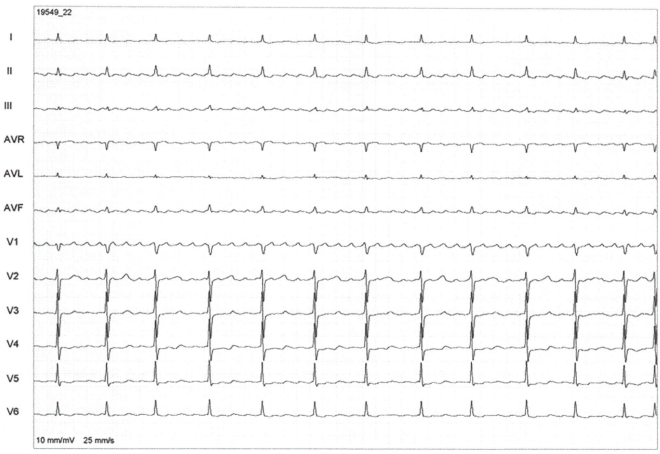

Figura 12.13. *Flutter* atrial horário com ondas F positivas na parede inferior. Fonte: Laboratório de Eletrofisiologia do InCor HCFMUSP.

Na prática clínica, o FLU coexiste com FA em muitos pacientes, apesar de mecanismos diferentes das taquiarritmias e o uso de antiarrítmicos para controle da FA poderem facilitar a ocorrência de FLU com condução atrioventricular 1:1, com alta resposta ventricular levando à instabilidade hemodinâmica.[1,10]

O tratamento agudo na emergência depende do correto diagnóstico. Caso haja dúvida no diagnóstico eletrocardiográfico, pode ser realizada adenosina ou manobra vagal com alentecimento da condução no NAV, facilitando a visualização das ondas F. O controle de ritmo deve ser sempre considerado em caso de taquimiocardiopatia ou em pacientes muito sintomáticos, AD pequeno ou refratários ao tratamento clínico com antiarrítmicos.

Nos casos de FLU com menos de 48 horas de início, em que o paciente consegue definir detalhadamente o horário do início dos sintomas e/ou em uso de anticoagulante (ACO) de forma adequada por pelo menos 4 semanas, ou que apresente ecocardiograma transesofágico sem evidência de trombos, pode ser considerada a reversão para ritmo sinusal (Tabela 12.8). Caso tenha mais de 48 horas do início dos sintomas ou tempo indeterminado, a melhor estratégia é o controle da FC. O uso de antiarrítmicos pré-CVE melhora os resultados agudos.[1-3,10]

A avaliação do especialista deve ser solicitada nos casos de difícil manejo, tanto em ambiente de emergência quanto ambulatorial. O tratamento a longo prazo envolve anticoagulação, quando indicada, bem como a decisão pela estratégia quanto ao controle de ritmo e de frequência, devendo ser priorizada a estratégia de controle de ritmo na maioria dos casos, com uso de fármacos antiarrítmicos, cardioversões elétricas e na realização de ablação por radiofrequência, sobretudo nos pacientes sintomáticos. A ablação por cateter é a forma mais efetiva de manter em ritmo sinusal, com taxas de sucesso precoce de 95% e recorrência em 10% dos casos.[1-3]

Tabela 12.8. Tratamento na emergência do *flutter* atrial: recomendações Guideline ESC 2019 The Task Force for the management of patients with supraventricular tachycardia

Presença de instabilidade hemodinâmica	
Cardioversão elétrica (CVE) sincronizada	Classe I B
Sem instabilidade hemodinâmica	
CVE sincronizada com baixa energia (< 100 J Bifásico) se ACO adequada ou ECO TE sem presença de trombos ou < 48 h do início dos sintomas	Classe I B
Ibutinilide ou Dofetilide IV ou VO (medicações não disponíveis no Brasil)	Classe I B
BB ou BCC não di-hidropiridínicos IV devem ser considerados para controle de FC	Classe IIa B
Amiodarona pode ser utilizada caso as medicações acima não estejam disponíveis	Classe IIb C
Propafenona e flecainida não são recomendados por causa dos efeitos pró-arrítmicos e por transformar FLU com condução AV 1:1	Classe III

A anticoagulação (ACO) no FLU é recomendada devido ao alto risco de eventos embólicos, levando-se em conta principalmente o escore CHA2DS-2-VASc (Ver Tabela 12.9). Após reversão para ritmo sinusal está recomendado manter ACO por pelo menos 3 a 4 semanas[1,2,6] ou de modo indefinido.

Fibrilação atrial

A fibrilação atrial (FA) é a taquiarritmia com maior morbimortalidade no mundo, sendo responsável por múltiplos atendimentos nas emergências como acidente vascular cerebral (AVC), insuficiência cardíaca (IC) e morte súbita cardíaca (MSC). Acredita-se que no mundo tenha cerca de 20,9 milhões de homens e 12,9 milhões de mulheres com FA. O risco de mortalidade é maior cerca de 1,5 vezes e é responsável por um declínio cognitivo por demência vascular.[10-12]

Na gênese da FA existem *triggers* das veias pulmonares (VP) e o mecanismo envolve tanto atividade deflagrada quanto reentrada, podendo se perpetuar por meio dos rotores modulados pelo SNA. Geralmente os pacientes se apresentam com palpitações, dispneia, dor precordial, tonturas, gerando grande impacto na qualidade de vida como dificuldade de dormir, estresse psicológico e idas frequentes à emergência.[10]

Dentre os pacientes que apresentam maior risco de ter FA são elencados os portadores de IC, idosos acima dos 65 anos, diabetes melito, apneia obstrutiva do sono, doença renal crônica, tabagismo, consumo de álcool maior que 15 doses/semana, atividade física excessiva e obesidade.

A FA tem como característica eletrocardiográfica básica a ausência de ondas P no ECG com ritmo cardíaco irregular (Figura 12.14). É considerada FA de alta resposta ventricular quando a FC for acima de 110 bpm.[10,11]

O tratamento da FA na emergência envolve 5 etapas:

1) *Avaliar estabilidade e gravidade dos sintomas*: pacientes com instabilidade hemodinâmica devem ser submetidos imediatamente a CVE sincronizada (ver capítulo de CVE).

Tabela 12.9. Escore CHA2DS2-VASc. Baseado na diretriz da ECS 2020 Guidelines for the diagnosis and management of atrial fibrillation

Escore CHA2DS2-VASc	
C – *Congestive heart failure*	Insuficiência cardíaca – 1 ponto
H – *Hypertension*	Hipertensão – 1 ponto
A2 – *Age 75 years or older*	Maior de 75 anos – 2 pontos
D – *Diabetes melito em tratamento ou glicemia de jejum > 125 mg/dL*	DM – 1 ponto
S2 – *Stroke or transient ischaemic attack or thromboembolism*	AVC ou AIT ou tromboembolismo prévio – 2 pontos
A – *Age 65-74 years*	De 65 a 74 anos – 1 ponto
Sc – *Sex category female*	Sexo feminino – 1 ponto

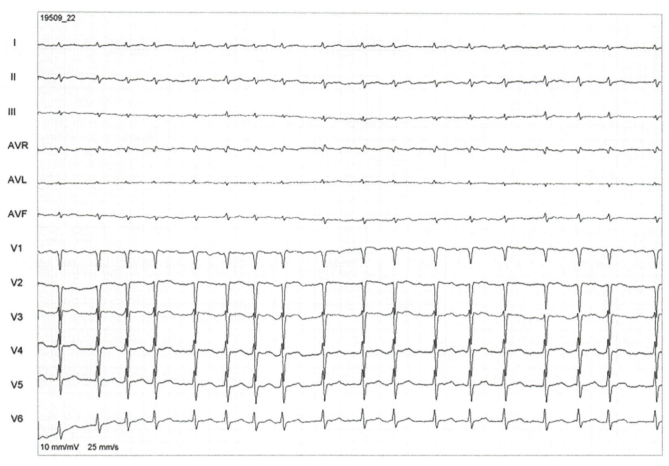

Figura 12.14. FA com alta resposta ventricular com FC em torno de 120 bpm. RR irregular sem definição de ondas P na linha de base. Fonte: Laboratório de Eletrofisiologia do InCor HCFMUSP.

2) *Avaliar se existem fatores predisponentes da FA*: existem condições clínicas que aumentam os riscos de os pacientes apresentarem FA, por exemplo, tireotoxicose, choque séptico, anemia, abordagem cirúrgica cardíaca recente, ablação prévia.

3) *Estratificação de risco de eventos tromboembólicos*: já está bem documentado na literatura que a ACO nos portadores de FA é de fundamental importância para redução dos eventos tromboembólicos e redução da disfunção cognitiva. O escore de risco mais utilizado é o CHA2DS2-VASc (Tabela 12.9). Também devemos sempre avaliar o risco de sangramento dos pacientes em que o escore mais utilizado é o HAS-BLED (Tabela 12.10). Está indicado uso de ACO para pacientes com CHA2DS2-VASc > 1 para homens e > 2 para mulheres devido ao maior risco de eventos tromboembólicos. Na emergência, quando é necessária CVE imediata e o paciente não usa anticoagulante oral de ação de ação direta (DOAC), a medicação de escolha é inicialmente enoxaparina em dose plena que posteriormente poderá ser transicionada para os DOAC ou varfarina. HAS-BLED elevado não contraindica ACO; porém, serve como estratificador de risco para sangramentos ao tentar modificá-los.[10]

4) *Controle de frequência cardíaca (FC)*: o controle de FC geralmente é o suficiente para melhora dos sintomas na emergência em que pode ser utilizado BB, digital, BCC ou a combinação destes. No caso de o paciente possuir disfunção ventricular com FEVE < 40% preferir BB e pode-se adicionar digital. Já para pacientes com FEVE > 40% a preferência é, inicialmente, para BB e BCC. O alvo da FC é < 110 bpm. Amiodarona pode ser utilizada, porém somente nos casos sem resposta às terapias prévias (Tabela 12.11).

Tabela 12.10. Escore HAS-BLED. Baseado na diretriz da ECS 2020 Guidelines for the diagnosis and management of atrial fibrillation

Escore HAS-BLED	
H – *Hypertension*	Hipertensão descontrolada – 1 ponto
A – *Abnormal renal/liver function*	Função renal ou hepática anormal – 1 ponto cada
S – *Stroke*	AVC – 1 ponto
B – *Bleeding history*	Histórico de sangramento prévio – 1 ponto
L – *Labile INR*	INR lábil – 1 ponto
E – *Eldery*	Idade > 65 anos – 1 ponto
D – *Drugs/alcohol*	Uso de drogas/álcool – 1 ponto cada

AVC: acidente vascular cerebral; *INR:* índice de normatização das razões.

Tabela 12.11. Medicações para manejo de FA. Baseadas na diretriz da ESC 2020 Guidelines for the diagnosis and management of atrial fibrillation

Medicação	Dose recomendada
Metoprolol	2,5 a 10 mg IV em bólus
Esmolol	0,5 mg IV em bólus em 1 minuto e, posteriormente, 0,05 a 0,25 mcg/kg/min
Diltiazem	15 a 25 mg IV bólus
Verapamil	2,5 a 10 mg IV em bólus
Deslanosídeo	0,8 a 1,6 mg IV em bólus
Amiodarona	300 mg IV em 250 mL de SG 5% em 30 a 60 minutos e, posteriormente, 900 a 1.200 mg/24h

5) *Controle de ritmo na emergência*: retorno ao ritmo sinusal ou ritmo próprio do paciente. Envolve cardioversão química ou elétrica. A indicação de restabelecer o ritmo sinusal visa melhorar sintomas e a qualidade de vida. Fatores que favorecem o controle de ritmo: pacientes mais jovens, primeiro episódio de FA, presença de taquicardiomiopatia, tamanho do AE normal ou com aumento discreto/moderado, além de poucas comorbidades (Tabela 12.12).

- Cardioversão química: pode ser utilizada a forma *Pill in the pocket* para pacientes estáveis com taxa de sucesso de 76 a 83% dentro de 48 horas com propafenona 450 a 600 mg VO ou flecainida 200 a 300 mg VO. Para pacientes com FEVE reduzida está indicado amiodarona IV 5 a 7 mg/kg em 1 a 2 horas.[10,11]
- CVE: Se FA com duração maior que 48 horas ou de tempo indeterminado, deve-se aguardar

Tabela 12.12. Recomendações gerais no tratamento da FA com base na diretriz da ECS 2020 Guidelines for the diagnosis and management of atrial fibrillation

FA com instabilidade hemodinâmica deve ser realizada CVE sincronizada	Classe I A
DOACs recomendados em preferência aos antagonistas da vitamina K, exceto se prótese mecânica ou estenose mitral moderada a grave	Classe I A
ACO está recomendada para prevenção de AVC se CHA2DS2-VASc ≥ 2 em homens ou ≥ 3 em mulheres	Classe I A
BB ou BCC como fármaco de primeira escolha se FAAR e FEVE > 40%	Classe I B
BB e/ou digoxina recomendados para FAAR se FEVE < 40%	Classe I B
Se instabilidade hemodinâmica ou disfunção do VE grave, amiodarona IV pode ser considerada para controle de FC	Classe IIb B
Cardioversão química com propafenona ou flecainide na FA de início recente em pacientes sem disfunção de VE	Classe I A
Amiodarona IV na FA de início recente em pacientes com disfunção de VE ou doença cardíaca estrutural	Classe I A

DOACs: anticoagulantes orais de ação direta; *ACO:* anticoagulação; *CVE:* cardioversão elétrica; *BB:* betabloqueador; *BCC:* bloqueador do canal de cálcio; *FAAR:* fibrilação atrial de alta resposta; *FEVE:* fração de ejeção do ventrículo esquerdo.

pelo menos três semanas de ACO adequada ou realizar ECO TE antes do procedimento para afastar trombos (ver capítulo de CVE).[10,11]

Conclusão

As abordagens diagnóstica e terapêutica das taquiarritmias na emergência envolve uma avaliação direcionada do paciente, quanto ao seu *status* hemodinâmico e estabilidade clínica, em conjunto com o ECG de superfície.

As taquiarritmias com intervalo QRS estreito, apesar de muitas vezes no cenário da emergência o diagnóstico específico do subtipo de taquiarritmia não se mostrar claro, o diagnóstico sindrômico, levando em conta principalmente os achados do ECG (frequência cardíaca, regularidade do traçado, resposta a manobras vagais e adenosina, entre outros), permite o manejo de forma adequada.

Após a estabilização clínica, tendo atingido ou não a reversão do ritmo, é importante atentar para o tratamento sequencial, indicando anticoagulação quando pertinente, o uso de medicações cronotrópicas, antiarrítmicos e eventualmente o estudo eletrofisiológico invasivo com ablação por cateter em casos selecionados.

Pontos-chave

- Pacientes que se apresentam na unidade de emergência com taquicardia (com pulso) devem ser imediatamente avaliados e monitorados (pressão arterial, oximetria e monitor cardíaco). Deve-se garantir acesso venoso, oxigênio, analgesia e, quando necessário, CVE sincronizada e sedação. Sempre ter disponível material pronto para IOT e RCP.
- Qualquer sinal de instabilidade hemodinâmica indica CVE sincronizada ou desfibrilação imediata. No caso de taquicardia com QRS estreito pode-se tentar adenosina enquanto se prepara a CVE.
- Em pacientes hemodinamicamente estáveis, após realização do ECG 12 derivações, deve-se avaliar a regularidade da arritmia e duração do QRS.
- Arritmias com intervalo QRS estreito e RR regular indicam taquicardia atrioventricular ortodrômica, taquicardia por reentrada nodal, *flutter*, taquicardia atrial. A avaliação da relação entre as ondas P e os complexos QRS, bem como do intervalo RP' é de grande utilidade.
- Adenosina e manobras vagais podem auxiliar no diagnóstico diferencial e podem reverter as taquicardias paroxísticas supraventriculares.
- Arritmias com intervalo QRS estreito e RR irregular indicam fibrilação atrial, taquicardia atrial multifocal ou arritmias com condução atrioventricular variável (p. ex., *flutter*).
- FA ou *flutter* de origem há menos de 48 horas podem ser revertidos, no entanto naqueles com data indeterminada ou há mais de 48 horas, deve-se priorizar controle de frequência (diltiazem, verapamil ou betabloqueador) e anticoagulação.
- Atentar para não usar verapamil, diltiazem, digitálicos ou betabloqueadores em arritmias associadas a síndrome de WPW. Priorizar CVE.

Agradecimentos

Agradecemos ao Setor de Eletrofisiologia do Instituto do Coração – INCOR/ FMUSP pelos traçados cedidos e utilizados neste capítulo.

Referências bibliográficas

1. Brugada J, Katritsis DG, Arbelo E, Arribas F, Bax JJ, Blomström-Lundqvist C, et al. 2019 ESC Guidelines for the management of patients with supraventricular tachycardia The Task Force for the management of patients with supraventricular tachycardia of the European Society of Cardiology (ESC). Eur Heart J. 2020;41(5):655-720.
2. Page RL, Joglar JA, Caldwell MA, Calkins H, Conti JB, Deal BJ, et al. 2015 ACC/AHA/HRS guideline for the management of adult patients with supraventricular tachycardia: executive summary: a report of the American College of Cardiology/American Heart Association Task Force on Clinical Practice Guidelines and the Heart Rhythm Society. J Am Coll Cardiol. 2016;67(13):1575-623.
3. Katritsis DG, Boriani G, Cosio FG, Hindricks G, Jais P, Josephson ME, et al. European Heart Rhythm Association (EHRA) consensus document on the management of supraventricular arrhythmias, endorsed by Heart Rhythm Society (HRS), Asia-Pacific Heart Rhythm Society (APHRS), and Sociedad Latinoamericana de Estimulación Cardiaca y Electrofisiologia (SOLAECE). Eur Heart J. 2018;39(16):1442-5.
4. Smith GD, Fry MM, Taylor D, Morgans A, Cantwell K. Effectiveness of the valsalva Manoeuvre for reversion of supraventricular tachycardia. Cochrane Database Syst Rev. 2015;2015(2):Cd009502.
5. Iseri LT, Fairshter RD, Hardemann JL, Brodsky MA. Magnesium and potassium therapy in multifocal atrial tachycardia. Am Heart J. 1985;110(4):789-94.

6. Issa ZF, Miller JM, Zipes DP. Clinical arrhythmology and electrophysiology: a companion to Braunwald's heart disease. 3. ed. Elsevier; 2019.
7. Pappone C, Vicedomini G, Manguso F, Saviano M, Baldi M, Pappone A, et al. Wolff-Parkinson-White syndrome in the era of catheter ablation: insights from a registry study of 2169 patients. Circulation. 2014;130(10):811-9.
8. Santinelli V, Radinovic A, Manguso F, Vicedomini G, Ciconte G, Gulletta S, et al. Asymptomatic ventricular preexcitation: a long-term prospective follow-up study of 293 adult patients. Circ Arrhythm Electrophysiol. 2009;2(2):102-7.
9. Pappone C, Vicedomini G, Manguso F, Baldi M, Pappone A, Petretta A, et al. Risk of malignant arrhythmias in initially symptomatic patients with Wolff-Parkinson-White syndrome: results of a prospective long-term electrophysiological follow-up study. Circulation. 2012;125(5):661-8.
10. Hindricks G, Potpara T, Dagres N, Arbelo E, Bax JJ, Blomström-Lundqvist C, et al. 2020 ESC Guidelines for the diagnosis and management of atrial fibrillation developed in collaboration with the European Association for Cardio-Thoracic Surgery (EACTS): The Task Force for the diagnosis and management of atrial fibrillation of the European Society of Cardiology (ESC) Developed with the special contribution of the European Heart Rhythm Association (EHRA) of the ESC. Eur Heart J. 2021;42(5):373-498.
11. Kirchhof P, Benussi S, Kotecha D, Ahlsson A, Atar D, Casadei B, et al. 2016 ESC Guidelines for the management of atrial fibrillation developed in collaboration with EACTS. Eur J Cardiothorac Surg. 2016;50(5):e1-e88.
12. Colilla S, Crow A, Petkun W, Singer DE, Simon T, Liu X. Estimates of current and future incidence and prevalence of atrial fibrillation in the U.S. adult population. Am J Cardiol. 2013;112(8):1142-7.

CAPÍTULO 13

Taquiarritmias de Intervalo QRS Largo

Marina Pereira Mayrink • André Luis Martins Gonçalves
Rodrigo Melo Kulchetscki • Francisco Carlos da Costa Darrieux

Destaques

- Diagnóstico diferencial entre as taquiarritmias de QRS largo.
- Principais tipos de taquicardias de QRS largo.
- Tratamento das taquicardias de QRS largo no setor de emergência.

Introdução

As taquicardias de QRS largo são definidas como taquicardias com QRS superior a 120 ms e frequência cardíaca (FC) superior a 100 bpm.[1] O diagnóstico definitivo de um paciente admitido no setor de emergência apresentando um ECG com taquicardia com QRS largo pode corresponder a taquicardias de origem supraventricular ou ventricular, sendo importante essa diferenciação para a instituição de medidas terapêuticas e definição do prognóstico. No cenário de emergência, mediante um caso em que não foi possível a rápida diferenciação diagnóstica do tipo de taquiarritmia, o tratamento deve ser realizado de maneira sindrômica (veja a seguir), geralmente encarando o quadro como possível taquicardia ventricular (TV) dada sua maior prevalência e gravidade.[1]

Diagnósticos diferenciais

Os principais diagnósticos diferenciais das taquicardias de QRS largo, em pacientes sem marca-passo, incluem as TSV com bloqueio de ramo (prévio ou funcional), as taquicardias supraventriculares (TSVs) com condução anterógrada por via acessória (taquicardia atrioventricular [TAV] antidrômica ou TSV com condução anterógrada por uma via acessória [VA]), a taquicardia ventricular (TV) e as taquicardias em contexto de distúrbios hidroeletrolíticos graves ou intoxicações medicamentosas.

- **Taquicardia supraventricular com bloqueio de ramo (BR) ou com aberrância de condução:** são aquelas arritmias de origem supraventricular; porém, com BR prévio (Figura 13.1) ou secundário ao aumento da FC (Figura 13.2). A fisiologia normal dos ramos envolve um período refratário, isto é, um ponto a partir do qual o estímulo elétrico não consegue mais ser conduzido por aquele ramo. Quando se atinge o período refratário de um dos ramos, sendo mais comum o bloqueio de ramo direito (BRD) em frequências mais elevadas e o bloqueio de ramo esquerdo (BRE) em frequências mais baixas, este fenômeno ocorre, também

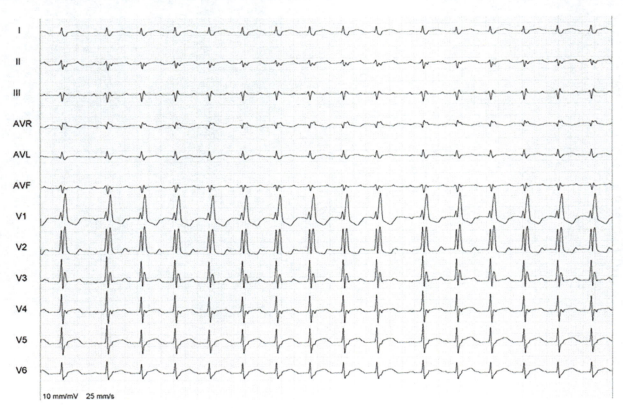

Figura 13.1. Taquicardia atrial em paciente com BRD prévio. Observe que o padrão de BRD é bem sugestivo de taquicardias paroxísticas supraventriculares (TPSV) com aberrância (padrão rsR' em V1 e relação R/s > 1). Fonte: imagem gentilmente cedida pelo Laboratório de Eletrofisiologia do InCor HCFMUSP.

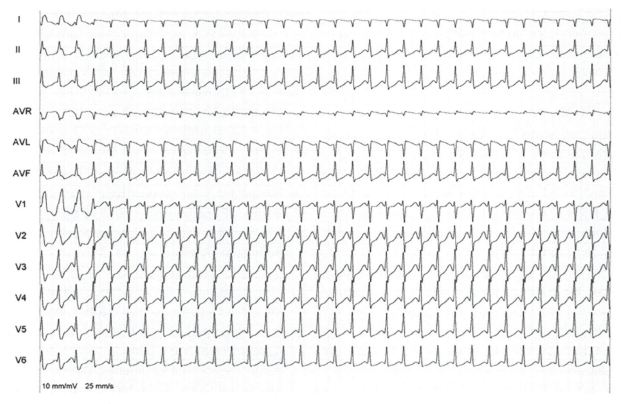

Figura 13.2. Taquicardia por reentrada nodal com três batimentos iniciais com QRS com morfologia de BRD por bloqueio funcional. Fonte: imagem gentilmente cedida pelo Laboratório de Eletrofisiologia do InCor HCFMUSP.

chamado de bloqueio de ramo funcional. Pode ocorrer durante taquicardia atrial (TA), *flutter* e fibrilação atrial (FA), sendo nesta última uma taquicardia com ritmo irregular. Também pode ocorrer na taquicardia por reentrada nodal (TRN) ou taquicardia por reentrada atrioventricular (TRAV) com condução aberrante.

- **Taquicardia supraventricular com condução anterógrada por via acessória:** neste caso existem duas possibilidades: 1) TRAV antidrômica (Figura 13.3) com condução anterógrada pela VA e condução retrógrada pelo nó atrioventricular (AV); 2) taquicardias supraventriculares pré-excitadas (Figura 13.4), cuja condução atrioventricular anterógrada ocorre por uma VA *bystandard*, ou seja, que não faz parte do circuito da arritmia supraventricular, como é o caso da TA, *flutter* e FA pré-excitados.
- **Taquicardia ventricular (TV):** presença de três ou mais batimentos com origem ventricular, com frequência acima de 100 bpm. Os batimentos possuem o QRS largo e ativação inicial lenta devido a origem ventricular. Podem ser classificadas como: 1) monomórficas, relacionadas com um foco idiopático (atividade deflagrada) ou um substrato cicatricial (macrorreentrada); ou 2) polimórficas, geralmente associadas a alterações na repolarização ventricular.
- **Taquicardia em contexto de distúrbios hidroeletrolíticos e medicamentosos graves:** algumas condições como hipercalemia, acidose metabólica, intoxicações medicamentosas (p. ex., por antiarrítmicos do grupo I), podem cursar com alterações na velocidade de condução do estímulo elétrico intramiocárdico, gerando complexos QRS bizarros e largos, frequentemente confundidos como TV. É o caso, por exemplo, do padrão sinusoidal da hipercalemia grave.

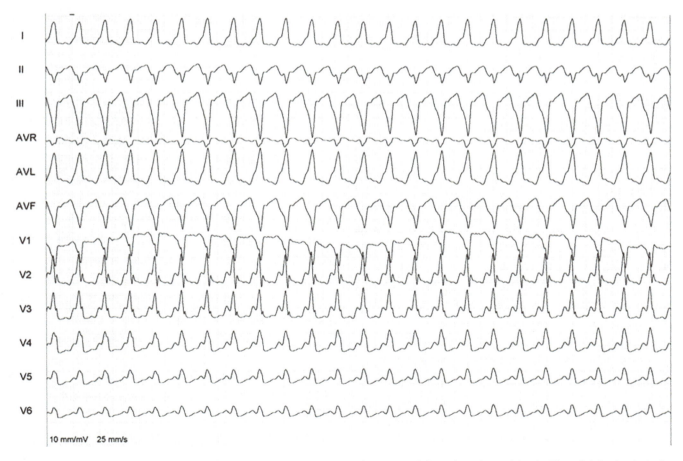

Figura 13.3. Exemplo de TRAV antidrômica. Fonte: imagem gentilmente cedido pelo Laboratório de Eletrofisiologia do InCor HCFMUSP

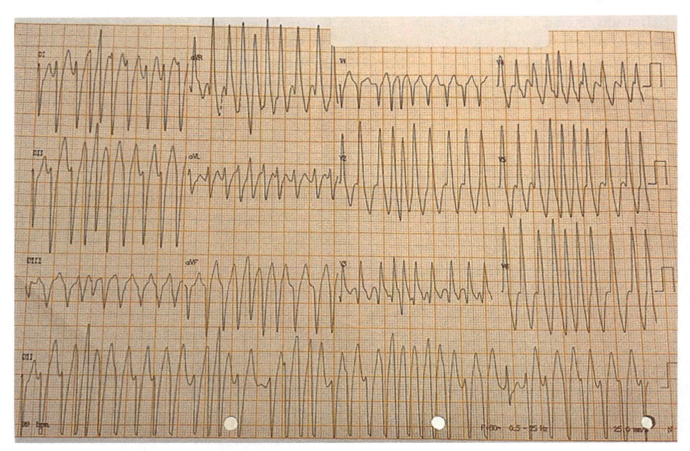

Figura 13.4. FA pré-excitada com ritmo irregular e complexo QRS com morfologia variável, sugerindo localização em região posterosseptal direita. Fonte: acervo dos autores.

Diagnóstico
Anamnese e exame físico

Raramente os pacientes com taquicardia de QRS largo são assintomáticos. Os sintomas variam entre palpitações, dor precordial, dispneia, síncope e até parada cardiorrespiratória.[1] O quadro clínico e a sua intensidade dependem da frequência cardíaca, comorbidades prévias e sua etiologia (ventricular ou supraventricular).

Para diferenciar a origem da arritmia, alguns dados no histórico clínico podem ajudar. A TV é a causa mais comum de taquicardia de QRS largo, correspondendo a cerca de 80% de todos os casos.[4] É fortemente sugerida pela história prévia de síndrome coronariana aguda (SCA), insuficiência cardíaca (IC) e angina de início recente, com valor preditivo positivo para TV de 98, 100 e 100% respectivamente.[5] Por outro lado, um histórico prévio com episódios semelhantes nos últimos anos, sugere tratar-se de origem supraventricular.

Ao exame físico, achados como ondas A em canhão de inspeção do pulso venoso jugular, intensidade variável de S1 na ausculta cardíaca e valor variável da pressão arterial sugerem uma dissociação atrioventricular e, portanto, origem ventricular. Por outro lado, o término da taquicardia com manobra vagal, sugere fortemente uma origem supraventricular.[6]

A estabilidade hemodinâmica é decisiva para a definição do tratamento na fase aguda. Embora a TV seja frequentemente acompanhada de instabilidade hemodinâmica, um paciente hemodinamicamente estável não significa necessariamente ter uma taquicardia de origem supraventricular.

Critérios eletrocardiográficos para o diagnóstico diferencial de taquicardia de QRS largos

Desde 1978, são propostos inúmeros critérios para diferenciação de taquicardia de QRS largo, de acordo com o eletrocardiograma de 12 derivações.

Avaliar se o ritmo da arritmia é regular ou irregular pode ajudar a direcionar o diagnóstico da taquiarritmia. Um ritmo irregular é definido como uma variabilidade R-R entre os batimentos de mais de 30 ms. Uma taquicardia irregular de complexo largo pode ser causada por FA com pré-excitação (devido a uma VA com condução anterógrada rápida), TV polimórfica e FA com condução aberrante.

De maneira prática, pode-se encarar que uma taquicardia regular de complexo largo pode ser uma TRN, *flutter* ou TA com condução aberrante, TRAV antidrômica, ou TV monomórfica (Figura 13.5). A maioria dos critérios para diagnóstico diferencial entre essas alterações baseia-se na presença de dissociação AV e na duração, eixo e morfologia dos complexos QRS.

- **Dissociação atrioventricular (AV):** a presença de ondas P dissociadas do QRS (Figura 13.6) está presente em até 75% dos pacientes com TV,[7] porém nem sempre é fácil de ser visualizada no ECG de crise. No entanto, especialmente nas TVs lentas, pode ser possível o reconhecimento de ondas P dissociadas. Uma condução ocasional dos átrios para os ventrículos pode acontecer, resultando em complexos QRS denominados captura ou fusão.
- **Duração do complexo QRS:** quando QRS superior a 140 ms na presença de BRD e superior a 160 ms na presença de BRE sugere TV.[8]
- **Eixo do complexo QRS no plano:** como a origem das TVs ocorre geralmente fora do sistema de condução, há uma mudança significativa do eixo de ativação do músculo cardíaco permitindo o diagnóstico de TV. Arritmias supraventriculares com aberrância possuem o eixo cardíaco entre –60° e 120°, desvios maiores que este, entre –90° e ±180° são indicativos de TV[8] na presença de BRD e BRE.
- **Concordância de eixo QRS em precordiais:** designa-se concordância positiva ou negativa (Figura 13.5) quando os complexos QRS são respetivamente positivos ou negativos em todas as derivações precordiais. A concordância negativa em precordiais sugere TV com especificidade maior que 90%; porém, ocorre em apenas 20% das TVs. Entretanto, a concordância positiva indica que a ativação ventricular inicia-se na porção posterolateral, podendo ocorrer tanto em TVs com origem posterolateral como em TSV com condução atrioventricular por via acessória posterolateral ou lateral esquerda.[10]
- **Morfologia do complexo QRS em derivações V1 e V6:** 1) morfologia de BRD: a presença em V1 de complexo qR, Rsr' ou R monofásico sugere um foco ventricular, enquanto um padrão trifásico rSr' ou rSR' sugere origem supraventricular. Em V6 uma relação R:S < 1 (rS ou QS) sugere TV;[1] 2) morfologia BRE: sugere origem ventricular

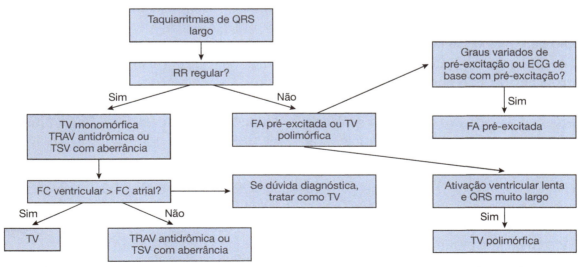

Figura 13.5. Algoritmo simplificado de diagnóstico diferencial das taquicardias de QRS largo. ECG: eletrocardiograma; TV: taquicardia ventricular; FC frequência cardíaca; FA: fibrilação atrial; TRAV: taquicardia por reentrada atrioventricular; TSV: taquicardia supraventricular. Fonte: elaborado pela autoria

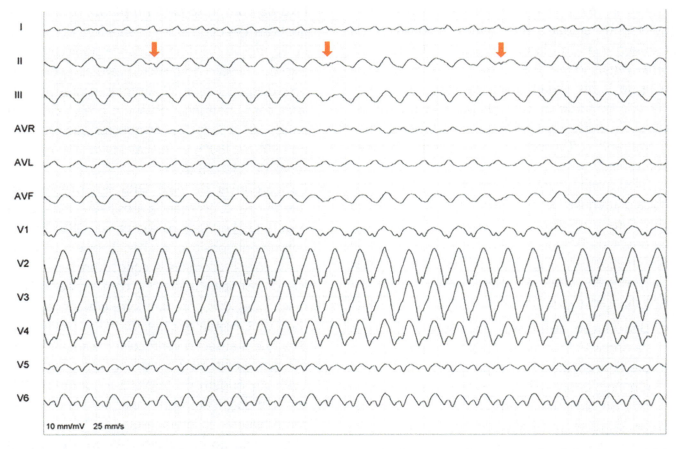

Figura 13.6. Taquicardia ventricular. QRS largo com dissociação AV (ondas P representadas pelas setas) e derivações precordiais com concordância negativa indicando origem ventricular. Fonte: imagem gentilmente cedido pelo Laboratório de Eletrofisiologia do InCor HCFMUSP.

quando presente em V1 uma deflexão inicial positiva do complexo QRS com mais 30 ms, ou um empastamento com ou sem entalhe na fase descendente da onda S ou um intervalo desde o início QRS até ao ponto nadir da onda S com duração de 70 ms ou mais.[11] Em V6, a presença de Q ou QS também sugere TV.

- **Comparação com ECG em ritmo sinusal:** o ECG 12 de derivações em ritmo sinusal pode mostrar alterações como bloqueio de ramo preexistente, pré-excitação ventricular ou área de inativação miocárdica prévia, aspectos importantes para comparação com o ECG de crise.

Todos esses critérios citados acima apresentam limitações. Arritmias como TV ramo a ramo, TV fascicular, TV com origem próximo ao sistema de condução, TRAV antidrômica, taquicardias em cardiopatias congênitas e pacientes em uso de antiarrítmicos podem ser difíceis de diferenciar pelo ECG de 12 derivações no atendimento no setor de emergência. Nesse contexto, após a estabilização do quadro clínico inicial um especialista deve ser consultado para confirmação do diagnóstico e a fim de oferecer terapia medicamentosa adequada, avaliar indicação de ablação e até implante de cardiodesfibrilador implantável (CDI) em alguns casos de TV.

Algoritmos eletrocardiográficos de diagnóstico diferencial das taquicardias de QRS largos

A análise sistemática do ECG, segundo algoritmos diagnósticos baseados em uma sequência pré-definida de critérios, melhora a acuidade diagnóstica da etiologia da taquicardia de complexos largos.

Algoritmo de Brugada

Em 1991, Brugada et al.[12] propuseram um algoritmo para o diagnóstico diferencial de taquicardia de QRS largos, que consiste em quatro critérios sequenciais (Figura 13.7):

- Ausência de complexo RS em todas as derivações precordiais;
- Intervalo RS em qualquer derivação precordial com complexo RS > 100 ms;
- Dissociação AV;
- Critérios morfológicos presentes em V1 e V6 (Tabela 13.1) (Figura 13.8).

Caso o primeiro critério da sequência seja negativo, avança-se para o critério seguinte e assim sucessivamente. Na presença de um dos critérios, o algoritmo é interrompido e faz-se o diagnóstico de TV. No critério morfológico, deverá constar um critério de cada uma das derivações. Esse algoritmo apresenta sensibilidade de 0,987 e uma especificidade de 0,965 para o diagnóstico de TV; porém, alguns autores reportam uma menor taxa de sensibilidade e especificidade que a do estudo original.[13,14] Além disso, os critérios morfológicos são de difícil aplicação na prática clínica, sobretudo no setor de emergência.

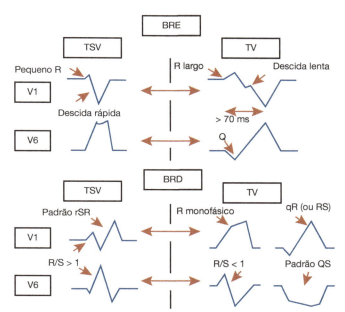

Figura 13.8. Critérios morfológicos nas derivações V1 e V6 para diferenciação de taquicardia de QRS largo. BRE: bloqueio de ramo esquerdo; BRD: bloqueio de ramo direito; TSV: taquicardia supraventricular; TV: taquicardia ventricular. Fonte: imagem retirada do artigo: Sousa PA, Pereira S, Candeias R, Jesus I. The value of electrocardiography for differential diagnosis in wide QRS complex tachycardia. Acumin Variable Concept. 2014.

Ausência de complexo RS em todas as derivações precordiais? → TV (S 21% E 100%)
↓ Não
Intervalo RS > 100 ms em uma derivação precordial? → TV (S 66% E 98%)
↓ Não
Dissociação atrioventricular? → TV (S 82% E 98%)
↓ Não
Critérios morfológicos presentes para TV? → TV (S 98% E 96%)
↓ Não
TSV com aberrância de condução (S 96% E 98%)

Figura 13.7. Algoritmo de Brugada para o diagnóstico diferencial de taquicardia de QRS largos, com as respectivas taxas de sensibilidade e de especificidade de cada um dos critérios. TV: taquicardia ventricular; TSV: taquicardia supraventricular. Fonte: adaptada da referência 12.

Algoritmo de AVR/Vereckei

Esse algoritmo[15] também é formado por quatro passos sequenciais (Figura 13.9) que requerem apenas a análise da derivação AVR. A lógica é que as arritmias supraventriculares por definição surgem acima dos ventrículos (átrios ou junção atrioventricular). Assim sendo, o vetor da despolarização dos ventrículos irá se direcionar de cima para baixo e, portanto, será negativo em aVR. Já em alguns casos de TV, essa lógica se inverte e o vetor que irá despolarizar os ventrículos se direciona no sentido de aVR. Ou seja, a presença de onda R em aVR permite o diagnóstico de TV rapidamente, sobretudo no setor de emergência.

Tabela 13.1. Critérios morfológicos para diagnóstico de taquicardia ventricular utilizados por Brugada *et al.*

Taquicardia com padrão BRD			Taquicardia com padrão BRE	
Derivação V1 R monofásico QR ou RS Trifásico	Derivação V6 Relação R:S < 1 QS ou QR R monofásico Trifásico Relação R:S > 1 || Derivação V1 Qualquer um dos seguintes: R > 30 ms > 60 ms do início do QRS ao nadir da onda S, entalhe da onda S	Derivação V6 QR ou QS R monofásico

Fonte: adaptada da referência 12

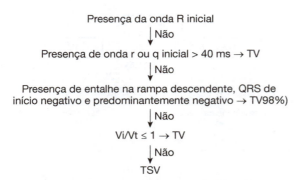

Figura 13.9. Algoritmo de AVR/Vereckei. TV: taquicardia ventricular; TSV: taquicardia supraventricular; Vi/Vt: relação entre os 40 ms iniciais e os 40 ms finais do mesmo QRS em aVR. Fonte: adaptada da referência 15.

Os três últimos critérios do algoritmo se baseiam na lentidão da ativação ventricular da fase inicial do QRS nas TVs miócito a miócito, em contraste com as TSV que apresentam uma rápida velocidade inicial.

O cálculo da relação entre Vi/Vt faz-se medindo a variação da voltagem no traçado de ECG durante os 40 ms iniciais (Vi) e os 40 ms finais (Vt) do mesmo complexo QRS. Uma relação menor ou igual a 1 sugere uma origem ventricular, enquanto um valor maior que 1 sugere uma origem supraventricular.

As limitações desse novo algoritmo derivam no pequeno número de doentes com TV sem cardiopatia estrutural que foram englobados nesse estudo. Assim como o algoritmo de Brugada, o algoritmo de AVR/Vereckei também não distingue certos tipos de taquicardia de QRS largos, como a TV de reentrada ramo a ramo, TV fascicular e TSV com via acessória atriofascicular.

Um estudo de comparação dos algoritmos de Brugada e Vereckei sobre a probabilidade de acerto diagnóstico entre observadores demonstrou, de modo interessante, que quando presente, o primeiro passo do critério de Vereckei permite alta acurácia diagnóstica, com menor tempo até o acerto diagnóstico. Por outro lado, quanto maior o tempo levado pelo observador para o diagnóstico diferencial maior a chance de erro, devendo sempre ser considerada a taquicardia como TV até prova em contrário.

Algoritmo de Santos

Em 2015, o Dr. Francisco Santos[16] propôs um novo algoritmo com o objetivo de utilizar critérios 'visuais' para diferenciação entre a TV ou a TSV com aberrância. Ele consta apenas de três passos:

- **1º passo:** derivações DI, DII, V1 e V6 com polaridade predominantemente negativas → TV
- **2º passo:** pelo menos 3 das 4 derivações apresentarem polaridade com predominância negativa → TV
- **3º passo:** pelo menos 2 das 4 derivações apresentarem polaridade com predominância negativas (D1 ou V6 incluídas) → TV

A sensibilidade, o valor preditivo positivo e a acurácia global do algoritmo de Brugada foram superiores em relação ao algoritmo de Santos, respectivamente: 87,2% × 68,7%, 90,9% × 85,8% e 81,4% × 73,8%; porém, a especificidade do algoritmo de Brugada foi inferior ao de Santos: 68,9% × 85,1%.

Concluímos que, pela sua praticidade e fácil aplicabilidade, o algoritmo de Santos pode ser uma excelente opção como ferramenta do setor de emergência.

Tratamento

O tratamento na fase aguda é determinado pela repercussão hemodinâmica e regularidade ou irregularidade da taquicardia de QRS largo.

A instabilidade hemodinâmica é caracterizada pela alteração do nível de consciência, hipotensão, síncope, dor precordial. Nesse caso, a taquicardia deve ser revertida o mais rápido possível com cardioversão elétrica (CVE) sincronizada (ver capítulo sobre cardioversão elétrica).

Mesmo nessa situação, enquanto se prepara o desfibrilador, pode ser realizado um ECG de 12 derivações. O tratamento com a CVE sincronizada deve ser realizado independentemente do diagnóstico da taquicardia, pois é determinada pela instabilidade hemodinâmica.

Os pacientes estáveis hemodinamicamente no momento da admissão no setor de emergência devem ser mantidos em observação, pois podem apresentar súbita piora clínica.

Pode ser realizado manobra vagal para alentecimento da condução no nó atrioventricular (NAV) e diagnóstico do mecanismo da arritmia. Se identificado TSV com aberrância, o tratamento deve ser o mesmo das TSV com QRS estreito (adenosina e outros bloqueadores do NAV como betabloqueadores e bloqueadores dos canais de cálcio). A adenosina deve ser evitada em casos de arritmias pré-excitadas pelo risco de indução de FA e morte súbita.

O tratamento com cardioversão elétrica ou química deve ser iniciado prontamente. Recomenda-se a cardioversão química com o antiarrítmico venoso disponível e reservar a CVE para os casos refratários ou instabilidade hemodinâmica. Na dúvida do diagnóstico do mecanismo da arritmia, esta deve ser tratada como TV (Tabela 13.2).

Tipos de arritmia

Fibrilação atrial pré-excitada

Taquiarritmia de QRS largo é caracterizada por intervalo R-R irregular e complexos QRS com morfologia bastante variável entre si, por vezes com um padrão mais alargado e outras vezes com um QRS mais estreito (graus de pré-excitação variáveis).

A FA paroxística ocorre em 50% dos pacientes com síndrome de Wolff-Parkinson-White (WPW) e pode ser a primeira manifestação da doença.[17,18] Na presença de uma VA, cujo período refratário é geralmente mais curto em relação ao do NAV, a FA pode degenerar para fibrilação ventricular (FV), sendo uma causa importante de morte súbita cardíaca (MSC) em indivíduos jovens com coração estruturalmente normal, com uma taxa estimada de 2,4:1.000 pessoas com WPW por ano.[1-3]

No serviço de emergência os pacientes instáveis hemodinamicamente devem ser prontamente submetidos a CVE sincronizada.[1] Os estáveis hemodinamicamente podem ser submetidos a terapias de controle de frequência ou cardioversões químicas com propafenona, flecainida, porém suas formulações parenterais não estão disponíveis no Brasil. Medicações como digoxina, betabloqueadores, bloqueadores de canais de cálcio e amiodarona são contraindicadas,[1] pois alteram a refratariedade do nó AV, podem aumentar a condução pela via acessória e, consequentemente, degenerar a FA pré-excitada para FV (Tabela 13.3).[19,20]

Após estabilização clínica, o paciente deve ser mantido internado para realização de um estudo eletrofisiológico (EEF) na mesma hospitalização, dado risco de MSC.

Taquicardia atrioventricular antidrômica

São taquiarritmias supraventriculares macrorreentrantes com ativação atrioventricular através de uma via VA. O estímulo chega rapidamente ao ventrículo por uma VA de condução rápida e retorna ao átrio pelo NAV formando assim um circuito.

Em torno de 20% dos pacientes assintomáticos com pré-excitação ventricular irão desenvolver TRAV, sendo 3 a 8% a forma antidrômica.[21-23]

No setor de emergência, se houver suspeita de TRAV antidrômica a adenosina e os fármacos que agem no NAV (verapamil, diltiazem, betabloqueadores e digoxina) devem ser evitadas pelo risco de indução de FA pré-excitada. Se o paciente estiver

Tabela 13.2. Tratamento na emergência do paciente com taquicardia com QRS largo – Recomendações Guideline ESC 2019 The Task Force for the management of patients with supraventricular tachycardia

Presença de instabilidade hemodinâmica	
Sincronização da CVE é recomendada	Classe I B
Sem instabilidade hemodinâmica	
Realizar ECG de 12 derivações	Classe I C
Realização de manobra vagal é recomendada	Classe I C
Adenosina se manobra vagal falhar deve ser considerada	Classe IIa C
Procainamida IV deve ser considerada se falha da manobra vagal e adenosina	Classe IIa B
Amiodarona IV deve ser considerada se falha da manobra vagal e adenosina	Classe IIb B
CVE deve ser considerada se falha da terapia medicamentosa prévia	Classe I B

Tabela 13.3. Tratamento na emergência da FA pré-excitada – Recomendações Guideline ESC 2019 The Task Force for the management of patients with supraventricular tachycardia

Presença de instabilidade hemodinâmica	
Sincronização da CVE é recomendada	Classe I A
Sem instabilidade hemodinâmica	
Ibutilide ou procainamida IV devem ser considerados	Classe IIa B
Propafenona e flecainida IV podem ser considerados	Classe IIb B
Sincronização da CVE se falha das medicações	Classe I B
Amiodarona não é recomendada	Classe III B

instável hemodinamicamente, a CVE sincronizada deve ser realizada.[1] Se estável hemodinamicamente, medicações que agem na VA como procainamida, propafenona, flecainida e ibutilida devem ser a escolha (Tabela 13.4).[1]

Para pacientes com pré-excitação no ECG basal o EEF deve ser considerado para a estratificação de risco de morte súbita. A ablação é recomendada se indução de taquicardia, múltiplas VAs, período refratário da VA durante FA (menor intervalo RR conduzido pela VA) < 250 ms ou período refratário da VA com isoproterenol < 220 ms.[1]

Taquicardia ventricular

As taquicardias ventriculares são as arritmias com QRS largo mais comuns (80%) no setor de emergência. As TVs podem ser classificadas em monomórficas ou polimórficas e ocorrem em corações estruturalmente normais, chamadas TVs idiopáticas ou estão relacionadas a cicatriz nas cardiopatias estruturais. A investigação etiológica inclui a realização de ecocardiograma ou ressonância magnética para avaliar a presença de alterações estruturais e cinecoronariografia ou angiotomografia de coronárias para avaliação da anatomia e fluxo coronariano.

Na sala de emergência os pacientes instáveis hemodinamicamente devem ser prontamente cardiovertidos. Se a arritmia for bem tolerada o ECG de 12 derivações deve ser realizado e iniciar a infusão do antiarrítmico venoso disponível (Tabela 13.5).

Após a reversão do episódio agudo, deve-se realizar a investigação etiológica, avaliar sinais de descompensação da insuficiência cardíaca, distúrbios eletrolíticos e avaliar a presença de isquemia miocárdica. Antiarrítmicos orais podem ser iniciados com o objetivo de prevenir novos eventos arrítmicos. Principalmente nos pacientes com cardiopatia estrutural, o implante de CDI[1] deve ser considerado.

Nos pacientes já em uso prévio de amiodarona, a realização de nova impregnação pode ser útil; porém, nesses casos, deve-se indicar a ablação por radiofrequência da TV. Em pacientes portadores de CDI e taquicardias abaixo da frequência de detecção, esse dispositivo pode ser reprogramado para reversão de futuros eventos arrítmicos pelo próprio dispositivo.

Na TV polimórfica o paciente se apresenta com instabilidade hemodinâmica e deve ser realizado prontamente CVE. Caso evolua sem presença de pulso, manobras de RCP devem ser iniciadas conforme preconizado pelo ACLS.

Conclusão

As abordagens diagnóstica e terapêutica das taquiarritmias na emergência envolve uma avaliação direcionada do paciente, quanto ao seu *status*

Tabela 13.4. Tratamento na emergência da taquicardia por reentrada atrioventricular antidrômica - Recomendações Guideline ESC 2019 The Task Force for the management of patients with supraventricular tachycardia

Com instabilidade hemodinâmica	
Sincronização da CVE é recomendada	Classe I B
Sem instabilidade hemodinâmica	
Manobra vagal é recomendada	Classe I B
Adenosina 6 a 18 mg IV em bolus é recomendada se falha da manobra vagal	Classe I B
Ibutilide ou procainamida IV, propafenona ou flecainide devem ser considerados se falha da manobra vagal e adenosina	Classe IIa B
Amiodarona pode ser considerada em casos refratários	Classe IIb B
Sincronização da CVE é recomendada se falha da terapia por fármacos	Classe I B

Tabela 13.5. Antiarrítmicos disponíveis para o tratamento das taquiarritmias no setor de emergência no Brasil

Antiarrítmicos disponíveis no Brasil para tratamento da TV/FV na emergência	Dose de ataque	Dose de manutenção
Amiodarona 50 mg/mL, 3 mL ampola	150 a 300 mg IV em SG 5% 100 mL de 10 a 30 minutos	900 a 1.200 mg IV em SG 5% 250 mL em 24 horas
Lidocaína 2% (20 mg/mL) 20 mL ampola	1 mg/kg em bólus podendo repetir 0,75 mg/kg com dose máxima de 3 a 4 mg/kg	1 a 4 mg/min com solução sugerida de 150 mL lidocaína 2% + 100 mL SF 0,9% (1 mg/min = 5 mL/h)

Obs.: lidocaína pode causar toxicidade do sistema nervoso central gerando tontura, *delirium*, rebaixamento do nível de consciência e convulsões.
Fonte: adaptada da referência 6.

hemodinâmico e estabilidade clínica, em conjunto com o ECG de superfície.

As taquiarritmias com intervalo QRS largo, apesar de muitas vezes, no cenário da emergência, o diagnóstico específico do subtipo de taquiarritmia não se mostrar claro, e o diagnóstico sindrômico, levando em conta principalmente os achados do ECG (frequência cardíaca, regularidade do traçado, entre outros), permitem o manejo de forma adequada. Devido a sua gravidade, quando existir dúvida, interpretar a arritmia como taquicardia ventricular permite um manejo mais seguro.

O tratamento sequencial, com antiarrítmicos e eventualmente o estudo eletrofisiológico invasivo com ablação por cateter, deve ser lembrado e é indicado em casos selecionados.

Pontos-chave

- Pacientes que se apresentem na unidade de emergência com taquicardia (com pulso) devem ser imediatamente avaliados e monitorizados (pressão arterial, oximetria e monitor cardíaco). Deve-se garantir acesso venoso, oxigênio, analgesia e, quando necessárias, CVE sincronizada e sedação. Sempre ter disponível material pronto para IOT e RCP.
- Qualquer sinal de instabilidade hemodinâmica indica CVE sincronizada ou desfibrilação imediata.
- Em pacientes hemodinamicamente estáveis, após realização do ECG de 12 derivações, deve-se avaliar a regularidade da arritmia e duração do QRS.
- Arritmias com intervalo QRS largo, monomórfica, regular e estável hemodinamicamente devem ser diferenciadas de taquicardia ventricular, taquicardia supraventricular com aberrância de condução ou taquicardias pré-excitadas; entretanto, o manejo como taquicardia ventricular é desejado na dúvida diagnóstica.
- As taquicardias ventriculares monomórficas estáveis hemodinamicamente podem ser revertidas com cardioversão química (principalmente amiodarona) ou CVE sincronizada. Nas arritmias ventriculares com instabilidade hemodinâmica, no entanto, deve-se prosseguir à CVE sincronizada ou desfibrilação imediata.
- Atentar para não usar verapamil, diltiazem, digitálicos ou betabloqueadores em arritmias associadas a síndrome de WPW. Priorizar CVE.

Agradecimentos

Agradecemos ao setor de Eletrofisiologia do Instituto do Coração – INCOR/ FMUSP pelos traçados cedidos e utilizados neste capítulo.

Referências bibliográficas

1. Brugada J, Katritsis DG, Arbelo E, Arribas F, Bax JJ, Blomström-Lundqvist C, et al. 2019 ESC Guidelines for the management of patients with supraventricular tachycardia. The Task Force for the management of patients with supraventricular tachycardia of the European Society of Cardiology (ESC). Eur Heart J. 2020;41(5):655-720.
2. Page RL, Joglar JA, Caldwell MA, Calkins H, Conti JB, Deal BJ, et al. 2015 ACC/AHA/HRS guideline for the management of adult patients with supraventricular tachycardia: executive summary: a report of the American College of Cardiology/American Heart Association Task Force on Clinical Practice Guidelines and the Heart Rhythm Society. J Am Coll Cardiol. 2016;67(13):1575-623.
3. Katritsis DG, Boriani G, Cosio FG, Hindricks G, Jais P, Josephson ME, et al. European Heart Rhythm Association (EHRA) consensus document on the management of supraventricular arrhythmias, endorsed by Heart Rhythm Society (HRS), Asia-Pacific Heart Rhythm Society (APHRS), and Sociedad Latinoamericana de Estimulación Cardiaca y Electrofisiologia (SOLAECE). Eur Heart J. 2018;39(16):1442-5.
4. Alzand BS, Crijns HJ. Diagnostic criteria of broad QRS complex tachycardia: decades of evolution. Europace. 2011;13(4):465-72.
5. Baerman JM, Morady F, DiCarlo LA, Buitleir M. Differentiation of ventricular tachycardia from supraventricular tachycardia with aberration: value of the clinical history. Ann Emerg Med. 1987;16(1):40-3.
6. Zipes DP, Libby P, Bonow RO, Mann DL, Tomaselli GF. Braunwald's heart disease: a textbook of cardiovascular medicine. 12. ed. Elsevier; 2022.
7. Gupta AK, Thakur RK. Wide QRS complex tachycardias. Med Clin North Am. 2001;85(2):245-66.
8. Wellens HJ, Bär FW, Lie KI. The value of the electrocardiogram in the differential diagnosis of a tachycardia with a widened QRS complex. Am J Med. 1978;64(1):27-33.
9. Ranger S, Talajic M, Lemery R, Roy D, Villemaire C, Nattel S. Kinetics of use-dependent ventricular conduction slowing by antiarrhythmic drugs in humans. Circulation. 1991;83(6):1987-94.
10. Jastrzebski M, Kukla P, Czarnecka D, Kawecka-Jaszcz K. Comparison of five electrocardiographic methods for differentiation of wide QRS-complex tachycardias. Europace. 2012;14(8):1165-71.
11. Kindwall KE, Brown J, Josephson ME. Electrocardiographic criteria for ventricular tachycardia in wide complex left bundle branch block morphology tachycardias. Am J Cardiol. 1988;61(15):1279-83.
12. Brugada P, Brugada J, Mont L, Smeets J, Andries EW. A new approach to the differential diagnosis of a regular tachycardia with a wide QRS complex. Circulation. 1991;83(5):1649-59.

13. Drew BJ, Scheinman MM. ECG criteria to distinguish between aberrantly conducted supraventricular tachycardia and ventricular tachycardia: practical aspects for the immediate care setting. Pacing Clin Electrophysiol. 1995;18(12 Pt 1):2194-208.
14. Alberca T, Almendral J, Sanz P, Almazan A, Cantalapiedra JL, Delcán JL. Evaluation of the specificity of morphological electrocardiographic criteria for the differential diagnosis of wide QRS complex tachycardia in patients with intraventricular conduction defects. Circulation. 1997;96(10):3527-33.
15. Vereckei A, Duray G, Szénási G, Altemose GT, Miller JM. New algorithm using only lead aVR for differential diagnosis of wide QRS complex tachycardia. Heart Rhythm. 2008;5(1):89-98.
16. Santos Neto FRd. Análise de um novo critério de interpretação no diagnóstico diferencial das taquicardias de complexo QRS largo [tese]. São Paulo: Faculdade de Medicina; 2015.
17. Gemma LW, Steinberg LA, Prystowsky EN, Padanilam BJ. Development of rapid preexcited ventricular response to atrial fibrillation in a patient with intermittent preexcitation. J Cardiovasc Electrophysiol. 2013;24(3):347-50.
18. Etheridge SP, Escudero CA, Blaufox AD, Law IH, Dechert-Crooks BE, Stephenson EA, et al. Life-threatening event risk in children with wolff-parkinson-white syndrome: a multicenter international study. JACC: Clinical Electrophysiology. 2018; Apr;4(4):433-44.
19. Morady F, DiCarlo LA, Baerman JM, De Buitleir M. Effect of propranolol on ventricular rate during atrial fibrillation in the Wolff-Parkinson-White syndrome. Pacing Clin Electrophysiol. 1987;10(3 Pt 1):492-6.
20. Sellers TD, Jr., Bashore TM, Gallagher JJ. Digitalis in the pre-excitation syndrome. Analysis during atrial fibrillation. Circulation. 1977;56(2):260-7.
21. Packer DL, Gallagher JJ, Prystowsky EN. Physiological substrate for antidromic reciprocating tachycardia. Prerequisite characteristics of the accessory pathway and atrioventricular conduction system. Circulation. 1992;85(2):574-88.
22. Brembilla-Perrot B, Pauriah M, Sellal JM, Zinzius PY, Schwartz J, Chillou C, et al. Incidence and prognostic significance of spontaneous and inducible antidromic tachycardia. Europace. 2013;15(6):871-6.
23. Ceresnak SR, Tanel RE, Pass RH, Liberman L, Collins KK, Van Hare GF, et al. Clinical and electrophysiologic characteristics of antidromic tachycardia in children with Wolff-Parkinson-White syndrome. Pacing Clin Electrophysiol. 2012;35(4):480-8.

CAPÍTULO 14

Síndromes Aórticas Agudas

Vagner Madrini Junior • José Augusto Duncan Santiago • Carla David Soffiatti • Ricardo Ribeiro Dias

Introdução

Síndromes aórticas agudas são definidas como condições de emergência envolvendo a aorta com características clínicas semelhantes. Envolvem lesão das camadas intimal e média do vaso. Compreendem dissecção de aorta, hematoma intramural e úlcera penetrante de aorta.[1]

Dissecção de aorta

Trata-se de emergência cardiovascular caracterizada pela delaminação da camada média da aorta a partir da ruptura da camada íntima. A lesão vascular inicial ocorre predominantemente em pontos fixos do vaso, nos quais a tensão de parede é maior (junção sinotubular e istmo). Em razão da entrada de sangue pressurizado pelo ponto de ruptura intimal, ocorre a criação de um falso trajeto luminal, em paralelo à luz verdadeira.[2] Em geral, a dissecção se estende por longo trecho após seu início e, habitualmente, é espiralada. A entrada de sangue sob pressão na falsa luz pode comprimir a luz aórtica verdadeira.[3]

Apresentação

Classificação anatômica[1,5]

Pode-se utilizar a classificação de DeBakey:

- Tipo 1: acomete as aortas ascendente e a descendente;
- Tipo 2: acomete apenas a aorta ascendente;
- Tipo 3: acomete apenas a aorta descendente.

A classificação de Stanford refere-se também à localização da dissecção:

- Tipo A: acomete aorta ascendente (compreende os tipos 1 e 2 de DeBakey);
- Tipo B: acomete apenas a aorta descendente (tipo 3 de DeBakey).

Classificação temporal

Pode-se classificar a dissecção em:

- Aguda: < 2 semanas;
- Subaguda: 2 a 6 semanas;
- Crônica: > 6 semanas.

A idade média dos pacientes com diagnóstico de dissecção de aorta é de 60 a 70 anos. Em 2/3 dos casos, a dissecção se inicia na aorta ascendente. Os aneurismas de aorta torácica são mais propensos à dissecção que os de aorta abdominal. As dissecções podem ocorrer também em aortas normais.[6] São fatores de risco conhecidos:[1,5]

- Hipertensão arterial (principal);
- Presença de aneurisma de aorta;
- Vasculites de grandes vasos (Takayasu), aortite sifilítica e doenças de colágeno;
- Histórico familiar de dissecção;
- Sexo masculino;
- Uso de cocaína;
- Coarctação de aorta;
- Idade (> 60 anos);
- Manipulação cirúrgica aórtica prévia.

Sintomas

Observa-se dor torácica de forte intensidade, do tipo lancinante ("facada", "rasgando") e súbita. No acometimento da aorta torácica ascendente, a dor ocorre na região anterior do tórax. No acometimento da porção descendente, a dor geralmente irradia para a região dorsal/lombar.[1] Estresse físico e/ou emocional são eventos deflagradores em até 2/3 dos casos. Outros sintomas podem ocorrer em razão do envolvimento da raiz da aorta ou de ramos vasculares na dissecção:[9,10]

- *Insuficiência cardíaca:* acometimento da raiz da aorta com insuficiência aórtica aguda;
- *IAM:* habitualmente, com comprometimento do óstio da artéria coronária direita pela dissecção (5% das dissecções Stanford A);
- *AVC:* acometimento de tronco braquiocefálico ou artéria carótida comum esquerda (até 7% dos aneurismas de aorta torácica);
- *Paraplegia:* por isquemia medular secundária à dissecção (1 a 3%);
- *Dor abdominal:* por isquemia mesentérica (1 a 2%);
- *Hematúria, insuficiência renal/infarto renal:* por acometimento de artéria renal (4 a 8%);
- *Isquemia aguda de membros inferiores (15%);*
- *Tamponamento cardíaco:* resultante de ruptura da aorta e sangramento para dentro do pericárdio;
- *Síncope:* decorrente de reação vasovagal à dor, tamponamento cardíaco, obstrução da via de saída do ventrículo esquerdo pela falsa luz ou hipovolemia, nos casos de sangramento para tórax (derrame pleural esquerdo) ou retroperitônio.

Exame físico[1,9]

Hipertensão pode estar presente na avaliação inicial em até 2/3 dos casos. Hipotensão ocorre em 25% dos casos de dissecção ascendente. Tamponamento cardíaco, evidenciado por estase jugular, abafamento de bulhas e sangramento para cavidades com hipovolemia são as principais causas. Assimetria de pulsos ocorre em 1/3 dos casos das dissecções Stanford A. Sopro de insuficiência aórtica denuncia acometimento de raiz de aorta e pode ocorrer em até 2/3 das dissecções proximais.

Exames diagnósticos[1,4,5]

- Eletrocardiograma (ECG): pode mostrar sinais de infarto nos casos de acometimento de artéria coronária. É indistinguível dos casos de infarto usuais.
- Raios X de tórax: 2/3 das dissecções proximais apresentam alargamento de mediastino; portanto, é pouco sensível.
- Ultrassom de abdome: é útil nas suspeitas de dissecção de aorta abdominal.
- Ecocardiograma transtorácico: avalia bem a raiz da aorta e a porção proximal da aorta ascendente. Pode evidenciar *flap* em porção proximal de aorta ou arco aórtico. Apresenta sensibilidade de 60 a 85%.
- Ecocardiograma transesofágico: é útil nos casos de urgência/emergência, sobretudo em pacientes instáveis, para descartar dissecção de aorta torácica. Apresenta altas sensibilidade e especificidade.
- Angiotomografia de aorta (TC): apresenta altas sensibilidade e especificidade e instáveis de rápida execução. Avalia acometimento de ramos aórticos, local de início e extensão da dissecção. É o método de escolha nos pacientes estáveis.

- Angioressonância de aorta (RNM): o tempo prolongado de aquisição das imagens limita seu uso em casos de urgência/emergência, apesar de apresentar excelente acurácia.

Tratamento

Estabilização inicial

O paciente atendido com quadro de dissecção é um sobrevivente. Seu atendimento inicial envolve sala de emergência com controle de frequência cardíaca e PA. Se o paciente estiver em choque, deve-se promover expansão volêmica com solução cristaloide, avaliando a necessidade de fármacos vasoativos. Se o paciente estiver estável e hipertenso, deve-se utilizar inicialmente betabloqueador EV, se mantiver hipertensão, o próximo passo seria a administração de nitroprusseto de sódio EV. Os alvos são PA sistólica < 120 mmHg e frequência cardíaca por volta de 60 bpm.[1,9]

Deve-se realizar analgesia com opioides. É importante ter maior cuidado com os pacientes hemodinamicamente instáveis. A interrupção da dor evidencia estabilidade temporária do quadro.[5]

Tratamento definitivo

Dissecções agudas, com acometimento de aorta ascendente

Indica-se cirurgia imediata, visto que esses casos têm alta propensão a ruptura para pericárdio e tamponamento cardíaco. Poucos casos sobrevivem à fase aguda se não forem abordados. A doença apresenta elevada mortalidade, sendo 1% por hora nas primeiras 48 horas e 50 a 75% ao final de 14 dias. A mortalidade cirúrgica é de cerca de 26%; porém, a conduta clínica tem taxa de 58% de mortalidade.[7,9]

A cirurgia também objetiva corrigir a insuficiência aórtica quando presente, evitar a isquemia miocárdica, excluir o local de laceração da íntima e redirecionar o fluxo pela luz verdadeira aos ramos supra-aórticos e à aorta descendente. Fatores determinantes para o planejamento cirúrgico incluem condições da raiz da aorta, acometimento valvar aórtico e acometimento de arco. O tratamento habitualmente envolve colocação de tubo de Dacron interposto aos segmentos sadios da aorta ou até mesmo colocação de tubo associado à prótese valvar (tubo valvulado) com reimplante do óstio das artérias coronárias (técnica originalmente descrita por Bentall e De Bono).[4,7,9]

A cirurgia de arco aórtico envolve período prolongado de parada cardiocirculatória e hipotermia profunda, com alta morbidade (sobretudo com risco de isquemia cerebral). Nas dissecções do tipo A com extensão distal, em razão das altas morbidade e mortalidade das grandes ressecções aórticas, a técnica híbrida com correção cirúrgica da aorta ascendente e implante de endoprótese no segmento distal da dissecção é a alternativa que pode ser realizada.[12]

Não há, até o momento, indicação de tratamento endovascular isolado para as dissecções com envolvimento de aorta ascendente. É utilizada apenas em casos altamente selecionados.[13,14]

Dissecções agudas, com acometimento de aorta descendente

O risco de ruptura iminente é menor nesses casos. A cirurgia é indicada se houver complicações associadas à dissecção, como isquemia medular, visceral ou de membros inferiores, possibilidade iminente de ruptura da aorta, extensão retrógrada, aorta previamente aneurismática ou dor refratária ao manejo clínico.[15,16]

Nos casos complicados, com indicação de intervenção, metanálises recentes comparam tratamento cirúrgico e endovascular. Esses estudos mostram mortalidade de 45 a 50% para cirurgia aberta e 21 a 30% para o tratamento endovascular, no entanto apenas metade dos pacientes eram elegíveis para o procedimento percutâneo por apresentarem anatomia vascular favorável ao implante da endoprótese (possível viés de seleção nos estudos, que viabilizam o tratamento endovascular para pacientes mais estáveis e com doença de menor extensão). Estudos mais recentes, com baixas morbidade e mortalidade perioperatória, sugerem resultados semelhantes, com mortalidade em 30 dias de 21% para o tratamento endovascular e 25% para cirurgia convencional.[16-18]

A incidência de paraplegia relacionada com o procedimento é baixa no grupo endovascular e elevada no grupo de cirurgia convencional (5 a

30%). Por outro lado, no grupo endovascular, é alta a necessidade de reintervenção (até 50% dos casos). Apesar disso, a experiência adquirida no implante dos *stents* e a evolução das próteses tornam o tratamento endovascular o procedimento preferível na maioria dos centros.[19]

Nas dissecções agudas do tipo B não complicadas, o International Registry of Acute Aortic Dissection revela que nos casos tratados conservadoramente a mortalidade em 30 dias foi de apenas 10%, enquanto nos pacientes operados (cirurgia aberta convencional) a mortalidade foi de 31%, com alta incidência de paraplegia (18%). Dessa forma, por causa do alto risco cirúrgico implicado nesses procedimentos, a cirurgia é uma opção pouco atraente.[17,19]

Apesar de resultados aceitáveis do tratamento clínico na fase hospitalar, a médio/longo prazo, a dissecção tipo B pode evoluir, com expansão de luz falsa, caso não ocorra trombose do falso trajeto (ocorre apenas em cerca de 20% dos casos tratados conservadoramente). A perfusão da falsa luz parece ser um fator prognóstico significativo. Assim, nos dias atuais, quando factível, indica-se tratamento endovascular em casos complicados (indicação I) ou não complicados (indicação IIa).[1,19]

Hematoma intramural

Definido como sangramento na camada média da aorta, é causado por hemorragia espontânea dos *vasa vasorum*. Forma-se como hematoma circunferencial com espessamento > 0,5 mm da parede da aorta e das camadas íntima e adventícia, na ausência de *flap*. Dentro do espectro das síndromes aórticas agudas, corresponde por 10 a 25% dos casos. Envolve aorta torácica descendente em até 70% dos casos. Esse ponto de hematoma pode ser o precursor de uma dissecção de aorta.[1,13]

Acomete grupos etários com idade avançada, com ateromatose aórtica grave ou hipertensos de difícil controle. Sua apresentação clínica é semelhante à da dissecção. É considerado por alguns autores uma variante de dissecção; porém, sem as alterações características no exame físico.[1]

Pode evoluir para reabsorção total, persistência da apresentação inicial ou progressão para aneurisma e/ou dissecção. Exames diagnósticos:[4,5]

- Angiotomografia computadorizada de aorta: nota-se espessamento da parede do vaso sem *flap* ou acometimento luminal; porém, eventualmente, é difícil distinguir o hematoma de placas fibrodensas sem calcificação ou trombos.
- Angiorressonância de aorta: método de maior acurácia para diagnóstico por fornecer maior detalhamento da parede do vaso após suspeita pela TC.

São considerados preditores de pior prognóstico, com indicação de intervenção: dor persistente/recorrente, apesar de tratamento clínico agressivo; dificuldade de controle pressórico; envolvimento de aorta ascendente; aorta com diâmetro ≥ 50 mm; espessamento da parede > 11 mm e dilatação progressiva da aorta.[1]

No tipo A, habitualmente, o tratamento é cirúrgico. O tratamento conservador pode ser realizado em casos assintomáticos, estáveis, sem evidência de laceração da íntima ou preditores de alto risco. Nesses casos, o acompanhamento é realizado por meio de exame de imagem periódico (habitualmente, TC a cada 6 meses).[1,4,5]

Nos casos com envolvimento apenas de aorta descendente, o tratamento clínico é a terapia inicial. Nos casos sintomáticos, complicados ou com evidência radiológica de piora, opta-se pela terapia endovascular.[16]

Úlcera penetrante da aorta

São placas ateroscleróticas que se ulceram, desde a camada íntima da aorta até a média ou adventícia. Quando a porção lipídica atinge a camada média pode resultar em hematoma intramural ou progredir para dissecção. Representam 2 a 7% das síndromes aórticas agudas.[1,5]

A principal localização é a porção média da aorta torácica descendente. Envolvimento de aorta ascendente é raro.[16] Acomete, assim como nos casos de hematoma intramural, grupos etários com idades mais avançadas com ateromatose aórtica grave ou hipertensos de difícil controle.

A apresentação clínica é semelhante à do hematoma, com clínica exuberante e exame físico inocente. Métodos diagnósticos também incluem

TC e RNM.[1,5] A conduta é semelhante à adotada na dissecção de aorta. Cirurgia aberta convencional e terapia endovascular têm bons resultados. Visto que geralmente os pacientes são idosos, com várias comorbidades, a preferência é pela terapia endovascular.[1,5]

Referências bibliográficas

1. Czerny M, Pacini D, Aboyans V, Attar NA, Evangelista A, Stabile E, et al. Current options and recommendations for the use of thoracic endovascular aortic repair in acute and chronic thoracic aortic disease: an expert consensus document of the European Society for Cardiology (ESC) Working Group of Cardiovascular Surgery, the ESC Working Group on Aorta and Peripheral Vascular Diseases, the European Association of Percutaneous Cardiovascular Interventions (EAPCI) of the ESC and the European Association for Cardio-Thoracic Surgery (EACTS). Eur J Cardiothorac Surg. 2021;59(1):65-73.
2. Appoo JJ, Bozinovski J, Chu MW, Hamamsy IE, Forbes TL, Moon M, et al. Canadian Cardiovascular Society/Canadian Society of Cardiac Surgeons/Canadian Society for Vascular Surgery Joint Position Statement on Open and Endovascular Surgery for Thoracic Aortic Disease. Can J Cardiol. 2016;32(6):703-13.
3. Erbel R. Aortic diseases guidelines. ESC Clinical Practice Guidelines. Eur Heart J. 2014;35:2873-926.
4. Sampson UKA, Norman PE, Fowkes GR, Aboyans V, Song Y, Harrell FE, et al. Global and regional burden of aortic dissection and aneurysms. Global Heart. 2014;8:171-80.
5. Hiratzka LF, Bakris GL, Beckman JA. 2010 ACCF/AHA/AATS/ACR/ASA/SCA/SCAI/SIR/STS/SVM guidelines for the diagnosis and management of patients with thoracic aortic disease: a report of the American College of Cardiology Foundation/American Heart Association Task Force on Practice Guidelines, American Association for Thoracic Surgery, American College of Radiology, American Stroke Association, Society of Cardiovascular Anesthesiologists, Society for Cardiovascular Angiography and Interventions, Society of Interventional Radiology, Society of Thoracic Surgeons, and Society for Vascular Medicine. Circulation. 2010;121(13):e266-369.
6. Sterkenburg SM, Jong SECA, Prinssen M, Ham AC, Buth J, Sterkenburg SMM, et al. Dutch randomized endovascular aneurysm management (DREAM) trial group. Two-year outcomes after conventional or endovascular repair of abdominal aortic aneurysms. N Engl J Med. 2005;352:2398-405.
7. Coady MA, Rizzo JA, Hammond GL, Mandapati D, Darr U, Kopf GS, et al. What is the appropriate size criterion for resection of thoracic aortic aneurysms? J Thorac Cardiovasc Surg. 1997;113:476-91.
8. Elefteriades JA, Farkas EA. Thoracic aortic aneurysm: clinically pertinent controversies and uncertainties. J Am Coll Cardiol. 2010;55(9):841-57.
9. Hagan PG, Nienaber CA, Isselbahcher EM, Bruckman D, Karavite DJ, Russman PL, et al. The International Registry of Acute Aortic Dissection (IRAD): new insights into an old disease. JAMA. 2000;283:897-903.
10. Mastracci TM, Garrido-Olivares L, Cinà CS, Clase CM. Endovascular repair of ruptured abdominal aortic aneurysms: a systematic review and meta-analysis. J Vasc Surg. 2008;47(1):214-21.
11. Nienaber CA, Kische S, Rousseau H, Eggebrecht H, Rehders TC, Kundt G, et al. Endovascular repair of type B aortic dissection: long-term results of the randomized investigation of stent grafts in aortic dissection trial. Circ Cardiovas Interv. 2013;6(4):407-16.
12. Nienaber CA, Rousseau H, Eggebrecht H, Kische S, Fattori R, Rehders TC, et al. Randomized comparison of strategies for type B aortic dissection: the investigation of stent grafts in aortic dissection (INSTEAD) trial. Circulation. 2009; 120(25):2519-28.
13. Prenger K, Pieters I, Cheriex E. Aortic dissection after aortic valve repla- cement: incidence and consequences for strategy. J Card Surg. 1994;9:495-8.
14. Prinssen M, Verhoeven ELG, Buth J, Cuypers PW, van Sambeek MR, Balm R, et al. Dutch randomized endovascular aneurysm management (DREAM) trial group. A randomized trial comparing conventional and endovascular repair of abdominal aortic aneurysms. N Engl J Med. 2004;351:1607-18.
15. Reimerink JJ, Hoornweg LL, Vahl AC, Wisselink W, van den Broek TA, Legemate DA, et al. Amsterdam acute aneurysm trial collaborators. Endovascular repair versus open repair of ruptured abdominal aortic aneurysms: a multicenter randomized controlled trial. Ann Surg. 2013;258(2):248-56.
16. Svensson LG, Kouchoukos NT, Miller DC. Expert consensus document on the treatment of descending thoracic aortic disease using endo- vascular stent-grafts. Ann Thorac Surg. 2008;85:S1-41.
17. Ten Bosch JA, Cuypers PW, van Sambeek M, Teijink JA. Current insights in endovascular repair of ruptured abdominal aortic aneurysms. EuroIntervention. 2011;7(7):852-8.
18. The United Kingdom EVAR trial investigators; Greenhalg RM, Brown LC, Powell JT, Thompson SG, Epstein D. Endovascular repair of aortic aneurysm in patients physically ineligible for open repair. N Engl J Med. 2010;362:1872-80.
19. The United Kingdom EVAR Trial Investigators; Greenhalgh RM, Brown LC, Powell JT, Thompson SG, Epstein D. Endovascular versus open repair of abdominal aortic aneurysm. N Engl J Med. 2010;362:1863-71.

CAPÍTULO 15

Tamponamento Cardíaco

Francisco Monteiro de Almeida Magalhães • Fernanda Castiglioni Tessari • Vitor Emer Egypto Rosa

Introdução

O pericárdio normal consiste em um saco fibroelástico formado por dois finos folhetos e contém uma pequena camada de fluido que envolve o coração.[1] As principais afecções que acometem o pericárdio advêm do acúmulo de grandes volumes de líquido (derrame pericárdico) e/ou do seu espessamento e perda de elasticidade, podendo levar, respectivamente, ao tamponamento cardíaco e à pericardite constritiva ou a um quadro misto, a pericardite efusivo-constritiva.[1,2] Neste capítulo, daremos ênfase ao tamponamento cardíaco.

O tamponamento cardíaco é uma emergência médica que consiste na compressão das câmaras cardíacas provocada pelo acúmulo de líquido, sangue ou gás no espaço pericárdico com consequentes redução do débito cardíaco e choque.[1,3]

A etiologia do derrame pericárdico é variável e associa-se não só às doenças do pericárdio, como também a doenças sistêmicas, miocárdicas e aórticas: doenças neoplásicas, inflamatórias, autoimunes, infecciosas (viral, bacteriana, por tuberculose), metabólicas (hipotireoidismo, uremia) ou traumáticas, havendo casos associados ao infarto agudo do miocárdio e dissecção de aorta e também a procedimentos invasivos, como ablação de arritmias, angioplastia, troca valvar aórtica percutânea e cirurgia cardíaca.[1,3,4] Além disso, o derrame pericárdico pode ser constituído por um transudato não inflamatório provocado por insuficiência cardíaca congestiva ou por hipoalbuminemia, como na síndrome nefrótica ou cirrose hepática (Tabela 15.1).[4]

Nos países desenvolvidos, até 50% dos casos são idiopáticos e os demais, causados por neoplasias (10 a 25%), pericardite e doenças infecciosas (15 a 30%), iatrogenias (15 a 20%) e doenças do tecido conjuntivo (5 a 15%). Já em países em desenvolvimento, mais de 60% dos casos são atribuídos à tuberculose, e esse número aumenta para 80% se considerarmos os pacientes portadores de HIV.[4,5]

Dentre estas, as etiologias com maior incidência de progressão para tamponamento cardíaco incluem as infecções fúngicas, bacterianas e associadas ao HIV, as causas hemorrágicas e neoplásicas. A pericardite aguda não é causa comum de derrames pericárdicos volumosos, porém, por tratar-se de uma patologia comum, corresponde a uma porcentagem significativa dos casos de tamponamento.[1,3,4]

Tabela 15.1. Causas de derrame pericárdico

Infecciosas
- Vírus (mais comuns: Ecovírus e Coxsackie-vírus, Influenza, EBV, CMV, Adenovírus, Varicela, Rubéola, vírus da hepatite B e C, HIV/SIDA, Parvovírus B19, HHV6)
- Bactérias (mais comuns: *M. tuberculosis*, *Coxiella burnetti*, Pneumococo, Meningococo, Gonococo, *Haemophilus*, *Staphylococcus*, Clamídia, Micoplasma, Legionela, Leptospirose, Listeria)
- Fungos (histoplasmose, coccidioidomicose, aspergilose, blastomicose, candidíase)
- Parasitas (equinococose, toxoplasmose)

Inflamatórias
- Doenças inflamatórias sistêmicas (lúpus eritematoso sistêmico, Sjogren, artrite reumatoide, esclerose sistêmica, vasculites sistêmicas, Behçet, sarcoidose)
- Síndromes de injúria pericárdica (pós-infarto do miocárdio, síndrome pós-pericardiectomia, pós-traumático)
- Doença inflamatória intestinal
- Secundária a fármacos e toxinas (procainamida, hidralazina, isoniazida, fenitoína, penicilinas, doxorrubicina, imunossupressores, minoxidil)
- Pós-cardiotomia, pós-toracotomia, pós-síndrome de injúria cardíaca

Associada a infarto agudo do miocárdio
- Precoce
- Tardia (síndrome de Dressler)
- Ruptura de parede livre ventricular

Neoplásica
- Primária: mesotelioma, fibrossarcoma, lipoma etc.
- Secundária: carcinoma de pulmão e mama, linfoma, sarcoma de Kaposi

Hemopericárdio
- Trauma
- Ruptura de parede livre do miocárdio após infarto agudo
- Biópsia endomiocárdica
- Dissecção aguda de aorta
- Procedimentos invasivos percutâneos: angioplastia coronária, implante de marca-passo e desfibrilador, ablação de arritmias, oclusão de apêndice atrial esquerdo, troca ou plástica valvar percutânea etc.

Outras
- Radiação
- Metabólico: uremia, mixedema
- Insuficiência cardíaca
- Hipertensão pulmonar
- Hipoalbuminemia
- Amiloidose

Adaptada de: Zipes DP, Libby P, Bonow RO, Mann DL, Tomaselli GF, Braunwald E, eds. Braunwald's Heart Disease: a textbook of cardiovascular medicine. 11th ed. Philadelphia-PA: Elsevier; 2019.

Fisiopatologia

O tamponamento cardíaco decorre, em primeira instância, da compressão das câmaras cardíacas em decorrência do aumento da pressão intrapericárdica. O pericárdio normal apresenta uma curva pressão-volume em "J": inicialmente, o pericárdio é capaz de se distender em resposta a variações de volume, com mínimo aumento da pressão intrapericárdica. Entretanto, o progressivo acúmulo de líquido excede essa capacidade de distensão, de forma que o pericárdio não mais tolera aumentos de volume sem que haja significativo aumento pressórico (Figura 15.1).[3] Consequentemente, há uma redução da complacência e uma restrição ao enchimento das câmaras cardíacas.[1,3]

O aumento de pressão intrapericárdica e as repercussões hemodinâmicas subsequentes dependem da velocidade de acúmulo de líquido, da reserva de volume e da capacidade de distensão do pericárdico e da pressão de enchimento e complacência das câmaras direitas.[1,3]

Um dos principais determinantes desse mecanismo é a taxa de acúmulo de líquido no saco pericárdico: sabe-se que, quando ocorre subitamente, a capacidade de distensão e, portanto, a reserva limitada de volume pericárdico é rapidamente atingida, de forma que pequenos volumes de líquido são capazes de gerar repercussões hemodinâmicas:[1,3] o acúmulo súbito de 100 a 200 mL de líquido podem aumentar a pressão intrapericárdica em até 20 a 30 mmHg e levar ao tamponamento cardíaco.[3] Por outro lado, o acúmulo lento e progressivo de grandes volumes da ordem de um a dois litros costuma ser bem tolerado, uma vez que há tempo para desenvolvimento de mecanismos compensatórios, tanto em relação à distensibilidade do pericárdio quanto às respostas hemodinâmicas (Figura 15.1).[1,3,4]

Como resultado, temos o que chamamos de interdependência ventricular exacerbada: o enchimento das câmaras direitas ocorre sob condições em que o volume total do coração é fixo, levando ao desvio do septo interventricular em direção ao ventrículo esquerdo durante a inspiração, momento em que o retorno venoso para o coração direito é maior. Consequentemente, há uma restrição ao enchimento diastólico do ventrículo esquerdo e redução da pré-carga, levando, portanto, à queda do volume ejetado e da pressão sistólica. Tal mecanismo dá origem ao chamado pulso paradoxal: queda da pressão sistólica em mais de 10 mmHg durante a inspiração (Figura 15.2).[1,3]

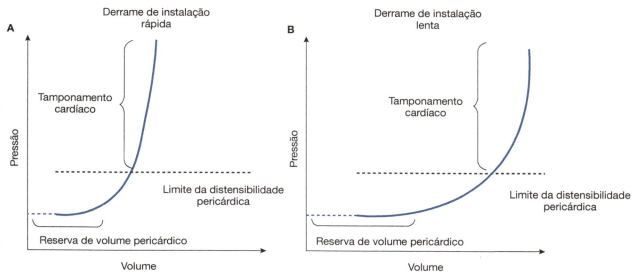

Figura 15.1. Curva pressão-volume do pericárdio com rápido acúmulo de líquido levando ao tamponamento cardíaco com volumes menores (**A**) comparada com o derrame pericárdico de instalação lenta levando ao tamponamento apenas com volumes maiores (**B**). Fonte: adaptada de Imazio M e Adler Y. Management of pericardial effusion. Eur Heart J, 2012.

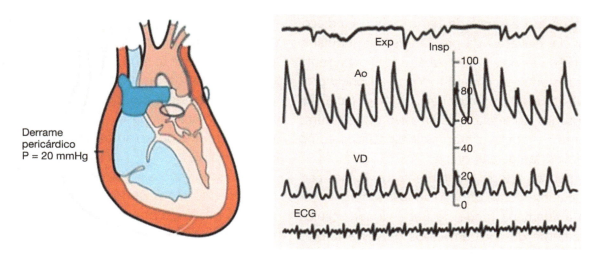

Figura 15.2. (**A**) Ilustração do desvio do septo interventricular para a esquerda, reduzindo o enchimento do ventrículo esquerdo durante a inspiração. (**B**) Variação das pressões na aorta e no ventrículo direito com o ciclo respiratório, havendo aumento da pressão nas câmaras direitas e queda da pressão arterial durante a inspiração, configurando o pulso paradoxal. Ao: aorta; VD: ventrículo direito. Fonte: adaptada de Shabetai R. The pericardium. New York: Grune & Stratton, 1981, p. 266.

Além disso, são desencadeadas respostas neuro-humorais com impacto hemodinâmico direto. Inicialmente, ocorre aumento do tônus adrenérgico e redução do tônus parassimpático, levando ao aumento do cronotropismo e inotropismo cardíacos, responsáveis por manter o débito cardíaco e a pressão arterial por um período de tempo. Entretanto, em determinado momento tais mecanismos se esgotam e é desencadeado um reflexo depressor, com bradicardia paradoxal e, enfim, choque. Por esse motivo, pacientes em uso de betabloqueadores e portadores de hipotireoidismo, por exemplo, são mais suscetíveis à deterioração hemodinâmica ante um derrame pericárdico.[3]

Outra condição que deve ser ressaltada é o tamponamento sob baixas pressões, o qual ocorre em vigência de baixas pressões de enchimento em decorrência de episódios de hipovolemia, como durante sessões de hemodiálise, hemorragia ou administração excessiva de diuréticos em pacientes com derrame pericárdico.[3]

Especialmente após cirurgias cardíacas, também devemos estar atentos para a possibilidade de derrames pericárdicos loculados, levando à compressão de uma câmara cardíaca específica e ao tamponamento regional.[1,3]

Apresentação clínica

A apresentação clínica do tamponamento cardíaco é variável e depende de diversos fatores:

- Etiologia do derrame, podendo cursar com sintomas correspondentes à doença de base;
- Fatores clínicos associados, como disfunção ventricular ou hipovolemia, por exemplo;
- Velocidade de instalação do derrame pericárdico.

No tamponamento agudo, as manifestações clínicas ocorrem subitamente e a deterioração hemodinâmica acontece em minutos. Frequentemente está associado a sinais de baixo débito cardíaco, taquipneia, elevação da pressão venosa jugular e hipotensão. Já nos casos subagudos, o paciente pode apresentar-se com histórico de dispneia progressiva aos esforços, ortopneia, rouquidão e disfagia causados por efeito compressivo de estruturas adjacentes, e outros sintomas inespecíficos como palpitações, fadiga e anorexia.[1,3,4]

Hipotensão arterial, abafamento de bulhas cardíacas e aumento da pressão venosa jugular constituem a chamada tríade de Beck: quadro clínico classicamente descrito em casos graves e tardios de tamponamento cardíaco; porém, presente apenas em cerca de 10% dos casos.[1,3,4,8]

Os sinais e sintomas do tamponamento em sua fase avançada refletem a redução do débito cardíaco e, portanto, o choque: taquipneia, dispneia, diaforese, má perfusão periférica, com extremidades frias e cianóticas, e rebaixamento do nível de consciência.[1,3]

Hipotensão arterial é característica; porém, é importante atentar-se para o fato de que, em fases iniciais, mecanismos compensatórios podem manter a pressão estável.[1,3] Além disso, pacientes previamente hipertensos, podem apresentar-se com hipotensão relativa e, portanto, não devemos esperar valores de pressão arterial sistólica (PAS) abaixo de 90 mmHg para suspeitar do diagnóstico.[4]

Pulso paradoxal (queda ≥ 10 mmHg na PAS durante a inspiração) é outro achado frequente e presente na maioria dos casos.[1,3-5] Decorre da exagerada interdependência ventricular descrita previamente, quando o volume total das câmaras cardíacas torna-se praticamente fixo e o aumento do retorno venoso para as câmaras cardíacas durante a inspiração provoca a redução do enchimento das câmaras esquerdas e, consequentemente, do débito cardíaco.[6,9,10] Entretanto, pode estar ausente em algumas situações, como hipotensão grave/choque, disfunção ventricular esquerda grave, insuficiência aórtica importante, defeitos do septo atrial, dentre outros.[1,3,4] Também cabe ressaltar que o pulso paradoxal não é patognomônico de tamponamento cardíaco e pode estar presente em outras condições, como tromboembolismo pulmonar agudo, doença pulmonar obstrutiva crônica, pericardite constritiva, gestação e hipovolemia.[1]

Taquicardia também é bastante comum, mas pode estar ausente em pacientes em uso de medicações cronotrópicas negativas, portadores de distúrbios do sistema de condução, hipotireoidismo, uremia ou então em fases avançadas do tamponamento, em que observamos um reflexo bradicárdico paradoxal.[1,3]

A pressão venosa jugular é quase sempre elevada, podendo manifestar-se com turgência jugular ao exame físico, e o descenso Y é ausente ou atenuado, devido à limitação ao enchimento ventricular ao final da diástole.[3]

Atenção especial deve ser dada aos pacientes em pós-operatório de cirurgia cardíaca, que usualmente não apresentam os sinais clássicos do tamponamento. Nesses pacientes, a evolução com instabilidade hemodinâmica deve sempre levantar a suspeita e o ecocardiograma deve ser prontamente realizado.[3]

Diagnóstico

O diagnóstico do tamponamento cardíaco é essencialmente clínico e o ecocardiograma é a principal ferramenta para confirmar o diagnóstico. Outros exames que podem contribuir na avaliação do paciente na sala de emergência é o eletrocardiograma e a radiografia de tórax.

Sinais e sintomas

Os principais sinais e sintomas que podem acompanhar o paciente com tamponamento cardíaco são: dor torácica, síncope ou pré-síncope, dispneia, taquipneia, hipotensão arterial, taquicardia, edema periférico, turgência jugular e pulso paradoxal.

Vale ressaltar que a tríade de Beck (abafamento de bulhas cardíacas, hipotensão arterial e turgência jugular) está presente em uma minoria dos pacientes e já em fases terminais do tamponamento cardíaco. Portanto, não devemos esperar encontrá-la para suspeitar do diagnóstico.

Eletrocardiograma

O eletrocardiograma geralmente demonstra taquicardia sinusal e pode apresentar baixa voltagem elétrica, isto é, quando a amplitude do complexo QRS no plano frontal não atingir 5 mm e/ou no plano horizontal não atingir 10 mm. É um achado inespecífico, também encontrado em outras doenças como enfisema pulmonar, doença miocárdica infiltrativa e pneumotórax.[1,3]

Alternância elétrica, a variação da amplitude do QRS a cada batimento, é causada pelo movimento anteroposterior do coração no interior do saco pericárdico a cada contração: é um achado específico, porém pouco sensível de tamponamento cardíaco.[1,3]

Naqueles pacientes com pericardite, os achados clássicos, como supradesnivelamento do segmento ST difuso, infradesnivelamento do segmento PR e alterações de onda T, também podem estar presentes.[1-3,6]

Radiografia de tórax

A presença de aumento da silhueta cardíaca e a ausência de congestão pulmonar devem sempre levantar a suspeita de tamponamento cardíaco. Entretanto, a ausência de cardiomegalia não deve afastar o diagnóstico, uma vez que são necessários ao menos 200 mL de líquido para alterar a silhueta cardíaca na radiografia. Na imagem em perfil, a definição da linha da gordura pericárdica é incomum; porém, altamente específica de grandes derrames. O parênquima pulmonar apresenta-se classicamente com oligoemia.[1,3,6]

Ecocardiograma

O ecocardiograma constitui a principal ferramenta diagnóstica para o tamponamento cardíaco e deve ser realizado em toda suspeita para confirmação diagnóstica e avaliação das repercussões hemodinâmicas (Tabela 15.2).[6,11]

Em geral, demonstra derrames pericárdicos circunferenciais (Figura 15.3) graduados como moderados (10 a 20 mm) ou importantes (> 20 mm). Entretanto, não é regra, uma vez que a repercussão hemodinâmica pode não estar diretamente relacionada com o seu volume, já que a velocidade de acúmulo do liquido pericárdico é mais importante.[1,3,11]

Tabela 15.2. Principais sinais ecocardiográficos de tamponamento cardíaco

Sinal	Sensibilidade	Especificidade
Derrame pericárdico difuso com *swinging heart*	Não avaliado	Não avaliado
Colapso diastólico do átrio direito	50 a 100%	33 a 100%
Colapso diastólico do ventrículo direito	48 a 100%	72 a 100%
Variações das velocidades de fluxo transvalvares	Não avaliado	Não avaliado
Dilatação da veia cava inferior > 20 mm e variação respiratória < 50%	97%	40%

Fonte: adaptada de Spodick DH. Acute cardiac tamponade. New England Journal of Medicine, 2003.

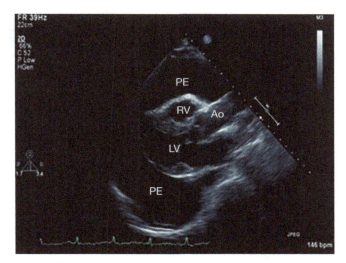

Figura 15.3. Ecocardiograma demonstrando volumoso derrame pericárdico circunferencial. *Ao:* aorta; *LV:* ventrículo esquerdo; *RV:* ventrículo direito; *PE:* derrame pericárdico. Fonte: adaptada de Kabbani SS, LeWinter M. Cardiac constriction and restriction. In: Crawford MH, DiMarco JP [eds.]. Cardiology St. Louis, Mosby, 2001.

O colabamento de câmaras direitas ocorre em fases precoces do tamponamento cardíaco, quando a pressão intrapericárdica excede a pressão intracardíaca.[12] Ao final da diástole, na fase de relaxamento atrial, o volume do átrio direito é mínimo, de forma que a pressão pericárdica elevada promove seu colabamento. Quando persiste por mais de um terço do ciclo cardíaco, o colabamento do átrio direito (Figura 15.4) é altamente sensível e específico para tamponamento cardíaco, ao passo que quando breve, sua especificidade reduz, podendo ocorrer em outras situações, como na hipovolemia importante.[13] Por outro lado, o colapso do ventrículo direito (Figura 15.5) ocorre no início da diástole e é altamente específico de tamponamento cardíaco, porém menos sensível, podendo não ocorrer em situações como hipertrofia ventricular direita ou elevações importantes da pressão diastólica.[12,14,15]

Em cerca de 25% dos pacientes, o átrio esquerdo também colaba, sendo este achado altamente específico para tamponamento.[3,6,12,16] O colapso do ventrículo esquerdo é menos comum, mas pode ser visto em casos de tamponamento cardíaco regional, especialmente no pós-operatório de cirurgia cardíaca com formação de hematomas intrapericárdicos loculados.[16]

Outro achado característico é o desvio do septo interventricular para a esquerda durante a inspiração. A variação respiratória dos fluxos transvalvares é exagerada, e durante a inspiração ocorre um aumento no lado direito, ao passo que do lado esquerdo há uma queda. Normalmente, essa variação não ultrapassa 20 a 25%, mas no tamponamento cardíaco, a variação da velocidade de fluxo mitral é usualmente maior que 30% e, na tricúspide, é maior que 60%.[17] Tais alterações refletem o aumento da interdependência ventricular presente no tamponamento. Além disso, a veia cava inferior apresenta-se distendida, com variação respiratória reduzida (< 50%) ou ausente, demonstrando a elevação da pressão venosa ventral.[17,18]

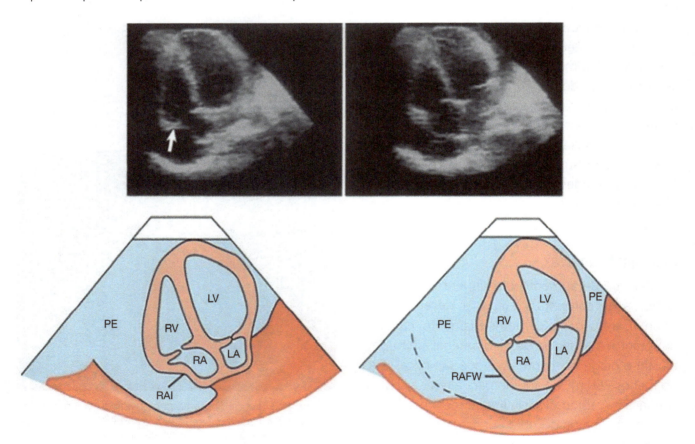

Figura 15.4. Ecocardiograma ilustrando o colapso diastólico do átrio direito no tamponamento cardíaco. LA: átrio esquerdo; RA: átrio direito; LV: ventrículo esquerdo; RV: ventrículo direito; PE: derrame pericárdico. Fonte: adaptada de Gilliam LD. Hemodynamic compression oh the right atrium: a new echocardiographic sign of cardiac tamponade. Circulation. 1983;68;294.

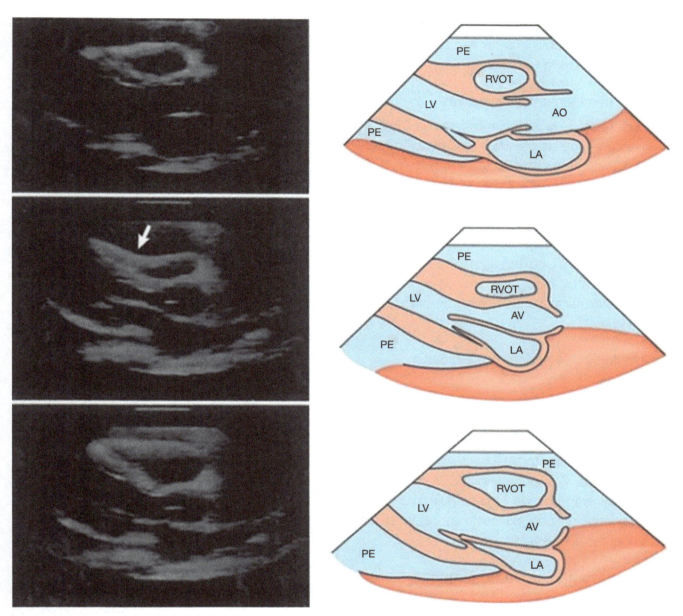

Figura 15.5. Ecocardiograma ilustrando o colapso diastólico do ventrículo direito no início da diástole. *AV:* valva aórtica; *LA:* átrio esquerdo; *LV:* ventrículo esquerdo; *PE:* derrame pericárdico; *RVOT:* via de saída do ventrículo direito. Fonte: adaptada de Weyman AE. Principles and practice of echocardiography. Philadelphia: Lea & Febiger, 1994, p. 1119.

Tomografia computadorizada e ressonância magnética cardíaca

Tomografia computadorizada (TC) e ressonância magnética cardíaca (RMC) podem ser usadas em conjunto com o ecocardiograma para caracterização do derrame pericárdico e dos folhetos do pericárdio, auxiliando no diagnóstico etiológico; porém, raramente são ferramentas utilizadas na vigência do tamponamento cardíaco, dada a urgência em se instituir um tratamento. Em alguns casos de tamponamento subagudo, a TC pode ser útil para determinar a factibilidade da drenagem percutânea *versus* a drenagem cirúrgica em casos de derrames loculados ou complexos, desde que o paciente esteja hemodinamicamente estável.[1,17]

As alterações encontradas na TC e na RMC que indicam tamponamento, são semelhantes às vistas ao ecocardiograma: derrame pericárdico, distensão da veia cava e veias hepáticas, compressão de câmaras cardíacas, refluxo de contraste para veia ázigos e veia cava inferior e desvio do septo interventricular para a esquerda.[19] Vale ressaltar que na vigência de tamponamento cardíaco e instabilidade hemodinâmica, tais exames não são indicados e não devem atrasar o tratamento.

Medidas hemodinâmicas invasivas

A monitorização hemodinâmica invasiva mostra a equalização entre as pressões diastólicas intracardíacas, geralmente entre 10 e 30 mmHg, e o aumento da pressão nas câmaras direitas e a queda da pressão nas câmaras esquerdas durante a inspiração, o que constitui o mecanismo do pulso paradoxal.[3] Uma exceção a essa regra é o tamponamento cardíaco sob baixas pressões que ocorre em pacientes hipovolêmicos na vigência de pressões diastólicas intracardíacas na faixa de 6 a 12 mmHg.[3,6]

Análise do líquido pericárdico e biópsia pericárdica

Após a pericardiocentese, o líquido pericárdico deve ser sempre enviado para análise bioquímica, citológica e microbiológica, incluindo marcadores tumorais, adenosina deaminase (ADA) e pesquisa de certos micro-organismos. A biópsia pericárdica é recomendada especialmente quando opta-se pela abordagem cirúrgica, sendo útil principalmente em casos associados a doenças neoplásicas.[4]

Formas variantes de tamponamento cardíaco

- *Tamponamento sob baixas pressões*: ocorre com pressões diastólicas de 6 a 12 mmHg, usualmente em pacientes com hipovolemia importante e doenças sistêmicas graves, hemorragias, neoplasias ou após diálise. Geralmente, o aumento da pressão venosa jugular e o pulso paradoxal não estão presentes, mas podemos detectar a característica variação respiratória dos fluxo transvalvares ao Doppler, bem como o colabamento das câmaras cardíacas direitas.[3,6,7]
- *Tamponamento hipertensivo*: trata-se do tamponamento cardíaco com pressão arterial elevada, chegando a valores acima de 200 mmHg. Ocorre por ativação adrenérgica excessiva e geralmente em indivíduos previamente hipertensos.[3]
- *Tamponamento cardíaco regional*: ocorre quando apenas uma região do coração é comprimida por um derrame loculado, geralmente associado a adesões pericárdicas e hematomas intrapericárdicos, tipicamente após cirurgias cardíacas. As manifestações clínicas características, como distensão jugular, pulso paradoxal e colabamento de câmaras direitas vista ao ecocardiograma, podem estar ausentes ou atenuadas.[3]
- *Tamponamento após infarto de ventrículo direito*: a formação de um derrame loculado causa compressão apenas do coração direito, com pressão de átrio direito maior que a pressão de átrio esquerdo e geralmente na ausência de pulso paradoxal.[3]
- *Pericardite efusiva-constritiva*: apresenta quadro clínico, laboratorial e hemodinâmico misto. O tamponamento pode ocorrer com baixos volumes de líquido e a drenagem não promove normalização das pressões intracardíacas como seria esperado na ausência de constrição.[3,6]

Diagnóstico diferencial

O paciente com tamponamento cardíaco pode apresentar-se com sinais e sintomas comuns a outras patologias e a temporalidade da instalação do quadro clínico é de grande importância na abordagem diagnóstica.[1,6]

Nos casos agudos, geralmente há aumento marcante da pressão venosa jugular acompanhado de hipotensão, sendo o mesmo observado em outras circunstâncias, como:

- Infarto agudo de ventrículo direito, que se associa a alterações características no eletrocardiograma;
- Tromboembolismo pulmonar com repercussão hemodinâmica, geralmente acompanhado de hipoxemia e dispneia;
- Dissecção aguda de aorta, que pode inclusive associar-se ao tamponamento cardíaco e, quando isolada, em geral não cursa com turgência jugular.

Já no tamponamento subagudo, o paciente tipicamente apresenta dispneia, fadiga, turgência jugular e edema, devendo ser diferenciado de outras condições, como:

- Pericardite constritiva, que apresenta características em comum com o tamponamento, como disfunção diastólica, aumento da interdependência ventricular e da variação respiratória dos fluxos transvalvares, elevação das pressões venosa central e das pressões diastólicas intracardíacas, ao passo que cursa com outras características particulares, como espessamento e/ou calcificação pericárdica, restrição ao retorno venoso e ao enchimento diastólico das câmaras direitas mesmo durante a inspiração, pressão atrial direita constante e queda da pressão pulmonar diastólica durante a inspiração (Tabela 15.3);[1,6]
- Insuficiência cardíaca congestiva, em geral com ortopneia, dispneia paroxística noturna e características distintas ao ecocardiograma;
- Cirrose hepática e hipertensão portal, acompanhada de outros sinais de insuficiência hepatocítica.

Tratamento

Feito o diagnóstico de tamponamento cardíaco, o tratamento deve ser prontamente instituído, sendo a drenagem do líquido pericárdico o tratamento definitivo indicado na maioria dos casos. Entretanto, alguns pacientes podem se apresentar ainda em fases iniciais, mantendo estabilidade hemodinâmica e com sinais incipientes de tamponamento ao ecocardiograma. Nesses casos, podemos considerar o tratamento conservador, com monitorização hemodinâmica e ecocardiográfica rigorosas, e terapia direcionada para a doença de base, de modo que, em havendo piora dos sinais de tamponamento ou refratariedade ao tratamento clínico, a pericardiocentese está indicada. Além disso, na suspeita de pericardite bacteriana, tuberculosa ou neoplásica, a drenagem também está indicada, mesmo que na ausência de sinais de tamponamento.

A abordagem inicial do paciente com tamponamento cardíaco deve visar a estabilização hemodinâmica enquanto se providencia a drenagem pericárdica. Expansão volêmica deve ser iniciada particularmente em pacientes hipovolêmicos, devendo-se evitar a hipervolemia, que pode ser deletéria por aumentar as pressões intracardíacas. O uso de inotrópicos pode ser considerado, sendo a dobutamina o fármaco mais recomendado, embora não haja consenso em relação ao seu real benefício nesse cenário, uma vez que, em geral, o paciente com tamponamento cardíaco já se encontra sob máximo estímulo adrenérgico endógeno.[21] Entretanto, estas são medidas temporárias e que não devem atrasar o tratamento definitivo.

Cabe ainda ressaltar que o uso de ventilação com pressão positiva deve ser evitado, uma vez que reduzirá ainda mais o enchimento ventricular e o débito cardíaco.[3] Da mesma forma, vasodilatadores e diuréticos não são recomendados, podendo provocar colapso hemodinâmico.[6]

Na maioria dos casos, o tratamento de escolha é a pericardiocentese fechada ou por punção. Entretanto, algumas situações podem aumentar o risco e a dificuldade do procedimento, como é o caso de derrames loculados, pouco volumosos ou contendo coágulos, pus ou material fibrinoso. Nesses casos, deve ser considerada a abordagem aberta, que permite também a obtenção de um fragmento de tecido pericárdico para biópsia, além da obtenção de uma janela pericárdica para evitar a recorrência do derrame.[1,3]

Em pacientes com hemopericárdio, a decisão entre pericardiocentese fechada ou aberta é mais desafiadora. Nesses casos, a redução da pressão

Tabela 15.3. Características do tamponamento × pericardite constritiva

Características	Tamponamento	Pericardite Constritiva
Pulso paradoxal	Geralmente presente	Presente em aproximadamente 1/3 dos casos
Equalização das pressões diastólicas	Presente	Presente
Ondas de pulso venoso	Descenso Y ausente	Descenso Y proeminente
Pressão venosa na inspiração	Reduz (normal)	Aumenta ou não muda (sinal de Kussmaul)
Sinal da raiz quadrada	Ausente	Presente

Fonte: adaptada de Zipes DP, Libby P, Bonow RO, Mann DL, Tomaselli GF, Braunwald E, eds. Braunwald's heart disease: a textbook of cardiovascular medicine. 11th ed. Philadelphia-PA: Elsevier; 2019.

intrapericárdica pode permitir a piora da hemorragia, cuja causa não poderá ser corrigida se optado pela abordagem fechada. Portanto, em casos de trauma, dissecção de aorta Stanford A ou ruptura de parede livre após infarto miocárdico, a pericardiocentese aberta deve ser preferida. Já nos casos em que o sangramento é menor, como após perfuração de coronária durante procedimento percutâneo ou punção de câmara cardíaca, a abordagem fechada pode ser realizada.[3]

Em resumo, a drenagem cirúrgica é o método de escolha nas seguintes situações: derrames pouco volumosos, septados ou loculados, dissecção de aorta e ruptura miocárdica, discrasias sanguíneas, hemopericárdio traumático e pericardite purulenta ou nos casos de derrame pericárdico recorrente ou em que se deseja realização de biópsia pericárdica. Nas demais situações, de maneira geral, prefere-se a pericardiocentese fechada ou por punção.

O método mais comum de pericardiocentese fechada consiste na inserção de uma agulha no espaço subxifoide em um ângulo de 15° com a pele, até atingir o espaço pericárdico. Idealmente, o procedimento deve ser guiado por ecocardiograma ou fluoroscopia, a fim de minimizar o risco de complicações e aumentar as taxas de sucesso. Quando indisponíveis, a agulha deve ser direcionada para o ombro esquerdo e a monitorização eletrocardiográfica deve ser instituída.[1,3,4] Cerca de 50 a 100 mL devem ser imediatamente aspirados e, então, a agulha é substituída por um cateter *pigtail* até a completa drenagem do derrame ou quando o débito for menor que 25 a 50 mL por dia.[1,3]

Sempre que possível, deve ser instalada monitorização hemodinâmica, útil tanto para diagnóstico, avaliação de gravidade, resposta ao tratamento e, principalmente, monitoramento de recorrência. Além disso, também favorece o diagnóstico de constrição coexistente, em que não ocorre normalização das pressões após a drenagem. A realização de ecocardiogramas seriados após a pericardiocentese também é recomendada para monitoramento do derrame.[3]

Outras abordagens podem ser consideradas: a pericardiotomia percutânea por balão, em que é feita uma pericardiocentese com agulha seguida da insuflação de um balão de forma a criar uma janela pericárdica,[23] e a pericardioscopia podem ser empregadas para drenagem do líquido, criação de janela pericárdica e realização de biópsia. São úteis especialmente em casos de derrames recorrentes, como em casos de neoplasias, e quando a abordagem cirúrgica não é desejável. Entretanto, tais métodos são pouco difundidos e limitados a centros com grande experiência em doenças pericárdicas.[3] No caso de derrames neoplásicos recorrentes, também podemos utilizar agentes esclerosantes e quimioterápicos, além de radioterapia.[4,22]

Complicações da pericardiocentese

A complicação mais grave da pericardiocentese fechada é a perfuração do miocárdio ou de uma artéria coronária. Também podem ocorrer embolia gasosa, pneumotórax, arritmias e punção de víscera abdominal. O uso de ecocardiograma ou fluoroscopia reduz muito o risco de complicações. Estudos recentes descrevem complicações em menos de 2% dos casos.[4]

Raramente, o paciente pode desenvolver a síndrome de descompressão pericárdica, que cursa com choque cardiogênico e edema pulmonar agudo, podendo ocorrer tanto com a abordagem fechada quanto com a aberta.[1,20] Tal complicação ainda não é bem compreendida, mas parece haver uma associação com disfunção ventricular esquerda, em que o aumento abrupto da pré-carga leva à congestão pulmonar.[20]

Atenção especial deve ser dada também aos pacientes com hipertensão pulmonar importante, em que a drenagem do derrame pericárdico pode levar à maior dilatação do ventrículo direito, com piora da função ventricular direita e da insuficiência tricúspide.

Pontos-chave

- O tamponamento cardíaco é uma emergência médica que consiste na compressão das câmaras cardíacas provocada pelo acúmulo de líquido, sangue ou gás no espaço pericárdico com consequentes redução do débito cardíaco e choque.

- A etiologia do derrame pericárdico é extremamente variável, sendo as mais comuns a idiopática e a viral; porém, as mais associadas ao tamponamento são as fúngicas, bacterianas, hemorrágicas e neoplásicas.
- A apresentação clínica do tamponamento cardíaco depende da etiologia, fatores associados, como disfunção ventricular ou hipovolemia, e da velocidade de instalação do derrame pericárdico.
  - Nos quadros agudos, a deterioração hemodinâmica é rápida, havendo sinais de baixo débito cardíaco, taquipneia, elevação da pressão venosa jugular, taquicardia e hipotensão.
  - Nos casos subagudos, os sintomas podem ser mais arrastados, com histórico de dispneia progressiva aos esforços, ortopneia, rouquidão, disfagia, palpitações, fadiga e anorexia.
- A tríade de Beck (hipotensão arterial, abafamento de bulhas cardíacas e aumento da pressão venosa jugular) é descrita em casos graves e tardios de tamponamento cardíaco; porém, presente em apenas 10% dos casos.
- Pulso paradoxal (queda ≥ 10 mmHg na PAS durante a inspiração) está presente na maioria dos casos; porém, pode ocorrer em outras situações como tromboembolismo pulmonar agudo, doença pulmonar obstrutiva crônica, pericardite constritiva, gestação e hipovolemia.
- O diagnóstico do tamponamento cardíaco é essencialmente clínico e o ecocardiograma é a principal ferramenta para confirmar o diagnóstico.
- As principais características ecocardiográficas são:
  - Derrame pericárdico circunferencial, não necessariamente de importante volume, e *swinging heart*;
  - Colabamento diastólico das câmaras direitas;
  - Desvio do septo interventricular para a esquerda durante a inspiração;
  - Variação respiratória exacerbada dos fluxos transvalvares;
  - Veia cava interior distendida e com variação respiratória < 50%.
- O tratamento do tamponamento cardíaco deve ser instituído de emergência e na grande maioria dos casos está indicada a drenagem do líquido pericárdico.
- Pericardiocentese fechada é o tratamento de escolha na maioria dos casos, devendo ser preferencialmente guiada por ecocardiograma. A drenagem cirúrgica é o método de escolha em derrames pouco volumosos, septados ou loculados, dissecção de aorta e ruptura miocárdica, discrasias sanguíneas, hemopericárdio traumático e pericardite purulenta ou nos casos de derrame pericárdico recorrente ou em que se deseja realização de biópsia pericárdica.

Referências bibliográficas

1. Zipes DP, Libby P, Bonow RO, Mann DL, Tomaselli GF, Braunwald E, eds. Braunwald's heart disease: a textbook of cardiovascular medicine. 11th ed. Philadelphia-PA: Elsevier; 2019, 4211-46.
2. Troughton RW, Asher CR, Klein AL. Pericarditis. The Lancet. 2004 Feb 28;363(9410):717-27.
3. Spodick DH. Acute cardiac tamponade. New England Journal of Medicine. 2003 Aug 14;349(7):684-90.
4. Imazio M, Adler Y. Management of pericardial effusion. Eur Heart J. 2013 Apr 21;34(16):1186-97.
5. Syed FF, Ntsekhe M, Mayosi BM. Tailoring diagnosis and management of pericardial disease to the epidemiological setting. Mayo Clin Proc. 2010 Sep;85(9)866.
6. Adler Y, Charron P, Imazio M, Badano L, Barón-Esquivias G, Bogaert J, et al. 2015 ESC Guidelines for the diagnosis and management of pericardial diseases. Kardiologia Polska (Polish Heart Journal). 2015;73(11):1028-91.
7. Sagristà-Sauleda J, Angel J, Sambola A, Alguersuari J, Permanyer-Miralda G, Soler-Soler J. Low-pressure cardiac tamponade: clinical and hemodynamic profile. Circulation. 2006 Aug 29;114(9):945-52.
8. Beck CS. Two cardiac compression triads. J Am Med Assoc. 1935 Mar 2;104(9):714-6.
9. Shabetai RA, Fowler NO, Fenton JC, Masangkay M. Pulsus paradoxus. J Clin Invest. 1965 Nov 1;44(11):1882-98.
10. Fitchett DH, Sniderman AD. Inspiratory reduction in left heart filling as a mechanism of pulsus paradoxus in cardiac tamponade. Can J Cardiol. 1990 Oct 1;6(8):348-54.
11. Cheitlin MD, Armstrong WF, Aurigemma GP, Beller GA, Bierman FZ, Davis JL, et al. ACC/AHA/ASE 2003 guideline update for the clinical application of echocardiography: summary article: a report of the American College of Cardiology/American Heart Association Task Force on Practice Guidelines (ACC/AHA/ASE Committee to Update the 1997 Guidelines for the Clinical Application of Echocardiography). J Am Coll Cardiol 2003 Sep 3;42(5):954-70.
12. Reydel B, Spodick DH. Frequency and significance of chamber collapses during cardiac tamponade. Am Heart J. 1990 May 1;119(5):1160-3.
13. Gillam LD, Guyer DE, Gibson TC, King ME, Marshall JE, Weyman AE. Hydrodynamic compression of the right atrium: a new echocardiographic sign of cardiac tamponade. Circulation. 1983 Aug;68(2):294-301.
14. Kerber RE, Gascho JA, Litchfield R, Wolfson P, Ott D, Pandian NG. Hemodynamic effects of volume expansion and nitroprusside compared with pericardiocentesis in patients

with acute cardiac tamponade. New Engl J Med. 1982 Oct 7;307(15):929-31.
15. Leimgruber PP, Klopfenstein HS, Wann LS, Brooks HL. The hemodynamic derangement associated with right ventricular diastolic collapse in cardiac tamponade: an experimental echocardiographic study. Circulation. 1983 Sep;68(3):612-20.
16. Torelli J, Marwick TH, Salcedo EE. Left atrial tamponade: diagnosis by transesophageal echocardiography. J Am Soc Echocardiogr. 1991 Jul 1;4(4):413-4.
17. Klein AL, Abbara S, Agler DA, Appleton CP, Asher CR, Hoit B, et al. American Society of Echocardiography clinical recommendations for multimodality cardiovascular imaging of patients with pericardial disease: endorsed by the Society for Cardiovascular Magnetic Resonance and Society of Cardiovascular Computed Tomography. J Am Soc Echocardiogr. 2013;26(9):965-1012.
18. Himelman RB, Kircher B, Rockey DC, Schiller NB. Inferior vena cava plethora with blunted respiratory response: a sensitive echocardiography sign of cardiac tamponade. J Am Coll Cardiology. 1988 Dec 1;12(6):1470-7.
19. Restrepo CS, Lemos DF, Lemos JA, Velasquez E, Diethelm L, Ovella TA, et al. Imaging findings in cardiac tamponade with emphasis on CT. Radiographics. 2007 Nov;27(6):1595-610.
20. Uemura S, Kagoshima T, Hashimoto T, Sakaguchi Y, Doi N, Nakajima T, et al. Acute left ventricular failure with pulmnary edema following pericardiocentesis for cardiac tamponade: a case report. Jpn Circ J. 1994 Dec 20;59(1):55-9.
21. Little WC, Freeman GL. Pericardial disease. Circulation. 2006 Mar 28;113(12):1622-32.
22. Ziskind AA, Pearce AC, Lemmon CC, Burstein S, Gimple LW, Herrmann HC, et al. Percutaneous balloon pericardiotomy for the treatment of cardiac tamponade and large pericardial effusions: description of technique and report of the first 50 cases. J Am Coll Cardiol. 1993 Jan;21(1):1-5.
23. Bhardwaj R, Gharib W, Gharib W, Warden B, Jain A. Evaluation of safety and feasibility of percutaneous balloon pericardiotomy in hemodynamically significant pericardial effusion (review of 10-years experience in single center). J Interv Cardiol. 2015;28(5):409-14.

CAPÍTULO 16

Insuficiência Cardíaca Aguda

Pamela Camara Maciel • André Austregésilo Scussel • Marcel de Paula Pereira • Bruno Biselli

Introdução

A insuficiência cardíaca aguda (ICA) é uma situação clínica caracterizada pelo aparecimento rápido ou progessivo de sintomas de insuficiência cardíaca (IC) que motivam a procura de atenção médica imediata.[1] É uma das mais frequentes causas de atendimento em unidades de emergência e de internação hospitalar, com elevada morbimortalidade no período de internação e após a alta.

Pode ocorrer como a primeira manifestação de IC ou como piora clínica em pacientes com o diagnóstico prévio de IC e seus mecanismos envolvem a desregulação de fatores como pré e pós-carga, inotropismo cardíaco e sinalização neuro-hormonal.[2] Tal desequilíbrio resulta em quadros caracterizados por congestão sistêmica e/ou pulmonar, bem como de baixo débito cardíaco.

É importante para o médico da unidade de emergência reconhecer tais situações e estabelecer o tratamento apropriado de acordo com o perfil hemodinâmico. Contudo, apesar de avanços recentes no tratamento de insuficiência cardíaca crônica, há poucos no manejo de descompensações agudas, mantendo-se o uso de arsenal terapêutico quase inalterado nas últimas décadas, ainda com prognóstico limitado após a alta.[3]

Epidemiologia

No Brasil, a ICA é a principal causa de internação por doenças cardiovasculares, com elevados custos hospitalares associados.[4] Entre 2008 e 2018, registraram-se mais de 2,8 milhões de hospitalizações, aproximadamente um terço das hospitalizações por doenças cardiovasculares (DCV), com custo de quase 3,6 bilhões de reais. É a condição responsável pela maior parte de custo de hospitalizações clínicas de DCV.

Em estudo comparando centros terciários dos EUA e do Brasil, observa-se maior tempo de permanência hospitalar (11 versus 5 dias, p < 0,001) e maior mortalidade (13% versus 2,4%, p < 0,001) em centros brasileiros,[5] sinalizando a importância de aperfeiçoamento do manejo em nosso país.

Em revisão sistemática da América Latina, com 64% de estudos provenientes do Brasil, observou-se taxa de reospitalização em 3 meses de 33%, com mortalidade de 24,5% em 1 ano.[6] A idade média dos pacientes era de 60 ± 9 anos, com fração de ejeção média de 36% ± 9%.

O estudo BREATHE, primeiro registro brasileiro de hospitalizações por ICA com diversos centros do país, aponta mortalidade intra-hospitalar de 12,6%, além disso, indicadores de qualidade assistencial foram alcançados em menos de 65% dos casos.[7]

No estudo, observa-se maior prevalência de etiologia isquêmica e hipertensiva (Figura 16.1), com perfil hemodinâmico de apresentação quente e úmida na maioria dos casos (67,4%). As principais causas de descompensação foram má adesão à terapia medicamentosa (30%), seguida por infecções (27%).

Fisiopatologia

Os mecanismos fisiopatológicos da ICA não são completamente compreendidos. Envolvem grau de disfunção sistólica e diastólica, acometimento de ventrículo direito e/ou esquerdo, tônus vascular, regulação neuro-hormonal, inflamação e interferência por comorbidades.[2] Por fim, a interação desses fatores resulta no aumento das pressões de enchimento ventriculares e, menos frequentemente, redução do débito cardíaco, propiciando o quadro clínico de ICA.[3]

Nos pacientes com fração de ejeção reduzida, a disfunção sistólica implica aumento de pressões de enchimento e disfunção diastólica, com aumento das pressões venosas pulmonares, frequentemente acarretando insuficiência cardíaca direita e sinais de congestão periférica. Além disso, a redução do débito pode levar a hipoperfusão periférica e disfunção de órgãos. No caso de fração de ejeção preservada, os mecanismos envolvem a perda de complacência do ventrículo esquerdo, inflamação microvascular e vasoconstrição periférica afetando a pós carga.[2]

A maior parte dos pacientes se apresenta com sinais de congestão intravascular, que pode ocorrer por acúmulo de água e sódio, bem como pela redistribuição de volume intravascular da circulação periférica e esplâncnica. Mecanismos como a ativação do sistema nervoso simpático e do sistema renina-angiotensina-aldosterona (SRAA) favorecem tal cenário por promover vasoconstrição periférica e retenção renal de sódio e água. Além disso, o aumento de pressões ventriculares leva ao maior estresse de parede, podendo propiciar isquemia e injúria miocárdica.

Em resposta à dilatação de câmaras ventriculares, os cardiomiócitos liberam peptídios natriuréticos,

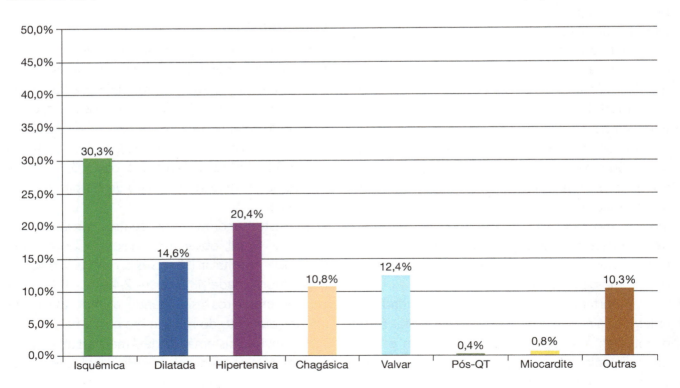

Figura 16.1. Prevalência das principais causas de insuficiência cardíaca. Fonte: adaptada de BREATHE. QT: quimioterapia.

como o BNP, que atuam inibindo o SRAA e a ação de endotelina, um potente vasoconstritor liberado por células endoteliais. Tais efeitos favorecem a vasodilatação e a diurese. Esses peptídios podem ser utilizados como biomarcadores de valor diagnóstico e prognóstico.

Sabe-se também que a inflamação desempenha um papel na fisiopatologia da ICA, com participação de citocinas como TNF, IL-6, IL-1 e TGF-β. Observa-se também aumento de marcadores inflamatórios, como a proteína C-reativa.[8] A cascata de citocinas inflamatórias contribuem para disfunção endotelial, edema pulmonar e disfunção ventricular, contribuindo para a instalação do quadro de ICA.

Avaliação clínica

Quando no ambiente de pronto atendimento, mediante diagnóstico de ICA, torna-se de extrema importância a adequada avaliação e caracterização do perfil hemodinâmico do paciente. Tal classificação não apenas guia o tratamento, mas também traz informações sobre a gravidade clínica e o prognóstico. Pacientes acometidos por IC agudizada usualmente são divididos em quatro perfis: A, B, C e L.[11] Tal categorização leva em consideração parâmetros clínicos de hipervolemia e má perfusão periférica, como exemplificado na Figura 16.2.

Sinais e sintomas associados a hipervolemia são exemplificados pela presença de ortopneia, dispneia paroxística noturna, edema de extremidades, terceira bulha, estase jugular, refluxo hepatojugular, estertores pulmonares, ascite e hepatomegalia. Já sinais de hipoperfusão sistêmica são caracterizados pelo baixo débito urinário, confusão mental ou rebaixamento no nível de consciência, tempo de enchimento capilar lentificado, hipotensão, pressão de pulso estreita, entre outros.[2]

Levando em consideração a grande diversidade de causas associadas à descompensação da IC e múltiplas apresentações no departamento de emergência, outra classificação, menos utilizada, foi elaborada com o intuito de melhor categorizar esses indivíduos, sendo dividida conforme se segue: ICA com hipertensão, com hipotensão, hipovolêmica e por outras causas (Tabela 16.1).[3]

Ante o paciente admitido com ICA no departamento de emergência é de suma importância avaliar adequadamente gravidade e o prognóstico intra-hospitalar, com intuito não só de direcionar

Tabela 16.1. Perfil hemodinâmico

Apresentação clínica	Características
ICA com hipertensão	Início dos sintomas em horas. Clínica de congestão pulmonar predominante. FEVE preservada mais prevalente. EAP é a forma mais grave desse fenótipo.
ICA por sobrecarga volêmica	Início dos sintomas em dias ou semanas (insidioso). Pode ou não estar associada à má aderência terapêutica/restrição hidrossalina. Usualmente associada a diagnóstico de IC crônica.
ICA com hipotensão	Sintomas associados a baixo débito cardíaco. Podem estar associados a congestão pulmonar e sistêmica. Choque cardiogênico é a forma mais grave desse fenótipo.
ICA associados a outras causas	Causa de descompensação conhecida como: • Fibrilação atrial • Síndrome coronariana aguda • Infecção • Doença valvar aguda • Miocardite • TEP

Fonte: adaptada de Felker GM.
FEVE: fração de ejeção ventricular; EAP: edema agudo pulmonar; ICA: insuficiência cardíaca aguda; IC: insuficiência cardíaca; TEP: tromboembolismo pulmonar.

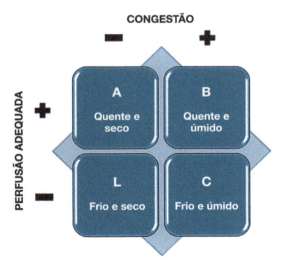

Figura 16.2. Perfis hemodinâmicos da insuficiência cardíaca descompensada. Adaptada de Fonarow GC.

a terapêutica, como também verificar pacientes de alto risco com necessidade de internação em unidades de terapia intensiva e terapias avançadas para IC. Dessa forma, foi criado e validado o escore de risco ADHERE que utiliza três variáveis principais como *blood ureia nitrogen* (BUN), pressão arterial sistólica e creatinina sérica na admissão hospitalar para dividir os pacientes em perfis de risco, correlacionando-os com probabilidade de mortalidade intra-hospitalar (Tabela 16.2).[12]

Exames complementares

Exames complementares devem ser solicitados na avaliação inicial com o intuito de não só corroborar o diagnóstico de ICA, mas também descartar diagnósticos diferenciais possíveis, verificar comorbidades associadas que podem agravar o quadro clínico e avaliar gravidade e prognóstico, sobretudo naqueles pacientes com hipoperfusão sistêmica e disfunção orgânica.

A *dosagem de BNP* ou *NT-proBNP* pode auxiliar no diagnóstico e afastar possíveis diagnósticos diferenciais de dispneia no pronto atendimento. A avaliação dos níveis séricos de peptídios natriuréticos no paciente com quadro clínico suspeito é recomendada, visto que valores elevados, mesmo que isolados, apresentam alta sensibilidade para o diagnóstico em questão.[10] Níveis de BNP > 500 e NT-proBNP > 900 estão altamente correlacionados com IC descompensada. Já níveis de BNP < 100 e/ou NT-proBNP < 300, na maioria dos casos, excluem dispneia de etiologia aguda cardíaca no departamento de emergência.[13,14] Sempre devemos ressaltar que pacientes em uso de Sacubitril-Valsartana apresentam aumento dos níveis de BNP, devendo sempre ser usada nesse perfil de indivíduos a dosagem sérica de NT-proBNP quando necessário.[18]

O *eletrocardiograma* se faz necessário para avaliação de possíveis causas de descompensação, como a presença de bradiarritmias/taquiarritmias e síndrome coronariana aguda. Outro exame de suma importância é a *radiografia de tórax*, na qual podemos avaliar a presença de cardiomegalia e de congestão pulmonar, como também, possíveis diagnósticos diferenciais de dispneia de etiologia primariamente pulmonar.[10]

Outro exame relevante é a quantificação sérica de *troponina*, a qual apresenta correlação prognóstica quando presente em níveis elevados, na ausência de miocardite, doença cardíaca isquêmica ou takotsubo. Demais exames recomendados pela Diretriz Brasileira de Cardiologia de Insuficiência Cardíaca Crônica e Aguda são: hemograma, coagulograma, função renal (ureia e creatinina), eletrólitos, transaminases, perfil tireoidiano, gasometria venosa, lactato sérico, entre outros.[10]

A solicitação do *ecocardiograma transtorácico* (ECOTT) deverá sempre ser realizada, de preferência, dentro das primeiras 48 horas da admissão. O exame deverá ser direcionado não apenas para avaliação da fração de ejeção ventricular e congestão pulmonar, como também verificação de alteração segmentar (sugestivas de isquemia miocárdica), complicações mecânicas associadas a insultos isquêmicos e alterações valvares, podendo assim auxiliar na escolha terapêutica direcionada adequada.[10,16,17]

Em adição ao ECOTT, o *ultrassom de tórax* é uma valiosa ferramenta para avaliação de congestão pulmonar à beira-leito por ser um exame de simples execução, podendo ser realizado por não especialistas, de rápida realização e baixo custo. Diversos estudos mostraram sua efetividade, acurácia e boa correlação clínica não só para diagnosticar congestão pulmonar e sistêmica de etiologia cardíaca, como também para avaliação de resposta terapêutica seriada depois da instituição de tratamento específico.[18,19]

Tabela 16.2. Escore de risco ADHERE

Perfil de risco	BUN (mg/dL)	PAS (mmHg)	Mortalidade (%)
Baixo	≤ 43	≥ 115	2,14
Intermediário baixo	≤ 43	≤ 115	5,49
Intermediário médio	≥ 43	≥ 115	6,4
Intermediário alto	≥ 43 (Cr < 2,7)	≤ 115	12,28
Alto	≥ 43 (Cr ≥ 2,7)	≤ 115	21,9

Fonte: adaptada de Fonarow GC. BUN: *blood ureia nitrogen*. PAS: pressão arterial sistólica.

Tratamento

Oxigenioterapia e ventilação mecânica não invasiva

Pacientes acometidos por ICA, muitas vezes apresentam congestão pulmonar associada a hipoxemia e desconforto respiratório. Na presença de hipoxemia, SatO$_2$ < 90%, devemos inicialmente fornecer oxigenoterapia, por meio de cateter nasal ou máscara de oxigênio. Na ausência de resposta depois das medidas iniciais, presença de desconforto respiratório ou edema agudo pulmonar (EAP), devemos prontamente iniciar suporte ventilatório com ventilação mecânica não invasiva (VNI).

O uso de VNI, seja por meio de CPAP (*continuous positive airway pressure*) ou BIPAP (*bilevel airway positive pressure*), está associada a redução de mortalidade intra-hospitalar, melhora de sintomas e redução de evolução para intubação orotraqueal em pacientes com EAP.[20-22] Além dos benefícios previamente expostos, a VNI esta associada a melhora hemodinâmica na descompensação, uma vez que a pressão positiva está relacionada com a diminuição da pós-carga do ventrículo esquerdo, assim como da pré-carga ventricular direita.[23]

Controle volêmico

Na maioria dos pacientes com ICA, a congestão pulmonar é uma das características predominantes e usualmente os diuréticos são o pilar do tratamento para o adequado manejo volêmico. Apesar de amplamente utilizados na prática médica, a literatura não apresenta estudos que evidenciem diferença de desfecho de mortalidade associada ao fármaco; porém, a terapêutica está associada à redução de sintomas, tempo de internação e reospitalização.[24,25]

Os diuréticos de alça são a primeira escolha para início do tratamento. O principal estudo randomizado relacionado com o tema, DOSE Trial, avaliou baixas doses de furosemida endovenosa (dose ambulatorial prévia do paciente) *versus* altas doses (2,5 vezes dose ambulatorial), assim como infusão EV em bólus *versus* contínua. Ao final da avaliação, não foram encontradas diferenças estatisticamente significativas entre os grupos; porém, houve uma tendência à melhora de sintomas nas primeiras 72 horas de internação naqueles pacientes do grupo com dose elevada.[26]

Outra possível classe de diuréticos são os antagonistas mineralocorticoides (poupadores de potássio), exemplificado principalmente pela espironolactona. O estudo ATHENA-HF buscou avaliar o seu papel na IC descompensada, comparando baixa dose de 25 mg de espirolonactona *versus* alta dose de 100 mg. Ao final do seguimento, a dose utilizada apresentou adequado perfil de segurança (sem aumento nas taxas de disfunção renal ou hipercalemia); porém, não foi verificada redução de níveis de NT-proBNP, sinais/sintomas de congestão pulmonar e sistêmica.[27] Outra classe de diuréticos que também pode ser utilizada, em adição aos diuréticos de alça e poupadores de potássio, são os tiazídicos, exemplificados principalmente pela hidroclorotiziada e clortalidona. Tal classe de medicamentos carece de estudos, não apresentando evidência clara para o seu uso no contexto da ICA.

Apesar de não disponível no Brasil, o diurético de alça torsemida oral apresenta uma biodisponibilidade maior que a furosemida, e, portanto, um efeito diurético teoricamente melhor, sendo uma estratégia interessante no controle de volemia antes da alta hospitalar em pacientes internados por ICA. Entretanto, os resultados de desfechos clínicos em estudos observacionais são controversos (Tabela 16.3).[28]

Por fim, para aqueles não respondedores das terapêuticas citadas, a utilização de terapia de ultrafiltração pode ser uma estratégia de controle de volemia. O UNLOAD Trial avaliou ultrafiltração *versus*

Tabela 16.3. Dose de diuréticos no contexto da ICA

Diurético	Via	Dose inicial	Dose máxima
Diuréticos de alça			
Furosemida	Endovenosa	20 mg	240 mg
Tiazídicos			
Hidroclorotiazida	Via oral	25 mg	100 mg
Clortalidona	Via oral	12,5 mg	50 mg
Poupadores de potássio			
Espironolactona	Via oral	25 mg	50 mg

Fonte: adaptada da Diretriz Brasileira de Insuficiência Cardíaca Aguda e Crônica, SBC, 2018. ICA: insuficiência cardíaca aguda.

diureticoterapia endovenosa, com seguimento clínico de 90 dias. Pacientes no braço intervenção, não só apresentaram maior redução de peso e perda de líquido, assim como diferença estatística em relação a taxa de reinternação hospitalar por insuficiência cardíaca descompensada no período de seguimento do estudo.[29] Ao contrário do previamente exposto, o estudo CARRESS-HF não demonstrou ausência de diferença significativa entre desfechos clínicos, como também verificou maior incidência de complicações associadas no grupo intervenção.[30] Vale lembrar que, naqueles pacientes que apresentam distúrbios metabólicos e hidroeletrolíticos, associados a doença renal crônica ou aguda, a hemodiálise é a terapêutica de escolha.

Suporte hemodinâmico

Inotrópicos

Naqueles pacientes que se apresentam na admissão com ICA e presença de choque cardiogênico, exemplificado por sinais e sintomas de hipotensão arterial, má perfusão tecidual e disfunção orgânica, está indicado o início da terapêutica com agentes inotrópicos. A dobutamina se caracteriza como principal exemplo desse grupo, sendo o mais amplamente utilizado na pratica médica desde a sua introdução no mercado até os dias atuais. Tal fármaco possui ação inotrópica positiva atuando como agente agonista nos receptores *B1* e *B2* adrenérgicos, com propriedades de aumento de débito cardíaco, associados a menor aumento de frequência cardíaca, arritmias e vasoconstrição periférica quando comparada a dopamina.[31,32]

Outro possível agente é o milrinone, inibidor da fosfofiesterase-3, com efeitos cardíacos inotrópicos positivos, além de ação vasodilatadora tanto sistêmica quanto pulmonar, associados a melhora da função ventricular direita. Recentemente foi publicado o Trial CAPITAL, no qual foi avaliado o uso de dobutamina *versus* milrinone em pacientes com choque cardiogênico, não sendo verificadas diferenças significantes entre os fármacos, em relação à morte por todas as causas, parada cardiorrespiratória, necessidade de suporte ventricular mecânico e indicação de transplante cardíaco.[33] O OPTIME-HF foi outro estudo que buscou avaliar o papel do inotrópico em pacientes internados com ICA e ausência de choque cardiogênico, com infusão de curto tempo (48 horas), não mostrando eficácia em relação a tempo de internação e redução de reospitalização no seguimento de 60 dias.[34]

O Levosimendan também possui ação inotrópica positiva atuando por meio da ligação à troponina C, aumentando a sensibilidade dos miofilamentos miocárdicos ao cálcio, além de apresentar efeito vasodilatador periférico e anti-isquêmico. O SURVIVE Trial analisou o fármaco em questão comparando com a dobutamina, no contexto de choque cardiogênico, também não apresentando superioridade em relação a melhora de desfechos de mortalidade por todas as causas no período de 180 dias de seguimento.[35] Veja a Tabela 16.4 com doses recomendadas no uso de inotrópicos em pacientes com descompensação por IC e choque cardiogênico.

Recentemente, alguns *trials* buscaram avaliar o papel dos agentes inotrópicos orais, por exemplo, o ativador seletivo de miosina Omecantiv Mecarbil. O estudo GALACTIC-HF testou o uso do medicamento em questão nos pacientes com insuficiência cardíaca de fração de ejeção reduzida comparado ao placebo, não verificando diferenças estatisticamente significantes no que diz respeito a redução de hospitalização e morte por causa cardiovascular.[36]

Vasodilatadores

Apesar de os vasodilatadores, exemplificados principalmente pelos agentes endovenosos como nitroprussiato de sódio e nitroglicerina, serem o segundo medicamento mais prescrito nos casos de ICA, a literatura carece de grandes estudos randomizados

Tabela 16.4. Posologia de inotrópicos

Inotrópico	Dose inicial	Dose máxima
Dobutamina	2,5 mcg/kg/min	20 mcg/kg/min
Milrinone	0,375 mcg/kg/min	0,75 mcg/kg/min 0,5 mcg/kg/min*
Levosimendan**	0,05 mcg/kg/min	0,2 mcg/kg/min

*Na presença de insuficiência renal aguda.
**Infusão por 24 horas.
Fonte: adaptada da Diretriz Brasileira de Insuficiência Cardíaca Aguda e Crônica, SBC, 2018.

com adequada metodologia para avaliação de seus possíveis benefícios (Tabela 16.5). Seu mecanismo de ação se dá pelo aumento de óxido nítrico exógeno, ativando a enzima guanilato ciclase que como resposta aumenta o nível intracelular de GMP cíclico, desencadeando aumento do relaxamento vascular e vasodilatação tanto arterial como venosa.[37]

O intuito fisiopatológico de tal terapêutica é a de reduzir a pós-carga ventricular com consequente aumento no débito cardíaco, melhora perfusão renal e débito urinário.[37] Os poucos estudos até hoje publicados sobre o tema não apresentaram redução de mortalidade, tempo de sintomas ou taxas de reinternação em pacientes em uso de nitrato comparados a terapias alternativas na insuficiência cardíaca descompensada.[38,39]

Por fim, inibidores da enzima conversora de angiotensina, bloqueadores do receptor da angiotensina e hidralazina são exemplos de vasodilatadores orais que podem ser utilizados no contexto de agudização de IC, sobretudo depois da estabilização primária e do início da etapa de desmame terapêutico, com transição da via endovenosa para oral.

Assim como previamente exposto sobre os nitratos endovenosos, a literatura carece de grandes estudos sobre o assunto. Recentemente, foi publicado o estudo PIONEER-HF, que tentou avaliar nesse perfil de pacientes, a utilização do inibidor de neprilisina sacubitril associado a valsartana, com redução dos níveis de NT-proBNP em comparação ao enalapril; porém, com necessidade de realização de mais estudos para avaliação de sua eficácia nesse contexto.[40]

Betabloqueadores

O uso de betabloqueadores em pacientes agudamente descompensados sempre foi assunto de grande discussão, por causa de seus potenciais efeitos inotrópicos negativos. Para responder a esta questão, foi realizado estudo chamado B-CONVICED, no qual foi comparado pacientes que mantiveram o uso de betabloqueador *versus* suspensão, durante internação por ICA. Aqueles que mantiveram o medicamento não só apresentaram a mesma taxa de melhora clínica e tempo de internação, como também maior prevalência do uso na medicação nos três meses após alta hospitalar.[41] Dessa forma, sugere-se manter o uso do medicamento em pacientes descompensados sempre que possível, a não ser que eles apresentem sinais ou sintomas de hipoperfusão sistêmica, choque cardiogênico e/ou necessidade do uso de agentes inotrópicos (Figura 16.3).

Conclusão

A ICA se configura como importante causa de hospitalização e morbimortalidade nos dias atuais. A adequada avaliação clínica e hemodinâmica se faz necessária para realização de monitorização e terapêutica farmacológica otimizada. Os pilares do tratamento clínico são baseados em diureticoterapia e vasodilatação oral ou endovenosa, e naqueles com sinais de hipoperfusão tecidual e choque cardiogênico, os inotrópicos devem ser prontamente instituídos. Apesar da alta prevalência e impacto socioeconômico, a literatura médica carece de grandes estudos randomizados sobre o tema, com ausência de terapêuticas com importante impacto na mortalidade.

Tabela 16.5. Posologia vasodilatadores endovenosos

Vasodilatador	Dose inicial	Dose máxima
Nitroprussiato de sódio	0,3 mcg/kg/min	5 mcg/kg/min
Nitroglicerina	10 a 20 mcg/min	200 mcg/min

Fonte: adaptada da Diretriz Brasileira de Insuficiência Cardíaca Aguda e Crônica, SBC, 2018.

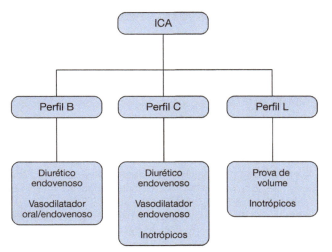

Figura 16.3. Resumo do manejo terapêutico inicial da ICA na admissão hospitalar. Fonte: elaborado pela autoria. ICA: Insuficiência Cardíaca Aguda.

Referências bibliográficas

1. Mcdonagh TA, Metra M, Adamo M, Gardner RS, Baumbach A, Bohm M, et al. 2021 ESC guidelines for the diagnosis and treatment of acute and chronic heart failure. Eur Heart J. 2021;42(36):1-128.
2. Njoroge JN, Teerlink, JR. Pathophysiology and therapeutic approaches to acute descompensated heart failure. Circulation Research. 2021;128:1468-86.
3. Felker GM, Pang PS, Adams KF, Cleland JGF, Cotter G, Dickstein K, et al. Clinical trials of pharmacological therapies in acute heart failure syndromes: lessons learned and directions forward. Circ Heart Fail. 2010;3(2):314-25.
4. Oliveira GMM, Brant LCC, Polanczyk CA, Biolo A, Nascimento BR, Malta DC, et al. Cardiovascular statistics – Brazil 2020. Arq. Bras. Cardiol. 2020;115(3):308-439.
5. Rohde LE, Clausell N, Ribeiro JP. Health outcomes in decompensated congestive heart failure: a comparison of tertiary hospitals in Brazil and United States. Int J Cardiol. 2005;102(1):71-7.
6. Ciapponi A, Alcaraz A, Calderón M. Burden of heart failure in latin america: a systematic review and meta-analysis. Rev Esp Cardiol. 2016;69(11):1051-60.
7. Albuquerque DC, Neto JD, Bacal F. I Brazilian registry of heart failure - clinical aspects, care quality and hospitalization outcomes [published correction appears in Arq Bras Cardiol. 2015 Aug;105(2):208]. Arq Bras Cardiol. 2015;104(6):433-42.
8. Tromp J, Khan MAF, Mentz RJ, O'Connor CM, Metra M, Dittrich HC, et al. Biomarker profiles of acute heart failure patients with a mid-range ejection fraction. JACC Heart Fail. 2017;5:507-17.
9. Brasil. Ministério da Saúde. Datasus. Internações por insuficiência cardíaca. Brasília; 2017.
10. Comitê Coordenador da Diretriz de Insuficiência Cardíaca. Diretriz Brasileira de Insuficiência Cardíaca Crônica e Aguda. Arq Bras Cardiol. 2018; 111(3):436-539.
11. Nohria A, Tsang SW, Fang JC, Lewis EF, Jarcho AJ. Clinical assessment identifies hemodynamic profiles that predict outcomes in patients admitted with heart failure. J Am Coll Cardiol [Internet]. 2003 May 21 41(10):1797-804.
12. Fonarow GC. Risk stratification for in-hospital mortality in acutely decompensated heart failure classification and regression tree analysis. JAMA. 2005 Feb 2;293(5):572.
13. Hill SA, Booth RA, Santaguida PL, Don-Wauchope A, Brown JA, Oremus M, et al. Use of BNP and NT-proBNP for the diagnosis of heart failure in the emergency department: a systematic review of the evidence. Heart Failure Reviews [Internet]. 2014 Aug 1 2021 Jul 14];19(4):421-38.
14. Januzzi JL, Chen-Tournoux AA, Moe G. Amino-terminal pro-–B-type natriuretic peptide testing for the diagnosis or exclusion of heart failure in patients with acute symptoms. Am J Cardiol. 2008 Feb;101(3):S29-38.
15. Solomon SD, Zile M, Pieske B, Voors A, Shah A, Kraigher-Krainer E, et al. The angiotensin receptor neprilysin inhibitor LCZ696 in heart failure with preserved ejection fraction: a phase 2 double-blind randomised controlled trial. The Lancet [Internet]. 2012 Oct 20;380(9851):1387-95.
16. Moore CL. Determination of left ventricular function by emergency physician echocardiography of hypotensive patients. Acad Emerg Med. 2002 Mar 1;9(3):186-93.
17. Martindale JL, Wakai A, Collins SP, Levy PD, Diercks D, Hiestand BC, et al. Diagnosing acute heart failure in the emergency department: a systematic review and meta-analysis. Carpenter C, editor. Acad Emerg Med. 2016 Feb 13; 23(3): 223-42.
18. Liteplo AS, Marill KA, Villen T, Miller RM, Murray AF, Croft PE, et al. Emergency thoracic ultrasound in the differentiation of the etiology of shortness of breath (ETUDES): sonographic B-lines and N-terminal pro-brain-type natriuretic peptide in diagnosing congestive heart failure. Acad Emerg Med. 2009 Mar;16(3):201-10.
19. Gargani L, Frassi F, Soldati G, Tesorio P, Gheorghiade M, Picano E. Ultrasound lung comets for the differential diagnosis of acute cardiogenic dyspnoea: a comparison with natriuretic peptides. Eur J Heart Fail. 2008 Jan;10(1):70-7.
20. Masip J, Roque M, Sánchez B, Fernández R, Subirana M, Expósito JA. Noninvasive ventilation in acute cardiogenic pulmonary edema. JAMA. 2005 Dec 28;294(24):3124.
21. Peter JV, Moran JL, Phillips-Hughes J, Graham P, Bersten AD. Effect of non-invasive positive pressure ventilation (NIPPV) on mortality in patients with acute cardiogenic pulmonary oedema: a meta-analysis. Lancet. 2006 Apr;367(9517):1155-63.
22. Gray A, Goodacre S, Newby DE, Masson M, Sampson F, Nicholl J. Noninvasive ventilation in acute cardiogenic pulmonary edema. New Engl J Med [Internet]. 2008 Jul 10;359(2):142-51.
23. Chen Y, Chen P, Hanaoka M, Huang X, Droma Y, Kubo K. Mechanical ventilation in patients with hypoxemia due to refractory heart failure. Int Med. 2008;47(5):367-73.
24. Sacchetti A, Ramoska E, Moakes ME, McDermott P, Moyer V. Effect of ED management on ICU use in acute pulmonary edema. Am J Emerg Med. 1999 Oct;17(6):571-4.
25. Miró Ò, Hazlitt M, Escalada X, Llorens P, Gil V, Martín-Sánchez FJ, et al. Effects of the intensity of prehospital treatment on short-term outcomes in patients with acute heart failure: the SEMICA-2 study. Clin Research Cardiol. 2017 Dec 28;107(4):347-61.
26. Felker GM, Lee KL, Bull DA, Redfield MM, Stevenson LW, Goldsmith SR, et al. Diuretic strategies in patients with acute decompensated heart failure. N Engl J Med. 2011;364(9):797-805.
27. Butler J, Anstrom KJ, Felker GM, Givertz MM, Kalogeropoulos AP, Konstam MA, et al. Efficacy and safety of spironolactone in acute heart failure: the ATHENA-HF randomized clinical trial. JAMA Cardiol. 2017 September 1;2(9):950-8.
28. Rahhal A, Saad MO, Tawengi K, Assi AAR, Habra M, Ahmed D. Torsemide versus furosemide after acute decompensated heart failure: a retrospective observational study. BMC Cardiovasc Dis. 2019 May 28;19(1).
29. Costanzo MR, Guglin ME, Saltzberg MT, Jessup ML, Bart BA, Teerlink JR, et al. Ultrafiltration versus intravenous diuretics for patients hospitalized for acute decompensated heart failure. J Am Coll Cardiol. 2007 Feb;49(6):675-83.
30. Bart BA, Goldsmith SR, Lee KL, Givertz MM, O'Connor CM, Bull DA, et al. Ultrafiltration in decompensated heart failure with cardiorenal syndrome. New Engl J Med [Internet]. 2012 Dec 13;367(24):2296-304.
31. Francis GS, Sharma B, Hodges M. Comparative hemodynamic effects of dopamine and dobutamine in patients with acute cardiogenic circulatory collapse. Am Heart J. 1982 Jun;103(6):995-1000.
32. Francis GS, Bartos JA, Adatya S. Inotropes. J Am Coll Cardiol [Internet]. 2014 May [cited 2018 Dec 19];63(20):2069-78.
33. Mathew R, Di Santo P, Jung RG, Marbach JA, Hutson J, Simard T, et al. Milrinone as compared with dobutamine in the

treatment of cardiogenic shock. New Engl J Med. 2021 Aug 5;385(6):516-25.
34. Cuffe MS. Short-term intravenous milrinone for acute exacerbation of chronic heart failurea randomized controlled trial. JAMA [Internet]. 2002 Mar 27 [cited 2020 Jan 16];287(12):1541.
35. Mebazaa A, Nieminen MS, Packer M, Cohen-Solal A, Kleber FX, Pocock SJ, et al. Levosimendan vs dobutamine for patients with acute decompensated heart failure. JAMA [Internet]. 2007 May 2 [cited 2020 Jul 30];297(17):1883.
36. Teerlink JR, Diaz R, Felker GM, McMurray JJV, Metra M, Solomon SD, et al. Cardiac myosin activation with omecamtiv mecarbil in systolic heart failure. New Engl J Med. 2020 Nov 13;384(2):105-16.
37. Singh A, Laribi S, Teerlink JR, Mebazaa A. Agents with vasodilator properties in acute heart failure. Eur Heart J. 2016 Feb 4;38(5):317-25.
38. Wakai A, McCabe A, Kidney R, Brooks SC, Seupaul RA, Diercks DB, et al. Nitrates for acute heart failure syndromes. Cochrane Database Syst Rev. 2013 Aug 6;2013:5151.
39. Ho EC, Parker JD, Austin PC, Tu JV, Wang X, Lee DS. Impact of nitrate use on survival in acute heart failure: a propensity-matched analysis. J Am Heart Assoc. 2016 Feb 23;5(2).
40. Velazquez EJ, Morrow DA, DeVore AD, Duffy CI, Ambrosy AP, McCague K, et al. Angiotensin–neprilysin inhibition in acute decompensated heart failure. New Engl J Med [Internet]. 2019 Feb 7;380(6):539-48.
41. Jondeau G, Neuder Y, Eicher J-C, Jourdain P, Fauveau E, Galinier M, et al. B-CONVINCED: Beta-blocker CONtinuation Vs. INterruption in patients with Congestive heart failure hospitalized for a decompensation episode. Eur Heart J. 2009 Aug 30;30(18):2186-92.

CAPÍTULO 17

Emergências Hipertensivas

Layara Fernanda Vicente Pereira Lipari • Francisco Monteiro de Almeida Magalhães
Antonio Sérgio de Santis Andrade Lopes

Introdução

As crises hipertensivas correspondem a cerca de 0,5% de todos os atendimentos de emergência, e ¼ desse total são emergências hipertensivas. A ocorrência de crises hipertensivas vem reduzindo nos últimos anos, provavelmente em razão da melhora do tratamento de pressão arterial a nível ambulatorial.[1]

As emergências e urgências hipertensivas são situações que cursam com elevação pressórica e presença de sintomas, podendo ou não haver lesão aguda de órgão-alvo.[1] As definições de urgência e emergência hipertensiva foram propostas há cerca de 30 anos no V Joint National Committee on Detection Evaluation and Treatment of High Blood Pressure[2] para agrupar os casos em que há indicação de redução rápida nos níveis pressóricos, não necessariamente para níveis normais, para prevenir ou mesmo limitar a instalação ou piora de lesões de órgão-alvo. Previamente existia ainda o conceito de "hipertensão maligna", criado em 1928 para designar uma patologia que, à luz dos tratamentos disponíveis na época, apresentava por vezes prognóstico tão negativo quanto algumas neoplasias.[3] Com os avanços na terapêutica, o prognóstico tem apresentado melhora significativa e atualmente a incidência de crises hipertensivas também tem sofrido redução.[4]

O ponto-chave para o diagnóstico é a presença de sintomas e/ou repercussões, como lesões de órgão-alvo, e o valor da pressão arterial tem uma importância secundária nesse contexto. Contudo, a diretriz brasileira estabelece um valor arbitrário mínimo de pressão arterial para o diagnóstico das crises hipertensivas, consistindo em pressão arterial sistólica (PAS) ≥ 180 mmHg e/ou diastólica (PAD) ≥ 120 mmHg.

São exemplos de emergências hipertensivas a encefalopatia hipertensiva, o infarto agudo do miocárdio, a dissecção de aorta, as hemorragias intracranianas e a eclâmpsia.

Definições

As crises hipertensivas podem ser categorizadas em três grupos de acordo com os sintomas e repercussões de cada situação, sendo elas as emergências hipertensivas, as urgências hipertensivas e a pseudocrise hipertensiva.

As urgências hipertensivas são definidas como elevação acentuada da pressão arterial sistólica

(PAS) ≥ 180 mmHg e/ou diastólica (PAD) ≥ 120 mmHg e presença de sintomas; porém, sem lesão aguda e progressiva em órgãos-alvo e sem risco iminente de morte. Demanda redução dos níveis de pressão arterial em 24 a 48 horas.

As emergências hipertensivas são situações de maior gravidade que as urgências, cursando com elevação importante de pressão arterial, conforme já estabelecido (PA ≥ 180 × 120 mmHg) na presença de lesão aguda e progressiva de órgão-alvo e com risco iminente de morte. Demanda redução da pressão arterial em minutos a horas.

A pseudocrise hipertensiva, por sua vez, é um quadro de descontrole pressórico oligossintomático, sem lesão de órgão-alvo e sem risco iminente de morte. Apresenta elevação pressórica e sintomas sem relação de causa e efeito entre ambos. Não exige redução ou controle rápido da pressão arterial como as categorias supracitadas, mas demanda orientação do paciente e seguimento ambulatorial adequado. Pode ocorrer em casos de ausência de tratamento ou tratamento inadequado da pressão arterial ambulatorialmente ou pode ainda vir em decorrência de outros fatores como estresse emocional (quadros ansiosos) ou físico (enxaqueca, dores).

Além disso, alguns pacientes apresentam hipertensão não controlada assintomática, sem um desencadeante para esse aumento pressórico. Nesses casos, independentemente do valor da pressão arterial, o tratamento deve ser feito ambulatorialmente e por via oral.

Fisiopatologia

A fisiopatologia das crises hipertensivas não está completamente esclarecida. Sabe-se que nas emergências hipertensivas um importante fator é o desequilíbrio dos mecanismos de autorregulação da pressão e fluxo no leito vascular (especialmente nos chamados órgãos-alvo), de modo que a redução na pressão de perfusão leva a redução do fluxo sanguíneo e aumento da resistência vascular. Em alguns casos, pode haver a interrupção de uma medicação de uso contínuo como gatilho para a elevação pressórica inicial, intensificada por um efeito rebote, ou mesmo uso de psicoativos ou outros.

Além disso, as alterações na microvasculatura são perpetuadas pela ativação do sistema renina-angiotensina-aldosterona, que leva a mais vasoconstrição, além de manter o ciclo inclusive estimulando mais lesão endotelial, isquemia, inflamação e levando a um estado pró-trombótico vascular. O estado pró-trombótico pode se correlacionar por exemplo com a instalação de lesões de órgãos-alvo, como a retinopatia e a nefropatia hipertensiva.

A histopatologia de pacientes nessas duas apresentações evidencia necrose fibrinoide e oclusões trombóticas (microangiopatia trombótica).[3] Nesse cenário, a resistência vascular e a pressão arterial mantêm em constante aumento pela perda da autorregulação.[4]

Avaliação clínica

A avaliação clínica do paciente hipertenso no departamento de emergência deve ser feita com história e exame físico direcionados de maneira a avaliar gravidade e estabelecer relação entre a elevação pressórica e os sintomas. É importante avaliar a presença de confusão mental, alteração comportamental, sinais neurológicos focais, náuseas e vômitos (também como sinais de hipertensão intracraniana), papiledema (bem como sinais de retinopatia hipertensiva ao fundo de olho), dor torácica (considerando principalmente a possibilidade de síndrome coronariana aguda ou dissecção de aorta), dispneia (na investigação de edema agudo de pulmão), gestação (pelo risco de eclâmpsia ou pré-eclâmpsia), antecedente de hipertensão, medicações ou uso de drogas. Os exames complementares devem ser solicitados guiados pelos sintomas e pela suspeita clínica.

Manifestações clínicas

As manifestações clínicas mais comuns são a síndrome coronariana aguda, o acidente vascular encefálico, a encefalopatia hipertensiva, a hipertensão acelerada maligna, a dissecção de aorta e o edema agudo de pulmão hipertensivo.

Encefalopatia hipertensiva

A encefalopatia hipertensiva decorre da perda da regulação pressórica no sistema nervoso central com redução no fluxo e edema cerebral. O quadro clínico é insidioso, pode haver cefaleia principalmente pela manhã, hiperreflexia, alteração comportamental, *delirium*, alucinações visuais, alterações campimétricas, fotopsia e turvação visual. Pode haver ainda clínica de hipertensão intracraniana com náuseas, vômitos, crises convulsivas e rebaixamento do nível de consciência. Trata-se de um diagnóstico de exclusão, finalmente confirmado quando o quadro neurológico melhora após o controle da pressão arterial.

Uma das possíveis apresentações da encefalopatia hipertensiva é a síndrome da encefalopatia posterior reversível (PRES), que recebe este nome por apresentar alterações radiológicas típicas em região posterior, vistas na ressonância como hiperintensidade subcortical em T2 sem impregnação em regiões parieto-occipitais.[5] Diferencia-se de um acidente vascular cerebral (AVC) pela velocidade de instalação dos déficits (abrupto no AVC, insidioso na PRES), pelos déficits focais (geralmente presentes no AVC e ausentes na PRES) e pela tomografia, que pode ser normal ou apresentar área isquêmica ou hemorrágica no AVC.

O tratamento inclui redução da pressão arterial média em aproximadamente 10 a 15% na primeira hora e não mais do que 25% ao fim do primeiro dia de tratamento, pois reduções mais agressivas podem resultar em hipoperfusão cerebral.[6-8]

Hipertensão acelerada maligna ou nefroesclerose hipertensiva maligna

Se caracteriza por níveis pressóricos bastante elevados e lesões vasculares progressivas. Acomete o endotélio dos órgãos-alvo, especialmente no território renal, levando a arteriosclerose hiperplásica (aspecto em "casca de cebola", que pode levar a oclusão do lúmen e consequente redução do fluxo sanguíneo renal) e necrose fibrinoide, causando destruição da morfologia habitual e contribuindo para o estreitamento luminal.

Clinicamente apresenta cefaleia, náuseas e vômitos, disfunção renal progressiva, geralmente com proteinúria, hematúria e cilindrúria, além de anemia hemolítica microangiopática. Na fundoscopia é possível notar retinopatia hipertensiva grau III (acelerada – exsudatos moles e duros e hemorragias em chama de vela) ou IV (maligna – presença de papiledema) (Figura 17.1). Pode apresentar evolução fatal se não houver tratamento adequado, conforme observado em uma publicação britânica

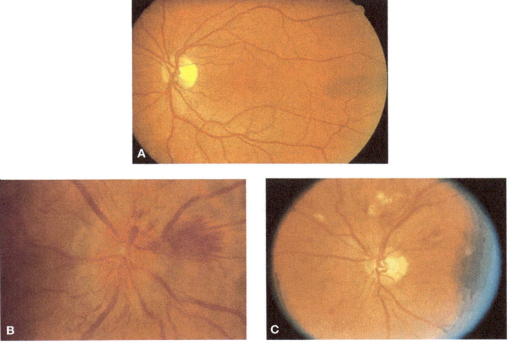

Figura 17.1. A. Fundo de olho normal. **B.** Papiledema – retinopatia grau IV. **C.** Estreitamento arteriolar difuso, focos de hemorragias superficiais e microaneurismas, papila normal (retinopatia hipertensiva grau III). Fonte: extraída do Posicionamento Luso-Brasileiro de Emergências Hipertensivas – 2020.[8]

com quase 500 pacientes em que foi descrita uma melhora da sobrevida de 5 anos de 32% (antes de 1977) para 91% cerca de 20 anos após.[9]

Tratamento

Nos casos de urgências hipertensivas e principalmente emergências hipertensivas o paciente deve ser levado para sala de emergência e monitorado para o início do tratamento. Nos casos de emergência hipertensiva, o tratamento deve ser realizado por via endovenosa e o paciente deve ser transferido para ambiente de terapia intensiva. Quedas muito abruptas nos níveis pressóricos podem ainda levar a isquemia renal, cerebral ou coronariana. Contudo, é importante ressaltar que alguns casos, como acidente vascular cerebral, dissecção de aorta, pré-eclâmpsia e outros, têm metas pressóricas personalizadas a serem seguidas.

A redução dos níveis pressóricos pode ser feita conforme orientado pelo VIII Joint National Committee (JNC),[10] sendo sugerido uma redução de até 25% da pressão arterial na primeira hora, redução para uma pressão arterial de 160 × 100 a 110 mmHg em 2 a 6 horas e, finalmente, para uma pressão arterial de 135 × 85 mmHg em 24 a 48 horas. Além do controle pressórico, o tratamento deve ser direcionado para as lesões de órgãos-alvo apresentadas pelo paciente e pelo diagnóstico.

Nitratos – nitroprussiato de sódio

Trata-se de um vasodilatador balanceado (arterial e venoso) que age na geração de GMP cíclico, que ativa os canais de potássio sensíveis a cálcio na membrana celular. É a primeira escolha no tratamento das emergências hipertensivas, tem ação rápida, iniciada em segundos após a administração e tem duração curta, com término da ação em cerca de 10 minutos após sua suspensão. A metabolização do nitroprussiato gera cianeto, cuja toxicidade pode ser fatal. Recomenda-se utilizar o fármaco na menor dose e pelo menor tempo possível e a intoxicação pode ser tratada com hidroxicobalamina ou tiossulfato de sódio (que pode ser diluído junto com o nitroprussiato para evitar a formação de cianeto e a intoxicação). Não deve ser usado em pacientes gestantes e deve ser usado com cautela em insuficiência renal e hepática e hipertensão intracraniana.

Nitratos – nitroglicerina

Apresenta mecanismo de ação e farmacocinética muito parecidos com o nitroprussiato. Apresenta vasodilatação importante com predomínio de venodilatação em detrimento da dilatação arteriolar. A principal indicação é a insuficiência coronariana. Os eventos adversos podem incluir cefaleia, taquicardia reflexa, taquifilaxia, *flushing* e meta-hemoglobinemia.

Betabloqueadores (metoprolol, esmolol)

Ambos são bloqueadores betasseletivos, diferenciam-se pelo tempo de ação e pela forma de administração (esmolol é administrado em bomba de infusão). O metoprolol é indicado principalmente nos casos de insuficiência coronariana, dissecção aguda de aorta (usar em combinação com nitroprussiato de sódio) e pode levar a bradiarritmias (bloqueio atrioventricular avançado), insuficiência cardíaca e broncospasmo. O esmolol é indicado nos casos de dissecção aguda de aorta (associado ao nitroprussiato de sódio) e hipertensão pós-operatória grave. Pode levar a náuseas, vômitos, bloqueio atrioventricular de primeiro grau, broncospasmo e hipotensão.

Hidralazina

Bastante utilizada também no tratamento crônico da hipertensão, é um vasodilatador direto. Indicada para tratamento de eclâmpsia, demanda cuidado especial na presença de hipertensão intracraniana e pode levar a taquicardia, cefaleia, vômitos, piora dos quadros de angina e infarto.

Enalaprilato

Medicação da classe dos inibidores da enzima conversora de angiotensina, utilizado como infusão endovenosa intermitente. Demora cerca de 15 minutos para iniciar seu efeito e apresenta duração de 4 a 6 horas. Indicado nos casos de insuficiência ventricular esquerda com edema agudo de pulmão. Pode levar a hipotensão e insuficiência respiratória.

Furosemida

Finalmente, pode ser usada diurético de alça para tentar reduzir a pré-carga, sendo indicada para edema agudo de pulmão no contexto de disfunção ventricular esquerda com edema agudo de pulmão e situações de hipervolemia como doença renal crônica e dislipidemia. Deve-se atentar sempre para os níveis de potássio sérico.

Outras medicações

Anti-hipertensivos por via oral podem ser usados no desmame das medicações endovenosas ou para casos de pseudocrise hipertensiva. Os demais passos do tratamento devem ser estabelecidos após o diagnóstico etiológico da crise hipertensiva.

Pontos-chave

- As crises hipertensivas podem ser classificadas em emergências hipertensivas (quando há lesão aguda e progressiva de órgão-alvo, com risco de óbito), urgências hipertensivas (quando há sintomas; porém, sem lesão aguda e progressiva de órgão-alvo) ou pseudocrise hipertensiva (descontrole pressórico oligossintomático, ou com sintomas sem relação de causa e efeito com a hipertensão, sem lesão de órgão-alvo e sem risco iminente de morte).
- A investigação envolve história, exame físico e exames complementares direcionados, de maneira que é muito importante a investigação de sinais e sintomas neurológicos, dor torácica e alterações nas funções renal e vasculares (investigação de lesões de órgãos-alvo e das principais emergências hipertensivas).
- O tratamento deve ser baseado na causa subjacente e, em linhas gerais, sugere-se uma redução de até 25% da pressão arterial na primeira hora de tratamento, seguida de redução para uma pressão arterial de 160 × 100 a 110 mmHg em 2 a 6 horas e, por fim, para uma pressão arterial de 135 × 85 mmHg em 24 a 48 horas.

Referências bibliográficas

1. Barroso WKS. Diretrizes Brasileiras de Hipertensão Arterial – 2020. Arq Bras Cardiol. 2021;116(3):516-658.
2. Pogue VA, Ellis C, Francis CK. The Fifth report of the joint national committee on detection, evaluation, and treatment of high blood pressure (JNC V). Arch Intern Med. 1993;153(2):154-83.
3. Katz JN, Gore JM, Amin A, Anderson FA, Dasta JF, Ferguson JJ, et al. Practice patterns, outcomes, and end-organ dysfunction for patients with acute severe hypertension: the Studying the Treatment of Acute hyperTension (STAT) registry. Am Heart J. 2009 Oct;158(4):599-606.e1.
4. Astarita A, Covella M, Vallelonga F, Cesareo M, Totaro S, Ventre L, et al. Hypertensive emergencies and urgencies in emergency departments: a systematic review and meta-analysis. J Hypertens. 2020;38(7):1203.
5. Van den Born BJH. Endothelial dysfunction, platelet activation, thrombogenesis and fibrinolysis in patients with hypertensive crisis. J Hypertension. 2011;29(5):922-7.
6. Taylor DA. Hypertensive crisis. Crit Care Nurs Clin North Am. 2015;27(4):439-47.
7. Streck AS. Síndrome da encefalopatia posterior reversível (PRES) e lúpus eritematoso sistêmico: relato de dois casos. Revista Brasileira de Reumatologia. 2012;52(5):807-10.
8. Vilela-Martin JF. Posicionamento Luso-Brasileiro de emergências hipertensivas – 2020. Arquivos Brasileiros de Cardiologia. 2021;114(4):736-51.
9. Lane DA, Lip GY, Beevers DG. Improving survival of malignant hypertension patients over 40 years. Am J Hypertens. 2009;22(11):1199-204.
10. 2014 Evidence-Based Guideline for the Management of High Blood Pressure in Adults Report From the Panel Members Appointed to the Eighth Joint National Committee (JNC 8). Paul A. James, MD1; Suzanne Oparil, MD2; Barry L. Carter, PharmD1; et al. JAMA. 2014;311(5):507-520. doi:10.1001/jama.2013.284427

CAPÍTULO 18

Síndrome Neurovascular Aguda

Mateus Paquesse Pellegrino • Felipe Borelli del Guerra • Henrique Trombini Pinesi • Marcelo Calderaro

Introdução

A síndrome neurovascular aguda compreende classicamente duas entidades distintas: o acidente vascular cerebral isquêmico (AVCi) e o acidente vascular cerebral hemorrágico (AVCh). Este último é dividido em hemorragia intraparenquimatosa (HIP), que refere-se ao sangramento não traumático do parênquima cerebral, sendo a segunda maior causa de acidente vascular cerebral após os eventos isquêmicos, e a hemorragia subaracnoidea (HSA), caracterizada pelo sangramento que ocorre no espaço entre as membranas meníngeas. A trombose venosa cerebral, apesar de ter apresentação clínica diversa e ser mais rara, também pode ser considerada como uma síndrome neurovascular. Devido a maior relevância em pacientes com doenças cardiovasculares e incidência mais elevada, o foco deste capítulo será na discussão do AVCi e do AVCh e o manejo na fase aguda dessas patologias, que evoluiu drasticamente nos últimos anos.

Epidemiologia

As síndromes neurovasculares estão entre as maiores causas de mortalidade e incapacidade no Brasil e no mundo, representando parcela importante das internações hospitalares e custos para o sistema de saúde, além de grande limitação funcional para os pacientes. É estimado que uma a cada quatro pessoas irá apresentar tal diagnóstico ao longo da vida. A incidência padronizada por idade em 2019 no Brasil foi de 127 por 100 mil pessoas, e 60,6% destes corresponderam a casos de AVCi, 25,3% de HIP e 14,1% de HSA. Felizmente, a taxa de incidência apresentou redução significativa de 43,5% entre 1990 e 2019, sobretudo em razão da queda na incidência de AVCi e AVCh, provavelmente relacionado com melhorias na atenção primária e melhor controle de fatores de risco (hipertensão arterial sistêmica, diabetes, tabagismo, etilismo, obesidade, sedentarismo, dislipidemia, cardiopatias, para citar alguns). A taxa de mortalidade padronizada por idade em 2019 foi de 58,1 por 100 mil pessoas, também com redução importante entre 1990 e 2019 (57,8%).[1]

Um estudo brasileiro mostrou risco de morte no AVCi de 17% em 30 dias e de 47% em 5 anos, taxas mais elevadas em comparação com dados de países de alta renda, evidenciando a gravidade dessa patologia e o potencial de melhoria desses indicadores com avanços no sistema de saúde brasileiro. A probabilidade de sobrevivência foi significativamente pior nos AVCis de causa indeterminada com investigação incompleta e nos de causa cardioembólica. A taxa de dependência funcional entre os sobreviventes dos pacientes com AVCi de etiologia cardioembólica foi de 40% em trinta dias e de 26% em 5 anos.[2]

Nos pacientes com AVCh, as taxas de letalidade variam entre 30 e 50% e esses pacientes evoluem com altos graus de incapacidade. Somente cerca de 30% atingem independência funcional.[3]

Fisiopatologia

O AVCi ocorre pela redução ou interrupção de fluxo sanguíneo para o parênquima cerebral decorrente de mecanismo embólico, trombótico e/ou hemodinâmico. Uma mesma etiologia pode levar a isquemia por diferentes mecanismos. Por exemplo, aterosclerose pode levar a oclusão de uma artéria intracraniana no local com aterosclerose e isquemia de seu território (trombótico); embolia com oclusão de vasos mais distais no mesmo território (embólico) e/ou isquemia de regiões que se encontram na fronteira entre os territórios da artéria acometida e de outra artéria com território adjacente (hemodinâmico).

As células da área hipoperfundida, que apresenta acometimento do fluxo sanguíneo mais importante, iniciam depois de poucos minutos de isquemia um processo de alterações eletrolíticas (saída de potássio e acúmulo intracelular de sódio e cálcio) que culminam com morte neuronal e apoptose. Essa área com lesão isquêmica irreversível é chamada na literatura em inglês de *core* (núcleo) do infarto. Ao redor dessa área de *core* existe uma área em que o fluxo sanguíneo está reduzido a ponto de impedir a atividade elétrica cerebral, mas não a ponto de causar disfunção de membrana e morte neuronal, ao menos em um primeiro momento. Essa área com comprometimento da função, mas ainda com viabilidade celular, é chamada de área de penumbra. Ao longo dos primeiros minutos e horas após o início da isquemia, se o fluxo sanguíneo não for restabelecido, essa área de penumbra pode progressivamente iniciar o processo de morte neuronal, aumentando a área de lesão irreversível. A velocidade em que essa evolução para lesão irreversível ocorre é variável entre pacientes e locais de oclusão e em grande parte dependente do grau de circulação colateral capaz de manter a área de penumbra viável por mais tempo. Pacientes com circulação colateral pobre podem apresentar progressão rápida, com toda a área de penumbra progredindo para *core* em poucos minutos/horas, assim como pacientes com circulação colateral exuberante podem apresentar progressão lenta e manter viabilidade da área de penumbra por longos períodos, até mesmo por mais de 24 horas em alguns casos. O principal objetivo do tratamento na fase aguda do AVCi é exatamente o de restabelecer o fluxo sanguíneo e a perfusão para a área de penumbra o quanto antes e evitar a progressão da disfunção elétrica das células dessa região para o processo de morte celular. Além da lesão direta por isquemia, diversos mediadores inflamatórios e componentes do sistema imunológico são ativados durante esse processo, levando a injúria neuronal secundária e contribuindo para a lesão final da área de infarto cerebral.

No AVCh, o extravasamento sanguíneo no parênquima cerebral provoca uma injúria primária e outra secundária. A primária ocorre pelo efeito de massa e hidrocefalia que ocorre imediatamente e dura por alguns dias. A secundária ocorre em dias a semanas e envolve a sinalização de cascatas relacionadas com a inflamação, o estresse oxidativo e a degradação da hemoglobina.[4]

Ambos os mecanismos interagem de forma complexa para expansão do hematoma, aumento da pressão intracraniana e formação do edema peri-hematoma. Este pode continuar aumentando nas primeiras semanas do evento em decorrência das vias inflamatórias, podendo contribuir para deterioração neurológica.[5] Diversos estudos clínicos têm sido realizados tendo este edema como alvo, mas nenhum ainda conseguiu até o momento trazer desfechos positivos.[4]

A descarga adrenérgica e a ativação de vias da coagulação e imunológicas decorrentes do evento primário corroboram para ocorrência de complicações sistêmicas, como hipertensão refratária, disfunção renal, edema pulmonar neurogênico, lesão miocárdica secundária, eventos tromboembólicos, hiperglicemia, hipertermia e infecções como pneumonia e infecção do trato urinário.[5]

Diagnóstico

Suspeita inicial

A suspeição diagnóstica inicia-se depois da ocorrência de déficit neurológico focal súbito ou alteração aguda do estado mental. Porém, principalmente no caso de isquemia do território posterior ou AVC hemorrágico, a instalação pode apresentar caráter progressivo.

A suspeita rápida de uma possível síndrome neurovascular aguda é de fundamental importância, já que a resposta ao tratamento do AVC isquêmico é tempo dependente e quanto mais precoce for realizado o tratamento, maior a chance de um desfecho favorável.

Portanto, o treinamento de toda a equipe multidisciplinar é importante para que o primeiro profissional que tenha contato com o paciente depois do início dos sintomas seja capaz de reconhecer como um possível AVC e acionar rapidamente o processo sistematizado para diagnóstico e tratamento.

Para isso, diversas escalas de aplicação simples foram criadas, como a escala de Cincinnati, a escala FAST (*face, arms, speech, time*) e sua adaptação para o português com o acrônimo SAMU:

- *Sorria:* avaliar se apresenta assimetria ao sorrir e ao movimentar a face.
- *Abrace:* avaliar se apresenta perda de força em algum dos braços quando solicitado que permaneça com os braços elevados.
- *Música:* avaliar se apresenta dificuldade na fala, como alteração na articulação das palavras, alteração na nomeação de objetos, na fluência verbal ou na compreensão.
- *Urgente:* acionar o mais rápido possível atendimento para síndrome neurovascular aguda.

Tais escalas avaliam principalmente sintomas decorrentes de isquemia envolvendo o território carotídeo, mas é de fundamental importância a suspeição de síndrome neurovascular também para sintomas decorrentes de acometimento do território posterior (artérias vertebrais, basilar, cerebelares e cerebrais posteriores), que podem se apresentar com vertigem súbita, diplopia, alteração de campo visual, déficits neurológicos cruzados ou outros sintomas menos facilmente associados a um AVC. Amaurose monocular de início súbito decorrente de oclusão da artéria central da retina também é frequentemente negligenciada, levando a perda de oportunidade de tratamento efetivo na fase aguda. Para adicionar sensibilidade para o reconhecimento de AVC da circulação posterior, foi criada a escala BEFAST, que além dos itens pontuados na escala FAST/SAMU acima, adiciona os itens *balance* (alteração do equilíbrio, marcha e tontura) e *eyes* (alteração da visão). A Tabela 18.1 mostra sintomas comuns de acometimento de cada território arterial.

Assim que a suspeita de síndrome neurovascular aguda for identificada, caso a instituição possua um protocolo sistematizado de diagnóstico e tratamento rápido de síndrome neurovascular,

Tabela 18.1. Sinais e sintomas comuns de cada território arterial encefálico

Artéria cerebral média	Déficit motor contralateral
	Déficit sensitivo contralateral
	Afasia
	Negligência/extinção sensorial
	Alterações de campo visual e do olhar conjugado
Artéria cerebral anterior	Déficit motor e sensitivo contralateral com predomínio em membro inferior
Artéria central da retina	Baixa acuidade visual monocular ipsilateral
Artéria cerebral posterior	Alterações de campo visual
	Rebaixamento de nível de consciência
Artéria vertebral	Vertigem súbita
	Náusea/vômitos
	Ataxia
	Disfagia
	Déficit sensitivo
	Desalinhamento ocular vertical (desvio Skew)
	Síndrome de Horner (miose, semiptose, anidrose)
Artéria basilar	Déficit motor e sensitivo – principalmente se bilateral e progressivo
	Rebaixamento de nível de consciência
	Alteração da movimentação ocular extrínseca
	Ataxia
	Anartria e disfagia

Fonte: referência 9.

popularmente conhecido como "Código AVC", ele deve ser acionado. Na dúvida sobre se os sintomas apresentados pelo paciente possam ser decorrentes de síndrome neurovascular ou não, o protocolo também deve ser acionado para que um neurologista ajude nessa diferenciação. O acionamento do "Código AVC" deve ser sensível, para que idealmente nenhum paciente potencialmente elegível para tratamento seja excluído, mesmo que isso leve a perda de especificidade no acionamento (acionamento para situações diversas que mimetizam um AVC, como hipoglicemia, crise epiléptica com paralisia pós-ictal, síncope, transtorno conversivo, paralisia de Bell, encefalopatia hepática, entre outros).

O objetivo do acionamento do Código AVC é reduzir ao máximo o tempo até a avaliação pelo neurologista e equipe multidisciplinar envolvida no atendimento e realização de exame de imagem para decisão rápida sobre as possíveis terapias de reperfusão de fase aguda. Em AVC isquêmico com oclusão de vaso proximal, é estimado que a cada minuto sem reperfusão cerebral 1,9 milhão de neurônios entrem em processo de apoptose,[6] tornando fundamental que o tratamento seja avaliado da forma mais célere possível. Algumas metas de tempo desde a chegada do paciente no hospital são recomendadas para o atendimento do paciente com suspeita de síndrome neurovascular aguda: até 10 minutos para primeira avaliação por um médico; até 15 minutos para acionamento do time do Código AVC; até 25 minutos para realização da TC; até 45 minutos para a interpretação da TC e até 60 minutos para início da trombólise intravenosa.

Como vários serviços não contam com neurologista disponível presencialmente 24 horas por dia, uma opção frequentemente utilizada nos dias atuais é o emprego de telemedicina para auxiliar no atendimento de tais casos.

Anamnese

A anamnese inicial deve conter dados precisos quanto às informações necessárias para tomada de decisão hiperaguda; porém, deve ser rápida e precisa para não atrasar o início do tratamento, quando indicado.

Fundamental para a decisão terapêutica e para a estratégia de investigação inicial é a determinação do momento em que o paciente foi visto bem pela última vez e o momento em que os déficits foram reconhecidos pela primeira vez. Quando o início dos déficits é presenciado, tal determinação é simples e o horário de reconhecimento e "última vez visto bem" são os mesmos. Porém, em parte relevante dos casos o início dos sintomas não é presenciado (p. ex., ao acordar com déficits) ou o paciente apresenta alterações de linguagem que impedem a comunicação adequada de tal informação.

Esses horários devem ser anotados e passados entre membros da equipe como a hora exata (do relógio) em que ocorreram e não de forma relativa (p. ex., ocorreu há 1h30). Na prática clínica, o uso de um horário relativo pode facilmente levar a não atualização do horário em passagens do caso e a erros na decisão da elegibilidade para tratamento.

Além da determinação dos horários descritos acima, informações sobre antecedentes patológicos, uso de medicações e possíveis contraindicações a trombólise intravenosa devem ser coletadas nesse momento. Uma lista das principais contraindicações se encontra na Tabela 18.2.

Exame clínico

O exame físico inicial também deve ser rápido e preciso, focando nas informações relevantes para a tomada de decisão aguda. Inicialmente, os principais objetivos do exame são de confirmar déficits neurológicos compatíveis com um AVC, estabelecer um exame de base para ser comparado nas avaliações subsequentes e avaliar a estabilidade clínica do paciente. Os sinais vitais, como pressão arterial, frequência cardíaca, saturação periférica de oxigênio e glicemia capilar devem ser aferidos num primeiro momento. Outra avaliação inicial importante é a palpação dos pulsos periféricos nos quatro membros, com o intuito de avaliar possível dissecção de aorta, já que tal suspeita poderia modificar o tratamento agudo do AVCi com fármaco trombolítico.

A escala de AVC do National Institutes of Health dos Estados Unidos (em inglês, NIHSS – National Institutes of Health Stroke Scale) é utilizada como padrão de avaliação neurológica inicial. Tal escala

Tabela 18.2. Principais contraindicações a trombólise intravenosa

Contraindicações absolutas
Trauma cranioencefálico grave nos últimos três meses
Sintomas sugestivos de hemorragia subaracnóidea
Pressão arterial > 185/110 mmHg no momento de iniciar a trombólise IV
Plaquetas < 100.000 ou INR > 1,7 ou TTPa > 40s ou TP > 15 s
Uso de anticoagulantes orais de ação direta nas últimas 48 horas, se função renal normal
Dose terapêutica de heparina de baixo peso molecular nas últimas 24 horas
Endocardite infecciosa
Dissecção de arco aórtico
Hemorragia interna ativa
Neoplasia de trato gastrointestinal (TGI) ou sangramento de TGI há < 3 semanas
Contraindicações relativas
Histórico de hemorragia intracraniana prévia
AVCi nos últimos três meses
Cirurgia de grande porte nos últimos 14 dias (o risco de hemorragia no sítio cirúrgico deve ser contrabalanceado com o potencial benefício na redução de déficits neurológicos pela trombólise)
Desconhecido/não bem estabelecido
Presença de neoplasia maligna – se expectativa de vida > 6 meses e sem outras contraindicações (anormalidade da coagulação, cirurgia recente, sangramento ativo), trombólise pode ser benéfica
Trombólise é razoável/deve ser considerada
IAM agudo (avaliar trombólise em dose para AVCi seguida de angioplastia coronariana)
IAM nos últimos três meses (principalmente se sem elevação de segmento ST e não envolvendo a parede esquerda anterior)
AVCi periprocedimento – complicação de procedimentos angiográficos cardíacos ou cerebrais
Presença de mixoma cardíaco ou fibroelastoma papilar – principalmente se déficits neurológicos graves
Trombo em átrio ou ventrículo esquerdos – principalmente se déficits neurológicos graves
Pericardite aguda com déficits neurológicos graves – avaliação conjunta com cardiologista/cirurgião cardíaco deve ser realizada para a decisão

IAM: infarto agudo do miocárdio. AVCi: acidente vascular cerebral isquêmico. Fonte: referência 9.

Tabela 18.3. Domínios avaliados na NIHSS e pontuação máxima

1a. Nível de consciência – 3 pontos
1b. Orientação – 2 pontos
1c. Comandos – 2 pontos
2. Motricidade ocular – 2 pontos
3. Campos visuais – 3 pontos
4. Paresia facial – 3 pontos
5a. Motor membro superior esquerdo – 4 pontos
5b. Motor membro superior direito – 4 pontos
6a. Motor membro inferior esquerdo – 4 pontos
6b. Motor membro inferior direito – 4 pontos
7. Ataxia apendicular – 2 pontos
8. Sensibilidade dolorosa – 2 pontos
9. Linguagem – 3 pontos
10. Disartria – 2 pontos
11. Extinção/negligência – 2 pontos

Fonte: referência 9.

A escala NIHSS pode ser aplicada por qualquer profissional da área da saúde treinado, inclusive não médicos. O detalhamento dessa escala vai além do escopo deste capítulo, mas o treinamento pode ser realizado *online* e gratuitamente na página https://www.nihstrokescale.org e é recomendado principalmente para profissionais que trabalham em unidades de pronto atendimento e terapia intensiva.

Uma pontuação na escala NIHSS ≥ 6 indica um risco alto de o paciente apresentar oclusão de um vaso proximal (artéria carótida interna intracraniana e segmento inicial da artéria cerebral média), situação em que a trombectomia mecânica deve ser avaliada. Para pessoas não treinadas, sem a escala disponível ou em ambiente pré-hospitalar, uma opção interessante é o uso da escala FAST-ED (disponível no aplicativo gratuito Join Triage), que faz perguntas simples de serem respondidas e fornece ao final uma estimativa sobre a probabilidade de o paciente possuir uma oclusão de grande vaso.

Alguns dados da história e do exame físico ocorrem com maior frequência na apresentação inicial do AVCh do que na do AVCi e podem ser pistas para diferenciação de ambos: rebaixamento do nível de consciência, crise convulsiva, cefaleia e níveis de pressão arterial mais elevados (> 220 mmHg). A diferenciação precisa, porém, só é possível com a realização de exame de imagem.[5]

avalia diversos déficits neurológicos de forma uniformizada com uma pontuação para cada déficit, a soma total pode ir de 0 a 42 pontos (Tabela 18.3). Quanto maior a pontuação, mais graves os déficits. Uma pontuação até 5 representa um AVC leve, entre 6 e 10 moderado, acima de 10 moderadamente grave e acima de 20 grave.

Exames complementares

O primeiro exame complementar que deve ser obtido é a aferição da glicemia capilar, já que principalmente a hipoglicemia pode mimetizar déficits neurológicos.

O segundo exame complementar a ser obtido o mais urgentemente possível é a tomografia computadorizada (TC) de crânio sem contraste. Para grande parte dos pacientes em janela de trombólise intravenosa, apenas a história, exame físico, realização de TC sem contraste e glicemia capilar são suficientes para a tomada de decisão sobre a realização de trombólise intravenosa.

Na TC, informações que devem ser avaliadas rapidamente são a presença ou não de hemorragia, achados que sugiram diagnósticos diferenciais que expliquem o déficit (tumores, sinais de trauma, hematoma subdural), sinais de isquemia precoce (p. ex., hipodensidade de parênquima, apagamento de sulcos corticais, alteração de sinal da ínsula) e sinais sugestivos de possível oclusão proximal.

A presença de hemorragia ou outros achados que indiquem outros diagnósticos e expliquem o déficit neurológico afastam o diagnóstico de AVCi e/ou contraindicam a realização de estratégia de reperfusão para um possível AVCi. O diagnóstico de AVCh é facilmente realizado com a tomografia no caso de presença de hiperdensidade vista no parênquima cerebral, sulcos ou convexidades. Se estiver em região de putâmen, caudado, tálamo, ponte e cerebelo é considerado hemorragia profunda, sendo que neste caso a causa mais provável é hipertensiva. Caso esteja localizado em regiões corticais, seja em região temporal, frontal, parietal ou occipital, é considerado hemorragia lobar. Nesse caso, outros diagnósticos diferenciais se tornam mais relevantes, como angiopatia amiloide cerebral, malformações vasculares, fístula dural, tumores, coagulopatias, endocardite infecciosa, traumatismo craniano, transformação hemorrágica de AVCi, trombose venosa cerebral, aneurismas, cavernomas, síndrome da vasoconstricção cerebral reversível.

Em um caso típico de AVCh hipertensivo, com paciente previamente hipertenso mal controlado, com hemorragia profunda, > 65 anos, investigação complementar adicional pode não ser necessária. Porém, em casos com hemorragia lobar, HSA associada, ausência de histórico de hipertensão arterial (a maior parte dos pacientes estarão hipertensos na admissão em decorrência de resposta adrenérgica à hemorragia intracraniana), sexo feminino, idade < 65 anos, ausência de demais fatores de risco como etilismo e coagulopatia, a investigação complementar adicional está indicada e consiste principalmente na realização de angiotomografia arterial e venosa intracraniana, ressonância magnética de crânio e angiografia cerebral.[7] Para afastar algumas causas secundárias como tumores, cavernomas e outras alterações vasculares, muitas vezes é necessário realizar nova imagem depois de seis a oito semanas para avaliar o parênquima cerebral após a reabsorção do hematoma.

A hemorragia intraventricular, presente em até 40% dos AVCh, aumenta o risco de hidrocefalia e a morbimortalidade do evento proporcionalmente à quantidade de sangue intraventricular. Esta comumente ocorre em hemorragias talâmicas, subcorticais e rupturas de aneurisma.[5]

O prognóstico do AVCh pode ser avaliado pela escala *Intracerebral Hemorrhage* (ICH), que inclui avaliação da escala de coma de Glasgow, volume do hematoma, presença de hemorragia intraventricular, localização infra ou supratentorial e idade (Tabela 18.4). O volume da hemorragia maior que 60 mL é o preditor mais forte de mortalidade.[8] Tal escala, porém, não deve ser utilizada para limitar cuidados aos pacientes.

Na ausência de achados sugestivos de hemorragia ou outro diagnóstico que explique o déficit neurológico, o diagnóstico de AVCi permanece como o mais provável e pode ser confirmado caso sinais precoces de isquemia já estejam presentes. A área de hipodensidade do parênquima indica o tecido que já sofreu infarto e fica mais aparente à medida que mais tempo se passa desde o início da isquemia. Como padrão para aferir as áreas que já apresentam hipodensidade, é utilizada a escala ASPECTS (Alberta Stroke Program Early CT Score), que divide o território da artéria cerebral média em 10 partes e tira um ponto para cada área acometida. Uma pontuação igual a zero representa um AVCi em que todo o território da artéria cerebral média já está hipodenso (e provavelmente infartado) e

Tabela 18.4. Pontuação da escala ICH e mortalidade estimada em 30 dias

| Glasgow ||| Volume (mL) || Intraventricular || Localização || Idade ||
13 a 15	5 a 12	3 a 4	< 30	> 30	Não	Sim	Supra	Infra	< 80	> 80
0	1	2	0	1	0	1	0	1	0	1
Pontuação na escala ICH						Mortalidade em 30 dias				
0						0%				
1						13%				
2						26%				
3						72%				
4						97%				
5 ou 6						100%				

ICH: *Intracerebral Hemorrhage*. Fonte: referência 8.

uma pontuação igual a 10 representa uma TC ainda sem alterações isquêmicas precoces, indicando que provavelmente a área de infarto estabelecido provavelmente ainda é pequena. O treinamento da escala de ASPECTS pode ser realizado *online* de forma gratuita. Importante ressaltar que uma TC normal não exclui o diagnóstico de AVCi – essa situação possivelmente representa o paciente ainda sem lesões irreversíveis ou em janela bastante precoce e que provavelmente mais se beneficie do tratamento de reperfusão cerebral rápido. A pontuação ASPECTS é utilizada nos estudos em AVC e importante na prática clínica para a indicação de trombectomia mecânica, sendo necessária uma pontuação ≥ 6 (indicando uma área grande de tecido salvável) para recomendar o procedimento pelas diretrizes atuais (Figura 18.1).[9]

Na TC sem contraste pode também ser possível o reconhecimento de uma artéria hiperdensa – tal achado pode ser inespecífico, mas quando bastante evidente pode representar o trombo presente no interior de uma artéria proximal intracraniana e dar uma pista na TC sem contrate sobre uma oclusão de vaso proximal e, portanto, um possível candidato à trombectomia mecânica (Figura 18.2).

No paciente com NIHSS ≥ 6 ou uma escala FAST-ED sugestiva de oclusão de vasos proximais e disponibilidade de trombectomia mecânica, angiotomografia arterial de pescoço e crânio também deve ser realizada o mais rapidamente possível para confirmar uma oclusão de vasos proximais e avaliar indicação de trombectomia mecânica.

Outros exames também devem ser realizados no atendimento inicial, como tempo de protrombina, tempo de tromboplastina parcial ativada, eletrocardiograma, troponina, hemograma completo, ureia, creatinina, eletrólitos, teste de gravidez, teste toxicológico (principalmente no paciente com

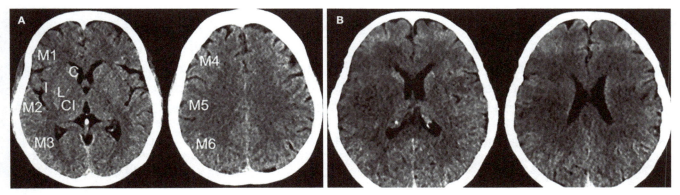

Figura 18.1. A. Tomografia e paciente com AVCi agudo sem alterações isquêmicas evidentes, com ASPECTS de 10 e com as indicações das 10 regiões do território da artéria cerebral média que são utilizados na pontuação. **B.** Tomografia de paciente com AVCi agudo em território de artéria cerebral média direita evidenciando ASPECTS de 2, apenas as regiões do caudado e M6 ainda não apresentam alterações sugestivas de isquemia aguda (hipodensidade, perda da diferenciação córtico/subcortical). C: caudado; CI: cápsula interna; I: ínsula; L: lentiforme; M1-M6: territórios corticais; ASPECTS: Alberta Stroke Program Early CT Score; AVCi, acidente vascular cerebral isquêmico. Fonte: cedida pela autoria.

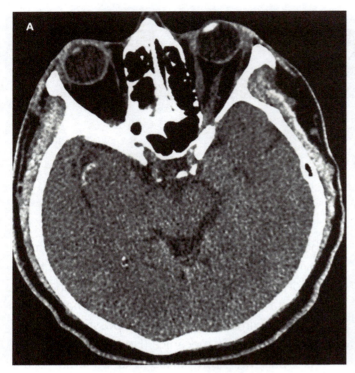 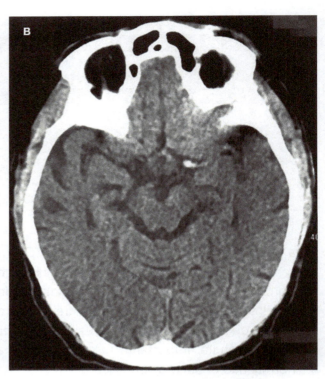

Figura 18.2. Sinal da artéria hiperdensa em (**A**) segmento M2 proximal de artéria cerebral média direita e em (**B**) segmento M1 proximal de artéria cerebral média esquerda. M1, segmento horizontal da artéria cerebral média; M2, segmento insular da artéria cerebral média. Fonte: cedida pela autoria.

AVCh). Porém, exceto em situações específicas, os resultados desses exames não devem ser esperados para a indicação das terapias de reperfusão. Uma das situações em que um resultado deve ser esperado ocorre no caso de paciente que utiliza anticoagulante antagonista de vitamina K (varfarina), em que o resultado do tempo de protrombina é fundamental para a decisão de trombólise intravenosa (o exame pode ser realizado idealmente em aparelho *point of care*, quando disponível, com resultados rápidos).

Exames de imagem avançados, como ressonância magnética (RM) e estudo de perfusão cerebral (por RM ou TC) podem ser necessários para a seleção de pacientes que se apresentem além da janela clássica para a trombólise e trombectomia mecânica ou possuam ictus desconhecido (Tabela 18.5).

Após o diagnóstico provável ou confirmado de AVCi, durante a internação hospitalar e seguimento ambulatorial deve ser realizada a pesquisa etiológica do evento cerebrovascular para estabelecer a melhor estratégia de prevenção secundária. Além dos exames realizados na emergência, como investigação básica são frequentemente realizados estudo dos vasos cervicais (angiotomografia, ultrassonografia com Doppler ou angiorressonância magnética, caso não estudado no contexto de emergência), eletrocardiograma e ecocardiograma transtorácico. A depender dos achados desses exames e de particularidades de cada caso, podem ser necessários

Tabela 18.5. Exames de imagem necessários para decisão sobre tratamentos de reperfusão no AVCi

	TC crânio sem contraste	AngioTC/AngioRM	RM com difusão/FLAIR ou RM perfusão ou TC perfusão
Trombólise < 4,5 h	x		
Trombólise com ictus desconhecido/ao acordar	x		x
Trombectomia < 6 h	x	x	
Trombectomia 6 a 24 h	x	x	x

Fonte: referência 9.

exames adicionais, como Holter de 24 horas, monitorização prolongada de ritmo cardíaco, ressonância magnética de crânio, Doppler transcraniano, ecocardiograma transesofágico, pesquisa de trombofilias, angiografia cerebral, entre outros. A Tabela 18.6 reúne algumas etiologias comuns de AVCi.

Tratamento

O primeiro passo no tratamento de uma síndrome neurovascular aguda é garantir a estabilidade clínica do paciente. Os pacientes devem ficar com monitor cardíaco e deitados em decúbito baixo (0 a 30 graus) e deve ser realizada punção de dois acessos venosos calibrosos. Pacientes com rebaixamento do nível de consciência e sem proteção adequada de via aérea devem ser intubados, situação pouco comum em AVCi de circulação anterior, todavia, mais comum em pacientes com AVCi de fossa posterior ou AVCh.

A pressão arterial frequentemente está elevada na admissão hospitalar, possivelmente como resposta fisiológica à oclusão arterial aguda na tentativa de se manter uma melhor perfusão na área de penumbra no AVCi, assim como resposta à hipertensão intracraniana ou mesmo como etiologia de um AVCh. Inicialmente, antes da avaliação por imagem e, portanto, definição entre AVC isquêmico ou hemorrágico, não devem ser tomadas condutas para redução da pressão arterial, exceto se com outra indicação clínica para tal, como descompensação de insuficiência cardíaca, infarto agudo do miocárdio concomitante ou dissecção de aorta, por exemplo. No caso de hipotensão arterial, é necessária intervenção rápida como reposição volêmica ou mesmo uso de drogas vasopressoras ou inotrópicas, a depender do quadro de base do paciente a fim de manter estabilidade clínica e garantir uma pressão de perfusão cerebral adequada.

Em pacientes com saturação periférica de oxigênio menor que 94%, oxigênio suplementar deve ser oferecido. A hipoglicemia deve ser prontamente corrigida com glicose intravenosa. Além de poder mimetizar sintomas de síndrome neurovascular, no caso de um AVC, a hipoglicemia está associada a piores prognósticos. Após estabilização do paciente e a realização dos primeiros exames de imagem, o tratamento específico para AVCi ou AVCh poderá ser avaliado.

Terapias de reperfusão para AVCi

I - Trombólise em paciente visto bem há menos de 4,5 horas

O primeiro tratamento de reperfusão efetivo para o AVCi agudo foi a trombólise intravenosa, que deve ser indicada para pacientes com menos de 4,5 horas desde a última vez visto bem, com qualquer déficit neurológico considerado incapacitante e sem contraindicações ao uso do trombolítico (principais contraindicações na Tabela 18.2). Os únicos exames necessários para se iniciar a trombólise nessa janela de tempo são a glicemia capilar e a TC sem contraste.

Tabela 18.6. Etiologias de AVCi reunidas por subtipos

Aterosclerose de grandes artérias
Diagnóstico firmado com estenose > 50% ou com ulceração/trombose associada em artéria clinicamente relevante.
Embolia cardioaórtica
Fontes de alto risco: trombo em câmaras esquerdas, fibrilação atrial, *flutter* atrial, doença do nó sinusal, infarto do miocárdio recente, doença valvar reumática mitral ou aórtica, valvas biológicas ou metálicas, cardiomiopatia dilatada, insuficiência cardíaca congestiva com fração de ejeção < 30%, endocardite infecciosa, fibroelastoma papilar, mixoma de átrio esquerdo.
Fontes de risco baixo ou indeterminado: calcificação anular mitral, forame oval patente, aneurisma de septo interatrial, aneurisma de ventrículo esquerdo sem trombo, ateroma complexo em arco aórtico proximal ou aorta ascendente.
Lesão de pequenas artérias (lacunar)
Síndromes lacunares com infartos < 20 mm não corticais (núcleos da base, ponte, tálamo, coroa radiada).
Outra etiologia determinada
Exemplos: dissecção arterial, associado a cirurgia cardíaca/vascular ou intervenção endovascular, vasoconstrição cerebral reversível, trombofilia, síndrome de Moyamoya, septação carotídea.
Indeterminado/criptogênico
Quando apresenta investigação incompleta ou mais de uma etiologia provável ou negativa para todas as investigações. Um subtipo de AVCi criptogênico é o embólico de fonte indeterminada (ESUS, do inglês, *embolic stroke of undetermined source*), quando investigação de AVCi lacunar é negativa para fontes embólicas e ateroscleróticas. Exemplos de possíveis causas para ESUS: trombofilia paraneoplásica, aterosclerose sem estenose significativa, fibrilação atrial silenciosa, doença do arco aórtico, entre outros.

AVCi: acidente vascular cerebral isquêmico. Fonte: referência 9.

A recomendação para trombólise intravenosa é utilizar o alteplase (rtPA), única medicação atualmente aprovada no Brasil para tal finalidade. A dose recomendada para o tratamento de AVCi é de 0,9 mg/kg (10% da dose administrada em bólus e os 90% restantes administrados durante uma hora), com dose máxima de 90 mg. Essa dose é menor que a dose utilizada para o tratamento do IAM.

O NNT (número necessário para tratar) do tratamento com alteplase para atingir um desfecho funcional excelente (pontuação de 0 a 1 na escala modificada de Rankin) em 90 dias é tempo dependente: se o tratamento for instituído na primeira 1,5 hora é de 4,5 pacientes; se realizado entre 3 e 4,5 horas, o NNT sobe para 14.[10] Isso mostra a importância realizar o tratamento o mais rápido possível, garantindo melhores chances de um bom desfecho funcional.

A pressão arterial e o NIHSS devem ser reavaliados ao menos a cada 15 minutos durante a infusão do alteplase e até 2 horas após seu início, a cada 30 minutos nas primeiras 6 horas e a cada hora nas primeiras 24 horas.

Transformação hemorrágica sintomática, complicação temida da trombólise intravenosa, é incomum, 94% dos casos não a apresentam.[11] Quando houver suspeita de transformação hemorrágica, a infusão de alteplase deve ser interrompida, TC sem contraste deve ser realizada imediatamente e, caso confirmada a transformação hemorrágica sintomática, deve ser realizada coleta de hemograma completo, coagulograma, fibrinogênio, tipagem sanguínea e prova cruzada; infusão de 10 U de crioprecipitado intravenoso em 10 a 30 minutos, que deve ser repetida caso o nível de fibrinogênio permaneça menor que 150 a 200 mg/dL; infusão de ácido tranexâmico 1.000 mg intravenoso em uma hora ou ácido aminocaproico; avaliação da hematologia e neurocirurgia e medidas de suporte.

O uso de tenecteplase, devido a sua facilidade de administração, maior meia-vida, afinidade pela fibrina e resistência ao inibidor do ativador de plasminogênio tipo 1, se mostra como uma possibilidade interessante no tratamento do AVCi. O estudo NOR-TEST avaliou a trombólise intravenosa com tenecteplase (0,4 mg/kg, dose máxima 40 mg) e mostrou um perfil de segurança semelhante ao alteplase, mas não conseguiu mostrar a superioridade do tenecteplase, além de ter incluído principalmente pacientes com AVC leves e sem oclusão proximal.[12] O Estudo NOR-TEST 2 (parte A) estudou a mesma dose da medicação em pacientes com AVCi moderado a grave e foi interrompido precocemente devido ao aumento no número de transformação hemorrágica sintomática, maior mortalidade e pior desfecho funcional no grupo tenecteplase em relação ao grupo que recebeu alteplase.[13] Já o estudo AcT utilizou a dose de 0,25 mg/kg, com dose máxima de 25 mg, e incluiu pacientes com AVC de diversas gravidades, e cerca de 25% tinham oclusão proximal e conseguiu comprovar a não inferioridade do tenecteplase em relação ao alteplase, sem diferença nos desfechos de segurança sugerindo uma possível vantagem da medicação referente a desfecho funcional nos casos com oclusão proximal.[14] O estudo EXTEND-IA TNK também comparou o uso de tenecteplase na dose de 0,25 mg/kg com o alteplase, mas incluiu apenas pacientes com oclusão proximal que foram submetidos a trombectomia até 6 horas, mostrando melhores taxas de recanalização e melhor desfecho funcional em 90 dias.[15] Comparação entre as doses de 0,25 mg/kg e 0,4 mg/kg nessa subpopulação não mostrou vantagens do uso da dose maior.[16] Ante as evidências atuais, o uso do tenecteplase na dose de 0,25 mg/kg, com dose máxima de 25 mg, pode ser considerada como uma opção no tratamento do AVCi, sobretudo na presença de oclusão de vasos proximais. Seu uso, porém, não é aprovado até o momento em bula pela Anvisa para o tratamento de AVCi e não está incluído nos planos e diretrizes nacionais, podendo acarretar problemas de pagamento da medicação pelo SUS e pelos planos de saúde.

II - Trombólise com ictus desconhecido ou com déficit ao acordar

Se os déficits neurológicos forem reconhecidos ao acordar ou o início dos mesmos for desconhecido e o paciente tiver sido visto bem há mais de 4,5 horas, técnicas avançadas de imagem podem ser utilizadas para avaliar a indicação de trombólise intravenosa.

O estudo WAKE-UP utilizou RM de crânio para selecionar os pacientes. Comparando as sequências de FLAIR e difusão, quando há hipersinal na sequência de difusão e nenhuma alteração de sinal significativa na sequência FLAIR, é possível deduzir que o início da isquemia ocorreu nas últimas 4,5 horas e a trombólise deve ser considerada. Caso o reconhecimento dos déficits tenha sido há mais de 4,5 horas, a isquemia sabidamente já é mais antiga que o limite para trombólise e a realização de RM para avaliar trombólise não está indicada.[17]

O uso da técnica de perfusão por TC ou RM para estimar a área de penumbra potencialmente salvável nessa população também mostrou benefício da trombólise nos pacientes que se encaixam nos requisitos do estudo EXTEND: volume de infarto estabelecido (core) menor que 70 mL, razão do volume de penumbra pelo volume de core de pelo menos 1,2 e diferença absoluta entre os volumes de pelo menos 10 mL. Nesse estudo, os pacientes foram incluídos se o ictus ocorreu até 9 horas antes do tratamento ou ao acordar (nesses casos foi considerado como ictus o horário mediano entre a hora em que o paciente dormiu e acordou – por exemplo, se o paciente dormiu às 22 horas do dia anterior e acordou às 6 horas, foi considerado como ictus 2 horas). Cerca de 65% dos pacientes incluídos foram pacientes com AVC ao acordar, permitindo o uso desse protocolo para essa população com ictus desconhecido.[18]

Além desses critérios adicionais de imagem, o paciente não pode apresentar as contraindicações para a trombólise intravenosa em janela clássica.

III - Trombectomia mecânica em paciente visto bem há menos de 6 horas

Apesar dos benefícios da trombólise intravenosa, nos casos com oclusão de vasos proximais, que são potencialmente mais graves, a trombólise é pouco efetiva em conseguir recanalização do vaso ocluído: 6% na artéria carótida interna intracraniana e 30% no segmento M1 da artéria cerebral média.[19] No paciente com oclusão proximal (porção final da artéria carótida interna intracraniana ou primeiro segmento da artéria cerebral média), vários ensaios clínicos comprovaram o benefício da trombectomia mecânica, entre eles o estudo brasileiro RESILIENT, o mais recente deles e o único realizado em um país em desenvolvimento.[20]

Nos pacientes que possuem contraindicação à trombólise intravenosa, a trombectomia mecânica se mantém como uma opção viável caso haja oclusão proximal.

Uma colaboração internacional que analisou os dados dos primeiros ensaios clínicos positivos sobre trombectomia mecânica em AVCi mostrou um NNT de 2,6 para redução de incapacidade funcional em 90 dias, um dos melhores NNT em toda a medicina.[21] A recomendação atual da American Heart Association/American Stroke Association (AHA/ASA) é de submeter os pacientes com AVCi a trombectomia mecânica seguindo os seguintes critérios: punção para o procedimento < 6 horas do ictus/última vez visto bem; uma pontuação na NIHSS ≥ 6 (evidenciando um AVCi com déficits relevantes) e uma pontuação na escala ASPECTS ≥ 6 (evidenciando que ainda há um volume relevante de tecido cerebral salvável), além de independente funcionalmente previamente ao AVCi. Caso o paciente seja elegível para ser submetido a trombólise intravenosa e trombectomia mecânica, ele deve receber ambos os tratamentos.

Para o paciente que se encontra na janela de até 6 horas do ictus, não há necessidade de realização de técnicas de imagem avançada para a indicação de trombectomia mecânica, apenas a TC sem contraste e a angiotomografia arterial são necessárias. Alguns estudos de trombectomia mecânica incluíram pacientes com até 8 horas de ictus e mostraram resultados favoráveis; todavia, esse corte de tempo está em discussão em alguns centros e diretrizes em vez da janela clássica de 6 horas para realização de trombectomia sem necessidade de técnicas de imagem avançada. Porém, a proporção de pacientes tratados nessa janela de tempo específica é reduzida, limitando a interpretação dos resultados para essa subpopulação.[20,22]

IV - Trombectomia mecânica em paciente visto bem entre 6 e 24 horas

Após os resultados extremamente favoráveis da trombectomia na janela de até 6 horas, dois estudos clínicos que selecionaram os pacientes utilizando técnicas de imagem avançadas comprovaram o benefício do tratamento para pacientes com oclusão proximal (porção final da artéria carótida interna intracraniana ou primeiro segmento da artéria cerebral média) com até 24 horas após a última vez visto bem. Com o uso de RM ou técnica de perfusão (por TC ou RM), foram selecionados pacientes considerados "progressores lentos", que possuem uma boa circulação colateral e, apesar do tempo maior percorrido, ainda apresentam uma grande área de tecido de penumbra salvável.

Um deles, o estudo DEFUSE 3, incluiu pacientes com até 16 horas de sintomas e que mostravam uma diferença significativa entre o volume de penumbra em relação ao tecido já infartado (core) na perfusão por TC ou RM, utilizando os seguintes critérios: volume de infarto estabelecido (core) menor que 70 mL, razão do volume de penumbra pelo volume de core de pelo menos 1,8 e diferença absoluta entre os volumes de pelo menos 15 mL.[23]

Outro, o estudo DAWN, utilizou o conceito de discrepância entre o quadro clínico e o volume do core, que era estabelecido utilizando difusão da RM ou perfusão por TC ou RM. Com oclusão proximal, caso o NIHSS seja alto (≥ 10) e a área de core ainda relativamente pequena, provavelmente existe uma grande área de penumbra potencialmente salvável. Para inclusão no estudo, o core deveria ser < 31 mL em pacientes com menos de 80 anos de idade e < 21 mL em paciente com 80 anos ou mais; em pacientes com NIHSS de pelo menos 20 e com menos de 80 anos, foi tolerado um core < 51 mL.[24]

Pacientes que já apresentam grande área de hipodensidade (provável lesão irreversível) na tomografia de crânio inicial foram excluídos desses estudos e, portanto, não têm indicação de realizar imagem avançada. No estudo DEFUSE 3 os pacientes precisavam apresentar ASPECTS ≥ 6 e no DAWN apenas um terço do território presumido da artéria cerebral média poderia estar acometido.

Ambos os estudos mostram resultados impressionantes, com NNT menores que 4 para independência funcional aos 90 dias. Apesar dos ótimos resultados, os critérios de seleção de pacientes na janela estendida são bastante rigorosos e uma grande parte dos pacientes avaliados não se enquadra nos critérios.

V - Trombectomia mecânica em oclusão da artéria basilar

A oclusão aguda da artéria basilar é uma situação extremamente grave, com séries relatando até 80 a 90% de mortalidade na ausência de intervenções terapêuticas. A oclusão desse vaso não foi devidamente representada nos estudos randomizados iniciais sobre trombectomia mecânica, mas grandes registros e estudos observacionais relatam o benefício importante da trombectomia mecânica na oclusão da artéria basilar. Dois estudos clínicos randomizados (BEST e BASICS), porém, falharam em demonstrar esse benefício, mas apresentaram graves problemas metodológicos principalmente por causa da perda de equipoise, com grande quantidade de *cross-over* no primeiro estudo (mas sugerindo benefício da trombectomia considerando os pacientes que foram mantidos nos grupos atribuídos) e com grande dificuldade de inclusão, com necessidade de mudanças nos critérios de seleção, recrutamento lento e provável viés de seleção para inclusão no estudo.[25,26] Metanálise com dados individuais dos pacientes dos dois estudos que possuíam NIHSS ≥ 10 mostrou benefício do procedimento para atingir um melhor desfecho funcional.[27] Recentemente, dois ensaios clínicos randomizados chineses conseguiram mostrar o benefício da trombectomia na oclusão de basilar. Um deles, ATTENTION, incluiu pacientes com até 12 horas de oclusão e com NIHSS ≥ 10 e o segundo, BAOCHE, incluiu pacientes entre 6 e 24 horas de oclusão e com NIHSS ≥ 6. Ambos incluíram apenas pacientes sem evidência de um infarto grande na imagem inicial e foram amplamente positivos para melhora de desfecho funcional com magnitude semelhante aos estudos de trombectomia em circulação anterior, além de um benefício em redução de mortalidade.[28,29]

AVCi minor ou ataque isquêmico transitório

Pacientes com AVCi não cardioembólico com NIHSS baixo (até 5) ou acidente isquêmico transitório de alto risco (ABCD2 ≥ 4, veja Tabela 18.7), que não tenham sido submetidos a trombólise intravenosa, se beneficiam de início rápido de dupla antiagregação plaquetária para evitar recorrência de evento isquêmico, que deve ser mantida por 21 a 30 dias. Além desse período, a relação entre o benefício de manter a dupla antiagregação ante o risco aumentado de sangramentos é pequena, e a dupla antiagregação deve ser interrompida, sendo mantido apenas um antiagregante. Os seguintes estudos mostraram esse benefício: CHANCE e POINT com a associação de aspirina e clopidogrel (ataque de 300 e 600 mg, respectivamente, seguido por 75 mg/dia) em pacientes com NIHSS até 3[30,31] e o estudo THALES com a associação de aspirina (ataque de 300 a 325 mg seguido de 75 a 100 mg/dia) e ticagrelor (ataque de 180 mg seguido de 90 mg de 12/12h) em pacientes com NIHSS até 5.[32]

Além do início de dupla antiagregação, os pacientes se beneficiam de pesquisa etiológica rápida para instituição adequada de medidas para evitar um próximo evento cerebrovascular mais grave.

Cuidados clínicos e outros cuidados no AVCi agudo

Independentemente de terem sido submetidos ou não à terapia de reperfusão, todos os pacientes se beneficiam de cuidados clínicos adequados para garantir as condições adequadas que reduzam danos adicionais e permitam a melhor recuperação possível.

Tanto a hipoglicemia quanto a hiperglicemia devem ser evitadas, pois ambas trazem efeitos deletérios e estão associadas a piora prognóstica após AVCi. No caso de hiperglicemia, o alvo de correção deve ser entre 140 e 180 mg/dL. O paciente também deve ser mantido normotérmico, pois a presença de febre está relacionada com um aumento de mortalidade e, caso presente, sua etiologia deve ser investigada. Sobretudo se presente na admissão ou no primeiro dia, atenção deve ser dada principalmente para a pesquisa de endocardite e meningite.

Todos os pacientes também devem ser submetidos à avaliação de disfagia antes da liberação de alimentação ou medicações por via oral para diminuir o risco de broncoaspiração. Um teste simples que pode ser realizado à beira-leito é o "teste do copo d'água", em que o paciente é colocado sentado, com decúbito de cerca de 90°, e deve tomar um copo com cerca de 90 mL de água de uma só vez. O aplicador do teste deve avaliar se durante ou após o teste ocorre engasgo, tosse ou se a voz apresenta um timbre molhado. Em caso de um teste alterado ou duvidoso, a liberação da dieta via oral deve aguardar a avaliação fonoaudiológica. Devem também ser mantidos em jejum via oral pacientes com escala de coma de Glasgow menor que 12, com crises epilépticas, com diminuição de reflexo de vias aéreas superiores, vômitos, presença de tosse durante alimentação ou com apraxia orolingual. Se não for liberada alimentação por via oral, uma sonda nasoenteral deve ser introduzida para garantir suporte nutricional ao paciente.

A pressão arterial (PA) deve ser monitorizada; porém, um limite de pressão bastante alto é tolerado nos casos não submetidos a terapia de recanalização visando a otimização da perfusão cerebral. Nas primeiras 24 horas após o ictus, são tolerados valores de até 220/120 mmHg, caso não tenha sido submetido a trombólise intravenosa. Em pacientes trombolisados, pelo maior risco de transformação hemorrágica, o limite máximo é de 180/105 mmHg. Nos pacientes submetidos a trombectomia mecânica, a pressão arterial alvo não é bem estabelecida, mas evidências de estudos observacionais sugerem um possível benefício de manter a pressão sistólica menor que 140 mmHg após recanalização adequada (escala de TICI – Thrombolysis in Cerebral Infarction – 2b ou

Tabela 18.7. Escala ABCD2 para ataque isquêmico transitório (AIT)

A (*Age*): idade ≥ 60 anos	Sim	1 ponto
	Não	0 ponto
B (*Blood pressure*): pressão arterial na admissão ≥ 140/90 mmHg	Sim	1 ponto
	Não	0 ponto
C (*Clinical features*): características clínicas do AIT	Paresia unilateral	2 pontos
	Alteração da fala sem paresia	1 ponto
	Outros sintomas	0 ponto
D (*Duration*): duração dos sintomas	≥ 60 minutos	2 pontos
	10 a 59 min	1 ponto
	<10 min	0 ponto
D (*Diabetes*): histórico de diabetes	Sim	1 ponto
	Não	0 ponto

Fonte: referência 9.

melhor).[33] Caso o paciente apresente valores acima destes, a pressão arterial deve ser controlada com medicações intravenosas tituláveis, sendo as mais comuns no nosso meio o nitroprussiato e o esmolol. Hipotensores orais não são recomendados no primeiro dia após o AVCi e, exceto pelos betabloqueadores, as medicações anti-hipertensivas de uso prévio devem ser suspensas nesse dia. Caso o paciente apresente comorbidades clínicas que exijam uma pressão arterial menor, por exemplo, dissecção de aorta, insuficiência cardíaca ou infarto agudo do miocárdio, a pressão deve ser manejada segundo recomendações para tais condições. Após o primeiro dia, medicações por via oral podem ser reiniciadas visando progressivamente alvo de normotensão.

Devem ser evitados fluidos hipotônicos, que potencialmente pioram o edema cerebral e também fluidos com glicose, pela possibilidade de induzirem hiperglicemia, que sabidamente piora o prognóstico neurológico.

A reabilitação multiprofissional deve ser iniciada logo no início do tratamento para evitar complicações e reduzir sequelas, devendo idealmente ser realizada em unidades capacitadas especificamente para o tratamento de pacientes com AVC, chamadas de "Unidades AVC". A internação em "Unidade AVC" apresenta um NNT de 16 para redução de morte ou incapacidade – considerando que todos os pacientes são elegíveis para serem admitidos na "Unidade AVC", o impacto populacional é bastante relevante.[34]

Deve ser realizada profilaxia de tromboembolismo venoso com heparina não fracionada ou heparina de baixo peso molecular ou compressão pneumática intermitente de membros inferiores nos pacientes com contraindicação a profilaxia química. O uso de meia de compressão elástica deve ser evitado, pois não mostrou benefícios nos pacientes com AVCi e aumentou a incidência de complicações locais, como bolhas, úlceras e necrose cutânea.[35]

No paciente submetido à trombólise, o início de medicações antiagregantes e/ou anticoagulantes (inclusive em dose profilática) deve ser postergada em 24 horas, devendo ser evitada também a passagem de sondas vesical e nasogástrica também nas primeiras 24 horas, assim como evitar a punção arterial ou venosa em sítios não compressíveis.

Em geral, é recomendado repetir uma tomografia de crânio em 24 horas para melhor avaliação da área de infarto, que fica mais evidente após o primeiro dia, assim como procurar por complicações, como aumento importante de edema cerebral ou transformação hemorrágica. No caso de piora dos sintomas, a tomografia deve ser realizada imediatamente.

No paciente com menos de 60 anos de idade com deterioração neurológica (principalmente alteração do nível de consciência) secundária a edema cerebral por infarto grande no território da artéria cerebral média, é indicada a realização de craniectomia descompressiva nas primeiras 48 horas após o ictus, com benefício na mortalidade e no desfecho funcional desses pacientes. Nos pacientes com mais de 60 anos, a craniectomia em condições semelhantes também foi associada a redução de mortalidade, mas sem melhora significativa no desfecho funcional, com chances muito baixas de independência funcional. Sua indicação para essa população, portanto, não é indicada de rotina e deve ser individualizada com base no *status* funcional prévio, comorbidades, expectativa de vida, valores familiares e pessoais, acesso a reabilitação e cuidados.[36]

A profilaxia secundária para o AVCi é dependente da etiologia do evento cerebrovascular em questão, que deve ser investigada na internação. De forma geral, a estratégia para prevenção de recorrência do AVCi se baseia no controle estrito da pressão arterial, uso de estatinas e antiagregantes plaquetários ou anticoagulantes, mudança de estilo de vida, cessação do tabagismo, emagrecimento, alimentação adequada, combate ao sedentarismo, avaliação de necessidade de intervenções como angioplastia ou endarterectomia de carótida, entre outros.

A Figura 18.4 resume o fluxo de atendimento no paciente com suspeita de AVCi.

AVC hemorrágico

A despeito de muitos ensaios clínicos, nenhum tratamento específico se mostrou eficaz em reduzir morbimortalidade no AVCh. Em decorrência disso, os últimos *guidelines* para o manejo do AVCh das academias americana[37] e europeia[38] ainda são de 2015 e 2014. O manejo desses pacientes em uma unidade neurocrítica especializada com equipe multiprofissional foi a única intervenção que demonstrou impacto na redução da morbimortalidade.[7]

O manejo do AVCh tem como objetivos evitar a expansão do hematoma, aumento da pressão intracraniana, herniação cerebral e suas complicações sistêmicas.[4] Cerca de 36% dos pacientes terão aumento do hematoma nas primeiras 24 horas.[5] A TC deve ser repetida precocemente e de maneira individualizada nas primeiras 48 horas, podendo ser feita até de 6 em 6 horas.

A relação entre o controle da PA e a redução da expansão do hematoma ainda não está bem estabelecida. Porém, conforme os estudos INTERACT-2 e ATACH-2 parece ser seguro o controle pressórico rigoroso, com PA < 140/90 mmHg nos pacientes com hematomas hipertensivos leves a moderados com volume até 30 mL, com possível benefício funcional. Para hemorragias volumosas com efeito de massa e desvio de linha média deve-se objetivar PA < 180/110 mmHg. A variabilidade pressórica deve ser evitada, pois está associada a piores desfechos clínicos.[4]

O tratamento da PA deve ser realizado com fármacos parenterais, os disponíveis no Brasil são: nitroprussiato de sódio, esmolol e/ou hidralazina. Assim que atingida estabilidade clínica, fármacos por via oral ou sonda nasoenteral (SNE) devem ser iniciados, combinando múltiplas classes de anti-hipertensivos de meia-vida mais curta para fácil titulação (captopril, hidralazina, anlodipino, clonidina etc.), objetivando desmame do medicamento parenteral.

A coagulopatia secundária ao uso de medicações deve ser corrigida conforme o fármaco utilizado, sendo este suspenso imediatamente. Um resumo de medidas de reversão para cada medicação em uso se encontra na Tabela 18.8.

Fator VII ativado, ácido tranexâmico e transfusão de plaquetas (exceto se plaquetopenia

Tabela 18.8. Anticoagulantes e medidas para reversão

Anticoagulante	Reversão/antídoto	Observação
Varfarina	CCP4 1500 a 2000 UI (ou PFC 10 a 30 mL/kg se CCP4 indisponível) + Vitamina K - 10 mg IV	Dosar frequentemente o INR (4/4h)
Heparina não fracionada	Sulfato de protamina 1 mg (100 UI) para cada 100 UI de heparina IV recebida nas últimas 2 a 3h	Dose máxima 50 mg (5.000 UI) Velocidade de infusão máxima 20 mg/min Se não houver correção do TTPA, repetir metade da dose
Enoxaparina	Sulfato de protamina 1 mg (100 UI) para cada 1 mg de enoxaparina administrada < 8h. Se > 8h, utilizar metade da dose	Dose máxima 50 mg Velocidade de infusão máxima 20 mg/min
Inibidor direto do fator Xa (edoxabana, rivaroxabana, apixabana)	CCP4 1.500 a 2.000 UI + Ácido tranexâmico 1g seguido de 1 g 8/8h + Carvão ativado 50g, se uso nas últimas 2h	Andexanet-alfa não disponível no Brasil
Dabigatrana	Idarucizumabe 5 g. Se indisponível, igual aos inibidores diretos do fator Xa	Hemodiálise promove remoção efetiva da dabigatrana
Antiplaquetários	Avaliar desmopressina (DDAVP)	Transfusão de plaquetas não está indicado, exceto se plaquetopenia ou se necessário para procedimento cirúrgico

CCP4: concentrado de complexo protrombínico de 4 fatores; INR: razão normalizada internacional; PFC: plasma fresco congelado; TTPA: tempo de tromboplastina parcial ativada. Fonte: referências 37 e 38.

< 100.000/mm³) não devem ser utilizados de forma rotineira no manejo do AVCh, pois não demonstraram benefícios. O retorno das medicações antiagregantes ou anticoagulantes deve ser individualizado, em 4 a 8 semanas, se benefícios superarem os riscos após avaliação multidisciplinar.

O manejo da pressão intracraniana deve ser realizado em todos os pacientes e envolve medidas como:

- Cabeceira elevada (30 a 45 graus) e cabeça posicionada centralmente
- Controle da natremia 140 a 150 mEq/L e glicemia < 180 mg/dL
- Normovolemia, evitar uso de soluções hipotônicas ou hidratação excessiva
- Temperatura 35 a 37°C
- $PaCO_2$ 35 a 45 mmHg
- Oxigenação > 94%
- PA média 80 a 90 mmHg
- Neurochecks frequentes 1/1h
- Sedoanalgesia objetivando RASS 0 a –2

Em caso de lesão com efeito de massa, herniação cerebral, anisocoria e rebaixamento da consciência (Glasgow ≤ 8), deve-se garantir a via aérea do paciente e realizar sedoanalgesia objetivando RASS –5. Hiperventilação, objetivando $PaCO_2$ 30 a 35 mmHg, e soluções hipertônicas, NaCl 20% 15 a 20 mL IV, de preferência em acesso venoso central, ou Manitol 20% 1 g/kg IV podem ser utilizados como medida de ponte até procedimento cirúrgico ou estabilização clínica inicial. No caso do uso de soluções osmóticas, o sódio sérico e a osmolaridade sérica devem ser monitorados a cada 4 a 6 horas. Essas terapias não devem ser usadas de forma profilática e a corticoterapia não tem indicação, podendo inclusive piorar desfechos clínicos.[7]

Crises epilépticas ocorrem com frequência nas primeiras 24 a 72 horas, com incidência variável de 4 até 42%. É mais comum naqueles com hematomas lobares e volumosos, e até 10% dos pacientes comatosos poderão estar em estado de mal não convulsivo. O tratamento profilático não está indicado.[5]

A monitorização com eletroencefalogramas periódicos nos pacientes sedados ou sem possibilidade de avaliação neurológica confiável auxilia na detecção de alterações epileptiformes, crises eletrográficas e estado de mal.

Caso ocorram crises epilépticas, devem ser utilizadas drogas preferencialmente com melhor ação para crises focais, apresentação endovenosa ou rápida biodisponibilidade por SNE/via oral como:

- Fenitoína: ataque 20 mg/kg, após 100 mg 8/8h (somente por EV, por via SNE não produz níveis séricos adequados).
- Lacosamida: 200 mg, após 100 mg 12/12h (por EV ou SNE).
- Levetiracetam: 40 mg/kg, após 500 mg 12/12h (apresentação de xarope por via SNE) – formulação EV não disponível no Brasil.
- Ácido valproico/valproato: 40 mg/kg, após 500 mg de até 6/6h (apresentação de xarope por via SNE) – formulação EV não disponível no Brasil.

A disfagia deve ser ativamente rastreada e a fonoaudiologia deve realizar avaliação e acompanhamento. A profilaxia para tromboembolismo venoso deve ser iniciada assim que possível: a profilaxia química com heparina ou enoxaparina pode ser iniciada após 24 a 48 horas tendo verificado estabilidade do AVCh em TC de controle. Até lá, pode-se utilizar compressão pneumática intermitente dos membros inferiores. A reabilitação fisioterápica deve ser iniciada assim que a hemorragia estiver estável e a pressão arterial controlada.

Embora o volume do hematoma seja o principal fator prognóstico, ainda não se obteve em ensaios clínicos benefício da terapia cirúrgica supratentorial. O manejo cirúrgico do hematoma supratentorial, seja profundo ou lobar, com craniotomia aberta não mostrou benefícios em morbimortalidade conforme estudos STICH e STICH II.[4] Uma tentativa menos invasiva, com instalação de cateter dentro do hematoma e instilação de alteplase foi realizada no estudo MISTIE-3, mas não foi capaz de mostrar benefício significativo para a população geral do estudo. São aguardados novos estudos de cirurgia minimamente invasiva capazes de obter maior redução do hematoma de forma consistente com desfechos favoráveis.

A indicação cirúrgica no hematoma supratentorial deve levar em consideração os seguintes aspectos listados a seguir e ser reservada para casos específicos, como hematomas volumosos com risco de vida, podendo ser realizada com ou sem craniectomia descompressiva associada.

A favor:

- Níveis intermediários de rebaixamento (Glasgow 7 a 13);
- Ictus recente;
- Deterioração clínica atual;
- Próximo a corticalidade;
- Grande volume do hematoma.

Contra:

- Completamente alerta ou comatoso;
- Comorbidades graves;
- Idade avançada;
- Clínica estável;
- Ictus remoto;
- Hematoma profundo e pequeno.

A craniectomia com evacuação do hematoma cerebelar > 3 cm ou de volume > 15 mL está indicada para pacientes com sinais de compressão de tronco (paralisia de VI e VII pares ipsilateral à lesão), hidrocefalia e/ou rebaixamento de consciência. Nessa situação, há benefício em redução de mortalidade e deve ser indicada em todos os casos o mais precocemente possível.[5]

No AVCh pontino não é possível realizar abordagem cirúrgica em decorrência da localização no tronco encefálico, sendo tratamento exclusivamente clínico.

A derivação ventricular externa (DVE) pode ser realizada como medida auxiliar no controle da pressão intracraniana em pacientes com hematomas volumosos, efeito de massa com herniação cerebral e/ou escala de coma de Glasgow < 8, sobretudo em pacientes com hemoventrículo e hidrocefalia.[4]

É comum que a DVE apresente obstruções por coágulos, muitas vezes sendo necessário e lavagem ou troca do sistema por conta disso. O ensaio clínico CLEAR III avaliou trombólise com alteplase intraventricular com objetivo de redução da hemorragia intraventricular; porém, não obteve redução de morbimortalidade significativa, possivelmente porque poucos pacientes atingiram o alvo de redução do volume de hemorragia intraventricular. É um procedimento seguro e pode ser indicado em casos individualizados após avaliação neurocirúrgica.[7] Outros ensaios clínicos com outras formas de abordagem da hemorragia intraventricular estão em andamento.

No manejo do AVCh deve-se evitar limitação de tratamento nas primeiras 24 a 72 horas, pois isso aumenta a mortalidade em alguns pacientes que poderiam ter desfecho favorável.[7]

A Figura 18.3 resume o fluxo de atendimento no paciente com suspeita de AVCh.

Conclusões e perspectivas

O manejo da síndrome neurovascular, sobretudo na fase aguda do evento isquêmico, apresentou enormes avanços nos últimos anos e felizmente continua em constante progresso, com diversos ensaios clínicos randomizados grandes e bem desenhados em andamento para responder questões urgentes, como a seleção de pacientes com oclusão de artéria basilar para trombectomia, a realização de trombectomia para oclusões de vasos médios e distais, trombectomia para pacientes com ASPECTS < 6, trombectomia em pacientes com oclusão proximal e NIHSS < 6, e seleção de pacientes que se beneficiariam de cirurgia minimamente invasiva para evacuar hemorragia intraparenquimatosa, para citar alguns exemplos.

Apesar de algumas situações bem estabelecidas em diretrizes, o acesso ao neurologista (preferencialmente neurologista vascular) e a uma equipe multidisciplinar treinada no atendimento de síndrome neurovascular é de fundamental importância devido à complexidade de possibilidades diagnósticas e terapêuticas no manejo desses casos, a apresentação heterogênea, a presença frequente de casos que não se enquadram nas diretrizes por se tratarem de situações que ainda não foram estudadas devidamente e a evolução constante dos protocolos e possibilidades terapêuticas.

Embora centros de referência no atendimento de AVC no Brasil possuam a estrutura necessária para o atendimento desses casos, infelizmente a distribuição deles é extremamente desigual e grande parte do território nacional não tem acesso aos recursos discutidos neste capítulo. Mesmo nas regiões de maior poder econômico, essa heterogeneidade permanece e, em poucas cidades/regiões do país, existe um atendimento pré-hospitalar treinado e organizado com uma rede hospitalar integrada que permita a chegada rápida dos pacientes a tais centros para o seu tratamento dentro da janela terapêutica.

Políticas públicas que melhorem essas situações são necessárias com urgência, assim como o incentivo à educação da população de como agir na suspeita de uma síndrome neurovascular e prevenção adequada dos fatores de risco modificáveis, com o objetivo de diminuir a incidência de tais patologias de alta morbimortalidade. Além de políticas públicas, o esforço de cada instituição para estruturação de protocolos adaptados localmente, mensuração regular de resultados e treinamentos frequentes da equipe, com foco na adesão ao protocolo e entrosamento dos múltiplos setores envolvidos, são fundamentais para a redução dos tempos assistenciais e melhoria constante visando o melhor desfecho clínico para o paciente.

Pontos-chave

- Tempo é cérebro – na suspeita de possível síndrome neurovascular, acionar o código AVC imediatamente.

AVCi

- TC de crânio normal não afasta AVCi.
- Trombólise intravenosa está indicada até 4,5 horas do ictus, na ausência de contraindicações.
- Em ictus indeterminado ou AVCi ao acordar, trombólise intravenosa pode ser indicada utilizando RM ou perfusão (por TC ou RM).
- Nas primeiras 6 horas de ictus, apenas TC e angioTC são suficientes para indicação de trombectomia mecânica em pacientes com oclusão proximal (carótida interna terminal ou segmento M1 da artéria cerebral média).
- Entre 6 e 24 horas de ictus, trombectomia mecânica pode ser indicada em pacientes com oclusão proximal mediante realização de RM ou perfusão (por TC ou RM).
- Ataque isquêmico transitório e AVCi minor não cardioembólico não trombolisado se beneficiam de início precoce de dupla antiagregação.
- Pacientes com menos de 60 anos de idade, com rebaixamento do nível de consciência e edema importante no território da artéria cerebral média têm benefício de craniectomia descompressiva nas primeiras 48 horas após o ictus.

AVCh

- Hipertensão é a principal causa desta doença.
- A investigação adicional deve ocorrer em hemorragias lobares e em pacientes sem fatores de risco.
- O tratamento deve ocorrer em unidade neurocrítica especializada.
- A PA alvo nos hematomas pequenos é < 140/90 mmHg enquanto em hematomas volumosos com efeito de massa é < 180/110 mmHg.
- A reversão de coagulopatia deve ser realizada o mais brevemente possível, direcionada ao agente anticoagulante em uso.
- A cirurgia para o hematoma supratentorial deve ser individualizada, em geral reservada para casos com deterioração neurológica progressiva e recente, afastado possíveis confundidores como hidrocefalia e crises epilépticas.
- Craniectomia descompressiva com evacuação do hematoma cerebelar > 3 cm ou > 15 mL para pacientes com acometimento do tronco é o tratamento padrão.
- Em hemoventrículo com hidrocefalia e rebaixamento da consciência deve ser realizado drenagem ventricular externa para compensação.

CAPÍTULO 18 ■ Síndrome Neurovascular Aguda

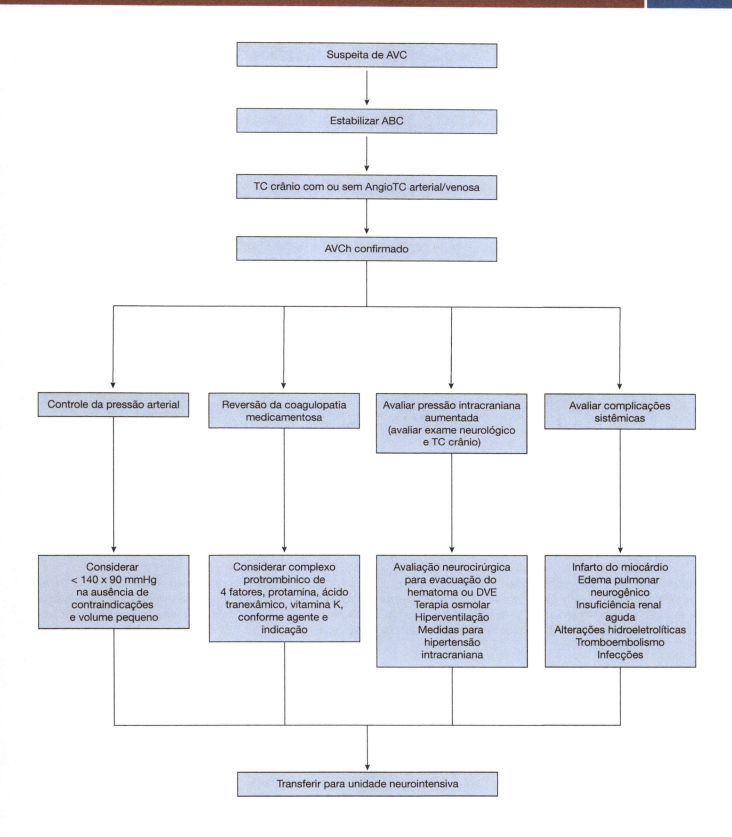

Figura 18.3. Fluxograma de atendimento do AVC hemorrágico. AngioTC: angiotomografia computadorizada; AVC: acidente vascular cerebral; AVCh: acidente vascular cerebral hemorrágico; DVE: derivação ventricular externa; TC: tomografia computadorizada. Fonte: referências 9, 17, 18, 23 e 24.

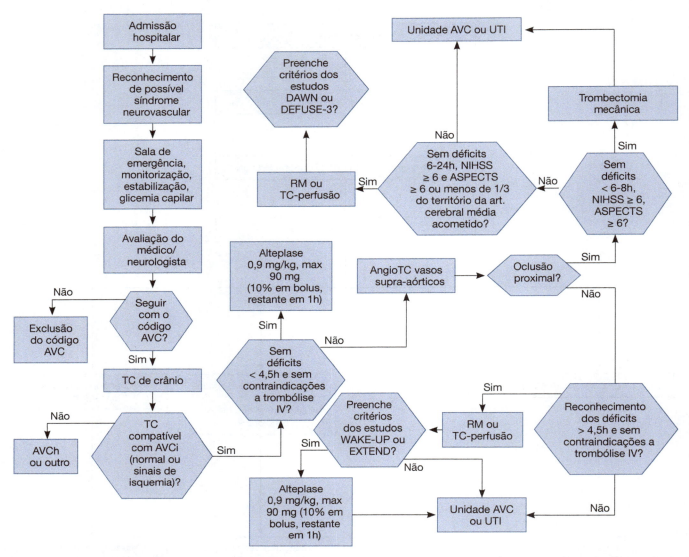

Figura 18.4. Fluxograma de atendimento do AVC isquêmico agudo. AngioTC: angiotomografia computadorizada; ASPECTS: Alberta Stroke Program Early CT Score; AVC: acidente vascular cerebral; AVCh: acidente vascular cerebral hemorrágico; AVCi: acidente vascular cerebral isquêmico; IV: intravenosa; NIHSS: National Institutes of Health Stroke Scale; TC: tomografia computadorizada; RM: ressonância magnética; UTI: unidade de terapia intensiva. Fonte: referências 37 e 38.

Referências bibliográficas

1. Oliveira GMM, Brant LCC, Polanczyk CA, Malta DC, Biolo A, Nascimento BR, et al. Cardiovascular statistics - Brazil 2021. Arq Bras Cardiol. 2022 Jan;118(1):115-373.
2. Cabral NL, Nagel V, Conforto AB, Magalhaes PS, Venancio VG, Safanelli J, et al. High five-year mortality rates of ischemic stroke subtypes: A prospective cohort study in Brazil. Int J Stroke. 2019 Jul;14(5):491-9.
3. Campos LM, Martins BM, Cabral NL. How many patients become functionally dependent after a stroke? A 3-year population-based study in Joinville, Brazil. PLoS One. 2017;12(1):e0170204.
4. Oliveira Manoel AL. Surgery for spontaneous intracerebral hemorrhage. Crit Care. 2020;24(1):45.
5. Magid-Bernstein J, Girard R, Polster S. Cerebral hemorrhage: pathophysiology, treatment, and future directions. Circ Res. 2022;130(8):1204-29.
6. Saver JL. Time is brain – quantified. Stroke. 2006;37:263-6.
7. Nobleza COS. Intracerebral hemorrhage. Continuum (Minneap Minn). 2021;27(5):1246-77.
8. Hemphill JC 3rd, Bonovich DC, Besmertis L, Manley GT, Johnston SC. The ICH score: a simple, reliable grading scale for intracerebral hemorrhage. Stroke. 2001;32(4):891-7.
9. Powers WJ, Rabinstein AA, Ackerson T, Adeoye OM, Bambakidis NC, Becker K, et al. Guidelines for the early management of patients with acute ischemic stroke: 2019 Update to the 2018 Guidelines for the Early Management of Acute Ischemic Stroke: a guideline for healthcare professionals from the American Heart Association/American Stroke Association. Stroke. 2019;50:e344-e418.
10. Lees KR, Bluhmki E, von Kummer R, Brott TG, Toni D, Grotta JC, et al. Time to treatment with intravenous alteplase and outcome in stroke: an updated pooled analysis of ECASS, ATLANTIS, NINDS, and EPITHET trials. Lancet. 2010;375:1695-703.

11. Derex L, Nighoghossian N. Intracerebral haemorrhage after thrombolysis for acute ischaemic stroke: an update. J Neurol Neurosurg Psychiatry. 2008;79:1093-9.
12. Logallo N, Novotny V, Assmus J, Kvistad CE, Alteheld L, Rønning OM, et al. Tenecteplase versus alteplase for management of acute ischaemic stroke (NOR-TEST): a phase 3, randomised, open-label, blinded endpoint trial. Lancet Neurol. 2017 Oct;16(10):781-8.
13. Kvistad CE, Næss H, Helleberg BH, Idicula T, Hagberg G, Nordby LM, et al. Tenecteplase versus alteplase for the management of acute ischaemic stroke in Norway (NOR-TEST 2, part A): a phase 3, randomised, open-label, blinded endpoint, non-inferiority trial. Lancet Neurol. 2022; published online May 4, 2022.
14. ACT: Alteplase compared to Tenecteplase Randomized Controlled Trial, results presented on ESOC (European Stroke Organization Conference) 2022 on May 4, 2022.
15. Campbell BC, Mitchell PJ, Churilov L, Yassi N, Kleinig TJ, Yan B, et al. Tenecteplase versus alteplase before endovascular thrombectomy (Extend-IA TNK): a multicenter, randomized, controlled study. Int J Stroke. 2018 Apr;13(3):328-34.
16. Campbell BCV, Mitchell PJ, Churilov L, Yassi N, Kleinig TJ, Dowling RJ, et al. Effect of intravenous tenecteplase dose on cerebral reperfusion before thrombectomy in patients with large vessel occlusion ischemic stroke: the EXTEND-IA TNK part 2 randomized clinical trial. JAMA. 2020 Apr 7;323(13):1257-65.
17. Thomalla G, Simonsen CZ, Boutitie F, Andersen G, Berthezene Y, Cheng B, et al. MRI-guided thrombolysis for stroke with unknown time of onset. N Engl J Med. 2018;379:611-22.
18. Ma H, Campbell BCV, Parsons MW, Churilov L, Levi CR, Hsu C, et al. Thrombolysis guided by perfusion imaging up to 9 hours after onset of stroke. N Engl J Med. 2019;380: 1795-803.
19. Saqqur M, Uchino K, Demchuk AM, Molina CA, Garami Z, Calleja S, et al. Site of arterial occlusion identified by transcranial Doppler predicts the response to intravenous thrombolysis for stroke. Stroke. 2007;38:948-54.
20. Martins S, Mont'Alvern F, Pontes-Neto O, Rebello LC, Silva GS, Lima F, et al. Randomization of endovascular treatment with stent-retriever and/or thromboaspiration vs. best medical therapy in acute ischemic stroke due to large vessel occlusion trial (RESILIENT): final results. European Stroke Journal. 2019;4(1S):779-89.
21. Goyal M, Menon BK, van Zwam WH, Dippel DW, Mitchell PJ, Demchuk AM, et al. Endovascular thrombectomy after large-vessel ischaemic stroke: a meta-analysis of individual patient data from five randomised trials. Lancet. 2016;387:1723-31.
22. Jovin TG, Chamorro A, Cobo E, de Miquel MA, Molina CA, Rovira A, et al. Thrombectomy within 8 hours after symptom onset in ischemic stroke. N Engl J Med. 2015 Jun 11;372(24): 2296-306.
23. Albers GW, Marks MP, Kemp S, Christensen S, Tsai JP, Ortega-Gutierrez S, et al. Thrombectomy for stroke at 6 to 16 hours with selection by perfusion imaging. N Engl J Med. 2018;378:708-18.
24. Nogueira RG, Jadhav AP, Haussen DC, Bonafe A, Budzik RF, Bhuva P, et al. Thrombectomy 6 to 24 hours after stroke with a mismatch between deficit and infarct. N Engl J Med. 2018;378:11-21.
25. Liu X, Dai Q, Ye R, Zi W, Liu Y, Wang H, et al. Endovascular treatment versus standard medical treatment for vertebrobasilar artery occlusion (BEST): an open-label, randomised controlled trial. Lancet Neurol. 2020 Feb;19(2):115-22.
26. Langezaal LCM, van der Hoeven EJRJ, Mont'Alverne FJA, de Carvalho JJF, Lima FO, Dippel DWJ, et al. Endovascular therapy for stroke due to basilar-artery occlusion. N Engl J Med. 2021 May 20;384(20):1910-20.
27. Nogueira RG. Vertebrobasilar occlusion randomization to endovascular reperfusion versus intravenous thrombolysis or medical treatment alone systematic evaluation (VERITAS) collaboration, presented at ISC (International Stroke Conference) 2021.
28. Nogueira RG. Endovascular treatment for acute basilar artery occlusion: a multicenter randomized controlled trial (ATTENTION), presented at ESOC (European Stroke Organization Conference) 2022 on May 4, 2022.
29. Jovin TG. Basilar artery occlusion Chinese endovascular trial (BAOCHE), presented at ESOC (European Stroke Organization Conference) 2022 on May 6, 2022.
30. Wang Y, Wang Y, Zhao X, Liu L, Wang D, Wang C, et al. Clopidogrel with aspirin in acute minor stroke or transient ischemic attack. N Engl J Med. 2013 Jul 4;369(1):11-9.
31. Johnston SC, Easton JD, Farrant M, Barsan W, Conwit RA, Elm JJ, et al. Clopidogrel and aspirin in acute ischemic stroke and high-risk TIA. N Engl J Med. 2018 Jul 19;379(3):215-25.
32. Johnston SC, Amarenco P, Denison H, Evans SR, Himmelmann A, James S, et al. Ticagrelor and aspirin or aspirin alone in acute ischemic stroke or TIA. N Engl J Med. 2020 Jul 16;383(3):207-17.
33. Vitt JR, Trillanes M, Hemphill JC 3rd. Management of blood pressure during and after recanalization therapy for acute ischemic stroke. Front Neurol. 2019 Feb 21;10:138.
34. Hill MD. Stroke units in Canada. CMAJ. 2002;167:649-50.
35. Dennis M, Sandercock PA, Reid J, Graham C, Murray G, Venables G, et al. Effectiveness of thigh-length graduated compression stockings to reduce the risk of deep vein thrombosis after stroke (CLOTS trial 1): a multicentre, randomised controlled trial. Lancet. 2009;373:1958-65.
36. Vahedi K, Hofmeijer J, Juettler E, Vicaut E, George B, Algra A, et al. Early decompressive surgery in malignant infarction of the middle cerebral artery: a pooled analysis of three randomised controlled trials. Lancet Neurol. 2007;6:215-22.
37. Hemphill JC 3rd, Greenberg SM, Anderson CS. Guidelines for the management of spontaneous intracerebral hemorrhage: a guideline for healthcare professionals from the American Heart Association/American Stroke Association. Stroke. 2015;46(7):2032-60.
38. Steiner T, Al-Shahi Salman R, Beer R. European Stroke Organisation (ESO) guidelines for the management of spontaneous intracerebral hemorrhage. Int J Stroke. 2014;9(7): 840-55.

SEÇÃO III

Outras Afecções na Emergência

CAPÍTULO 19

Pericardite

Marcus Vinicius Briani • Francisco Monteiro de Almeida Magalhães • Vagner Madrini Junior • Fábio Fernandes

Introdução

O pericárdio é um saco fibrosseroso localizado no mediastino anterior, que envolve o coração e a origem dos grandes vasos.[1] É composto por duas camadas separadas pela cavidade pericárdica: o pericárdio fibroso (cuja face interna representa o pericárdio parietal) e o pericárdio visceral (lâmina serosa que se adere ao epicárdio).[1] A cavidade pericárdica é um espaço que contém uma fina lâmina de líquido que permite que o coração bombeie o sangue sem gerar atrito com o pericárdio parietal.[1] Em indivíduos normais, a cavidade pericárdica contém de 15 a 50 mL de líquido seroso.[1]

A pericardite consiste em um processo inflamatório do pericárdio, podendo resultar em acúmulo de líquido (derrame pericárdico), com ou sem comprometimento hemodinâmico (tamponamento cardíaco).[2,3] Trata-se de uma condição com amplo espectro de apresentação clínica, podendo ser secundária a alguma doença sistêmica ou consequência de acometimento direto (primário) do pericárdio.[2,3] Sua classificação é baseada na evolução clínica e manifestações decorrentes, conforme descrição da Figura 19.1 e da Tabela 19.1.[2,3]

Além da inflamação do pericárdio propriamente dita, a pericardite aguda pode evoluir com

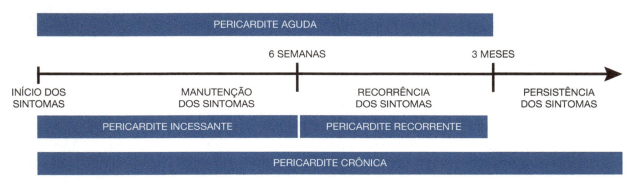

Figura 19.1. Classificação e evolução das pericardites ao longo do tempo. Fonte: elaborada pela autoria com base na I Diretriz Brasileira de Miocardites e Pericardites, 2013.

Tabela 19.1. Classificação das pericardites

Pericardite aguda	Tempo de evolução inferior a 3 meses
Pericardite incessante	Quadro clínico persistente por um período inferior a 6 semanas
Pericardite recorrente	Recorrência de pericardite com período livre de sintomas acima de 6 semanas
Pericardite crônica	Quadro clínico com duração superior a 3 meses

Fonte: elaborada pela autoria com base na I Diretriz Brasileira de Miocardites e Pericardites, 2013.

Tabela 19.2. Principais causas de pericardite aguda

Infecciosas virais	Coxsackie, herpes, enterovírus, CMV, HIV, EBV, varicela, rubéola, influenza, coronavírus
Infecciosas bacterianas	Pneumococo, meningococo, hemophilus, chlamydia, micobactérias, micoplasma, leptospira
Infecciosas fúngicas e parasitárias	Candida, histoplasma, toxoplasma, entamoeba
Autoimunes	Lúpus eritematoso sistêmico, artrite reumatoide, febre reumática, esclerodermia, espondilite anquilosante, esclerose sistêmica, dermatomiosite, polimiosite, poliarterite nodosa, doença de Takayasu, púrpura trombocitopênica, síndrome pós-cardiotomia, pós-infarto do miocárdio
Doenças de órgãos adjacentes	Miocardites, infarto agudo do miocárdio, dissecção de aorta, infarto pulmonar, pneumonias, empiema pleural, hidropericárdio na insuficiência cardíaca, síndromes paraneoplásicas
Doenças metabólicas	Insuficiência renal (uremia), hemodiálise, mixedema, doença de Addison, cetoacidose diabética, hipotireoidismo
Neoplasias	Primárias: mesotelioma, sarcoma, fibroma, lipoma Secundárias: neoplasias de pulmão, mama, estômago, cólon, leucemias, linfomas, melanomas, sarcomas
Trauma	Direto: ferimento penetrante de tórax, perfuração de esôfago, corpo estranho Indireto: trauma de tórax não penetrante, irradiação mediastinal
Drogas	Síndrome lúpus-like: hidralazina, isoniazida, fenitoína Antineoplásicos: doxorrubicina, daunorrubicina, 5-fluoracil, ciclofosfamida Hipersensibilidade com eosinofilia: penicilina, amiodarona, minoxidil, tiazídicos, estreptomicina, estreptoquinase, sulfas, ciclosporinas, vacinas
Outras	Doença inflamatória intestinal, síndrome de Loeffler, síndrome de Stevens-Johnson, pancreatite aguda, gravidez

Fonte: elaborada pela autoria com base na I Diretriz Brasileira de Miocardites e Pericardites, 2013.

algumas complicações, dentre elas o derrame pericárdico, o tamponamento cardíaco e a pericardite constritiva.[2,3]

Existem poucos dados epidemiológicos a respeito da incidência de pericardite aguda na população. Em dados obtidos em Unidades de Emergência, estima-se que as pericardites representam 5% dos casos de dor torácica atendidos.[2,4]

Etiologia

Cerca de 85 a 90% dos casos de pericardite aguda são causados por infecções virais, geralmente precedidas por algum quadro gastrointestinal ou síndrome gripal.[3,4] Contudo, geralmente não são realizados exames específicos para identificação dos agentes etiológicos em casos de apresentação clássica e evolução benigna, dada a baixa sensibilidade diagnóstica das sorologias virais e culturas para vírus; aproximadamente 30% das causas são indefinidas, mesmo quando são obtidas amostras de tecido e líquido pericárdico.[2-4]

Em relação ao SARS-COV-2, uma revisão sistemática de 19 casos publicada em 2021 evidenciou que 62% dos casos de envolvimento pericárdico estavam associados a comprometimento da função ventricular (miopericardite); destes, 80% tiveram derrame pericárdico.[5]

Nos países em desenvolvimento, a pericardite tuberculosa ainda é um diagnóstico frequente dentro das síndromes pericárdicas, sobretudo em indivíduos imunossuprimidos (infectados pelo vírus da imunodeficiência humana, usuários crônicos de corticosteroides e etilistas).[2]

As principais causas de pericardite aguda constam na Tabela 19.2.

Manifestações clínicas

História clínica

A apresentação clínica da pericardite aguda é variável e depende de sua etiologia. O principal sintoma referido é dor torácica (presente em mais de 90%

dos casos), classicamente de início súbito, pleurítica e postural (piora em decúbito dorsal e melhora ao sentar ou à inclinação anterior do tronco).[2-4] Irradiação da dor para a região do músculo trapézio e soluços acompanhando o quadro são sinais mais específicos, e ocorrem pela relação anatômica do pericárdio com o nervo frênico.[4] Febre, dispneia e tosse podem existir.[2-4]

As pericardites virais habitualmente apresentam pródromos de mialgia, sintomas sugestivos de infecções de vias aéreas superiores e/ou gastrointestinais.[2-4]

Indivíduos com pericardite bacteriana, em geral, têm quadros mais graves, ocasionalmente com sinais de sepse e instabilidade hemodinâmica; o envolvimento bacteriano do pericárdio acontece pela disseminação hematogênica de focos infecciosos extracardíacos e em pós-operatório de cirurgia cardíaca.[2,3]

Em pacientes com doença renal crônica (pericardite urêmica ou associada à diálise), neoplasias e doenças autoimunes, o quadro clínico pode ser mínimo ou até mesmo ausente, sendo o diagnóstico de pericardite realizado por meio de métodos complementares.[4]

Exame físico

O achado clássico e patognomônico de pericardite ao exame físico é o atrito pericárdico, decorrente da fricção entre as camadas parietal e visceral do pericárdio.[2-4] Consiste em um ruído de alta frequência mais audível nas fases em que há maior contato do coração com o pericárdio (sístole atrial, enchimento ventricular rápido e sístole ventricular; portanto, trata-se de um som sisto-diastólico), dinâmico, principalmente na região retroesternal e em decúbito dorsal, presente tanto na inspiração quanto na expiração.[6]

A depender da gravidade, etiologia e apresentação clínica, podem ocorrer febre, toxemia, taquicardia e achados sugestivos de derrame pleural ao exame físico.[2,3] Ocasionalmente, a pericardite encontra-se associada à miocardite, que deve ser suspeitada na presença de achados compatíveis com quadro de insuficiência cardíaca.[2,3]

Exames complementares

Hemograma, marcadores de inflamação (PCR, VHS) e de necrose miocárdica (troponina), radiografia de tórax, eletrocardiograma (ECG) e ecodopplercardiograma transtorácico são os exames fundamentais recomendados para os pacientes com suspeita de pericardite aguda.[2,3]

Exames laboratoriais

Leucocitose discreta, linfocitose leve, elevação de PCR e VHS são alterações esperadas em pacientes com pericardite aguda de etiologia viral; quando mais acentuados, esses marcadores podem sugerir infecções bacterianas e infiltrações neoplásicas.[2-4] Presença de leucopenia pode sugerir quadro autoimune associado. Quando ocorre elevação dos biomarcadores de necrose miocárdica (troponina, CKMB) pode acontecer de comprometimento miocárdico, sugerindo quadro de miopericardite.[2-4]

Radiografia de tórax

A radiografia de tórax geralmente não exibe alterações na maioria dos pacientes, exceto na presença de derrames pericárdicos grandes (acima de 200 mL) e nos quadros de miopericardite, ocasiões em que pode ocorrer aumento da área cardíaca.[4] Também é um exame fundamental na abordagem diagnóstica inicial do paciente com dor torácica na unidade de emergência e pode evidenciar alterações pleuropulmonares que auxiliam no diagnóstico etiológico da pericardite (infiltrados, cavitações, derrame pleural).

Eletrocardiograma

As alterações eletrocardiográficas decorrem da inflamação do epicárdio e do miocárdio adjacente, sendo o supradesnivelamento do segmento ST com concavidade para cima o achado mais sensível e o infradesnivelamento do segmento PR o achado mais específico para pericardite aguda, mais evidentes nas derivações DI, DII, aVF, V3, V4, V5 e V6 – alterações difusas, geralmente poupando aVR e V1 (Figura 19.2).[3,4] Classicamente são descritos quatro estágios temporais de alterações eletrocardiográficas, cuja evolução ocorre em dias a semanas (Tabela 19.3). Contudo, a evolução temporal clássica do ECG da

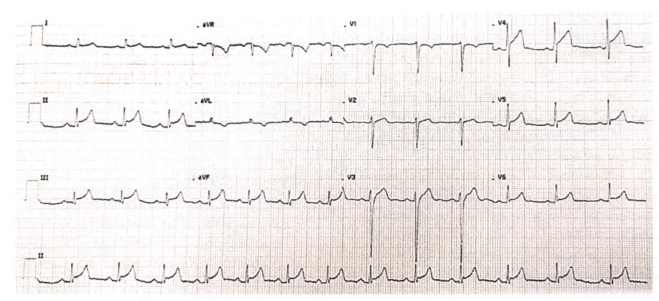

Figura 19.2. Supradesnivelamento difuso do segmento ST em DI, DII, DIII, aVF, V3, V4, V5 e V6 associado a infradesnivelamento do segmento PR em paciente com pericardite aguda. Fonte: acervo pessoal.

Tabela 19.3. Evolução eletrocardiográfica da pericardite aguda

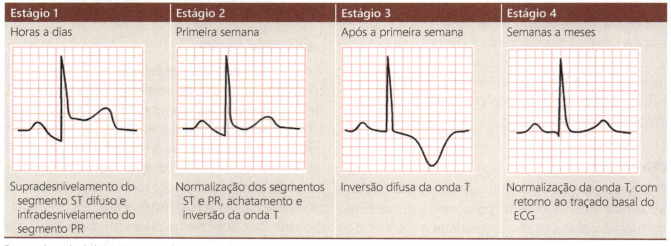

Fonte: adaptada de https://en.ecgpedia.org

pericardite aguda nem sempre acontece; muitos indivíduos podem normalizar seu traçado após passar pelo estágio 1. Alterações atípicas também ocorrem em até 40% dos casos. Arritmias, principalmente as atriais, podem ocorrer a qualquer momento do curso da doença.[4] Diminuição da voltagem do complexo QRS sugere derrame pericárdico, e alternância de amplitude do complexo QRS (alternância elétrica) está associada a tamponamento cardíaco.[4] Os principais diagnósticos diferenciais das alterações eletrocardiográficas são infarto agudo do miocárdio, tromboembolismo pulmonar, áreas discinéticas e repolarização precoce.

Ecodopplercardiograma

O ecodopplercardiograma é o principal exame de imagem solicitado, sendo fundamental para avaliar complicações da pericardite aguda (derrame pericárdico, tamponamento cardíaco) e acompanhar a resposta terapêutica, principalmente ao quantificar o volume de líquido pericárdico.[2-4] Em geral, quando o tamanho do derrame é inferior a 10 mm e é visualizado apenas na parte posterior do ventrículo esquerdo, trata-se de um derrame pequeno; quando mede entre 10 e 20 mm e circunda todo o coração, é moderado; lâminas superiores a 20 mm caracterizam derrames importantes.[4] Quando está indicada a drenagem do líquido pericárdico (pericardiocentese), a imagem ecocardiográfica pode guiar a punção em tempo real. Além disso, o ecocardiograma consegue auxiliar na determinação de disfunção ventricular concomitante, a qual pode sugerir componente de miocardite associado.[2-4]

Ressonância magnética e tomografia computadorizada

Em casos duvidosos, a ressonância magnética cardíaca pode auxiliar no diagnóstico de pericardite, uma vez que a presença de edema e realce tardio em sequências ponderadas em T2 são altamente sugestivos de processo inflamatório ativo.[2-4]

A tomografia cardíaca é outro exame que pode detectar a presença de edema pericárdico depois da injeção de contraste. É um método sensível para diagnosticar calcificação pericárdica e caracterizar o líquido pericárdico (baixa densidade nos transudatos e alta densidade em exsudatos, derrames paraneoplásicos e hemorrágicos).[2-4] Quando associada a protocolos de avaliação coronária (angiotomografia), pode ser útil no diagnóstico diferencial com as síndromes coronarianas agudas.

Pericardiocentese e biópsia pericárdica

Métodos diagnósticos invasivos, como pericardiocentese e biópsia pericárdica, são procedimentos de exceção e indicados para situações de alto risco: suspeita de pericardite bacteriana, infiltração neoplásica, tamponamento cardíaco e derrames moderados refratários ao tratamento clínico.[2,3]

Diagnóstico

O diagnóstico de pericardite é realizado quando houver pelo menos dois critérios que constam na Tabela 19.4.[2-4]

Abordagem na unidade de emergência

A abordagem inicial do paciente com pericardite na unidade de emergência deve incluir a detecção dos fatores de risco relacionados com um pior prognóstico, a avaliação da etiologia da pericardite e a determinação do local de tratamento (ambulatorial ou em regime de internação hospitalar).[2,3,7,8]

Tabela 19.4. Critérios diagnósticos de pericardite aguda

Dor torácica sugestiva
Atrito pericárdico
Alterações eletrocardiográficas sugestivas
Derrame pericárdico novo ou aumento do preexistente
PERICARDITE AGUDA = PELO MENOS 2 CRITÉRIOS

Fonte: elaborada pela autoria com base na I Diretriz Brasileira de Miocardites e Pericardites, 2013.

Os principais fatores de risco para complicações incluem: curso subagudo da pericardite, falha terapêutica após sete dias de início do tratamento, febre acima de 38°C, presença de derrame pericárdico moderado a importante, evidência de tamponamento cardíaco, elevação de troponina, disfunção ventricular associada, pacientes imunossuprimidos e história de uso de anticoagulante oral.[2,3,8]

Geralmente opta-se por internação hospitalar nos casos de pacientes com sinais clínico-laboratoriais que sugerem pericardite não viral (doenças autoimunes, neoplasia atual ou prévia, tuberculose, perda ponderal, anemia, infarto agudo do miocárdio recente, pós-radioterapia, pós-cirurgia cardíaca) ou que apresentam pelo menos um dos fatores de risco para complicações.[2,3,7,8] Já nos pacientes com quadro típico de pericardite viral não complicada, o tratamento pode ser feito ambulatorialmente, com acompanhamento periódico para monitorar recidiva, evolução do derrame pericárdio ou outras complicações (Figura 19.3).[2,3,7]

Tratamento

Tratamento farmacológico

O cerne do tratamento das pericardites agudas é a terapia anti-inflamatória, cujos objetivos são o alívio da dor e a diminuição do processo inflamatório local.

Os anti-inflamatórios não esteroidais (AINE) compreendem a principal classe de medicações utilizadas.[2,3,7] Dentre as opções, temos o ibuprofeno, o AAS e a indometacina, com necessidade de redução gradual da dose depois da melhora dos sintomas e normalização dos parâmetros inflamatórios (PCR, derrame pericárdico), podendo prolongar o tratamento por semanas (Tabela 19.5).[2,3,7] A escolha do AINE dependerá do perfil e das comorbidades dos pacientes. Em casos de pericardite pós-infarto

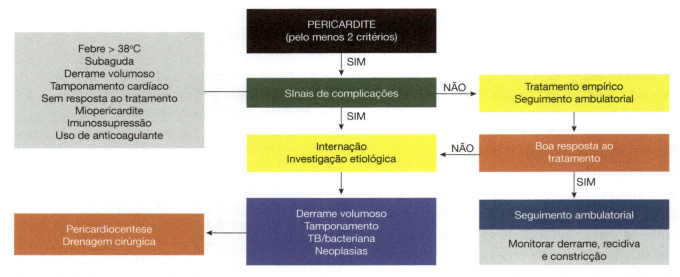

Figura 19.3. Fluxograma de abordagem do paciente com diagnóstico de pericardite na unidade de emergência. Fonte: elaborada pela autoria. TB: tuberculose.

agudo do miocárdio, deve-se preferir o AAS e evitar o uso de indometacina.[2,7] Indivíduos considerados de alto risco para sangramento gastrointestinal (histórico de doença ulcerosa péptica, idosos acima de 65 anos, uso concomitante de AAS ou anticoagulantes) devem ter seu período de tratamento com AINE encurtado, sempre associando inibidor de bomba de prótons.[2,3,7]

A colchicina é um medicamento que potencializa o efeito terapêutico dos AINEs, tendo um papel fundamental no tratamento das pericardites idiopáticas e virais, inclusive evitando recorrência da inflamação local.[2,3,7] A duração do tratamento é de três meses nas pericardites agudas e seis meses nas recorrentes.[2,3,7,9] A dose deve ser ajustada conforme a idade e a função renal e seu uso deve ser evitado nos pacientes com hepatopatias crônicas. O principal efeito adverso da colchicina é a diarreia, presente em 8% dos casos.[2]

Os corticoides, quando prescritos para tratamento das pericardites idiopáticas e virais, promovem melhora rápida e significativa dos sintomas, além de redução da atividade inflamatória; contudo, seu uso precoce está relacionado com a recorrência do quadro de pericardite, logo deve ser evitado.[2,3,7] Dessa forma, deve-se considerar o emprego de corticoides nos casos de falha terapêutica com AINE e colchicina nos pacientes anticoagulados com contraindicações para uso de AINE e em situações de inflamações sistêmicas (pericardite tuberculosa, secundária a doenças autoimunes e processos autoimunes).[2,3,7,9] A medicação de escolha é a prednisona, na dose de 0,2 a 0,5 mg/kg/dia, com redução lenta semanal (Tabela 19.5).[2,3]

Condutas nas causas específicas

As condutas nas situações especiais de pericardite constam na Tabela 19.6.[2,3,7]

Tabela 19.5. Terapêutica medicamentosa da pericardite aguda

Medicamento e posologia	Tempo de tratamento
Ibuprofeno 400 a 800 mg a cada 6 ou 8 horas	2 semanas Redução de 600 mg/dia a cada semana por 3 semanas
AAS 500 a 750 mg a cada 6 ou 8 horas	7 a 10 dias Redução de 500 mg/dia a cada semana por 3 semanas
Indometacina 50 mg a cada 8 horas	2 semanas Redução de 50 mg/dia a cada semana por 3 semanas
Colchicina 0,5 mg a cada 12 horas – abaixo de 70 anos 0,5 mg/dia – acima de 70 anos	3 meses (pericardite aguda) 6 meses (pericardite recorrente)
Prednisona 0,2 a 0,5 mg/kg/dia	4 semanas Redução lenta por 2 a 3 meses

Fonte: elaborada pela autoria com base na I Diretriz Brasileira de Miocardites e Pericardites, 2013.

Tabela 19.6. Condutas nas situações especiais de pericardite

Situação	Conduta
Pericardite urêmica	Hemodiálise sem heparina Colchicina para casos refratários
Síndrome pós-pericardiotomia	AINE + Colchicina até desaparecimento do derrame pericárdico Prednisona para casos refratários
Pericardite neoplásica	Exame citológico do líquido pericárdico Pericardiocentese ou drenagem cirúrgica em derrames moderados/importantes
Pericardite tuberculosa	Exame bioquímico, microbiológico e cultura do líquido pericárdico + biópsia pericárdica Rifampicina (R), Isoniazida (I), Pirazinamida (P), Etambutol (E) - esquema 2 meses RIPE + 4 meses RI Prednisona Pericardiectomia se pericardite constritiva
Pericardite bacteriana	Exame bioquímico, microbiológico e cultura do líquido pericárdico + biópsia pericárdica Drenagem cirúrgica com pericardiectomia Antibioticoterapia precoce
Pericardite autoimune	AINE + Colchicina Prednisona para casos refratários Pericardiocentese ou drenagem cirúrgica em derrames moderados/importantes Triancinolona intrapericárdica para evitar recorrência Tratamento da doença de base
Pericardite pós-infarto agudo do miocárdio	Epistenocárdica/precoce – depois do 2º dia pós-infarto AAS + Colchicina Bom prognóstico, sem complicações Tardia/síndrome de Dressler – depois da 2ª semana pós-infarto AAS + Colchicina Possibilidade de hemopericárdio, tamponamento cardíaco e pericardite constritiva

Fonte: elaborada pela autoria com base na I Diretriz Brasileira de Miocardites e Pericardites, 2013.

Prognóstico

Pacientes com pericardite aguda idiopática ou viral têm um bom prognóstico a longo prazo; nessas entidades o tamponamento cardíaco é raro, sendo mais frequente em pacientes com alguma etiologia subjacente específica (neoplásica, tuberculosa, bacteriana, autoimune).[2,3,7,9] Da mesma maneira, a pericardite constritiva também é mais comum nas situações especiais, e pode ocorrer em aproximadamente 1% dos pacientes com pericardite idiopática aguda.[2,3,7]

Cerca de 15 a 30% dos pacientes com pericardite aguda idiopática que não são tratados com colchicina desenvolvem doença recorrente, sendo a falha de resposta ao tratamento com AINE e o uso de corticoide os principais fatores de risco para seu desenvolvimento.[2,3,7,9] Na ausência de resposta à associação AINE + colchicina, em casos refratários de pericardite recorrente podem ser consideradas as seguintes opções terapêuticas: corticoides, imunossupressores e antagonista do receptor IL-1, sendo o tratamento cirúrgico (pericardiectomia) uma conduta de exceção.[2,3,7,9]

Referências bibliográficas

1. Moore KL, Dalley AF. Anatomia orientada para a clínica. 6. ed. Rio De Janeiro: Guanabara Koogan, 2011.
2. Montera MW, Mesquita ET, Colafranceschi AS, Oliveira Junior AM, Rabischoffsky A, Ianni BM, et al. Sociedade Brasileira de Cardiologia. I Diretriz Brasileira de Miocardites e Pericardites. Arq Bras Cardiol. 2013;100(4 Suppl. 1):1-36.
3. Adler Y, Charron P, Imazio M, Badano L, BarónEsquivias G, Bogaert J, et al. 2015 ESC Guidelines for the diagnosis and management of pericardial diseases: The Task Force for the Diagnosis and Management of Pericardial Diseases of the European Society of Cardiology (ESC) Endorsed by: The European Association of CardioThoracic Surgery (EACTS). Eur Heart J. 2015;36(42):292164.
4. Imazio, M. (2022). Acute pericarditis: clinical presentation and diagnosis. In: LeWinter MM, Yeon SB (eds.). UpToDate. Disponível em: https://www.uptodate.com/contents/acute-pericarditis-clinical-presentation-and-diagnosis. Acesso em: 4 maio 2022.
5. Diaz-Aroculipa C, Saucedo-Chinchay J, Imazio M. Pericarditis in patients with Covid-19: a systematic review. J Cardiovasc Med. 2021 sep;22(9):693-700.
6. Tilkian AG. Entendendo os sons e sopros cardíacos: com introdução aos sons pulmonares. São Paulo: Roca, 2004.
7. Imazio M. Acute pericarditis: treatment and prognosis. In: LeWinter MM, Yeon SB (eds.). Disponível em: https://www.uptodate.com/contents/acute-pericarditis-treatment-and-prognosis. Acesso em: 4 maio 2022.
8. Imazio M, Cecchi E, Demichelis B, Ierna S, Demarie D, Ghisio A, et al. Indicators of poor prognosis of acute pericarditis. Circulation. 2007 May 29;115(21):2739-44.
9. Chiabrando J, Bonaventura A, Vecchié A. Management of acute and recurrent pericarditis. J Am Coll Cardiol. 2020 Jan;75(1):76-92.

CAPÍTULO 20

Miocardite

Rafael de Lima Accorsi • Fábio Fernandes • Marcel de Paula Pereira • Vagner Madrini Junior

Introdução

Miocardite ocorre a partir de qualquer processo inflamatório secundário a uma resposta humoral ou celular, a um agente ou a uma condição sistêmica. Dentre as causas, podemos dividir em infecciosas e não infecciosas (Tabela 20.1).[1,2]

No primeiro grupo, destacam-se os vírus cardiotrópicos, sendo os adenovírus, parvovírus e herpes-vírus os mais prevalentes no Brasil, podendo ocorrer coinfecção em até 30% dos casos. Outros agentes, em menor incidência, também são descritos, como infecções bacterianas (doença de Lyme; Listeria; Streptococcus), fúngicas, por helmintos ou por protozoários. Vale lembrar a forma aguda da doença de Chagas, causada pelo protozoário Trypanosoma cruzi, variando sua incidência conforme a região estudada.

Das causas não infecciosas, podemos ainda subdividir didaticamente em três etiologias: fármacos, doenças sistêmicas e doenças autoimunes. Os fármacos podem comprometer a estrutura miocárdica por meio de reações de hipersensibilidade (antibióticos, anti-inflamatórios não hormonais e antipsicóticos) ou cardiotoxicidade direta, como é o caso dos quimioterápicos, cujos principais representantes são as antraciclinas (doxorrubicina), os inibidores do HER-2 (trastuzumab) e os agentes alquilantes (ciclofosfamida). Como causas sistêmicas, devemos considerar a síndrome hipereosinofílica associada à miocardite aguda eosinofílica, além da sarcoidose, uma doença multissistêmica que vem ganhando espaço na cardiologia e pode ter sua história natural modificada com o tratamento imunossupressor adequado. Por fim, o lúpus eritematoso sistêmico e a artrite reumatoide são as causas autoimunes mais prevalentes.[1-4]

Conceito e epidemiologia

Ainda não há consenso bem estabelecido na literatura sobre o tempo de início dos sintomas e a definição de miocardite aguda. Atualmente, utiliza-se o termo para quadros clínicos com início em até um mês.[1,3]

A Organização Mundial da Saúde (OMS) recomenda os critérios de Dallas para definição de miocardite, os quais são baseados em aspectos histológicos, imunológicos e imuno-histoquímicos (Tabela 20.2):[3]

Tabela 20.1. Etiologias da miocardite aguda

Infecciosas	
Vírus RNA	Coxsackie (A e B); hepatites; paramixovírus; flavivírus
Vírus DNA	Adenovírus; herpes-vírus (HSV 6); retrovírus (HIV)
Bactérias	*Staphylococcus* sp.; *Streptococcus* sp.; legionella; riquetsias; espiroquetas; micobacterioses
Helmintos	*Equinococcus*; *Wuchereria bancrofti*; ascaris; *Schistosoma*
Protozoários	*Trypanosoma cruzi*; Leishmania; *Plasmodium falciparum*; *Toxoplasma gondii*
Fungos	*Cryptococcus*; candida; histoplasma; *Aspergillus*
Não infecciosas	
Fármacos (hipersensibilidade)	Antibióticos (macrolídeos, cefalosporinas e tetraciclinas); AINEs; antipsicóticos (clozapina); antidepressivos tricíclicos
Fármacos (cardiotoxicidade direta)	Quimioterápicos (antraciclinas, trastuzumab, alquilantes); fenitoína; zidovudina
Doenças sistêmicas	Sarcoidose; doenças do colágeno; esclerose sistêmica; granulomatose eosinofílica com poliangeíte
Doenças autoimunes	Lúpus eritomatoso sistêmico; artrite reumatoide; febre reumática; granulomatose com poliangeíte

Fonte: adaptada de I Diretriz Brasileira de Miocardiopatias e Pericardiopatias, 2013.
AINE: anti-inflamatório não hormonal.

Tabela 20.2. Definição diagnóstica

A. Critérios clínicos	B. Critérios de Lake Louise (RMC)	C. Definição hispatopatológica
1. Apresentação clínica ■ Dor torácica aguda ■ Insuficiência cardíaca ■ Choque cardiogênico e/ou arritmias **2. Critérios diagnósticos** ■ Nova alteração de ECG ■ Elevação de biomarcadores ■ Alteração estrutural (EcoTT, RMC) ■ Características do realce pela RMC	**1. Edema miocárdio** ■ Imagens ponderadas em T2 **2. Realce global precoce** ■ Aumento de sinal sugere inflamação **3. Realce tardio** ■ Sugere áreas de necrose ou fibrose	**Critérios de Dallas (OMS):** ■ ≥ 14 leucócitos/mm², sendo ≥ 4 monócitos/mm² e presença de CD3 positivo em ≥ 7 linfócitos T/mm²

A. Critérios clínicos, conforme definido pela ESC em 2013. Considera-se o diagnóstico de miocardite quando presente ≥ 1 critério clínico e ≥ 1 critério diagnóstico, na ausência de estenose coronariana ≥ 50%, valvopatias, doenças congênitas, tireotoxicose, dentre outras causas. Se assintomático, considerar ≥ 2 critérios diagnósticos distintos. **B.** Se 2/3 critérios de imagem, há acurácia de 78%, sensibilidade de 67% e especificidade de 91%. O padrão de realce tardio costuma ser não transmural, especialmente mesocárdico. **C.** Os critérios de Dallas fazem parte da definição da Organização Mundial da Saúde (OMS) para o diagnóstico histopatológico de inflamação miocárdica. ECG: eletrocardiograma; EcoTT: ecocardiograma transtorácico; RMC: ressonância nuclear magnética cardíaca; OMS: Organização Mundial da Saúde.

1. Evidência histológica de infiltrado inflamatório no miocárdio com degeneração e necrose celular de origem não isquêmica.
2. Pela imuno-histoquímica, ≥ 14 linfócitos/mm², sendo ≤ 4 monócitos/mm² e T-CD3 positivo em ≥ 7 linfócitos/mm².

A grande limitação desses critérios é a necessidade de biópsia endomiocárdica, dispensável na imensa maioria dos casos.

Na mesma linha, os dados sobre prevalência e incidência da miocardite continuam sendo um desafio, estimando-se cerca de 22 casos a cada 100.000 habitantes por ano. A grande variabilidade de apresentação clínica também é um fator limitante sobretudo na suspeição clínica, o que leva à menor notificação.[4] Ainda assim, mesmo nas condições em que há suspeita clínica, infrequentemente os pacientes são submetidos à biópsia endomiocárdica, padrão-ouro para o diagnóstico, conforme mencionado acima. Os resultados de autópsia em casos de morte súbita em jovens variam de 2 a 42% a depender da população e região estudadas. Cerca de 9,6% dos portadores de miocardiopatia dilatada idiopática, quando submetidos à biópsia endomiocárdica (BEM), recebem o diagnóstico de miocardite.[3-5]

Manifesta-se principalmente em adultos jovens do sexo masculino, muitas vezes sem fatores de risco para doenças cardiovasculares.[5]

Fisiopatologia

Há evidências de mecanismos mediados por vírus, drogas e doenças autoimunes. A miocardite viral, principal representante, pode ser divida em três fases, conforme o acometimento histopatológico, em aguda, subaguda e crônica.

A fase aguda se caracteriza por intensa viremia, atividade inflamatória e estresse oxidativo sem a presença de anticorpos neutralizantes. Os principais agentes estudados são os *Coxsackie* vírus, que fazem parte da família dos enterovírus. Sua ação citotóxica direta depende do receptor *CAR* (coxsakie-adenovírus *receptor*), encarregado pela entrada no citoplasma, seguido de morte celular, necrose e edema tecidual. Essa fase dura até o terceiro dia, quando se inicia a produção de anticorpos.[1]

Após esse período inicial, surge a fase subaguda, caracterizada pela presença de linfócitos T e B e o consequente clareamento viral, que acontece geralmente ao final da segunda semana e dura até 14 dias. Nesse momento, se intensifica o efeito citotóxico dos linfócitos T CD8 e, posteriormente, predomina a resposta humoral, guiada pelos linfócitos B, responsáveis pela produção de anticorpos.[1,6]

A fase crônica se estende até os 90 dias, caracterizada pela deposição de colágeno e fibrose tecidual, processo fundamental na determinação do prognóstico da doença. Em alguns casos, o processo inflamatório persiste, caracterizando a cardiomiopatia inflamatória crônica.[1,5-7]

Quadro clínico

O quadro clínico é bastante variável e heterogêneo. O espectro envolve desde pacientes assintomáticos até quadros fulminantes e morte súbita. Com base em grandes registros, a dispneia é o sintoma mais frequente (85 a 95% dos casos), seguido de febre (cerca de 65%) e dor torácica (variando entre 19 e 49%). Algumas vezes, pode ser precedido, em dias ou poucas semanas, por sintomas virais. A grande maioria dos casos cursa com quadros leves e autolimitados, sendo de bom prognóstico e baixa taxa de sequelas permanentes.[1,3]

Em contrapartida, cerca de 20% poderão evoluir com o fenótipo de cardiomiopatia dilatada crônica.[1]

A seguir, serão elencadas algumas formas de apresentação e seus possíveis diagnósticos diferenciais.

- **Assintomáticos.** Diagnóstico eventual por exames de imagem.
- **Dor torácica aguda.** Importante diagnóstico diferencial com síndromes coronarianas agudas, sobretudo com coronárias normais à estratificação angiográfica ou em pacientes jovens sem fatores de risco para doença aterosclerótica; pericardite aguda, tromboembolismo pulmonar e síndromes aórticas também devem ser consideradas.
- **Insuficiência cardíaca aguda ou subaguda.** Representada como diagnóstico diferencial de quadros de dispneia de início agudo e progressivo, com sintomas de congestão esquerda e/ou direita, sendo uma possível etiologia de uma insuficiência cardíaca *de novo*.
- **Choque cardiogênico e/ou arritmias ventriculares complexas.** Conhecida como miocardite fulminante, deve ser lembrada em especial nos pacientes previamente hígidos, jovens e/ou sem comorbidades prévias. Dentre os subtipos, a miocardite de células gigantes e a miocardite eosinofílica são frequentemente associadas a esse perfil de gravidade[3,4].
- **Morte súbita.** Diagnóstico por anatomopatologia.

Algumas pistas diagnósticas podem direcionar para etiologias específicas, como:

1. História prévia de doenças autoimunes e disfunções orgânicas compatíveis com atividade de doenças sistêmicas.
2. *Rash* e eosinofilia periférica (em 66% dos casos) se associam com miocardite eosinofílica ou infecção por helmintos.
3. Bloqueios atrioventriculares avançados ou arritmias ventriculares podem estar presentes na sarcoidose, mesmo na ausência de disfunção ventricular. Em um estudo pequeno o diagnóstico de sarcoidose foi encontrado em cerca de 25% dos pacientes com menos de 50 anos de idade que se apresentaram com bloqueio atrioventricular total na sala de emergência.

Entretanto, o diagnóstico e o tratamento são baseados principalmente na apresentação sindrômica e serão discutidos adiante[1,8].

Exames complementares

Dos exames laboratoriais, podemos dividi-los em três formas: biomarcadores cardíacos, marcadores inflamatórios e avaliação etiológica. Compreendendo-se a variabilidade clínica, os exames deverão ser guiados de acordo com as diferentes síndromes descritas acima.[4,5]

- *Biomarcadores*: a troponina ultrassensível e o peptídio natriurético do tipo B (BNP) ou proBNP são os principais representantes. No contexto da síndrome coronariana aguda, a troponina auxilia no diagnóstico diferencial por não apresentar a curva típica do infarto agudo do miocárdio, conforme a quinta definição universal de infarto. Ambos são bastante sensíveis e correlacionam-se diretamente com pior prognóstico.[1,5]
- *Marcadores inflamatórios*: recomenda-se as dosagens de proteína C reativa (PCR) e velocidade de hemossedimentação (VHS) em todos os casos suspeitos. Apesar de inespecíficos, estão elevados principalmente quando há pericardite associada. Podem, inclusive, ser utilizados como guia de tratamento.[3]
- *Etiologia*: as sorologias virais não devem ser solicitadas de rotina. Segundo dados recentes, a positividade sorológica tem correlação com infecção viral miocárdica em apenas 4% dos casos. Ainda, em outro estudo, não houve correlação entre a sorologia viral e os achados na BEM. Pode auxiliar em situações específicas como infeções agudas por hepatite C, HIV. Especialmente no Brasil, a doença de Chagas deve sempre ser investigada.[1] Já os autoanticorpos relacionados com as doenças sistêmicas (como lúpus eritematoso sistêmico, artrite reumatoide, granulomatose eosinofílica, esclerose sistêmica, dentre outras) podem ser úteis de acordo com o cenário clínico, sendo recomendada sua dosagem.[3]

Em suma, o papel dos exames laboratoriais é auxiliar na avaliação da lesão miocárdica e do processo inflamatório sistêmico, restringindo a distinção etiológica a casos individualizados.[1,3]

Os exames de imagem auxiliam no diagnóstico propriamente dito, diagnósticos diferenciais e na extensão do comprometimento inflamatório. Dentre eles, o eletrocardiograma e o ecocardiograma transtorácico são capazes de fornecer inúmeras informações, sendo fundamentais na avaliação inicial. No entanto, a ressonância nuclear magnética cardíaca vem ganhando cada vez mais espaço seja na fase de miocardiopatia crônica, seja na fase aguda da doença.[9-11]

Eletrocardiograma

- *Depressão do segmento PR*: favorece o diagnóstico de miopericardite, sobretudo quando utilizado um valor de *cuttoff* de ≥ 0,5 mV. Costuma ser mais facilmente visualizado em aVR e derivações inferiores (DII e aVF).[10]
- *Complexo QRS*: as duas alterações mais descritas são ondas Q patológicas, também presentes nos casos de infarto agudo do miocárdio, atraso na condução intraventricular e bloqueios de ramo. Alguns estudos encontraram maior prevalência de bloqueios de ramo, quanto maior a gravidade do quadro, sugerindo pior prognóstico.[10]
- *Segmento ST*: elevação segmentar ou difusa do segmento ST pode ser encontrada tanto em miopericardite, quanto miocardite pura. Ocorre em até 2/3 dos casos, geralmente transitório, e com resolução em 48 horas na maioria das vezes. Os padrões de acometimento podem se assemelhar à pericardite ou síndrome coronariana aguda com supra de ST. Em menor frequência, infra do segmento ST também pode ser encontrada.[10]
- *Onda T*: o principal achado é a inversão da onda T, cuja incidência varia de 10 a 50% nos diversos estudos e cenários.[10]

Em resumo, o eletrocardiograma deve ser solicitado sobretudo para avaliação de diagnósticos alternativos, sem um padrão específico da miocardite.[3,5,10]

Ecocardiograma transtorácico

Recomendado para, virtualmente, todos os pacientes. Auxilia no diagnóstico diferencial nos três principais contextos agudos: dor torácica, insuficiência cardíaca e no choque cardiogênico com ou sem arritmias. Fornece informações da função ventricular, déficits segmentares (ou global), espessura das paredes, pericárdio, doenças valvares e anatomia aórtica. Importante ressaltar que, assim como em outras condições, a disfunção ventricular é o principal fator de mau prognóstico.[1,3]

A avaliação do Strain Longitudinal Global (SGL) é uma ferramenta que vem sendo estudada a fim de encontrar achados que favoreçam o diagnóstico de miocardite. Por meio dessa técnica, conhecida como *spackle tracking*, é possível determinar alterações regionais e/ou globais com potencial correlação com realce tardio avaliado por ressonância, mesmo em pacientes sem outras alterações no ecocardiograma transtorácico habitual. Ainda carece de grandes estudos que validem essas informações; porém, seu uso tem sido crescente.[11]

Prognóstico: em um estudo unicêntrico com 210 pacientes portadores de miocardite aguda confirmada por BEM, nos casos com disfunção ventricular, houve recuperação da fração de ejeção do ventrículo esquerdo (FEVE) em cerca de 47%.[8]

Ressonância magnética cardíaca

Exame que vem ganhando espaço na investigação e na avaliação das miocardiopatias por meio dos padrões de realce precoce (inflamação), realce tardio (infarto/fibrose) e MAPA T1 (fibrose intersticial), a ressonância cardíaca tem valor diagnóstico e prognóstico mesmo nos contextos agudo e subagudo das doenças do miocárdio. O padrão mais comumente descrito nessas modalidades é o realce tardio mesoepicárdico e difuso, frequentemente encontrado nas miocardites virais.[9] Estima-se uma acurácia de 60 a 80% para o diagnóstico de miocardite nas fases aguda e subaguda por meio dos critérios de Lake Louise (Tabela 20.2), citados a seguir:[1,3,9]

- Edema miocárdico, quando ponderado em T2;
- Realce precoce;
- Realce tardio.

Mais recentemente, o estudo MyoRacer Trial avaliou a acurácia de novas técnicas de MAPA T1 e MAPA T2, em comparação ao padrão-ouro (biópsia endomiocárdica), sugerindo melhor desempenho em relação aos critérios anteriormente descritos na fase aguda. Como fator prognóstico, a presença de realce tardio demonstrou relação direta com mortalidade total e cardiovascular. Em uma coorte prospectiva com seguimento total de quase cinco anos, o maior preditor de eventos foi o realce tardio, associado a cerca de 12 vezes mais risco de morte cardiovascular quando presente. Além de todos esses fatores, a ressonância permite avaliações semelhantes ao ecocardiograma, podendo determinar diâmetros, medidas cavitárias, função biventricular, trombos e alterações no pericárdio.[9] Objetivamente, a ressonância está indicada em pacientes estáveis para diagnóstico e prognóstico na fase aguda/subaguda das miocardites tanto nos contextos de dor torácica, arritmias e insuficiência cardíaca, sobretudo quando houver dúvida diagnóstica.[3,9]

PET com FDG

Exame de tomografia com emissão de pósitron (PET) guiado por 18-fluoroglicose marcada tem seu papel bem definido no diagnóstico da fase aguda da sarcoidose, bem como na monitorização do tratamento. Não é indicada de rotina, sendo, inclusive, pouco disponível na prática clínica. Reservada para quando houver suspeita clínica de sarcoidose cardíaca.[1,3,8]

Cateterismo cardíaco

Indicado nos cenários de insuficiência cardíaca aguda, arritmias ventriculares e, especialmente, no diagnóstico diferencial de dor torácica, tem valor na exclusão de DAC nesses cenários. A angiotomografia de coronárias pode substituir o cateterismo quando houver risco intermediário-baixo de coronariopatia.[1,8,10]

Histopatologia

Na maioria dos casos, o tratamento de suporte é suficiente e não há necessidade de avaliação histopatológica. Com o avanço dos exames de imagem, tem sido cada vez menos indicada. Em casos seletos e ameaçadores, como choque cardiogênico, arritmias ventriculares sustentadas e/ou disfunção ventricular grave, a biópsia endomiocárdica pode ser útil, sobretudo para reforçar ou guiar o tratamento imunossupressor.[1,3,5,12,13] Os principais subtipos encontrados são:[5]

- *Miocardite crônica ativa*: forma comum de apresentação. Infiltrado linfocítico.
- *Miocardite aguda*: infiltrado linfo-histiocitário com edema intersticial.
- *Miocardite eosinofílica*: associa-se principalmente à granulomatose com eosinofilia (ou síndrome de Churg-Strauss).
- *Miocardite de células gigantes*: associa-se ou não a outras doenças autoimunes. Infiltrado difuso com a presença característica de células gigantes.
- *Sarcoidose cardíaca*: presença de granuloma não caseoso.

A imuno-histoquímica aumenta a acurácia diagnóstica por meio da expressão do HLADR, graduada de 0 a 4, conforme a intensidade do processo inflamatório.[1,3,6]

Risco de complicações: em centros com grande experiência incide em menos de 2% dos casos (em alguns relatos, até < 0,2%). A utilização do ecocardiograma durante o procedimento tem tido papel em minimizar essas taxas de complicações. Podem ocorrer bloqueios atrioventriculares de diversos graus, perfuração do septo interventricular, perfuração da parede livre com ou sem tamponamento cardíaco, hematoma do sítio de punção, dentre outras.[1,14]

Possíveis indicações de BEM:[1,3,8]

- Choque cardiogênico persistente ou com deterioração clínica;
- Disfunção ventricular grave (FEVE <30 a 40%) sem causa aparente, associada ou não a arritmias ventriculares complexas.

Critérios diagnósticos

Depois de avaliarmos cuidadosamente os diversos cenários clínicos, vimos na Tabela 20.2 os critérios diagnósticos propostos pela Sociedade Europeia de Cardiologia em 2013, e, a seguir, uma sugestão de abordagem diagnóstica (Figura 20.1).[3]

Tratamento e estratificação de risco

- *Estratificação de risco*: utilizando três critérios clínicos, podemos estratificar os pacientes em baixo,

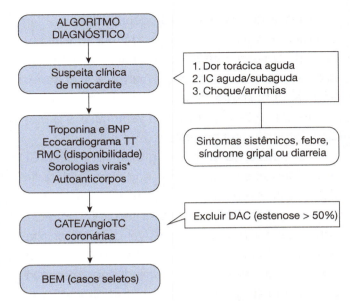

Figura 20.1. Sugestão de investigação diagnóstica, guiando conforme a síndrome clínica. *Sorologias virais: conforme suspeição clínica. Não indicada de rotina. *AngioTC:* angiotomografia; *BNP:* peptídio natriurético tipo B; *BEM:* biópsia endomiocárdica; *CATE:* cateterismo cardíaco; *DAC:* doença arterial coronariana; *IC:* insuficiência cardíaca; *RMC:* ressonância cardíaca; *TT:* transtorácico.

intermediário e alto risco. A partir disso, definimos estratégias terapêuticas (Figura 20.2).[8]

- *Comportamental*: recomenda-se abstenção de atividade física competitiva nos primeiros seis meses, cessação de tabagismo e etilismo, além de restrição hidrossalina (2 a 3 g de sódio por dia, caso sinais e sintomas de insuficiência cardíaca).[1,14]
- *Sindrômico:* terapia padrão para insuficiência cardíaca. Inibidores da ECA, bloqueadores do receptor de angiotensina II, antagonistas do receptor da neprilisina, betabloqueadores, antagonistas de aldosterona e, até mesmo, os inibidores de SGLT2, são recomendados para paciente com disfunção ventricular (FEVE < 40%), conforme diretrizes de Insuficiência Cardíaca com Fração de Ejeção Reduzida (IC-FER).[1,3,8] É válido lembrar que, assim como já demonstrado para outras etiologias de disfunção ventricular, a suspensão dessas medicações em pacientes com remodelamento reverso (melhora da fração de ejeção, parcial ou completa) é sempre desencorajada. Ou seja, mesmo com recuperação completa da

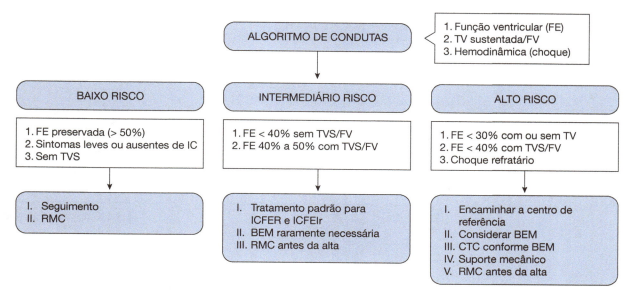

Figura 20.2. Conduta com base na estratificação de risco. A grande maioria dos casos se enquadra em riscos intermediário ou baixo, sendo raramente indicada biópsia endomiocárdica e terapia imunossupressora. BEM: biópsia endomiocárdica; CTC: corticoide; FE: fração de ejeção; FV: fibrilação ventricular; IC: insuficiência cardíaca; RMC: ressonância magnética cardíaca; TVS: taquicardia ventricular sustentada. Fonte: adaptada de Ammirti et al., 2020.

função ventricular, devem ser mantidas indefinidamente.[15]

- *Imunossupressor*: há uma força-tarefa a fim de encontrar a melhor terapia imunossupressora. No entanto, a maioria dos estudos têm utilizado os achados da biópsia endomiocárdica, imuno-histoquímica e pesquisa viral a fim de documentar ausência de infecção viral ativa para indicar imunossupressão (Figura 20.3).[3,6,8,12,13]

Cenários em que há recomendação de imunossupressores (em geral, corticoterapia com ou sem azatioprina):[1,3,8]

- Miocardite de células gigantes;
- Miocardite eosinofílica;
- Miocardite por sarcoidose;
- Miocardite com pesquisa viral negativa.

- *Imunomodulador*: a imunoglobulina tem papel antiviral e anti-inflamatório. Objetiva neutralizar e aumentar o *clearance* viral por meio da reposição de anticorpos.[1,3] É composta por IgA, IgM e IgG. Mais bem estudada no cenário da cardiomiopatia dilatada inflamatória crônica quando há persistência viral. Tem resultados controversos no cenário agudo e não é indicada de rotina.[8,14] A Figura 20.3 resume a abordagem a partir dos resultados da BEM.[8]

Miocardite e Covid-19

Desde a declaração da pandemia do coronavírus pela OMS em 11 de março de 2020, diversos relatos de casos, séries de casos e estudos observacionais retrospectivos têm sido publicados demonstrando associação entre a Covid-19 e o aumento de casos de miocardite aguda. Em comparação com 2019, em 2020 houve 42% mais casos de miocardite. Estudo retrospectivo do CDC encontrou uma chance de miocardite quase 16 vezes maior entre pacientes com Covid-19 em comparação com paciente sem a doença. A incidência parece ser semelhante entre os sexos; porém, difere entre as faixas etárias, sendo mais frequente entre os jovens com menos de 16 anos ou adultos com mais de 50 anos. Apesar dos números elevados, o efeito de causalidade não está bem estabelecido. Há várias críticas em relação a esses dados, como o critério utilizado para o diagnóstico, a ausência de documentação através exames de imagem ou de biópsia endomiocárdica, a comparação com pacientes "não Covid" incluir pacientes muito heterogêneos e a maior busca pelo diagnóstico da doença em pacientes infectados pelo coronavírus. Ainda em 2020, outro estudo avaliou pacientes com disfunção ventricular sem etiologia definida por meio de BEM, com pesquisa

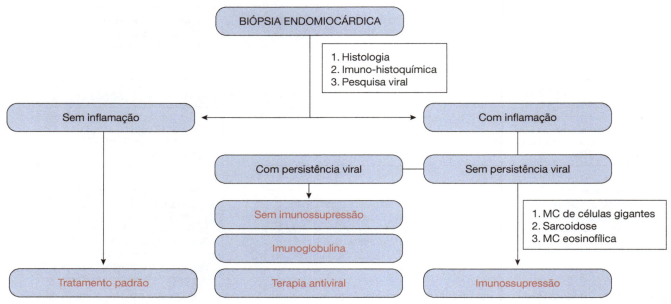

Figura 20.3. Achados da biópsia endomiocárdica e as condutas subsequentes. Indicada imunossupressão na presença de inflamação e após documentar a ausência de infecção viral ativa. MC: miocardite. Fonte: adaptada de Tshcöpe et al., 2019.

viral incluindo SARS-CoV 2. Dos 104 casos, em 5 deles confirmou-se a presença viral, dos quais 2 se apresentavam como miocardite aguda, sendo a primeira evidência da presença de genoma viral no miocárdio. Sendo assim, parece haver uma importante associação entre as doenças, sendo possível a relação de causalidade, porém ainda carecemos de estudos definitivos.[16,17]

Referências bibliográficas

1. Montera MW, Mesquita ET, Colafranceschi AS, Oliveira Junior AM, Rabischoffsky A, Ianni BM et al. I diretriz brasileira de miocardites e pericardites. Arquivos Brasileiros de Cardiologia [Internet]. 2013 [citado 5 maio 2022];100(4):01-36.
2. Caforio AL, Pankuweit S, Arbustini E, Basso C, Gimeno-Blanes J, Felix SB, et al. Current state of knowledge on aetiology, diagnosis, management, and therapy of myocarditis: a position statement of the European Society of Cardiology Working Group on Myocardial and Pericardial Diseases. Eur Heart J. 2013;34(33):2636-48.
3. Hajjar LA, Costa IB, Lopes MA, Hoff PM, Diz MD, Fonseca SM, et al. Diretriz Brasileira de Cardio-oncologia – 2020. Arquivos Brasileiros de Cardiologia [Internet]. Nov 2020;115(5):1006-43.
4. Fung G, Luo H, Qiu Y, Yang D, McManus B. Myocarditis. Circulation Research. 2016;118(3):496-514.
5. Caforio AL, Adler Y, Agostini C, Allanore Y, Anastasakis A, Arad M, et al. Diagnosis and management of myocardial involvement in systemic immune-mediated diseases: a position statement of the European Society of Cardiology Working Group on Myocardial and Pericardial Disease. Eur Heart J. 2017;38(35):2649-62.
6. Imanaka-Yoshida K. Inflammation in myocardial disease: from myocarditis to dilated cardiomyopathy. Pathology International [Internet]. 2019;70(1):1-11.
7. Cooper LT. Myocarditis. New England Journal of Medicine [Internet]. 2009;360(15):1526-38.
8. Tschöpe C, Ammirati E, Bozkurt B, Caforio AL, Cooper LT, Felix SB, et al. Myocarditis and inflammatory cardiomyopathy: current evidence and future directions. Nature Reviews Cardiology. 2020.
9. Camargo de Castro Carneiro A, Elias dos Prazeres CE, Rochitte CE. Quando a ressonância magnética importa para a avaliação das cardiopatias. Revista da Sociedade de Cardiologia do Estado de São Paulo. 2017;27(2):131-42.
10. Buttà C, Zappia L, Laterra G, Roberto M. Diagnostic and prognostic role of electrocardiogram in acute myocarditis: a comprehensive review. Annals of Noninvasive Electrocardiology. 2019;25(3):356-89.
11. Farzaneh-Far A, Romano S. Imaging and impact of myocardial strain in myocarditis. JACC: Cardiovascular Imaging. 2020;13(9):1902-5.
12. Tschöpe C, Cooper LT, Torre-Amione G, Van Linthout S. Management of myocarditis-related cardiomyopathy in adults. Circulation Research. 2019;124(11):1568-83.
13. Baughman KL. Inflammatory cardiomyopathy (DCMi). Basel: Birkhäuser Basel; 2010. Clinical management of acute myocarditis and cardiomyopathy; p. 239-55.
14. Hang W, Chen C, Seubert JM, Wang DW. Fulminant myocarditis: a comprehensive review from etiology to treatments and outcomes. Signal Transduction and Targeted Therapy. Dez 2020;5(1):145-89.
15. Halliday BP, Wassall R, Lota AS, Khalique Z, Gregson J, Newsome S et al. Withdrawal of pharmacological treatment for heart failure in patients with recovered dilated cardiomyopathy (TRED-HF): an open-label, pilot, randomised trial. The

Lancet [Internet]. Jan 2019;393(10166):61-73. Disponível em: https://doi.org/10.1016/s0140-6736(18)32484-x

16. Escher F, Pietsch H, Aleshcheva G, Bock T, Baumeier C, Elsaesser A, Wenzel P, Hamm C, Westenfeld R, Schultheiss M, Gross U, Morawietz L, Schultheiss H. Detection of viral SARS-CoV-2 genomes and histopathological changes in endomyocardial biopsies. ESC Heart Failure [Internet]. 12 jun 2020;7(5):2440-7. Disponível em: https://doi.org/10.1002/ehf2.12805

17. Boehmer TK, Kompaniyets L, Lavery AM, Hsu J, Ko JY, Yusuf H, Romano SD, Gundlapalli AV, Oster ME, Harris AM. Association Between COVID-19 and Myocarditis Using Hospital-Based Administrative Data — United States, March 2020–January 2021. MMWR. Morbidity and Mortality Weekly Report [Internet]. 3 set 202;70(35):1228-32. Disponível em: https://doi.org/10.15585/mmwr.mm7035e5.

CAPÍTULO 21

Valvopatias

Ranna Santos Pessoa • Francisco Monteiro de Almeida Magalhães
Tarso Augusto Duenhas Accorsi • Flavio Tarasoutchi

Destaques

Neste capítulo serão apresentadas as condutas nas principais emergências cardiovasculares relacionadas com valvopatias: estenose aórtica crônica descompensada, insuficiência aórtica aguda, estenose mitral crônica descompensada, insuficiência mitral aguda e trombose de prótese valvar.

Introdução

No departamento de emergências, o paciente com doença valvar costuma se apresentar com sintomas de insuficiência cardíaca, arritmia e/ou choque. É um ponto de fundamental importância reconhecer a etiologia valvar, tendo em mente que nem sempre o antecedente será claro na anamnese, e aquela pode ser a primeira manifestação de uma valvopatia.

Após o diagnóstico etiológico, o tratamento adequado também é desafiador, e deve ser baseado na fisiopatologia da valvopatia, favorecendo a boa evolução clínica.

No cenário ambulatorial, o tratamento padrão-ouro para a valvopatia anatomicamente importante, sintomático ou com complicadores, costuma ser intervencionista, percutâneo ou cirúrgico. A chegada do paciente ao cenário de emergência com descompensação clínica, indica a necessidade de intervenção valvar em um cenário muitas vezes emergencial, e, consequentemente, de alto risco. Entender o melhor momento para a cirurgia faz parte dos passos necessários ao bom desfecho clínico.[1]

Até que a cirurgia seja indicada, é preciso saber manejar clinicamente a descompensação. A falta de evidência na literatura a respeito do melhor manejo desses pacientes, decorre da exclusão destes dos principais estudos sobre descompensação de insuficiência cardíaca.[1]

Conceito e epidemiologia

As principais valvopatias que levam ao departamento de emergência são: insuficiência mitral aguda ou crônica descompensada, estenose mitral, insuficiência aórtica aguda ou crônica descompensada, estenose aórtica, choque séptico e/ou cardiogênico secundário à endocardite infecciosa (ver capítulo sobre endocardite) e trombose de prótese valvar, levando a um choque obstrutivo. A evidência no tratamento dessas descompensações agudas não é consenso na literatura, e a ausência de conhecimento por parte do emergencista pode ser responsável por deterioração clínica no departamento de emergência.

Por mais difícil que seja reunir diferentes especialistas de forma rápida para tomada de decisão no ambiente de emergência, o *Heart Team* continua tendo papel fundamental, com a discussão entre cardiologista clínico, ecocardiografista, hemodinamicista e cirurgião, buscando o melhor momento e o melhor tipo de intervenção valvar, quando ela for necessária.[1]

A estenose aórtica é a valvopatia mais prevalente nos países desenvolvidos dentre as que necessitam de intervenção valvar, e sua mortalidade no cenário da emergência chega a 70%, sem tratamento intervencionista.[1] A insuficiência aórtica é menos comum, no entanto é pouco tolerada quando se instala de forma aguda, sobretudo quando a etiologia for a dissecação aguda da aorta ascendente (ver capítulo *Síndromes aórticas agudas*).[1]

A insuficiência mitral é muito comum, chegando a atingir 3% da população geral.[1]

Fisiopatologia

A fisiopatologia da descompensação dependerá da válvula acometida, e será explicada em cada patologia a seguir.

Diagnóstico

As valvopatias costumam ser diagnosticadas com base em caracterização das bulhas, sopros e pulsos periféricos, no entanto, no contexto de descompensação, esse diagnóstico se torna desafiador, seja pelo choque, seja pelo baixo débito ou taquicardia.[1] Além disso, definir se a valvopatia é um achado ou é a causa da descompensação pode ser desafiador. Esses pacientes podem ter outras doenças associadas, como disfunção ventricular ou coronariopatia; e a gravidade anatômica da disfunção valvar pode estar subestimada a depender da volemia, ritmo cardíaco e função do ventrículo esquerdo.[1]

Tratamento

O tratamento cirúrgico é o que muda a evolução natural da doença valvar e corrige o fator responsável pela descompensação. No entanto, no momento da descompensação o risco cirúrgico está aumentado. Sendo assim, o tratamento percutâneo surge como uma forma atraente de compensação clínica, embora não haja trabalhos disponíveis comparando as diferentes terapias nesse cenário.[1] A seguir, discutiremos em separado as principais causas de procura pela emergência em pacientes com valvopatias.

Trombose de prótese

A trombose de prótese é considerada um evento pouco frequente, com incidência de 0,4 a 1% por paciente, por ano,[1] mas que acarreta mau prognóstico. Ocorre mais frequentemente em prótese mecânica em posição mitral e pode se apresentar de forma assintomática, com sintomas de insuficiência cardíaca, embolização e até morte por obstrução valvar aguda, dependendo da extensão do trombo.[2] A causa está relacionada com alterações da anticoagulação por má adesão ao tratamento ou interação medicamentosa da varfarina.[2]

Nos pacientes assintomáticos, pode ser achado de exame complementar de rotina ou ser suspeito por início recente de fibrilação atrial, ou percepção da redução do clique metálico da prótese mecânica.[2] No cenário de emergência, a apresentação clínica inclui sinais e sintomas de insuficiência cardíaca aguda, com dispneia, congestão e sinais de baixo débito ou síncope.[2] A dor torácica anginosa pode estar presente e deve levantar suspeita de embolia coronariana.[2]

No exame físico, além das alterações sugestivas de insuficiência cardíaca, pode-se evidenciar sopro do tipo estenose de prótese e abafamento do clique metálico da prótese mecânica.[2] Exames complementares evidenciam tempo de protrombina fora da faixa terapêutica, pode haver congestão pulmonar na radiografia ou tomografia de tórax, redução da mobilidade da prótese com aumento do seu gradiente no ecocardiograma e/ou estudo hemodinâmico, e ainda a visualização do trombo, sua mobilidade e extensão por meio do ecocardiograma.[2]

O ecocardiograma transesofágico é o método de escolha para confirmação diagnóstica, se o método transtorácico não for suficiente para confirmar a hipótese.[2] O ecocardiograma também pode evidenciar hipertensão pulmonar, principalmente nos casos de obstrução do fluxo mitral, que se associará a sintomas de congestão direita e maior risco cirúrgico.[2]

No tratamento do choque cardiogênico deve-se evitar o uso de suporte circulatório mecânico como balão intra-aórtico, porque o fluxo sanguíneo pela prótese pode se tornar mais lento, aumentando a extensão do trombo.[1] Fibrinólise ou cirurgia estão indicadas em casos de instabilidade clínica (dispneia CF NYHA III ou IV) ou hemodinâmica.[2] A escolha entre as duas terapias deve ser individualizada e baseada em discussão no *Heart Team*, mas, de uma forma geral, a tendência é escolher a fibrinólise na ausência de contraindicação, em pacientes com alto risco cirúrgico, acometimento de valvas direitas, primeiro episódio de trombose e trombo < 1 cm².[2] O fibrinolítico de escolha é o alteplase (rTPA) na dose de 10 mg intravenoso em bólus, seguido de 90 mg em 2 horas; ou estreptoquinase 500.000 UI em 20 minutos, seguido de 1.500.000 UI em 10 horas.[2]

A preferência pela cirurgia ocorre nos casos de contraindicação a trombólise, instabilidade hemodinâmica, alto risco de sangramento, suspeita de *pannus*, necessidade de outras abordagens cirúrgicas, baixo risco cirúrgico ou em caso de complicação após tentativa de trombólise.[2]

Estenose aórtica (EAo)

A estenose aórtica costuma ter uma instalação insidiosa, e as principais causas de procura ao serviço de emergência são piora da dispneia de base, angina, síncope e choque cardiogênico. O exame físico costuma evidenciar sinais de congestão sistêmica e pulmonar, pode ter sinais de baixo débito cardíaco, pulsos parvus e tardus e sopro telessistólico ejetivo.[2]

O eletrocardiograma mostra sinais de sobrecarga de câmaras esquerdas e o ecocardiograma confirma o gradiente transvalvar elevado (gradiente médio > 40 mmHg), redução da mobilidade das válvulas semilunares, com fração de ejeção do ventrículo esquerdo que pode ou não estar preservada.[2]

A escolha de tratamento é difícil pela falta de evidência sustentando cada opção. Na insuficiência cardíaca descompensada pela EAo, o nitroprussiato de sódio pode aumentar o índice cardíaco, mas deve ser evitado em pacientes hipotensos; a dobutamina pode ser usada como inotrópico, mas aumenta arritmia cardíaca, e o vasopressor piora a pós-carga ventricular.[1]

A cirurgia de troca valvar aórtica nesse contexto pode ser realizada mas possui um risco de morte estimado em 25 a 30%.[1] A valvuloplastia aórtica por cateter-balão (VACB), embora não tenha bons resultados a médio prazo, pode retirar o paciente da urgência ao reduzir momentaneamente o gradiente entre ventrículo esquerdo e aorta, aliviando a pós carga ventricular. Esse procedimento deve ser indicado em pacientes com instabilidade hemodinâmica como ponte para melhora hemodinâmica até tratamento mais definitivo, ou terapia paliativa para pacientes sem proposta de tratamentos mais avançados.[1]

É importante destacar que quanto mais precoce a intervenção por VACB, de preferência, antes de necessitar de fármacos vasoativos e quanto menor o tempo de choque, melhor a sobrevida. O principal risco relacionado com o procedimento é a evolução para insuficiência aórtica aguda com disfunção miocárdica. Nesse sentido, o implante percutâneo da valva aórtica (TAVI), vem crescendo como estratégia nesses pacientes, por ter menor chance de insuficiência aórtica residual, e poder ser realizada de forma menos invasiva, em pacientes mais frágeis e até instáveis. Alguns estudos já mostram a segurança dessa estratégia em comparação às outras opções terapêuticas disponíveis.[1]

A discussão da TAVI no cenário de emergência ainda necessita de maior evidência, uma vez que os pacientes com estenose aórtica importante e choque cardiogênico não estão incluídos na maioria dos estudos. É preciso levar em conta que a mortalidade desses pacientes é alta e o implante de TAVI pode ser uma medida não custo-efetiva se a gravidade do choque for extrema. Nesses casos, a VACB pode servir como ponte para decisão.[3]

Insuficiência aórtica

A insuficiência aórtica (IAo) costuma ser bem tolerada quando evolui de forma lenta e gradual. No entanto, em casos de instalação aguda, a sobrecarga súbita de volume no ventrículo esquerdo pode ser responsável por edema agudo de pulmão, arritmias, choque cardiogênico e mortalidade precoce.[4] As causas de IAo aguda incluem endocardite infecciosa, dissecção de aorta e trauma.[4]

No exame físico da insuficiência aórtica, a pressão arterial está tipicamente divergente, o sopro diastólico aspirativo pode não ser tão evidente se a instalação for aguda. O ecocardiograma é o exame confirmatório inicial e pode ajudar a definir a etiologia da lesão valvar.

O tratamento da insuficiência aórtica aguda costuma necessitar de suporte hemodinâmico e até de via aérea antes da intervenção pela gravidade da apresentação. Vasopressores podem ser necessários para otimizar a perfusão dos órgãos e marca-passo provisório pode auxiliar no aumento da frequência cardíaca, reduzindo a diástole e assim a regurgitação valvar e a sobrecarga do ventrículo esquerdo.[1,5]

Dispositivos como balão intra-aórtico estão contraindicados por piorar a regurgitação aórtica e sobrecarregar o ventrículo esquerdo. A cirurgia continua sendo o tratamento definitivo de escolha, mas em casos de exceção a TAVI pode ser uma opção factível depois da avaliação anatômica adequada e discussão em *Heart Team*, nos pacientes com condição cirúrgica proibitiva.[1,5]

Insuficiência mitral

A insuficiência mitral (IM) pode se apresentar na emergência como uma descompensação da valvopatia primária crônica, ou pode ter instalação aguda. Entre as causas de IM aguda temos secundária à infarto agudo do miocárdio, Takotsubo, endocardite infecciosa ou até ruptura de cordoalha em paciente com prolapso prévio.[6] Essa apresentação aguda costuma ser mal tolerada pelo aumento súbito na pressão do átrio esquerdo e deve ser tratada com urgência.[6]

O exame físico inclui ausculta de sopro holossistólico regurgitativo, com irradiação para linha axilar média. O ecocardiograma é o exame fundamental para definir a etiologia da insuficiência mitral e guiar a terapia.[2]

O tratamento do choque cardiogênico por insuficiência mitral aguda, inclui o uso de medicações vasoativas, com preferência pelo milrinone e dobutamina, uma vez que vasopressores aumentam a pós-carga ventricular e podem predispor a piora da regurgitação mitral. Vasodilatadores como nitroprussiato podem ser úteis para redução dessa pós-carga, além do uso de balão intra-aórtico e suporte respiratório invasivo.

Para definir o tratamento é importante dividir insuficiência mitral primária e secundária; enquanto na primária a cirurgia é o tratamento de escolha para a compensação clínica, na insuficiência mitral secundária a opção é pelo tratamento da doença de base. Como exemplo, a insuficiência mitral secundária ao infarto agudo do miocárdio, deve ser tratada com revascularização de urgência e reparo do músculo papilar.[1]

Ainda não há uma opção terapêutica menos invasiva que a cirurgia consolidada para a IM aguda, embora já existam relatos antigos do implante de MitraClip® nesse cenário,[7,8] essa é uma conduta experimental e difícil de ser realizada, tanto pela pouca disponibilidade, risco do procedimento, como pela necessidade de realizar ecocardiograma transesofágico com medidas restritas para avaliar os critérios de elegibilidade anatômica. No entanto, é uma possibilidade em caso de salvamento onde a cirurgia de troca valvar não possa ser realizada.[1]

Se o paciente já possui uma prótese em posição mitral e evolui com piora clínica importante e insuficiência da prótese no cenário da emergência, o implante de uma prótese de TAVI em posição mitral, conhecido como *valve-in-valve* mitral se torna uma opção terapêutica.[1]

Estenose mitral

Geralmente se apresenta com quadro de fibrilação atrial de alta resposta, mas pode ser acompanhado de sinais de congestão pulmonar e choque cardiogênico.[1] A principal etiologia é reumática, e, por isso, pacientes jovens podem ser acometidos. Essa é uma causa de internação por insuficiência cardíaca em gestantes, dificultando ainda mais a decisão terapêutica.[1]

Como forma de estabilização inicial, o controle de frequência cardíaca com uso de betabloqueadores, pode acarretar em melhora sintomática,

Tabela 21.1. Principais condições clínicas, pistas diagnósticas e opções terapêuticas.

Condição clínica	Quando desconfiar?	Opções terapêuticas
Trombose de prótese mecânica	Portador de prótese mecânica, com abafamento do clique metálico, INR fora da faixa terapêutica, choque obstrutivo	Trombólise Cirurgia
Estenose aórtica	Sopro sistólico ejetivo, congestão pulmonar, relato de síncope ou angina, histórico de valvopatia aórtica, fatores de risco para doença aterosclerótica	VACB TAVI Cirurgia
Insuficiência aórtica	Suspeita de dissecção de aorta, histórico de trauma torácico, pressão arterial divergente	TAVI (em casos selecionados) Cirurgia
Insuficiência mitral	História de prolapso, vigência de infarto agudo do miocárdio, doença valvar mitral prévia conhecida, sopro holossistólico regurgitativo	Tratar a doença de base se for secundário Cirurgia MitraClip® (em casos de salvamento)
Estenose mitral	Paciente jovem, gestante, com quadro de insuficiência cardíaca descompensada, fibrilação atrial de alta resposta	VMCB Cirurgia

INR: razão normalizada internacional; *VABC:* valvoplastia aórtica por cateter balão; *TAVI:* implante de valva aórtica transcateter; *VMCB:* valvoplastia mitral por cateter balão. Fonte: confeccionada pela autoria.

além de diuréticos. No entanto, a correção da estenose mitral deve ser realizada o mais precocemente possível.

Além da cirurgia, a valvoplastia mitral por cateter balão é uma opção factível e com menos morbidade, sendo primeira escolha principalmente em gestantes e pacientes de alto risco cirúrgico.[1]

Conclusões e perspectivas

O reconhecimento e o tratamento do paciente com valvopatias no cenário de emergência é desafiador. Pela falta de estudos randomizados incluindo esse perfil de pacientes, a maioria da evidência é derivada de opinião de especialistas e relatos de caso.

É importante pesquisar ativamente o histórico de valvopatias em pacientes com choque cardiogênico na emergência, uma vez que o tratamento adequado e rápido pode trazer benefícios significativos na possibilidade de sobrevida.

Pontos-chave

- O reconhecimento da etiologia valvar como causa de descompensação no paciente cardiológico pode ser um desafio e implica em uma mudança completa no tratamento do paciente.
- O *Heart Team* deve ser consultado mesmo no cenário de emergência, a fim de otimizar o uso de recursos e escolher a melhor terapia de forma individualizada.
- O TAVI vem crescendo como opção ao tratamento cirúrgico de urgência nos pacientes com estenose aórtica, mas ainda faltam estudos para avaliar sua custo-efetividade comparada à estratégia VACB + cirurgia.
- O balão intra-aórtico está contraindicado em insuficiência aórtica e deve ser evitado em caso de suspeita de trombose de prótese.
- Para insuficiência mitral, definir se a causa da descompensação é primária da válvula ou secundária à outras cardiopatias é o primeiro passo na abordagem.
- Na estenose mitral, a valvoplastia por cateter balão é o tratamento de escolha no cenário da emergência, principalmente em gestantes e pacientes de alto risco cirúrgico.

Referências bibliográficas

1. Akodad M, Schurtz G, Adda J, Leclercq F, Roubille F. Management of valvulopathies with acute severe heart failure and cardiogenic shock. Arch Cardiovasc Dis. 2019;112(12):773-80.
2. Tarasoutchi F, Montera MW, Ramos AIO, Sampaio RO, Rosa VEE, Accorsi TAD, et al. Update of the Brazilian Guide-

lines for Valvular Heart Disease - 2020. Arq Bras Cardiol. 2020;115(4):720-75.
3. Urena M, Himbert D. Cardiogenic shock in aortic stenosis: is it the time for primary TAVR? JACC Cardiovasc Interv. 2020;13(11):1326-8.
4. Hamirani YS, Dietl CA, Voyles W, Peralta M, Begay D, Raizada V. Acute aortic regurgitation. Circulation. 2012;126(9):1121-6.
5. Achkouty G, Amabile N, Zannis K, Veugeois A, Caussin C. Transcatheter aortic valve replacement for severe aortic regurgitation with acute refractory cardiogenic shock. Can J Cardiol. 2018;34(3):342.
6. Watanabe N. Acute mitral regurgitation. Heart. 2019;105(9):671-7.
7. Zuern CS, Schreieck J, Weig HJ, Gawaz M, May AE. Percutaneous mitral valve repair using the MitraClip in acute cardiogenic shock. Clin Res Cardiol. 2011;100(8):719-21.
8. Pleger ST, Chorianopoulos E, Krumsdorf U, Katus HA, Bekeredjian R. Percutaneous edge-to-edge repair of mitral regurgitation as a bail-out strategy in critically ill patients. J Invasive Cardiol. 2013;25(2):69-72.

CAPÍTULO 22

Endocardite Infecciosa

Marcelo Kirschbaum • Francisco Monteiro de Almeida Magalhães
João Ricardo Cordeiro Fernandes • Flavio Tarasoutchi

Introdução

Endocardite infecciosa (EI) é uma patologia com alta morbimortalidade, a despeito do surgimento recente de métodos diagnósticos que permitem um diagnóstico mais preciso e de novas terapias antimicrobianas com espectros cada vez maiores. É uma doença cujo diagnóstico é complexo, com um espectro de apresentação amplo e que atinge geralmente populações de risco específico.

O perfil do doente com EI vem mudando nos últimos anos. No passado, praticamente só eram acometidos pacientes com valvopatias já estabelecidas, portadores ou não de próteses valvares, e/ou usuários de medicações endovenosas. Atualmente, com o aumento do número de pacientes com dispositivos implantáveis, como cateteres de longa permanência, marca-passos e cardiodesfibrilador (CDI), vem aumentando o número de casos de EI relacionados com esses dispositivos.

Conceito e epidemiologia

Definimos como EI a infecção do endocárdio, causada por bactéria, fungo ou outro germe que ganha acesso ao local por meio da corrente sanguínea do paciente. É uma doença rara, com incidência de cerca de 3 a 10 pacientes a cada 100.000 pessoas/ano.[1] Afeta principalmente pacientes portadores de valvopatias, próteses valvares mecânicas/biológicas, usuários de drogas endovenosas e portadores de dispositivos cardíacos implantáveis ou cateteres de longa permanência. Os fatores de risco e incidência variam entre países desenvolvidos e subdesenvolvidos, sendo a sequela cardíaca de febre reumática o principal fator de risco em países subdesenvolvidos e em desenvolvimento, acometendo assim pacientes mais jovens; por outro lado, a presença de marca-passo e cateteres de longa permanência, além de doença valvar degenerativa, ganham espaço nos países desenvolvidos, tornando o idoso o principal afetado pela EI nessa população.

Apresenta uma mortalidade ainda elevada em todos os cenários (cerca de 20 a 30% em um mês depois do diagnóstico), mesmo com o surgimento de antibióticos com maior espectro que cobrem a maiora dos agentes causadores de EI. Os fatores que estão mais associados a uma maior mortalidade na EI são: prótese mecânica; idade avançada; quadros mais graves de insuficiência cardíaca (IC), por exemplo pacientes que se apresentam com edema agudo de pulmão; EI por *Staphylococcus aureus* ou coagulase negativo; complicações paravalvares (*leak* e abscesso).

Fisiopatologia

Enquanto o endocárdio saudável é resistente à adesão de bactérias que estão presentes normalmente no sangue, porções do endocárdio que apresentam lesões endoteliais, como as causadas pela degeneração valvar, presença de próteses ou dispositivos, ou até mesmo por ação direta do *Staphylococcus aureus*, podem ser alvo da adesão de certas bactérias que ganham a circulação pela escovação dental diária, mastigação, tratamentos dentários e outras atividades que podem causar bacteremias como procedimentos invasivos do trato gastrointestinal ou geniturinário.

A adesão dessas bactérias causa inflamação local, com ativação de uma cascata de citocinas, além da deposição de trombos que, ao longo do tempo, vão se organizando em uma vegetação infectada. Também pode ocorrer a formação de um biofilme, definido como a presença de bactérias agregadas com polissacarídeos e matriz proteica, o que torna mais difícil a penetração dos antibióticos no tecido acometido, gerando, por conseguinte, uma maior resistência ao tratamento antimicrobiano.

Diagnóstico

Apresentação clínica

A apresentação clínica da EI é bastante variável, o que torna sua suspeita difícil. O principal acometido é o paciente com fatores de risco que se apresenta ao serviço de saúde com febre sem foco bem definido. Depois de afastadas as causas mais comuns para essa febre, então a suspeita clínica de EI é aventada. Muitas vezes porém, esse atraso no diagnóstico e, consequentemente, no tratamento pode ser determinante para piora clínica do paciente, trazendo um pior prognóstico.

Dessa forma, é necessário pensar em EI como diagnóstico diferencial para todos os pacientes com fatores de risco e febre de origem desconhecida e para todos os pacientes que se apresentem com sepse sem foco definido, principalmente naqueles com quadro de IC nova ou sinais ao exame físico que sugerem a presença de valvopatia.

Critérios de Duke modificados

Para facilitar e padronizar o diagnóstico, Durack *et al.* (1996) propuseram a utilização de um escore que envolve critérios clínicos, laboratoriais, de imagem e de patologia para definir a probabilidade diagnóstica de um paciente com suspeita de EI, critérios conhecidos então por "critérios de Duke". No ano de 2000, foram propostas por Li *et al.* algumas modificações nos critérios para aumento na acurácia diagnóstica.[2] Esse escore é formado por um critério patológico (de confirmação diagnóstica), além de quatro critérios maiores e cinco critérios menores, como demonstrado na Tabela 22.1.

Tabela 22.1. Critérios de Duke modificados para suspeita diagnóstica de endocardite

Critérios maiores
Isolamento dos agentes típicos de EI em duas hemoculturas distintas, sem foco primário: *Streptococcus viridans*, *Streptococcus bovis*, grupo HACEK, *Staphylococcus aureus* ou bacteremia por enterococo adquirido na comunidade.
Micro-organismo compatível com EI isolado em hemoculturas persistentemente positivas.
Única cultura ou sorologia positiva (IgG > 1:800) para *Coxiella burnetii*.
Regurgitação valvular de novo (aparecimento de sopro ou alteração de sopro preexistente não é suficiente).
Ecocardiograma com evidências de endocardite (existem três achados possíveis: massa intracardíaca oscilante ecogênica em local de lesão endocárdica, abscesso perivalvar e nova deiscência em válvula protética).

Critérios menores
Fator predisponente para EI (uso de medicações injetáveis ou doença cardiovascular predisponente).
Febre > 38°C.
Fenômenos vasculares (exceto petéquias e outras hemorragias).
Fenômenos imunológicos (presença de fator reumatoide, glomerulonefrite, nódulo de Osler ou manchas de Roth).
Hemocultura positiva que não preencha critérios maiores ou evidência sorológica de infeção ativa (exclui-se hemocultura única positiva para estafilococo coagulase-negativo ou para micro-organismo que raramente cause endocardite).
Diagnóstico possível: são necessários a presença 1 critério maior e 1 critério menor OU 3 critérios menores.
Diagnóstico definitivo: são necessários a presença de 2 critérios maiores OU 1 critério maior e 3 critérios menores OU 5 critérios menores.

Importante frisar que, apesar de esses critérios serem utilizados para auxílio diagnóstico, o julgamento clínico individual em cada paciente ainda deve imperar como principal ferramenta diagnóstica no paciente com suspeita de EI.

Manifestações clínicas

A febre é a principal manifestação clínica do paciente com EI, com até 90% dos pacientes apresentando esse sinal ao diagnóstico. Associado à febre, a presença de sopro cardíaco na ausculta também é achado prevalente. Apesar da grande sensibilidade desses dois sinais, suas especificidades para o diagnóstico são baixas.

Os sinais clínicos descritos a seguir, apesar de específicos para o diagnóstico de EI, têm frequência de apresentação baixa (< 5 a 10% dos casos).

Fenômenos tromboembólicos decorrentes de microembolização da vegetação e a formação de imunocomplexos podem se apresentar como alterações cutâneas (p. ex., petéquias, nódulos de Osler, lesões de Janeway), hemorragias subungueais ou conjuntivais, esplenomegalia, manchas de Roth (pontos de hemorragia na retina com centro pálido).

Também deve-se suspeitar de EI em pacientes com infecção metastática, como quadro de osteomielite vertebral, abscesso renal refratário a terapia padrão e outros abscessos periféricos, especialmente na presença de fatores predisponentes (valvopatia prévia ou dispositivos intracardíacos). Da mesma forma, um quadro de EI pode ter como primeira manifestação clínica um episódio de acidente vascular cerebral (AVC), geralmente associado a um quadro febril.

Achados laboratoriais

Os achados laboratoriais relacionados com a EI são extremamente inespecíficos, por serem decorrentes da inflamação sistêmica. Podemos ter aumento de marcadores inflamatórios, como velocidade de hemossedimentação (VHS) e proteína C reativa (PCR), além de leucocitose e anemia normocítica/normocrômica relacionada com a doença crônica. O exame de urina, por sua vez, pode demonstrar um quadro de hematúria.

Achados eletrocardiográficos e ecocardiográficos

É de fundamental importância a realização do eletrocardiograma de 12 derivações para estratificação de risco no paciente com suspeita ou confirmação de EI, uma vez que a identificação de um novo bloqueio atrioventricular pode indicar infiltração do tecido infectado no miocárdio, o que ocorre na presença de um abscesso perivalvar.

O ecocardiograma, por sua vez, é o exame de escolha para o diagnóstico anatômico da EI, podendo identificar a presença de massas, trombos e/ou vegetações valvares que, associadas a uma suspeita clínica, confirmam o diagnóstico de EI (critério maior de Duke). O primeiro exame a ser realizado é sempre o ecocardiograma transtorácico; todavia, na grande maioria dos casos é necessária a realização posterior do ecocardiograma transesofágico, não só para identificar uma vegetação não vista no exame torácico, quanto para uma adequada avaliação do tamanho da vegetação e da presença de acometimento perivalvar ou outras complicações, o que pode impactar na decisão terapêutica.[3]

Microbiologia

O outro pilar no diagnóstico da EI, além do ecocardiograma, é a identificação do agente etiológico infeccioso (bactéria ou fungo) por meio de hemocultura, passo fundamental também na avaliação prognóstica e de suscetibilidade aos antimicrobianos (por meio de testes de sensibilidade). Recomenda-se a coleta de pelo menos três pares de hemocultura periférica, por técnica asséptica, com intervalos de pelo menos 30 minutos entre elas e armazenadas em amostras de 10 mL de sangue cada.

Os micro-organismos mais comumente associados a quadros de EI (considerados típicos) são: *Streptococcus viridans*, *Streptococcus gallolyticus* (antigo *Streptococcus bovis*), *Staphylococcus aureus*, *Enterococcus* sp. e os agentes pertencentes ao grupo HACEK (*Haemophilus*, *Actinobacillus*, *Cardiobacterium*, *Eikenella* e *Kingella*).

Não obstante, cerca de 10% dos casos de EI apresentam-se com culturas negativas. Nessas situações, métodos diagnósticos específicos devem ser utilizados para adequada identificação etiológica. *Brucella* spp., *Coxiella burnetii*, *Bartonella* sp., *Tropheryma whipplei*, *Mycoplasma*, *Legionella* e fungos são alguns dos agentes possivelmente relacionados com EI com cultura negativa.

Tratamento

O tratamento do paciente com EI deve ser feito pelo emprego de antibióticos bactericidas de duração prolongada, administrados por via endovenosa, por quatro a seis semanas, visando a total erradicação do micro-organismo causador da infecção.

Em pacientes com estabilidade clínica e sem critérios maiores de gravidade, podemos esperar o resultado das hemoculturas para iniciar a antibioticoterapia guiada. Por outro lado, porém, quando há critérios de gravidade (p. ex., sepse, insuficiência cardíaca descompensada, nova insuficiência valvar causando congestão pulmonar), deve-se iniciar a antibioticoterapia empírica, visando os principais germes causadores de cada situação específica.

Na Tabela 22.2, estão destacados os esquemas utilizados para os principais germes causadores de EI, assim como a duração do tratamento.[3] Caso o quadro seja causado por germes menos comuns, deve-se guiar o tratamento conforme preconizado para cada um deles.[4]

Indicação cirúrgica na EI

Em quase 50% dos casos de EI, o tratamento antibiótico deve ser complementado com o tratamento cirúrgico (troca valvar ou remoção do dispositivo intracardíaco infectado). As indicações de tratamento cirúrgico concomitante estão justificadas em situações nas quais apenas o tratamento antibiótico tem baixa probabilidade de ser completamente efetivo no tratamento da EI ou quando há uma grande agressão à estrutura valvar potencializando o risco de um quadro de IC aguda ou de embolização séptica. Na Tabela 22.3, estão expostas as principais indicações cirúrgicas no paciente com EI.

Conclusões e perspectivas

A EI é uma doença rara; porém, extremamente grave. Apesar dos diversos avanços no diagnóstico e tratamento, mantém uma morbimortalidade elevada. Anteriormente, acometia sobretudo pacientes jovens portadores de valvopatia reumática; nos dias atuais, a EI está muito associada a cuidados de saúde, afetando portadores de dispositivos intracardíacos e cateteres de longa permanência, além daqueles com valvopatia

Tabela 22.2. Tratamento guiado para EI conforme principais agentes isolados

Micro-organismo	Regime de tratamento	Observação
Valva nativa		
Staphylococcus aureus e coagulase negativos sensíveis a oxacilina	Oxacilina por 4 a 6 semanas	Atualmente não indicada associação a aminoglicosídeo por falta de evidência de benefício e possível nefrotoxicidade
Staphylococcus aureus e coagulase negativos resistentes a oxacilina	Daptomicina por 4 a 6 semanas	Vancomicina como segunda opção caso indisponibilidade de daptomicina
Streptococcus sp.	Ceftriaxone por 4 a 6 semanas	Se alergia, vancomicina pode ser usada como opção. Associação com gentamicina caso algum grau de resistência a penicilina.
Enterococcus spp.	Ampicilina + ceftriaxone + gentamicina 4 a 6 semanas	
Prótese valvar		
Staphylococcus spp.	Oxacilina ou vancomicina + rifampicina (por 4 a 6 semanas) + gentamicina (por 2 semanas)	Associação de rifampicina para melhor cobertura em biofilme

Tabela 22.3. Indicação cirúrgica na EI

Indicação	Tempo da cirurgia
Insuficiência, obstrução ou fístula valvar importante (aórtica ou mitral) causadas pela endocardite, levando a choque cardiogênico ou edema agudo de pulmão refratário	Cirurgia de emergência
Insuficiência, obstrução ou fístula valvar importante (aórtica ou mitral) causadas pela endocardite causando sintomas ou repercussão ecocardiográfica	Cirurgia de urgência
Infecção local não controlada (abscesso, pseudoaneurisma, fístula ou vegetação aumentando a despeito da antibioticoterapia adequada)	Cirurgia de urgência
Endocardite fúngica ou causada por micro-organismo multirresistente	Cirurgia eletiva
Hemoculturas persistentemente positivas a despeito da antibioticoterapia adequada	Cirurgia de urgência
Endocardite de prótese causada por *Staphylococcus* ou gram-negativos não HACEK	Cirurgia eletiva
Prótese ou valva nativa com vegetação persistentemente > 10 mm a despeito de antibioticoterapia adequada	Cirurgia de urgência
Prótese ou valva nativa com vegetação > 10 mm associado a estenose ou insuficiência valvar importante e baixo risco cirúrgico	Cirurgia de urgência
Prótese ou valva nativa com vegetação > 30 mm	Cirurgia de urgência

Fonte: adaptada de 2015 ESC *Guidelines for the management of infective endocarditis.*

degenerativa, especialmente idosos. Estafilococos e estreptococos são os principais agentes etiológicos. O diagnóstico depende de uma suspeição clínica precoce e adequada, e a confirmação diagnóstica é feita basicamente por hemocultura e ecocardiograma. Assim como o diagnóstico, a decisão terapêutica deve ser individualizada. O tratamento é feito por meio de antibioticoterapia endovenosa prolongada e, em grande parcela dos casos, o tratamento cirúrgico também deve ser empregado.

Referências bibliográficas

1. National Organization for Rare Disorders [internet]. Infective endocarditis.
2. Li JS, Sexton DJ, Mick N, Nettles R, Fowler VG, Ryan T, et al. Proposed modifications to the Duke criteria for the diagnosis of infective endocarditis. Clin Infect Dis. 2000;30(4):633-8.
3. Baddour LM, Wilson WR, Bayer AS, Fowler VG, Bolger AF, Levison ME, et al. Infective endocarditis. Circulation. 2005;111(23):e394-434.
4. Habib G, Lancellotti P, Antunes MJ, Bongiorni MG, Casalta JP, Del Zotti F, et al. 2015 ESC Guidelines for the management of infective endocarditis. Eur Heart J. 2015;36:3075-123.

CAPÍTULO 23

Embolia Arterial

Grace Carvajal Mulatti • Karen Alcântara Queiroz Santos • Nelson De Luccia

Destaques

A embolia arterial é uma afecção que compromete a viabilidade de um membro ou uma estrutura, que pode ser vital, como uma víscera abdominal. Neste capítulo discutiremos importantes ferramentas diagnósticas, clínicas e complementares, bem como condutas estabelecidas para o tratamento desta afecção, do ponto de vista clínico e da cirurgia vascular.

Introdução

A embolia arterial (EA) caracteriza-se por um coágulo, ou outro tecido (p. ex., um tumor), que ganha a circulação arterial e impacta em uma artéria de menor calibre, por exemplo, a artéria renal, a carótida interna, os vasos mesentéricos ou os vasos de membros superiores e inferiores. A obstrução súbita de uma dessas artérias pode ter consequências terríveis para os órgãos e tecidos, causando uma isquemia aguda que, em poucas horas, pode comprometer a sua viabilidade. Dessa forma, faz-se necessário conhecer a doença e melhorar a acurácia diagnóstica para que o tratamento adequado seja iniciado a tempo de reverter o quadro.

Conceito e epidemiologia

O coágulo é mais frequentemente o causador da obstrução arterial embólica. Contudo, outros tecidos podem atuar como êmbolos, como fragmento de placa de ateroma, ar (de forma iatrogênica por exemplo), trombos murais aórticos ou uma vegetação bacteriana.

Outras causas menos frequentes de embolia arterial incluem: corpo estranho (em usuários de drogas injetáveis), embolia paradoxal (em casos de forame oval patente), trombofilias e síndrome compartimental do membro.[1]

É muito difícil estimar a real incidência de embolia arterial,[1,2] visto que muitos casos podem ser confundidos com tromboses arteriais, cuja causa mais frequente, por sua vez, é um acidente de placa, em uma lesão aterosclerótica prévia.[2] A trombose arterial não é a mesma doença que a EA, e sua diferenciação é fundamental para o êxito do tratamento proposto.

Fisiopatologia

A maioria dos êmbolos arteriais tem sua origem nas câmaras cardíacas esquerdas, frequentemente relacionadas com problemas mecânicos ou arritmias.[4] Destaca-se a fibrilação atrial (FA) como a causa mais frequente, apesar que hoje admite-se que a frequência parece estar diminuindo ao longo de anos, dado a maior adesão e prescrição de fármacos anticoagulantes para pacientes portadores dessa arritmia.[3] Áreas miocárdicas inativas, relacionadas com infartos prévios, estão bastante envolvidas com a gênese de trombos intracavitários que podem ganhar a árvore arterial transformando-se assim em êmbolos. Outra causa frequente é a embolização de trombos e placas da aorta relacionadas com lesões endoteliais, associadas ou não a aneurismas.[4]

Ao ganhar as artérias, os êmbolos costumam impactar em regiões de bifurcações. Destacam-se: as bifurcações aórtica e femoral e infrapoplítea. Em relação aos vasos mesentéricos, a artéria mesentérica superior (AMS) é a artéria mais frequentemente afetada, possivelmente dada a sua condição anatômica, de apresentar uma saída oblíqua em relação a aorta.

Diagnóstico

O diagnóstico inicialmente é clínico e o histórico e o exame físico são reveladores e devem ser muito valorizados. A dor de início súbito e forte intensidade são frequentes e marcantes na entrevista inicial.

Com a finalidade de classificar, estadiar e propor uma quantificação do grau de isquemia na avaliação inicial, Rutherford propôs uma tabela que correlaciona a clínica com o prognóstico do membro (Tabela 23.1).[5]

Sinais clínicos de EA nos membros incluem palidez da extremidade e diminuição da temperatura, além de prejuízo também no retorno venoso (veias vazias no dorso de pés ou mãos). A comparação com o membro contralateral pode ser muito útil na avaliação, como se vê nas Figuras 23.1 e 23.2.

De forma frequente, o paciente que apresenta uma EA não possui sinais de doença arterial obstrutiva periférica prévia (DAOP). Portanto, sinais como atrofia dos pelos e dos músculos, lesões tróficas com gangrena e claudicação intermitente estão ausentes no histórico clínico. O paciente com DAOP pode vir, contudo, a apresentar uma agudização dos sintomas, e uma isquemia de instalação aguda, e, como falamos anteriormente, frequentemente se trata de uma trombose arterial e não de uma EA. Para ajudar nessa diferenciação diagnóstica, propomos um diagrama com as principais diferenças e semelhanças entre as duas entidades (Tabela 23.2).

Exames subsidiários podem ser muito úteis na avaliação do paciente com EA. Para as manifestações em membros, a ultrassonografia com Doppler colorido pode revelar o local da obstrução e o quanto afeta o fluxo sanguíneo a jusante. É possível também por meio desse método, inferir se há arteriopatia aterosclerótica previamente existente, e se o coágulo é agudo ou crônico, tornando-o uma importante ferramenta na diferenciação dos quadros isquêmicos de membros inferiores.

A angiotomografia computadorizada é um exame excelente para diagnóstico e planejamento terapêutico, em casos em que a revascularização pode ser necessária. A acurácia na precisão de avaliação de estenoses é superior à da angiorressonância magnética. Ambos têm uma vantagem preciosa em relação à arteriografia: este último é um exame invasivo.

Tabela 23.1. Classificação clínica de Rutherford para estadiamento da isquemia na avaliação do paciente com isquemia aguda de membro[5]

Classificação de Rutherford para isquemia aguda de membro inferior			
Grau	Categoria	Sintoma	Prognóstico
I	Viável	Ausência de perda sensitiva ou motora	Sem risco imediato
IIA	Ameaçado	Alteração sensitiva mínima (dedos), ausência de déficit motor	Salvável se tratamento adequado
IIB	Imediatamente ameaçado	Alteração sensitiva presente, com leve ou moderado déficit motor	Salvável se prontamente revascularizado
III	Isquemia irreversível	Anestesia, déficit sensitivo e motor profundo, paralisia, rigidez	Amputação maior, dano neural permanente irreversível

CAPÍTULO 23 ■ Embolia Arterial

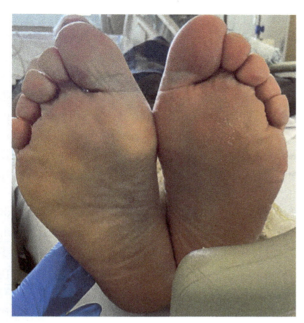

Figura 23.1. Comparação de lateralidade em um mesmo paciente. Nota-se no pé direito uma palidez plantar, com algumas áreas de cianose, que configuram uma espécie de livedo reticular. O pé direito está mais frio e o paciente tem dor de início súbito há poucas horas. De acordo com a sintomatologia o paciente apresentava uma classificação Rutherford IIA na avaliação inicial. O paciente foi conduzido para revascularização endovascular com fibrinólise intra-arterial e posterior salvamento do membro.

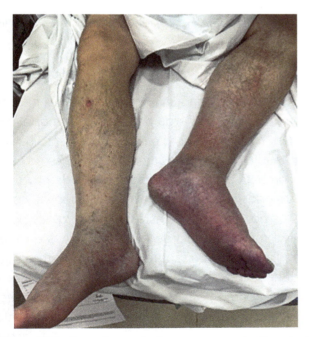

Figura 23.2. Grave isquemia da perna esquerda. O paciente apresenta-se com quadro de dias de evolução após início de dor aguda e tem déficit sensitivo-motor instalado. O membro está rígido, anestesiado e abduzido. É frio e cianótico, os pulsos estão ausentes desde o femoral. Trata-se de um paciente com quadro compatível com a classificação III de Rutherford. Foi proposta amputação primária como solução terapêutica.

Tabela 23.2. Diferenças e semelhanças entre a isquemia arterial aguda e a crônica de membros

Oclusão arterial aguda	Oclusão arterial crônica
■ Dor de início súbito, poucas horas de evolução, em crescendo ■ Sinais de isquemia e ausência de pulsos ■ Previamente assintomático ■ FA, IAM prévio, neoplasias ■ Alta chance de perda do membro se não prontamente revascularizado	■ Dor intensa há dias ou semanas, com períodos de alívio intermitente ■ Sinais de isquemia e ausência de pulsos ■ Claudicação intermitente prévia ■ Arteriopatia manifesta em coronária, DCV ■ Revascularização depende da condição anatômica, artéria nutridora

FA: fibrilação atrial, *IAM:* infarto agudo do miocárdio, *DCV:* doença cerebrovascular.

Tratamento

A população acima dos 80 anos de idade é a mais frequentemente afetada. Muitos não são candidatos a revascularização dado a sua fragilidade ou condição clínica, e estima-se que 20% sofrerão amputação primária na ocasião de sua avaliação inicial.[2] É importante salientar também que na população idosa, muitas vezes a EA é o evento terminal.[1]

As estratégias de tratamento visam a revascularização do membro ou órgão afetado. A abordagem pode inclusive combinar várias técnicas, como a fibrinólise e o tratamento aberto ou endovascular.

Uma abordagem convencional frequente para os casos de embolia arterial é o uso do cateter de Fogarty. Não é possível utilizá-lo por punção e requer dissecção e arteriotomia local. Contudo, trata-se de cirurgia de porte menor que uma revascularização distal convencional e pode ser bastante eficaz em quadros agudos e bem delimitados de EA.[6]

Uma dificuldade atual é que as tromboses arteriais em lesões ateroscleróticas prévias, ou em casos já previamente revascularizados estão crescendo em incidência.[6] E, muitas vezes, tanto nas tromboses arteriais, como nas EAs subagudas, o cateter de Fogarty não logrará em restaurar o fluxo arterial por completo, e técnicas como a fibrinólise, recursos endovasculares ou enxerto arterial aberto precisarão ser consideradas.

A fibrinólise intravenosa ou intra-arterial sistêmica com rtPA (*recombinant tissue plasminogen activator*) ou uroquinase não é preconizada.[7] Alguns anos atrás acreditava-se também que não haveria benefício de propor fibrinólise para graus mais avançados de isquemia, como Rutherford IIA ou IIB. Hoje admite-se que bem indicada e realizada, a fibrinólise intra-arterial local no ponto de obstrução pode ter uma taxa de êxito equiparável a da cirurgia de revascularização.[1,8,9] A implantação de protocolos específicos, que envolvam as equipes cirúrgica e anestésica e o monitoramento intensivo pós-operatório, certamente está associada a menores taxas de complicação e maiores taxas de sucesso no salvamento do membro.

A maior complicação relacionada com fibrinólise é o aumento de sangramento, notadamente do sistema nervoso central. Atualmente propõe-se que os riscos de sangramento sejam pesados mediante o risco cirúrgico do paciente para uma estratégia de revascularização aberta ou endovascular do membro. Vários regimes de dose de rtPA intra-arterial são propostos; porém, o mais validado é um bólus inicial de 15 mg de rtPA, seguido de infusão de 3,5 mg/h nas primeiras horas e 1 mg/h a seguir. É importante conhecer as principais contraindicações a fim de evitar as complicações, sendo elas: evento cerebral recente, incluindo acidente vascular cerebral (AVC), trauma e neoplasia, distúrbio da coagulação, sangramento gastrointestinal recente, cirurgia de grande porte ou trauma há menos de 10 dias, punção de vaso não compressível, gravidez, hemorragia retiniana ou retinopatia diabética.[9] Depois da fibrinólise, uma complementação com cirurgia aberta ou endovascular pode ser necessária.[1]

Estratégias de revascularização endovascular envolvem punções arteriais, intervenções minimamente invasivas com o uso de balões e *stents*.[9] Contudo hoje se sabe que a condição anatômica, aliada a condição clínica do paciente e ao grau de perda tecidual, pode conduzir a estratégica terapêutica para a revascularização convencional, aberta.[11] Técnicas incluem o enxerto arterial com substituto autólogo, usualmente a veia safena, ou protético, como o Dacron (poliéster) e o PTFE (politetrafluoretileno).

Uma das complicações temidas depois da revascularização do membro é a síndrome compartimental. É altamente recomendado que seja feita avaliação seriada do membro nas primeiras horas subsequentes a revascularização; contudo, não se recomenda que seja feita fasciotomia profilática de rotina. A fasciotomia também está associada a complicações e, dentre elas, destaca-se a infecção profunda de partes moles e tempo de internação prolongado.[1]

No seguimento do paciente pós-EA é aconselhável procurar a fonte do êmbolo. O eletrocardiograma e a ecocardiografia com Doppler são recomendados para avaliação do coração como fonte. Caso não seja encontrada etiologia, outros recursos serão explorados, entre eles a avaliação da aorta.

Para aqueles portadores de FA, o uso crônico de anticoagulantes é recomendado. Contudo existe alguma evidência para que seja recomendado considerar o uso de anticoagulantes orais caso a fonte de êmbolo não seja encontrada, com intuito de evitar recidivas, dado a performance de segurança de sangramento de muitos dos novos anticoagulantes orais, como a apixabana e a rivaroxabana, por exemplo.[1]

Conclusões e perspectivas

A EA está associada a eventos importantes na vida do paciente como perda do membro e mortalidade. Seu reconhecimento e encaminhamento para o tratamento adequado aumentam a chance de êxito no combate a doença. A implantação de protocolos diagnósticos e times de rápida resposta, compostos por clínicos, intensivistas e cirurgiões pode levar a maior número de membros salvos e evitar complicações como sangramento e síndrome compartimental.

Assim como houve um recém-esforço para estadiar e uniformizar o diagnóstico e o tratamento da DAOP, com as recém-publicadas Global Vascular Guidelines for Chronic Limb Threatening Ischemia,[11] espera-se que a melhora na uniformização da linguagem para pacientes com EA aprimore ainda mais os estudos e futuros desenvolvimentos no tratamento desses pacientes.

Referências bibliográficas

1. Björck M, Earnshaw JJ, Acosta S, Gonçalves FB, Cochennec F, Debus ES, et al. Editor's Choice - European Society for Vascular Surgery (ESVS) 2020 clinical practice guidelines on the management of acute limb ischaemia. Eur J Vasc Endovasc Surg. 2020 Feb;59(2):173-218.
2. Baril DT, Ghosh K, Rosen AB. Trends in the incidence, treatment, and outcomes of acute lower extremity ischemia in the United States Medicare population. J Vasc Surg. 2014;60:669e77.e2.
3. Korabathina R, Weintraub AR, Price LL, Kapur NK, Kimmelstiel CD, Iafrati MD, et al. Twenty-year analysis of trends in the incidence and in-hospital mortality for lower-extremity arterial thromboembolism. Circulation. 2013;128:115e21.
4. Lyaker MR, Tulman DB, Dimitrova GT, Pin RH, Papadimos TJ. Arterial embolism. Int J Crit Illn Inj Sci. 2013;3(1):77-87.
5. Rutherford RB, Baker JD, Ernst C, Johnston KW, Porter JM, Ahn S, et al. Recommended standards for reports dealing with lower extremity ischemia: revised version. J Vasc Surg. 1997;26:517e38.
6. Hill B, Fogarty TJ. The use of the Fogarty catheter in 1998. Cardiovasc Surg. 1999 Apr;7(3):273-8.
7. Robertson I, Kessel DO, Berridge DC. Fibrinolytic agents for peripheral arterial occlusion. Cochrane Database Syst Rev. 2013 Dec 19;(12):CD001099.
8. Darwood R, Berridge DC, Kessel DO, Robertson I, Forster R. Surgery versus thrombolysis for initial management of acute limb ischaemia. Cochrane Database Syst Rev. 2018;8:CD002784.
9. Thrombolysis in the management of lower limb peripheral arterial occlusion – a consensus document. J Vasc Interv Radiol. 2003;14:S337e49.
10. Donato G, Pasqui E, Setacci F. Acute on chronic limb ischemia: from surgical embolectomy and thrombolysis to endovascular options. Semin Vasc Surg. 2018 Jun-Dec;31(2-4):66-75.
11. Conte MS, Bradbury AW, Kolh P. Global vascular guidelines on the management of chronic limb-threatening ischemia. J Vasc Surg. 2019 Jun;69(6S):3S-125S.e40.

CAPÍTULO 24

Isquemia Mesentérica

Guilherme Pasquini Cavassin • Karen Alcântara Queiroz Santos • Márcia Harumi Yamazumi • Masahiko Akamine

Destaques

- Definição, principais mecanismos e fatores de risco para que se estabeleça a isquemia mesentérica.
- Trata-se de um evento com alta morbimortalidade apesar dos avanços no diagnóstico e no tratamento.
- Alto nível de suspeição clínica e diagnóstico rápido são fundamentais para o prognóstico e o tratamento do paciente.
- Importância do seguimento multidisciplinar e avaliação de equipe cirúrgica especializada.

Introdução

A isquemia mesentérica aguda resulta de uma repentina hipoperfusão do intestino delgado. Isso pode ocorrer pela redução ou parada completa do fluxo arterial no caso da isquemia arterial, ou no caso de trombose mesentérica venosa pela diminuição do fluxo decorrente do aumento da resistência vascular no leito venoso e redução do retorno venoso.

Conceito e epidemiologia

A isquemia intestinal ocorre quando o fluxo arterial é insuficiente para carrear oxigênio e nutrientes para o completo metabolismo celular, ou seja, a oferta de oxigênio para o intestino é insuficiente em relação a demanda. Há, habitualmente, uma rede rica de colaterais comunicando o sistema arterial mesentérico, por isso o intestino pode ser capaz de compensar a isquemia em grau pequeno a moderado, determinando assim a gravidade dos sintomas (Figura 24.1).[1]

As oclusões tromboembólicas são a forma mais comum de isquemia mesentérica, relatos de 67 a 95% dos casos.[2-6] A isquemia arterial aguda causada por embolia se dá por uma redução abrupta da circulação quando comparada com uma trombose arterial com estenoses crônicas devido a aterosclerose. Assim, casos mais agudos estão mais propensos a serem mais graves e evoluírem com isquemia e até necrose do tecido intestinal (Figura 24.2). No caso da trombose arterial crônica, alguns casos podem desenvolver

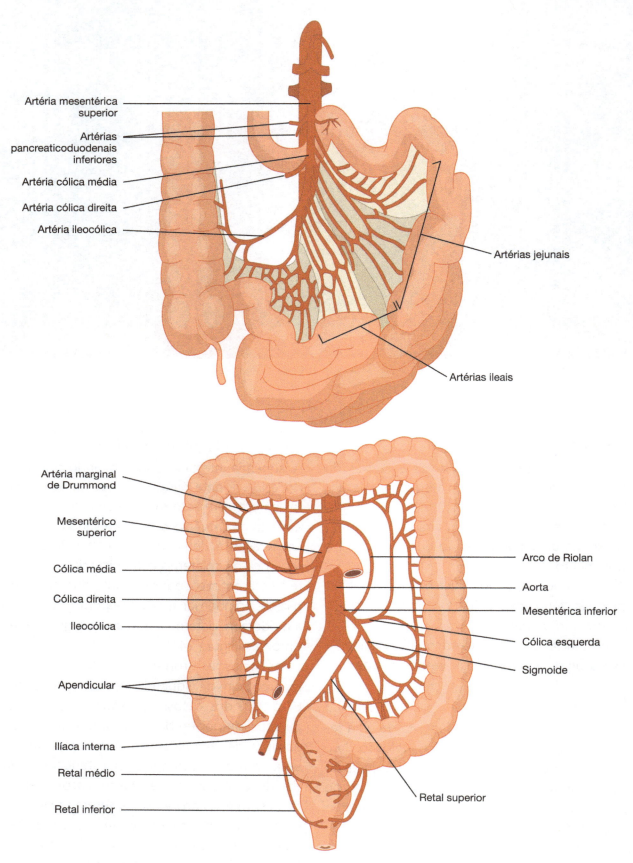

Figura 24.1. Anatomia vascular arterial mesentérica (Fonte: www.uptodate.com)

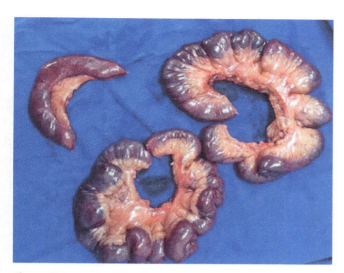

Figura 24.2. Necrose de segmentos intestinais. Fonte: acervo pessoal.

oclusões totais de vasos importantes sem grandes repercussões por causa da circulação colateral formada ao longo do tempo.

O aumento da incidência desses distúrbios (0,1% das internações) é secundário a múltiplos fatores, como maior conscientização para os diagnósticos, idade média avançada da população e aumento do número de pacientes graves.

Fisiopatologia

A isquemia mesentérica pode ter origem arterial ou venosa conforme mostrado no Figura 24.3.

Isquemia mesentérica arterial

A isquemia mesentérica arterial ocorre principalmente de duas formas: a) oclusão arterial decorrente de um evento embólico mais comumente obstruindo a artéria mesentérica superior (AMS); ou b) obstrução por uma trombose arterial normalmente relacionada com aterosclerose do vaso mesentérico. Estudos em autópsias descrevem essa relação de 1,4:1.[2]

Embolismo arterial

A embolia para as artérias mesentéricas é mais frequente devido a formação de trombos no átrio esquerdo, ventrículo esquerdo, valvas cardíacas e aorta proximal. Embolização sistêmica em casos de endocardite infecciosa também pode afetar os vasos mesentéricos, ficando atrás apenas das embolias cerebrais.[3] Os pontos mais comuns de oclusão tendem a ser aqueles com estreitamentos anatômicos, normalmente na emergência de uma artéria.[4] O diâmetro calibroso da AMS associado ao ângulo agudo de sua emergência da aorta descendente a faz o lugar mais suscetível a embolismo.

Por outro lado, a artéria mesentérica inferior raramente é afetada devido ao seu calibre consideravelmente menor.[5] O êmbolo normalmente se aloja de 3 a 10 cm da emergência da AMS, distal à emergência dos primeiros ramos jejunais e à artéria cólica média.[6] Assim, a porção média do jejuno, sendo a mais distal, é a que normalmente mais sofre com o hipofluxo causado pela obstrução e a porção inicial do intestino delgado normalmente é poupada.

Eventos embólicos normalmente se associam a quadros de dor abdominal grave desproporcional ao exame físico em 30 a 50% dos casos. Liberação esfincteriana, náusea e vômitos também são comuns. Sangramento nas fezes normalmente não está presente, excetuando-se em casos já avançados de isquemia das alças. Pacientes podem estar com subdoses ou fora do alvo de anticoagulantes já em uso. Muitas vezes esses pacientes já tiveram outros eventos embólicos e podem inclusive ter eventos concomitantes, sendo importante estender o exame físico para os membros para avaliação de outras isquemias.[4]

Trombose arterial

A trombose costuma acontecer em áreas de estreitamento anatômico associado à aterosclerose. Podendo frequentemente acontecer em estados de hipercoagulabilidade, lesão arterial ou infecção. O processo de trombose mesentérica muitas vezes

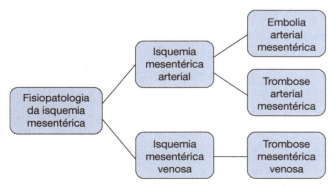

Figura 24.3. Fisiopatologia da isquemia mesentérica.

é decorrente de um processo crônico de isquemia decorrente da oclusão progressiva do vaso pela aterosclerose. Sendo assim, esse tipo de oclusão normalmente ocorre proximal à emergência do vaso, muitas vezes acometendo, simultaneamente, dois vasos importantes como o tronco celíaco e a AMS.[7] As tromboses arteriais podem estar relacionadas com eventos traumáticos, dissecção mesentérica, hipercoagulabilidade e infecção.

Novamente voltamos a ressaltar a importância da doença aterosclerótica como principal fator de risco nesses casos. Medo de comer, aversão à alimentação e perda de peso também podem estar presentes em quadros mais arrastados. Muitas vezes, tais sintomas podem ser negligenciados uma vez que esses pacientes têm uma alta prevalência de obesidade concomitante.[3]

Isquemia mesentérica venosa

A trombose venosa dos vasos mesentéricos decorre da hipoperfusão causada pelo aumento da resistência vascular causada no leito venoso. Pode ser aguda ou crônica e está relacionada com estase venosa, hipercoagulabilidade e lesão vascular. Atualmente, estima-se que 10% das isquemias mesentéricas sejam de etiologia venosa.

Fatores de risco conhecidos podem ser os mais variados: processos inflamatórios abdominais, como pancreatite; doença inflamatória intestinal ou trauma; trombofilias variadas de causas hereditárias ou adquiridas; tumores e massas abdominais, como pseudocistos pancreáticos levando a compressão venosa; hipertensão portal e cirrose; cirurgias de obesidade; malignidade e contraceptivos.[15]

O tratamento de tromboses venosas mesentéricas é predominantemente conservador com uso de anticoagulantes, sendo a abordagem cirúrgica reservada para casos com complicações.

Fatores de risco

O risco de embolia aumenta em pacientes com arritmias cardíacas, doença cardíaca valvar, endocardite infecciosa, infarto do miocárdio recente, aneurisma de ventrículo, embolias cardiopulmonares, choque cardiogênico, uso de balões intra-aórticos, aterosclerose aórtica e aneurisma de aorta (Tabela 24.1).[11]

Tabela 24.1. Fatores de risco para isquemia mesentérica

Embolia arterial
Arritmias
Doença cardíaca valvar
Embolias cardiopulmonares
Choque cardiogênico
Uso de balão intra-aórtico
Aterosclerose aórtica
Aneurisma de aorta
Tromboses mesentéricas
Doença arterial periférica
Idade avançada
Estados de baixo débito cardíaco
Trauma abdominal

Fonte: autoria própria.

O risco de tromboses mesentéricas é maior em pacientes com histórico de doença arterial periférica, idade avançada e estados de baixo débito cardíaco. Lesões decorrentes de trauma abdominal também podem levar a tromboses de artérias viscerais.[9]

Diagnóstico

O diagnóstico da isquemia mesentérica começa com um alto nível de suspeição, sobretudo em pacientes que se encaixam nos fatores de risco e possuem histórico de doença arterial periférica prévia. O diagnóstico rápido é essencial para evitar as possíveis complicações catastróficas dessa doença e sua elevada morbimortalidade.[9]

No entanto, a isquemia mesentérica aguda ainda apresenta alta mortalidade, fato que está diretamente relacionado com o atraso no diagnóstico por normalmente produzir achados clínicos iniciais sutis e inespecíficos quando apenas quadro avançado desenvolve achados clínicos evidentes e específicos.

Sintomas precoces, sinais clínicos e alterações laboratoriais e de imagem são geralmente inespecíficos. Dessa forma, em todo paciente com dor abdominal e achados mínimos ao exame físico abdominal associado a acidose metabólica deve ser considerado o diagnóstico de isquemia mesentérica.

Fatores de risco para aterosclerose, como tabagismo, hipertensão, dislipidemia e diabetes podem estar presentes. Sintomas de isquemia mesentérica crônica, como dor na alimentação, medo de comer e perda expressiva de peso também podem estar presentes no histórico clínico. A radiografia simples de abdome e as rotinas de abdome agudo normais não excluem isquemia, mas podem identificar complicações que levem a uma abordagem cirúrgica precoce (necrose, perfuração), também ajudando a excluir outras causas de dor abdominal (volvo, obstruções de delgado).[8]

O exame laboratorial de rotina deve incluir hemograma completo, gasometria arterial e lactato arterial. Classicamente, pacientes com isquemia apresentam leucocitose, acidose e lactato elevado. No entanto, a alteração de todos os exames ao mesmo tempo raramente ocorre e exames laboratoriais normais também não excluem a presença de isquemia.

O diagnóstico definitivo da oclusão arterial mesentérica se dá ao visualizar a oclusão dos vasos com exames de imagem. A angiotomografia de abdome (Figura 24.4) tem alta acurácia nesse diagnóstico e, na maioria das vezes, é o exame inicial de escolha, muitas vezes conseguindo inclusive diferenciar a etiologia de embólica e trombótica. As imagens da tomografia também são muito usadas nos planejamentos cirúrgicos, tanto de abordagens endovasculares ou de cirurgias abertas como veremos a seguir.

Tratamento

As medidas iniciais para o paciente com suspeita de isquemia mesentérica seguem no geral aquelas que utilizamos com outros quadros de abdome agudo, sendo jejum via oral, reposição volêmica adequada monitorando o débito urinário, e início de antibiótico empírico em casos de sepse, somados a evitar uso de vasopressores a fim de não exacerbar a isquemia.[10]

O tratamento depende da avaliação de equipe cirúrgica especializada. A decisão por abordagem do vaso seja por cirurgia aberta ou endovascular pode mudar enormemente de acordo com a capacidade do centro em que se encontra, e a cirurgia endovascular depende de materiais e cateteres específicos. A avaliação por cirurgião geral ou de emergência também deve ser solicitada na suspeita de isquemia, uma vez que ressecções de alças são comuns nesses casos assim como quadros com diagnóstico inicial já com perfuração intestinal.[10]

Quadros crônicos agudizados que apresentam dor sem sinais de isquemia de alça ou instabilidade hemodinâmica podem ser observados e anticoagulados. Avaliação clínica seriada, assim como laboratorial, devem ser realizadas a fim de detecção precoce de isquemia que necessite de abordagem.

Em pacientes de baixo *status* de desempenho não candidatos a grandes ressecções intestinais uma abordagem paliativa pode ser muitas vezes a melhor opção. Extensas ressecções e dependência permanente de nutrição parenteral total não são boas alternativas terapêuticas.

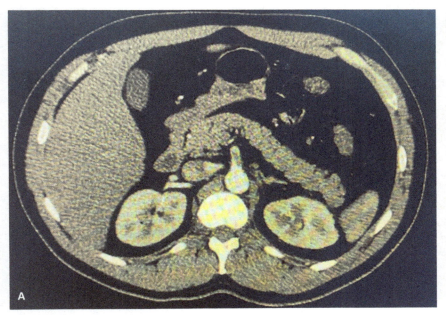
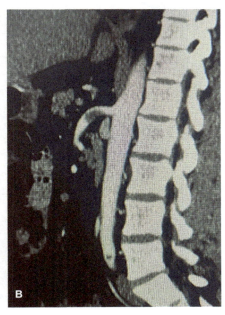

Figura 24.4. (**A** e **B**) Angiotomografia com trombo no interior da artéria mesentérica superior (corte axial e sagital). Fonte: acervo pessoal.

Paciente com condições de suportar procedimento cirúrgico com instabilidade hemodinâmica ou sinais de complicações como peritonite difusa, pneumoperitônio ou extensa pneumatose em exames de imagem devem ser abordados cirurgicamente de forma imediata muitas vezes na forma de laparotomia exploradora.[11]

A ressecção muitas vezes pode ser retardada aguardando a abordagem vascular para a delimitação da isquemia intestinal. Na prática, isso pouco acontece pois muitas vezes a isquemia já está instalada e a equipe especializada vascular pode não estar disponível no mesmo momento. Depois da realização da ressecção intestinal, o fechamento ou não da cavidade é uma opção. Em casos em que a delimitação da isquemia ainda é duvidosa, pode-se optar por um curativo de peritoniostomia temporário (Figura 24.5) por ser uma boa opção para um *second look* antes da decisão por uma anastomose ou eventualmente estoma.[12]

Em geral, em casos de instabilidade hemodinâmica, a abordagem desses pacientes se dá por via aberta com embolectomia nos casos embólicos ou *bypass* nos trombóticos, aproveitando-se para realizar a avaliação das alças intestinais no intraoperatório.

Pacientes hemodinamicamente estáveis, sem alterações clínicas e radiológicas sugestivas de complicação são os grandes candidatos à abordagem endovascular com trombectomia, colocação de *stents* revestidos ou trombólise farmacológica.[11]

Seguimento próximo dos pacientes que sobrevivem depois de um quadro de isquemia mesentérica é de extrema importância. Normalmente é realizado com associação de anticoagulação e controle das doenças de base. O uso de estatinas e antiagregantes plaquetários pode ser necessário.[13]

Conclusões e perspectivas

Apesar do progresso fenomenal na compreensão da fisiopatologia, história natural e tratamento da isquemia mesentérica, esta síndrome permanece como evento altamente mórbido com taxas de mortalidade relatadas superiores a 60%.

A mortalidade da isquemia mesentérica aguda permanece alta, apesar das evoluções dos anticoagulantes e acessos endovasculares. O tempo de diagnóstico e abordagem é o maior fator que muda prognóstico, e quadros avançados de isquemia podem ter mortalidades maiores que 50% quando precisam de cirurgia de urgência.[2] As principais causas de morte são a peritonite difusa causando sepse grave após perfurações intestinais, eventos cardíacos, hemorragia e opção por cuidados paliativos devido ao quadro base do paciente.[14]

Referências bibliográficas

1. van Petersen AS, Kolkman JJ, Meerwaldt R. Mesenteric stenosis, collaterals, and compensatory blood flow. J Vasc Surg. 2014;60:111.
2. Acosta S, Ogren M, Sternby NH. Clinical implications for the management of acute thromboembolic occlusion of the superior mesenteric artery: autopsy findings in 213 patients. Ann Surg. 2005;241:516.
3. Baddour LM, Wilson WR, Bayer AS. Infective endocarditis in adults: diagnosis, antimicrobial therapy, and management of complications: a scientific statement for healthcare professionals from the American Heart Association. Circulation. 2015;132:1435.
4. Baddour LM, Wilson WR, Bayer AS. Infective endocarditis: diagnosis, antimicrobial therapy, and management of complications: a statement for healthcare professionals from the Committee on Rheumatic Fever, Endocarditis, and Kawasaki Disease, Council on Cardiovascular Disease in the Young, and the Councils on Clinical Cardiology, Stroke, and Cardio-

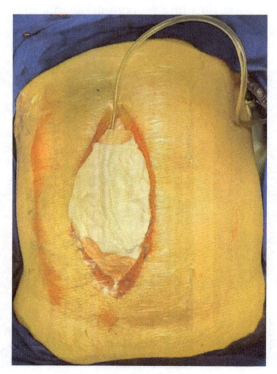

Figura 24.5. Curativo temporário – peritoneostomia. Fonte: acervo pessoal.

vascular Surgery and Anesthesia. American Heart Association: endorsed by the Infectious Diseases Society of America. Circulation. 2005;111:e394.
5. Cappell MS. Intestinal (mesenteric) vasculopathy. I. Acute superior mesenteric arteriopathy and venopathy. Gastroenterol Clin North Am. 1998;27:783.
6. McKinsey JF, Gewertz BL. Acute mesenteric ischemia. Surg Clin North Am. 1997;77:307.
7. Boley SJ, Brandt LJ, Sammartano RJ. History of mesenteric ischemia. The evolution of a diagnosis and management. Surg Clin North Am. 1997;77:275.
8. Kärkkäinen JM, Lehtimäki TT, Manninen H, Paajanen H. Acute mesenteric ischemia is a more common cause than expected of acute abdomen in the elderly. J Gastrointest Surg. 2015;19:1407.
9. Kougias P, Lau D, El Sayed HF. Determinants of mortality and treatment outcome following surgical interventions for acute mesenteric ischemia. J Vasc Surg. 2007;46:467.
10. Corcos O, Castier Y, Sibert A, Gaujoux S, Ronot M, Joly F, et al. Effects of a multimodal management strategy for acute mesenteric ischemia on survival and intestinal failure. Clin Gastroenterol Hepatol. 2013;11:158.
11. Acosta S, Björck M. Modern treatment of acute mesenteric ischaemia. Br J Surg. 2014;101:e100.
12. Reinus JF, Brandt LJ, Boley SJ. Ischemic diseases of the bowel. Gastroenterol Clin North Am. 1990;19:319.
13. Klempnauer J, Grothues F, Bektas H, Pichlmayr R. Long-term results after surgery for acute mesenteric ischemia. Surgery. 1997;121:239.
14. Kougias P, Lau D, El Sayed HF, Zhou W, Huynh TT, Lin PH. Determinants of mortality and treatment outcome following surgical interventions for acute mesenteric ischemia. J Vasc Surg. 2007;46:467.
15. Kumar S, Sarr MG, Kamath PS. Mesenteric venous thrombosis. N Engl J Med. 2001;345:1683.

CAPÍTULO 25

Complicações dos Dispositivos Cardíacos Eletrônicos Implantáveis

Tamer El Andere • Rodrigo Melo Kulchetscki • Marcos Guilherme Martinelli Saccab

Destaques

- Conceitos e princípios sobre as indicações, modo de funcionamento e benefícios dos diferentes tipos de dispositivos cardíacos eletrônicos implantáveis.
- Incidências, fatores de risco e manejo das complicações relacionada com o manejo perioperatório dos dispositivos.
- Complicações ao longo do seguimento de pacientes com dispositivos cardíacos eletrônicos implantáveis e seu manejo.
- Considerações específicas sobre o ressincronizador cardíaco, o cardioversor desfibrilador implantável e o monitor de eventos implantável.

Introdução

É cada vez mais frequente o uso e a presença de dispositivos cardíacos eletrônicos implantáveis (DCEIs) na prática clínica diária. Com a maior expectativa de vida populacional, aliado ao aumento nas indicações e possibilidades de implante, há uma perspectiva de elevação contínua em sua prevalência. Em se tratando de dispositivos que exigem procedimentos invasivos para o implante, que interagem com o tecido cardíaco e a ativação elétrica cardíaca e que dependem de programações adequadas e individualizadas, a exposição às complicações pode ocorrer desde o implante até o seguimento a longo prazo desses indivíduos. Dessa forma, o conhecimento das complicações associadas aos DCEIs não deve ser de exclusividade do marca-passista, arritmologista ou eletrofisiologista, mas sim difundido nas diferentes esferas da prática clínica.

Conceito e epidemiologia

Os DCEIs representam um grupo de dispositivos que podem ser implantados no doente, cada um com sua indicação, conceitos, complicações e manejo particulares. Para fins didáticos, os DCEIs são divididos nos seguintes grupos:

1. Tratamento da bradicardia – marca-passo (MP) permanente.
2. Tratamento da insuficiência cardíaca – terapia de ressincronização cardíaca (TRC).
3. Profilaxia da morte súbita cardíaca – cardioversor desfibrilador implantável (CDI).
4. Detecção e monitoramento – monitor de eventos implantável (MEI).

Tratamento da bradicardia – marca-passo permanente

Estima-se que a taxa mundial de implantes de MP ao redor do mundo é de cerca de 1 milhão de dispositivos ao ano. A degeneração do sistema de condução é a principal causa etiológica da necessidade de implantes de MP, explicando a taxa de 80% de implantes em indivíduos acima de 65 anos de idade.[1]

As duas maiores causas de implante de MP são os bloqueios atrioventriculares (BAV) de alto grau e a doença do nó sinusal (DNS). Cabe ressaltar que em se tratando de BAV, o implante de MP se associa com redução de mortalidade e melhora de sintomas relacionados com o baixo débito cardíaco. Já no caso da DNS, não ocorre redução de mortalidade, sendo a indicação de implante baseada na presença de sintomas e na comprovação ou correlação desses sintomas com a DNS.[2]

O manejo de complicações se inicia na avaliação de forma criteriosa da indicação. É fundamental avaliar e tratar possíveis causas reversíveis antes de considerar o implante de MP e submeter o paciente às complicações relacionadas com esses aparelhos. Mais de um terço dos pacientes referenciados ao serviço de emergência por bradicardia apresentam causas reversíveis.[3] Dentre elas estão as seguintes:

- Efeito adverso de fármacos.
- Infarto agudo do miocárdio.
- Tóxicos.
- Infecções.
- Cirurgias.
- Desbalanço eletrolítico.

Caso indicado o MP, deve-se conhecer os seus princípios de atuação, como se relaciona com o ritmo cardíaco intrínseco e o seu funcionamento. As duas funções básicas de um MP são estimular o coração, garantindo com isso uma frequência cardíaca e um débito cardíaco adequados para o grau de atividade física e exigência cardiovascular de cada paciente, e sentir o ritmo cardíaco intrínseco, evitando a competição de estimulação com o próprio ritmo do paciente, reduzindo as chances de estimulação cardíaca em períodos cardíacos vulneráveis (períodos refratários) à deflagração de arritmias ventriculares graves e possibilitando a preservação da formação do impulso elétrico e da condução intrínseca do indivíduo.

De modo geral, o funcionamento básico do MP e dos DCEIs envolve a presença de um gerador de pulsos, que contém todo o *hardware* de operação do dispositivo, a bateria e os contadores (metrônomo), e os eletrodos, que fazem a conexão com o tecido miocárdico no sítio onde se deseja sentir e/ou estimular o ritmo cardíaco. Este sítio pode ser dividido em três grandes grupos:

1. Estimulação endocárdica (fisiológica × não fisiológica);
2. Estimulação epicárdica;
3. Estimulação híbrida.

A estimulação endocárdica é a forma classicamente vista, onde os eletrodos conectados à um gerador de pulsos, posicionado habitualmente em adultos em uma loja criada no plano subcutâneo ou submuscular na região infraclavicular, atingem o coração por meio de um acesso transvenoso (Figura 25.1). Essa foi a primeira técnica descrita na década de 1960, havendo evoluções contínuas até o presente momento, levando ao conceito de estimulação fisiológica e não fisiológica.

Em pacientes em ritmo sinusal, houve benefício de qualidade de vida do implante atrioventricular sobre o implante ventricular isolado, principalmente pela preservação da condução atrioventricular intrínseca em pacientes com doença do nó sinusal e da preservação do sincronismo atrioventricular em pacientes com doença do sistema de condução. Pela impossibilidade de se estimular o átrio e da falta de utilidade em se sentir o átrio em pacientes com fibrilação atrial (FA) e lesão no sistema de condução, o implante de eletrodo ventricular isolado é o preconizado.

O sítio de inserção do eletrodo ventricular inicialmente descrito é o ápice do ventrículo direito (AVD) (Figura 25.1); entretanto, estudos demonstraram que a estimulação ventricular, sobretudo se > 40% dos batimentos totais, levava à dissincronia cardíaca, à dilatação biventricular, à queda da fração de ejeção e à maior taxa de hospitalização por insuficiência cardíaca.[4-5] Atualmente, em casos de possibilidade de estimulação ventricular > 40% é mandatória a avaliação de implante de TRC.

CAPÍTULO 25 ■ Complicações dos Dispositivos Cardíacos Eletrônicos Implantáveis

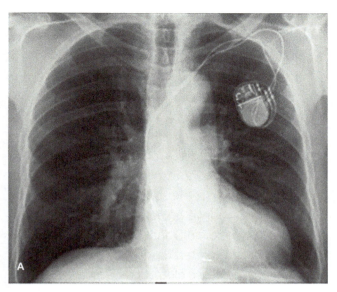
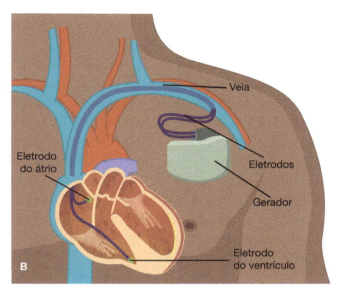

Figura 25.1. A. Marca-passo bicameral atrioventricular transvenoso em posição infraclavicular esquerda à radiografia de tórax posteroanterior. **B.** Demonstração dos componentes e do trajeto de marca-passo bicameral atrioventricular transvenoso na mesma posição. (Retirada de: https://www.clinicaritmo.com.br/tratamentos/implante-de-marca-passo/.)

Existe um grupo de pacientes em que a estimulação endocárdica não é factível ou que pode se relacionar com complicações a longo prazo, criando a necessidade da estimulação epicárdica (Figura 25.2). Esse grupo inclui pacientes com cardiopatias congênitas e ausência de acesso venoso ao coração, com risco de infecção de eletrodos endocárdicos (dialíticos ou indivíduos com *shunt* entre as cavidades esquerdas e direitas), quando indicada a estimulação em um mesmo tempo cirúrgico de uma cirurgia aberta e/ou em lactentes, crianças e adolescentes, onde o diâmetro vascular e a expectativa de crescimento e tracionamento dos eletrodos impossibilitam o implante endocárdico.

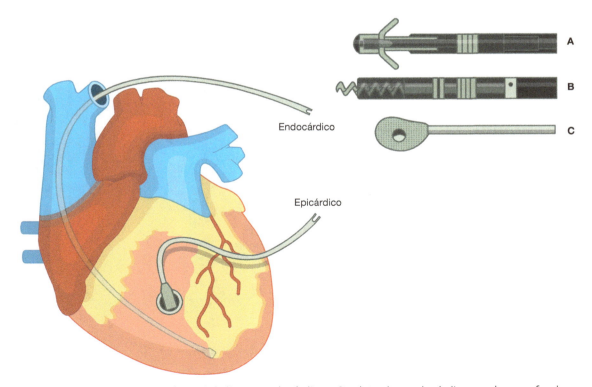

Figura 25.2. Comparação entre eletrodos epicárdicos e endocárdicos. Os eletrodos endocárdicos podem ser fixados por fixação passiva (**A**) ou fixação ativa (**B**). O eletrodo epicárdico é fixado por sutura direta ao tecido cardíaco (**C**).

Tratamento da insuficiência cardíaca – terapia de ressincronização cardíaca

Os efeitos deletérios da dissincronia cardíaca começaram a ficar mais evidentes nos pacientes com insuficiência cardíaca e fração de ejeção reduzida (ICFER). O bloqueio de ramo esquerdo é um fator independente de aumento de mortalidade em pacientes com ICFER, aumentando em 70% a taxa de mortalidade total em um ano de seguimento.[6] Pela estimulação transeptal transmiocárdica, a estimulação ventricular direita isolada leva ao mesmo cenário nesses pacientes. A necessidade de intervenção sobre esse processo criou a TRC.

A técnica basicamente é composta pelo implante habitual de eletrodos de marca-passo conforme o ritmo de base do paciente, associada a um eletrodo em parede lateral de ventrículo esquerdo (VE). O acesso a essa região pode ser obtido de duas formas: a primeira é por meio de um eletrodo adicional no epicárdio da parede lateral do ventrículo esquerdo, configurando a forma de estimulação híbrida (endocárdica e epicárdica); a segunda técnica, e a de escolha, é realizada de maneira transvenosa, onde a região é acessada via seio coronário. Essa é uma estrutura epicárdica, que drena o leito venoso cardíaco para o átrio direito e que possibilita, portanto, o acesso ao epicárdio por via endocárdica (Figura 25.3).

Em 10% dos pacientes o seio coronário não consegue ser cateterizado, a progressão do eletrodo é inviável pelo leito venoso ou existe uma incapacidade de se fixar o eletrodo na região desejada de implante. Isso leva à segunda forma de se implantar o eletrodo adicional, a via epicárdica por toracotomia anterolateral esquerda e acesso direto. Com o implante desse eletrodo adicional, a estimulação simultânea direita e esquerda levava à ressincronização da despolarização ventricular, sendo observada a redução na duração do complexo QRS no ECG de superfície por meio de uma estimulação mais fisiológica.

Em três grandes ensaios clínicos randomizados, a técnica foi associada à melhora significativa na qualidade de vida dos pacientes e da fração de

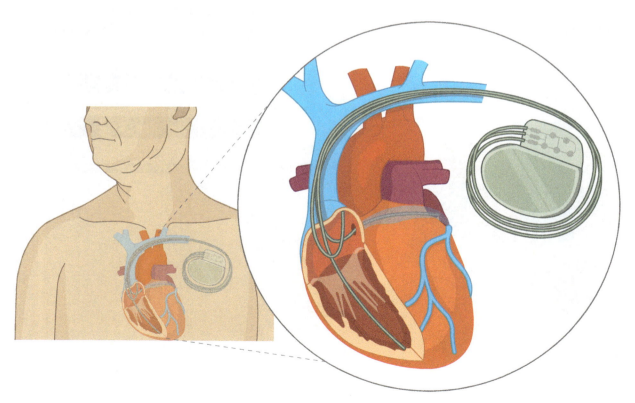

Figura 25.3. Ressincronizador cardíaco. Implante de eletrodo de ventrículo esquerdo por meio de acesso endocárdico pelo seio coronário. Fonte: Lappegård KT, et al. Effect of cardiac resynchronization therapy on inflammation in congestive heart failure: a review. Scand J Immunol. 2015 Sep;82(3):191-8.

ejeção do ventrículo esquerdo, à redução do diâmetro da cavidade ventricular esquerda e à redução relativa de 20 a 35% e absoluta de 8 a 10% de mortalidade total e em menos de três anos.[7,8] Em pacientes com bloqueio atrioventricular de alto grau, necessidade de estimulação ventricular e fração de ejeção abaixo de 50% a TRC mostrou ser superior à estimulação em AVD.[9]

É fundamental a seleção adequada de pacientes com base em morfologia de bloqueio de ramo (benefício em pacientes com bloqueio de ramo esquerdo, principalmente com duração acima de 150 ms), presença, quantidade e localização de fibrose miocárdica, além da presença obrigatória de disfunção ventricular significativa (i.e. abaixo de 35%) e sintomática. A despeito do benefício nítido nas populações gerais estudadas, foi evidenciada uma taxa de aproximadamente 30% de pacientes não respondedores, reforçando a necessidade de seleção adequada dos pacientes e a possibilidade do surgimento de novas técnicas mais eficientes de estimulação do sistema de condução.[3]

A busca pela estimulação fisiológica atinge atualmente uma nova era com o advento da estimulação direta do feixe de His e do ramo esquerdo. Inicialmente descrita no início dos anos 2000, a estimulação do feixe de His demonstra segurança, elevada taxa de sucesso e preservação da condução fisiológica do paciente, demonstrando se tratar de uma alternativa em relação à estimulação em AVD e não inferioridade com relação à TRC em pacientes com ICFER. A combinação da estimulação direta do His ou do ramo esquerdo associada ao implante de um eletrodo epicárdico em ventrículo esquerdo levou à redução ainda maior da duração do QRS e à melhor ressincronização cardíaca quando comparada à TRC convencional. Ainda são necessários estudos de desfechos cardiovasculares da combinação entre as duas técnicas; porém, com resultados iniciais altamente positivos.[10,11]

Profilaxia da morte súbita cardíaca – cardioversor desfibrilador implantável

A morte súbita cardíaca (MSC) é um evento fatal, não traumático, que ocorre em até 1 hora do início dos sintomas, em um indivíduo até então estável, em casos testemunhados ou quando o sujeito estava em condição de saúde adequada nas últimas 24 horas em casos não testemunhados. Estima-se que a mortalidade por causas cardiovasculares supere 17 milhões de habitantes ao ano ao redor do mundo, sendo a principal causa de mortalidade global. Dentre esses pacientes, aproximadamente 25% são por MSC.[12]

Em pacientes acima de 40 anos de idade, a principal causa é a doença arterial coronariana, acompanhada da insuficiência cardíaca de diferentes etiologias e as doenças valvares. Em indivíduos abaixo de 40 anos, as principais causas são as canalopatias, as cardiomiopatias, as miocardites e abuso de substâncias nocivas. Em aproximadamente 50% dos casos de MSC, os indivíduos eram previamente assintomáticos. Isso reforça a necessidade de rastreio de doenças cardiovasculares guiado pelos estratos de risco, o tratamento de fatores de risco cardiovasculares, o rastreio de familiares de primeiro grau a partir de casos índices de doenças hereditárias, o tratamento com drogas modificadoras de prognóstico na ICFER, dentre outras medidas que podem ser realizadas na prevenção primária da MSC.

Pacientes que sobreviveram a MSC extra-hospitalar ou à taquicardia ventricular sustentada sintomática estão em um risco considerável de recorrência de arritmias e morte. O uso de antiarrítmicos, representados principalmente pela amiodarona, representavam um benefício modesto. No final da década de 1990, três grandes ensaios clínicos randomizados (AVID, CIDS e CASH) compararam o benefício do CDI na profilaxia secundária de MSC comparados à amiodarona.[13-14] Em uma metanálise desses estudos publicada posteriormente, o uso de CDI foi associado à redução de 28% na mortalidade total e de 50% na mortalidade arrítmica quando comparado à amiodarona (Figura 25.4)

Na mesma época, novos ensaios clínicos randomizados avaliaram os benefícios do uso do CDI na profilaxia primária, ou seja, quando não há registro prévio de fibrilação ventricular (FV) ou taquicardia ventricular (TV) sincopal. A população estudada teria de ser de elevado risco de mortalidade arrítmica, sendo então representada por pacientes com ICFER.

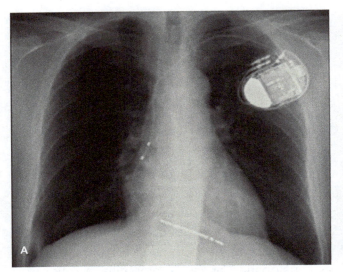 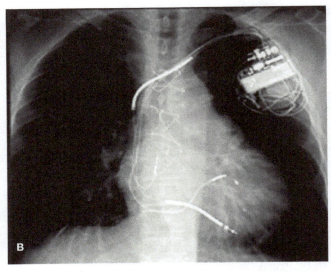

Figura 25.4. A. Cardioversor desfibrilador implantável com eletrodo ventricular isolado mono *coil*. **B.** Cardioversor desfibrilador implantável duplo *coil* associado ao ressincronizador cardíaco e implante endocárdico exclusivo.

A taxa de mortalidade nesses pacientes, particularmente pela associação com fibrose miocárdica, anisotropia da condução intramiocárdica e ao aumento de gatilhos ventriculares, chega a 30% em dois anos quando associada à presença de taquicardia ventricular não sustentada (TVNS). Os estudos MADIT e MUSTT demonstraram em pacientes isquêmicos com ICFER, TVNS e indução de TV sustentada no estudo eletrofisiológico redução significativa de mortalidade quando comparada ao tratamento medicamentoso antiarrítmico.[15,16] Em seguida, os estudos MADIT-II e SCD-HeFT retiraram a necessidade da presença de TVNS e da indutibilidade de TV sustentada no estudo eletrofisiológico. Ainda mantiveram, com isso, um benefício de redução de 23 a 31% de mortalidade do implante de CDI em pacientes com ICFER, FE < 35% e sintomáticos.[17,18] O SCD-HeFT sugeriu a indicação para pacientes não isquêmicos, levando às bases de recomendações em diretrizes existentes na atualidade.

Detecção e monitoramento – monitor de eventos implantável (MEI)

Da mesma forma em que houve avanços no tratamento e no prognóstico das diferentes patologias cardiovasculares, houve uma importante evolução na quantidade e na qualidade das ferramentas para o primodiagnóstico e para a avaliação de recorrência de distúrbios do ritmo cardíaco.

A avaliação cardiológica, rotineiramente realizada para avaliação de anormalidades do ritmo cardíaco, a partir do ECG de base do paciente e do monitoramento ao longo de 24 horas com Holter (ou por um período até maior com Looper), é por vezes insuficiente. A capacidade de detecção dessas ferramentas é por vezes limitada pelo caráter paroxístico tanto do distúrbio de base quanto dos sintomas apresentados. Tanto bradiarritmias quanto taquiarritmias podem exibir este caráter paroxístico, de apresentação cronológica variável e, por vezes, de difícil diagnóstico. Esse problema, frequente no consultório cardiológico, criou a necessidade de uma monitorização contínua mais prolongada, que fosse cômoda para o paciente e eficaz na detecção e no armazenamento desses dados. Assim surgiu o MEI.

O dispositivo é implantado no subcutâneo da parede anterior do tórax por minitoracotomia ou por injeção através de dispositivo de entrega próprio (Figura 25.5). Apresenta uma longevidade de aproximadamente três anos.[19] Nesse período, o dispositivo utiliza algoritmos para detectar e armazenar bradiarritmias e taquiarritmias, sendo fundamental a anotação correta de data e horário de sintomas por parte do paciente para a realização da correlação clínico-eletrocardiográfica. As indicações do MEI se encontram descritas a seguir:

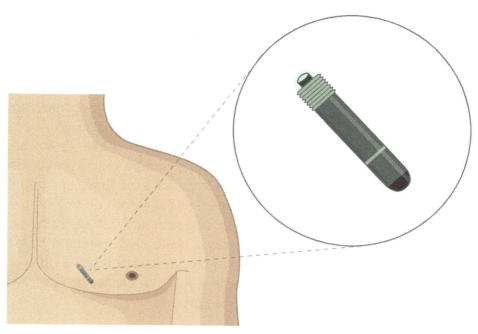

Figura 25.5. Monitor de eventos implantável. (Retirada de: https://www.birminghamcardiology.co.uk/heart-tests/reveal-linq-placement-a3-1b.)

Indicações MEI

- Perda transitória de consciência e quedas não acidentais recorrentes – até 20% de quedas têm etiologia arrítmica, caracteristicamente na população idosa.
- Síncope inexplicada – mais de três episódios nos últimos dois anos. O uso de MEI é associado à uma probabilidade 3,7 vezes maior de realizar o diagnóstico do que a investigação convencional.
- Palpitações não documentadas – situações onde é provável a etiologia cardiológica e inconclusivas por outras avaliações.
- Fibrilação atrial e seu manejo terapêutico – detecção em pacientes de risco elevado de eventos isquêmicos embasa o início de terapia anticoagulante. Detecção de FA em casos de acidente vascular encefálico criptogênico. Detecção de recorrência de fibrilação atrial após estratégia de controle de ritmo (antiarrítmicos, cardioversão elétrica e ablação por radiofrequência/crioablação).
- Síncope convulsiva – pequenas séries demonstraram que em até 12 a 21% dos pacientes dados como "epilépticos" o MEI foi capaz de evidenciar o diagnóstico de síncope cardiogênica, habitualmente neuromediada.

Complicações perioperatórias associadas ao DCEI e ao manejo

As complicações associadas aos DCEIs são variadas e classificáveis em diferentes categorias. Essas complicações podem ser intra/perioperatórias ou que ocorrem durante o seguimento dos pacientes. Podem ser mecânicas, elétricas ou infecciosas. Conhecer as diferentes complicações e seu manejo é fundamental para que exista segurança para os portadores de DCEI desde o implante ao seguimento, assegurando, com isso, a manutenção do benefício dos diferentes dispositivos apresentados.

As principais complicações perioperatórias do implante de DCEI (excluindo-se o MEI) e suas incidências estão apresentadas na Tabela 25.1. Por mais que haja complicações potencialmente fatais, a mortalidade relacionada com o procedimento é excepcionalmente rara (0 a 0,1%). A principal causa de mortalidade perioperatória é a presença de comorbidades cardiovasculares (p. ex., insuficiência cardíaca).[20]

Perfuração, pericardite e tamponamento cardíaco

A incidência de perfuração por eletrodo clinicamente relevante varia de 0,09 a 1,5%. A perfuração normalmente tem manifestação aguda (< 24 horas)

Tabela 25.1. Principais complicações perioperatórias de implante de marca-passo permanente e CDI e suas incidências[23]

Complicação	Incidência
Mortalidade relacionada com o procedimento	0 a 0,1%
Mortalidade em 30 dias	0,6 a 1,4%
Pneumotórax	0,4 a 2,8%
Perfuração clinicamente relevante	0,1 a 1,5%
Derrame pericárdico	10,2%
Tamponamento pericárdico	0,5 a 1,5%
Hematoma de loja	0,2 a 16%
Infecção	0,6 a 3,4%
Deslocamento de eletrodo	1,2 a 3,3%
Outras complicações	< 0,5%

ou subaguda (< 1 mês), mas existem casos raros de apresentações tardias. A perfuração pode levar à diversas consequências, que incluem a pericardite aguda, a efusão pericárdica com ou sem tamponamento cardíaco, a pericardite constritiva, a efusão pleural, o hemotórax, o pneumotórax, a perfuração pulmonar, a alteração de parâmetros relacionados com o eletrodo e a estimulação diafragmática ou subcostal. Cabe ressaltar que o paciente pode ser totalmente assintomático. A perfuração intraoperatória deve ser suspeitada na ocorrência de dor torácica, estimulação diafragmática, sintomas vagais e limiares de captura elevados.[23]

O tamponamento cardíaco é altamente sugestionado pela presença de comprometimento hemodinâmico (diagnóstico diferencial: reação vagal) e borda cardíaca imóvel à fluoroscopia. O tamponamento pode ser confirmado por ecocardiografia e tratado com pericardiocentese de emergência. A presença de derrame pericárdico é comum no pós-operatório, podendo ocorrer efusões discretas (≤ 10 mm na diástole) em até 8,3% dos pacientes e moderadas (11 a 20 mm)/importantes (> 20 mm) em 1,9% dos pacientes. Cabe ressaltar que as efusões são assintomáticas em 94% dos pacientes, não sendo notadas na maioria dos casos.

Caso haja presença de dor torácica por provável irritação pericárdica, medicações anti-inflamatórias podem ser administradas. Pacientes com derrames pericárdicos discretos/moderados devem ser monitorados depois da alta, avaliando a piora ou a melhora do derrame com o seguimento. Em caso de instabilidade hemodinâmica ou derrame pericárdico volumoso a pericardiocentese deve ser realizada, devendo ser considerada em pacientes com derrame moderado e necessidade de terapia anticoagulante/antiagregante plaquetária.

A necessidade de revisão de eletrodo e reposicionamento é debatível. Em casos em que há falha de captura ou de sensibilidade, estimulação diafragmática, perfurações transmurais, particularmente na presença de sintomas, é preferível o reposicionamento. Cabe ressaltar que a maioria dos casos de reposicionamento transcorre sem intercorrências, com a ressalva de adoção de medidas de redução da chance de infecção pela reintervenção precoce.[23]

Arritmias

Alterações do ritmo cardíaco são comuns durante o implante de DCEI. Deve-se sempre precaver a ocorrência dessas alterações que, se não tratadas, podem ser potencialmente fatais. O monitoramento adequado de parâmetros vitais no preparo para o procedimento é fundamental, assim como a presença de cabos conectados à uma fonte segura de estimulação (habitualmente um programador de DCEI) no campo operatório.

A presença de extrassístoles ventriculares e de taquicardias ventriculares não sustentadas é comum durante a manipulação de eletrodos no ventrículo direito, particularmente durante o tracionamento da via de saída do ventrículo direito para a região de interesse de implante. Em casos raros, taquicardias ventriculares sustentadas e fibrilação ventricular podem ocorrer, ressaltando a necessidade da presença de um desfibrilador em sala e do posicionamento das pás autoadesivas durante o preparo em casos de maior risco (CDI, TRC) para não haver solução de continuidade do plano estéril. Durante a manipulação de eletrodos no átrio direito, pode-se haver a indução de fibrilação atrial ou *flutter* atrial. Isso ocorre comumente pelo contato com a *crista terminalis*, uma estrutura de alta arritmogenicidade, que é próxima ao apêndice atrial direito, região de interesse para o implante de eletrodos atriais.[23]

Pneumotórax

A incidência de pneumotórax varia entre 0,4 e 2,8% e é dependente do acesso venoso escolhido para o implante. Pode ser suspeitado se houver aspiração de ar na agulha de punção, mas isso nem sempre é o caso. A fluoroscopia é útil para pneumotórax de maior volume, ressaltando a necessidade de radiografia de tórax imediatamente após o procedimento e antes da alta hospitalar (Figura 25.6). A tomografia de tórax pode ser útil no auxílio diagnóstico em casos de menor expressão. Nesses casos de pneumotórax discreto, a conduta conservadora pode ser adotada, entretanto, em casos de maior expressão, a drenagem torácica deve ser realizada.

Os fatores de risco para o desenvolvimento de pneumotórax incluem idade > 80 anos, sexo feminino, baixo índice de massa corpórea, doença pulmonar obstrutiva crônica e punção de veia subclávia. O uso da dissecção de veia cefálica e da punção de veia axilar são as vias de acesso de escolha, justamente pela redução na ocorrência de pneumotórax.[23]

Hematoma de loja

A incidência de hematoma de loja varia de 0,2 a 16%, dependendo da definição e de fatores como terapia antitrombótica. Apresenta uma associação com um risco nove vezes maior de infecção. O tratamento conservador deve ser sempre preferível, pois com a reintervenção o risco de infecção torna-se 15 vezes maior. Entretanto, em casos de deiscência de ferida operatória ou erosão de pele, dor importante, edema de membro superior ipsilateral ou havendo comprometimento arterial ou do plexo braquial, a revisão cirúrgica deve ser realizada com brevidade. O procedimento deve ser realizado com todo o cuidado visando redução do risco de infecção. A punção aspirativa de loja deve ser evitada, pois pode acabar semeando o conteúdo fechado e levar à infecção.

A prevenção do hematoma de loja apresenta íntima relação com o manejo perioperatório da terapia antitrombótica. Em pacientes com FA não reumática e baixo risco de eventos tromboembólicos (CHA_2DS_2VASc escore < 3) a interrupção perioperatória da anticoagulação é uma opção. Em todos os outros pacientes, a manutenção sem interrupção do tratamento anticoagulante visando RNI < 3 habitualmente ou < 3,5 em casos de prótese valvar mecânica mitral é preferível sobre a realização de ponte com heparina, justamente por reduzir o risco de hematoma de loja. Em pacientes com anticoagulante oral direto (DOAC) e CHA_2DS_2VASc > 2, não houve diferença entre se interromper ou não o DOAC com relação à presença de hematoma de loja, sendo também uma opção a manutenção do uso do tratamento anticoagulante nesses pacientes.[21]

A terapia antiagregante plaquetária apresenta considerações importantes quanto à indicação e necessidade impreterível de manutenção, particularmente com relação à dupla antiagregação plaquetária. É necessário avaliar se a indicação foi por síndrome coronariana aguda e se houve a presença de fatores de alto risco de trombose (trombose de *stent* prévia em terapia antiagregante adequada, *stent* em artéria derradeira, doença difusa multivascular, ≥ 3 *stents* implantados, ≥ 3 lesões tratadas, tratamento de bifurcações com dois *stents*, comprimento total de implante > 60 mm e tratamento de oclusões crônicas) para, com isso, determinar se é aconselhável a suspensão de um dos antiagregantes (habitualmente o inibidor de P2Y12). Vale lembrar que a técnica cirúrgica nesses pacientes deve ser realizada de forma a respeitar os planos

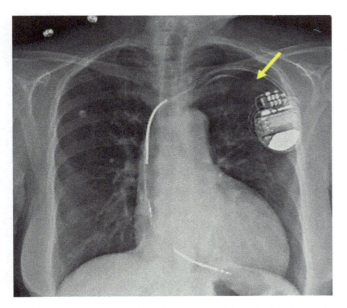

Figura 25.6. Pneumotórax (*seta amarela*) após implante de CDI. Fonte: retirada de Burri *et al*.[23]

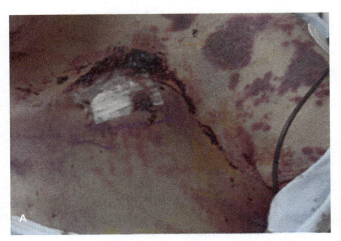 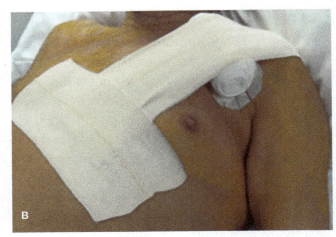

Figura 25.7. A. Hematoma importante em loja, com extensão pelo subcutâneo para membro superior esquerdo e parede torácica. **B.** Curativo compressivo realizado para reduzir a ocorrência e a extensão de hematoma de loja. Fonte: Retiradas de Malpuru et al.[26]

anatômicos e com menor trauma tecidual possível. O uso de curativos compressivos pode auxiliar na redução da ocorrência e/ou extensão de hematomas de loja (Figura 25.7).

Deslocamento de eletrodo

A incidência de deslocamento de eletrodo é de 1,2 a 3,3% dos casos, e a maioria ocorre antes da alta hospitalar. O evento ocorre com maior frequência com eletrodos atriais em relação a eletrodos ventriculares. O diagnóstico habitualmente é confirmado com radiografia de tórax depois de testes elétricos anormais. A revisão e o reposicionamento vão depender da preservação da função do eletrodo em questão, se ele é impreterível na condução do caso e na presença de sintomas associados. Caso indicado o reposicionamento, o ideal é que se espere algumas semanas para minimizar o risco de infecção e a dor do paciente na região de manipulação.[23]

Um eletrocardiograma de 12 derivações e uma radiografia de tórax (posteroanterior e perfil) devem sempre ser realizados em até 24 horas e antes da alta do paciente para documentação do ritmo, da posição dos eletrodos e da ausência de complicações do implante.

Infecção local e sistêmica

As infecções relacionadas com os DCEIs são quadros considerados graves e com elevada taxa de mortalidade, chegando a 8% nos primeiros 30 dias de hospitalização. Podem ser classificadas em infecções superficiais de pele sem comunicação com a loja do gerador, infecções da loja do gerador em si (também chamada de infecção do *pocket*) e infecções sistêmicas envolvendo os eletrodos ou eventualmente as valvas cardíacas direitas (nesse caso, uma endocardite relacionada com o DCEI).[22]

A incidência reportada de infecção local e sistêmica é de 0,6 a 3,4%, a maioria relacionada com o procedimento cirúrgico, sendo maior nas trocas de gerador do que no implante inicial. Fatores de risco para infecção incluem a presença de diabetes, de insuficiência cardíaca e de insuficiência renal (sobretudo dialítica), o uso de corticosteroides ou de terapia antitrombótica, a presença de hematoma de loja, a ausência de realização de antibioticoprofilaxia adequada, o histórico de infecção prévia de dispositivo e o uso de marca-passos temporários antecedendo ao implante. A reintervenção precoce é o principal fator de risco para a infecção de DCEI, devendo ser postergada ao máximo e indicada apenas na presença de sintomatologia significativa e não controlável.

Os sinais e sintomas de infecção de loja podem se manifestar de maneira aguda (mais comum), subaguda ou de maneira arrastada, como nos infrequentes casos de infecção de eletrodos sem infecção de *pocket*, onde a manifestação pode incluir uma síndrome clínica de febre de origem indeterminada. As infecções envolvendo o *pocket* se manifestam com sinais flogísticos, dor e edema local, purulência, deiscência ou falha de coaptação de ferida operatória, erosões e até extrusão de componentes do dispositivo pela pele (Figura 25.8). As infecções sistêmicas envolvendo a infecção de corrente sanguínea, os eletrodos e as valvas cardíacas devem ser suspeitadas na presença de febre, calafrios, hemoculturas positivas e na presença de vegetações cardíacas.[25]

A abordagem inicial do paciente portador de DCEI que se apresenta com suspeita de infecção relacionada com o dispositivo na emergência deve incluir a coleta de hemoculturas, a realização de ecocardiograma transesofágico (tomografia por emissão de pósitrons ou PET-CT com 18F-fluorodesoxiglicose nos casos ainda suspeitos para infecção sistêmica; porém, sem identificação de vegetações no ecocardiograma transesofágico) e a avaliação detalhada da loja. Esse conjunto de exames é necessário para a classificação adequada do tipo de infecção e, com isso, estimar a duração da antibioticoterapia.

Exceto nos casos de infecção de pele superficial sem contato com a loja, toda infecção relacionada com o DCEI deve incluir a retirada completa do sistema de estimulação (gerador e eletrodos) e antibioticoterapia, preferencialmente guiada conforme o tipo de germe identificado nas culturas. Em casos de endocardite infecciosa de valvas ou eletrodos, o tempo de tratamento preconizado é de 4 a 6 semanas, eventualmente mais prolongada a depender de focos de embolização à distância. Em pacientes com hemocultura positiva, mas sem vegetações, o tempo de tratamento varia de duas semanas (não *S. aureus*) – quatro semanas (*S. aureus*). Em casos de infecção de loja com culturas negativas o tratamento deve ser feito de 10 a 14 dias. Já em casos de erosão de eletrodo com culturas negativas o tratamento deve ser de 7 a 10 dias de antibioticoterapia.[25]

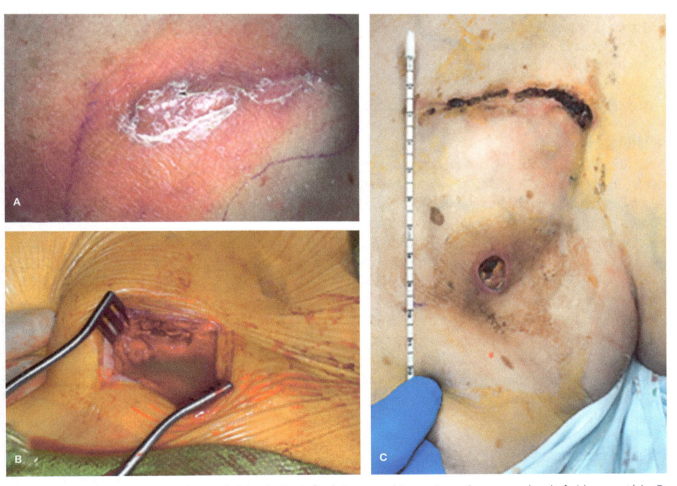

Figura 25.8. Apresentações de infecção de loja. **A.** Sinais flogísticos com hiperemia e edema ao redor da ferida operatória. **B.** Presença de secreção purulenta em ferida operatória aberta. **C.** Erosão de pele com exposição de parte do gerador. Fonte: Retiradas de Malpuru *et al*.[26]

Vale ressaltar que a retirada completa e precoce do sistema de estimulação se correlaciona com menor mortalidade. A extração percutânea transvenosa é o método de escolha para o explante dos eletrodos, e não deve ser atrasada. Um estudo identificou que extrações de eletrodos realizadas com até três dias do início da hospitalização se correlacionaram com menor mortalidade.[29]

Complicações no seguimento de DCEI e manejo

As complicações no seguimento de pacientes com DCEI estão intimamente relacionadas com os fenômenos elétricos associados à programação, ao modo de operação e à integridade do sistema (eletrodos e gerador). Nesse contexto, os pacientes podem ser divididos nas seguintes categorias:[23]

1. Bateria.
2. Falhas de estimulação.
3. Falhas de sensibilidade.
4. Arritmias associadas ao marca-passo.
5. Pseudomau funcionamento.
6. Considerações específicas de CDI.
7. Considerações específicas de MEI.

Bateria

A disfunção do dispositivo pode ocorrer com a depleção da bateria. O indicador de troca eletiva (*elective replacement indicator* – ERI) denota que há 90 dias de funcionamento preservado do dispositivo, ao passo que fim de vida (*end of life* – EOL) indica que o desgaste da bateria atingiu um nível em que é imprevisível o funcionamento adequado do dispositivo. A troca do gerador deve ser realizada durante a fase de ERI. Em pacientes em EOL em que já não havia ritmo de escape em avaliações prévias ou que tenha sido identificada a ausência de escape, é recomendável o envio para pronto-socorro para monitorização contínua e troca de gerador com urgência.[26]

Falhas de estimulação

A falha para estimular a câmara desejada ocorre por dois motivos principais, a falha de saída e a falha de captura. A falha de saída é suspeitada quando a frequência cardíaca está abaixo da frequência mínima de estimulação programada, e não há presença de espículas no eletrocardiograma de superfície. Causas para a falha de saída são fratura de eletrodo, deslocamento de eletrodo, falência de gerador/bateria, inibição por *crosstalking* ou *oversensing*.

A falha de captura ocorre quando a espícula é gerada pelo sistema de estimulação, mas falha em gerar uma despolarização miocárdica subsequente. No eletrocardiograma de superfície, espículas estão presentes, mas não seguidas de QRS (caso no ventrículo) ou onda P (caso no átrio). As principais causas de falha da captura são deslocamento de eletrodo, baixa energia de saída programada, maturação e fibrose ao redor do sítio de inserção do eletrodo, fratura de eletrodo e aumento do limiar na interface eletrodo miocárdica por componente tecidual (Figura 25.9). Em pacientes com TRC a falha de estimulação de um dos eletrodos pode justificar a falta de resposta, devendo-se avaliar a morfologia do QRS estimulado e a avaliação de cada um dos eletrodos durante as avaliações de seguimento.[24]

Falhas de sensibilidade

A falha para detectar adequadamente os sinais elétricos intracardíacos é representada pela redução de sensibilidade (*undersensing*), pelo excesso de sensibilidade (*oversensing*) e pela sensibilidade cruzada (*crosstalking*). O *undersensing* ocorre quando o marca-passo falha em detectar despolarização miocárdica espontânea, levando à competição de ritmo e estimulação assíncrona (Figura 25.10). O eletrocardiograma de superfície classicamente apresenta uma aparência de excesso de espículas. A principal causa de *undersensing* são problemas relacionados com programação (limiar de sensibilidade inadequado), voltagem miocárdica insuficiente, disfunções de eletrodo e anormalidades eletrolíticas.[26]

O excesso de sensibilidade ocorre quando o marca-passo sente sinais elétricos que não deveria, levando à inibição da estimulação pelo aparelho. Além do próprio sinal elétrico intracardíaco, qualquer sinal elétrico com duração e amplitude acima do limiar programado pode ser sentido pelo aparelho e gerar, com isso, inibição do dispositivo. O *oversensing* pode ser causado por sinais fisiológicos

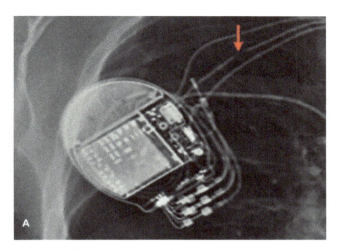
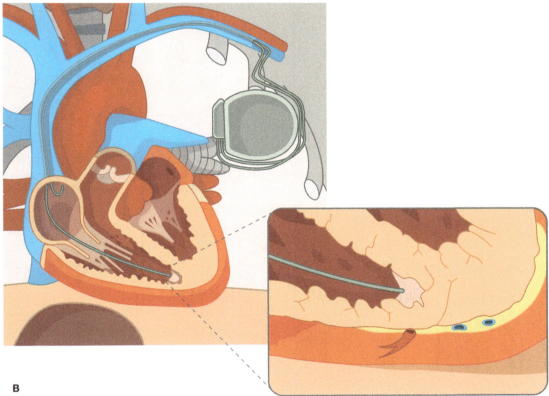

Figura 25.9. Complicações associadas à falha de estimulação. **A.** Fratura de eletrodo (*seta vermelha*) evidenciada em radiografia de tórax. **B.** Figura esquemática demonstrando a formação de fibrose ao redor da ponta do eletrodo. Fonte: retirada de Malpuru *et al.*[26]

e não fisiológicos. (Figura 25.11) Os fisiológicos são representados pelo *oversensing* de onda T e de miopotenciais. Os não fisiológicos são representados pela interferência eletromagnética e o ruído gerado pela fratura do condutor do eletrodo ou do isolante que o recobre.[26]

A fratura do condutor do eletrodo resulta em ruído não fisiológico, de alta frequência e saturação do eletrograma intracavitário gerados pelo contato intermitente dos filamentos danificados em seu interior. Associa-se a alta impedância de eletrodo e pode gerar *oversensing* com falha de estimulação caso eletrodo ventricular e/ou palpitações e mudança automática do modo de estimulação caso eletrodo atrial. A fratura do isolante é associada à baixa impedância pela entrada de líquido (sangue) e ao excesso de sensibilidade às estruturas vizinhas (miopotenciais) pela exposição dos condutores. Cabe ressaltar que o aumento crônico de impedância e de limiares pode ocorrer sem repercussão clínica associada. Não deve

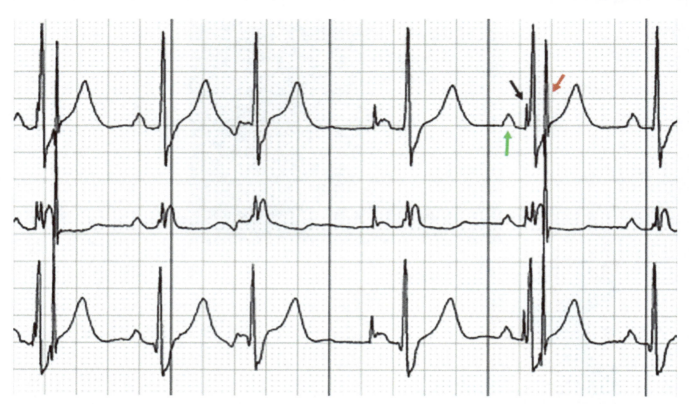

Figura 25.10. Redução de sensibilidade (*undersensing*) em canal atrial e em canal ventricular. O dispositivo não foi capaz de sentir a onda P do paciente (*seta verde*) e acaba emitindo uma espícula atrial após a onda P (*seta preta*). A seguir, também falha em detectar o QRS próprio do paciente e emite uma espícula ventricular (*seta vermelha*) que não captura. Fonte: retirada de Malpuru et al.[26]

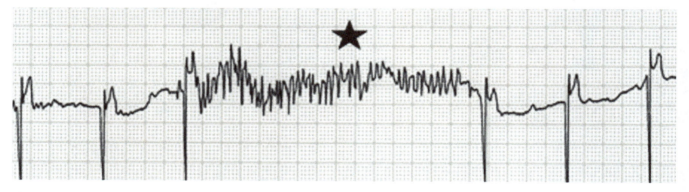

Figura 25.11. Excesso de sensibilidade gerado por miopotenciais (*estrela*). Observa-se no traçado que o dispositivo sente a interferência e inibe a estimulação, gerando uma pausa com duração acima de três segundos. Fonte: retirada de Malpuru et al.[26]

ser interpretado como disfunção de eletrodo, pois a integridade do eletrodo está preservada. É gerado pelo desenvolvimento de fibrose e/ou depósitos de cálcio na interface eletrodo-miocárdica, o que eventualmente pode levar ao bloqueio de saída. Isso ressalta a necessidade de seguimento periódico de pacientes com DCEI, realizando ajustes entre modos de estimulação, energias de estimulação e de limiares de sensibilidade conforme os achados em cada avaliação.

A sensibilidade cruzada ocorre quando em marca-passos bicamerais o eletrodo em uma das câmaras sente o estímulo gerado em outra câmara, levando à interpretação equivocada de sensibilidade por despolarização cardíaca e à inibição da estimulação da segunda câmara em questão. Em casos em que se sente estímulo no canal ventricular imediatamente após o estímulo atrial, o marca-passo emite uma espícula ventricular de garantia, o chamado pulso de segurança (*safety pace*). O pulso de segurança é visto no ECG como um encurtamento do intervalo atrioventricular entre as espículas atriais e ventriculares, sendo um modo de segurança do dispositivo contra a inibição inapropriada.[26]

Arritmias associadas ao marca-passo

Os DCEIs podem participar de diferentes formas na iniciação e na perpetuação de arritmias e incluem diferentes síndromes, com diferentes manifestações clínicas. Tais manifestações devem ser reconhecidas, pois o tratamento é feito com base no mecanismo apresentado.[25]

Taquicardia mediada pelo marca-passo

A taquicardia mediada pelo marca-passo é uma taquicardia por reentrada, sustentada justamente pela presença do dispositivo. Apresenta como pré-requisito a presença de condução ventrículo-atrial intacta, onde habitualmente um extraestímulo ventricular conduz retrogradamente para o átrio, sendo sentida pelo dispositivo, que deflagra nova estimulação ventricular. O ciclo se perpetua de maneira incessante, levando à perda do acoplamento atrioventricular e ao surgimento, com isso, de ondas A de canhão, mal-estar e palpitações. A taquicardia mediada pelo marca-passo pode ser interrompida com o posicionamento de um imã, que gera estimulação assíncrona (DOO – ausência de sensibilidade), impede, com isso, que o dispositivo sinta o batimento atrial retrógrado e interrompe o circuito da taquicardia. A taquicardia mediada pelo marca-passo pode ser evitada pela programação adequada do período refratário atrial pós-ventricular (PVARP) e tratada por algoritmos que detectam a estimulação em frequência máxima de estimulação do dispositivo. Esses algoritmos estendem o PVARP e estimulam o átrio levando a, respectivamente, *undersensing* do estímulo retrógrado atrial ou refratariedade do tecido atrial a esse estímulo.

Síndrome do marca-passo

Outra síndrome associada à dissociação atrioventricular gerada pelo dispositivo é a síndrome do marca-passo (*pacemaker syndrome*). A síndrome ocorre pela colocação apenas de um eletrodo ventricular em pacientes com ritmo sinusal preservado levando à perda da sincronia atrioventricular e sintomas de mal-estar, fraqueza, tontura e ondas A em canhão. Estudos randomizados antigos comprovaram a melhora em qualidade de vida com o implante bicameral em relação ao implante unicameral em pacientes em ritmo sinusal.

Taquicardia conduzida pelo marca-passo

A taquicardia conduzida pelo marca-passo ocorre na ausência de condução atrioventricular espontânea, onde uma arritmia atrial (habitualmente uma taquicardia atrial ou *flutter* atrial) consegue ser conduzida para o ventrículo em uma frequência atrial abaixo da frequência máxima de estimulação programada (*max track rate*). Isso gera palpitações secundárias a uma taquicardia inapropriada. Nesse caso, não há a capacidade do dispositivo em deflagrar a mudança de modo automática (*auto mode switch*), que faz com que haja mudança de modos de operação que trigam o ventrículo (como DDD) para modos de apenas inibição (como DDI ou VVI), quando há a detecção de arritmias atriais de frequência elevada, como a fibrilação atrial. Quando a taquicardia ocorre abaixo da frequência máxima de estimulação o dispositivo é incapaz de reconhecer o fenômeno como uma anormalidade, não interferindo sobre a condução para o ventrículo. O tratamento da taquicardia conduzida pelo marca-passo consiste na realização de medidas para o tratamento da taquiarritmias, como medicamentos antiarrítmicos e a ablação por radiofrequência.

Taquicardia induzida pelo marca-passo

A taquicardia induzida pelo marca-passo é uma taquicardia detectada principalmente no implante de marca-passos provisórios e no perioperatório de marca-passos definitivos, sendo a nomenclatura frequentemente confundida com as demais taquicardias associadas ao marca-passo que ocorrem durante o seguimento. É representada pelas arritmias geradas pelo contato do eletrodo do marca-passo na superfície endocárdica, gerando extrassístoles e taquicardias não sustentadas e sustentadas secundárias à manipulação e/ou ao implante. Devem ser prontamente reconhecidas para evitar a ocorrência de gatilhos para a indução de taquicardias sustentadas. O reposicionamento de eletrodo ou sua extração/troca são o tratamento de escolha dessas arritmias.[28]

Pseudomau funcionamento

O pseudomau funcionamento é representado por alterações eletrocardiográficas que aparentam ser disfunções do marca-passo, mas que na realidade são o comportamento normal da interação entre o dispositivo e a ativação cardíaca intrínseca.[26]

Fusão e pseudofusão

A fusão ventricular ocorre quando existe uma colisão de estímulos da frente de onda gerada pela condução própria do paciente e da frente de onda gerada pela estimulação ventricular pelo dispositivo. O resultante é uma morfologia de fusão das morfologias de QRS intrínseco e do QRS estimulado. Isso ocorre quando a despolarização ventricular própria ocorre imediatamente após o metrônomo do dispositivo enviar o estímulo ventricular conforme a programação da frequência de estimulação mínima programada e/ou do intervalo atrioventricular. Outro cenário em que é comum e esperado se observar fusão é na TRC, onde a estimulação em sítios cardíacos distintos gera um batimento de fusão, que resulta no encurtamento do QRS e a ressincronização cardíaca.

A pseudofusão ocorre quando o acoplamento entre a espícula ventricular e a despolarização cardíaca intrínseca é tão curto, que o ventrículo já foi despolarizado praticamente por completo pela despolarização cardíaca intrínseca. Isso resulta em uma espícula precedendo um QRS, porém com morfologia da condução intrínseca do paciente. Tanto a fusão quanto a pseudofusão são clássicos exemplos de pseudomau funcionamento e achados comuns à monitorização cardíaca ambulatorial (Holter, Looper) de pacientes com marca-passo e atividade elétrica ventricular intrínseca (Figura 25.12).

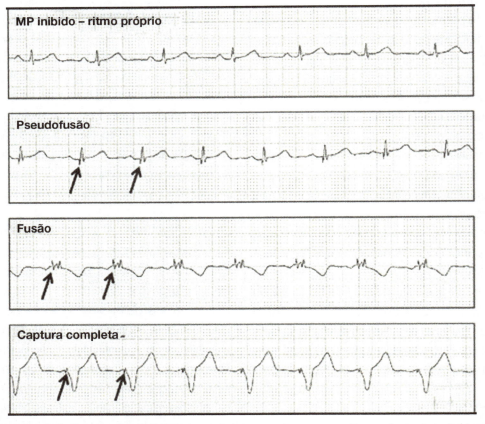

Figura 25.12. Exemplos de fusão e pseudofusão. No topo da imagem observa-se o ritmo próprio do indivíduo. A pseudofusão é representada pelo QRS de morfologia idêntica ao ritmo próprio, mas com uma espícula antecedendo e não interferindo na despolarização cardíaca. A seguir, fusão é evidenciada quando existe a formação de uma nova morfologia de QRS gerado tanto pela despolarização do ritmo próprio quanto pela despolarização gerada pela captura ventricular pelo marca-passo. Por fim, a captura completa exibe morfologia própria da estimulação ventricular pura, que serve como base para justificar que o traçado prévio é de fato uma fusão. Fonte: retirado de Hossri et al., 2014. Artigo de Revisão Teste Ergométrico em Portadores de Dispositivos Cardíacos Eletrônicos Implantáveis Exercise Testing in Patients with Cardiac Implantable Electronic Devices.

Comportamento de frequência máxima/Wenckebach eletrônico

O comportamento de frequência máxima é um fenômeno observado em pacientes com marca-passo dupla câmara e ritmo sinusal com competência cronotrópica preservada. A partir da frequência máxima de estimulação programada, o ventrículo estimulado só consegue seguir a frequência atrial até determinado valor (p. ex., 130 bpm). A partir desse valor aumentos da frequência atrial irão ser compensados inicialmente pelo aumento do IAV, fruto da redução do acoplamento atrial e manutenção fixa da frequência ventricular na frequência máxima programada, progredindo para o fenômeno denominado Wenckebach eletrônico.

O fenômeno de Wenckebach eletrônico ocorre a partir de um intervalo fixo em marca-passos denominado período refratário atrial total (TARP). O TARP é composto pelo IAV programado associado ao PVARP, sendo ambas variáveis ajustáveis por programação (Figura 25.13). Com o aumento progressivo da frequência atrial, o ciclo atrial passa a ser tão curto que o prolongamento do IAV não é suficiente para manter a condução 1:1, pois começam a cair ondas P intermitentemente dentro do PVARP. Nessas condições, o estímulo atrial passa a não ser sentido pelo dispositivo, levando a um fenômeno eletrocardiográfico semelhante ao fenômeno de Wenckebach fisiológico da condução cardíaca habitual.[26]

Caso o TARP programado seja muito prolongado, em indivíduos com alta capacidade cronotrópica (jovens), e/ou caso o TARP programado seja muito próximo ao *max track rate* existe a possibilidade de ocorrência de bloqueio atrioventricular eletrônico a 2:1, onde uma onda P triga o ventrículo e a seguinte cai dentro do TARP de maneira intercalada. O problema dessa condição, particularmente quando o TARP programado é muito próximo ao *max track rate*, é que a frequência cardíaca cai de maneira abrupta, a partir da frequência máxima de estimulação, pela metade. Isso leva a sintomas durante momentos de aumento importante da frequência sinusal e demanda metabólica, como na realização de atividades físicas. Esse fenômeno consegue ser evitado ou atenuado a partir de uma programação eletrônica individualizada, sempre buscando deixar uma margem de 15 a 20 bpm para a ocorrência de Wenckebach eletrônico entre o *max track rate* e o TARP (Figura 25.14).

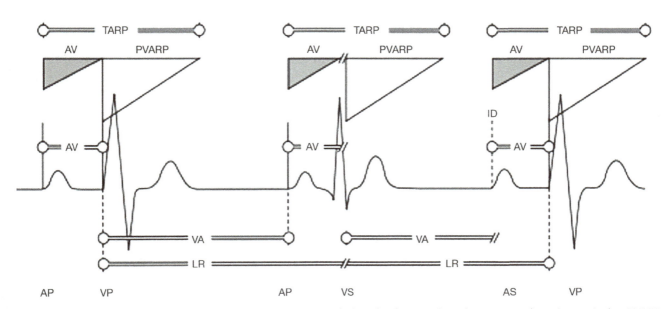

Figura 25.13. Exemplo de operação do marca-passo. TARP: período refratário atrial total; AV: intervalo atrioventricular; PVARP: período refratário atrial pós-ventricular; AP: captura atrial; VP: captura ventricular; AS: despolarização atrial intrínseca; VS: despolarização ventricular intrínseca; VA: intervalo entre o início do QRS e o início da próxima onda P; LR: frequência mínima do dispositivo baseada no canal ventricular. Observa-se como TARP é composto do AV + PVARP, sendo os intervalos para serem avaliados durante o comportamento de frequência máxima do aparelho. Fonte: retirada de Malpuru et al.[26]

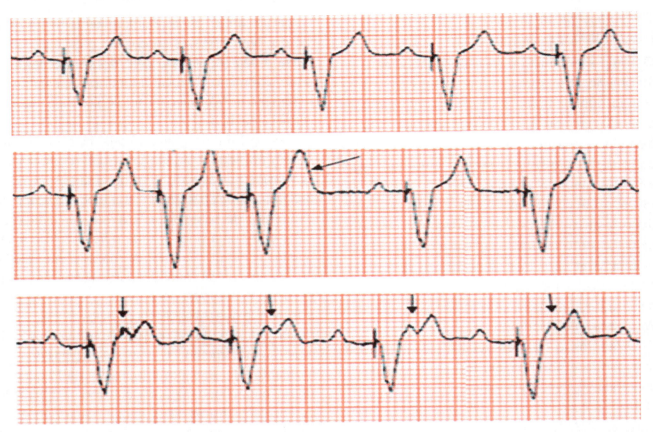

Figura 25.14. Comportamento de frequência máxima. Observa-se que, com o aumento da frequência do ritmo sinusal, o dispositivo passa a fazer Wenckebach eletrônico. Com o aumento ainda maior da frequência sinusal, o dispositivo passa a conduzir a 2:1. As setas pretas indicam ondas P não conduzidas. Fonte: retirada de Malpuru et al.[26]

Considerações específicas de CDI

O CDI apresenta algumas características particulares a serem observadas, desde o implante ao seguimento dos pacientes. O implante de CDI deve sempre ser preconizado a esquerda, por apresentar menor limiar de desfibrilação em relação a implantes direitos. A qualidade do sinal é fundamental, pois o *oversensing* e o *undersensing* nesses pacientes podem gerar, respectivamente, terapia inapropriada e falha de detecção da taquicardia pelo dispositivo. A taxa de terapias inapropriadas em pacientes com CDI pode chegar até 30% das terapias aplicadas,[26] com grande contribuição de taquicardias supraventriculares e fibrilação atrial, que conduzem para o ventrículo e atingem as zonas de terapia programadas. Em zonas predefinidas, o CDI apresenta algoritmos para a discriminação de taquicardias supraventriculares de taquicardias ventriculares, entretanto, na denominada zona de fibrilação ventricular as funções de discriminação não atuam. Deve-se pesar não só o risco de mortalidade arrítmica, mas também o risco de terapias inapropriadas e das demais complicações na indicação do dispositivo. O CDI subcutâneo é uma opção em pacientes em que a estimulação cardíaca não é necessária, reduzindo a taxa de complicações relacionadas com eletrodos endocárdicos (Figura 25.15).

Considerações específicas de MEI

O implante de MEI é considerado um procedimento de baixo risco de complicações; entretanto, elas podem ser observadas em até 3% dos pacientes.[27] As duas principais causas de complicações associadas a MEI são infecção no sítio de implante e dor no sítio de implante necessitando de remoção do dispositivo. Outras causas menos comuns são a formação de cicatrização hipertrófica, mal funcionamento e migração do dispositivo.

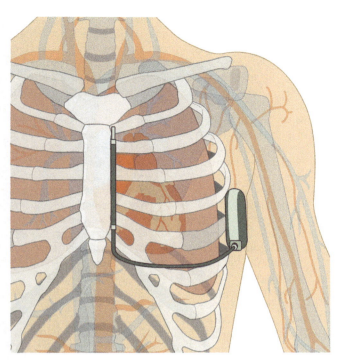

Figura 25.15. Figura esquemática de cardioversor desfibrilador implantável subcutâneo. Fonte: retirada de: https://cardiopapers.com.br/cdi-subcutaneo-s-icd-autorizado-pelo-fda/).

Conclusão

Os DCEIs têm grande potencial de prover qualidade de vida e de reduzir desfechos cardiovasculares. Por outro lado, diversas complicações podem ocorrer do implante ao seguimento desses pacientes. Conhecer as principais complicações, seus fatores de risco e o manejo clínico dessas condições, levam à prevenção, reconhecimento precoce, tratamento adequado e, enfim, otimização do benefício clínico líquido para o paciente.

Pontos-chave

- Para mitigar os riscos de complicações associadas aos DCEIs, é fundamental se ter o conhecimento de cada um deles e uma indicação adequada para o implante.
- O cuidado perioperatório envolve desde o manejo adequado de medicações (como antitrombóticos) até a técnica cirúrgica adequada, com medidas visando a redução do risco infeccioso e a atenção às complicações mecânicas e elétricas que podem estar associadas ao implante.
- Durante o seguimento do paciente, é necessária a avaliação recorrente e periódica do paciente e do dispositivo. Atenção deve ser dada à integridade do sistema (gerador de pulsos e eletrodos) e à presença de arritmias e de sintomas que podem estar relacionados com o mau funcionamento do dispositivo.

Referências bibliográficas

1. Raatikainen MJP, Arnar DO, Merkely B, Nielsen JC, Hindricks G, Heidbuchel H, et al. A decade of information on the use of cardiac implantable electronic devices and interventional electrophysiological procedures in the European Society of Cardiology Countries: 2017 Report from the European Heart Rhythm Association. Europace. 2017 Aug 1;19(Suppl 2):ii1-ii90.
2. Bradshaw PJ, Stobie P, Knuiman MW, Briffa TG, Hobbs MS. Trends in the incidence and prevalence of cardiac pacemaker insertions in an ageing population. Open Heart. 2014 Dec 10;1(1):e000177.
3. Glikson M, Nielsen JC, Kronborg MB, Michowitz Y, Auricchio A, Barbash IM, et al. 2021 ESC Guidelines on cardiac pacing and cardiac resynchronization therapy. Eur Heart J. 2021 Sep 14;42(35):3427-520.
4. Wilkoff BL, Cook JR, Epstein AE, Greene HL, Hallstrom AP, Hsia H, et al. Dual-chamber pacing or ventricular backup pacing in patients with an implantable defibrillator: the Dual Chamber and VVI Implantable Defibrillator (DAVID) Trial. JAMA. 2002 Dec 25;288(24):3115-23.
5. Sweeney M, Hellkamp A, Greenspon A. Baseline QRS duration ≥ 120 milliseconds and cumulative percent time ventricular paced predicts increased risk of heart failure, stroke, and death in DDDR-paced patients with sick sinus syndrome in MOST [abstract]. Pacing Clin Electrophysiol. 2002;25:690.
6. Baldasseroni S, Opasich C, Gorini M, Lucci D, Marchionni N, Marini M, et al. Left bundle-branch block is associated with increased 1-year sudden and total mortality rate in 5517 outpatients with congestive heart failure: a report from the Italian network on congestive heart failure. Am Heart J. 2002 Mar;143(3):398-405.
7. Bristow MR, Saxon LA, Boehmer J, Krueger S, Kass DA, De Marco T, et al. Cardiac-resynchronization therapy with or without an implantable defibrillator in advanced chronic heart failure. N Engl J Med. 2004 May 20;350(21):2140-50.
8. Tang AS, Wells GA, Talajic M, Arnold MO, Sheldon R, Connolly S, et al. Cardiac-resynchronization therapy for mild-to-moderate heart failure. N Engl J Med. 2010 Dec 16; 363(25):2385-95.
9. Curtis AB, Worley SJ, Adamson PB, Chung ES, Niazi I, Sherfesee L, et al. Biventricular pacing for atrioventricular block and systolic dysfunction. N Engl J Med. 2013 Apr 25;368(17):1585-93.
10. Jastrzębski M, Moskal P, Huybrechts W, Curila K, Sreekumar P, Rademakers LM, et al. Left bundle branch-optimized cardiac resynchronization therapy (LOT-CRT): Results from an international LBBAP collaborative study group. Heart Rhythm. 2022 Jan;19(1):13-21.
11. Vinther M, Risum N, Svendsen JH, Møgelvang R, Philbert BT. A randomized trial of his pacing versus biventricular pacing in symptomatic HF patients with left bundle branch block (his-alternative). JACC Clin Electrophysiol. 2021 Nov;7(11):1422-32.

12. Priori SG, Blomström-Lundqvist C, Mazzanti A, Blom N, Borggrefe M, Camm J, et al. 2015 ESC Guidelines for the management of patients with ventricular arrhythmias and the prevention of sudden cardiac death: the task force for the management of patients with ventricular arrhythmias and the prevention of sudden cardiac death of the European Society of Cardiology (ESC). Endorsed by: Association for European Paediatric and Congenital Cardiology (AEPC). Eur Heart J. 2015 Nov 1;36(41):2793-867.
13. The AVID Investigators. Causes of death in the antiarrhythmics versus implantable defibrillator (AVID) trial. J Am Coll Cardiol. 1999;34:1552-9.
14. Kuck KH, Cappato R, Siebels J, Ruppel R. Randomized comparison of antiarrhythmic drug therapy with implantable defibrillators in patients resuscitated from cardiac arrest: the Cardiac Arrest Study Hamburg (CASH). Circulation. 2000;102:748-54.
15. Moss AJ, Hall WJ, Cannom DS. Improved survival with an implanted defibrillator in patients with coronary disease at high risk for ventricular arrhythmia: multicenter automatic defibrillator implantation trial investigators. N Engl J Med. 1996;335:1933-40.
16. Buxton AE, Lee KL, Fisher JD, Josephson ME, Prystowsky EN, Hafley G. A randomized study of the prevention of sudden death in patients with coronary artery disease: Multicenter Unsustained Tachycardia Trial Investigators. N Engl J Med. 1999;341:1882-90.
17. Moss AJ, Zareba W, Hall WJ, Klein H, Wilber DJ, Cannom DS, et al. Prophylactic implantation of a defibrillator in patients with myocardial infarction and reduced ejection fraction. N Engl J Med. 2002 Mar 21;346(12):877-83.
18. Bardy GH, Lee KL, Mark DB. Sudden cardiac death in heart failure trial (SCD-HeFT) investigators. Amiodarone or an implantable cardioverter-defibrillator for congestive heart failure. N Engl J Med. 2005;352:225-237.
19. Bisignani A, De Bonis S, Mancuso L, Ceravolo G, Bisignani G. Implantable loop recorder in clinical practice. J Arrhythm. 2018 Nov 20;35(1):25-32.
20. Burri H, Starck C, Auricchio A, Biffi M, Burri M, D'Avila A, et al. EHRA expert consensus statement and practical guide on optimal implantation technique for conventional pacemakers and implantable cardioverter-defibrillators: endorsed by the Heart Rhythm Society (HRS), the Asia Pacific Heart Rhythm Society (APHRS), and the Latin-American Heart Rhythm Society (LAHRS). Europace. 2021 Jul 18;23(7):983-1008.
21. Birnie DH, Healey JS, Wells GA, Verma A, Tang AS, Krahn AD, et al. Pacemaker or defibrillator surgery without interruption of anticoagulation. N Engl J Med. 2013 May 30;368(22):2084-93.
22. Blomström-Lundqvist C, Traykov V, Erba PA. European Heart Rhythm Association (EHRA) international consensus document on how to prevent, diagnose, and treat cardiac implantable electronic device infections-endorsed by the Heart Rhythm Society (HRS), the Asia Pacific Heart Rhythm Society (APHRS), the Latin American Heart Rhythm Society (LAHRS), International Society for Cardiovascular Infectious Diseases (ISCVID) and the European Society of Clinical Microbiology and Infectious Diseases (ESCMID) in collaboration with the European Association for Cardio-Thoracic Surgery (EACTS). Europace. 2020;22(4):515-49.
23. Mulpuru SK, Madhavan M, McLeod CJ, Cha YM, Friedman PA. Cardiac pacemakers: function, troubleshooting, and management: part 1 of a 2-part series. J Am Coll Cardiol. 2017 Jan 17;69(2):189-210.
24. Safavi-Naeini P, Saeed M. Pacemaker Troubleshooting: common clinical scenarios. Tex Heart Inst J. 2016 Oct 1;43(5):415-8.
25. Alasti M, Machado C, Rangasamy K, Bittinger L, Healy S, Kotschet E, et al. Pacemaker-mediated arrhythmias. J Arrhythm. 2018 Aug 3;34(5):485-92.
26. Daubert JP, Zareba W, Cannom DS, McNitt S, Rosero SZ, Wang P, et al. Inappropriate implantable cardioverter-defibrillator shocks in MADIT II: frequency, mechanisms, predictors, and survival impact. J Am Coll Cardiol. 2008 Apr 8;51(14):1357-65.
27. Ibrahim OA, Drew D, Hayes CJ. Implantable loop recorders in the real world: a study of two Canadian centers. J Interv Card Electrophysiol. 2017;50(2):179-85.

CAPÍTULO 26

Hipertensão Pulmonar

Yuri de Deus Mont'Alverne Parente • José Leonidas Alves Júnior • Ludhmila Abrahão Hajjar

Introdução

Hipertensão pulmonar (HP) é uma condição hemodinâmica que engloba um grupo de diversas condições clínicas com mecanismos fisiopatológicos distintos, mas que coincidem a via final da evolução natural da doença, a insuficiência cardíaca direita.[1,2] O manejo da descompensação desses pacientes é desafiador e isso se reflete em elevada mortalidade, variando de 28 a 41% em ambiente intensivo.[3] Neste capítulo, abordaremos o manejo da disfunção do ventrículo direito (VD) secundária à descompensação da hipertensão arterial pulmonar (HAP). Outras causas de disfunção de VD (tromboembolismo pulmonar agudo, infarto do VD ou secundária a disfunção do VE) serão abordadas em capítulos específicos.

Conceito e epidemiologia

A HP é caracterizada por uma pressão de artéria pulmonar média superior (PAPm) a 20 mmHg, outras duas medidas hemodinâmicas, a resistência vascular pulmonar (RVP) e a pressão de oclusão da artéria pulmonar (POAP), ajudam a definir o território vascular acometido. Quando a RVP ≥ 3 WU e a POAP ≤ 15 mmHg, o padrão hemodinâmico é pré-capilar; enquanto uma RVP < 3 WU com POAP > 15 mmHg caracteriza o padrão pós-capilar, neste caso, a elevação da PAPm se dá por transmissão retrógrada de um aumento na pressão hidrostática do átrio esquerdo para as veias pulmonares, passando para os capilares pulmonares até a circulação arterial pulmonar.[4]

A classificação atual de HP considera dados da apresentação clínica, fisiopatologia, achados anatomopatológicos e parâmetros hemodinâmicos e propõe a divisão em cinco grupos distintos, conforme evidenciado na Tabela 26.1.[1]

A hipertensão arterial pulmonar (grupo 1) engloba um grupo de doentes com HP pré-capilar decorrente de diversas condições (Tabela 26.1) que compartilham características fisiopatológicas com proliferação celular, hipertrofia da musculatura lisa, depósito de fibroblasto e infiltração por células inflamatórias. A esse conjunto de achados dá-se o nome de remodelamento vascular pulmonar. Essas alterações vão ocasionar estreitamento luminal ou até obliteração completa dos pequenos vasos pulmonares (arteríolas, capilares e vênulas).[5]

Tabela 26.1. Classificação das etiologias da HP

1. Hipertensão arterial pulmonar (HAP)
1.1 HAP idiopática
1.2 HAP hereditária
1.3 Induzida por fármacos ou toxinas
1.4 Associada a:
1.4.1 Doenças do tecido conectivo
1.4.2 Infecção por HIV
1.4.3 Hipertensão portal
1.4.4 Doenças cardíacas congênitas
1.4.5 Esquistossomose
1.5 Respondedores aos bloqueadores de canal de cálcio
1.6 Doença pulmonar veno-oclusiva e/ou hemangiomatose capilar pulmonar
1.7 Hipertensão pulmonar persistente do recém-nascido
2. Hipertensão pulmonar por doença cardíaca esquerda
2.1 Insuficiência cardíaca com FE preservada
2.2 Insuficiência cardíaca com FE reduzida
2.3 Doença valvar
2.4 Cardiopatias congênitas ou adquiridas que levam à HP pós-capilar
3. Hipertensão pulmonar por doença pulmonar e/ou hipóxia
3.1 Doença pulmonar obstrutiva
3.2 Doença pulmonar restritiva
3.3 Outras doenças pulmonares com distúrbios mistos
3.4 Hipóxia sem doença estrutural pulmonar
3.5 Doenças do desenvolvimento pulmonar
4. Hipertensão pulmonar por obstruções de artéria pulmonar
4.1 Hipertensão pulmonar por tromboembolismo pulmonar crônico
4.2 Outras obstruções de artéria pulmonar
5. Hipertensão pulmonar por mecanismos multifatoriais e/ou desconhecidos
5.1 Doenças hematológicas: anemia hemolítica crônica, doenças mieloproliferativas
5.2 Doenças sistêmicas e metabólicas: histiocitose pulmonar de células de Langerhans, doença de Gaucher, doenças de depósito do glicogênio, neurofibromatose e sarcoidose
5.3 Outras: mediastinite fibrosante, insuficiência renal crônica com ou sem hemodiálise
5.4 Cardiopatias congênitas complexas

Adaptada de Alves Jr. et al. Semin Respir Crit Care, 2017.[1]
HP: hipertensão pulmonar; HAP: hipertensão arterial pulmonar; HIV: vírus da imunodeficiência humana; FE: fração de ejeção.

A hipertensão pulmonar não é uma condição hemodinâmica rara, com prevalência de até 2,8% da população, principalmente pela alta prevalência de HP relacionada com a doença cardíaca esquerda, no entanto, a HAP responde por uma pequena parcela dessa porcentagem com prevalência estimada em 15 a 50 casos por 1.000.000 de adultos.[6,7]

Sabe-se que 80% dos pacientes com HP vivem em países em desenvolvimento, onde algumas condições têm maior prevalência (p. ex., esquistomossome, infecção pelo HIV e doença cardíaca reumática). Além da gravidade da doença, os custos e a dificuldade de acesso aos medicamentos para hipertensão arterial pulmonar, a disponibilidade escassa de tratamento cirúrgico para os pacientes com hipertensão pulmonar tromboembólica crônica (HPTEC) e a necessidade de suporte intensivo para o manejo da descompensação aguda são fatores que contribuem para elevada mortalidade.[5,6]

Fisiopatologia

A insuficiência cardíaca ventricular direita (ICVD) é secundária ao aumento da pós-carga do VD e é caracterizada por baixo débito cardíaco e/ou elevação das pressões de enchimento devido a disfunção sistólica ou diastólica do VD. Apesar de qualquer forma de HP poder resultar em insuficiência ventricular direita, esta é mais bem caracterizada quando secundária à HAP (grupo 1) ou HPTEC (grupo 4).[8]

A ICVD pode ser decorrente da progressão da própria doença de base ou secundária a insultos agudos como infecção, arritmia, sangramento, gestação, embolia pulmonar ou má adesão terapêutica. É caracterizada como grave quando a queda do débito cardíaco leva a disfunção de outros órgãos e tecidos, como fígado, rins e intestino.

O aumento da pós-carga do VD leva ainda a um remodelamento com hipertrofia e eventualmente dilatação, adquirindo uma conformação esférica que empurra o septo interventricular (SIV) para o VE, reduzindo o enchimento deste e contribuindo ainda mais para a queda do débito cardíaco (fenômeno de interdependência ventricular). A disfunção diastólica do VD também é prejudicial uma vez que a elevação da pressão venosa sistêmica também vai ocasionar redução na perfusão e oxigenação

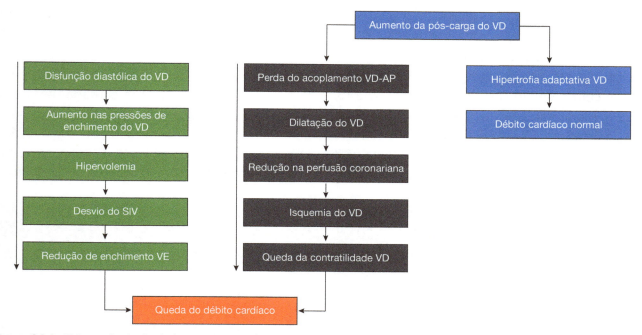

Figura 26.1. Fisiopatologia da disfunção do ventrículo direito. *VD:* ventrículo direito, *SIV:* septo interventricular, *VE:* ventrículo esquerdo, *AP:* artéria pulmonar. Fonte: adaptada de Price *et al.* Crit Care. 2010.[10]

tecidual. Por fim, o aumento nas pressões de enchimento do VD e queda no débito cardíaco resultam em redução na perfusão coronariana e isquemia do VD por desbalanço entre oferta e demanda de oxigênio pelo miocárdio. À essa cascata fisiopatológica, dá-se o nome de "espiral da disfunção do VD" que, após instalada, é extremamente difícil de ser interrompida.[9] A figura 26.1. esquematiza a fisiopatologia da disfunção do VD.

Diagnóstico

O diagnóstico de descompensação da HP deve ser baseado na apresentação clínica e no monitoramento hemodinâmico. Os sinais e sintomas de disfunção do VD estão geralmente relacionados com a queda no débito cardíaco ou a congestão venosa (Tabela 26.2).[11]

É fundamental para o manejo do paciente com HP e insuficiência ventricular direita o monitoramento adequado do paciente com foco especial na função cardíaca e de demais órgãos (rim, fígado, sistema nervoso central). O método de imagem à beira-leito mais importante para avaliação do VD é o ecocardiograma transtorácico com medidas anatômicas (tamanho das câmaras direitas, presença de derrame pericárdico, abaulamento de SIV) e funcionais (a excursão sistólica do plano do anel tricúspide, TAPSE, velocidade da onda S' e variação fracional da área, FAC). O ecocardiograma e a ultrassonografia beira-leito têm sido usados de forma rotineira em emergências e UTIs sendo úteis na avaliação da ICVD, ressaltando a necessidade de treinamento específico e a correlação com os demais dados para guiar a conduta adequada.[11]

Apesar de fornecer diversos parâmetros importantes (débito cardíaco, pressão de átrio direito, pressão de oclusão da artéria pulmonar, resistência vascular pulmonar), a utilização de cateter de artéria pulmonar nem sempre será necessária. Deve ser utilizada em casos complexos e de extrema gravidade. Por sua vez, inserção de cateter venoso central é mandatória em paciente com disfunção de VD, pois permite mensuração de dois parâmetros fundamentais para o manejo adequado dos pacientes: a) pressão venosa central (PVC), uma vez que elevações nas pressões de enchimento vão ser

Tabela 26.2. Sinais e sintomas de HP descompensada

Baixo débito cardíaco	Congestão
Tontura/sonolência	Turgência jugular
Palidez/cianose periférica	Ascite
Hipotensão	Edema periférico
Diurese reduzida	Derrame pleural

Fonte: adaptada de Olsson *et al.* Int J Cardiol. 2018.[11]

deletérias para a função cardíaca, pelo que já foi exposto, auxiliando no manejo de fluidos e diuréticos; e b) saturação venosa central (SvO$_2$) que tem correlação com a extração tecidual de oxigênio e com o débito cardíaco. Além do exposto, convém monitoramento laboratorial com lactato como marcador de perfusão tecidual, marcadores de lesão hepática, renal e cardíaca. A Tabela 26.3 resume o monitoramento do paciente com HP descompensada com informações obtidas de cada ferramenta usualmente empregada.[12]

Tratamento

O tratamento da HP descompensada, particularmente a HAP, passa por algumas etapas que serão abordadas separadamente a seguir (Figura 26.2). O manejo inadequado de qualquer um desses componentes pode resultar em falência terapêutica.

Tabela 26.3. Monitoramento do paciente com HP descompensada

Ferramenta	Informação disponível
Monitoramento básico em UTI	Frequência e ritmo cardíacos Pressão arterial sistêmica (invasiva ou não invasiva) Temperatura Saturação periférica de oxigênio Débito urinário e variação de peso
Cateter venoso central	Pressão venosa central Saturação venosa central de oxigênio
Avaliação laboratorial	Biomarcadores cardíacos (BNP, troponina) Eletrólitos e função renal Marcadores de função e lesão hepática Inflamação/infecção (PCR, pró-calcitonina) Hipóxia e perfusão tecidual (gasometria e lactato)
Ecocardiograma	Função biventricular. Função valvar, derrame pericárdico
Cateter de artéria pulmonar (facultativo)	Avaliação ampla de parâmetros hemodinâmicos Casos complexos e de gravidade extrema

BNP: peptídeo natriurético tipo B, *PCR:* proteína C-reativa Fonte: adaptada de Hoeper *et al*. Eur Resp J. 2019.[12]

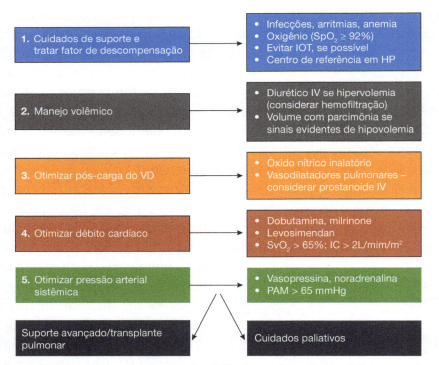

Figura 26.2. Manejo hemodinâmico dos pacientes com insuficiência cardíaca direita. *SpO$_2$:* saturação periférica de oxigênio, *IOT:* intubação orotraqueal, *HP:* hipertensão pulmonar, *IV:* intravenoso, *VD:* ventrículo direito, *SvO$_2$:* saturação venosa central de oxigênio, *IC:* índice cardíaco, *PAM:* pressão arterial média Fonte: adaptada de Hoeper *et al*. Am J Respir Crit Care Med. 2011.[8]

Medidas de suporte e tratamento da causa de base

Oxigenioterapia deve ser ofertada a fim de manter saturação periférica de $O_2 \geq 92\%$. Deve-se evitar intubação orotraqueal tendo em vista os possíveis efeitos deletérios da sedação que podem levar à hipotensão e ao colapso cardiovascular nos pacientes com HP. Ventilação não invasiva e cateter nasal de alto fluxo devem ser considerados. Se a intubação orotraqueal for inevitável, o uso de medicações com menor efeito cardioplégico deve ser priorizado.

A busca por fatores que possam ter causado a descompensação é um dos principais pontos para o manejo inicial. Como dito anteriormente, as causas mais comuns de descompensação são arritmias (sobretudo taquiarritmias atriais), infecção, sangramentos e falta de adesão medicamentosa.[8]

Acredita-se que os pacientes com HP e insuficiência de VD tenham maior risco de infecção, principalmente por congestão venosa no território esplâncnico e translocação bacteriana. Um estudo francês mostrou que infecção é a principal causa de descompensação de pacientes com HAP. A busca por foco infeccioso e a administração precoce de antibioticoterapia empírica são essenciais.[13]

Arritmias são frequentes em pacientes com HAP, sendo a fibrilação atrial e o flutter atrial os mais comuns, com uma incidência de 2,8% ao ano. Nos casos mais avançados, pode chegar a uma incidência acumulada em cinco anos de até 25%. Apesar da pouca evidência, a recomendação atual é de, sempre que possível, tentar a reversão para ritmo sinusal (controle de ritmo) que pode ser realizado por ablação por radiofrequência, cardioversão elétrica ou terapia farmacológica. Para os pacientes que não revertem o ritmo, o controle da frequência deve ser tentado, a amiodarona é uma opção para esses casos, atentando sempre para os efeitos tóxicos, principalmente para tireoide e pulmão. O uso de betabloqueadores ou bloqueador do canal de cálcio devem ser evitados ou usados em baixa dose pois possuem potencial efeito deletério por efeito inotrópico negativo mais pronunciado no VD.[11,14]

Embolia pulmonar e infarto agudo do miocárdio são causas mais raras de descompensação de HAP, mas devem ser considerados e tratados de acordo com as atuais recomendações em caso de confirmação da hipótese.

Deve-se ainda evitar ou tratar hipóxia, hipercapnia e acidose pois podem causar piora da resistência vascular pulmonar e consequente piora da disfunção do VD.

O valor ideal de hemoglobina (Hb) ainda não é bem definido; porém, sabe-se que anemia pode contribuir para uma pior oferta de oxigênio, que pode piorar a função de VD. Deve-se tentar manter uma Hb $\geq$ 10 mg/dL.[8]

Manejo volêmico

O manejo de fluidos de pacientes com insuficiência ventricular direita geralmente é difícil de ser realizado. Vale ressaltar que os conceitos usados para reposição volêmica de pacientes com infarto de VD e embolia pulmonar são diferentes. Geralmente os pacientes com HP apresentam descompensação relacionada com hipervolemia. Nessa situação, a tensão na parede do VD aumenta com aumento da pressão diastólica final do VD (PDFVD) e o SIV abaula para o interior do VE, levando a restrição de enchimento deste. Daí a importância de se alcançar um balanço negativo (Figura 26.3). Alguns parâmetros devem ser utilizados para otimizar o *status* volêmico: pressão de enchimento do átrio direito (AD) (avaliada por meio da PVC), diâmetro e variabilidade da veia cava inferior, desvio do SIV e tamanho e área do AD.[8]

O manejo hídrico deve ser cauteloso e, como regra geral, objetiva-se um alvo de pressão venosa central de 8 a 12 mmHg, ou o suficiente para melhorar o débito cardíaco. Para tal, o uso de diuréticos intravenosos são a primeira escolha. Em caso de falha, deve-se considerar a hemofiltração.[11]

Otimizar pós-carga do VD

Reduzir a pós-carga do VD é um ponto crítico para reverter o quadro de insuficiência cardíaca (IC) direita, principalmente por meio de vasodilatadores pulmonares ou terapia específica para HAP. O uso de análogos de prostaciclina endovenosos (epoprostenol, treprostinil ou iloprost) são as opções terapêuticas de escolha, vigiando sempre a ocorrência de hipotensão

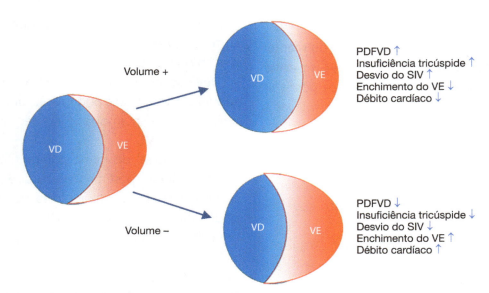

Figura 26.3. Manejo volêmico e interação VD-VE. *VD:* ventrículo direito, *VE:* ventrículo esquerdo, *PDFVD:* pressão diastólica final do ventrículo direito, *SIV:* septo interventricular. Fonte: adaptada de Hoeper *et al.* Eur Resp J. 2019.[12]

sistêmica. Importante ressaltar que o epoprostenol endovenoso é a única medicação para HAP que demonstrou melhora de sobrevida em estudo clínico randomizado. Vasodilatadores inalatórios (óxido nítrico e iloprost) são frequentemente utilizados, sobretudo nos pacientes que apresentam hipotensão. Na indisponibilidade de terapia endovenosa, deve-se utilizar vasodilatadores pela via enteral. Os inibidores de fosfodiesterase 5 (sildenafil, tadalafil), antagonistas dos receptores de endotelina (ambrisentan, bosentan e macitentan), estimuladores da guanilato ciclase solúvel (riociguat) e estimuladores do receptor IP (selexipag) são as medicações disponíveis pela via enteral, úteis no manejo de HP descompensada e disfunção de VD, apesar de não terem sido sistematicamente estudadas em tal situação (Tabela 26.4).[12]

Com base nos conhecimentos atuais e na crescente experiência clínica com o uso de terapia tripla combinada nos pacientes com HAP grave, parece ser coerente a utilização de terapia combinada (pelo menos duas vias fisiopatológicas diferentes) em pacientes que já se apresentam com insuficiência

Tabela 26.4. Fármacos disponíveis no brasil para o tratamento de HAP

Fármacos	Posologia	Via de administração	Efeitos colaterais mais frequentes	Via
Iloprot	2,5 a 5 mcg 6 a 9× ao dia	Inalatória	Tosse Efeitos irritativos locais	PGI_2
Selexipague	200 a 1.600 mcg 2× ao dia	Oral	Cefaleia Diarreia	PGI_2
Ambrisentana	5 a 10 mg 1× ao dia	Oral	Anemia Edema	ET1
Bosentana	62,5 a 125 mg 2× ao dia	Oral	Anemia Hepatotoxicidade	ET1
Macitentana	10 mg 1× ao dia	Oral	Anemia Hepatotoxicidade Edema	ET1
Sildenafil	20 a 80 mg 3× ao dia	Oral	Cefaleia	NO
Riociguate	0,5 a 2,5 mg 3× ao dia	Oral	Cefaleia Hipotensão	NO

Fonte: adaptada de Fernandes *et al.* Arq Bras Cardiol. 2021.[2]
PGI_2: prostaciclina; *ET1:* endotelina; NO: óxido nítrico.

cardíaca direita como manifestação inicial de HAP. Para os pacientes que já estão em uso de terapia otimizada e evoluem para disfunção ventricular, o sucesso terapêutico vai depender da correta abordagem aos demais pontos aqui expostos.[8] O suporte de vida avançado com membrana de oxigenação extracorpórea venoarterial (ECMO-VA) e o transplante pulmonar são as opções para os pacientes refratários ao tratamento.

Importante deixar claro que os vasodilatadores pulmonares (incluindo bloqueador do canal de cálcio em pacientes com teste de vasorreatividade positivo) não devem ser suspensos no contexto de descompensação.[9,10] Além disso, vale ressaltar que a terapia com vasodilatadores pulmonares não está indicada para casos de HP relacionada com doenças do coração esquerdo (grupo 2) ou pulmonares (grupo 3).

Otimizar débito cardíaco

O uso de agentes inotrópicos e/ou vasopressores geralmente é necessário com o intuito de melhorar o débito cardíaco (DC) e a hipotensão. Geralmente a elevação do DC com uso de inotrópicos resulta em melhora da hipotensão; quando isso não ocorre, o uso de medicações vasopressoras deve ser associado para garantir melhor perfusão tecidual sistêmica e coronariana. A saturação venosa central, junto com outros marcadores de perfusão tissular, pode ser utilizada para o manejo dos vasopressores, com alvo de PAm > 65 mmHg e SvO_2 > 65%.[12]

Os inotrópicos mais utilizados são dobutamina e milrinone. Um estudo recente não mostrou diferenças significativas de uma droga em relação a outra em pacientes com choque cardiogênico. Em modelos animais de insuficiência cardíaca direita, o sensibilizador do cálcio levosimendan parece ser mais eficaz que a dobutamina.[15,16]

A vasopressina parece ter um efeito hemodinâmico preferencial de reduzir a resistência vascular pulmonar, quando comparada a noradrenalina. O uso da dopamina vem sendo cada vez menor haja vista a ausência de maior benefício hemodinâmico quando comparada aos outros vasopressores e maior dificuldade em manejo da dose.[12]

Suporte avançado de vida

Em pacientes com insuficiência cardíaca direita refratária ao tratamento otimizado, suporte mecânico com ECMO-VA deve ser considerado para os pacientes em determinadas situações, como candidatos a transplante pulmonar (ponte para transplante) ou para pacientes com causa reversível ou virgens de tratamento (ponte para recuperação).[8,12]

Considerações finais

A suspeita de HP vem sendo cada vez mais frequente, devendo-se ter bastante cautela antes de começar o tratamento de uma possível descompensação. É extremamente necessária a determinação a qual grupo (1 a 5) pertence o doente para que o tratamento não seja ineficaz ou mesmo maléfico.

A descompensação da HAP deve ser tratada com base na monitorização hemodinâmica para que se possa identificar potenciais causas da descompensação, atingir a euvolemia, diminuir a pós-carga e otimizar o débito cardíaco e a pressão sistêmica de forma a não ser necessário o suporte avançado com ECMO-VA e transplante pulmonar.

Referências bibliográficas

1. Alves JL, Oleas FG, Souza R. Pulmonary hypertension: definition, classification, and diagnosis. Semin Respir Crit Care Med. 2017;38(5):561-70.
2. Fernandes CJ, Calderaro D, Assad APL, Salibe-Filho W, Kato-Morinaga LT, Hoette S, et al. Update on the treatment of pulmonary arterial hypertension. Arq Bras Cardiol. 2021;117(4):750-64.
3. Bauchmuller K, Condliffe R, Southern J, Billings C, Charalampopoulos A, Elliot CA, et al. Critical care outcomes in patients with pre-existing pulmonary hypertension: insights from the ASPIRE registry. ERJ Open Res. 2021;7(2).
4. Calderaro D, Alves Junior JL, Fernandes C, Souza R. Pulmonary hypertension in general cardiology practice. Arq Bras Cardiol. 2019;113(3):419-28.
5. Hassoun PM. Pulmonary arterial hypertension. N Engl J Med. 2021;385(25):2361-76.
6. Hoeper MM, Humbert M, Souza R, Idrees M, Kawut SM, Sliwa-Hahnle K, et al. A global view of pulmonary hypertension. Lancet Respir Med. 2016;4(4):306-22.
7. Moreira EM, Gall H, Leening MJ, Lahousse L, Loth DW, Krijthe BP, et al. Prevalence of pulmonary hypertension in the general population: the Rotterdam Study. PLoS One. 2015;10(6):e0130072.
8. Hoeper MM, Granton J. Intensive care unit management of patients with severe pulmonary hypertension and right heart failure. Am J Respir Crit Care Med. 2011;184(10):1114-24.
9. Price LC, Dimopoulos K, Marino P, Alonso-Gonzalez R, McCabe C, Kemnpy A, et al. The CRASH report: emergency

management dilemmas facing acute physicians in patients with pulmonary arterial hypertension. Thorax. 2017;72(11):1035-45.
10. Price LC, Wort SJ, Finney SJ, Marino PS, Brett SJ. Pulmonary vascular and right ventricular dysfunction in adult critical care: current and emerging options for management: a systematic literature review. Crit Care. 2010;14(5):R169.
11. Olsson KM, Halank M, Egenlauf B, Fistera D, Gall H, Kaehler C, et al. Decompensated right heart failure, intensive care and perioperative management in patients with pulmonary hypertension: updated recommendations from the Cologne Consensus Conference 2018. Int J Cardiol. 2018;272S:46-52.
12. Hoeper MM, Benza RL, Corris P, de Perrot M, Fadel E, Keogh AM, et al. Intensive care, right ventricular support and lung transplantation in patients with pulmonary hypertension. Eur Respir J. 2019;53(1).
13. Sztrymf B, Souza R, Bertoletti L, Jais X, Sitbon O, Price LC, et al. Prognostic factors of acute heart failure in patients with pulmonary arterial hypertension. Eur Respir J. 2010;35(6):1286-93.
14. Olsson KM, Nickel NP, Tongers J, Hoeper MM. Atrial flutter and fibrillation in patients with pulmonary hypertension. Int J Cardiol. 2013;167(5):2300-5.
15. Kerbaul F, Rondelet B, Demester JP, Fesler P, Huez S, Naeije R, et al. Effects of levosimendan versus dobutamine on pressure load-induced right ventricular failure. Crit Care Med. 2006;34(11):2814-9.
16. Mathew R, Di Santo P, Hibbert B. Milrinone as compared with dobutamine in the treatment of cardiogenic shock. Reply. N Engl J Med. 2021;385(22):2108-9.

SEÇÃO **IV**

Emergências Cardiovasculares em Situações Específicas

CAPÍTULO 27

Emergências Cardiovasculares nas Gestantes

Jéssica Sol Santos Brugnara • Francisco Monteiro de Almeida Magalhães
Walkiria Samuel Avila • Roney Orismar Sampaio

Destaques

Neste capítulo serão apresentadas as condutas nas principais emergências cardiovasculares que ocorrem durante a gravidez: arritmias cardíacas, insuficiência cardíaca, hipertensão arterial, síndrome coronariana aguda, dissecção aórtica aguda e parada cardiorrespiratória.

Introdução

O ciclo gravídico puerperal acarreta transformações na fisiologia do sistema cardiovascular as quais são fundamentais para o adequado desenvolvimento da gravidez e que podem, no entanto, determinar uma sobrecarga hemodinâmica e revelar ou predispor doenças cardiovasculares preexistentes.

O aumento do débito cardíaco, em média 40 a 50% dos valores pré-gestacionais, é progressivo a partir do 1º trimestre até o início do 3º trimestre da gestação, tendendo a reduzir próximo ao termo.[1] A elevação do volume plasmático é a maior responsável pelo aumento do débito cardíaco na primeira metade da gestação. A partir de então, o aumento gradual da frequência cardíaca desempenha papel nesse incremento até o termo.

Ao longo da gestação ocorre redução da resistência vascular sistêmica e pulmonar e ativação dos fatores de coagulação determinando um estado de hipercoagulabilidade materna. O aumento na atividade das enzimas hepáticas, na taxa de filtração glomerular, no volume plasmático e a redução dos níveis séricos de albumina contribuem para alterações na farmacocinética de muitas medicações.[2,3]

No ambiente de emergência é crucial o diagnóstico e conduta adequados diante das emergências cardiovasculares nas gestantes, com um time multidisciplinar capacitado para atender esse grupo de pacientes.

Arritmias

As arritmias são complicações frequentes durante a gestação, associadas ou não a doença cardíaca estrutural ou elétrica. Fibrilação atrial (FA), taquicardia supraventricular (TSV) e extrassístoles são as arritmias mais frequentes. Taquicardia ventricular (TV), fibrilação ventricular (FV), bradiarritmias e distúrbios de condução são raros.[4]

A presença de arritmias no período gestacional está associada ao aumento da mortalidade;

enquanto a hospitalização pela presença de qualquer tipo de arritmia eleva também a taxa de complicações materno-fetais.[4,5]

O tratamento das arritmias na gestante é semelhante ao realizado fora do período gestacional.[6] Recomendações convencionais como a cardioversão elétrica (CVE), manobra vagal, fármacos antiarrítmicos, implante de dispositivos (marca-passo, cardioversor elétrico implantável, ressincronizador cardíaco) e ablação por cateter, podem ser empregados.

A escolha da medicação antiarrítmica e o ajuste das doses devem ser individualizados a depender da instabilidade hemodinâmica, tipo de arritmia, idade gestacional, presença ou não de cardiopatia estrutural materna e do risco de morte súbita cardíaca. A Tabela 27.1 apresenta os potenciais riscos dos antiarrítmicos, que dependem da dose diária, tempo de uso e idade gestacional materna.

A conduta na TSV envolve:

- Diante de pacientes estáveis opta-se pela manobra vagal, seguida do uso de adenosina se houver persistência da arritmia. Dentre as TSVs, a taquicardia por reentrada nodal é a mais comum, seguida de taquicardia atrioventricular.[7]
- Na presença de instabilidade hemodinâmica, está indicada a cardioversão elétrica sincronizada com a mesma carga elétrica de pacientes não gestantes, procedimento seguro durante todas as fases da gestação. A posição anterolateral das pás deve ser a escolhida, com a pá lateral abaixo do seio materno esquerdo e monitoramento do ritmo fetal durante ou imediatamente após o procedimento.[7,8]

A FA é uma das arritmias mais frequentes durante a gestação. A rápida condução atrioventricular pode levar a sérias consequências hemodinâmicas maternas e fetais.[10] É importante descartar associação de infecção, anemia e tireotoxicose.

A conduta da FA na gestação envolve:

- Na vigência de FA de alta resposta ventricular é indicado o controle de frequência com betabloqueador endovenoso ou cardioversão elétrica.[11]
- Os betabloqueadores beta-1 seletivos (metoprolol e bisoprolol) são seguros e recomendados como primeira escolha para controle de frequência. Digoxina e verapamil podem ser considerados caso não haja resposta aos betabloqueadores.[12]
- A estratégia de controle de ritmo deve ser preferencial durante a gestação.
- Caso haja instabilidade hemodinâmica ou alto risco materno-fetal, a cardioversão elétrica é recomendada e deve ser precedida de anticoagulação.[11]
- Em pacientes estáveis sem cardiopatia estrutural, ibutilida ou flecainamida podem ser consideradas para reversão da FA, mas a experiência com essas medicações ainda são limitadas. Flecainamida, propafenona ou sotalol também são opções para evitar recorrência de FA.[12]
- É controverso se o estado de hipercoagulabilidade aumenta os escores de risco para a indicação de anticoagulantes na gestação e, portanto, a indicação de anticoagulação deve seguir as mesmas recomendações da população geral.

Tabela 27.1. Efeito do uso de antiarrítmicos durante a gestação

Medicação	Uso na gravidez	Efeitos materno-fetais
Lidocaína	Sim	Em altas doses são descritas depressão respiratória e acidose fetal
Propafenona	Sim	Sem dados no primeiro trimestre, sem complicações nos demais
Metoprolol	Sim	Bradicardia, hipoglicemia
Atenolol	Não	RCIU
Propranolol	Sim	Baixo peso ao nascer e RCIU. Bradicardia e hipoglicemia fetal
Amiodarona	Não	Bócio, bradicardia, hipo ou hipertireoidismo, intervalo QT prolongado

Fonte: adaptada de Posicionamento da Sociedade Brasileira de Cardiologia para Gravidez e Planejamento Familiar na Mulher Portadora de Cardiopatia – 2020.
RCIU: restrição do crescimento intrauterino.

- Heparinas e antagonista da vitamina K poderão ser utilizados de acordo com a idade gestacional; os novos anticoagulantes orais ainda não foram liberados para o uso durante a gestação.

A taquicardia ventricular não é frequente durante a gestação, mas pode ocorrer em pacientes de alto risco, principalmente portadores de doença cardíaca estrutural e disfunção ventricular. Na vigência de TV:

- A cardioversão elétrica é indicada quando houver instabilidade hemodinâmica materna. Em pacientes estáveis, a cardioversão farmacológica com lidocaína é segura e deve ser considerada.[13]
- O uso da amiodarona deve ser reservado em situações isoladas, onde há refratariedade terapêutica ou recorrência da arritmia ventricular após cardioversão elétrica, estando ciente dos efeitos dose dependentes sobre o feto.[7]

Insuficiência cardíaca aguda

A insuficiência cardíaca é a causa mais frequente de complicação e de morte materna em gestantes com cardiopatia preexistente, independentemente da causa, seja relacionada com cardiomiopatia (nova ou preexistente), cardiopatia valvar, isquêmica ou congênita (Figura 27.1). É responsável por mais de 9% das mortes maternas durante a internação hospitalar.[14] A avaliação e a conduta na insuficiência cardíaca aguda (ICA) durante a gestação requer avaliação multidisciplinar.

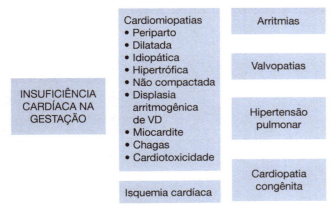

Figura 27.1. Causas de insuficiência cardíaca aguda na gestação. VD: ventrículo direito.

Em pacientes com disfunção ventricular, os sintomas de insuficiência cardíaca podem surgir no início do segundo trimestre da gravidez. Importante ressaltar que os sintomas de ICA, tais como dispneia, fadiga e edema, podem ser confundidos com aqueles típicos da gestação, sendo importante a anamnese e o exame físico para identificar sinais de congestão sistêmica, pulmonar e de baixo débito cardíaco, apoiados nos registros de eletrocardiograma e em dados do ecocardiograma.[7]

Exames laboratoriais devem fazer parte da investigação da ICA e incluem dosagem de eletrólitos, peptídio natriurético, função renal, marcadores de necrose miocárdica, perfil tireoidiano, hemograma completo e demais parâmetros infecciosos.

Em pacientes com insuficiência cardíaca estável, a abordagem terapêutica é semelhante a população geral; contudo, medicações teratogênicas devem ser descontinuadas tais como inibidores da enzima conversora de angiotensina (IECA), bloqueadores do receptor de angiotensina (BRA), antagonistas de receptores mineralocorticoides, inibidores da neprilisina (INRA) e atenolol.

A conduta durante a gestação segue as recomendações de atendimento para pacientes com ICA em sala de emergência, considerando os riscos das medicações sobre a mãe, feto, dinâmica uterina, parto, lactação, e os ajustes necessários de acordo com a idade gestacional (Figura 27.2).

O tratamento da ICA na gestante envolve:

- Os pilares do tratamento incluem hidralazina, nitrato e betabloqueadores. Diuréticos devem ser usados na presença de congestão, atentando para o potencial de redução da perfusão placentária.[16]
- Para pacientes com choque cardiogênico ou ICA grave, o tratamento consiste em otimizar a pré-carga e a oxigenação e no uso de inotrópicos/vasopressores (Tabela 27.2).
- A interação com a equipe obstétrica é fundamental para a determinação da idade gestacional e dos parâmetros de vitalidade e viabilidade fetal.
- Caso a paciente persista com instabilidade hemodinâmica, o parto cesárea de urgência deve

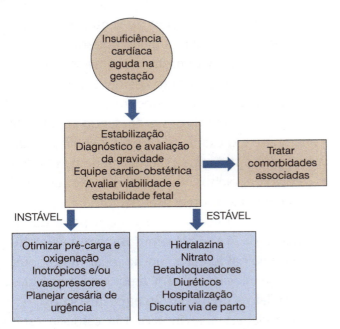

Figura 27.2. Abordagem terapêutica na insuficiência cardíaca aguda durante a gestação. Fonte: adaptada de Rachel et al. 2021.

ser considerado. Em mulheres com IC estável, o parto vaginal com anestesia epidural é a via preferencial.[9]

- Em pacientes com cardiomiopatia periparto aguda grave, o uso da bromocriptina tem sido associado a terapêutica padrão da IC e parece melhorar o desfecho clínico e a recuperação do ventrículo esquerdo a longo prazo.

Recomenda-se a bromocriptina oral na dose de 2,5 mg uma vez ao dia, por pelo menos uma semana nos casos não complicados. O tratamento prolongado na dose de 2,5 mg duas vezes ao dia por seis semanas pode ser considerado em pacientes mais graves com disfunção ventricular e fração de ejeção reduzida abaixo de 25% e/ou choque cardiogênico. O tratamento com bromocriptina deve ser sempre acompanhado de anticoagulação com heparina, pelo menos em doses profiláticas.[9,17]

Emergências hipertensivas na gestação

A síndrome hipertensiva na gestação tem expressiva taxa de mortalidade materna e fetal. É a complicação clínica mais comum durante a gestação e ocorre em 5 a 10% das gestações em todo o mundo.[9] Incluem a hipertensão crônica, hipertensão gestacional, pré-eclâmpsia/eclâmpsia, hipertensão crônica com pré-eclâmpsia sobreposta (Figura 27.3).

A pré-eclâmpsia (PE) é diagnosticada quando ocorre hipertensão arterial após 20 semanas de gestação com uma ou mais das seguintes condições associadas:

1) Proteinúria > 0,3 g/24 h
2) Disfunções orgânicas maternas:
   - Perda de função renal (creatinina > 1,1 mg/dL);

Tabela 27.2. Posologia dos inotrópicos/vasopressores

Inotrópico	Posologia	Dose máxima
Dobutamina	2,5 mcg/kg/min	10 a 20 mcg/kg/min
Milrinona	Início: 0,375 mcg/kg/min	0,75 mcg/kg/min
Levosimedana	0,1 mcg/kg/min	0,15 mcg/kg/min
Norepinefrina	0,1 a 0,2 mcg/kg/min	1 mcg/kg/min

Fonte: adaptada de Walkiria et al. 2020.

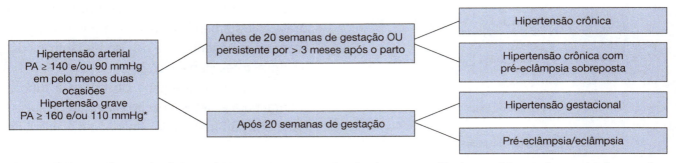

Figura 27.3. Classificação da síndrome hipertensiva na gestação. *Persistente por 15 minutos. PA: pressão arterial. Fonte: adaptada de Park et al. 2021.

- Disfunção hepática: aumento de transaminases > 2 vezes o limite superior da normalidade, epigastralgia;
- Complicações neurológicas (incluem eclâmpsia, estado mental alterado, cegueira, acidente vascular cerebral, clônus, cefaleias intensas, escotoma visual persistente);
- Complicações hematológicas (plaquetopenia, coagulação intravascular disseminada, hemólise);
- Estado de antiangiogênese.

3) Disfunção uteroplacentária (restrição do crescimento fetal, análise anormal da forma de onda do doppler da artéria umbilical ou natimorto).

Eclâmpsia é a ocorrência de convulsões motoras generalizadas em pacientes com PE.

A elevação da pressão arterial sistólica em valores ≥ 160 mmHg ou pressão arterial diastólica ≥ 110 mmHg e persistente por 15 minutos é considerada uma emergência hipertensiva obstétrica e requer tratamento imediato com uso de fármacos anti-hipertensivos para reduzir o risco materno.[15] O objetivo não é normalizar a pressão arterial, mas atingir níveis entre 140-150/90-100 mmHg ou a redução de 15 a 25% na medida da pressão arterial inicial.

O Posicionamento sobre Cardiopatia e Gravidez da SBC[7] e o *American College of Obstetricians and Gynecologists*[18] trazem as seguintes recomendações:

- O tratamento com agentes de primeira linha deve ser imediato ou ocorrer o mais rápido possível dentro de 30 a 60 minutos após hipertensão grave confirmada (pressão arterial maior ou igual a 160/110 mmHg e persistente por 15 minutos) para reduzir o risco de derrame materno.
- A paciente deve ser posicionada em posição sentada ou semi-reclinável, com as costas apoiadas.
- Labetalol e hidralazina intravenosos são considerados medicamentos de primeira linha para o tratamento da hipertensão grave de início agudo em gestantes e mulheres no período pós-parto. Labetalol não é disponível no Brasil.
- A nifedipina oral de liberação imediata também pode ser considerada como terapia de primeira linha, principalmente quando o acesso endovenoso não estiver disponível.
- O sulfato de magnésio não é recomendado como agente anti-hipertensivo, mas é o fármaco de escolha para prevenção e tratamento de convulsões em mulheres com hipertensão gestacional e pré-eclâmpsia com características graves ou iminência de eclâmpsia

A seguir, informações práticas para a utilização dos anti-hipertensivos (Tabela 27.3):

- **Nifedipina:** os comprimidos não devem ser mastigados e não devem ser utilizadas as formulações pela via sublingual.
- **Hidralazina:** diluir uma ampola (1 mL) em 19 mL de água destilada, assim, obtém-se a concentração de 1 mg/mL. O início de ação começa dentro de 10 a 30 minutos e dura de 2 a 4 horas. A hidralazina parenteral pode aumentar o risco de hipotensão materna.

Nas raras circunstâncias em que o bólus de hidralazina ou nifedipina oral administrados em doses apropriadas e sucessivas não controlarem os níveis tensionais, recomenda-se discutir intervenção com medicações consideradas de segunda linha:[9]

- **Nitroglicerina:** considerar como medicamento de escolha na pré-eclâmpsia associada ao edema agudo de pulmão (infusão intravenosa de

Tabela 27.3. Posologia dos agentes recomendados para tratamento da crise hipertensiva em gestantes

Agente	Dose inicial	Repetir, se necessário	Dose máxima
Hidralazina Ampola de 20 mg/mL	5 mg, por via intravenosa	5 mg, a cada 20 minutos	45 mg
Nifedipina Comprimido de 10 mg	10 mg, por via oral	10 mg, a cada 20 a 30 minutos	30 mg
Nitroprussiato de sódio Ampola 50 mg/2 mL	0,25 a 4 mcg/kg/min, por via intravenosa contínua	–	–

5 mg/min, aumentando gradualmente a cada 3 a 5 min na dose máxima de 100 mg/min).
- **Nitroprussiato de sódio:** deve ser considerado como opção preferencial para controle da pressão arterial em situações excepcionais, como hipertensão refratária ou hipertensão grave com risco de morte. O uso prolongado está associado a risco fetal por intoxicação pelo cianeto, produto metabólico do nitroprussiato de sódio; por isso não deve exceder quatro horas de infusão contínua.

Doença cardíaca isquêmica

Diante do diagnóstico de infarto agudo do miocárdio (IAM) durante a gravidez deve-se considerar causas não ateroscleróticas, particularmente dissecção coronariana, embolia, síndrome de Takotsubo e outras condições como dissecção de aorta e miocardite.

O tratamento da síndrome coronariana aguda (SCA) durante a gestação segue as mesmas orientações para a população geral, incluindo revascularização percutânea ou cirúrgica.

Algumas considerações são importantes em relação ao tratamento:[15]

- A heparina não atravessa a barreira placentária e é segura durante a gestação, porém deve ser descontinuada antes do parto.
- Aspirina é segura na gravidez e pode ser mantida no parto.
- Os inibidores da P2Y12 devem ser suspensos 5 a 7 dias antes do parto (Tabela 27.4).

- Nitratos são considerados seguros e devem ser usados com cautela pelo risco de hipotensão arterial materna.
- As indicações de cineangiocoronariografia são as convencionais. Lembrar que os potenciais riscos da radiação para o feto são menores após 20 semanas de gestação e são proporcionais a dose de radiação utilizada (risco baixo quando a dose for < 200 mGy).
- Há contraindicação relativa a trombólise por causa do risco potencial de hemorragia placentária. Deve-se indicar somente em situações de emergência, quando a angioplastia primária não estiver disponível. Nos casos de dissecção coronariana, que representa um contingente significativo de pacientes, a trombólise pode agravar o quadro clínico materno.

A dissecção espontânea de artéria coronária (DEAC) é a etiologia mais comum de IAM em mulheres no período gestacional.[19] Mais de 2/3 dos casos ocorrem no puerpério, a descendente anterior é a artéria mais envolvida, e a instabilidade hemodinâmica ocorre com mais frequência durante a gestação.[20] A conduta em gestantes segue as recomendações convencionais sendo o tratamento conservador preferível na maioria das pacientes. Deve-se enfatizar as precauções que devem ser tomadas durante a cineangiocoronariografia pelos riscos de propagação da dissecção.[15]

Tabela 27.4. Doença cardíaca isquêmica e medicações durante a gestação

Medicação	Uso na gestação	Efeitos adversos
Aspirina	Antiplaquetário de escolha	Seguro em dose abaixo de 100 mg
Clopidogrel	Usar pelo menor tempo necessário; suspender 7 dias antes do parto	Risco de sangramento
Prasugrel/Ticagrelor	Poucos dados na literatura; suspender 5 a 7 dias antes do parto	Poucos estudos
Tirofiban	Desconhecido	Desconhecido
Betabloqueadores	Preferência pelo succinato de metoprolol	Atenolol deve ser evitado (RCIU)
Bloqueador do canal de cálcio	Nifedipina é a primeira opção dentre eles	Possível bradicardia fetal, prematuridade, RCIU
Nitratos	Seguros	Risco de hipotensão
Estatinas	Contraindicadas	Risco de teratogenicidade
IECA/BRA	Contraindicado	Anormalidade fetal

Fonte: adaptada de Park *et al.* 2021
RCIU: Restrição do crescimento intrauterino; IECA: inibidores da enzima conversora de angiotensina, BRA: bloqueadores do receptor de angiotensina.

A terapêutica da DEAC a longo prazo inclui aspirina e betabloqueador; ainda não é claro o papel da dupla antiagregação. Heparina não deve ser utilizada e os trombolíticos são contraindicados. As indicações de angioplastia percutânea ou cirurgia de revascularização miocárdica incluem isquemia persistente, instabilidade hemodinâmica e dissecção de tronco de coronária esquerda.[15]

Dissecção aórtica aguda

O diagnóstico de dissecção aórtica deve ser considerado em pacientes com dor torácica aguda. Apesar de rara, pode ser catastrófica, com impacto de 30% de mortalidade materna e 50% de mortalidade fetal.[21] O estresse hemodinâmico e as alterações do tecido conectivo causadas pelas alterações hormonais parecem aumentar a suscetibilidade a dissecção. As condições clínicas associadas mais comuns são as doenças do colágeno (Marfan, Ehlers-Danlos), coarctação e a valva aórtica bicúspide.

Caso haja suspeita, o diagnóstico deve ser prontamente realizado. Embora apresente limitações o ecocardiograma mostra-se útil na investigação inicial. A angiotomografia computadorizada confirma o diagnóstico e classifica a dissecção, fundamental para definição da conduta terapêutica. Se houver envolvimento da aorta ascendente (tipo A), há indicação de intervenção cirúrgica:[22]

- Se idade gestacional acima de 28 semanas: é indicado cesárea de urgência, seguida da cirurgia cardíaca.
- Se o feto for inviável: procede-se a cirurgia cardíaca com o feto intraútero.

Caso a dissecção seja do tipo B, o tratamento conservador é recomendado. É relevante lembrar que o risco de ruptura aórtica é maior durante a gestação e o puerpério.

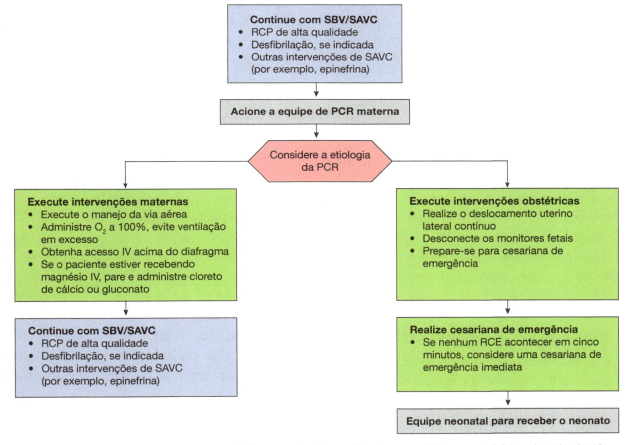

Figura 27.4. Algoritmo de RCP em gestantes. RCP: ressuscitação cardiopulmonar. *SBV:* suporte básico de vida, *SAVC:* suporte avançado de vida cardiovascular, *PCR:* parada cardiorrespiratória, IV: intravenoso, *RCE:* retorno da circulação espontânea. Fonte: American Heart Association, 2020.

Parada cardiorrespiratória

As etapas da ressuscitação cardiopulmonar (RCP) em gestantes são muito similares em relação ao protocolo convencional ditado pelo Suporte Avançado de Vida em cardiologia (ACLS, do inglês, *Advanced Cardiac Life Support*).[23] É indicado o algoritmo a seguir (Figura 27.4).

Algumas particularidades relacionadas com a gestação devem ser lembradas para o sucesso no atendimento:

- Realizar manobras de RCP de alta eficácia.
- Indicar a desfibrilação, doses de energia e medicações de acordo com os protocolos convencionais.
- Considerar a manobra manual de tracionamento do útero para a esquerda durante todo o atendimento, com intuito de minimizar os efeitos da compressão da aorta abdominal e veia cava inferior pelo útero gravídico, que é mais significativa após 20 semanas de gestação (útero acima da cicatriz umbilical).
- Acionar profissional experiente para a manipulação das vias aéreas, em razão do difícil acesso dessas vias na gestante.
- Providenciar intubação orotraqueal ou via aérea avançada supraglótica e avaliar sucesso da intubação pela onda na capnografia ou capnometria.
- Considerar parto cesárea *perimortem* quando a altura uterina estiver acima da cicatriz umbilical.
- Um dos propósitos da cesárea *perimortem* é desobstruir a aorta e a veia cava dos efeitos compressivos do útero gravídico, quando a sua lateralização for insuficiente para a recirculação materna. O outro propósito é que com o nascimento há redução dos riscos da anóxia fetal durante o período de parada cardiorrespiratória (PCR) e, portanto, suas sequelas neurológicas.

A realização do parto cesárea de urgência deve ser tomada até os primeiros quatro minutos depois da PCR e está relacionada com a sobrevida materna em 31,7% dos casos.[21] O parto deve ser no mesmo local do atendimento da RCP, porque transferências para outros serviços podem atrasar o atendimento, aumentando os riscos para o feto e comprometendo as manobras de ressuscitação. Vale ressaltar que todo o protocolo de RCP deve ser mantido enquanto o procedimento é realizado. Em situações em que o quadro materno é considerado irreversível, o parto cesárea *perimortem* deve ser realizado imediatamente.[9]

Etiologias potenciais de PCR materna:

- Complicações anestésicas
- Sangramentos
- Cardiovascular
- Embolia
- Drogas
- Infecção, Sepse
- Hipertensão
- Causas não obstétricas (investigar outras etiologias).

Pontos-chave

- Manobras vagais e adenosina podem ser realizadas quando indicadas, sempre atentar para indicação e considerações dos antiarrítmicos na gestação.
- Cardioversão elétrica é segura durante toda a gestação e deve ser realizada quando indicada.
- Considerar PAS ≥ 160 mmHg ou PAD ≥ 110 mmHg como emergência hipertensiva na gestante com indicação de imediata hospitalização e conduta.
- Na emergência hipertensiva as medicações indicadas são nifedipina oral e hidralazina intravenosa.
- O parto é a intervenção que conduz à resolução da pré-eclâmpsia e eclâmpsia.
- Lembrar de dissecção coronária como principal causa de IAM em gestantes.
- A cinecoronariografia deve ser indicada para definir diagnóstico e possibilitar tratamento percutâneo.
- A conduta de emergência cardíaca durante a gravidez deve obedecer aos protocolos convencionais, como o ACLS.
- Considera-se cesárea *perimortem* em gestantes com altura uterina acima da cicatriz umbilical, no intuito de melhorar prognóstico materno-fetal.

Referências bibliográficas

1. Meah VL, Cockcroft JR, Backx K, Shave R, Stöhr EJ. Cardiac output and related haemodynamics during pregnancy: a series of meta-analysis. Heart. 2016;102(7):518-26.

2. Pieper PG. Use of medication for cardiovascular disease during pregnancy. Nat Rev Cardiol. 2015;12:718-29.
3. Pieper PG, Balci A, Aarnoudse JG, Kampman MA, Sollie KM, Groen H, et al. Uteroplacental blood flow, cardiac function, and pregnancy outcome in women with congenital heart disease. Circulation. 2013;128:2478-87.
4. Vaidya VR, Arora S, Patel N, Badheka AO, Patel N, Agnihotri K, et al. Burden of arrhythmia in pregnancy. Circulation. 2017;135:619-1.
5. Chang SH, Kuo CF, Chou IJ, See LC, Yu KH, Luo SF, et al. Outcomes associated with paroxysmal supraventricular tachycardia during pregnancy. Circulation. 2017;135:616–618.
6. Page RL, Joglar JA, Caldwell MA, Calkins H, Conti JB, Deal BJ, et al. 2015 ACC/AHA/HRS guideline for the management of adult patients with supraventricular tachycardia: a report of the American College of Cardiology/ American Heart Association Task Force on Clinical Practice Guidelines and the Heart Rhythm Society. J Am Coll Cardiol. 2016;67(13):e27-115.
7. Avila WS, Alexandre ERG, Castro ML, Lucena AJG, Marques-Santo C, Freire CMV, et. al. Posicionamento da Sociedade Brasileira de Cardiologia para Gravidez e Planejamento Familiar na Mulher Portadora de Cardiopatia – 2020. Arq Bras Cardiol. 2020;114(5):849-942.
8. Park K, Bairey Merz C, Bello N. Management of women with acquired cardiovascular disease from pre-conception through pregnancy and postpartum. J Am Coll Cardiol. 2021 Apr;77(14):1799-812.
9. Regitz-Zagrosek V, Roos-Hesselink JW, Bauersachs J, Blomström-Lundqvist C, Cífková R, De Bonis M, et al. 2018 ESC guidelines for the management of cardiovascular diseases during pregnancy. Eur Heart J. 2018;39:3165-241.
10. Katsi V, Georgiopoulos G, Marketou M. Atrial fibrillation in pregnancy: a growing challenge. Curr Med Res Opin. 2017;33:1497-504.
11. Kirchhof P, Benussi S, Kotecha D, Ahlsson A, Atar D, Casadei B, et al. 2018 ESC guidelines for the management of atrial fibrillation developed in collaboration with EACTS. Eur Heart J. 2018.
12. Hindricks G, Potpara T, Dagres N, Arbelo E, Bax JJ, Blomström-Lundqvist C, et al. 2020 ESC Guidelines for the diagnosis and management of atrial fibrillation developed in collaboration with the European Association for Cardio-Thoracic Surgery (EACTS): The Task Force for the diagnosis and management of atrial fibrillation of the European Society of Cardiology (ESC) Developed with the special contribution of the European Heart Rhythm Association (EHRA) of the ESC. Eur Heart J. 2021;42(5):373-498.
13. Enriquez AD, Katherine E. Contemporary management of arrhythmias during pregnancy. Circ Arrhythm Electrophysiol. 2014;7:961-7.
14. Mogos MF, Piano MR, McFarlin BL, Salemi JL, Liese KL, Briller JE. Heart failure in pregnant women: a concern across the pregnancy continuum. Circ Heart Fail. 2018;11:e004005.
15. Park K, Bairey Merz C, Bello N. Management of women with acquired cardiovascular disease from pre-conception through pregnancy and postpartum. J Am Coll Cardiol. 2021 Apr;77(14):1799-812.
16. Bright RA, Lima FV, Avila C, Butler J, Stergiopoulos. Maternal heart failure. Contemporary review. J Am Heart Assoc. 2021;10:e021019.
17. Desplantie O, Tremblay-Gravel M, Avram R, Marquis-Gravel G, Ducharme A, Jolicoeur EM. The medical treatment of new-onset peripartum cardiomyopath: a systematic review of prospective studies. Can J Cardiol. 2015.
18. ACOG Committee Opinion No. 767. Emergent therapy for acute-onset, severe hypertension during pregnancy and the postpartum period. Obstet Gynecol. 2019;133:e174-80.
19. Havakuk PO, Goland S, Mehra A, Elkayam U. Pregnancy and the risk of spontaneous coronary aretry dissection circulation. Cardiovascular Interventions. 2017;10:e004941.
20. Hayes SN, Tweet MS, Adlam D. Spontaneous coronary artery dissection: JACC state-of-the-art review. J Am Coll Cardiol. 2020;76:961-8.
21. Prendes CF, Christersson C, Mani K. Pregnancy and aortic dissection. Eur J Vasc Endovasc Surg. 2020:60:309-311.
22. Zhu JM, Ma WG, Peterss S, Wang LF, Qiao ZY, Ziganshin BA. Aortic dissection in pregnancy: management strategy and outcomes. Ann Thorac Surg. 2017;103:1199-206.
23. Merchant RM, Topjian AA, Panchal AR. Part 1: executive summary: 2020 American Heart Association Guidelines for Cardiopulmonary Resuscitation and Emergency Cardiovascular Care. Circulation. 2020;142(Suppl 2):In press.

CAPÍTULO 28

Emergências Cardiovasculares no Transplantado Cardíaco

Ivna Girard Cunha Vieira • Jairo Tavares Nunes • Marcel de Paula Pereira • Mônica Samuel Avila

Introdução

A insuficiência cardíaca (IC) é considerada uma doença com impacto relevante aos sistemas de saúde públicos e privados pelo mundo. Segundo dados do DATASUS, internações por IC correspondem a 37% das hospitalizações, além disso, cerca de 550.000 novos casos são diagnosticados anualmente. Apesar dos avanços consideráveis na terapêutica, que ao longo do tempo reduziram as taxas de mortalidade e hospitalização, os desfechos permanecem desfavoráveis para pacientes com fatores de mau prognóstico e que persistem sintomáticos em repouso (NYHA IV) apesar de tratamento otimizado. Como alternativa, o transplante de coração é uma das terapias consagradas para os pacientes com doença terminal. Com base no relatório da International Society for Heart and Lung Transplantation (ISHLT), mais de 76.000 transplantes cardíacos foram realizados em 300 centros desde 1982, portanto, devido a maior sobrevida, é esperado que cada vez mais os pacientes transplantados compareçam a departamentos de emergência (DE).[1]

Bases fisiológicas do transplante cardíaco

A meia-vida do transplante cardíaco, definida como o período em que 50% dos receptores permanecem vivos, foi de 5,3 anos no início da década de 1980 para 10,3 anos, de 1992 a 2001. E, na era atual até 2021, temos uma sobrevivência de 80% (*hazard ratio* 0,8, p = 0,02). No primeiro ano do transplante de coração, as infecções, exceto citomegalovírus, foram responsáveis por 33% dos óbitos, seguidas por disfunção do enxerto (18%) e rejeição (12%). Cinco anos após o transplante, 30% das mortes são causadas por doença vascular do enxerto, e a malignidade contribui em 22%. Muito da melhora na sobrevida dos receptores de transplante cardíaco é devido aos melhores cuidados com o doador, além de evolução nas técnicas de preservação do enxerto, evolução da imunologia e adequação dos tratamentos imunossupressores.[2]

Paciente transplantado cardíaco no departamento de emergência

A literatura é limitada especificamente para pacientes transplantados cardíacos, porém, segundo dados publicados pela Stanford Medical Center, as principais causas de procura ao DE foram respectivamente: febre (37%), dispneia (13%), sintomas gastrointestinais de diarreia, náusea e vômito (10%) e dor torácica (9%). Portanto, ao atender pacientes transplantados cardíacos no DE, a suspeita de rejeição ou infecção deve ser levantada, mesmo que os sintomas sejam inespecíficos.

Avaliando a rejeição – diagnóstico e tratamento

Como dito, a rejeição é uma importante causa de morbimortalidade no primeiro ano após o transplante. Com base no tempo após o transplante, a rejeição pode ser classificada como: hiperaguda (em minutos a horas após o transplante), aguda (semanas a meses após o transplante) ou crônica (meses a anos após transplante). A rejeição aguda é dividida ainda em: rejeição celular e rejeição humoral.

Rejeição celular

A rejeição celular aguda, vista principalmente nos primeiros três a seis meses do transplante, é uma resposta mediada por células T. Quando significativa se apresenta com sinais e sintomas de insuficiência cardíaca. Em geral seu diagnóstico é feito por biópsia endomiocárdica. Relata-se que cerca de 5% dos pacientes terão comprometimento hemodinâmico grave relacionado com a rejeição celular. O diagnóstico e o tratamento baseiam-se na classificação da ISHLT na biópsia endomiocárdica, que foi introduzida em 1990 e revisada em 2004. Na Tabela 28.1 mostramos a classificação e o tratamento proposto segundo a terceira diretriz brasileira de transplante cardíaco.[3]

Rejeição humoral

A rejeição humoral ou mediada por anticorpos, causada por anticorpos contra o doador HLA ou antígeno celular endotelial, constitui cerca de 7% de todas as rejeições. A rejeição ocorre frequentemente nos primeiros quatro meses após o transplante e está associada a uma alta taxa de comprometimento hemodinâmico (29 a 47%), disfunção de enxerto (15%) e morte (64%). O diagnóstico é feito por meio da biópsia endomiocárdica que mostra a presença de edema de células endoteliais com acúmulo de macrófagos intravascular e trombose microvascular. Por meio de técnicas de imunofluorescência também podemos identificar a ativação de complemento mediada pela doença. A identificação de C4d e C3d (frações do complemento) e CD68 (marcador de macrófagos) fazem parte do critério diagnóstico imunológico segundo a ISHLT para rejeição humoral. A classificação histopatológica e imuno-histoquímica assim como o tratamento proposto estão demonstrados nas Tabelas 28.2. e 28.3.[3]

Tabela 28.1. Classificação e tratamento da rejeição celular

Classificação	Achados histopatológicos	Tratamento se achados ausentes	Tratamento se achados presentes
1R	Infiltrado inflamatório linfo-histiocitário ou intersticial geralmente discreto, sem dano celular ou com foco único de agressão dos cardiomiócitos	Sem tratamento adicional, rever esquema imunossupressor	Pesquisar rejeição humoral e doença vascular do enxerto
2R	Infiltrado inflamatório linfo-histiocitário multifocal com dois ou mais focos de agressão dos cardiomiócitos	PO recente: Metilprednisolona 1 grama/dia, EV, por 3 a 5 dias PO tardio: Prednisona 1 mg/kg/dia VO por 5 a 7 dias	Metilprednisolona 1 grama/dia, EV, por 3 a 5 dias + ATS 1,5 mg/kg/dia EV por 5 a 7 dias*
3R	Infiltrado inflamatório linfo-histiocitário difuso, geralmente com presença de polimorfonucleares associado a múltiplos focos de agressão dos cardiomiócitos	Metilprednisolona 10 a 15 mg/kg EV por 3 a 5 dias + ATS 1,5 mg/kg/dia por 5 a 7 dias (se rejeição persistente)	Metilprednisolona 10 a 15 mg/kg EV por 3 a 5 dias + ATS 1,5 mg/kg/dia por 5 a 7 dias*

PO: pós-operatório; EV: via endovenosa; VO: via oral; ATS: timoglobulina.
Adaptada da Terceira Diretriz Brasileira de Transplante Cardíaco de 2018.
*Pesquisar rejeição humoral

Tabela 28.2. Classificação da rejeição humoral

Critérios histológicos	Descrição
Células mononucleares intravasculares ativadas e edema endotelial	Acúmulo intravascular de macrófagos em capilares que distendem e preenchem a luz dos vasos
Rejeição humoral grave	Hemorragia, edema intersticial, necrose de miócitos, fragmentação capilar, infiltrado inflamatório misto, picnose das células endoteliais e/ou cariorréxis
Critérios imunológicos	**Descrição**
C4d (IF e IH) e C3 (IF) distribuição nos capilares	0: < 10% = negativo 1: 10 a 50% = focal* 2: > 50% = multifocal/difuso (positivo)
CD68 (IH) distribuição nos capilares	0: < 10% = negativo 1: 10 a 50% = macrófagos intravasculares focais (positivo) 2: > 50% = macrófagos intravasculares multifocais/difusos (positivo)

*É considerado negativo, porém a equipe deve ser notificada para seguimento próximo. IF: imunofluorescência; IH: imuno-histoquímica.
Fonte: Adaptada da Terceira Diretriz Brasileira de Transplante Cardíaco de 2018.

Tabela 28.3. Classificação e tratamento da rejeição humoral

Classificação	Imunopatologia	Histologia	Tratamento
pAMR 0	Negativa	Negativa	

pAMR 1 I+	Positiva	Negativa	Assintomático
			  Intensificar manutenção*, vigilância de DSAs, função VE/VD e DVE, considerar tratamento adicional‡
			Sintomático
			  Corticosteroide, IVIg, plasmaférese, anticorpo antilinfócito, rituximabe/bortezomibe

pAMR 1 H+	Negativa	Positiva	
pAMR 2	Positiva	Positiva	
pAMR 3	Positiva grave	Positiva grave	Corticosteroide, IVIg, plasmaférese, anticorpo antilinfócito, rituximabe/bortezomibe

*Troca de ciclosporina por tacrolimus, azatioprina por micofenolato, manutenção de corticoide; ‡ IVIg, plasmaférese, anticorpo antilinfócito, rituximabe/bortezomibe. pAMR: pathologic antibody mediatedy rejection; I+: imunopatologia positiva; H+: histologia positiva; IVIg: imunoglobina intravenosa; DSAs: *donor specific antibodies*; VE: ventrículo esquerdo; VD: ventrículo direito; DVE: doença vascular do enxerto.
Fonte: Terceira Diretriz Brasileira de Transplante Cardíaco de 2018.

Doença vascular do enxerto

A doença vascular do enxerto (DVE) ou rejeição crônica é uma aterosclerose rapidamente progressiva relatada em 7% dos sobreviventes em um ano, em 29% em cinco anos, e em 40% dos sobreviventes oito anos após o transplante. Difere da aterosclerose por ser concêntrica e difusa, envolvendo toda a extensão dos vasos epicárpicos. A disfunção do ventrículo esquerdo relacionada com a DVE é produzida ou por infarto do miocárdio (que pode ser silencioso) ou como resultado da hibernação miocárdica, muitas vezes notada devido à redução do suprimento de sangue ao ventrículo em exames de vigilância. A cineangiocoronariografia é o teste mais utilizado para o diagnóstico de DVE; porém, tem avaliação limitada aos vasos epicárdicos e perde sensibilidade quando a doença é difusa ou precoce. Para melhorar a acurácia diagnóstica tem-se adicionado o ultrassom intravascular (IVUS) ou tomografia de coerência óptica (OCT) para melhor caracterização da espessura médio intimal. O teste não invasivo mais sensível é a ecocardiografia de estresse com dobutamina realizado rotineiramente ambulatorialmente. O tratamento com angioplastia ou cirurgia de revascularização miocárdica tem um papel limitado na presença de doença difusa, onde o retransplante se torna uma opção.[3]

Avaliação do paciente com suspeita de rejeição ou disfunção do enxerto
Avaliação clínica

A avaliação clínica de um paciente com suspeita de rejeição ou DVE é dificultada pela denervação do coração transplantado; portanto, sintomas clássicos, como a dor torácica relacionada com a isquemia miocárdica, podem estar ausentes. Mesmo que até 1/3 dos pacientes apresentem reinervação parcial a maioria dos pacientes se apresenta com isquemia (infarto) silenciosa, ou disfunção ventricular nova com sintomas de insuficiência cardíaca ou até arritmias complexas como morte súbita abortada. É importante na avaliação inicial do receptor de transplante cardíaco avaliar a aderência as medicações imunossupressoras assim como o monitoramento do nível sérico.

Avaliação laboratorial

Peptídio natriurético sérico (BNP) e/ou N-terminal proBNP (NT-proBNP) estão bem estabelecidos na investigação diagnóstica de insuficiência cardíaca em pacientes que se apresentam ao DE com dispneia. No entanto, seu papel em receptores de transplante de coração não é claro. Altos níveis de BNP podem ser vistos no primeiro mês após o transplante, seguidos de um declínio gradual, mas que raramente normalizam. Em um dos maiores estudos sobre o tema, Park *et al.* observaram que em receptores estáveis de transplante cardíaco, os níveis de BNP foram de três a quatro vezes maiores, com nível médio de 153 pg/mL. Esta elevação foi observada apesar de uma função sistólica normal e pode ser atribuída à alta pressão capilar pulmonar, ou alto gradiente transpulmonar ou disfunção diastólica.[4]

Troponina cardíaca I e troponina cardíaca T são proteínas miofibrilares cardíacas que podem ser detectadas no sangue em quantidades muito pequenas de necrose miocárdica (< 1 g). O papel da troponina na detecção de rejeição tem sido investigada extensivamente, com resultados conflitantes, o papel da troponina em contextos agudos não tem sido bem estabelecido, mas níveis crescentes, comparados com os de linha de base, podem sugerir injúria miocárdica resultante de rejeição ou doença arterial coronariana.[5]

Eletrocardiograma (ECG)

A denervação e a perda do controle do sistema nervoso autônomo em corações transplantados leva a maiores frequências cardíacas, podendo ocorrer taquicardia em cerca de metade dos receptores. O bloqueio de ramo direito é a alteração mais comum do ECG e pode ser visto em aproximadamente 50% dos receptores e não tem associação com pior prognóstico. Bradiarritmias (bradicardia sinusal, bloqueio atrioventricular avançado) ou taquiarritmias (fibrilação atrial) justificam a avaliação para rejeição ou DVE.

Avaliação por imagem cardíaca

A radiografia de tórax pode mostrar cardiomegalia e congestão pulmonar sugestivas de disfunção do VE. O papel da tomografia convencional e da ressonância magnética está sendo estudado no diagnóstico de rejeição de enxerto e DVE. O escore de cálcio da artéria coronária na angio-TC tem um alto valor preditivo negativo (até 97%) e pode ser útil para descartar DVE.

Biópsia endomiocárdica

A biópsia continua sendo a investigação padrão de referência para o diagnóstico de rejeição celular aguda após o transplante e é um elemento importante da vigilância da rejeição. Fragmentos de tecido são obtidos a partir do septo interventricular usando um biótomo, por meio de uma punção venosa realizada pela técnica de Seldinger convencional. Idealmente as biópsias de vigilância são realizadas uma vez por semana durante o primeiro mês, a cada duas semanas durante as próximas seis semanas e mensalmente pelos três meses seguintes. Depois disso, é repetida a cada três meses até o final do primeiro ano, três ou quatro vezes por ano no segundo ano e depois uma ou duas vezes por ano nos anos subsequentes, segundo a disponibilidade para realização no serviço.[6]

As limitações referentes ao método são: invasibilidade, não é reprodutível, pode produzir resultados falso-negativos e está associado a um baixo, mas finito risco de tamponamento ou infarto do miocárdio. Essas desvantagens geraram buscas por marcadores não invasivos de rejeição, incluindo o perfil de expressão genética (GEP) usando a tecnologia de microarray de DNA e a medição do PCR em tempo real.

Testes genéticos

Allomap (XDx, Inc.), um teste GEP comercialmente disponível, utiliza células mononucleares de sangue periférico como fonte de DNA para analisar a expressão de 20 genes (11 informativos, 9 controle). O teste utiliza uma pontuação que varia de 0 a 40, quanto menor for a pontuação menor será o risco de rejeição celular aguda moderada/grave (grau 3R ou 2R). Um estudo observacional que avaliou o GEP em receptores de transplante cardíaco comparou os escores de GEP com a biópsia durante o período pós-transplante em oito centros transplantadores. Escores abaixo de 34 apresentaram um valor preditivo negativo de mais de 99% na identificação de rejeição celular grau moderada a grave em receptores de transplante cardíaco clinicamente estáveis seis meses ou mais após o transplante. Potencialmente, o GEP pode evitar a necessidade de biópsia de vigilância. Atualmente, no entanto, não há recomendação para seu uso em receptores de transplante de coração apresentando sinais e sintomas de rejeição.[7]

Descartando infecção

Apesar de não fazerem parte do grupo de complicações cardiovasculares, as infecções são as causas mais frequentes de procura dos receptores de transplante cardíaco ao DE, e podem vir associadas ou deflagrarem uma rejeição. Dentre as infecções, as dos tratos respiratório e gastrointestinal são as mais comuns e as do sistema nervoso central por sua vez, as mais graves. O uso de imunossupressores pode facilitar uma infecção por germe oportunista. No caso de sintomas como dispneia, hipoxemia e/ou febre, faz-se necessário internação hospitalar e realização de exames complementares de imagem e culturas, incluindo secreção traqueal para exclusão de pneumocistose. A pesquisa de Covid-19 e H1N1 também deve ser realizada para pacientes transplantados que compareçam ao DE com sintomas respiratórios.

Em caso de sintomas gastrointestinais devemos nos alertar para diarreias invasivas se o paciente apresentar: febre, tenesmo, diarreia sanguinolenta ou com muco, sinais de desidratação ou toxicidade sistêmica ou mais de cinco episódios de diarreia no dia. Nesse caso, está indicada internação hospitalar para hidratação endovenosa, antibioticoterapia empírica, assim como pesquisa de germes oportunistas (isóspora, *cryptosporidium* e *clostridium* sp.), além de rotavírus, adenovírus e norivírus, adicionalmente à coleta de exame parasitológico de fezes, coproculturas e hemoculturas.

Conclusões e perspectivas

O atendimento de pacientes transplantados cardíacos em setores de emergência, tende a ser cada vez mais comum devido ao crescente número de pacientes com insuficiência cardíaca terminal que são submetidos ao tratamento. É importante priorizar o atendimento a esse perfil de paciente, mesmo que a clínica seja inespecífica, devido a gravidade e a prevalência de um paciente com rejeição. A detecção de complicações no enxerto são tratáveis e reversíveis com a evolução da terapia imunossupressora, logo a detecção de rejeição ou DVE passa a ser uma necessidade.

Referências bibliográficas

1. Ministério da Saúde do Brasil. Datasus: mortalidade - 1996 a 2016, pela CID-10 - Brasil [Internet]. Brasília (DF). [Online] http://tabnet.datasus.gov.br/cgi/deftohtm.exe?sim/cnv/obt10uf.def.
2. Benden C, Edwards LB, Kucheryavaya AY, Christie JD, Dipchand AI, Dobbels F, et al. International Society of Heart and Lung Transplantation. The Registry of the International Society for Heart and Lung Transplantation. 2016;1087-95.
3. Bacal F, Marcondes-Braga FG, Rohde LEP, Xavier Júnior JL, Brito FS, Moura LAZ, et al. Terceira diretriz brasileira de transplante cardíaco. Arq Bras Cardiol. 2018;111(2):230-89.
4. Park MH, Uber PA, Scott RL. B-type natriuretic peptide in heart transplantation: an important marker of allograft performance. Heart Fail Rev. 2003;8(4):359-63.
5. Faulk WP, Labarrere CA, Torry RJ. Serum cardiac troponin-T concentrations predict development of coronary artery disease in heart transplant patients. Transplantation. 1998;66(10):1335-9.
6. Stehlik J, Starling RC, Movsesian MA. Utility of long-term surveillance endomyocardial biopsy: a multi-institutional analysis. J Heart Lung Transplant. 2006;25(12):1402-9.
7. Starling RC, Starling RC, Movsesian MA. Molecular testing in the management of cardiac transplant recipients: initial clinical experience. J Heart Lung Transplant 2006;25(12):1389-95.

CAPÍTULO 29

Emergências Cardiovasculares no Perioperatório de Cirurgia Não Cardíaca

Julien Ramos Stein • Aroni Marceu Sousa e Rocha • Francisco Akira Malta Cardozo • Carla David Soffiatti

Introdução

Apesar dos avanços tecnológicos da medicina nas últimas décadas, observa-se uma estabilidade com tendência de aumento na mortalidade perioperatória no Brasil devido a fatores diversos como envelhecimento da população, crescente complexidade dos doentes e realização de procedimentos em pacientes que outrora não seriam candidatos a procedimentos invasivos.[1]

Emergências cardiovasculares estão entre as principais causas de morbimortalidade no perioperatório sendo relevantes não somente a internação hospitalar, mas podendo levar a consequências duradouras.[2]

Na avaliação perioperatória, a identificação de fatores de risco para complicações cardíacas é essencial para o planejamento do cuidado dos pacientes, formulação de estratégias protetoras e rastreamento ativo de complicações, permitindo tanto diagnóstico quanto intervenção precoces.

Há evidência crescente no que diz respeito ao manejo de pacientes com cardiopatia submetidos a cirurgia não cardíaca, desde a identificação de indivíduos de maior risco até o estudo de intervenções para redução de complicações cardiovasculares. Nesse contexto, ressalta-se a importância do diagnóstico e do tratamento do infarto agudo do miocárdio e da injúria miocárdica no perioperatório de cirurgias não cardíacas.

Conceito e epidemiologia

Anualmente, são realizadas cerca de 300 milhões de cirurgias no mundo sendo estimada uma incidência de até 8 milhões de pacientes com injúria miocárdica após cirurgia não cardíaca.[3] Tais indivíduos apresentam risco de mortalidade aumentado em quatro vezes nos primeiros 30 dias de pós-operatório, além de elevarem as taxas de mortalidade e complicações cardiovasculares nos primeiros dois anos após a cirurgia.[2]

A maior incidência de eventos cardiovasculares ocorre principalmente nas primeiras 48 a 72 horas da cirurgia não cardíaca. A vigilância ativa de complicações cardíacas com mensuração de troponina perioperatória e eletrocardiograma (ECG) é vital nos pacientes de maior risco, uma vez que a minoria dos pacientes irá apresentar sintomas típicos de isquemia miocárdica, como dor torácica ou dispneia.[4]

> **FIQUE ATENTO!**
> - Pacientes com complicações cardiovasculares possuem maior morbimortalidade no curto e no longo prazo depois de cirurgias não cardíacas.
> - O rastreamento ativo de complicações cardíacas com troponina e eletrocardiograma é essencial nos pacientes de risco intermediário ou alto.

Fisiopatologia

No período perioperatório são relevantes a ocorrência do infarto agudo do miocárdio perioperatório (IAMPO) e da injúria miocárdica perioperatória (PMI/MINS). Fatores relacionados com o paciente – tais como hábitos de vida, sedentarismo e comorbidades (doença coronariana, insuficiência renal por diabetes entre outras) – além dos fatores relacionados com o procedimento, incluindo duração da cirurgia e a ocorrência de sangramento perioperatório, podem impactar na incidência de eventos cardiovasculares perioperatórios. Um estudo mostrou que, ao contrário do que se pensava, fatores relacionados com o procedimento têm maior impacto na ocorrência de PMI, sendo cirurgias de alto risco, de longa duração e com maior sangramento perioperatório fatores independentes para a ocorrência de injúria miocárdica.[5]

A quarta definição universal de infarto agudo do miocárdio[6] (IAM) classifica didaticamente o infarto em subtipos. O chamado IAM do tipo 1 é causado por evento agudo aterotrombótico coronariano após uma ruptura de placa. Já o IAM do tipo 2 é uma síndrome em que uma condição, diferente de doença arterial coronariana, contribui para um desbalanço entre a oferta de oxigênio (hipoxemia, anemia ou hipotensão) e a demanda (taquicardia, taquiarritmias, hipertensão). Na prática clínica essa distinção nem sempre é tão clara, e isso não é diferente no contexto perioperatório. Gualandro et al. demonstraram que aproximadamente 50% dos pacientes com síndrome coronariana aguda no pós-operatório apresentavam rotura de placa coronariana indicando mecanismo fisiopatológico do IAM do tipo 1.[7] Tal fato pode ser justificado pelo aumento de agregabilidade plaquetária e grande processo inflamatório gerado pelo estresse cirúrgico. Já o IAM do tipo 2 pode corresponder a até 60% dos IAMs perioperatórios e sua mortalidade é significativamente maior que a mortalidade do IAM do tipo 1. Pacientes que apresentam IAM do tipo 2 normalmente são mais idosos, com maior número de comorbidades e complicações agudas, características que corroboram os piores desfechos nessa população. Conforme metanálise realizada por Gupta et al., a mortalidade em IAM do tipo 2 é de aproximadamente 27% enquanto a do IAM do tipo I é de 13%.[8]

Diagnóstico

O diagnóstico de IAM no cenário perioperatório é desafiador. A grande maioria dos casos ocorre em pacientes assintomáticos e não seria diagnosticada sem um rastreamento sistemático. A dosagem de biomarcadores cardíacos não é rotineira no pós-operatório e pode ser fundamental na identificação das duas condições – tanto infarto quanto injúria miocárdica.[4]

O pico de incidência ocorre nas primeiras 72 horas após a cirurgia e durante este período pacientes estão muitas vezes sob efeito de sedação e/ou analgesia, em ventilação mecânica ou diante de qualquer outra condição que os tornem incapazes de manifestar espontaneamente sintomas de isquemia miocárdica. Não obstante, pacientes com incisões toracoabdominais podem ter sintomas de isquemia manifestos confundidos com sintomas álgicos relacionais com ferida operatória.

A monitorização perioperatória é uma estratégia eficaz em identificar precocemente eventos cardiovasculares e pode possibilitar o manejo mais adequado dos pacientes. Indivíduos sabidamente de risco cardiovascular moderado e alto por diferentes escores de risco (RCRI, VSG-CRI, EMAPO, ACP) devem ter seu pós-operatório realizado em unidades onde possa ser feita a monitorização de sinais vitais de maneira intensiva, com eletrocardiograma de 12 derivações e troponina seriados diariamente até o terceiro dia de pós-operatório.[4]

O eletrocardiograma no contexto perioperatório apresenta menor sensibilidade uma vez que diversos fatores de confusão – como hipotermia, posicionamento de eletrodos, distúrbios hidroeletrolíticos e taquicardia – dificultam a avaliação. A ocorrência de alterações dinâmicas na repolarização ventricular podem auxiliar no diagnóstico do infarto agudo do miocárdio perioperatório.

Tanto a troponina T ultrassensível quanto a troponina I ultrassensível podem ser utilizadas para o diagnóstico de infarto e injúria miocárdica perioperatória. Até 50% dos pacientes podem apresentar dosagens de troponina de alta sensibilidade acima do valor de referência do laboratório antes de procedimentos cirúrgicos. Dessa forma, a obtenção de valores basais é vital para a visualização de eventuais elevações e/ou quedas do biomarcador. Pequenas elevações de até 5 ng/L já possuem impacto prognóstico.

O aumento de troponina ultrassensível é frequente no pós-operatório de cirurgia não cardíaca e nem sempre se relaciona com evento cardíaco agudo. É importante nos atentarmos para a diferença entre injúria e infarto agudo do miocárdio. A injúria se traduz somente pela elevação isolada dos marcadores de necrose do miocárdio sem manifestações evidentes de isquemia tanto no contexto clínico quanto em exames complementares. O grupo BASEL-PMI define elevações de troponina T de alta sensibilidade superiores a 14 ng/L entre dosagens consecutivas suficiente para o diagnóstico.[9] Já no infarto do miocárdio, é imprescindível a documentação do aumento em marcadores de necrose do miocárdio (elevação e/ou descenso com ao menos uma medida acima do p99) associado a alguma evidência de isquemia, seja por dor torácica típica ou alterações relacionadas com isquemia em exames complementares – eletrocardiograma, ecocardiograma ou cineangiocoronariografia (Figura 29.1).

Pacientes com injúria miocárdica perioperatória têm desfechos desfavoráveis em uma proporção similar a pacientes com infarto perioperatório, tanto em curto quanto em longo prazo.[2]

Em relação à etiologia da injúria do miocárdio, devemos considerar as causas cardíacas e não cardíacas no diagnóstico diferencial, como demonstrado na Tabela 29.1.

Apesar da associação bem documentada na literatura entre PMI e morte dentro de 30 dias depois da cirurgia não cardíaca,[10] a maioria dos pacientes com PMI não é submetida a exames de imagem cardiovascular no pós-operatório. Além disso, a incidência dos achados que sugerem infarto agudo do miocárdio tipo I varia muito em relação ao método de imagem utilizado sendo a angiografia e a cintilografia de perfusão miocárdica os exames com maior acurácia.[11]

O grupo BASEL-PMI relatou em estudo observacional multicêntrico os diferentes métodos de imagens cardiovasculares usados após a identificação de infarto/injúria miocárdica no perioperatório. Ao todo, 1.269 pacientes com PMI foram identificados; porém, somente 21% destes realizaram exame de imagem cardíaca, 163 (13%) realizaram ecocardiograma transtorácico dentro de 30 dias do evento, 37 (3%) fizeram estudo de perfusão miocárdica em até 90 dias e 68 pacientes (5%) foram submetidos à angiografia cardíaca dentro de 7 dias do evento. Nova alteração de contratilidade segmentar foi evidenciada em 8% do grupo de pacientes que

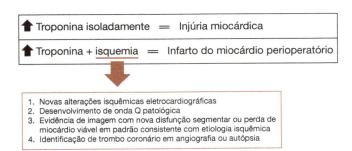

Figura 29.1. Diferenciação entre injúria e infarto agudo do miocárdio.

Tabela 29.1. Causas de injúria do miocárdio

Etiologia cardíaca	- Insuficiência cardíaca descompensada - Arritmias (taquicardia ventricular, fibrilação atrial) - Miocardite - Hipertensão arterial sistêmica - Síndrome de Takotsubo - Cardioversão elétrica - Contusão cardíaca - Doença valvar importante
Etiologia não cardíaca	- Tromboembolismo pulmonar - Sepse - Dissecção de aorta - Síndrome da resposta inflamatória sistêmica - Lesão renal aguda ou crônica - Acidente vascular cerebral - Hipertensão pulmonar arterial - Hipovolemia, anemia e hipotensão

realizaram ecocardiograma. Alteração isquêmica ou área de fibrose foi identificada em 46% dos pacientes submetidos ao teste perfusional e a presença de lesões coronarianas complexas ou com sinais de instabilidade foi identificada em 63% das angiografias realizadas (Figura 29.2).[11]

Prevenção e tratamento

Prevenção

Como já exposto anteriormente, o rastreamento ativo perioperatório é uma estratégia eficaz em identificar precocemente eventos cardiovasculares e pode possibilitar o manejo mais adequado dos pacientes. Devemos identificar prontamente doenças cardiovasculares ativas que priorizem o seguimento e manejo do paciente em detrimento de cirurgias não emergenciais. As situações a seguir merecem destaque por comprometerem o perioperatório e por elevarem o risco de complicações cardíacas pós-operatórias.

- Insuficiência cardíaca descompensada;
- Síndrome coronariana há menos de 30 dias;
- Angina CCS III/IV;
- Valvopatias importantes sintomáticas;
- Arritmias complexas, como taquicardia ventricular e bloqueios atrioventriculares avançados;
- Síndromes aórticas agudas;
- Pressão arterial sistólica > 180 mmHg ou pressão arterial diastólica > 120 mmHg;
- Fibrilação atrial de alta resposta ventricular (frequência cardíaca > 120 batimentos por minuto);
- Hipertensão pulmonar sintomática.

Após excluídas as situações supracitadas, é importante fazer uso de estratégias que diminuam o risco perioperatório, levando em consideração o contexto clínico do paciente e a urgência cirúrgica, a fim de identificar precocemente possíveis complicações. Destacam-se:

- Escolha de centro médico com retaguarda de hemodinâmica e terapia intensiva;
- Escolha de cirurgião com experiência operatória;
- Realização da cirurgia no início do dia, evitando dias e horários não comerciais;
- Manejo correto de fármacos cardiovasculares tais como AAS, estatinas, betabloqueadores e anticoagulantes orais;
- Monitoramento ativo de complicações cardiovasculares com dosagem de troponina e realização de ECG seriados nos pacientes de maior risco.

Todas as medidas para prevenção de eventos cardiovasculares têm grande relevância, mas ressalta-se em literatura àquelas que visam reduzir hipotensão e sangramento durante o ato cirúrgico e no pós-operatório imediato, sabidamente os fatores de risco fortemente associados a ocorrência de PMI.[5]

Tratamento

Uma vez instalada uma emergência cardiovascular no contexto pós-operatório, o manejo correto pode ser inviabilizado pelo maior risco de sangramento e incapacidade de realizar tratamentos específicos que necessitem de antiagregação e anticoagulação, além da condição crítica que muitos pacientes apresentam no pós-operatório.

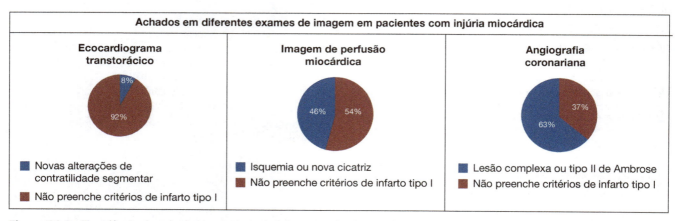

Figura 29.2. Prevalência de achados sugestivos de infarto agudo do miocárdio em diferentes métodos de imagem em pacientes com elevação de troponina. Fonte: adaptado de Arslani et al. Sci Rep, 2022.

Infarto agudo do miocárdio

O IAM perioperatório possui grandes morbidade e mortalidade, uma vez que é subdiagnosticado e subtratado. Por isso, é de especial importância a condução do caso por um cardiologista experiente, uma vez que a evidência de tratamento é escassa e são necessárias medidas individualizadas em conjunto com discussões multidisciplinares. É necessário avaliar se há necessidade de exames adicionais, sejam eles invasivos ou não invasivos, além do momento mais adequado para realizá-los. Tais decisões devem ser compartilhadas com as equipes cirúrgicas, com avaliação criteriosa sobre os riscos e benefícios de procedimentos diagnósticos e terapêuticos adicionais. Situações com ameaça iminente à vida (pela condição cardiológica) tais como choque cardiogênico, isquemia recorrente, instabilidade hemodinâmica e elétrica – favorecem intervenções ativas com estratificação invasiva precoce.

Não são raros os casos em que não fica claro inicialmente qual o mecanismo principal responsável pelo infarto agudo do miocárdio, seja por ruptura de placa – IAM do tipo 1 – ou por desbalanço entre oferta e demanda de oxigênio – IAM do tipo 2. Assim, recomenda-se manejar o IAM perioperatório com eventual abordagem terapêutica para ambos os cenários.

No IAM do tipo 1 deve-se seguir as diretrizes de síndrome coronariana aguda com e sem supra desnível de segmento ST e, no IAM do tipo 2, deve-se realizar o controle dos fatores que prejudiquem o balanço entre oferta e demanda de oxigênio pelo miocárdio, como controle álgico, correção de anemia, hipotensão, entre outros.[12]

É importante salientar que os pacientes em contexto pós-operatório possuem risco aumentado de sangramento. Sendo assim, as decisões sobre antiagregação plaquetária e anticoagulação devem ser tomadas com maior cautela que o habitual. A fibrinólise é contraindicada em contexto pós-cirúrgico, pelo risco de sangramento com desfecho grave ser muito alto.

Pacientes com infarto agudo do miocárdio ou injúria miocárdica devem evitar, se possível, novas abordagens cirúrgicas durante a fase aguda, em especial nos primeiros 30 dias, em que ocorre aumento exponencial na probabilidade de um novo evento cardiovascular deletério.

Injúria miocárdica

Apesar do prognóstico, a injúria miocárdica não deve ser tratada de maneira semelhante ao infarto agudo do miocárdio perioperatório. Deve-se realizar uma avaliação abrangente para entender o mecanismo da injúria miocárdica, identificando etiologias cardíacas e/ou não cardíacas a fim de realizar o tratamento de maneira mais apropriada. Nesse cenário, medidas tais como uso de dupla antiagregação plaquetária e anticoagulantes, bem como a realização de cineangiocoronariografia devem ser individualizados conforme outras indicações que o paciente já possua (doença coronariana, fibrilação atrial etc.).

Foucrier et al. observaram que intensificar tratamento farmacológico com preferência de fármacos com benefício cardiovascular já comprovado (estatinas, IECAs, betabloqueadores) mediante um cenário de injúria miocárdica em pós-operatório de cirurgia não cardíaca é capaz de reduzir em até 2,8 vezes o risco relativo de eventos cardíacos maiores.[13]

De maneira semelhante, Devereaux et al., em estudo multicêntrico, demonstrou que o uso de inibidor direto da trombina é capaz de reduzir o desfecho composto de complicação vascular maior, mortalidade vascular, infarto agudo do miocárdio não fatal, acidente vascular cerebral não hemorrágico, trombose arterial periférica, amputação e tromboembolismo venoso sintomático, sem implicar aumento de sangramento maior ou com risco à vida.

Os subgrupos de pacientes com maior benefício nesse estudo foram os pacientes que iniciaram tratamento em menos de cinco dias após MINS enquanto ainda internados no hospital, aqueles com infarto agudo do miocárdio, portadores de doença arterial periférica e os que não estavam usando dupla antiagregação plaquetária. Dessa forma, o uso de estratégias mais agressivas de terapias antitrombóticas, em especial naqueles pacientes com menor risco de sangramento, pode ser uma alternativa.[14]

A Figura 29.3 resume em um fluxograma uma proposta de estratégia para diagnóstico e manejo da injúria e do infarto agudo do miocárdio perioperatórios.

Conclusão e mensagens finais

A ocorrência de emergências cardiovasculares no perioperatório de cirurgia não cardíaca implica grande aumento de morbimortalidade dos pacientes cirúrgicos. Por um lado, fatores como inflamação e aumento de trombogenicidade podem desencadear fenômenos aterotrombóticos. Por outro, o desbalanço entre oferta e consumo gerados por condições clínica presentes no pós-operatório, como anemia, taquicardia, dor e hipotensão, podem levar ao infarto agudo do miocárdio tipo 2.

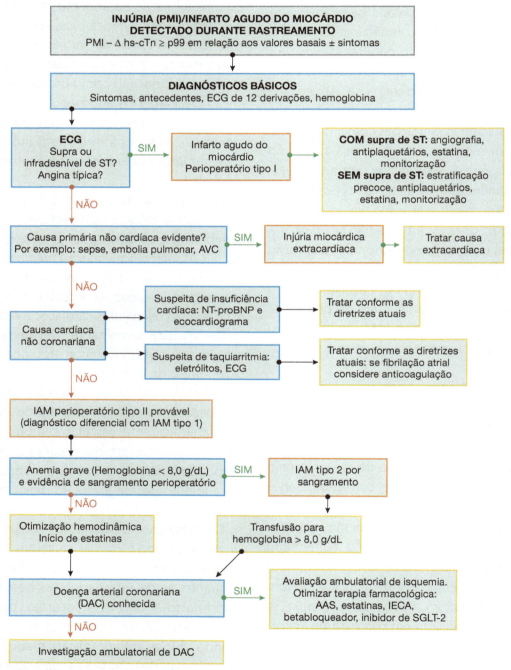

Figura 29.3. Fluxograma de manejo da injúria e do infarto agudo do miocárdio perioperatórios. *hs-cTn:* troponina cardíaca ultrassensível, *ECG:* eletrocardiograma, *AVC:* acidente vascular cerebral, *NT-proBNP:* porção N-terminal do peptídeo natriurético tipo B, *IAM:* infarto agudo do miocárdio, *IECA:* inibidores da enzima conversora de angiotensina, *SGLT-2:* cotransportador de sódio-glicose-2.

A vigilância ativa de eventos com ECG seriado e troponina ultrassensível é essencial para os pacientes de maior risco. Uma vez detectado, o infarto agudo do miocárdio deve ser tratado conforme as diretrizes específicas, levando em conta o maior risco de sangramento no cenário perioperatório.

Já a ocorrência de injúria miocárdica, apesar de igualmente implicar pior prognóstico, não deve ser tratada de maneira semelhante ao IAM perioperatório. A otimização de terapias com benefício cardiovascular deve ser buscada ativamente nesse cenário.

Referências bibliográficas

1. Yu PC, Calderaro D, Gualandro DM, Marques AC, Pastana AF, Pradini JC, et al. Non-cardiac surgery in developing countries: Epidemiological aspects and economical opportunities the case of Brazil. PLoS ONE. Published online 2010.
2. Gualandro DM, Puelacher C, Lurati Buse G. Incidence and outcomes of perioperative myocardial infarction/injury diagnosed by high-sensitivity cardiac troponin I. Clin Res Cardiol. 2021;110(9):1450-63.
3. Meara JG, Leather AJM, Hagander L. Global surgery 2030: evidence and solutions for achieving health, welfare, and economic development. Lancet. 2015;386(9993):569-624.
4. Gualandro DM, Yu PC, Caramelli B. 3rd guideline for perioperative cardiovascular evaluation of the Brazilian society of cardiology. Arquivos Brasileiros de Cardiologia. 2017;109(3):1-104.
5. Gueckel J, Puelacher C, Glarner N. Patient and procedure-related factors in the pathophysiology of perioperative myocardial infarction/injury. Int J Cardiol. 2022;353:15-21.
6. Thygesen K, Alpert JS, Jaffe AS, Chaitman BR, Bax JJ, Morrow DA, et al. Fourth universal definition of myocardial infarction (2018). J Am Coll Cardiol. 2018;72(18):2231-64.
7. Gualandro DM, Campos CA, Calderaro D, Yu PC, Marques AC, Pastana AF, et al. Coronary plaque rupture in patients with myocardial infarction after noncardiac surgery: frequent and dangerous. Atherosclerosis. 2012;222(1):191-5.
8. Gupta S, Vaidya SR, Arora S, Bahekar A, Devarapally SR. Type 2 versus type 1 myocardial infarction: a comparison of clinical characteristics and outcomes with a meta-analysis of observational studies. Cardiovasc Diagn Ther. 2017;7(4):348-58.
9. Gualandro DM, Puelacher C, LuratiBuse G. Comparison of high-sensitivity cardiac troponin I and T for the prediction of cardiac complications after non-cardiac surgery. Am Heart J. 2018;203:67-73.
10. Devereaux PJ, Biccard BM, Sigamani A, Xavier D, Chan MTV, Walsh M, et al. Association of postoperative high-sensitivity troponin levels with myocardial injury and 30-day mortality among patients undergoing noncardiac surgery. JAMA. 2017;317(16):1642.
11. Arslani K, Gualandro DM, Puelacher C. Cardiovascular imaging following perioperative myocardial infarction/injury. Sci Rep. 2022;12(1):4447.
12. Ibanez B, James S, Agewall S. 2017 ESC Guidelines for the management of acute myocardial infarction in patients presenting with ST-segment elevation. European Heart Journal. 2018;39(2):119-177.
13. Foucrier A, Rodseth R, Aissaoui M, Ibanes C, Goarin JP, Landais P, et al. The long-term impact of early cardiovascular therapy intensification for postoperative troponin elevation after major vascular surgery. Anesth Analg. 2014;119(5):1053-63.
14. Devereaux PJ, Duceppe E, Guyatt G, Tandon V, Rodseth R, Biccard BM, et al. Dabigatran in patients with myocardial injury after non-cardiac surgery (MANAGE): an international, randomised, placebo-controlled trial. Lancet. 2018;391(10137):2325-34.

CAPÍTULO 30

Emergências Cardiovasculares no Perioperatório de Cirurgia Cardíaca

Adriely Andrade Rezende • Dayenne Hianaê de Paula Souza • Carla David Soffiatti • Rafael Alves Franco

Introdução

Atualmente, as complicações pós-operatórias são a terceira maior causa de morte em todo o mundo, depois das doenças cardiovasculares e do câncer.[1] A maior parte dos óbitos e suas complicações ocorrem nos pacientes denominados de alto risco cirúrgico, dentre os quais destacam-se os pacientes submetidos a cirurgia cardíaca.[2] A cirurgia cardíaca vem evoluindo nas últimas décadas e,[1] acompanhando o envelhecimento da população, tem sido realizada de maneira frequente em pacientes mais graves e com mais comorbidades.[2] Nos últimos anos, algumas estratégias demonstraram ser capazes de reduzir complicações no pós-operatório de cirurgia cardíaca. Dentre elas, citam-se avanços nas técnicas de cardioproteção e na circulação extracorpórea, estratégia restritiva de transfusão, ventilação protetora e o uso dos enxertos arteriais.[3] Destacadamente, a terapia hemodinâmica no perioperatório é um dos grandes avanços recentes que modificou a história natural do paciente cirúrgico de alto risco.[4] Mesmo com tais avanços, os resultados bem-sucedidos dependem da qualidade do cuidado pós-operatório na unidade de terapia intensiva.[5]

Um número considerável de óbitos preveníveis no pós-operatório de cirurgias cardíacas está relacionado com problemas no cuidado pós-cirúrgico, não apenas ao procedimento em si. O conhecimento das alterações multiorgânicas associadas à cirurgia cardíaca e a monitorização e manejo adequados nessa fase pós-operatória permitem a identificação precoce de disfunções e, consequentemente, condutas direcionadas para minimizar danos.

Dentre as principais emergências cardiovasculares no pós-operatório de cirurgia cardíaca, podem ser citadas: choque vasoplégico, baixo débito cardíaco, injúria miocárdica e infarto perioperatório, tamponamento e arritmias cardíacas.

Baixo débito cardíaco

A disfunção cardiovascular aguda no pós-operatório de cirurgia cardíaca ocorre em mais de 20% dos pacientes.[6] Trata-se da complicação mais grave e diretamente associada a maior morbidade e mortalidade, tanto a curto quanto a longo prazo, além de maior tempo de internação e maior utilização de recursos médicos hospitalares.[6]

O baixo débito cardíaco caracteriza-se por redução da função contrátil do coração e, em consequência, diminuição da oferta de oxigênio para os tecidos, hipóxia tecidual e evolução para disfunções orgânicas e óbito, se não for adequadamente manejada e revertida.[7]

Etiologia e fisiopatologia

Dentre as principais causas que desencadeiam a síndrome do baixo débito cardíaco, podem ser citadas:

Redução da pré-carga ventricular esquerda

- Hipovolemia: resultante de sangramento, reposição inadequada no intraoperatório e resposta inflamatória;
- Vasodilatação: pós-aquecimento, uso de vasodilatadores, opioides e benzodiazepínicos e resposta inflamatória;
- Tamponamento cardíaco;
- Utilização de ventilação com pressão positiva;
- Disfunção do ventrículo direito por infarto e/ou hipertensão pulmonar;
- Pneumotórax.

Redução da contratilidade

- Baixa fração de ejeção prévia a cirurgia;
- Isquemia ou infarto miocárdico devido à má proteção miocárdica no intraoperatório;
- Revascularização miocárdica incompleta;
- Hipóxia, hipercapnia e acidose.

Taquicardias e bradicardias

- Taquicardia com diminuição do tempo de enchimento cardíaco;
- Bradicardia;
- Arritimia atrial com perda da contração atrial;
- Arritmias ventriculares.

Aumento da resistência vascular sistêmica

- Vasoconstrição;
- Hipovolemia;
- Disfunção diastólica após utilização de parada circulatória total.

O mecanismo fisiopatológico da disfunção do miocárdio envolve a lesão isquêmica ou reperfusão decorrentes da circulação extracorpórea (CEC). Na maioria dos casos a disfunção miocárdica é leve e reversível dentro das primeiras 24 horas. Entretanto, fatores clínicos como idade avançada, diabetes, disfunção renal crônica, disfunção prévia do miocárdio, resposta inflamatória sistêmica exacerbada, proteção miocárdica inadequada com as soluções de cardioplegia e revascularização incompleta podem intensificar e prolongar o tempo de disfunção e levar a síndrome do baixo débito cardíaco.[7]

Diagnóstico

Em muitos casos, o diagnóstico de baixo débito cardíaco no pós-operatório de cirurgia cardíaca é bastante difícil, exigindo alto grau de suspeita clínica.[6] A confirmação diagnóstica pode ser feita por meio de achados clínicos, medidas hemodinâmicas e ecocardiografia à beira-leito. O tratamento deve ser instituído o mais rápido possível, não se devendo aguardar o preenchimento de todos os critérios para iniciar a terapêutica.

Suspeita-se de síndrome do baixo débito cardíaco quando a evolução pós-operatória é marcada por sinais de hipoperfusão tecidual. Clinicamente, pode ser caracterizado por hipotensão arterial sistêmica sistólica (PAS < 90 mmHg), alterações do nível de consciência (agitação, confusão e coma), diminuição da temperatura dos membros, cianose, livedo reticular e oligúria. O diagnóstico é realizado por meio da combinação de hipotensão arterial sistêmica sistólica, aumento da diferença arteriovenosa de oxigênio (> 5, 5 mL/dL), diminuição do índice cardíaco (< 2,2 L/min/m²) e da saturação venosa de oxigênio central (< 65%), aumento do nível sérico de lactato, acidose metabólica, taquipneia, lentificação do enchimento capilar e oligúria (< 0,5 mL/kg/h).[6,7] Em algumas ocasiões, esta síndrome pode estar presente com pressão arterial sistêmica sistólica superior a 100 mmHg devido ao aumento da resistência vascular sistêmica (RVS) > 1500 dynas.sec/cm⁵.[6,7]

Tratamento

A manutenção adequada do débito cardíaco é o principal objetivo do manejo cardiovascular pós-operatório de pacientes submetidos à cirurgia cardíaca.[3,6] No manejo do baixo débito cardíaco, é fundamental o uso de ferramentas de monitorização hemodinâmica avançadas.[4] Existe um vasto número de opções em termos de dispositivos de monitorização minimamente invasiva, com métodos não calibrados (LiDCORapid, HemoSphere, MostCare, ProAQT) ou calibrados *in vivo* por meio de termodiluição transpulmonar (PICCO, VolumeView), dispositivos não invasivos (Nexfin; ClearSight); além de ecocardiograma transtorácico a beira-leito e transesofágico.

Após a otimização da pré e pós-carga os agentes inotrópicos são os pilares do tratamento.[7] Entre os mais frequentemente utilizados estão a dobutamina, milrinone e epinefrina. Se a estabilidade hemodinâmica não for rapidamente preenchida com as medidas de reposição volêmica e farmacológicas, deve-se considerar o implante de dispositivos de assistência ventricular,[7] até que a função ventricular se recupere do estresse da cirurgia e da CEC. Esses dispositivos reduzem o estresse da parede ventricular e aumentam a perfusão coronariana e sistêmica. Classicamente, o balão intra-aórtico (BIA) é a opção de primeira escolha, mas deve-se considerar também o uso de outros dispositivos com capacidade de incrementar maior debito cardíaco no paciente, como o Impella, ECMO – oxigenação por membrana extracorpórea e Centrimag.

Síndrome vasoplégica

A síndrome vasoplégica caracteriza-se por resposta inflamatória sistêmica exacerbada, secundária a liberação e a ativação de citocinas pró-inflamatórias, causando vasodilatação generalizada.[8] É uma complicação comum de cirurgias cardiovasculares de grande porte, afetando 5 a 45% dos procedimentos.[9] Na maioria dos casos o choque é limitado à gravidade e à duração. A síndrome vasoplégica está associada a maus desfechos pós-operatórios, em grande parte devido falência de órgãos-alvo.[9]

Pacientes com vasoplegia pós-operatória apresentam altas taxas de complicações, tais como insuficiência renal, internações prolongadas, além do aumento na mortalidade.[10] Muitos fatores pré-operatórios têm sido associados a uma maior incidência de vasoplegia pós-operatória, nomeadamente uso pré-cirúrgico de inibidores da enzima conversora de angiotensina e betabloqueadores, além de comorbidades pré-operatórias.[10,11] Aspectos intraoperatórios, como a necessidade de vasopressores antes ou durante a cirurgia cardíaca, temperaturas centrais mais quentes durante o procedimento e o maior tempo de circulação extracorpórea, também conferem um maior risco de desenvolvimento de vasoplegia.[11]

A caracterização da síndrome vasoplégica inclui:

- Hipotensão grave e refratária
- Oligúria
- Queda da resistência vascular sistêmica
- Débito cardíaco normal ou elevado
- Baixos valores das pressões de enchimento ventricular
- Febre
- Leucocitose
- Taquipneia
- Taquicardia

Assim como no manejo do baixo débito cardíaco, na síndrome vasoplégica é fundamental o uso de ferramentas avançadas de monitorização hemodinâmica e protocolo de terapia guiada por metas.[4,12] O tratamento deve ser imediato, guiado por monitorização e após ajuste volêmico, e tem como base do tratamento os vasopressores (noradrenalina e vasopressina) que irão atuar com objetivo de restabelecer o tônus vascular e aumentar a resistência vascular sistêmica e a pressão arterial média, garantindo uma adequada oferta de oxigênio para os tecidos. Em casos refratários, apesar de resultados pouco consistentes em literatura, pode-se utilizar azul de metileno, um potente inibidor da óxido-nítrico-sintase.[13]

Injúria miocárdica e infarto perioperatório
Etiologia

Conforme amplamente discutido no capítulo anterior, no período perioperatório são relevantes a ocorrência do infarto agudo do miocárdio e da injúria miocárdica. Fatores relacionados com o paciente – tais como hábitos de vida, sedentarismo e comorbidades (*i.e.* doença coronariana, insuficiência renal e diabetes) – além dos fatores relacionados com o procedimento, incluindo duração da cirurgia e a ocorrência de sangramento perioperatório, podem impactar na incidência de eventos cardiovasculares perioperatórios.[14] A isquemia miocárdica perioperatória é uma complicação da cirurgia cardíaca, que ocorre em 3 a 30% dos casos e resulta em aumento de mortalidade (Tabela 30.1).[15]

Diagnóstico

O diagnóstico de infarto agudo do miocárdio no cenário pós-operatório é desafiador.[16] A grande maioria dos casos ocorre em pacientes assintomáticos e não seria diagnosticada sem um rastreamento sistemático. O pico de incidência ocorre nas primeiras 72 horas após a cirurgia e durante esse período os pacientes estão muitas vezes sob efeito de sedação e/ou analgesia, em ventilação mecânica ou diante de qualquer outra condição que os tornem incapazes de manifestar espontaneamente sintomas de isquemia miocárdica. Não obstante, pacientes com incisões toracoabdominais podem ter sintomas de isquemia manifestos confundidos com sintomas álgicos relacionais à ferida operatória.

A dosagem de biomarcadores cardíacos não é rotineira no pós-operatório, e pode ser fundamental na identificação das duas condições – tanto infarto quanto injúria miocárdica.[17] De acordo com a quarta definição universal de infarto, considera-se infarto perioperatório a elevação de CK-MB massa acima de 5 vezes do valor normal ou troponina positiva. A CK-MB eleva-se 4 a 6 horas após o evento isquêmico e seu pico é de 8 a 12 horas.[18]

O eletrocardiograma (ECG) deve ser obtido imediatamente após a chegada do paciente na unidade de terapia intensiva e comparado com o ECG prévio. Na presença de alterações eletrocardiográficas do tipo surgimento de ondas Q, presença de supra ou infradesnivelamento do segmento ST, inversão de onda T, bloqueio de ramo direito ou esquerdo novo, deve-se suspeitar de isquemia perioperatória.

O ecocardiograma transtorácico é uma ferramenta útil para o diagnóstico de isquemia miocárdica, sobretudo se houver dúvidas em relação aos achados eletrocardiográficos e/ou dosagem de marcadores de necrose. A presença de alterações de contratilidade segmentar do miocárdio é um dos critérios para o diagnóstico de isquemia perioperatória.

Tratamento

Feita a hipótese diagnóstica de isquemia ou IAM perioperatório, deve-se iniciar o seguinte protocolo:

- Avisar ao cirurgião e ao clínico responsáveis, obter informações da anatomia coronária e das possibilidades de reintervenção.
- Garantir oxigenação adequada, mantendo-se a saturação arterial acima de 95%.
- Garantir transporte adequado de oxigênio, mantendo-se hemoglobina adequada.
- Adequar a volemia do paciente.
- Iniciar nitroglicerina intravenosa imediatamente, na dose titulada de acordo com os parâmetros hemodinâmicos.
- Manter PAM entre 70 e 90 mmHg – se a nitroglicerina não for suficiente ou se o paciente estiver em baixo débito com resistência vascular sistêmica elevada, deve-se associar o nitroprussiato de sódio.
- Uso de betabloqueadores: o uso de betabloqueadores deve ser feito com cautela e ser restrito a pacientes sem uso de aminas vasoativas e com hipertensão, taquicardia com FC > 100 bpm, ausência de hipovolemia, ausência de sinais de baixo débito. Nesses casos, o betabloqueador utilizado é o metoprolol, nas doses iniciais de 5

Tabela 30.1. Principais causas e fatores de risco para injúria/infarto perioperatório

Causas	Fatores de risco
- Revascularização incompleta
- Problemas técnicos
- Espasmo coronariano
- Trombose distal ou do enxerto
- Hipotensão arterial
- Anemia
- Hipertensão arterial e taquicardia
- Má proteção miocárdica	Pré-operatórios: angina ou infarto recente; lesão de tronco; triarterial; diabetes; disfunção ventricular esquerda; reoperação
Intraoperatórios: tempo de CEC prolongado; endarterectomia coronária; revascularização incompleta; instabilidade hemodinâmica; taquicardia e fibrilação ventricular na reperfusão
Pós-operatórios: hipertensão e hipotensão arterial; taquicardia

CEC: circulação extracorpórea.

a 10 mg. Deve-se infundir o metoprolol (1 mg/min) até se alcançar frequência cardíaca de 70 bpm com PAM > 70 mmHg.

Após 15 minutos da infusão da nitroglicerina, deve-se repetir o eletrocardiograma. Caso tenha ocorrido normalização, deve-se manter a nitroglicerina por mais 24 horas. Se a alteração eletrocardiográfica persistir, avaliar clinicamente o paciente:

- Se paciente hemodinamicamente instável: discutir com o cirurgião a indicação de coronariografia de emergência para diagnóstico e provável intervenção terapêutica; utilizar drogas inotrópicas, vasodilatadores na medida do possível e dispositivos de assistência ventricular para melhor perfusão coronariana, como balão intra-aórtico por exemplo.
- Se paciente hemodinamicamente estável: discutir com o cirurgião indicação de coronariografia.

Sangramento pós-operatório

O sangramento pós-operatório é uma complicação comum da cirurgia cardíaca;[19] aumenta a morbidade dos pacientes por prolongar o tempo de internação hospitalar, maior tempo de ventilação mecânica, maior incidência de arritmias atriais, insuficiência renal e infecção.[20] No pós-operatório, deve-se dar atenção especial ao débito dos drenos cirúrgicos e para a avaliação da coagulação, buscando-se precocemente a correção dos distúrbios hematológicos e, se necessária, a intervenção cirúrgica adequada.[19] O sangramento perioperatório decorre de fatores inerentes ao paciente, da técnica cirúrgica, do trauma tecidual e da circulação extracorpórea (Tabela 30.2).[19,20]

Diferentes fatores contribuem para sangramento após uma cirurgia cardíaca, como a hemostasia cirúrgica incompleta, a circulação extracorpórea (CEC), a hipotermia (ocasionando trombocitopenia e disfunção plaquetária), a diluição e consumo de fatores de coagulação, a hiperfibrinólise e o efeito residual de heparina (Tabela 30.3).[21]

Monitorar o sangramento é prover rigorosa observação do débito e aspecto dos drenos nas primeiras horas após a cirurgia, além de controle laboratorial de hemoglobina, plaquetas, coagulograma e fibrinogênio. O tromboelastograma também desempenha

Tabela 30.2. Fatores associados a maior risco de sangramento

Reoperação
Má técnica cirúrgica
Insuficiência renal
Plaquetopenia
Uso de medicamentos: antiagregantes, anticoagulantes, anti-inflamatórios e corticoides
Hepatopatia
Infecção
Reversão inadequada e efeito residual de heparina

Tabela 30.3. Principais causas de sangramento no pós-operatório

Hipotermia
Hipocalcemia
Acidose
Fibrinólise
Disfunção plaquetária
Coagulopatia
Depleção de fibrinogênio
Hemostasia cirúrgica incompleta

importante papel na correção dos distúrbios perioperatórios e manejo de sangramento pós cirurgia cardíaca.[20,21] O controle dos débitos dos drenos deve ser realizado de hora em hora. Não há consenso nem mesmo definição sobre débito excessivo de drenos. Considerar abordagem cirúrgica nas situações apresentadas na Tabela 30.4.

O manejo inicial do sangramento no pós-operatório de cirurgia cardíaca em geral é clínico, corrigindo alterações metabólicas e de coagulação, preferencialmente guiado por exames laboratoriais, visando condutas específicas para minimizar efeitos colaterais relacionados com as transfusões. Dados recentes mostram que a utilização de tromboelastograma no manejo de sangramento em pós-operatório de cirurgia cardíaca é eficaz em termos de custo e reduz a exposição a hemocomponentes.[22]

Tabela 30.4. Indicação de nova abordagem cirúrgica por sangramento pós-operatório

Taxas de sangramento de 200 mL/h de 4 a 6 horas
Taxas de sangramento > 1.500 mL em 12 horas
Súbito aumento no débito dos drenos (300 a 500 mL)
Suspeita clínica de tamponamento

- Aquecimento: a correção da hipotermia é fundamental para o funcionamento da cascata de coagulação.
- Correção de fatores metabólicos: hipocalcemia e correção dos distúrbios acidobásicos.
- Sangramento > 150 mL/h: atuar no mecanismo de fibrinólise e administrar ácido tranexâmico (2 g) por via intravenosa.
- Prolongamento de tempo de tromboplastina parcial ativado (TTPA): administrar protamina (25 a 50 mg) por via intravenosa.
- Alargamento do tempo de protrombina (TP): administrar plasma fresco ou complexo protrombínico.
- Fibrinogênio < 150 mg/dL: administrar crioprecipitado ou concentrado de fibrinogênio.
- Plaquetas < 80.000: administrar concentrado de plaquetas.

Tamponamento cardíaco

Definimos tamponamento cardíaco como o aumento na pressão intrapericárdica secundário ao acúmulo de fluidos no espaço pericárdico, que é caracterizado por elevação das pressões intracardíacas, limitação progressiva do enchimento diastólico ventricular e redução do volume sistólico e do débito cardíaco.[23]

O sangramento pós-operatório no pericárdio pode resultar em tamponamento pericárdico. Sangue e coágulos ocupando o espaço pericárdico impedem o enchimento das câmaras cardíacas especialmente do ventrículo esquerdo. O achado clássico do tamponamento pós-operatório é o aumento e a equalização das pressões de enchimento.[23] As pressões atrial direita, capilar pulmonar, atrial esquerda e diastólica ventricular aproximam-se das outras refletindo o aumento da pressão intrapericárica e resultando na diminuição do débito cardíaco. A taquicardia reflexa reduz o tempo total de diástole, reduzindo o fluxo coronário que associado ao aumento das pressões transmurais aumenta a probabilidade de isquemia miocárdica.

Achados clínicos e diagnóstico

Os principais achados clínicos de tamponamento são: hipotensão, baixo débito cardíaco, instabilidade hemodinâmica, parada cardiorrespiratória (atividade elétrica sem pulso), redução da saturação venosa de oxigênio, elevação e equalização das pressões de enchimento direita e esquerda, resposta exacerbada da pressão arterial a pressão inspiratória positiva (pulso paradoxal) e cessação ou redução abrupta da drenagem pericárdica. Além dos achados clínicos, exames de imagem corroboram a hipótese diagnóstica com alargamento mediastinal a radiografia de tórax e redução na voltagem ao eletrocardiograma. O achado patognomônico é ecocardiográfico, com a evidência de líquido pericárdico causando restrição ao enchimento das câmaras.

O diagnóstico de tamponamento é primariamente clínico e deve sempre ser lembrado no contexto pós-operatório de cirurgia cardíaca. Não se deve aguardar o surgimento de todos os sinais e sintomas para o diagnóstico de tamponamento cardíaco pós-operatório. O sucesso do tratamento depende da precocidade do diagnóstico e de um alto grau de suspeição.

Tratamento

Na suspeita clínica de tamponamento cardíaco deve-se acionar imediatamente a equipe cirúrgica e o ecocardiografista, não devendo este último prorrogar a intervenção terapêutica mediante um alto grau de suspeita diagnóstica. O manejo clínico inicial deve garantir adequadas ventilação e oxigenação; além de estabilidade hemodinâmica, com reposição volêmica, transfusão sanguínea, uso de vasopressores e/ou inotrópicos quando necessários.

Pericardiotomia cirúrgica: o tratamento de escolha no tamponamento cardíaco pós-operatório é a reabordagem cirúrgica do pericárdio, com lavagem da cavidade e retirada de coágulos e drenagem por meio da pericardiotomia cirúrgica. Pericardiocentese ou punção de Marfan podem ser realizadas em situações de emergência nas quais não é possível a abordagem cirúrgica, por exemplo, na instabilidade clínica extrema ou na vigência de parada cardiorrespiratória.

Arritmias cardíacas

Taquiarritmias

Arritmias no pós-operatório de cirurgia cardíaca são eventos frequentes e podem ser agrupadas em duas classes: ventriculares e supraventriculares.[24] Até 40% dos pacientes apresentam arritmias no pós-operatório de cirurgia cardíaca (Tabela 30.5). Sua prevalência ocorre entre o primeiro e o quinto pós-operatório.[24] Fazer o diagnóstico correto é essencial para se definir a estratégia terapêutica.

A abordagem geral das arritmias exige seu correto reconhecimento e das condições clínicas que as propiciam, por exemplo, a correção adequada dos distúrbios hidroeletrolíticos e ácido-básicos. Deve-se solicitar dosagem sérica de sódio, potássio, gasometria venosa, cálcio iônico e fósforo. Na avaliação do paciente devemos inicialmente dividir em dois grandes grupos – hemodinamicamente instável ou hemodinamicamente estável. Os instáveis devem ser tratados imediatamente por cardioversão elétrica ou desfibrilação e os estáveis, na maioria das vezes, podem ser manejados com abordagem farmacológica da arritmia.

A fibrilação atrial (FA) é a taquiarritmia mais frequente no pós-operatório, ocorrendo em até 30% das cirurgias de revascularização miocárdica e em 60% das cirurgias valvares, com pico no segundo pós-operatório.[24,25] O tratamento tem como objetivos controlar a frequência cardíaca, reverter e manter o ritmo sinusal e prevenir embolias. Não há evidências suficiente para a recomendação de profilaxia medicamentosa da FA no pré-operatório e deve-se optar por tentar reverter o ritmo para sinusal sempre que possível.

Tabela 30.5. Principais causas de arritmias no pós-operatório

Miocardiopatias
Pericardite
Arritmias preexistentes
Efeito de medicações: digitálicos, betabloqueadores, aminofilina, drogas vasoativas
Distúrbios metabólicos e ácido-base: hipercalcemia, hipocalcemia, hipo/hipercalemia, acidose, hipotermia
Uremia
Hipertireoidismo
Hipoxemia
Dor
Bloqueio de ramo induzido por sutura em cirurgia valvar
Edema ou hemorragia do sistema de condução pelo trauma cirúrgico

Cardioversão elétrica

Primeira opção no paciente hemodinamicamente instável. Inicia-se com 200 J para equipamentos monofásicos e 100 a 200 J para equipamentos bifásicos. Se o ritmo reverter para sinusal, inicia-se dose de manutenção de amiodarona.

Amiodarona

Primeira escolha no tratamento da FA no pós-operatório no paciente estável hemodinamicamente. A dose de ataque de 150 mg intravenoso em 100 mL de soro fisiológico 0,9% deve ser feita em 30 minutos; se 15 minutos após o término da infusão o paciente persistir em FA repete-se a dose em bólus. Após esta, se o ritmo é sinusal, deve-se iniciar a infusão contínua (paciente < 60 kg – 900 mg de amiodarona em 250 mL de SF 0,9% em 24 horas; paciente > 60 kg – 1.200 mg de amiodarona) – a dose intravenosa é mantida por 24 horas. Então passa-se para via oral 200 mg de 8/8h por 14 dias, 200 mg de 12/12h por 14 dias e então 200 mg/dia. Se o paciente persistir em FA após a segunda dose de ataque, inicia-se o jejum e a infusão contínua do mesmo esquema de amiodarona. Caso reverta para ritmo sinusal, libera-se a dieta e mantém a medicação; porém, se em até 12 horas não reverter, está indicada a cardioversão elétrica.

Diltiazem

Fármaco utilizado para redução de frequência nos casos de intolerância ou contraindicação à amiodarona (p. ex., insuficiência hepática) – dose de ataque 0,25 mg/kg IV seguido de 0,15 mg/kg/hora em infusão contínua.

Betabloqueador

Opção terapêutica para a redução de frequência (metoprolol 5 mg IV em 5 min até 15 mg com intervalo de 5 minutos entre as doses ou esmolol 50 µg/kg em 1 minuto seguido da infusão contínua de 100 µg/kg/min).

Sulfato de magnésio

Deve ser reposto nos casos de FA em todos os pacientes para manter o nível sérico acima de 2 mEq/dL.

Cloreto de potássio

Deve ser reposto nos casos de FA em todos os pacientes para manter o nível sérico acima de 4 mEq/dL.

Se manutenção de arritmia por mais de 48 horas deve-se suspender o fármaco que visa modificar o ritmo (amiodarona), introduzir a medicação controladora de frequência e iniciar anticoagulação com enoxaparina (1 mg/kg/dose de 12/12h se função renal estável). Só se faz nova tentativa de cardioversão após 24 horas de anticoagulação ou após ecocardiograma transesofágico excluindo a presença de trombo intracavitário.

Bradiarritmias

As bradiarritmias não são incomuns após as cirurgias cardíacas e, principalmente nas cirurgias de trocas valvares, podem ser secundárias à lesão cirúrgica direta do feixe elétrico ou edema local.[25] Nas bradiarritmias sintomáticas e com instabilidade hemodinâmica, marca-passos temporários devem ser utilizados para manutenção do ritmo. Tolera-se a permanência de bloqueio atrioventricular total (BAVT) ou dissociação atrioventricular com marca-passo provisório por até duas semanas de pós-operatório, período em que o edema local e o dano do sistema de condução devido à cirurgia podem ser reversíveis. Depois desse período, a reversibilidade do bloqueio é mais rara e, geralmente, indica-se o implante de marca-passo definitivo.

Referências bibliográficas

1. Northup 3rd WF, Emery RW, Nicoloff DM Lillehei TJ, Holter AR, Blake DP. Opposite trends in coronary artery and valve surgery in a large multisurgeon practice, 1979-1999. Ann Thorac Surg. 2004;77(2):488-95.
2. Cooley DA, Frazier OH. The past 50 years of cardiovascular surgery. Circulation. 2000;102(20 Suppl 4):87-93.
3. Roques F, Nashef AS, Michel P, Gauducheau E, de Vicentis C, Baudet E, et al. Risk factors and outcome in European cardiac surgery: analysis of the EuroScore multinational database of 19030 patients. Eur J Cardiothorac Surg. 1999;15(6):816-22.
4. Osawa EA, Rhodes A, Landoni G. Effect of perioperative goal-directed hemodynamic resuscitation therapy on outcomes following cardiac surgery: a randomized clinical trial and systematic review. Crit Care Med. 2015;44:724-33.
5. Pearse RM, Moreno Rp, Bauer P, Pelosi P, Metnitz P, Spies C, et al. Mortality after surgery in Europe: a 7 day cohort study. Lancet. 2012; 380(9847):1059-65.
6. Lomivorotov VV, Efremov SM, Kirov MY, Fominskiy EV, Karaskov AM. Low-cardiac-output syndrome after cardiac surgery. J Cardiotorac Vasc Anesth. 2017;31(1):291-308.
7. Algarni KD, Maganti M, Yau TM. Predictors of low cardiac output syndrome after isolated coronary artery bypass surgery: trends over 20 years. Ann Thorac Surg. 2011;92:1678-84.
8. Vincent JL, Backer D. Circulatory shock. N Engl Med. 2013; 369:1726-34.
9. Cecconi M, Backer D. Consensus on circulatory shock and hemodynamic monitoring. Task force of the European Society of Intensive Care Medicine. Intensive Care Med. 2014 40 17951815.
10. Dayan V. Risk factores for vasoplegia after cardiac surgery: a meta-analysis. Interact Cardiovasc Thorac Surg. 2019;28(6):838-44.
11. Hajjar La, Vincent JL, Galas FRBG, Rhodes A, Landoni G, Osawa EA, et al. Vasopressin versus norepinephrine in patients with vasoplegic shock after cardiac surgery: The VANCS Randomized Clinical Trial. Anestesiol. 2017;126(1):85-93.
12. Shaefi S. Vasoplegia after cardiovascular procedures – pathophysiology and targeted therapy. J Cardiothorac Vasc Anesth. 2018;32(2):1013-22.
13. Mehaffey JH, Johnston LE, Hawkins RB. Methylene blue for vasoplegic syndrome after cardiac surgery: early administration improves survival. Ann Thorac Surg. 2017;104(1):36-41.
14. Hajjar LA, Galas FRBG, Almeida JP, Santos MH, Nakamura RE, Sundin MR, et. al. Pós-operatório de cirurgia cardíaca. In: Schettino G, Cardoso LF, Mater Jr J, Ganen F (eds.). Paciente crítico diagnóstico e tratamento do Hospital Sírio Libanês. Barueri: Manole; 2022, 531-49.
15. Gualandro DM, Puelacher C, Lurati Buse G. Incidence and outcomes of perioperative myocardial infarction/injury diagnosed by high-sensitivity cardiac troponin I. Clin Res Cardiol. 2021;110(9):1450-63.
16. Gueckel J, Puelacher C, Glarner N, Gualandro DM, Strebel I, Arslani K, et al. Patient and procedure-related factors in the pathophysiology of perioperative myocardial infarction/injury. Int J Cardiol. 2022;353:15-21.
17. Gualandro DM, Yu PC, Caramelli B. 3rd guideline for perioperative cardiovascular evaluation of the Brazilian society of cardiology. Arquivos Brasileiros de Cardiologia. 2017;109(3):1-104.
18. Thygesen K, Alpert JS, Jaffe AS. Fourth universal definition of myocardial infarction (2018). J Am Coll Cardiol. 2018;72(18): 2231-64.
19. Koch CG, Li L, Duncan A. Transfusion in coronary artery bypass grafting is associated with reduced long-term survival. Ann Thorac Surg. 2006;81(5):1650-7.
20. Weber CF, Gorlinger K, Meininger D. Point-of-care testing: a prospective, randomized clinical trials of efficacy in coagulopathic cardiac surgery patients. Anesthesiology. 2012;117(3):531-47.
21. Omar S, Zedan A, Nugent K. Cardiac vasoplegia syndrome: pathophysiology, risk factors and treatment. Am J Med Sci. 2015;349:80-8.
22. Pettersson GB, Martino D, Blackstone EH. Advising complex patients who require complex heart operations. J Thorac Cardiovasc Surg. 2013;145(5):1159-69.
23. Guru, V, Etchells E. Relationship between preventability of death after coronary artery by-pass graft surgery and all-cause risk adjusted mortality rates. Circulation. 2008;117(23): 2969-76.
24. Ahmed EO, Butler R, Novick RJ. Falure-to-rescue rate as measure of quality of care in a cardiac surgery recovery unit: a five-year study. Ann Thorac Surg. 2014;87(1):147-52.
25. Corwin HL, Sprague SM, DeLaria GA, Norusis MJ. Acute renal failure associated with cardiac operations. A case-control study. J Thorac Cardiovasc Surg. 1989;98:1109.

CAPÍTULO 31

Emergências Cardiovasculares no Trauma

Karen Alcântara Queiroz Santos • Vagner Madrini Junior • Samuel Padovani Steffen

Destaques
- Contusão miocárdica – trauma fechado
- Trauma penetrante
- Lesões vasculares
- Técnicas cirúrgicas

Introdução

O trauma cardíaco e dos grandes vasos engloba um espectro de possíveis alterações que podem variar desde arritmias benignas, sem repercussão, até rotura da parede miocárdica ou de um grande vaso como a aorta. A causa mais comum que se apresenta nas salas de emergência é a contusão miocárdica.[1] O diagnóstico é difícil pois não há exame padrão-ouro, mas torna-se extremamente importante de ser reconhecido, pois a contusão miocárdica pode rapidamente evoluir para choque cardiogênico quando envolve a rotura de valvas, do septo interventricular ou das paredes atriais e ventriculares.[2]

Sabe-se que nos pacientes com trauma torácico, não necessariamente com acometimento cardíaco ou de grandes vasos, a principal e mais grave apresentação clínica é a hipóxia, sendo então as medidas iniciais voltadas para a correção desse distúrbio. A maioria das lesões torácicas com risco de morte iminente podem ser tratadas com o estabelecimento e a permeabilização da via aérea e pelo posicionamento de um dreno de tórax.[3] As outras lesões específicas normalmente são identificadas no contexto da avaliação secundária ao paciente, seguindo o protocolo do ATLS – *Advanced Trauma Life Support* (Suporte Avançado de Vida). Neste capítulo abordaremos especificamente os traumas com acometimento do coração e dos grandes vasos.

Breve histórico

O tratamento do trauma cardíaco vem sendo descrito desde os tempos antigos; porém, somente após o advento da circulação extracorpórea por Gibbon, em 1953, os relatos de sucesso no tratamento nos traumas mais complexos foram possíveis. Até meados do século XIX era consenso entre os cirurgiões que praticamente todos os ferimentos do coração eram letais. Além disso, o coração era tido como um órgão "intocável", como diz a famosa frase de Theodore

Billroth: o cirurgião que tentar suturar uma lesão no coração deverá perder o respeito de seus colegas.[4] Assim como outros grandes avanços na cirurgia, os tempos de guerra trouxeram avanços também no tratamento das lesões cardíacas e dos grandes vasos, como o reconhecimento de que o tamponamento pode ser manejado com uma pericardiocentese.

Apesar de todos os avanços da medicina moderna, o trauma cardíaco, sobretudo as lesões penetrantes, é extremamente grave e com alta mortalidade; porém, nem sempre letais. O reconhecimento precoce e o tratamento especializado devem ser realizados em todos os pacientes.

Manejo inicial

O tratamento inicial para todos os pacientes vítimas de trauma torácico com acometimento cardíaco ou dos grandes vasos deve seguir o protocolo do ATLS. A prioridade inicial é garantir a patência da via aérea e restabelecer a oxigenação e a ventilação de forma adequada. Isso pode incluir o posicionamento de um tubo orotraqueal ou mesmo drenagem torácica com esvaziamento de um hemotórax e reexpansão pulmonar. Do ponto de vista circulatório o objetivo inicial é a expansão volêmica com cristaloides ou hemoderivados. A avaliação de tamponamento pode ser feita por meio do ultrassom a beira-leito e, se confirmado, a drenagem pode ser realizada por abertura direta do pericárdio ou por uma pericardiocentese percutânea.[3,5] As lesões cardíacas podem ser traumas fechados (contusão) ou penetrantes e serão discutidas a seguir.

Contusão miocárdica

Os mecanismos de trauma cardíaco que compreendem esse grupo de lesões incluem um impacto direto ao precórdio, lesões por esmagamento entre o esterno e a coluna vertebral, trauma abdominal grave com efeito hidráulico ao tórax e lesões por desaceleração que podem causar trauma em pontos fixos da aorta ou veia cava.[4] Essas lesões podem causar uma grande variedade de alterações, como arritmias complexas, rotura da parede ventricular ou do septo, rotura e trombose de coronárias, lesões valvares ou até arritmias menos complexas, sem alterações clínicas. As câmaras direitas são as mais acometidas tendo em vista a proximidade ao esterno.[6] A incidência das lesões em diferentes áreas do coração está sumarizada na Tabela 31.1.

Tabela 31.1. Incidência das lesões cardíacas em diferentes áreas do coração

Lesão cardíaca	Incidência na prática clínica – série de casos
Contusão miocárdica	60 a 100%
Rotura do ventrículo direito	17 a 32%
Rotura do átrio direito	8 a 65%
Rotura do ventrículo esquerdo	8 a 15%
Rotura do átrio esquerdo	0 a 31%
Defeito do septo interatrial	Relatos de caso
Lesão valvar	Relatos de caso
Defeito do septo interventricular	Relatos de caso
Lesão coronariana	Relatos de caso

Fonte: adaptada de Eiferman et al., 2013.[14]

Diagnóstico

O melhor teste diagnóstico visando a contusão miocárdica ainda é motivo de grande debate. A associação de métodos como eletrocardiograma (ECG), ultrassom a beira-leito, dosagem de enzimas e monitorização contínua continuam sendo a melhor opção.[7] Na sala de trauma, o ECG convencional é a principal ferramenta para triagem. Não existe alteração patognomônica; porém, a presença de novas arritmias é o principal sinal de que a investigação precisa ser continuada. Qualquer arritmia pode ser identificada como taquicardia sinusal, supraventricular, arritmias ventriculares, bloqueios cardíacos, alterações do segmento ST e novas ondas Q. Todos os pacientes devem ser avaliados com ultrassom a beira-leito na sala de trauma, mas alguns pacientes irão necessitar de um ecocardiograma formal. As principais indicações desse exame são instabilidade hemodinâmica e possível diagnóstico de contusão miocárdica. Quanto a decisão sobre qual modalidade de ecocardiograma realizar (transtorácico ou transesofágico), a escolha deve ser o que tiver acesso mais rápido.[8]

Tratamento

Tendo em vista que a contusão miocárdica inclui uma grande variedade de possíveis alterações, o tratamento vai depender da lesão encontrada. As arritmias podem ser controladas de forma medicamentosa e a necessidade de anticoagulação avaliada quanto ao risco de sangramento em um paciente vítima de trauma. O derrame pericárdico e/ou tamponamento são suspeitos na vigência de hipotensão e a punção de Marfan ou abertura direta do pericárdio por acesso subxifóideo podem ser feito. O cirurgião também deve estar preparado para realizar esternotomia total.[9]

As principais lesões são do lado direito pela proximidade com o esterno. Quando há lesão atrial, a técnica cirúrgica mais utilizada é a contenção do sangramento com um clampe vascular e sutura direta da lesão (Figura 31.1). Quando há lesão ventricular, normalmente é necessário o uso da circulação extracorpórea, e o reparo da lesão se faz utilizando-se de suturas ancoradas em *patch* de pericárdio ou teflon conforme a Figura 31.2. As lesões coronarianas são reparadas ou com ligadura direta em casos de pequenas artérias ou até com ligadura seguida de revascularização em casos de coronárias importantes. As lesões valvares dificilmente são reparadas, sendo a substituição valvar normalmente o método de escolha.[10]

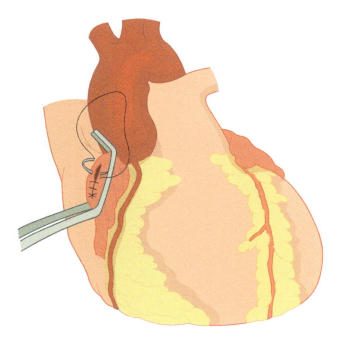

Figura 31.1. Esquematização da sultura direta da lesão. Fonte: Feliciano DV, Mattox KL, Moore EE. Trauma. 6. ed. http://www.acesssurgery.com.

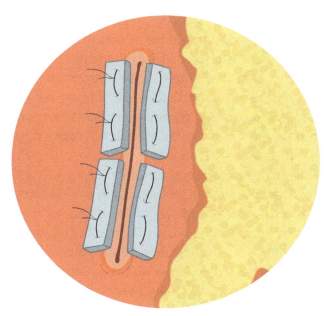

Figura 31.2. Esquematização de uma sultura ancorada em patch. Fonte: Feliciano DV, Mattox KL, Moore EE. Trauma. 6. ed. http://www.acesssurgery.com.

Traumas penetrantes

Os traumas penetrantes no tórax frequentemente ocorrem na região anterior, mas devemos ficar atentos aos ferimentos do abdome superior, dorso e pescoço. Os pacientes que sobrevivem e conseguem chegar ao atendimento médico hospitalar normalmente têm lesões que são de cavidades de baixa pressão (lado direito) e dependem do grau de acometimento do pericárdio. Quando o sangue tem pertuito para o espaço pleural, o tamponamento é evitado; porém, quando não há comunicação com o espaço pleural, inevitavelmente o tamponamento ocorre, aumentando muito a mortalidade caso o diagnóstico e o tratamento não sejam realizados precocemente. Independentemente do tipo de lesão encontrada no trauma penetrante ao tórax, o fluxo de tratamento é sempre o mesmo: aliviar o tamponamento, parar o sangramento e restabelecer o volume circulante. O acesso a serviços hospitalares especializados em cirurgia cardíaca é vital para a correção definitiva do trauma penetrante.[11]

Lesões vasculares

A lesão vascular mais importante durante o trauma torácico é a laceração da aorta torácica causada por desaceleração súbita, o que causa aumento da pressão intravascular e compressão da aorta entre a parede anterior do tórax e as vértebras. A localização mais frequente da lesão é o istmo da aorta, tendo em vista que é uma região de transição entre uma porção fixa da aorta (descendente) e uma livre (arco aórtico), o que pode causar vetores de força opostos em casos de desaceleração, com consequente lesão da íntima.[11]

Na última década o diagnóstico dessa alteração ficou mais frequente uma vez que o uso da tomografia computadorizada se tornou mandatório nas salas de emergência. Existe uma escala para classificar os tipos de lesões que foi proposta pela sociedade americana de cirurgia vascular. A escala se divide em quatro possibilidades sendo as seguintes:

- Grau 1: lesão na íntima.
- Grau 2: hematoma intramural.
- Grau 3: pseudoaneurisma.
- Grau 4: rotura.

A intervenção cirúrgica se faz necessária nos graus 3 e 4, sendo o reparo endovascular o tratamento de escolha. Obviamente, quanto mais proximal na aorta ascendente é a lesão, mais difícil é a ancoragem da prótese vascular. Nos casos em que o reparo endovascular não é possível, a abordagem cirúrgica aberta é necessária. Esses casos possuem uma morbimortalidade maior quando comparada ao tratamento endovascular.[12]

Perspectivas futuras

As lesões cardíacas e vasculares pós-trauma continuam sendo muito letais apesar do crescimento da tecnologia pré-hospitalar e hospitalar nos últimos anos. O uso da ECMO (oxigenação por membrana extracorpórea) tem tido sua inserção no contexto do trauma cada vez maior, utilizando-se tanto do modo venovenoso (VV) quanto do modo venoarterial (VA), a depender das lesões encontradas.[13] O treinamento específico e a ampla disseminação do manejo dos pacientes em ECMO têm facilitado o uso dessa tecnologia nos centros de trauma. Além disso, a utilização de dispositivos de assistência circulatória mecânica de longa permanência também é possível em casos raros e selecionados pós-trauma, tanto como ponte para recuperação do coração ou até como ponte para transplante. A criação de centros de traumas especializados com amplo acesso a tecnologia no pré-hospitalar e com equipes treinadas pode melhorar o tratamento dos pacientes com trauma cardíaco.

Referências bibliográficas

1. Mattox KL, Flint LM, Carrico CJ. Blunt cardiac injury. J Trauma. 1992;33:649.
2. Goldstein AL, Soffer D. Trauma to the heart: a review of presentation, diagnosis, and treatment. J Trauma Acute Care Surg. 2017;83:911.
3. American College of Surgeons Committee on Trauma. Advanced Trauma Life Suport (ATLS). 8. ed. 2009.
4. Thourani VH. Penetrating cardiac trauma at an urban trauma center: a 22-year perspective. Am Surg. 1999;65(9):811-6.
5. Schultz JM, Trunkey DD. Blunt cardiac injury. Crit Care Clin. 2004;20(1):57-70.
6. Caffarelli AD, Mallidi HR, Maggio PM. Early outcomes of deliberate nonoperative management for blunt thoracic aortic injury in trauma. J Thorac Cardiovasc Surg. 2010;140:598.
7. Fitzgerald M, Spencer J, Johnson F. Definitive management of acute cardiac tamponade secondary to blunt trauma. Emerg Med Australas. 2005;17:494.
8. De Maria E, Gaddi O, Navazio A. Right atrial free wall rupture after blunt chest trauma. J Cardiovasc Med (Hagerstown). 2007;8:946.
9. Leite L, Gonçalves L, Nuno Vieira D. Cardiac injuries caused by trauma: review and case reports. J Forensic Leg Med. 2017;52:30.
10. Press GM, Miller S. Utility of the cardiac component of FAST in blunt trauma. J Emerg Med. 2013;44:9.
11. Cothren CC, Moore EE. Emergency department thoracotomy for the critically injured patient: objectives, indications, and outcomes. World J Emerg Surg. 2006;1:4.
12. Azizzadeh A, Keyhani K, Miller CC. Blunt traumatic aortic injury: initial experience with endovascular repair. J Vasc Surg. 2009;49:1403.
13. Manzano-Nunez R, Gomez A, Espitia D. A meta-analysis of the diagnostic accuracy of chest ultrasound for the diagnosis of occult penetrating cardiac injuries in hemodynamically stable patients with penetrating thoracic trauma. J Trauma Acute Care Surg. 2021;90:388.
14. Eiferman D, Cotterman RN, Firstenberg M. Cardiac trauma. In: Firstenberg MS. Principles and practice of cardiothoracic surgery. London: IntechOpen; 2013.

CAPÍTULO 32

Emergências Cardiovasculares no Paciente com Câncer

Fernanda Thereza de Almeida Andrade • Cristina Salvadori Bittar • Mariane Higa Shinzato • Letícia Naomi Nakada
Cecília Chie Sakaguchi Barros • Ludhmila Abrahão Hajjar

Introdução

As doenças cardiovasculares (DCVs) e oncológicas são as principais causas de mortalidade no Brasil e no mundo, isso se deve ao fato da mudança do perfil demográfico da população e ao aumento da prevalência das doenças crônicas.[1,2]

As doenças oncológicas e as DCVs compartilham fatores de risco, como idade, tabagismo, etilismo, sedentarismo e obesidade, o que aumenta a incidência de outras comorbidades, como hipertensão, diabetes e dislipidemia.[3] A sobreposição epidemiológica e biológica entre DCV e câncer, inclui os fatores de risco compartilhados e processos fisiopatológicos associados, o que resulta no aumento da incidência de ambos.[4]

O processo inflamatório, independente do câncer, contribui para a gênese da aterosclerose e das complicações trombóticas. A hiperexpressão das moléculas de adesão pelas células endoteliais aumenta a fixação dos leucócitos na superfície por meio do aumento das moléculas de adesão celular vascular tipo 1 (VCAM-1), contribuindo para a formação das placas ateroscleróticas.[5] Os desfechos trombóticos ocorrem por meio da expressão do ligante CD40 pelos linfócitos T que estimula a produção do fator tecidual pelos macrófagos, um potente pró-coagulante que, uma vez exposto ao fator VII no sangue, inicia a cascata de coagulação.[5]

Os principais mecanismos biológicos do câncer incluem inflamação, proliferação celular, resistência à morte celular, angiogênese, estresse neuro-hormonal e instabilidade genômica, sendo importante ressaltar que vários desses processos biológicos também estão presentes nas DCV.[4]

O câncer é um fator de risco para eventos trombóticos, tanto em território arterial quanto venoso, e isso se deve ao seu *status* pró-coagulante. As células tumorais expressam partículas como fator tecidual, heparanase, micropartículas, fatores de coagulação e proteínas de fibrinólise que ativam a cascata de coagulação.[6] Além disso, temos a liberação de citocinas inflamatórias, moléculas de adesão, fatores pró-angiogênico e de crescimento que ativam as células do hospedeiro (células endoteliais, plaquetas e leucócitos) contribuindo para o estado pró-coagulante, a formação de trombina e fibrina.[6]

As células tumorais também atuam predispondo à ativação, adesão e agregação plaquetária por dois mecanismos: 1) ligação direta da célula cancerígena nas plaquetas; 2) produção de moléculas (interleucina-6, ADP, trombina, metaloproteinases de matriz) que levam à ativação das plaquetas pelas células tumorais.[6]

A presença de P-selectina expressa na superfície das plaquetas ativadas permite a ligação com as células tumorais formando agregados, e essa interação pode contribuir para o crescimento e a disseminação do tumor.[6]

Além dessas associações entre DCV e câncer, sabe-se que muitos tratamentos oncológicos podem gerar danos ao miocárdio, lesão endotelial e descompensar doenças pré-existentes, o que resulta em pior controle metabólico e prejuízo ao sistema cardiovascular.[2] A cardiotoxicidade é definida como qualquer lesão ao sistema cardiovascular relacionada ao tratamento oncológico e está associada ao aumento dos eventos cardiovasculares.[2]

Considerando esse *status* pró-inflamatório, pró-trombótico e as interações dos quimioterápicos com o sistema cardiovascular, os pacientes oncológicos estão suscetíveis a diversos eventos cardiovasculares, como síndrome coronariana aguda (SCA), tromboembolismo venoso (TEV), miocardiopatia estresse induzida, disfunção ventricular aguda e tamponamento cardíaco, como serão descritos a seguir.

Síndrome coronariana aguda
Epidemiologia e fisiopatologia

A incidência de infarto agudo do miocárdio (IAM) nos pacientes com câncer é maior do que na população geral, 2% *versus* 0,7%, respectivamente.[7] Alguns tipos de câncer como de pulmão, gástrico e pancreático, sobretudo nos estágios mais avançados, estão associados a maior risco de IAM.[7] O prognóstico dos pacientes oncológicos é desfavorável, eles têm risco três vezes maior de evoluir a óbito.[7]

O *status* pró-coagulante do câncer, com a formação de trombo e ativação da agregação plaquetária, é um fator que contribui para a maior incidência de IAM nesses pacientes. Além disso, o próprio tratamento oncológico pode aumentar a chance de isquemia e IAM por meio de três mecanismos fisiopatológicos: 1) vasospasmos; 2) trombose aguda; 3) aterosclerose acelerada.

Associados a esses mecanismos, a radioterapia também é um fator que contribui para a aterosclerose e aumenta a chance de eventos isquêmicos.

Vasospasmo

As fluoropirimidinas, que inclui o 5-fluoracil (5-FU) e sua pró-droga capecitabina e os taxanos (paclitaxel e docetaxel), são utilizadas no tratamento de neoplasias sólidas como trato gastrointestinal, mama e próstata. Esses quimioterápicos costumam estar associados a isquemia miocárdica secundária ao vasospasmo coronariano.[8,9]

Os mecanismos propostos para a fisiopatologia da hiperreatividade vascular relacionada com o 5-FU é que essa medicação exerce efeito tóxico sobre a óxido nítrico sintase endotelial, aumenta os níveis plasmáticos de endotelina-1 e ativa vias de sinalização intracelular que controlam o tônus das células musculares lisas vasculares via proteína quinase C, o que gera disfunção endotelial e predispõe ao vasospasmo.[8,10]

Estudos recentes mostraram que a incidência de IAM secundário ao uso de 5-FU pode variar de 0,4 a 2%; porém, isquemia miocárdica pode ocorrer em até 10%.[8,11,12] A incidência de isquemia causada pelos taxanos é menor, variando de 0,2-4%.[8] Os pacientes com doença isquêmica preexistente podem apresentar maior risco de IAM durante tratamento com 5-FU.[11] O tempo de início da apresentação dos sintomas é variável, sendo mais comum ocorrer até 72 horas após a infusão; porém, pode ser mais tardio.[12]

Trombose aguda

Os quimioterápicos como cisplatina, inibidores do fator de crescimento endotelial vascular (VEGF) – bevacizumabe, sorafenibe e sunitinibe, e ciclofosfamida estão relacionados com IAM e trombose arterial aguda.

A cisplatina e a ciclofosfamida são utilizadas no tratamento de neoplasias sólidas e hematológicas. Estima-se que a incidência de IAM nos pacientes que utilizaram cisplatina é de 1,18% e costuma acontecer nos primeiros 100 dias após a exposição.[8] Porém, no seguimento de 20 anos dos sobreviventes com neoplasia de testículo, o grupo que recebeu cisplatina teve risco cinco vezes maior de desenvolver doença aterosclerótica coronariana, mostrando que pode ter efeito tardio.[8]

A trombose coronária secundária à cisplatina é mediada pela agregação plaquetária, por meio do estímulo da produção do fator de von Willebrand pelo endotélio, aumento dos fatores de necrose tumoral, formação de radicais livres e diminuição da síntese de prostaciclinas, o que causa agregação plaquetária e predispõe à trombose arterial.[8]

A incidência de IAM nos pacientes tratados com inibidores de VEGF pode chegar até 4%, e a inibição das vias de sinalização do VEGF predispõe a disfunção endotelial, estado pró-coagulante e trombose arterial.[13]

Aterosclerose acelerada

Os inibidores de tirosina quinase (ITK), de segunda e terceira gerações, o nilotinibe e o ponatinibe são utilizados no tratamento da leucemia mieloide crônica e estão associados a eventos cardiovasculares.

A ocorrência de isquemia miocárdica no seguimento dos pacientes tratados com nilotinibe e ponatinibe é maior quando comparado com o grupo imatinibe (ITK de primeira geração), sendo a incidência de 2%, 10% e 0,4%, respectivamente.[14]

O nilotinibe e o ponatinibe estão associados ao desenvolvimento de anormalidade metabólicas, como hiperglicemia e hipercolesterolemia. Dessa forma, a aterosclerose acelerada é o principal mecanismo fisiopatológico na ocorrência desses eventos vasculares.[14]

Radioterapia

A radioterapia, especialmente a radioterapia supradiafragmática, pode estar associada a uma maior incidência de isquemia miocárdica.[8] Os mecanismos fisiopatológicos incluem lesão endotelial, trombose e ruptura da placa.[13]

A incidência de doença aterosclerótica é diretamente proporcional a dose de radiação em sobreviventes com linfoma expostos a radioterapia.[15] Além disso, existe uma relação de causalidade entre exposição à radiação e a SCA. Em mulheres com câncer de mama a incidência de SCA foi 1,49 vez no grupo submetido à radioterapia.[16]

A Figura 32.1 correlaciona os principais mecanismo da doença arterial coronariana (DAC) e seus quimioterápicos.

Manejo da síndrome coronariana aguda nos pacientes oncológicos

O manejo dos pacientes oncológicos com IAM é um grande desafio, devido as comorbidades associadas, idade avançada, tratamento oncológico e complexidade da doença aterosclerótica coronariana.[17]

Associado a esses fatores, distúrbios hematológicos, como anemia, trombocitopenia e *status* pró-trombótico intrínseco ao câncer, aumentam o risco de trombose e sangramento, dificultando a decisão terapêutica e o uso de antiagregantes plaquetários.[8]

Um estudo prospectivo que avaliou pacientes com câncer e SCA (N: 100), demonstrou que 71% deles tinham doença multiarterial, sendo 35%

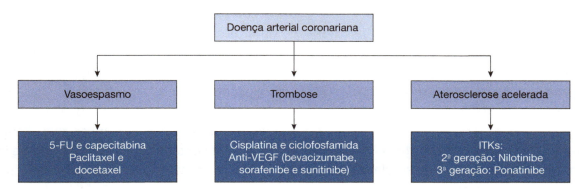

Figura 32.1. Mecanismos DAC e quimioterápicos. 5-FU: 5-fluoracil; Anti-VEGF: inibidores do fator de crescimento endotelial vascular; ITK: inibidores das tirosinas quinases. Fonte: adaptada de Costa I. et al. Challenges and management of acute coronary syndrome in cancer patients. Frontiers in Cardiovascular Medicine. 2021.

com lesões complexas, alta carga trombótica e com ruptura proximal das placas.[18] A presença de neoplasia também é um forte preditor de trombose de *stent*.[19]

A análise de dados de 6,5 milhões de pessoas com câncer e IAM, demonstrou que a mortalidade hospitalar e as complicações hemorrágicas foram duas vezes maiores nos pacientes oncológicos, sendo pior nas doenças metastáticas.[17]

Diante da complexidade desses pacientes, recomenda-se uma abordagem individualizada com avaliação do prognóstico oncológico e das perspectivas terapêuticas, levando em consideração que os pacientes tratados de forma não invasiva, ou seja, apenas com tratamento farmacológico, tiveram piores resultados.[2,17]

O uso da aspirina em pacientes hematológicos com IM e plaquetopenia grave (< 50.000) foi associado com melhor sobrevida (92 × 70% em 7 dias, 72 × 33% em 30 dias e 32 × 13% em 1 ano; p = 0,008), sendo a contagem média de plaquetas de 31.000 ± 12.000 e sem aumentar a incidência de sangramento maior.[20]

A Sociedade Brasileira de Cardiologia (SBC), recomenda que a dupla antiagregação deve ser mantida se níveis de plaquetas maiores do que 30.000, na ausência de contra indicações – IIa,B.[2]

Atualmente, a intervenção coronária percutânea é considerada o tratamento preferencial nos pacientes oncológicos, visando reduzir a morbidade da cirurgia de revascularização miocárdica.[8] O *stent* farmacológico deve ser utilizado preferencialmente, devido maior risco de trombose de *stent* associado com o câncer. E com os *stents* de última geração já foi demonstrada a segurança na redução no tempo de dupla antiagregação.[2,8] No cenário da SCA, o uso da artéria radial deve ser priorizado como local de acesso, visando reduzir o risco de sangramento (Classe I).[8]

A cirurgia de revascularização miocárdica deve ser a estratégia preferida para revascularização coronariana nos pacientes com doença arterial coronariana multiarterial complexa, a partir da definição do prognóstico oncológico.[8]

Tromboembolismo pulmonar
Epidemiologia e fisiopatologia

A presença de doença oncológica aumenta em 4 a 7 vezes a chance de tromboembolismo venoso (TEV), que compreende a trombose venosa profunda (TVP) e o tromboembolismo pulmonar (TEP), e pode acometer cerca de 15% dos pacientes com câncer, sendo a segunda principal causa de morte nessa população.[21,22] A presença de TEV aumenta a chance de hospitalização e o risco de evoluir a óbito em 4 vezes.[23,24]

O risco de TEV depende de fatores relacionados com o paciente, o tipo do tumor e o tratamento oncológico. Os fatores relacionados com o paciente incluem idade avançada, sexo feminino, imobilização e comorbidades. As neoplasias do sistema nervoso central, pâncreas, estômago, ovário, pulmão e neoplasias hematológicas (linfomas não Hodgkin e mieloma múltiplo) são mais associadas com TEV.[21,25] Os fatores relacionados com o tratamento, incluem cirurgias, quimioterapias (platinas, terapia hormonal e antiangiogênica), agentes estimulantes da eritropoiese e transfusões de sangue (Figura 32.2).[22]

Os componentes da tríade de Virchow (lesão endotelial, estase sanguínea e hipercoagulabilidade) aumentam o risco de eventos tromboembólicos no câncer, além dos mecanismos pró-coagulantes específicos relacionados com o câncer.[22]

As células tumorais produzem fatores teciduais, que é considerado o ponto de partida da ativação da cascata de coagulação na trombose relacionada com o câncer, pois eles ativam o fator VII, geram um complexo que promove ativação do fator X e a formação do fator Xa.[26] O fator Xa estimula a liberação da trombina, amplifica a cascata de coagulação e promove a ativação plaquetária, levando à formação de trombos no endotélio vascular.[26]

As micropartículas (fator tecidual e os fatores de adesão) são transportados na corrente sanguínea, entram em contato com as células endoteliais danificadas pelas citocinas produzidas pelo tumor e precipitam a formação dos trombos.[26]

Concomitante com as alterações descritas acima, as células tumorais secretam o inibidor do ativador do plasminogênio (PAI-1) que inibe o sistema fibrinolítico, promove a deposição de fibrina e leva à formação do trombo de fibrina.[26]

Manejo diagnóstico e terapêutico do tromboembolismo pulmonar nos pacientes oncológicos

Os sinais e sintomas relacionados com TEP são os mesmos da população não oncológica e incluem, dispneia, dor torácica, principalmente tipo pleurítica, tosse, hemoptise e alterações neurológicas. Ao exame clínico, podem ser encontrados sinais de trombose venosa profunda (edema assimétrico de membros inferiores, empastamento de panturrilha), sinais de hipertensão pulmonar (segunda bulha hiperfonética, sopro em foco tricúspide) e sinais de estresse cardiorrespiratório (taquicardia, taquipneia, baixa saturação de oxigênio, febre).

Na avaliação inicial do paciente, recomenda-se a realização do eletrocardiograma, Doppler venoso de membros inferiores, angiotomografia de tórax (padrão-ouro no diagnóstico), ecocardiograma e exames de sangue com hemograma, função renal, bioquímica e dosagem de biomarcadores, como dímero-D, troponina e BNP, visto que pacientes oncológicos são geralmente de alto risco para complicações e estão associados com maior mortalidade (Figura 32.2).

A avaliação do risco de eventos tromboembólicos nos pacientes oncológicos ambulatoriais deve ser feita a partir de dois escores (Khorana e CAT escore), sendo indicada tromboprofilaxia para pacientes de alto risco.[2]

O Khorana escore é composto pelos seguintes critérios: 1) sítio do tumor – risco muito alto: estômago e pâncreas – 2 pontos; alto risco: pulmão, linfoma, ginecológico, bexiga, testicular, renal – 1 ponto; 2) contagem de plaquetas ≥ 350.000 – 1 ponto; 3) nível de hemoglobina < 10 g/dL ou uso de eritropoetina – 1 ponto; 4) contagem de leucócitos > 11.000 – 1 ponto; 5) índice de massa corpórea ≥ 35 kg/m^2 – 1 ponto; sendo considerado de alto risco se ≥ 3 pontos.[27] O CAT escore é um normograma que avalia duas variáveis: sítio do tumor e o nível do dímero, relacionando com o risco de TEV em seis meses.[28]

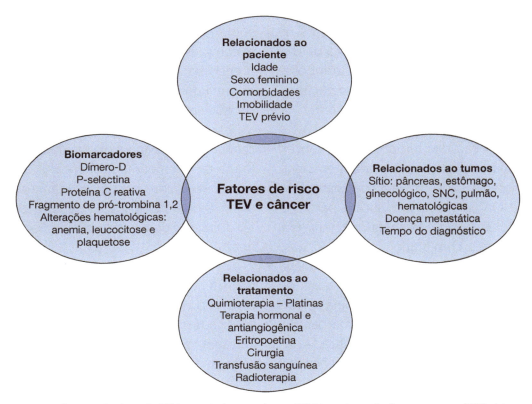

Figura 32.2. Principais fatores de risco de TEV associados ao câncer. *TEV:* tromboembolismo venoso; *SNC:* sistema nervoso central Fonte: adaptada de Fernandes C. et al. Cancer-associated thrombosis: the when, how and why. Eur Respir Rev, 2019.

Nos pacientes com diagnóstico de TEP recomenda-se a estratificação de risco por meio dos critérios de PESI (*Pulmonary Embolism Severity Index*) e sPESI (*simplified Pulmonary Embolism Severity Index*) que avalia risco de mortalidade em 30 dias. A presença de neoplasia já classifica o paciente como de alto risco. Os critérios de gravidade e pior prognóstico incluem: 1) instabilidade hemodinâmica; 2) parâmetros clínicos de gravidade: PESI classe III–V ou sPESI ≥1; 3) disfunção ventrículo direito (VD) no ecocardiograma ou achados de sobrecarga VD na angiotomografia de tórax e 4) níveis elevados de troponina e BNP.[29]

Na emergência, devem ser fornecidos suportes hemodinâmico e respiratório aos pacientes com quadro agudo. Para estabilizar o paciente, deve-se administrar fluidos, inotrópicos ou vasopressores conforme a necessidade; oxigenioterapia objetivando saturação de O_2 > 92%, e se não houver resposta, pode ser necessária circulação extracorpórea.[29]

Nos pacientes de alto risco, recomenda-se iniciar anticoagulação com heparina não fracionada endovenosa, incluindo a dose em bólus, ajustada pelo peso (IC).[29] A terapia trombolítica sistêmica é recomendada para TEP de alto risco, devido a presença do choque circulatório (IB).[29] Nos casos de risco intermediário, porém com a presença de disfunção VD e elevação da troponina a trombólise deve ser considerada, levando em consideração as contraindicações e o risco de sangramento.[29]

Até 2018 a heparina era o tratamento de escolha para a anticoagulação dos pacientes com câncer; porém, os novos ensaios clínicos mostraram segurança e não inferioridade dos anticoagulantes de ação direta (DOACs) nessa população, permitindo a ampliação do arsenal terapêutico.[30-33] Porém, dentre os pacientes com tumores do trato gastrointestinal e geniturinário, o uso de edoxabana e rivaroxabana foi associado a maiores taxas de sangramentos.[2] O antagonista da vitamina K (varfarina) continua sendo a primeira escolha para os pacientes com doença renal crônica dialítica.[2] A Tabela 32.1 resume as principais recomendações dos DOACs no tratamento do TEP.

Nos pacientes com câncer ativo, como os metastáticos, ou em quimioterapia, a anticoagulação deve ser estendida por tempo superior a seis meses.[2] Recomenda-se o tratamento do TEP incidental igual ao sintomático, visto desfechos semelhantes.[2]

Tabela 32.1. DOACs e tratamento TEP

Fase inicial
▪ Heparina baixo peso molecular por no mínimo 5 dias (antes de iniciar edoxabana)
▪ Apixabana 10 mg 12/12 horas por 7 dias
▪ Rivaroxabana 15 mg 12/12 horas durante 21 dias*

Fase manutenção
▪ Apixabana 5 mg 12/12 horas
▪ Edoxabana 60 mg por dia*
▪ Rivaroxabana 20 mg por dia**

*Edoxabana: reduzir para 30 mg/dia se < 60 kg **ou** clcr < 50 mL/min.
**Rivaroxabana: evitar usar se clcr < 15 mL/min; se clcr 15 a 50 mL/min – Dose 15 mg/dia (fase manutenção)
DOACs: Anticoagulantes orais de ação direta; TEP: Tromboembolismo pulmonar.
Adaptado de Gervaso L, et al. Venous and arterial thromboembolism in patients with cancer. JACC CardioOncology. 2021.

Tamponamento cardíaco

Epidemiologia e fisiopatologia

O tamponamento cardíaco se estabelece quando ocorre rápido acúmulo de líquido no saco pericárdico. Nessa condição, a efusão pericárdica provoca aumento da pressão intrapericárdica. A subsequente compressão das câmaras cardíacas compromete o enchimento diastólico e o débito cardíaco, sendo uma complicação grave que pode evoluir para choque cardiogênico.

Estima-se que 1/3 dos casos de tamponamento cardíaco seja devido a malignidades.[34] A efusão é a forma de acometimento pericárdico mais comum no paciente com câncer, e o tamponamento cardíaco é uma complicação séria, e corresponde a 1/3 dos casos de derrame pericárdico na população oncológica.[35]

A presença de tamponamento expressa uma doença avançada e o prognóstico está relacionado com o tipo do tumor primário. Como exemplo, efusões causadas por neoplasias de mama e esôfago apresentam, em geral, melhor prognóstico do que as causadas por neoplasias de pulmão.[36]

O tamponamento cardíaco pode ocorrer por envolvimento direto ou metastático do tumor no pericárdio, ou de forma secundária ao tratamento.

Causas malignas

Os tumores primários do pericárdio, como mesotelioma, são raros. O acometimento direto é mais comum por extensão de outros sítios, principalmente os adjacentes ao coração, como pulmão, mama e esôfago, além das neoplasias hematológicas leucemias e linfomas.[34] A presença das células tumorais pode estimular a produção de líquido pericárdico ou obstruir linfáticos locais.

Causas não malignas

O tamponamento pode também ocorrer de forma secundária ao tratamento oncológico sendo considerado um tipo de cardiotoxicidade. Alguns quimioterápicos, como antraciclinas, ciclofosfamida, citarabina e bleomicina, podem causar pericardite aguda e se manifestam como derrame pericárdico,[13] assim como os ITKs (dasatinbe e imatibine) levam a retenção de fluidos e efusão pericárdica.[13]

Os inibidores de *checkpoint* imunológico (ICI) são uma classe de tratamento oncológico que atuam melhorando a resposta imune do hospedeiro contra as células tumorais, ao inibir a regulação da resposta imune.[37] Eles atuam através dos seguimentos mecanismos: 1) inibição do antígeno de linfócito T citotóxico 4 (CTLA-4) – ipilimumabe; 2) morte celular programada 1 (PD-1) – nivolumabe e pembrolizumabe, ou seu ligante de morte celular programada 1 (PD-L1) – atezolizumabe, avelumabe e durvalumabe, sendo um tratamento revolucionário utilizados em vários tipos de neoplasias.[37]

A doença pericárdica é a segunda causa mais comum de cardiotoxicidade associada à ICI, com prevalência estimada de 13,6%, sendo muitas vezes associada a miocardite e tem alta mortalidade.[37] Em geral, na análise do líquido pericárdico, observa-se infiltração linfocítica e um exsudato fibrinoso.[37]

A radioterapia também pode gerar um processo inflamatório no pericárdio, predispondo ao desenvolvimento de derrame, sendo muitas vezes um quadro tardio que se manifesta até 20 anos após o tratamento.[13,34]

Manejo diagnóstico e terapêutico do tamponamento cardíaco nos pacientes oncológicos

Clinicamente, o tamponamento cardíaco se apresenta com a tríade de Beck: distensão jugular, abafamento de bulhas cardíacas e hipotensão arterial. Pode haver também pulso paradoxal, que é caracterizado por uma queda > 10 mmHg na pressão arterial sistólica durante a inspiração.

Os achados nos exames de imagem são:

1) Eletrocardiograma – QRS com baixa voltagem e/ou alternância elétrica.
2) Radiografia de tórax – cardiomegalia.
3) Ecocardiograma transtorácico (padrão-ouro) – colabamento das câmaras direitas, velocidade aumentada dos fluxos mitral e tricúspide e dilatação da veia cava inferior.
4) Tomografia ou ressonância: dilatação da veia cava inferior (VCI) e veias hepáticas, presença de refluxo de contraste na VCI ou ázigos, compressão das câmaras cardíacas e desvio do septo interventricular.

Nos casos em que o paciente apresente instabilidade hemodinâmica, deve-se fazer ressuscitação volêmica parcimoniosa, iniciar medicações vasoativas e fornecer suporte para vias aéreas, realizando intubação orotraqueal somente se houver colapso respiratório, visto que o procedimento pode deteriorar a pré e a pós-carga.[38]

A drenagem pericárdica é sempre indicada, devido a dificuldade técnica e o risco de aderências, a pericardiocentese é indicada apenas nos casos de risco iminente de óbito. Deve-se sempre priorizar a drenagem com especialista, cirurgia torácica ou cardíaca, no centro cirúrgico com a possibilidade de realizar janela pleuro-pericárdica para evitar risco de complicações.

A coleta e a análise do líquido pericárdico são importantes para a exclusão de diagnósticos diferenciais, como a tuberculose. Se for documentada etiologia neoplásica, deve-se sempre priorizar o tratamento oncológico, objetivando redução do volume da doença. No entanto, se o tamponamento tiver sido secundário ao quimioterápico deve ser considerada sua descontinuação, por se tratar de um tipo de toxicidade grave.[37]

Síndrome de Takotsubo

Desde sua primeira citação em 1990, a síndrome de Takotsubo (ST) tem sido cada vez mais reconhecida e, apesar da sua incidência ter aumentado consideravelmente, continua sendo uma doença subdiagnosticada. Dados sugerem que aproximadamente 15 a 30 novos casos a cada 100.000 pessoas sejam diagnosticados anualmente nos Estados Unidos, com números semelhantes na Europa.[39] Estima-se que a ST representa aproximadamente 1 a 3% de todos os casos suspeitos de IM com Supra Desnivelamento do Segmento ST.[40]

A associação entre ST e câncer vem sendo estudada e cada vez mais surgem evidências que corroboram essa correlação. A prevalência das neoplasias é maior entre os pacientes com diagnóstico de ST quando comparado com indivíduos da mesma faixa etária, sexo, considerando o momento do diagnóstico e durante o seguimento.[41] Burgdorf et al. demonstraram que dentre 50 pacientes com ST, 18% tinham câncer no momento do diagnóstico e em 14% uma malignidade foi diagnosticada durante o seguimento de 2,8 anos.[42]

As neoplasias mais frequentes entre os pacientes com ST variam conforme os estudos; porém, é comum identificar alguns tumores, como os gastrointestinais (incluindo esôfago, glândulas e ductos biliares), mama, pulmão, hematológicos e pele.[43] Outros dois estudos citam câncer colorretal como um dos mais associados à ST, com a prevalência variando de 14% a 23%.[44,45] As neoplasias hematológicas foram menos prevalentes e tiveram prognóstico semelhante em comparação com as outras neoplasias.[41]

A ST caracteriza-se por disfunção ventricular aguda associada à manifestação clínica semelhante à SCA, com início súbito de precordialgia ou dispneia que geralmente é precipitada por uma situação de estresse. Outras apresentações mais graves, como choque cardiogênico e arritmias ventriculares, podem ser identificadas; porém, são menos comuns, tendo uma incidência que varia de 6 a 20% e 4 a 9%, respectivamente.[46]

A disfunção ventricular identificada pelo ecocardiograma caracteriza-se por alterações segmentares na parede do VE que, em geral, se estende além de uma artéria coronária epicárdica, o que pode permitir a diferenciação com SCA. As variantes anatômicas típicas são a hipocinesia, a acinesia ou a discinesia apical com hipercinesia basal do VE, presente em 75 a 80% dos casos de ST.[39] Esse padrão de disfunção ventricular pode-se associar com algumas complicações, como obstrução na via de saída do VE e/ou formação de trombo apical.[39]

Outras variantes anatômicas podem existir como acometimento da região médio ventricular (10 a 20%), basal (5%), biventricular (< 0,5%) ou focal (rara).[39] O comprometimento hemodinâmico depende do grau de acometimento do VE, sendo mais comum na variante médio ventricular e biventricular, que podem se manifestar como insuficiência cardíaca (IC) aguda ou até choque cardiogênico, e menos comum nas formas basal e focal. A variante focal tende a ter uma evolução benigna e por se limitar a uma região da parede do VE pode dificultar o diagnóstico diferencial com SCA. Nesses casos, a ressonância magnética cardíaca (RMC) é útil para confirmação diagnóstica, e na ST será demonstrado edema miocárdico em vez de realce tardio.[39,40]

Os principais achados clínicos, eletrocardiográficos e laboratoriais da ST estão descritos na Figura 32.3.

O câncer, por se tratar de uma condição crônica que envolve bastante estresse emocional e desgaste físico relacionado com as terapias antineoplásicas, está relacionado com a ST.[47] Enquanto, na população em geral, a taxa de incidência dessa síndrome é de aproximadamente 2%, a incidência da ST reportada entre os pacientes com câncer é de aproximadamente 10%.[48]

A descrição típica da ST inclui a presença de um fator desencadeante que é o estresse mental ou físico, denominado gatilho ou trigger, presente em aproximadamente 70% dos casos. Costa et al. descreveram os gatilhos mais comuns nos pacientes oncológicos, sendo eles, estresse emocional, quimioterapia, radioterapia, infecção, aumento de catecolaminas, doenças agudas, procedimentos cirúrgicos de grande ou pequeno portes.[43]

Entre os pacientes com câncer, o estresse físico é mais prevalente que o emocional e os fatores estressores mais comuns incluem cirurgia, quimioterapia e radioterapia.[43] Uma metanálise mostrou

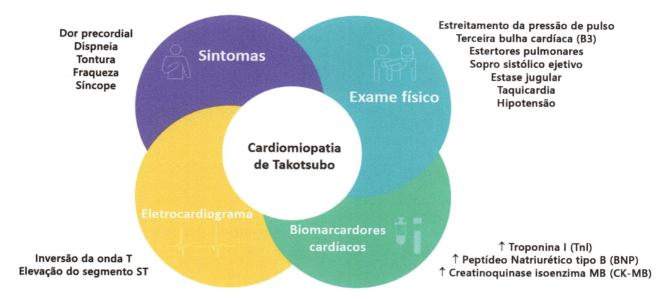

Figura 32.3. Principais achados na síndrome de Takotsubo. Fonte: adaptada de Ghadri JR et al. *International expert consensus document on Takotsubo syndrome (Part I): clinical characteristics, diagnostic criteria, and pathophysiology. Eur Heart J.* 2018.

que a prevalência de estressores físicos entre os pacientes com câncer foi de 58% *versus* 44% do grupo controle.[49]

Alguns estudos analisaram a incidência de ST após exposição a diferentes quimioterápicos e a média geral foi de 53/100.000 hospitalizações.[50] Vários esquemas quimioterápicos foram descritos como precipitantes, entre eles o 5-fluoracil (5-FU), capecitabina, trastuzumabe, bevacizumabe, rituximabe e, mais recentemente, a imunoterapia.[43] Desai *et al.* demonstraram que os pacientes em vigência de tratamento oncológico (quimioterapia ou imunoterapia) que desenvolvem ST têm duas vezes mais chance de evoluir a óbito intra-hospitalar.[50]

A fisiopatologia da ST é complexa e envolve vários mecanismos ainda não bem esclarecidos. A hipótese mais aceita reflete a integração dos aspectos fisiológicos e a resposta sistêmica ao estresse agudo, associado a resposta cardiovascular à elevação repentina no nível de catecolaminas endógenas ou exógenas – mediadores neuro-humorais.[43] Além disso, mediadores inflamatórios, como citocinas, estresse oxidativo, microRNAs, já foram identificados na ST e podem justificar a associação entre ST e câncer. O câncer aumenta a ativação neuro-hormonal e perpetua um estado inflamatório crônico com citocinas, espécies reativas de oxigênio, prostaglandinas e catecolaminas, que teoricamente podem contribuir para a patogênese do desenvolvimento da disfunção miocárdica na ST.[42]

Manejo diagnóstico e terapêutico da síndrome de Takotsubo nos pacientes oncológicos

Em 2018, a Sociedade Europeia de Cardiologia propôs novos critérios diagnósticos para a ST denominados Critérios Diagnósticos Internacional de Takotsubo – InterTAK Critérios Diagnósticos, conforme descrito na Tabela 32.3.

Na avaliação inicial devem ser feitos ECG, exames de sangue com coleta de biomarcadores (troponina e BNP) e se a apresentação inicial for SCA com supra ou critérios de instabilidade como arritmias, deve-se encaminhar o paciente para a realização da cineangiocoronariografia diagnóstica.[46]

A angiotomografia da coronária pode ser considerada em casos estáveis, particularmente se o paciente não apresentar dor e o ecocardiograma mostrar características típicas.[46] A ressonância magnética cardíaca (RMC) com realce tardio serve como um exame complementar capaz de detectar complicações e descartar miocardite.[46]

Em virtude da transitoriedade dessa síndrome, o tratamento da ST resume-se, geralmente, à terapia de suporte. Nos pacientes hemodinamicamente

Tabela 32.3. Critérios diagnósticos internacional de Takotsubo (InterTAK Critérios Diagnósticos, 2018)

Disfunção ventricular esquerda transitória* (hipocinesia, acinesia ou discinesia), localizada na região apical ou média ventricular, basal ou alterações na mobilidade focal. Acometimento VD pode estar presente. A anormalidade do movimento da parede ventricular, geralmente se estende além de uma artéria epicárdica. Nos casos mais raros podem existir anormalidade regional localizada no território miocárdico de uma única artéria coronária (ST focal).
Um gatilho emocional, físico ou ambos pode preceder o evento, porém não é obrigatório.
Distúrbios neurológicos (hemorragia subaracnóidea, acidente vascular cerebral, convulsões) e feocromocitoma podem ser gatilhos.
Alterações eletrocardiográficas novas (supra ou infradesnivelamento do segmento ST, inversão da onda T e prolongamento do QTc); no entanto, existem raros casos sem quaisquer alterações no ECG.
Em geral, níveis de troponina e CK-MB são poucos alterados e ocorre elevação significativa do BNP.
Doença arterial coronariana significativa não é critério de exclusão de síndrome de Takotsubo.
Excluir evidências de miocardite infecciosa.**

*Anormalidades da mobilidade da parede podem permanecer por um tempo prolongado ou a documentação de recuperação pode não ser possível.
**Recomenda-se RMC para excluir miocardite infecciosa.
Fonte: InterTAK Diagnosis Criteria, 2018.

estáveis, que evoluem com FE 35 a 45%, deve considerar introdução de betabloqueador (carvedilol ou metoprolol), assim como diurético se sinais de hipervolemia.[46] A utilização de inibidores da enzima conversora de angiotensina (IECA), deve ser evitada em pacientes com FE normal, pois alguns pacientes com ST podem ter atividade nervosa simpática periférica alterada associada a baixa resistência vascular periférica.[46]

Nos pacientes classificados com alto risco, como idade avançada, disfunção ventricular (FE < 35%), arritmias ventriculares, obstrução via saída VE, hipotensão, recomenda-se a internação em UTI com monitoração eletrocardiográfica e hemodinâmica contínuas.[46]

Recomenda-se a suspensão de medicamentos com propriedades simpaticomiméticas e o uso de inotrópicos (p. ex., dobutamina, norepinefrina, epinefrina, dopamina, milrinona e isoproterenol) é contraindicado, pois a ativação adicional de receptores de catecolaminas ou suas vias moleculares podem piorar o estado clínico e o prognóstico.[46,51]

Nos pacientes que evoluem com choque cardiogênico agudo, dispositivos de assistência ventricular e oxigenação por membrana extracorpórea (ECMO) devem ser considerados.[46] A utilização do balão intra-aórtico (BIA) nos pacientes com ST não é recomendada, pois pode piorar a obstrução via de saída do VE.[46]

Choque cardiogênico

O choque cardiogênico é a expressão clínica da falência circulatória, como consequência da disfunção ventricular que resulta em baixo débito cardíaco agudo, hipotensão, má perfusão tecidual e hipoxemia.[52]

Os critérios diagnósticos de choque cardiogênico incluem hipotensão (pressão arterial sistólica [PAS] < 90 mmHg, ou necessidade de vasopressores para manter PAS ≥ 90 mmHg) associado a sinais de má perfusão tecidual (alterações no nível de consciência, oligúria, extremidades frias, aumento do lactato arterial > 2 mmol/L) apesar da normovolemia ou hipervolemia.[53]

O *status* inflamatório das neoplasias pode contribuir para a manifestação clínica mais grave nesses pacientes, sendo uma condição desafiadora. Em um registro prospectivo multicêntrico realizado pela Sociedade de Cardiologia Europeia, a prevalência de neoplasias malignas entre os pacientes diagnosticados com choque cardiogênico foi de aproximadamente 4,6%.[54] Em uma análise de dados referentes a pacientes com choque cardiogênico nos Estados Unidos, linfoma (OR 1,44, 95% IC 1,21-1,72), tumor sólido sem metástase (OR 1,50, 95% IC 1,33-1,69) e câncer metastático (OR 2,05, 95% IC 1,81-2,31) foram identificados como fatores de risco para choque cardiogênico.[55]

No contexto oncológico, o choque cardiogênico pode ter diferentes etiologias. A disfunção cardíaca primária pode ser consequente à SCA, ST, TEP, tamponamento cardíaco, miocardite aguda e cardiomiopatias, que podem ser ocasionados por influência do próprio tumor ou pela cardiotoxicidade dos tratamentos antineoplásicos.

A miocardite é uma das etiologias possíveis do choque cardiogênico nos pacientes oncológicos. No paciente oncológico, a miocardite pode ser consequente à cardiotoxicidade dos agentes quimioterápicos ou à síndrome paraneoplásica específica de cada tumor. Uma das classes de medicamentos associada à miocardite são os ICIs, por meio da reação indesejada de linfócitos T antitumorais ativados contra tecidos do próprio paciente. Os ICIs mais comumente reportados como associados a miocardites são o ipilimumabe e o nivolumabe. Apesar de raros, os casos reportados de miocardite associada ao ICIs costumam ser de grande gravidade e associados a alta letalidade, sendo a miocardite fulminante a principal forma de apresentação clínica reportada na literatura.[56]

A disfunção ventricular associada a terapias antineoplásicas pode evoluir com choque cardiogênico. As principais classes de quimioterápicos associados à cardiotoxicidade são as antraciclinas, terapias alvo anti-HER2, anticorpo monoclonal, agentes alquilantes, ITKs e inibidores de proteassomas.[2]

As antraciclinas (ATNs) são uma classe de quimioterápicos composta pela doxorrubicina, doxorrubicina lipossomal, epirrubicina, daunorubicina, mitoxantrona e idarrubicina, utilizadas no tratamento de várias neoplasias, como de mama, sarcoma, leucemia, linfomas.

As ATNs atuam impedindo a replicação das células cancerígenas, pois se intercalam com os pares das bases do DNA e inibem a topoisomerase 2a. A formação do complexo ANTs-DNA-topoisomerase impede que a enzima ligue os extremos do DNA quebrado, pausando a fita dupla e a síntese de DNA e RNA.[57]

A cardiotoxicidade é explicada pela inibição da topoisomerase 2b (TOP 2b) que leva à morte dos cardiomiócitos ao interromper o ciclo catalítico normal, causar quebras das fitas duplas do DNA e ativar as vias da apoptose. Ela também induz a alteração do transcriptoma de maneira dependente da TOP 2b, que afeta seletivamente a fosforilação oxidativa, biogênese mitocondrial e a via p53. Assim, as ATNs causam a morte dos cardiomiócitos por induzir apoptose celular, reduzir a produção da adenosina trifosfato (ATP) a partir das mitocôndrias e gerar espécies reativas de oxigênio (ROS).[58]

A disfunção cardíaca secundária a terapia com ANTs é diretamente proporcional a dose acumulativa utilizada. Armenian *et al* descreveram que o risco de cardiotoxicidade é de 3,69 vezes em doses de até 200 mg/m², chegando a 27,59 vezes com doses maiores que 300 mg/m².[59]

O trastuzumabe é um anticorpo monoclonal, cujo alvo é o receptor 2 do fator de crescimento epidérmico humano (HER2), utilizado no tratamento do câncer de mama HER 2 positivo.[2] A principal cardiotoxicidade é a disfunção ventricular com queda da FE assintomática; porém, em alguns casos, pode evoluir com sintomas (0,6 a 8,7%).[2]

Nos cardiomiócitos temos a presença de receptores HER 2, que ao serem ativados levam a sinalização intracelular e a ativação de cascatas essenciais para o crescimento, sobrevida e homeostasia dos miócitos e redução do estresse oxidativo. Dessa maneira, com o uso de trastuzumabe a inibição dessas vias leva a alterações estruturais e funcionais nas proteínas contráteis e nas mitocôndrias.[60]

Manejo do choque cardiogênico nos pacientes oncológicos

O manejo do choque cardiogênico na população oncológica se assemelha ao da população geral. Ele consiste em três fases: salvamento, estabilização e titulação, cujo principal objetivo é atingir uma estabilidade hemodinâmica e melhora na perfusão tecidual. Para esses fins, deve ser feito expansão volêmica, titulação de drogas vasoativas e correção de distúrbios como acidose e, nos casos que evoluírem com refratariedade, considerar dispositivos de assistência mecânica circulatória.[61]

Particularmente no choque cardiogênico secundário à miocardite fulminante relacionada com ICIs, recomenda-se a utilização de medicações imunossupressoras, como dose alta de glicocorticoides.[37] Sempre que a terapia oncológica tiver relação direta com a disfunção ventricular a terapia deverá ser suspensa.

Referências bibliográficas

1. GBDB, Collaborators. Burden of disease in Brazil, 1990-2016: a systematic subnational analysis for the global burden of disease study 2016. Lancet. 2018;392(10149):760-75.
2. Hajjar LA, Costa IBSS, Lopes MACQ, Hoff PMG, Diz MDPE, Fonseca SMR, et al. Diretriz Brasileira de Cardio-oncologia. Arq Bras Cardiol. 2020.

3. Vincent L, Leedy D, Masri SC, Cheng RK. Cardiovascular disease and cancer: is there increasing overlap? [Online] 2019.
4. Narayan V, Thompson E, Demissei B, Ho J, Januzzi J, Ky B. Mechanistic Biomarkers informative of both cancer and cardiovascular disease. J Am Coll Cardiol. 2020;2726-3.
5. Libby P. Inflammation and cardiovascular disease mechanisms. Am J Clin Nutr. 2006; 83(Suppl):456S-60S.
6. Falanga A, Schieppati F, Russo L. Pathophysiology 1. Mechanisms of thrombosis in cancer patients. Cancer Treatment Res. 2019;179:11-36.
7. Navi B, Reiner A, Kamel H, Iadecola C, Okin P, Elkind M, et al. Risk of arterial thromboembolism in patients with cancer. J Am Coll Cardiol. 2017;8:70.
8. Costa I, Andrade F, Carter D, Seleme V, Costa M, Campos C, et al. Challenges and management of acute coronary syndrome in cancer patients. Front Cardiovasc Med. 2021;8.
9. Herrmann J, Yang E, Iliescu C, Cilingiroglu M, Charitakis K, Hakeem A, et al. Vascular toxicities of cancer therapies the old and the new – an evolving avenue. Circulation. 2016;33:1272-89.
10. Ghosh JHC, Arjun K. Coronary artery vasospasm induced by 5-fluorouracil: proposed mechanisms, existing management options and future directions. Interventional Cardiology Review. 2019;14(2):89-94.
11. Shanmuganathan JW, Kragholm K, Tayal B, Polcwiartek C, Poulsen L, El-Galaly T, et al. Risk for myocardial infarction following 5-fluorouracil treatment in patients with gastrointestinal cancer. JACC: Cardiooncology. 2021;3:5.
12. Zafar A, Drobni Z, Mosarla R, Alvi R, Lei M, Lou U, et al. The incidence, risk factors, and outcomes with 5-fluorouracil–associated coronary vasospasm. JACC: Cardiooncology. 2021;3.
13. Zamorano JL, Lancellotti P, Munoz D, Aboyans V, Asteggiano R, Galderisi M, et al. ESC position paper on cancer treatments and cardiovascular toxicity developed under the auspices of the ESC Committee for Practice Guidelines: the task force for cancer treatments and cardiovascular toxicity of the European Society of Cardiology. Eur Heart J. 2016;37:2768-801.
14. Damrongwatanasuk R, Fradley MG. cardiovascular complications of targeted therapies for chronic myeloid leukemia. Curr Treat Options Cardio Med. 2017;19:24.
15. van Nimwegen FA, Schaapveld M, Cutter DJ, Janus CP, Krol AD, Hauptmann M, et al. Radiation dose-response relationship for risk of coronary heart disease in survivors of hodgkin lymphoma. J Clin Oncol. 2016;34:235-43.
16. Lee YC, Chuang JP, Hsieh PC, Chiou MJ, Li CY. A higher incidence rate of acute coronary syndrome following radiation therapy in patients with breast cancer and a history of coronary artery diseases. Breast Cancer Res Treat. 2015;152:429-35.
17. Bharadwaj A, Potts J, Mohamed MO, Parwani P, Swamy P, Lopez-Mattei JC, et al. Acute myocardial infarction treatments and outcomes in 6.5 million patients with a current or historical diagnosis of cancer in the USA. Eur Heart J. 2020;41:2183-93.
18. Seleme VB CC, Bispo I, Borges DC, Bittar CS, Carolina C, Fonseca S, et al. Oncologic patients presenting acute coronary syndromes have high atherosclerotic burden, complex anatomical plaques and particular plaque rupture distribution. Circulation. 2019;140:11931.
19. Van Werkum J, Heestermans A, Zomer C, Kelder J, Suttorp MJ, et al. Predictors of coronary stent thrombosis the dutch stent thrombosis registry. J Am Coll Cardiol. 2009;53:16.
20. Feher A, Kampaktsis PN, Parameswaran R, Stein EM, Steingart R, Gupta D. Aspirin is associated with improved survival in severely thrombocytopenic cancer patients with acute myocardial infarction. Oncologist. 2017;22:213-21.
21. Gervaso L, Dave H, Khorana AA. Venous and arterial thromboembolism in patients with cancer. JACC CardioOncology. 2021;3(2):173-90.
22. Fernandes C, Morinaga L, Alves Jr J, Castro M, Calderaro D, Jardim C, et al. Cancer-associated thrombosis: the when, how and why. Eur Respir Rev. 2019;28:180119.
23. Raskob G, Van Es N, Verhamme P, Carrier M, Di Nisio M, Garcia D, et al. Edoxaban for the treatment of cancer - associated venous thromboembol. New Engl J Med. 2019;378:615-624.
24. Leiva O, AbdelHameid D, Connors J, Cannon C, Bhatt D. Common pathophysiology in cancer,atrial fibrillation, atherosclerosis,and thrombosis. JACC: CardioOncology. 2021;3:5.
25. Herrmann J. Vascular toxic effects of cancer therapies. Nat Rev Cardiol. 2020;17(8):503-22.
26. Mukai T, Oka M. Mechanism and management of cancer-associated thrombosis. J Cardiol. 2018.
27. Khorana AA, Kuderer NM, Culakova E, Lyman GH, Francis CW. Development and validation of a predictive model for chemotherapy – associated thrombosis. Blood. 2008;111(10):4902-7.
28. Pabinger I, van Es N, Heinze G. A clinical prediction model for cancer-associated venous thromboembolism: a development and validation study in two independent prospective cohorts. Lancet Haematol. 2018;5:e289-98.
29. Konstantinides S, Meyer G, Becattini C, Bueno H, Geersing GJ, Harjola VP, et al. 2019 ESC Guidelines for the diagnosis and management of acute pulmonary embolism developed in collaboration with the European Respiratory Society. Eur Heart J. 2019;1-61.
30. Agnelli G, Becattini C, Meyer G, Munoz A, Huisman M, Connors J, et al. Apixaban for the treatment of venous thromboembolism associated with cancer. N Engl J Med. 2020; 359-89.
31. Young A, Marshall A, Thirlwall J, Chapman O, Lokare A, Hill C, et al. Comparison of an oral factor Xa inhibitor with low molecular weight heparin in patients with cancer with venous thromboembolism: results of a randomized trial (SELECT-D). Clin Oncol. 2017;36:2017-23.
32. Raskob G, Van Es N, Verhamme P, Carrier M, Di Nisio M, Garcia D, et al. Edoxaban for the treatment of cancer. N Engl J Med. 2018;378:615-24.
33. McBane RD, Wysokinski WE, Le-Rademacher JG, Zemla T, Ashrani A, Tafur A, Perepu U, Anderson D, Gundabolu K, et al. Apixaban and dalteparin in active malignancy-associated venous thromboembolism: the ADAM VTE trial. J Thromb Haemost. 2020;18(2):411-21.
34. Imazio M, Colopi M and De Ferrari GM. Pericardial diseases in patients with cancer: contemporary prevalence, management and outcomes. Heart. 2020;106(8):569-74.
35. Chahine J, Shekhar S, Mahalwar G, Imazio M, Collier P, Klein A. Pericardial involvement in cancer. Am J Cardiol. 2021;145:151-9.
36. Chang HM, Okwuosa TM, Scarabelli T, Moudgil R, Yeh ETH. Cardiovascular complications of cancer therapy. J Am Coll Cardiol. 2017;70(20):2552-65.
37. Patel R, Parikh R, Gunturu K, Tariq R, Dani S, Ganatra S, et al. Cardiotoxicity of immune checkpoint inhibitors. Curr Oncol Rep. 2021;23:79.

38. Khan UA, Shanholtz CB, McCurdy MT. Oncologic mechanical emergencies. Hematol Oncol Clin North Am. 2017;31(6):927-40.
39. Medina de Chazal H, Del Buono MG, Keyser-Marcus L, Ma L, Moeller FG, Berrocal D, et al. Stress cardiomyopathy diagnosis and treatment: JACC State-of-the-Art Review. 2018;1955-71.
40. Ghadri JR, Wittstein IS, Prasad A, Sharkey S, Dote K, Akashi YJ, et al. International expert consensus document on Takotsubo syndrome (Part I): clinical characteristics, diagnostic criteria, and pathophysiology. Eur Heart J. 2018;22:39.
41. Girardey M, Jesel L, Campia U, Messas N, Hess S, Imperiale A, et al. Impact of malignancies in the early and late time course of Takotsubo cardiomyopathy. Circ J. 2016;80(10):2192-8.
42. Burgdorf C, Kurowski V, Bonnemeier H, Schunkert H, Radke PW. Long-term prognosis of the transient left ventricular dysfunction syndrome (Takotsubo cardiomyopathy): focus on malignancies. Eur J Heart Fail. 2008;10(10):1015-9.
43. Costa I, Figueiredo C, Fonseca S, Bittar C, Silva C, Rizk S, et al. Takotsubo syndrome: an overview of pathophysiology, diagnosis and treatment with emphasis on cancer patients. Heart Fail Rev. 2019.
44. Sattler K, El-Battrawy I, Gietzen T, Lang S, Zhou X, Borggrefe M, et al. Long term outcome of patients suffering from cancer and Takotsubo syndrome or myocardial infarction. QJM. 2018;111(7):473-81.
45. Moller C, Stiermaier T, Graf T, Eitel C, Thiele H, Burgdorf C, et al. Prevalence and long-term prognostic impact of malignancy in patients with Takotsubo syndrome. Eur J Heart Fail. 2018;20(4):816-8.
46. Lyon AR, Bossone E, Schneider B, Sechtem U, Citro R, Underwood SR, et al. Current state of knowledge on Takotsubo syndrome: a position statement from the taskforce on Takotsubo syndrome of the heart failure Association of the European Society of Cardiology. Eur J Heart Fail. 2016;18(1):8-27.
47. Desai A, Noor A, Joshi S, Kim AS. Takotsubo cardiomyopathy in cancer patients. Cardio-Oncol. 2019;5:7.
48. Giza DE, Lopez-Mattei J, Vejpongsa P, Munoz E, Iliescu G, Kitkungvan D, et al. Stress-induced cardiomyopathy in cancer patients. Am J Cardiol. 2017;120:2284-8.
49. Brunetti ND, Tarantino N, Guastafierro F, De Gennaro L, Correale M, Stiermaier T, et al. Malignancies and outcome in Takotsubo syndrome: a meta-analysis study on cancer and stress cardiomyopathy. Heart Fail Rev; 2019.
50. Desai R, Abbas SA, Goyal H, Durairaj A, Fong HK, Hung O, et al. Frequency of Takotsubo cardiomyopathy in adult patients receiving chemotherapy (from a 5-year nationwide inpatient study). Am J Cardiol. 2019;123(4):667-73.
51. Redmond M, Knapp C, Salim M, Shanbhag S, Jaumdally R. Use of vasopressors in Takotsubo cardiomyopathy: a cautionary tale. Br J Anaesth. 2013;110:487-8.
52. Van Diepen S, Katz J, Albert N, Henry T, Jacobs A, Kapu N, et al. Contemporary management of cardiogenic shock. Circulation. 2017;136:e232-e268.
53. Mebazaa A, Combes A, Van Diepen S, Hollinger A, Katz J, Landoni G, et al. Management of cardiogenic shock complicating myocardial infarction. Intensive Care Med. 2018;44:760-73.
54. Chioncel O, Mebazaa A, Harjola VP, Coats AJ, Piepoli MF, Crespo-Leiro MG, et al. Clinical phenotypes and outcome of patients hospitalized for acute heart failure: the ESC Heart Failure Long-Term Registry: outcome of patients hospitalized for acute heart failure. Eur J Heart Fail. 2017;19:1242-54.
55. Shaefi S, O'Gara B, Kociol RD, Joynt K, Muller A. Cardiogenic shock hospital volume on mortality in patients with cardiogenic shock. J Am Heart Assoc. 2015;4:e001462.
56. Bonaca MP, Olenchock BA, Salem JE, Wiviott SD, Ederhy S, Cohen A, et al. Myocarditis in the setting of cancer therapeutics: proposed case definitions for emerging clinical syndromes in cardio-oncology. Circulation. 2019;140:80-91.
57. Henriksen P. Anthracycline cardiotoxicity: an update on mechanisms, monitoring and prevention. Heart. 2018;104:971-7.
58. Vejpongsa P, Yeh ETH. Topoisomerase 2β: a promising molecular target for primary prevention of anthracycline-induced cardiotoxicity. Clin Pharmacol & Therap. 2014;95:1.
59. Armenian S, Bhatia S. Predicting and preventing anthracycline-related cardiotoxicity. Am Soc Clin Oncol. 2018.
60. Cote G, Sawyer D, Chabner B. ERBB2 inhibition and heart failure. N Engl J Med. 2012;367:22.
61. Hajjar JL, Teboul LH. Mechanical circulatory support devices for cardiogenic shock: state of the art. Crit Care. 2019;23:76.

SEÇÃO **V**

Principais Emergências Não Cardiovasculares no Cardiopata

CAPÍTULO 33

Choque Séptico

Armindo Jreige Júnior • Mariana Furtado Silva • Ludhmila Abrahão Hajjar

Introdução

Por definição, sepse é a disfunção orgânica ameaçadora à vida causada pela resposta desregulada do hospedeiro à uma infecção.[1] Dentro desse escopo, o choque séptico envolve disfunção circulatória, celular e metabólica, levando a um maior risco de mortalidade do que somente a sepse.[1]

O choque séptico é considerado um choque distributivo, em que o débito cardíaco é elevado ou normal, a hipotensão é resultante da vasodilatação e a disfunção orgânica é atribuída, pelo menos em parte, a essa hipotensão; também contribui para essa disfunção a má distribuição do fluxo sanguíneo.[2]

Sepse e choque séptico são dois grandes problemas de saúde, com alta prevalência mundial e uma taxa de mortalidade que varia entre um a cada três e um a cada seis dos acometidos. Um diagnóstico precoce e um manejo adequado melhoram o desfecho dessas condições.[3]

A associação de sepse e choque séptico a cardiopatias piora significativamente o desfecho de ambas as condições. Em pacientes com insuficiência cardíaca, por exemplo, a mortalidade por sepse pode chegar a 25%.[4]

Fisiopatologia

A fisiopatologia da sepse é complexa e multifatorial. Há ativação precoce tanto da resposta pró-inflamatória quanto da resposta anti-inflamatória. Além disso, há mudanças não imunológicas relacionadas com os sistemas cardiovascular, nervoso, autonômico, hormonal, bioenergético, metabólico e de coagulação.[1]

Uma grande quantidade de citocinas pró-inflamatórias é liberada na corrente sanguínea na sepse, entre elas fator de necrose tumoral α(TNF-α) e interleucina-1 (IL-1). Os altos níveis de TNF-α na sepse são em parte devido à ligação da endotoxina à proteína de ligação ao lipopolissacarídio (LPS) e sua subsequente transferência para CD14 nos macrófagos, estimulando a liberação do TNF-α.

No coração, assim como em outros órgãos, a disfunção na sepse é causada por uma resposta desregulada à infecção.[1] Essa desregulação envolve várias vias da resposta inflamatória relacionadas com a sepse, geradas por padrões moleculares associados a patógenos (PAMPs) e padrões moleculares associados ao dano (DAMPs). Esses PAMPs e DAMPs ativam receptores de reconhecimento de padrões, incluindo receptores do tipo Toll, que também são expressos em cardiomiócitos.[2]

Várias vias estão envolvidas na cardiomiopatia induzida pela sepse, incluindo a liberação de substâncias depressoras do miocárdio, depressão da regulação das vias adrenérgicas, liberação de óxido nítrico e espécies reativas de oxigênio, alterações no manuseio de cálcio e sensibilidade miofilamentar, disfunção mitocondrial, mudanças microvasculares coronarianas e depressão da regulação de genes codificadores de proteínas sarcoméricas e mitocondriais (Figura 33.1).[2]

Definição e diagnóstico

A definição de sepse inclui disfunção orgânica gerada por uma infecção. Essa disfunção orgânica pode ser identificada por uma mudança aguda na pontuação total do escore SOFA (*Sequential Sepsis-related Organ Failure Assessment*) maior ou igual a 2 pontos secundária à infecção.[1] Essa condição possui um risco de mortalidade geral de aproximadamente 10%.[1]

Por ser uma condição grave e de evolução rápida, a identificação precoce da sepse e do choque séptico possibilita o início de terapêutica visando melhor prognóstico. Apesar de bem documentada como ferramenta preditiva de pior desfecho,[1] não se recomenda mais o uso isolado do qSOFA (*quick SOFA*) comparado a outros escores (SIRS, NEWS ou MEWS) para triagem inicial.[3]

Choque séptico ocorre quando em um contexto clínico de sepse há hipotensão persistente com necessidade de vasopressores para manter a pressão arterial média (PAM) maior ou igual a 65 mmHg e aumento do nível de lactato sérico (> 2 mmol/L) apesar de adequada ressuscitação volêmica.[1] Nessa condição, a mortalidade intra-hospitalar pode passar de 40%.[1]

Há uma fraca recomendação da dosagem de lactato sérico quando há suspeita de sepse. É bem documentada a relação dos níveis de lactato com mortalidade nessas condições; porém, não é clara sua relação com o diagnóstico.[3]

Tratamento

O tratamento da sepse é considerado uma emergência médica, devendo ser iniciado imediatamente. As intervenções do *bundle* de 1 hora visam um tratamento precoce e eficaz dessa condição e incluem: dosagem do lactato sérico, obtenção de culturas, administração de antibiótico de amplo espectro, ressuscitação volêmica e adição de vasopressor se necessário.[5] Houve uma menor mortalidade nos serviços que obtiveram maior adesão as intervenções desse *bundle*.[3]

Algumas peculiaridades tangem a abordagem da sepse no cardiopata e o correto manejo dessas condições deve ser sempre almejado, visando redução dessa importante causa de morte nessa população.

Ressuscitação volêmica

É recomendada a ressuscitação volêmica com pelo menos 30 mL/kg de cristaloide venoso nas primeiras 3 horas. Para guiar essa ressuscitação, é recomendado o uso de parâmetros dinâmicos em vez de apenas exame físico ou parâmetros estáticos.[3] Os parâmetros dinâmicos incluem resposta a uma

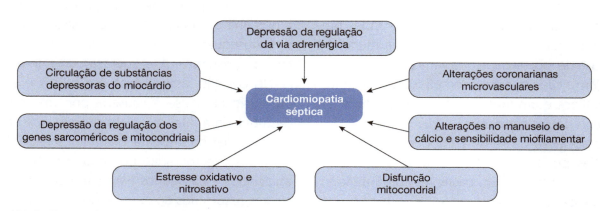

Figura 33.1. Fisiopatologia da cardiomiopatia induzida pela sepse. Fonte: adaptada de Hollenberg et al. Nat Rev Cardiol. 2021.

elevação passiva da perna, volume sistólico, variação do volume sistólico, variação da pressão de pulso ou parâmetros ecocardiográficos.[3] Outros parâmetros que auxiliam a guiar essa ressuscitação são a queda do lactato sérico e melhora do tempo de enchimento capilar.

Nos pacientes com insuficiência cardíaca (IC) prévia, esse manejo merece maior atenção. São pacientes que muitas vezes já se encontram em um estado de congestão, estando mais sujeitos a sobrecarga hídrica após a ressuscitação volêmica.[6]

Apesar desse maior risco de sobrecarga volêmica, pacientes com IC prévia e sepse devem ser submetidos a ressuscitação com 30 mL/kg de cristaloide em 3 horas na fase aguda. Essa ressuscitação deve contar com intensa monitorização devido a maior probabilidade de complicações nessa população (Figura 33.2).[7] Passada a fase aguda, o manejo volêmico deve ser feito com maior cautela, mantendo sempre adequada monitorização.

Vasopressores

No contexto de choque séptico, é recomendado o uso de norepinefrina como vasopressor de primeira linha, objetivando uma PAM > 65 mmHg, com preferência por associação de vasopressina se necessário em vez de altas doses somente de norepinefrina.[3] Outros vasopressores que podem ser utilizados incluem a dopamina e a epinefrina.

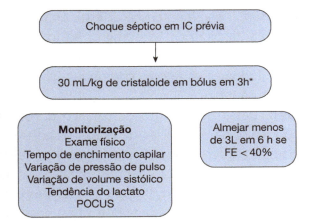

Figura 33.2. Ressuscitação volêmica em IC prévia. IC: insuficiência cardíaca; FE: fração de ejeção; POCUS: *point of care ultrasound* – ultrassonografia à beira-leito. *Exceção se forte evidência de potencial dano. Fonte: adaptada de Jones et al. JIC. 2020.

Apesar da indicação clara do uso de vasopressores em um contexto de choque séptico, o uso no choque cardiogênico merece maior cautela. No manejo da IC, há como objetivo a redução da pós-carga – por meio do aumento do débito cardíaco (DC) e redução da demanda miocárdica de oxigênio – e otimização da pré-carga – aumento do DC sem alteração da demanda por oxigênio.[8] Vasopressores aumentam a pós-carga, o que pode reduzir o DC, e inotrópicos endógenos compensatórios podem aumentar o consumo miocárdico de oxigênio.[9]

Atenção especial deve ser dada durante uso de epinefrina e dopamina pelo risco de evolução para arritmias.[3] Alguns estudos mostraram pior desfecho da epinefrina em relação a norepinefrina no contexto de choque séptico em pacientes com IC mostrando risco aumentado de efeitos metabólicos transitórios, taquicardia e choque refratário.[6] Desse modo, o uso de epinefrina deve ser evitado em um contexto de choque séptico em paciente com IC prévia, mantendo seu uso como cauteloso, somente se necessário.[6,7]

O uso da dopamina como vasopressor encontra limitação principal no risco de evolução para arritmias. Em comparação, a norepinefrina é um vasoconstritor mais potente e apresenta menor taxa de mortalidade e de evolução para arritmia, sendo colocada como escolha em relação a dopamina.[10]

De modo geral, a recomendação de uso de vasopressores em pacientes com IC prévia e choque séptico mantém norepinefrina como primeira linha, seguida da associação de vasopressina se necessário, evitando uso de epinefrina e dopamina.

Inotrópicos

A disfunção miocárdica induzida pela sepse contribui de modo significativo para a instabilidade hemodinâmica e é associada a piores desfechos em pacientes em choque séptico.[11] Como já abordado, pacientes com diagnóstico de IC prévia também têm relação com piores desfechos. O uso de inotrópicos objetiva um ganho de DC e melhora hemodinâmica, mas no contexto do choque séptico seu manejo deve ser ainda mais cuidadoso.

Inotrópicos podem ser usados em pacientes com hipoperfusão persistente após adequada ressuscitação volêmica e em pacientes com disfunção miocárdica, com base em baixo DC e altas pressões de enchimento cardíaco.[3]

Dobutamina aumenta o DC e o transporte de oxigênio, aumentando a perfusão esplâncnica e a oxigenação tecidual, melhorando a acidose tecidual e a hiperlactatemia. Apesar disso, esses efeitos podem não ser preditos.[12] A dobutamina pode gerar vasodilatação grave e queda da PAM.[12] Além disso, no contexto de sepse, pode ter seu efeito inotrópico atenuado devido ao cronotropismo preservado, levando a taquicardia sem aumento efetivo do volume sistólico.[12]

Com o enfoque no inotropismo, a comparação entre dobutamina e epinefrina não mostrou resultados consistentes entre os estudos, ficando como uma fraca recomendação de seu uso em pacientes com choque séptico e disfunção cardíaca que mantenham hipoperfusão.[3] O uso de ambas deve ser interrompido na ausência de melhora da hipoperfusão ou na presença de efeitos colaterais.[3]

Milrinona, um inibidor da fosfodiesterase III, possui como benefício a possibilidade de seu uso em pacientes tratados com betabloqueadores, já que seu efeito inotrópico é resultante do aumento do acúmulo de adenosina 3',5'-monofosfato cíclico (AMPc) e não por estimulação beta-adrenérgica, como a dobutamina.[6] Seu uso prolongado também possui relação com desenvolvimento de arritmias.[6]

Levosimendan é um sensibilizador de cálcio com propriedades inotrópicas e vasodilatadoras. Há uma fraca recomendação contra seu uso em um contexto de choque séptico devido a ausência de benefício, seu perfil de segurança, alto custo e baixa disponibilidade.[3]

Arritmias

A inflamação resultante da sepse pode causar necrose miocárdica e instabilidade elétrica nos miócitos, levando a várias arritmias, especialmente a fibrilação atrial (FA).[13]

O desenvolvimento de nova FA é uma complicação comum em pacientes com sepse. A incidência reportada varia entre 0 e 14% em pacientes com sepse e entre 6 e 46% em pacientes em choque séptico.[14]

Em comparação com pacientes que não desenvolvem FA em um contexto de sepse, os que a desenvolvem apresentam maior tempo de internação em unidade de terapia intensiva e hospitalar, aumento de mortalidade intra-hospitalar e pós alta, maior risco de acidente vascular cerebral e de recorrência da própria FA.[15] Esses achados colocam em foco a necessidade de um maior esforço no manejo das arritmias desenvolvidas e maior atenção a essa população.

Do ponto de vista da anticoagulação nessa população, na fase aguda da sepse há um maior risco de sangramento. No seguimento desses pacientes que desenvolveram FA durante a sepse, deve-se considerar iniciar anticoagulação, principalmente em pacientes de alto risco trombótico.[16]

Injúria miocárdica

A isquemia miocárdica pode ser considerada um dos mecanismos relacionados com o aumento da troponina sérica na sepse, devido ao desbalanço entre a demanda miocárdica por oxigênio e a oferta.[17] Diferentemente do infarto agudo do miocárdio relacionado com aterotrombose (tipo 1), a isquemia miocárdica da sepse pode ocorrer em pacientes sem sinais de aterotrombose, com mecanismo similar ao infarto agudo do miocárdio do tipo 2.[17]

Os principais motivos do desbalanço entre a demanda e a oferta de oxigênio para as células miocárdica são: febre, hipotensão arterial, taquicardia, hipoxemia respiratória, desordens ácido-base e microcirculatórias, desbalanço volêmico e de eletrólitos. Todos esses fatores contribuem para uma hipoperfusão miocárdica.[17]

Além dessa questão do desbalanço da oferta do oxigênio, há evidências de que a resposta inflamatória da sepse possui papel crucial na lesão dos cardiomiócitos.[17] Nesse sentido, mediadores inflamatórios como TNF-α, IL-1 e IL-6 e toxinas bacterianas (como exotoxinas e endotoxinas) possuem efeito negativo nas células do músculo cardíaco.[18]

A microtrombose de pequenos ramos coronarianos secundária a desordem do sistema hemostático e o aumento de morte de cardiomiócitos causada pelas citocinas inflamatórias também contribuem para elevação dos níveis de troponina no paciente séptico.[19]

A disfunção renal que também pode ocorrer em um contexto de sepse é outro mecanismo que pode acarretar elevação de níveis de troponina.[20] Pelo exposto, fica evidente que a elevação da troponina em um contexto de sepse é multifatorial e complexa, devendo sua interpretação ser cuidadosa.

Conclusões e perspectivas

A sepse é uma emergência médica potencialmente fatal com grande importância epidemiológica. Sua rápida e adequada identificação possibilita que sejam tomadas ações que gerem melhores desfechos.

Em um contexto de sepse em pacientes cardiopatas, o manejo deve ser ainda mais cuidadoso, devido a gravidade desse paciente. O grande enfoque deve incluir, além das medidas gerais para sepse, monitorização e atenção as possíveis complicações.

Estudos e revisões de literatura buscaram orientar o melhor manejo dessa condição, mas ainda há várias lacunas com evidências controversas. Diante da importância desse tópico, é fundamental que novos estudos continuem sendo feitos, para que de posse de mais resultados, se orientem melhores condutas e se alcancem melhores desfechos.

Pontos-chave

- Sepse em cardiopatas guarda relação com pior desfecho, evidenciando a necessidade de um manejo cuidadoso, com enfoque principal nas peculiaridades dessa condição (Figura 33.3).
- A ressuscitação volêmica também deve ser feita no portador de IC em um contexto de sepse, mas deve-se focar em um intenso monitoramento para evitar pior evolução.
- A escolha do vasopressor em cardiopatas com sepse possui como primeira linha norepinefrina, seguida da associação com vasopressina.

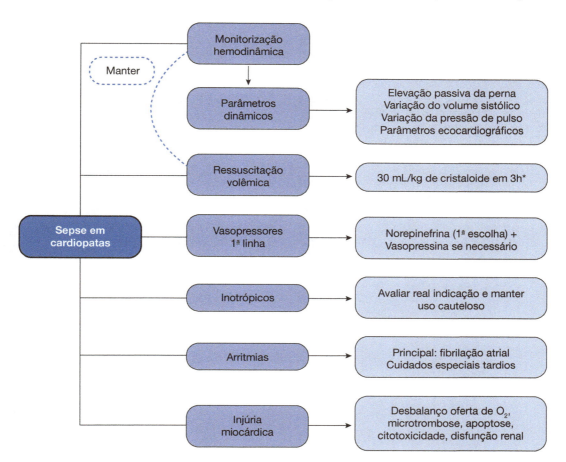

Figura 33.3. Peculiaridades no manejo da sepse em pacientes cardiopatas. *Exceção se forte evidência de potencial dano.

- O uso de inotrópicos em um contexto de sepse e disfunção cardíaca não possui evidência robusta, podendo ser usado, mas devendo ser suspenso se não trouxer benefício ou evoluir com efeitos colaterais importantes.
- Há relação do desenvolvimento de arritmias em um contexto de sepse e essa situação possui pior desfecho, merecendo especial atenção.
- Os principais fatores relacionados com a elevação da troponina na sepse são: isquemia de cardiomiócitos (desbalanço na oferta de oxigênio), microtrombose, apoptose, ação citotóxica das citocinas inflamatórias e disfunção renal levando a sua eliminação prejudicada.

Referências bibliográficas

1. Singer M, Deutschman CS, Seymour CW, Shankar-Hari M, Annane D, Bauer M, et al. The Third International Consensus Definitions for Sepsis and Septic Shock (Sepsis-3). JAMA. 2016 Feb 23;315(8):801-10.
2. Hollenberg SM, Singer M. Pathophysiology of sepsis-induced cardiomyopathy. Nat Rev Cardiol. 2021 Jan 20.
3. Evans L, Rhodes A, Alhazzani W, Antonelli M, Coopersmith CM, French C, et al. Surviving sepsis campaign: international guidelines for management of sepsis and septic shock 2021. Intensive Care Med. 2021 Oct 2; (47):1181-247.
4. Walker AMN, Drozd M, Hall M, Patel PA, Paton M, Lowry J, et al. Prevalence and predictors of sepsis death in patients with chronic heart failure and reduced left ventricular ejection fraction. J Am Heart Assoc. 2018 Oct 16;7(20):e9684.
5. Levy MM, Evans LE, Rhodes A. The surviving sepsis campaign bundle. Crit Care Med [Internet]. 2018 Jun;46(6):997-1000.
6. Arfaras-Melainis A, Polyzogopoulou E, Triposkiadis F, Xanthopoulos A, Ikonomidis I, Mebazaa A, et al. Heart failure and sepsis: practical recommendations for the optimal management. Heart Fail Rev. 2019 Jun 21.
7. Jones TW, Smith SE, Van Tuyl JS, Newsome AS. Sepsis with preexisting heart failure: management of confounding clinical features. J Int Care Med. 2020 Jun 4;088506662092829.
8. Yancy CW, Jessup M, Bozkurt B, Butler J, Casey DE, Colvin MM, et al. 2017 ACC/AHA/HFSA focused update of the 2013 ACCF/AHA guideline for the management of heart failure: a report of the American College of Cardiology/American Heart Association Task Force on Clinical Practice Guidelines and the Heart Failure Society of America. Circulation. 2017 Aug 8;136(6):84-96.
9. Squara P, Hollenberg S, Payen D. Reconsidering vasopressors for cardiogenic shock. Chest [Internet]. 2019 Mar [cited 2019 Jul 26].
10. Avni T, Lador A, Lev S, Leibovici L, Paul M, Grossman A. Vasopressors for the treatment of septic shock: systematic review and meta-analysis. PLOS ONE. 2015 Aug 3;10(8):e0129305.
11. Walley KR. Sepsis-induced myocardial dysfunction. Curr Opin Crit Care. 2018 Aug;24(4):292-9.
12. Dubin A, Lattanzio B, Gatti L. The spectrum of cardiovascular effects of dobutamine - from healthy subjects to septic shock patients. Revista Brasileira de Terapia Intensiva. 2017;29(4):92-9.
13. Steinberg I, Brogi E, Pratali L, Trunfio D, Giuliano G, Bignami E, et al. Atrial fibrillation in patients with septic shock: a one-year observational pilot study. Turkish J Anesth Reanimation. 2019 Jan 28.
14. Kuipers S, Klein Klouwenberg PM, Cremer OL. Incidence, risk factors and outcomes of new-onset atrial fibrillation in patients with sepsis: a systematic review. Crit Care. 2014;18:688.
15. Xiao F, Chen M, Wang L, He H, Jia Z, Kuai L, et al. Outcomes of new-onset atrial fibrillation in patients with sepsis: a systematic review and meta-analysis of 225,841 patients. Am J Emerg Med. 2021 Apr;42:23-30.
16. Induruwa I, Hennebry E, Hennebry J, Thakur M, Warburton E, Khadjooi K. Sepsis-driven atrial fibrillation and ischaemic stroke. Is there enough evidence to recommend anticoagulation? Eur J Int Med. 2021 Nov.
17. Chauin A. The main causes and mechanisms of increase in cardiac troponin concentrations other than acute myocardial infarction (part 1): physical exertion, inflammatory heart disease, pulmonary embolism, renal failure, sepsis. Vasc Health Risk Manag. 2021 Sep;17:601-17.
18. Kumar A, Kumar A, Paladugu B, Mensing J, Parrillo JE. Transforming growth factor-beta1 blocks in vitro cardiac myocyte depression induced by tumor necrosis factor-alpha, interleukin-1beta, and human septic shock serum. Crit Care Med [Internet]. 2007 Feb 1;35(2):358-64.
19. Aberegg SK, Kaufman DA. Troponin in sepsis. Annals Am Thorac Soc. 2019 Oct;16(10):1335-6.
20. Chaulin A. Clinical and diagnostic value of highly sensitive cardiac troponins in arterial hypertension. Vasc Health Risk Manag. 2021 Jul;17:431-43.

CAPÍTULO 34

Síndrome Cardiorrenal

Luiza Liza de Assis • Letícia Barbosa Jorge • Carla David Soffiatti • Luis Yu

Destaques

- Descrever e distinguir a síndrome cardiorrenal e seus fenótipos.
- Rever a epidemiologia e a fisiopatologia da síndrome.
- Analisar as opções de tratamento atuais.

Introdução

Síndrome cardiorrenal (SCR) abrange um espectro de doenças que envolvem coração e rins, em que a disfunção aguda ou crônica de um pode levar a disfunção aguda ou crônica do outro. Ela representa a interação entre esses órgãos em diversas esferas, hemodinâmica, neuro-humoral e inflamatória. Além disso, ambos podem ter sua função reduzida por uma doença em comum, de forma aguda ou crônica.[1-4]

A classificação mais usada foi proposta pelo grupo Acute Dialysis Quality Initiative (ADQI),[4] em 2008, como descrito na Tabela 34.1.

Essa classificação reconhece a sobreposição dos diferentes fenótipos e a evolução entre os subtipos conforme a progressão da doença. Além disso, na prática clínica, pode ser desafiador identificar o insulto inicial e suas consequências. Por último, o conceito SCR foca na interação desses dois órgãos, mas a função de diversos outros sistemas pode ser comprometida simultaneamente, tornando o cenário clínico ainda mais complexo.[1-4]

Conceito e epidemiologia

A prevalência da doença renal crônica (DRC) moderada a grave, definida como depuração de creatinina menor que 60 mL/min/1,73 m² é de aproximadamente 30 a 60% em pacientes com insuficiência cardíaca (IC).[1] Esse achado é um preditor de pior prognóstico e maior mortalidade.[1,3,5]

Por outro lado, pacientes com DRC têm um risco aumentado para IC. Nesses casos, a IC pode ser precipitada por doença aterosclerótica coronariana, fibrilação atrial, infecções, crise hipertensiva, sendo a doença cardiovascular responsável por mais de 50% das mortes em pacientes com falência renal.[1,2]

Fisiopatologia

Diversos aspectos devem ser pontuados na fisiopatologia da SCR. Um fluxograma da fisiopatologia da SCR é proposto na Figura 34.1.

Tabela 34.1. Classificação da síndrome cardiorrenal

Fenótipo	Denominação	Descrição	Exemplos
Tipo 1	SCR aguda	Insuficiência cardíaca resultando em injúria renal aguda	Síndrome coronariana aguda, TEP, derrame pericárdico, ruptura do músculo papilar ou arritmias
Tipo 2	SCR crônica	Disfunção cardíaca crônica resultando em DRC	IC crônica levando a DRC, evolução da SCR tipo 1
Tipo 3	Síndrome renocardíaca aguda	IRA resultando em IC aguda	IRA com hipervolemia e IC; IC por distúrbios metabólicos (acidose, distúrbios hidroeletrolíticos)
Tipo 4	Síndrome renocardíaca crônica	DRC resultando em IC crônica	Hipertrofia ventricular decorrente de DRC, DAC
Tipo 5	SCR secundária	Doenças sistêmicas agudas ou crônicas que resultam em IC e injúria renal	Sepse, amiloidose, diabetes melito, cirrose, doença de Fabry

IC: insuficiência cardíaca; *IRA:* injúria renal aguda; *SCA:* síndrome coronariana aguda; *TEP:* tromboembolismo pulmonar; *DAC:* doença arterial coronariana; *DCR:* doença crônica renal. Fonte: autoria dos autores.

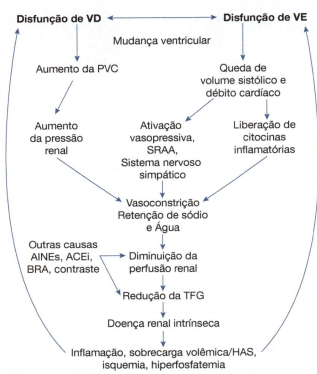

Figura 34.1. Fluxograma da fisiopatologia da SCR. *PVC:* pressão venosa central. *VD:* ventrículo direito; *VE:* ventrículo esquerdo; *SRAA:* sistema renina-angiotensina-aldosterona; *TFG:* taxa de filtração glomerular; *AINEs:* anti-inflamatórios não esteroidais; *ACEi:* inibidores da enzima conversora de angiotensina; *BRA:* bloqueadores do receptor de angiotensinogênio II; *HAS:* hipertensão arterial sistêmica. Fonte: autoria dos autores.

Queda do débito cardíaco e ativação neuro-humoral

Inicialmente, a disfunção do ventrículo esquerdo (VE) leva a redução do volume sistólico e do débito cardíaco, com queda dos níveis pressóricos e diminuição da perfusão renal. Essas alterações hemodinâmicas acarretam uma resposta compensatória neuro-humoral que inclui a ativação no sistema nervoso simpático, do sistema renina-angiotensina-aldosterona (SRAA), liberação de vasopressina (hormônio antidiurético) e da endotelina-1, que promovem retenção de sódio e água, além de vasoconstrição. Esse mecanismo também acarreta a reabsorção desproporcional de ureia, quando comparada a creatinina. Sendo assim, no contexto de uma IC, altos níveis de ureia podem representar o grau de ativação neuro-humoral.[1-4]

Essas adaptações contribuem para a manutenção da perfusão do coração e do sistema nervoso central, por meio da vasoconstrição de outros sistemas circulatórios, incluindo o renal. Entretanto, esse mecanismo aumenta a pós-carga, o que reduz mais o débito cardíaco, prejudicando ainda mais a perfusão renal.[1]

Aumento da pressão venosa renal

A redução do débito cardíaco justifica parcialmente a fisiopatologia da injúria renal.[1-3] A IC pode ser classificada em três formas, conforme a fração de ejeção (FE): (1) IC com FE preservada (> 50%); (2) IC com FE reduzida (< 40%) ou (3) IC com FE levemente reduzida (40 a 49%). Os pacientes com IC aguda hospitalizados podem apresentar qualquer uma dessas situações e até mesmo elevação dos níveis tensionais, da fração de ejeção e do débito cardíaco, e a elevação da creatinina pode ser similar entre os grupos.[3-8]

Além disso, os rins são um circuito de baixa resistência vascular e recebem 25% do débito cardíaco.[1-3] Para a manutenção da perfusão renal, a diferença da pressão arterial e da sua pressão venosa deve ser suficientemente grande para manter o fluxo e a filtração glomerular.[1,2] Foi previamente demonstrado que mesmo com grande redução da perfusão renal em pacientes com IC aguda, houve a manutenção relativa da taxa de filtração glomerular (TFG), explicada pela vasoconstrição da arteríola eferente, com aumento da pressão glomerular e manutenção da pressão e taxa de filtração.[1]

Entretanto, em pacientes com IC descompensada, o aumento da pressão atrial direita se comunica continuamente com a veia cava, com aumento da pressão venosa central (PVC) e veias abdominais, incluindo a veia renal. Nessa situação, a diferença entre a pressão arterial e venosa renal deixa de existir, com aumento da resistência vascular renal, diminuição da perfusão e redução da TFG.[1-8] As reduções da perfusão renal e da taxa de filtração glomerular aumentam a ativação neuro-humoral, resultando em maior reabsorção de sódio e água e, eventualmente, resultando em oligúria e mais congestão.[8-10]

Esse é o caso dos pacientes com congestão intravascular. Por outro lado, os pacientes podem apresentar um fenótipo com congestão tecidual. O edema renal pode distorcer a anatomia dos túbulos renais, capilares peritubulares e da vasa recta. Eventualmente, essa pressão tecidual pode levar ao colapso dos túbulos e capilares. Em teoria, os pacientes com o fenótipo de congestão intravascular se beneficiam mais de vasodilatadores, enquanto os pacientes com congestão tecidual se beneficiam principalmente de aquarese (eliminação renal de água, sem incremento da natriurese).[11]

Sendo assim, baixos níveis pressóricos, com baixo fluxo renal e PVC elevada isoladamente ou em combinação, no contexto das diferentes classificações de IC, devem sempre ser considerados nos pacientes que desenvolvem IRA.[12]

Baixa resistência vascular renal

A baixa resistência da vasculatura e parênquima renal e a baixa pressão de oxigênio na medula renal tornam o rim extremamente suscetível a injúria induzida por hipotensão. Portanto, instabilidade hemodinâmica e episódios de hipotensão devem ser evitados para minimizar o risco de SCR.[13-14]

Disfunção e dilatação do ventrículo direito

A disfunção e a dilatação do ventrículo direito (VD) afetam adversamente a função renal por pelo menos dois mecanismos:

- Elevação da pressão venosa central;
- A distensão do VD, que aumenta a pressão transmural do VE, afetando o septo paradoxalmente, pode causar a diminuição da pré-carga, a distensão do VE e, por fim, redução do débito cardíaco.[1-3]

Síndrome renocardíaca

Os mecanismos que explicam as consequências cardiovasculares em pacientes com injúria renal aguda podem ser divididos em hemodinâmicas e não hemodinâmicas. A hemodinâmica se justifica pela sobrecarga volêmica. As não hemodinâmicas incluem distúrbios hidroeletrolíticos com predisposição a arritmias e acidose metabólica, que diminui a contratilidade miocárdica.[16] Os níveis circulantes de fator de necrose tumoral (TNF-α) (fator de necrose tumoral-α), interleucina-1 (IL-1), interleucina-6 (IL-6) e galectina-3 encontram-se elevados em modelos experimentais de IRA e parecem ter efeitos cardiodepressores, com insuficiência ventricular esquerda (IVE) e redução da FE.[1,2,17]

Em relação a SCR tipo 4, a cardiopatia urêmica é caracterizada por hipertrofia ventricular esquerda estimulada pelo fator de crescimento dos fibroblastos-23 (FGF-23). A hipertrofia ventricular, por sua vez, se associa a uma redução da densidade capilar, particularmente no endocárdio, com isquemia e progressão da cardiomiopatia urêmica. Soma-se a esta fisiopatologia, a hiperfosfatemia decorrente da DRC, com hiperparatireoidismo secundário, que culminam em calcificação coronariana e valvar. A hipertensão arterial também contribui para a calcificação vascular. O espessamento endotelial periférico decorrente da congestão venosa transforma o endotélio em um fenótipo pró-inflamatório. E, finalmente, estudos têm evidenciado a interação entre as células dendríticas cardíacas e renais, que possuem um papel importante na resposta inata e adaptativa da SCR.[1,2]

Diagnóstico

Os sintomas de IC aguda incluem: astenia, dispneia e edema. Alguns indivíduos manifestam a congestão com hipertensão, turgência jugular e turgência de veia cava inferior, enquanto outros pacientes apresentam edema exuberante, ascite e derrame pleural.[18]

Marcadores renais

A piora da função renal é definida pela redução da TFG. O teste mais comumente utilizado para estimá-la é a concentração sérica de creatinina. Entretanto, idosos e pacientes críticos com frequência apresentam redução da massa muscular e, portanto, menor geração de creatinina.[1-4] A cistatina C pode ser um melhor marcador da TFG nessas circunstâncias.[1,2] A cistatina C é uma protease onipresente em células nucleadas, produzidas constantemente, livremente filtrada e completamente reabsorvida e não secretada pelos túbulos renais. Além de poder ser utilizada para avaliação da função renal, seus níveis foram preditores de hospitalização e mortalidade.[1]

Os critérios para definir IRA foram padronizados, sendo atualmente utilizada a definição do Kidney Disease: Improving Global Outcomes Guideline (KDIGO), *guideline* publicado em 2012 (Tabela 34.2). Essa padronização permite comparações e padroniza critérios para desfechos em estudos clínicos.[6]

Entretanto, a creatinina sérica é um marcador tardio da lesão renal, e seu aumento pode ser detectado 24 a 48 horas após o insulto agudo. Por esse contexto, outros biomarcadores de injúria renal vêm sendo estudados:[1-3,18]

- A NGAL (lipocalina associada a gelatinase neutrofílica) é uma proteína encontrada nos grânulos dos neutrófilos que é secretada no epitélio tubular renal, células miocárdicas e outros tecidos. NGAL é a proteína produzida em maior escala em pacientes com IRA. Suas medidas seriadas aumentam a acurácia do seu valor em predizer IRA, mas ainda é pouco usada na prática clínica;[1,19]
- A combinação do TIMP-2 (inibidor tecidual da metaloproteinase-2) e da IGFBP7 (proteína ligadora do fator de crescimento insulina-símile 7), ambos envolvidos nas fases precoces de lesão celular, estão disponíveis para uso clínico nos Estados Unidos. Em combinação, esses biomarcadores foram superiores aos previamente descritos para predizer IRA. Entretanto, não existem dados dessa combinação como biomarcadores em SCR.[1,20]

A medida da concentração de sódio urinário (UNa) também pode ser útil. UNa menor que 25 mEq/L é esperada em pacientes com IC, já que a redução da perfusão renal ativa, o sistema simpático e o SRAA, atuam promovendo retenção do sódio, desde que sem o uso de diuréticos.[7]

Alguns dados sugerem que a medida da UNa pode predizer a resposta a terapia com diuréticos por via intravenosa em pacientes com IC. A dosagem da UNa coletada 1 a 2 horas após a administração de dose isolada de diurético de alça, pode predizer prontamente a resposta, que se negativa, já direciona para uma intervenção mais precoce. A Sociedade Europeia de Cardiologia (European Society of Cardiology – ESC) sugere que a medida de sódio urinário menor que 50 a 70 mEq/L após 2 horas ou um débito urinário menor que 100 a 150 mL/h nas próximas 6 horas definem o paciente com resposta insuficiente ao diurético.[7]

A albuminúria, quando presente, tem valor prognóstico para mortalidade por todas as causas, mortalidade cardiovascular e readmissão em pacientes com IC.[1] Nos pacientes com IC avançada, a albuminúria em avaliação pré-operatória está associada a maior risco de necessidade de terapia renal substitutiva e aumento da mortalidade em

Tabela 34.2. Classificação da IRA

Estágio	Creatinina sérica	Débito urinário
1	1,5 a 1,9 vez a creatinina basal ou incremento em 0,3 mg/dL	< 0,5 mL/kg/h por 6 a 12 horas
2	2 a 2,9 vezes a creatinina basal	< 0,5 mL/kg/h por 12 horas ou mais
3	3 vezes a creatinina basal ou aumento da creatinina sérica para maior ou igual a 4 mg/dL ou início de terapia renal substitutiva ou, em pacientes com menos de 18 anos, TFGe < 35 mL/min/1,73 m²	< 0,3 mL/hg/h por 24 horas ou mais ou anúria por mais de 12 horas

Fonte: autoria dos autores.

pacientes submetidos a implante de dispositivos de assistência ventricular esquerda. A proteinúria basal foi um fator de risco independente da TFG.[8]

É importante distinguir a presença de doença renal subjacente. Achados que sugerem doença renal são: proteinúria significativa (maior que 1.000 mg/dia), sedimento urinário ativo com hematúria, piúria ou cilindros celulares ou rins de tamanho reduzido na avaliação radiológica.[1]

Biomarcadores cardíacos

Pacientes com DRC possuem valores basais de peptídio natriurético tipo B (BNP) maiores, mais notadamente, o proBNP, devido a sua menor depuração e pela cardiomiopatia e sobrecarga volêmica crônicas. A prevalência de troponina cardíaca elevada em pacientes com diminuição da TFG é maior e sua elevação sustentada é associada a uma maior mortalidade.[1]

Exames de imagem

O ecocardiograma pode evidenciar informações fundamentais para o diagnóstico. O ultrassom renal emerge com um potencial aliado na avaliação da congestão venosa. Além disso, o ultrassom renal pode trazer informações como tamanho e diferenciação corticomedular, que quando reduzidos sugerem cronicidade, sendo útil na distinção dos fenótipos. O Doppler renal pode evidenciar aumento da resistência vascular (índice de resistência maior que 0,8 cm/s),[1,2] indicando algum grau de obstrução arterial.

Tratamento

Ver Tabela 34.3.

Tratamento da congestão

A retenção de fluidos e a congestão são sinais da IC aguda e os diuréticos são os pilares do tratamento e, em pacientes com SCR, a melhora da função cardíaca pode acarretar na melhora da função renal. Portanto, uma relação ureia/creatinina aumentada nesses pacientes, não contraindica a terapia, caso haja evidências de congestão.[1-3,19,20]

Além disso, nos pacientes em tratamento, a piora da função renal não pode ser considerada um sinônimo de IRA.[1-3] Estudos evidenciam que, em pacientes com IC descompensada, a remoção de fluidos se associa a melhores desfechos, mesmo com uma leve a moderada piora da função renal.[9,10,19,20]

Tabela 34.3. Estratégias de tratamento

Tratamento da congestão	Diuréticos de alça, tiazídicos, antagonistas mineralocorticoides Ultrafiltração
Medicações inotrópicas/vasodilatadores	Dobutamina, levosimendan Nitroprussiato de sódio, nitroglicerina
Modulação neuro-humoral	Tolvaptan, nesiritide
Bloqueio do SRAA	ECAi/BRA/ARNI/antagonistas mineralocorticoides
Betabloqueadores	Carvedilol, bisoprolol, nebivolol
Inibidores do SLGT-2	Dapaglifozina, empaglifozina, canaglifozina

SRAA: sistema renina-angiotensina-aldosterona; ACEi: inibidores da enzima conversora de angiotensina; BRA: bloqueadores do receptor de angiotensinogênio II; ARNI: receptor da angiotensina-inibidor da neprilisina; SGLT-2: transportador sódio-glicose tipo 2.

Soma-se a isso a importância em diferir os mecanismos de piora da função renal, pelos seus diferentes desfechos. O estudo ESCAPE (Evaluation Study of Congestive Heart Failure and Pulmonary Artery Catheterization Effectiveness) demonstrou uma maior redução da pressão arterial em pacientes que apresentavam piora da função renal. A redução da pressão arterial ocorreu pela intensificação da terapia medicamentosa. Nesses pacientes, não houve piora da sobrevida. Entretanto, nos pacientes em que a piora da função renal ocorreu, independentemente da redução da pressão arterial, a mortalidade foi maior.[11] No estudo ROSE-AHF (Renal Optimization Strategies Evaluation – Acute Heart Failure) os pacientes foram submetidos a dosagem de biomarcadores urinários na admissão e após 72 horas. As mudanças dos marcadores de filtração glomerular (creatinina e cistatina), durante a diurese agressiva, não se associaram as mudanças dos biomarcadores de injúria tubular renal (molécula de injúria renal 1 [KIM-1], NGAL e N-acetil-Beta-D-glicosaminidase [NAG]). Isso sugere que o aumento transitório da creatinina sérica reflita mais alterações temporárias da função renal do que injúria renal aguda.[12] Sendo assim, é imperativo diferenciar a IRA de flutuações isoladas da função renal para a manutenção do tratamento adequado.[1]

Esses achados suportam a recomendação da diretriz de 2022 de IC da ACC/AHA (American College of Cardiology/American Heart Association) que estabelece o objetivo da terapia com diurético para eliminar as manifestações clínicas de retenção de fluidos, como estase jugular e edema periférico. A intensidade da terapia pode ser reduzida caso o paciente apresente hipotensão ou piora da função renal.[13]

Diuréticos

Os diuréticos de alça são a primeira linha terapêutica para o manejo da sobrecarga volêmica em pacientes com IC descompensada. Assim chamados pelo seu sítio de ação, essa classe de diuréticos inibe o cotransportador Na+K+2Cl na alça espessa ascendente de Henle, com consequente natriurese. Os diuréticos de alça têm uma meia-vida curta, 2 a 3 horas para a administração intravenosa e 6 horas para administração oral. A furosemida oral tem uma biodisponibilidade de 50%, com uma média bem variável. A apresentação intravenosa e novas infusões subcutâneas garantem 100% de biodisponibilidade.[1,15]

Entre os diuréticos de alça, a furosemida está disponível no Brasil, mas a torasemida e a bumetanida são alternativas disponíveis em outros países. Todas são efetivas e bem toleradas. A furosemida é o diurético de escolha, mas caso a diurese não seja efetiva, pode ser tentado a troca para torasemida ou bumetanida, se disponíveis, já que pela maior biodisponibilidade, esses costumam ser mais efetivos.[1,2,15]

Nos quadros de descompensação aguda, a administração intravenosa é preferível, pela maior potência e mecanismo de ação mais rápido, especialmente na presença de edema do trato gastrointestinal. O início da diurese costuma ocorrer após 30 minutos da administração com pico em 1 a 2 horas.[1-3,7,12,13,15]

A definição da dose ideal e infusão contínua versus bólus são objetivos de alguns estudos. O estudo DOSE-AHF (Diuretic Optimization Strategies Evaluation in Acute Heart Failure) randomizou 308 pacientes com IC aguda em grupo bólus versus infusão contínua e em baixas doses (equivalente a dosagem ambulatorial do paciente, mas intravenoso) versus altas doses (2,5 vezes o regime ambulatorial do paciente, por via intravenosa). Em relação a infusão bólus versus infusão contínua, não houve significância na melhora dos sintomas ou alteração da função renal. Houve uma tendência a favor de altas doses versus baixas doses na melhora dos sintomas, sem diferença na função renal.[14] A Figura 34.2 sugere um fluxograma para o uso de diuréticos.[3,15]

Pacientes sem redução da taxa de filtração glomerular costumam responder com doses de furosemida entre 40 e 80 mg. Entretanto, pacientes com DRC ou IC grave costumam requerer doses máximas: 160 a 200 mg. Pacientes em uso crônico de diuréticos também costumam necessitar de doses mais altas na descompensação aguda, habitualmente 2,5 vezes maior.[14,15]

A maior parte dos pacientes necessita de uma dose de manutenção após a dose inicial, que também pode ser mantida em bólus, dividida em duas ou mais vezes, ou em infusão contínua. Nenhum regime se mostrou superior nos estudos. A transição da medicação para a administração oral pode ser feita após estabilização dos sintomas e deve ser assegurada uma dose efetiva.[1,7,12,15]

Resistência aos diuréticos

A resistência aos diuréticos é um fenômeno bem conhecido e associado a piora da função renal, aumento de reinternação e maior mortalidade.[1,3,15]

Para pacientes ambulatoriais, a biodisponibilidade oral pode ser um primeiro problema. Além disso, a IC e a alimentação podem retardar o tempo de

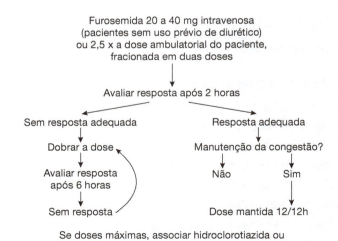

Figura 34.2. Fluxograma para uso de diuréticos. Fonte: autoria dos autores.

absorção e o pico da medicação. Os diuréticos são transportados 95% ligados a proteínas, e a hipoalbuminemia reduz a disponibilidade dos diuréticos. Anti-inflamatórios não esteroidais e toxinas urêmicas inibem seu efeito, por competir pelos transportadores no túbulo proximal das células epiteliais.[1,3,15]

Fatores específicos da SCR também contribuem para a resistência aos diuréticos. A DRC reduz a excreção da droga no lúmen tubular. Além disso, pela menor TFG, uma menor carga de sódio é filtrada, com consequente menor excreção e natriurese. Nessas situações, doses mais frequentes de diuréticos são mais efetivas que maiores doses para atingir a excreção máxima de sódio.[1,15]

O uso de diuréticos de alça também pode, a curto prazo, gerar um aumento da capacidade reabsortiva e reduzir a natriurese. Esse fenômeno se mostra com uma redução da eficiência do diurético a cada dose sucessiva. Esse efeito é observado por horas e seu mecanismo ainda é incerto. Além disso, a perda de sódio induz, a longo prazo, a hipertrofia do túbulo distal, com aumento da reabsorção do sódio nesse seguimento, com menor natriurese. A reposição de sódio pode atenuar essa compensação e a redução da natriurese. O maior aporte de sódio para o túbulo distal e sua consequente hipertrofia trazem o racional da associação dos diuréticos tiazídicos nos pacientes com resistência à furosemida.[1,3,15]

A hipocloremia induzida pelos diuréticos de alça também tem um papel importante na ativação neuro-humoral e contribui para a resistência ao diurético.[1,3,15] Nos casos em que os diuréticos de alça não produzem diurese suficiente, a associação com diuréticos tiazídicos pode ser benéfica. Por outro lado, eles ocasionam um aumento do aporte de sódio no túbulo coletor, aumentando a excreção de potássio, podendo ocasionar hipocalemia. Por isso, nessa associação, os níveis de potássio devem ser cuidadosamente monitorados.[1-3,7,12,15]

As formulações orais de hidroclorotiazida (25 a 50 mg uma a duas vezes ao dia) e da clortalidona são alternativas para a terapia, já que a formulação intravenosa de hidroclorotiazida não é disponível na maior parte dos países, incluindo o Brasil.[1,3,15]

O uso de espironolactona ou eplerenone (esse último, indisponível no Brasil), antagonistas da aldosterona, é recomendado em pacientes selecionados com IC com redução da fração de ejeção. Com a inibição da reabsorção de sódio no túbulo coletor, ele aumenta a natriurese e inibe a secreção de potássio. Portanto, caso o paciente não esteja em uso, sugere-se o início de espironolactona, desde que o paciente tenha níveis normais ou baixos de potássio, antes mesmo dos diuréticos tiazídicos. Ressalta-se que pelo risco de hipercalemia, o nível sérico de potássio também deve ser cuidadosamente monitorado.[1,3,7,12,15]

Eficiência dos diuréticos

Esse conceito se baseia no volume urinário em mililitros ou na alteração do peso com a administração de furosemida 40 mg ou na relação sódio urinário/furosemida urinária, em pacientes com infusão contínua. Essa resposta aos diuréticos tem valor prognóstico. Pacientes com baixa eficiência diurética têm maior mortalidade, maior taxa de reinternação hospitalar e piora da função renal, evidenciados pelo estudo ESCAPE. Essas medidas podem auxiliar a identificar indivíduos com resistência aos diuréticos ou pacientes com alto risco de desfechos adversos, mas mais estudos são necessários para estratégias de tratamento guiadas por essas medidas.[1,3,15]

Ultrafiltração

A ultrafiltração é a remoção de fluidos isotônicos do compartimento venoso pela filtração do plasma por uma membrana semipermeável. Em pacientes com IC a ultrafiltração é mais frequentemente considerada em pacientes com resistência a terapia com diuréticos ou piora da função renal. A composição do ultrafiltrado contrasta com a diurese produzida por diuréticos de alça, por conter menos sódio e tender a manter um balanço dos eletrólitos mais próximo ao fisiológico, quando comparado aos diuréticos, com menos hipocalemia e, possivelmente, menor liberação de renina e aldosterona.[1,20]

A maior parte dos estudos utilizam dispositivo de ultrafiltração inserido em acesso periférico.[1] Esses estudos evidenciaram que a ultrafiltração foi associada a maiores taxas de remoção de fluidos, do que a terapia com diurético, mas sem alteração nos níveis de creatinina e com maiores taxas de efeitos adversos (IC, IRA, anemia, trombocitopenia, distúrbios hidroeletrolíticos, hemorragia, pneumonia e sepse).[1,13,15]

Portanto, embora a ultrafiltração possa ser útil na remoção de fluidos em pacientes com descompensação aguda da IC não responsivos a terapia com diuréticos, não existem evidências para seu uso como terapia de primeira linha. A diretriz de IC de 2022 (ACC/AHA) sugere que a ultrafiltração é uma alternativa para pacientes com congestão refratária que não respondem a terapia medicamentosa.[13] Com maior frequência, a ultrafiltração tem sido realizada em pacientes com indicação de terapia renal substitutiva.[15] Nesses pacientes, hemodiálise intermitente ou contínua pode ser realizada.[20]

Medicações inotrópicas

As medicações inotrópicas possuem o potencial de melhorar a SCR tipo 1 pelo aumento do débito cardíaco e redução da congestão venosa. Entretanto, o desfecho cardiovascular a longo prazo não é afetado, além da maior predisposição a arritmias, isquemia e piora da função miocárdica nesses pacientes.[1]

Previamente, foi proposto o papel da dopamina para aumentar o fluxo renal e possivelmente reduzir a pressão venosa renal, com doses entre 2 e 10 mcg/kg/min, mas estudos subsequentes não conseguiram demonstrar esse benefício.[1,16,19]

Inotrópicos como o levosimendan (sensibilizador de cálcio e modulador dos canais de potássio) e omecamptiv mecarbil (ativador da miosina cardíaca), possuem poucos dados disponíveis no contexto da SCR.[1]

Modulação Neuro-humoral

A ativação neuro-humoral resulta na liberação do hormônio antidiurético (vasopressina), que retém água, causando hiponatremia. O Tolvaptan é um antagonista seletivo do receptor da vasopressina 2, que produz aquarese, sem natriurese. O estudo EVEREST avaliou o uso do Tolvaptan na IC aguda, em pacientes com FE menor 40%. Não foi demonstrado melhora na mortalidade ou hospitalização, mas houve uma maior perda de peso, sem efeitos adversos.[9] Outros estudos confirmaram esses achados, possivelmente, porque a atuação nesse mecanismo não é suficiente para se sobressair às demais alterações hemodinâmicas e neuro-humorais. O Tolvaptan é uma medicação de alto custo, e, atualmente, seu uso é aprovado pela Food and Drug Administration (FDA) em pacientes com hiponatremia e hipervolemia ou euvolemia, com IC, cirrose ou síndrome da secreção inapropriada do hormônio antidiurético.[1,15,19,20]

O nesiritide é um BNP recombinante com propriedades vasodilatadoras venosa, arterial e coronariana, com diminuição da pós-carga e melhora do débito cardíaco.[1,3,17] Ele também causa natriurese, aumenta a TFG e suprime a ativação do SRAA. O estudo ASCEND-HF (Acute Study of Clinical Effectiveness of Nesiritide and Descompensated Heart Failure), randomizou os pacientes para uso de nesiritide ou placebo por 7 dias. Os pacientes no grupo nesiritide tiveram uma melhora significante da dispneia nas primeiras 6 a 24 horas, mas não houve relação com função renal, mortalidade ou reinternação.[17] Sendo assim, não existem recomendações, atualmente, para seu uso, e mais estudos são necessários para definir o real papel no tratamento da IC descompensada.[1,3,15,19]

Inibição do sistema renina-angiotensina-aldosterona em pacientes com SCR crônica

Os ACEi, ARNI ou BRA são essenciais na terapia para IC com FE reduzida, sendo associados a melhora dos sintomas, redução de hospitalização e aumento de sobrevida. É importante ressaltar que esse benefício não foi obtido com os inibidores de renina.[1,3]

IECA/BRA

Aproximadamente 10 a 25% dos pacientes podem apresentar melhora na TFG com o início dessas medicações, provavelmente atribuído a melhora do débito cardíaco e do fluxo renal. Entretanto, a despeito dos benefícios, a piora da função renal costuma ser mais comum e ocorre, em parte, pela redução da resistência da arteríola eferente, com diminuição da pressão de filtração glomerular. Ocorre mais comumente em pacientes em uso de diuréticos.[1,3]

Usualmente, ocorre um declínio modesto da função renal na primeira semana; todavia, em seguida, a TFG tende a se estabilizar. Portanto, a creatinina e o potássio devem ser dosados nesse período. Lembrando que pacientes em uso concomitante de espironolactona apresentam hipercalemia com maior frequência.[3] A piora da função renal pode ser contrabalançada com redução transitória da intensidade da terapia com diurético. Além disso, o efeito é dose dependente, com a piora da função renal sendo associada a maiores doses. A despeito disso, altas doses são associadas a melhores desfechos a longo prazo.[1-3]

Determinar qual declínio da TFG pode ser tolerado ainda é uma questão. O estudo SOLVD demonstrou que mesmo em pacientes com queda de 40% da TFG, o uso do enalapril ainda foi associado a menor hospitalização em pacientes com IC. Esse dado reassegura que em pacientes ambulatoriais, sem doença renal crônica avançada (pacientes com creatinina sérica maior que 2,5 mg/dL foram excluídos), o custo-benefício da manutenção da medicação está justificado. Entretanto, o risco de efeitos adversos é maior em pacientes com DRC, incluindo a hipercalemia. Esses pacientes devem ser monitorados mais precocemente, nos períodos iniciais e na titulação dessas medicações, com dosagem de eletrólitos e creatinina. Se necessário, pode ser feito ajuste de dose ou associação com resinas de troca do potássio.[1,3,18]

Receptor da angiotensina-inibidor da neprilisina (ARNI)

É uma combinação de dois fármacos: bloqueador do receptor do angiotensinogênio e inibidor da neprilisina. O metabólito ativo do sacubitril, sacubrilat, inibe a enzima neprilisina. A neprilisina é responsável pela degradação do BNP, da bradicinina e do angiotensinogênio II. A redução da sua atividade, permite o efeito diurético do BNP.[20] Uma metanálise recente evidenciou que o desfecho composto mortalidade ou IC hipertensiva foi menor nos pacientes recebendo a combinação. Os estudos também sugerem que a piora da função renal e a hipercalemia são menores na terapia combinada, quando comparadas com o uso isolado de IECA, com os mesmos benefícios cardiovasculares, em pacientes com e sem DRC, incluindo estágio 3B.[19] Uma análise subsequente do estudo PARADIGM-HF (Prospective Comparison of ARNI with ACEi to Determine the Impact on Global Mortality and Morbitdiy in Heart Failure) evidenciou que o tratamento com sacubitril/valsartan resultou em um menor decréscimo da função renal, comparado ao enalapril, apesar de um modesto aumento na proteinúria. Novos estudos estão em andamento para avaliar o uso dessa medicação em pacientes com DRC com e sem albuminúria, mas dada a prevalência da concomitância de IC e DRC, esses dados reasseguram a tolerabilidade do uso de ARNI nessa população de alto risco.[1,20]

Antagonistas Mineralocorticoides

A eficácia da terapia com BRA/IECA na supressão do SRAA é limitada pelo escape da aldosterona. Portanto, a associação dos antagonistas mineralocorticoides propicia uma maior supressão, com benefícios a longo prazo. A redução da mortalidade e eventos cardiovasculares foi demonstrada em diversos estudos.[1,3,7,12,15] Infelizmente, os dados são escassos em pacientes com DRC estágios III e IV, mas pacientes selecionados podem ser considerados para a terapia, com monitorização do potássio e função renal.[1,7,12]

Betabloqueadores

Inúmeros estudos randomizamos controlados evidenciaram que o uso de betabloqueadores melhora a classe funcional da IC, melhora o controle dos sintomas e reduz o número de hospitalizações. Os dados em DRC foram obtidos de análises *post hoc* de estudos randomizados e observacionais e os benefícios do uso de betabloqueadores foram mantidos em pacientes com DRC.[1]

Inibidores SGLT-2

Os inibidores do cotransportador sódio-glicose tipo 2 (SGLT-2) emergem como uma medicação modificadora da IC.[1,3] Estudos sugerem que seu uso é seguro na IC aguda e pode melhorar a diurese. Eles exercem seus efeitos glicosúrico e natriurético ao inibirem o cotransportador de sódio-glicose dos túbulos proximais. Em análises *post hoc*, também foi evidenciado menor progressão da disfunção renal. Um dos mecanismos propostos para a proteção renal, é que a maior natriurese resulta no maior aporte de sódio para a mácula densa, resultando em vasoconstrição da arteríola aferente e menor pressão glomerular. Outra hipótese é que os inibidores de SGLT-2 reduzam a demanda de oxigênio nos néfrons, tornando-os menos susceptíveis ao estresse oxidativo na vigência de hipóxia ou menor perfusão renal.[3,20]

A empagliflozina pode se associar a um aumento nos níveis de eritropoietina e maior excreção de ácido úrico. Os inibidores do SGLT-2 também parecem preservar o cloro sérico.[3] Entretanto, seu papel na SCR ainda não é muito bem estabelecido.[1-3]

SCR em cirurgia cardíaca

Cirurgia cardiovascular é a segunda maior causa de IRA em unidade de terapia intensiva (UTI). Nesses casos, especificadamente, a vasoconstrição na microcirculação renal pode ser desencadeada pelo sangramento, ativação do sistema simpático e SRAA, vasopressina e hemólise secundária à circulação extracorpórea e hipotermia. A isquemia-reperfusão ativa a cascata inflamatória que também converge para a lesão renal. Vinte a setenta por cento dos pacientes submetidos a cirurgia cardíaca apresentam IRA, e a mortalidade dos pacientes que necessitam de terapia renal substitutiva varia em torno de 40 a 70%.[20]

SCR em pacientes com suporte cardíaco artificial e após transplante cardíaco

Pacientes com IC em estágio final e incapacidade de realizar atividades cotidianas são candidatos a dispositivos de assistência ventricular (DAV) ou transplante cardíaco.[2]

A função renal antes do implante do dispositivo tem impacto na mortalidade e em modelos de avaliação de risco, cada incremento de 1 mg/dL na creatinina, impacta em um risco de mortalidade duas vezes maior após a implantação do dispositivo. Outro dado é que 1 a cada 5 pacientes com TFG < 30 mL/min falece nos primeiros três meses depois do implante do dispositivo.[1,2]

Nova disfunção renal após implante do dispositivo ocorre em até 12% dos pacientes. A resposta inflamatória depois do procedimento, infecções, by-pass cardiopulmonar, disfunção renal subclínica e baixa reserva renal são razões para a IRA no pós-operatório. Além disso, modificação do fluxo sanguíneo e maior hemólise também impactam na função renal. Por último, o dispositivo pode impactar na função ventricular direita e, embora ocorra uma melhora da disfunção do septo interventricular, o aumento do débito cardíaco pode exceder a capacidade do VD com secundário aumento da pressão venosa e congestão renal.[2]

O banco de dados INTERMACS demonstrou que pacientes que apresentam melhora significativa da função renal e pacientes que evoluem com SCR pós implante, apresentam a mesma mortalidade. Os melhores desfechos são em pacientes com melhora discreta da função renal. Possivelmente, porque a disfunção renal grave ocorrendo imediatamente, antes ou após implante, afeta o desfecho dos pacientes.[2] Outra questão é que a avaliação da TFG nesses pacientes é dificultada pela sarcopenia e menor produção de creatinina, podendo estar superestimada na avaliação pré-implante.[1,2]

O transplante cardíaco é o tratamento de escolha para pacientes com IC em estágio final e para a maior parte dos pacientes com dispositivos de assistência ventricular. O impacto do transplante cardíaco na disfunção renal é variável e também depende da função renal basal. Em 46 crianças seguidas pós transplante duplo coração-pulmão, a porcentagem de função renal normal declina de 80% para 30% no seguimento de 2 anos, mesmo quando ajustado para condições nutricionais. As causas para a piora da função renal são disfunção de VD e nefrotoxicidade pelo uso de inibidores de calcineurina como imunossupressão.[2]

IC e transplante renal

O transplante renal também é o tratamento de escolha para pacientes com DRC estabelecida. A melhora da FE em pacientes com IC pré-transplante renal também é documentada. Longos períodos em diálise pré-transplante são o único fator que, independentemente, prediz a não melhora da FE. Entretanto, o paciente com transplante renal tem maior risco de IC de novo, além de maior risco cardiovascular.[1]

Pontos-chave

- Síndrome cardiorrenal (SCR) abrange um espectro de doenças que envolvem coração e rins, em que a disfunção aguda ou crônica de um pode levar a disfunção aguda ou crônica do outro. Além disso, ambos podem ter sua função reduzida por uma doença em comum, aguda ou crônica.
- A fisiopatologia compreende queda do débito cardíaco e ativação neuro-humoral, aumento da pressão venosa renal, culminando com queda da perfusão renal. Na síndrome renocardíaca, inflamação, sobrecarga volêmica, hipertensão arterial e isquemia fazem parte da fisiopatologia.
- O pilar do tratamento é a resolução da congestão. Esse pode ser feito com diuréticos de alça, associados ou não aos diuréticos tiazídicos e/ou antagonistas mineralocorticoides.
- A inibição do sistema renina-angiotensina-aldosterona em pacientes com SCR crônica é essencial, sendo associada a melhora dos sintomas, redução de hospitalização e aumento de sobrevida.
- A associação dos antagonistas mineralocorticoides propicia uma maior supressão, com benefícios a longo prazo.
- O uso de betabloqueadores melhora a classe funcional da IC, melhora o controle dos sintomas e reduz o número de hospitalizações e esses benefícios foram mantidos em pacientes com DRC.
- Os inibidores do cotransportador sódio-glicose tipo 2 (SGLT-2) emergem como uma medicação modificadora da IC. Também foi evidenciado menor progressão da disfunção renal.
- Mais pesquisas são necessárias para determinar a melhor terapia para esses pacientes. Estudos em andamento avaliam a mortalidade da terapia com torasemida em comparação com a furosemida, a eficácia do uso da administração da furosemida subcutânea *versus* intravenosa, também está sendo avaliada.
- A restrição de sódio é difícil na prática clínica e não tem sido relacionada com melhores desfechos. Existem estudos clínicos objetivando definir o papel dessa restrição e alguns grupos estudam a infusão paralela de solução salina hipertônica em pacientes com terapia agressiva com diuréticos, a fim de aumentar o aporte de sódio para a mácula densa e diminuir a resistência aos diuréticos.

Referências bibliográficas

1. Rangaswami J, Bhalla V, Blair JEA, Chang TI, Costa S, Lentine KL, et al. Cardiorenal syndrome: classification, pathophysiology, diagnosis, and treatment strategies: a scientific statement from The American Heart Association. Circulation. 2019 Apr 16;139(16):e840-e878.
2. Ricci Z, Romagnoli S, Ronco C. Cardiorenal syndrome. Crit Care Clin. 2021 Apr;37(2):335-47.
3. Tang WHW, Kiang A. Acute cardiorenal syndrome in heart failure: from dogmas to advances. Curr Cardiol Rep. 2020; 22:143.
4. Ronco C, McCullough P, Anker SD, Anand I, Aspromonte N, Bagshaw SM, et al. Cardio-renal syndromes: report from the consensus conference of the acute dialysis quality initiative. Eur Heart J. 2010 Mar;31(6):703-11.
5. Adams Jr KF, Fonarow GC, Emerman CL, LeJemtel TH, Costanzo MR, Abraham WT, et al. Characteristics and outcomes of patients hospitalized for heart failure in the United States: rationale, design, and preliminary observations from the first 100,000 cases in the Acute Decompensated Heart Failure National Registry (ADHERE). Am Heart J. 2005 Feb;149(2):209-16.
6. Chawla L, Bellomo R, Bihorac A. Acute kidney disease and renal recovery: consensus report of the Acute Disease Quality Initiative (ADQI) 16 Workgroup. Nat Rev Nephrol. 2017;13:241-57.
7. Mullens W, Damman K, Harjola VP, Mebazaa A, Brunner-La Rocca HP, Martens P, et al. The use of diuretics in heart failure with congestion - a position statement from the Heart Failure Association of the European Society of Cardiology. Eur J Heart Fail. 2019 Feb;21(2):137-55.
8. Muslem R, Caliskan K, Akin S, Sharma K, Gilotra NA, Brugts JJ, et al. Pre-operative proteinuria in left ventricular assist devices and clinical outcome. J Heart Lung Transplant. 2018 Jan;37(1):124-30.
9. Konstam MA, Gheorghiade M, Burnett JC Jr, Grinfeld L, Maggioni AP, Swedberg K, et al. Effects of oral tolvaptan in patients hospitalized for worsening heart failure: the EVEREST Outcome Trial. JAMA. 2007 Mar 28;297(12):1319-31.
10. Rao VS, Ahmad T, Brisco-Bacik MA, Bonventre JV, Wilson FP, Siew ED, et al. Renal effects of intensive volume removal in heart failure patients with preexisting worsening renal function. Circ Heart Fail. 2019 Jun;12(6):e005552.
11. Testani JM, Coca SG, McCauley BD, Shannon RP, Kimmel SE. Impact of changes in blood pressure during the treatment of acute decompensated heart failure on renal and clinical outcomes. Eur J Heart Fail. 2011 Aug;13(8):877-84.
12. Ahmad T, Jackson K, Rao VS, Tang WHW, Brisco-Bacik MA, Chen HH, et al. Worsening renal function in patients with acute heart failure undergoing aggressive diuresis is not associated with tubular injury. Circulation. 2018 May 8;137(19):2016-28.
13. Paul A. Heidenreich, Biykem Bozkurt, David Aguilar, et al. 2022 AHA/ACC/HFSA Guideline for the Management of Heart Failure: A Report of the American College of Cardiology/American Heart Association Joint Committee on Clinical Practice Guidelines. Circulation. 2022;145: e895–e1032.

14. Felker GM, Lee KL, Bull DA, Redfield MM, Stevenson LW, Goldsmith SR, et al. Diuretic strategies in patients with acute decompensated heart failure. N Engl J Med. 2011 Mar 3;364(9):797-805.
15. Ellison DH, Felker GM. Diuretic treatment in heart failure. N Engl J Med. 2017 Nov 16;377(20):1964-75.
16. Wan SH, Stevens SR, Borlaug BA, Anstrom KJ, Deswal A, Felker GM, et al. Differential response to low-dose dopamine or low-dose nesiritide in acute heart failure with reduced or preserved ejection fraction: results from the ROSE AHF trial (Renal Optimization Strategies Evaluation in Acute Heart Failure). Circ Heart Fail. 2016;9:e002593.
17. O'Connor CM, Starling RC, Hernandez AF, Armstrong PW, Dickstein K, Hasselblad V, et al. Effect of nesiritide in patients with acute decompensated heart failure. N Engl J Med. 2011 Jul 7;365(1):32-43.
18. McCallum W, Tighiouart H, Ku E, Salem D, Sarnak MJ. Acute declines in estimated glomerular filtration rate on enalapril and mortality and cardiovascular outcomes in patients with heart failure with reduced ejection fraction. Kidney Int. 2019 Nov;96(5):1185-94.
19. Rubinstein J, Sanford D. Treatment of cardiorenal syndrome. Cardiol Clin. 2019 Aug;37(3):267-73.
20. Jentzer JC, Bihorac A, Brusca SB, Del Rio-Pertuz G, Kashani K, Kazory A, et al. Contemporary management of severe acute kidney injury and refractory cardiorenal syndrome: JACC Council Perspectives. J Am Coll Cardiol. 2020 Sep 1;76(9):1084-101.

CAPÍTULO 35

Síndrome do Desconforto Respiratório Agudo

Victor de Sá Guimarães Fleury Machado • Marcel de Paula Pereira • Rafael Alves Franco

Destaques

- A síndrome do desconforto respiratório agudo (SDRA) é uma condição clínica desafiadora marcada por insuficiência respiratória aguda hipoxêmica de início rápido.[1]
- O diagnóstico da SDRA baseia-se nos critérios de definição de Berlim,[2-4] com edema alveolocapilar de origem inflamatória, achados na radiografia de tórax e hipoxemia, na ausência de edema pulmonar hidrostático. As cardiopatias podem coexistir com o insulto inflamatório pulmonar, dificultando o diagnóstico e o manejo ventilatório.[1]
- Poucos tratamentos farmacológicos estão disponíveis e o manejo permanece amplamente baseado em abordagens de suporte clínico e ventilação mecânica (VM) protetora.[1,2]

Introdução

A SDRA (do inglês, *acute respiratory distress syndrome* [ARDS]) é uma patologia respiratória grave associado a altas mortalidade e morbidade, de início rápido culminando com deterioração respiratória e hipoxemia importante e, na grande maioria das vezes, será necessário suporte ventilatório para manutenção da vida. É condição clínica de relevância no cenário da terapia intensiva; entretanto, seu manejo inicial muitas vezes se dá no ambiente de emergência.[1,4,5]

Foi originalmente descrita em 1967 como uma insuficiência respiratória aguda hipoxêmica refratária, com infiltrado difuso à radiografia de tórax. A necropsia desses pacientes demonstrou microatelectasias, congestão vascular, edema pulmonar e formação de membrana hialina na superfície alveolar.[2] Os termos SDRA e lesão pulmonar aguda (LPA) representam a mesma patologia com espectro de gravidade semelhante, sendo a SDRA uma progressão da LPA, visto que o consenso brasileiro de ventilação mecânica sugere que os termos sejam utilizados de forma indistinta. A LPA representa uma condição histopatológica de vários insultos pulmonares.[6-8]

Na SDRA o diagnóstico, a classificação e a gravidade são estabelecidas pelos critérios de Berlim[9-11] (Tabela 35.1), definidas como edema pulmonar não cardiogênico e hipoxemia no contexto de lesão pulmonar direta ou indireta.

Tabela 35.1.

Critérios diagnósticos para SDRA de acordo com a definição de Berlim[9,11]	
Tempo de evolução	Em até uma semana do evento causador da SDRA
Radiografia de tórax	Opacidades bilaterais não explicadas por derrame pleural, atelectasia, nódulos ou massas pulmonares
Origem do edema	Não cardíaco. Avaliação objetiva nos casos duvidosos
Classificação com base na Oxigenação (relação PaO_2/FiO_2)	
Leve	201 a 300 mmHg com PEEP ≥ 5 cmH_2O
Moderada	101 a 200 mmHg com PEEP ≥ 5 cmH_2O
Grave	≤ 100 mmHg com PEEP ≥ 5 cmH_2O

PEEP: pressão positiva no final da expiração.
PaO_2: pressão parcial de oxigênio no sangue arterial.
FiO_2: fração inspirada de oxigênio.

Atualmente, o tema ganhou evidência em razão da pandemia pelo coronavírus, que evidenciou a gravidade da injúria inflamatória pulmonar devido a lesão direta do vírus na parede alveolar. O tratamento, em sua maioria, ainda representa o suporte e uma adequada estratégia de ventilação mecânica. A estratégia ventilatória adotada tem significativo impacto na sobrevida do paciente com SDRA.[12]

A ventilação mecânica é uma das principais abordagens terapêuticas na SDRA, e seu impacto sobre o sistema cardiovascular é conhecido, a interação cardiopulmonar é delicada principalmente no paciente com cardiopatia estrutural. A ventilação com pressão positiva pode alterar profundamente o funcionamento do sistema cardiovascular por meio de processos complexos que muitas vezes resultam da interação entre reserva miocárdica, função miocárdica, volume de sangue circulante, pré e pós-carga, tônus autonômico, respostas endócrinas, volume corrente pulmonar e pressão intratorácica.[1]

Claramente, a resposta final ao estresse ventilatório no sistema cardiocirculatório depende do estado cardiovascular basal, portanto, paciente com doença cardíaca preexistente tem resposta diferente durante a ventilação mecânica a depender da disfunção cardíaca direita ou esquerda e do estado volêmico.[13]

Neste capítulo abordaremos sucintamente o estado atual das evidências acerca das estratégias ventilatórias e o emprego de pressão positiva no final da expiração (PEEP) e sua repercussão no sistema cardiovascular, a epidemiologia e fatores de risco, o diagnóstico diferencial e o manejo clínico na SDRA.

Conceito

A SDRA é por definição, um diagnóstico sindrômico e não uma entidade patológica distinta, visto que os pacientes com SDRA têm grande heterogeneidade em seus fenótipos clínicos, fisiológicos e radiológicos. Desde a primeira definição de SDRA, até a definição atual com os critérios de Berlim,[14-16] a heterogeneidade das lesões pulmonares tem sido reconhecida como uma barreira potencial para uma terapia altamente eficaz, e não há consenso sobre uma potencial divisão da abordagem baseada em subtipos fenotípicos. Foi demonstrado que os subfenótipos clinicamente aparentes da SDRA diferem fisiológica e biologicamente.[1,17]

Em teoria, a SDRA extrapulmonar (sepse não pulmonar) provavelmente afeta em um primeiro momento a permeabilidade endotelial, levando a edema difuso, enquanto a SDRA pulmonar deve afetar primeiro o epitélio alveolar. Os dados experimentais indicam que os pacientes com lesão pulmonar direta têm menor gravidade da doença, menos falências orgânicas, mais evidências de lesão epitelial pulmonar e menores concentrações de biomarcadores plasmáticos de lesão endotelial, em comparação com pacientes com lesão pulmonar indireta (extrapulmonar). No entanto, após os primeiros dias de SDRA, e de fato, muitas vezes na prática clínica, é difícil diferenciar entre SDRA pulmonar e extrapulmonar, e as evidências de que esses fenótipos devem divergir no tratamento são insuficientes.[18]

Lesão pulmonar induzida pela ventilação mecânica

O entendimento da SDRA como uma doença pulmonar dinâmica, com colapso heterogêneo de pequenas vias aéreas e o tratamento com pressão positiva por muitas vezes é parte essencial do tratamento e se não realizado e monitorado de maneira adequada pode produzir e agravar ainda mais as lesões alveolares que complicam a SDRA.[1,5,10,12]

Em contrapartida à fisiologia ventilatória que se dá por pressão negativa, os ciclos ventilatórios com pressão positiva exercem tensão nas paredes das pequenas vias aéreas, forçando a abertura e fechamento dos alvéolos, podendo provocar lesões das membranas endoteliais, o que estimula uma resposta inflamatória local. A hiperdistensão das unidades alveolares ocorre quando altos volume correntes e altas pressões inspiratórias são utilizadas, provocando estiramento da parede alveolar e causando alterações histopatológicas encontradas nas LPA/SDRA (aumento da permeabilidade alveolocapilar e dano alveolar difuso), é a chamada lesão induzida pela ventilação mecânica VILI (*ventilator-induced lung injury*).[10,12,16] Os três principais mecanismos de VILI são:[11]

1. *Barotrauma:* indica lesão pulmonar atribuída a aplicação de grandes pressões;
2. *Volutrauma:* lesão pulmonar induzida por altos volumes correntes;
3. *Atelectrauma:* atribuído a abertura e fechamento cíclicos de bronquíolos respiratórios e unidades alveolares.

A estratégia de ventilação protetora consiste em manter as unidades alveolares constantemente abertas, favorecendo a troca de gases e minimizado o dano da ventilação mecânica, e para isso é usado o emprego de PEEP para promover o recrutamento de unidades alveolares colapsadas e evitar a distensão de unidades menos doentes, ou seja, já abertas e sem edema alveolar. A aplicação de PEEP aliada ao uso de menores volumes correntes (VC) e monitorização da pressão de platô (Pplat) norteiam a estratégia protetora da ventilação mecânica e são capazes de prevenir o colapso das regiões afetadas, melhorando a troca gasosa e minimizando a perpetuação da lesão inflamatória.[1,19,20]

Efeitos cardiopulmonares da ventilação com pressão positiva

Os efeitos hemodinâmicos da ventilação com pressão positiva são sentidos por todos os pacientes que são submetidos a intubação orotraqueal, a gravidade do impacto da VM é dependente do estado cardiopulmonar prévio de cada paciente, nos quais a mesma manobra ventilatória pode ter repercussões diferentes a depender da cardiopatia preexistente. As alterações do volume pulmonar, do tônus autonômico e a resistência vascular pulmonar (RVP), implicam diretamente no retorno venoso e na pré e pós-carga do ventrículo direto e, consequentemente, no ventrículo esquerdo, devido a interdependência ventricular. A pressão positiva nas vias áreas com alto volumes correntes causa hiperinsuflação pulmonar, que aumenta a RVP e a pressão da artéria pulmonar, dificultando a ejeção do ventrículo direito (VD). Um coração com disfunção do VD ocasionará pior desempenho ventricular, com compressão passiva dos vasos alveolares, aumentando a RVP, podendo gerar hipertensão pulmonar significativa e precipitar insuficiência aguda do VD, isquemia do VD, e, consequentemente, choque cardiogênico.[23-25]

Por outro lado, em situações de comprometimento ventricular esquerdo, a pressão positiva pelo emprego de PEEP aumentará a pré-carga do ventrículo esquerdo (VE), aumentado transitoriamente o débito cardíaco. Em alguns casos, a VM com PEEP elevada pode reverter a hipoxemia, diminuindo o *cor pulmonale* e melhorando a vasoconstrição hipóxico-isquêmica, melhorando o desemprenho ventricular direito.[23] Assim, a aplicação da PEEP será benéfica a depender da circunstância empregada e da disfunção cardiovascular existente.

A resposta hemodinâmica ao suporte ventilatório também pode ser utilizada para identificar a reserva cardiovascular desse paciente. Em pacientes com o coração normal, ou seja, sem cardiopatia, seu estado cardiovascular é caracterizado pela dependência da pré-carga. Assim, o emprego de pressão positiva intratorácica, habitualmente, aumenta a pressão transtorácica, diminuindo o retorno venoso e, consequentemente, o débito cardíaco (DC). Em pacientes hipovolêmicos, a diminuição do DC é mais pronunciada, com consequências hemodinâmicas imediatas, na forma de hipotensão arterial, que por vezes pode ser grave. A intubação orotraqueal e a ventilação com pressão positiva podem induzir rapidamente a insuficiência cardiovascular que requer ressuscitação volêmica.[1,22,23]

O desmame do suporte ventilatório pode ser encarado como um teste de estresse em pacientes com reserva cardiovascular limitada e deve ser feito lentamente porque a retirada da pressão positiva no tórax pode aumentar o retorno venoso e precipitar insuficiência cardíaca e edema pulmonar hidrostático. Portanto, um aumento do desempenho cardiovascular pode ser necessário nesse momento com início ou manutenção de inotrópicos.[23-25]

A hipóxia sistêmica é altamente deletéria, de modo que a intubação e ventilação com pressão positiva corrigem esse estado e não devem ser postergadas mesmo no paciente cardiopata e com sinais de hipovolemia. A preempção da hipotensão durante a manobra de intubação orotraqueal e a manutenção na VM devem existir, e o débito cardíaco tem que ser mantido, utilizando de expansão volêmica cuidadosa, uso de vasopressores e inotrópicos.[22-24]

Epidemiologia e etiologia

A SDRA tem sido reconhecida como uma condição clínica que se desenvolve no contexto de várias causas e fatores de risco (Tabela 35.2). Os fatores de risco mais comuns são pneumonia e sepse não pulmonar, seguidos pela aspiração de conteúdo gástrico.[4]

Trauma de grande magnitude e transfusão de hemoderivados são fatores de risco menos comuns, à medida que o manejo da ventilação e de fluidos evoluiu, temos melhores desfechos no manejo da síndrome, entretanto, novas etiologias de lesão direta são citadas, como lesão pulmonar associada ao cigarro eletrônico.[4,5,17]

A incidência de SDRA é de 78 casos por 100.000 pessoas-ano. A mortalidade vem caindo ao longo dos anos, devido a melhora das estratégias ventilatórias.

Tabela 35.2. Fatores de risco para SDRA

Origem pulmonar	Origem extrapulmonar
Pneumonia	Sepse
Aspiração de conteúdo gástrico	Choque
Contusão pulmonar	Pancreatite
Inalação de fumaça	Cirurgia de alto risco*
Quase afogamento	Trauma**
Ventilação mecânica	Transfusão maciça de hemoderivados
	Abuso de álcool e drogas

*Cirurgias de alto risco – torácicas, ortopédicas de coluna, abdome agudo, cardíacas, vasculares de aorta.
**Trauma cranioencefálico, múltiplas fraturas.
Fonte: adaptada de Suzumura EA, Cavalcanti AB. Síndrome da Angústia Respiratória Aguda. In: Guimarães HP, Assunção MSC, Carvalho FB, Japiassú AM, Veras KN, Nácul FE, Reis HJL, Azevedo RP. Manual de Medicina Intensiva – AMIB. São Paulo: Atheneu; 2014. 431.

A maioria dos casos está associada a pneumonia ou sepse.[4-6] A SDRA é responsável por uma em cada 10 admissões em unidades de terapia intensiva e uma em cada quatro pacientes em ventilações mecânicas. A mortalidade hospitalar dos pacientes com SDRA grave varia de acordo com etiologia desencadeante da síndrome, ficando em torno de 46 a 60%. Sua incidência também pode ser variável, sendo maior em períodos de inverno e epidemias virais.[1,4,7]

A causa da morte na SDRA é mais comum devido ao choque séptico e pela falência de múltiplos órgãos gerados pela hipoxemia tecidual persistente do que insuficiência respiratória propriamente dita. Embora a maioria dos sobreviventes de SDRA recupere a função pulmonar normal ou quase normal, muitos permanecem com limitações funcionais relacionadas com fraqueza muscular e descondicionamento físico ou psicológico.[7,17]

Fisiopatologia

A instalação do fator predisponente que originará SDRA, seja ele direta ou indiretamente, acarreta uma agressão alveolar capaz de produzir lesão alveolocapilar, gerando ativação do sistema imunológico, intensa resposta inflamatória alveolar, com liberação de citocinas pró-inflamatórias e proteases que alteram a permeabilidade capilar pulmonar, causando dano inflamatório que culmina com edema alveolar progressivo, microtrombos vasculares e vasoconstrição das arteríolas pulmonares. A tempestade de citocinas atua na ativação de neutrófilos e produção de matriz extracelular por fibroblastos.[1,2,16,19]

Esse intenso processo inflamatório viola a integridade da barreira alveolocapilar e destrói a arquitetura pulmonar, favorecendo para que o espaço alveolar seja preenchido com proteínas sanguíneas e restos celulares, comprometendo o gradiente oncótico com diminuição da reabsorção de fluidos e incapacidade de drenagem do sistema linfático (Figura 35.1). A barreira alveolocapilar lesada e o espaço alveolar repleto por exsudato proteico de debris celulares faz com que haja perda da função do surfactante, gerando colapso alveolar.[16,19,21]

A tradução histopatológica dos eventos descritos é o dano alveolar difuso (DAD), caracterizado por

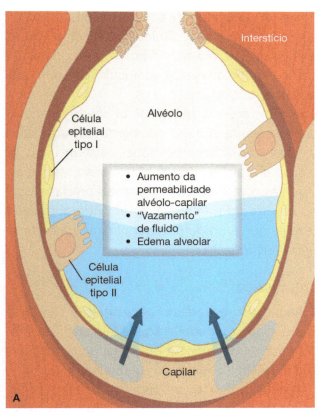
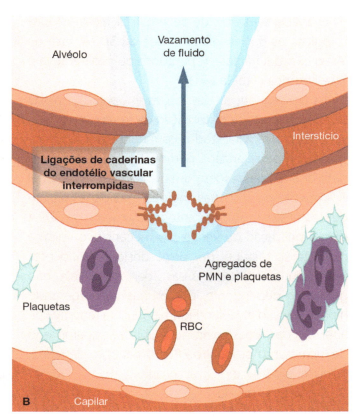

Figura 35.1. Maior permeabilidade endotelial alveolar na SDRA. **A.** Na SRDA, moléculas inflamatórias interrompem a função da barreira alveolar, resultando no acúmulo de fluido de edema alveolar. **B.** Maior permeabilidade endotelial, e subsequente extravasamento de água, solutos, leucócitos, plaquetas e outras moléculas inflamatórias no espaço alveolar. RBC: *red blood cells*; PMN: polimorfonucleares. Fonte: Huppert LA, Matthay MA, Ware LB. Pathogenesis of acute respiratory distress syndrome. Semi Respir Crit Care Med. 2019;40:31-9.

edema exsudativo, membrana hialina e intensa inflamação intersticial. Isso leva a uma consequência clínica de rápida piora da troca gasosa, gerando insuficiência respiratória aguda, aumento do trabalho respiratório, alteração da complacência pulmonar e consequente hipoxemia tecidual. As alterações ventilação perfusão (alterações V/Q), perpetuam os efeitos *shunt* e espaço morto fisiológico que limita a eliminação de CO_2 nomeada de hipercapnia.[19,22,26]

O desacoplamento entre ventilação e perfusão gera os distúrbios V/Q. O efeito *shunt* é a maior causa da hipoxemia (Figura 35.2). O aumento do espaço-morto fisiológico relacionado com alterações estruturais dos pulmões (pseudocistos e bolhas nas fases tardias) estão associados a pior prognóstico e aumento persistente da pressão arterial de dióxido de carbono ($PaCO_2$).[19]

Posteriormente, alguns pacientes desenvolvem infiltrado inflamatório crônico com deposição de colágeno na parede alveolar e resolução completa do edema. O processo inflamatório crônico, que leva a fibrose, pode iniciar em fases mais precoces e associa-se a hipoxemia persistente, que por sua vez está associada a pior prognóstico.[1]

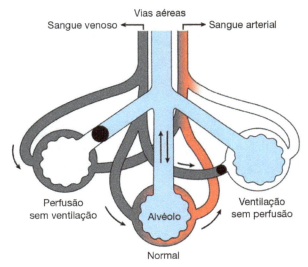

Figura 35.2. Efeito *shunt* com áreas ventiladas e não perfundidas. Efeito espaço morto com áreas perfundidas e não ventiladas.

Didaticamente divide-se em três fases fisiopatológicas os danos inflamatórios da SDRA: fase de lesão exsudativa, fase reparadora ou proliferativa e fase fibrótica (Tabela 35.3).[19]

As consequências das lesões fisiopatológicas da SDRA impactam na distribuição da troca gasosa e na ventilação alveolar. Estudos com utilização de tomografia computadorizada demonstraram distribuição heterogênea das lesões com gradiente gravitacional e áreas de colapso nas regiões gravidade-dependentes. Desse modo, durante o tratamento da SDRA com a utilização da ventilação mecânica, o volume corrente se distribui de forma desigual, indo preferencialmente para as áreas abertas, ou seja, não gravidade-dependente, por muitas vezes gerando hiperdistensão alveolar (Figura 35.3). Na tentativa de abertura das áreas colapsadas utiliza-se o emprego de incremento gradual de PEEP, manobra de recrutamento alveolar e posição prona.[1,19,21,22]

O incremento de PEEP e as manobras de recrutamento podem gerar hiperinsuflação que, por sua vez, comprime o coração entre os pulmões em expansão, aumentando a pressão intratorácica e a pressão pericárdica, diminuindo a complacência ventricular. Em pacientes hipovolêmicos pode reduzir o volume de ejeção ventricular e levar a queda no débito cardíaco.[1,22]

A complacência pulmonar também se encontra gravemente afetada por perda da arquitetura alveolar e do edema pulmonar. Existem áreas de colapso alveolar e áreas com hiperdistensão, e em pacientes com cirurgias abdominais prévias e obesos há um agravante, a pressão intra-abdominal elevada, que é um fator determinante na complacência pulmonar.[1,22]

Diagnóstico

O diagnóstico é baseado na suspeição clínica da insuficiência respiratória aguda hipoxêmica, aliada a exames de imagem radiológico do pulmão e preenchimento dos critérios de Berlim.[9,12]

Nenhum método de diagnóstico único confirma ou refuta o diagnóstico de SDRA. Além disso, deve-se enfatizar que a SDRA é uma síndrome e não

Tabela 35.3.

Fase exsudativa	Fase proliferativa	Fase fibrótica
24 a 48 horas do insulto	Primeira semana	Após a segunda semana
▪ Edema pulmonar inflamatório ▪ Efeito *shunt* intrapulmonar ▪ Hipoxemia refratária	▪ Influxo alveolar de células inflamatórias ▪ Proliferação de fibroblastos	▪ Aumento do tecido fibroso ▪ Redução da complacência ▪ Hipertensão pulmonar

Fonte: elaboração própria.

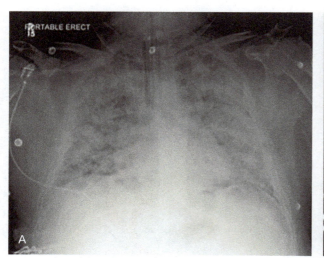
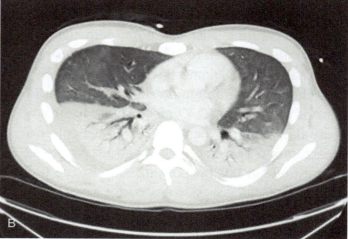

Figura 35.3. A. Radiografia de tórax com achados característicos SDRA. Infiltrados pulmonares bilaterais difusos. **B.** Tomografia computadorizada de tórax mostrando acometimento difuso da SDRA, com predomínio das lesões em áreas gravidade-dependentes. Fonte: Fan E, Brodie D, Slutsky AS. Acute respiratory distress syndrome, advances in diagnosis and treatment. JAMA. 2018;319(7):698-710.

uma entidade patológica específica e, atualmente, é identificada por critérios puramente clínicos, conforme elaborado pela definição de Berlim.[9,21]

O diagnóstico de SDRA requer uma hipoxemia clinicamente relevante, que o desconforto respiratório seja novo, sete dias ou menos, com agravamento radiológico dos pulmões bilateral e que os sintomas não possam ser explicados por insuficiência cardíaca (edema hidrostático). Em comparação com as definições anteriores, a definição de Berlim forneceu orientações mais específicas sobre os padrões radiológicos de tórax consistentes com SDRA e sua consequente classificação.[9,12,13]

Imagem

A radiografia de tórax continua sendo a mais amplamente utilizada, devido a sua facilidade e disponibilidade. A tomografia computadorizada (TC) de tórax pode atender ao critério radiográfico da SDRA, substituindo ou acrescentando à radiografia de tórax, e pode auxiliar a quantificar o edema pulmonar e a potencial capacidade de recrutamento do parênquima pulmonar. A TC de tórax pode ajudar no diagnóstico diferencial identificando anormalidades que mimetizam a SDRA em uma radiografia, incluindo derrames pleurais, obesidade grave com atelectasia ou nódulos e massas, e pode sugerir doença pulmonar intersticial. Atentando que a TC pode ser pouco factível no cenário dos pacientes gravemente hipoxêmicos e naqueles que recebem vasopressores em altas doses ou em terapia de substituição renal contínua. O ultrassom de tórax (US) vem ganhando espaço no cenário de avaliação do parênquima pulmonar a beira-leito nesses pacientes.[12,13]

O US pulmonar tem ganhado espaço em ambientes críticos e pode representar uma alternativa interessante, pois identifica o edema alveolar usando padrões de imagens já estudados. Um dos padrões conhecidos são as linhas B, que são definidas como três ou mais linhas verticais discretas decorrentes da pleura que mergulham no parênquima pulmonar entre um espaço intercostal, representando artefatos de reverberação hiperecoica, correlacionados com o edema alveolar e traduzindo a gravidade do edema (Figura 35.4).[13,20]

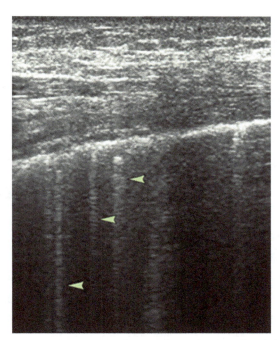

Figura 35.4. Ultrassonografia de pulmão destacando a linhas B (*setas*) que se originam da linha pleural e se direcionam para o parênquima pulmonar. Fonte: Meyer NJ, Gattinoni L, Calfee CS. Acute respiratory distress syndrome. Lancet. 2021;398:622-37.

Trata-se de um exame barato, portátil, livre de radiação, repetido conforme necessário, e pode monitorar a manobra de recrutamento alveolar e a resolução de consolidações pulmonares. No entanto, existem limitações do método, visto que as linhas B do edema pulmonar hidrostático são indistinguíveis daquelas do edema inflamatório presente na SDRA. Portanto, a combinação ultrassonografia pulmonar com ecodopplercardiograma transtorácico é necessária para melhor elucidação diagnóstica de patologia cardiovascular preexistente, embora a insuficiência cardíaca e a SDRA possam coexistir.[13]

Tratamento

A despeito de décadas de pesquisa, as opções de tratamento para SDRA permanecem limitadas. Os cuidados de suporte e ventilação mecânica protetora continuam sendo a base do manejo. De forma a facilitar a abordagem terapêutica, os cuidados são divididos em três pilares: estratégias ventilatórias, intervenções não ventilatórias e intervenção farmacológica.[12,13,20]

Convencionou-se chamar de ventilação mecânica protetora em SDRA um conjunto de estratégias ventilatórias que são menos lesivas ao parênquima pulmonar e cuja utilização esta associada à menor morbimortalidade dos pacientes com SDRA. As premissas essenciais da ventilação mecânica protetora são: baixos volumes correntes (entre 4 e 6 mL/kg de peso predito), emprego com cautela de PEEP buscando uma saturação periférica de oxigênio entre 88 e 95%, monitorando as pressões de vias aéreas e alveolares, objetivando pressão de platô menor ou igual a 30 cmH$_2$O e pressão de distensão alveolar (*driving pressure*) menor ou igual a 15 cmH$_2$O (Tabela 35.4).[12-14]

Estratégias ventilatórias
Volume corrente e modo ventilatório

O volume corrente (VC) é a quantidade de ar em movimento em cada ciclo respiratório. Volumes correntes altos são nocivos ao parênquima do pulmão, tento em vista a heterogeneidade das lesões pulmonares na SRDA, e o volume corrente próximo ao normal (em ventilação com pressão negativa) acarretará hiperdistensão em áreas abertas sem reverter o colapso de áreas fechadas. Consequentemente, estratégias ventilatórias com ajustes adequados de PEEP e volumes correntes mais baixos são favoráveis a essa síndrome, que é referida por alguns autores como *baby lung*.[13,14,22]

A pressão de platô é a pressão na via área medida no momento de fluxo zero, ou seja, na pausa inspiratória. A pressão de distensão ou *driving pressure*, é medida pela diminuição da pressão de platô (Pplat) em relação a PEEP, que corresponde a pressão necessária para distensão alveolar, não devendo ser superior a 15 cmH$_2$O.[20,22]

As estratégias protetoras originaram de alguns trabalhos científicos de grande relevância clínica.

Tabela 35.4. Ajustes ventilatórios iniciais da estratégia protetora

Modo: VCV ou PCV
Pressão de platô ≤ 30 cmH$_2$O
Volume corrente de 4 a 6 mL/kg de peso predito
Pressão de distensão alveolar (*driving pressure*) ≤ 15 cmH$_2$O
PEEP > 5 cmH$_2$O

VCV: Ventilação controlada por volume; PCV: Ventilação controlada por pressão; *Driving pressure*: pressão de platô; PEEP: pressão positiva no final da expiração.
Fonte: adaptada de Suzumura EA, Cavalcanti AB. Síndrome da Angústia Respiratória Aguda. In: Guimarães HP, Assunção MSC, Carvalho FB, Japiassú AM, Veras KN, Nácul FE, Reis HJL, Azevedo RP. Manual de Medicina Intensiva – AMIB. São Paulo: Atheneu; 2014. 433.

Essas estratégias ventilatórias são baseadas em volumes correntes baixos, limitação da Pplat e PEEP titulada conforme fração inspirada de oxigênio (FiO$_2$), mantendo a pressão de distensão alveolar menor que 15 cmH$_2$O, e os resultados foram capazes de reduzir a mortalidade de pacientes com SDRA. Tais estratégias ventilatórias visam manter volume corrente de 6 mL/kg de peso predito, Pplat menor ou igual a 30 cmH$_2$O. Caso o limite de Pplat seja excedido, o volume corrente deve ser reduzido até 4 mL/kg de peso predito. Em relação à PEEP, sugere-se ajuste de forma fixa pelo nível da FiO$_2$, conforme a Tabela 35.5.[14]

Quanto à hipercapnia, parece existir um consenso de que ela seja tolerada na fase inicial da SDRA. Geralmente ela decorre de um aumento na fração de espaço morto e consequente redução do volume corrente para ventilação protetora. É fato que a hipercapnia leve exerce um grau de imunomodulação, usualmente reduzindo o estresse inflamatório. Já em situações extremas, apresenta grandes malefícios, tais como alterações hemodinâmicas, incluindo redução da contratilidade cardíaca e vasodilatação sistêmica, resultando em hipotensão grave. Em conjunto leva a acidose, vasoconstrição pulmonar com aumento da resistência vascular pulmonar, podendo causar sobrecarga e consequente disfunção de ventrículo direto. Posteriormente, gera imunossupressão reduzindo a quimiotaxia das células de defesa.[1,12]

Assim, os níveis de PaCO$_2$ devem ser monitorados e ajustados, tolerando uma hipercapnia permissiva em fases iniciais da SDRA, salvo em pacientes com falência aguda de ventrículo direto ou naqueles nos quais a hipercapnia não pode ser tolerada (risco de hipertensão intracraniana). Não é recomendado focar na normocapnia a custa de aumento do volume corrente acima de 6 mL/kg ou por incremento de frequência respiratória acima 35 ipm; portanto, limita-se a hipercapnia permissiva a valores de PaCO$_2$ não mais altos do que 70 a 80 mmHg desde que o pH permaneça acima de 7,20 (7,15 em casos selecionados).[13]

Quanto a escolha do modo ventilatório, não há consenso entre os autores, dessa forma, deve-se levar em consideração vantagens e desvantagens de cada modo e as habilidades do operador em

Tabela 35.5. Tabela de PEEP

FIO_2	0,3	0,4	0,4	0,5	0,5	0,6	0,7	0,7	0,7	0,8	0,9	0,9	0,9	1,0
PEEP	5	5	8	8	10	10	10	12	14	14	14	16	18	18-24

Combinações de FiO_2 e PEEP a fim de manter a SpO_2 entre 88 e 95% ou PaO_2 entre 55 e 80 mmHg.

FiO_2: fração inspirada de oxigênio; PEEP: pressão positiva no final da expiração; SpO_2: saturação periférica de oxigênio; mmHg: milímetros de mercúrio.
Fonte: adaptada de Suzumura EA, Cavalcanti AB. Síndrome da Angústia Respiratória Aguda. In: Guimarães HP, Assunção MSC, Carvalho FB, Japiassú AM, Veras KN, Nácul FE, Reis HJL, Azevedo RP. Manual de Medicina Intensiva – AMIB. São Paulo: Atheneu; 2014. 433.

manejar cada modo, ressaltado que no modo PVC (pressão controlada) o fluxo é livre, o que poderia melhorar eventuais assincronias de fluxo, sendo que os volumes e as pressões das vias aéreas devem ser monitorados constantemente.[12]

Ajuste de PEEP e manobras de recrutamento

O ajuste da PEEP juntamente com o controle do volume corrente é essencial para a ventilação protetora na SDRA. O racional para o uso da PEEP envolve a abertura de áreas colapsadas, permitindo melhora da oxigenação. O emprego de PEEP elevada é embasada por trabalhos multicêntricos randomizados. O racional ocorre por redução do colapso alveolar, melhora da complacência e consequente melhora da troca de gases. Durante a ventilação mecânica a interação cardiopulmonar ocorre de maneira complexa. O emprego de PEEP elevada deve ser cauteloso e o paciente deve estar adequadamente monitorado, visto que a pressão positiva no tórax pode gerar hipotensão em pacientes hipovolêmicos com consequente redução do débito cardíaco por aumento da pós-carga do ventrículo direto.[1,14,20,22]

A complacência pulmonar consiste na interação entre a variação do volume pelas variações das pressões intratorácicas e é aferida de forma estática, sendo calculada como Vt/(Pplatô subtraindo da PEEP).

Para minimizar o efeito deletério do colapsamento alveolar foi proposta uma estratégia de abertura dos pulmões (open lung) composta pelo recrutamento alveolar por meio da elevação transitória da PEEP. Objetiva abrir unidades alveolares colapsadas, aumentar o volume pulmonar aerado e melhorar as áreas de trocas gasosas, mecânica pulmonar, e evitar posterior recolapso alveolar ao utilizar níveis adequados de PEEP.[13,20]

Define-se como manobra de recrutamento alveolar qualquer intervenção aguda que envolva o uso de pressões elevadas nas vias aéreas com intuito de abrir zonas colapsadas, resultando em melhora da complacência. Do ponto de vista fisiológico, a pressão de abertura da via aérea é maior do que a necessária para manter a região aberta após. Portanto, depois da manobra de recrutamento alveolar, a PEEP pode ser mantida em valores menores que os utilizados na manobra, preservando os eventuais benefícios do procedimento. Esse é o racional para avaliação decremental do efeito da PEEP na complacência.[12,22]

Manobras de recrutamento não são isentas de riscos, incluindo barotrauma e colapso circulatório. Sendo assim, a manobra deve ser feita por profissional experiente e com conhecimento do método.[12,22]

Uma alternativa ao recrutamento alveolar é a tabela de PEEP pela FiO_2 (anteriormente mostrada) que pode ser uma alternativa para manter as unidades de trocas gasosas abertas.

Respiração espontânea na SDRA

É uma abordagem controversa na SDRA, pois é difícil decidir qual o melhor momento que os pacientes devem assumir o seu próprio padrão respiratório e controlarem os volumes correntes e fluxos respiratórios (durante a ventilação mecânica), dado a complexidade das lesões pulmonares, salvo em situação de resolução da insuficiência respiratória.[20,25]

As supostas vantagens da respiração espontânea na SDRA são: gerar distribuição potencialmente melhor da ventilação, combinada à perfusão em regiões pulmonares com colapso, redução da necessidade de sedação, prevenção de complicações da intubação endotraqueal e prevenção da atrofia do diafragma. Em contrapartida a esses possíveis benefícios estão desvantagens potenciais, incluindo dispneia não tolerada, ansiedade, aumento do consumo de oxigênio e da geração de dióxido de carbono, assincronia do ventilador. Além disso, a pressão intratorácica negativa pode levar a grandes oscilações na pressão intratorácica, o que pode piorar edema pulmonar inflamatório, às vezes chamado de lesão pulmonar autoinfligida.[12,25]

A ventilação não invasiva e o cateter nasal de alto fluxo (CNAF) têm sido propostos como alternativas mesmo na SDRA moderada. Alguns estudos relataram que pacientes com SDRA que foram tratados com ventilação não invasiva e posteriormente precisaram de intubação, tiveram piores desfechos. É possível que alguns desses pacientes tenham desenvolvido lesão pulmonar autoinfligida por pressões intratorácicas muito negativas durante a ventilação não invasiva. O mesmo raciocínio pode ser aplicado ao CNAF.[15]

No entanto, o CNAF reduziu a mortalidade quando aplicado precocemente em pacientes com insuficiência respiratória hipoxêmica aguda, muitos dos quais provavelmente tiveram SDRA leve a moderada com abordagem precoce.[15]

Nenhum estudo em larga escala abordou especificamente o momento ideal da intubação na SDRA.

Intervenções não ventilatórias na SDRA

Posição prona

Consiste em posicionar o paciente em decúbito ventral com o objetivo de reduzir a pressão hidrostática da caixa torácica, reduzir o peso do coração sobre os pulmões, melhorar áreas de troca gasosa, redistribuir a ventilação ventilação para regiões dorsais (gravidade dependente), melhorando a relação ventilação/perfusão. Indicada em quadro de hipóxia grave com relação PaO_2/FiO_2 abaixo de 150 mmHg. A manutenção na posição prona é variável na literatura, mas preconiza-se entre 16 e 20 horas.[13,20]

A posição prona aumenta sistematicamente a oxigenação. Adicionalmente, alguns pacientes diminuem a concentração de CO_2 durante a manobra de prona sinalizando uma redução do espaço morto alveolar.

A manobra deve ser realizada por equipe treinada, dada a sua complexidade e o risco de extubação acidental e avulsão de dispositivos. As úlceras de pressão são complicações frequentes.

Durante a pandemia de Covid-19, a posição prona foi utilizada com sucesso em pacientes acordados e não intubados com insuficiência respiratória hipoxêmica aguda, com relativo sucesso da manobra.[20,22]

Óxido nítrico

O óxido nítrico (NO) inalatório se comporta como um vasodilatador local (pulmonar) que atingirá apenas áreas ventiladas, aumentando o seu fluxo sanguíneo. O efeito esperado é uma melhora da troca de oxigênio. Adicionalmente, a vasodilatação pulmonar diminuirá a pós-carga do ventrículo direito, o que pode conferir benefício hemodinâmico. O uso deste gás constitui terapia interessante na SDRA. Na literatura, não há evidência forte para utilização do óxido nítrico; entretanto, deve ser uma opção em caso de disfunção do ventrículo direito e hipoxemia refratária com relação PaO_2/FiO_2 abaixo de 100 mmHg. A dose recomendada é de 5 a 15 ppm, e seu benefício é transitório. Doses mais elevadas podem estar associadas a meta-hemoglobinemia.[1]

Circulação com membrana extracorpórea (ECMO)

A ECMO é uma terapia pouco disponível e permite adotar a estratégia ventilatória mais protetora. Permite que os pulmões gravemente lesionados possam "descansar" com emprego de volumes correntes mais baixos do que os usados na ventilação mecânica protetora, diminuindo ainda mais as lesões induzidas pela ventilação mecânica, permitindo uma melhor recuperação das lesões alveolocapilares.[1,12,13]

A troca de gases não é mais realizada pelos pulmões, agora em repouso, a oxigenação e a remoção de dióxido de carbono são realizadas pela membrana extracorpórea.

Os potenciais benefícios da terapia com ECMO devem ser cuidadosamente ponderados com os seus riscos. Complicações comuns incluem trombocitopenia, sangramentos por traumas diretos das canulações ou da anticoagulação necessária para o bom funcionamento do circuito. Considera-se também a disponibilidade e dificuldade de manejo do dispositivo de ECMO. Dadas a complexidade do paciente e da terapia, é recomendada, quando possível, a transferência para centros especializados em dispositivos de assistência circulatória extracorpórea.[1,12]

Intervenções farmacológicas na SDRA

Bloqueadores neuromusculares

O efeito do bloqueador neuromuscular é promover melhor acoplamento do paciente na ventilação mecânica e consequente benefício na troca de gases. Nos pacientes com SDRA grave, à medida que o consumo de oxigênio aumenta para suprir as demandas teciduais, a produção de dióxido de carbono também aumenta, e a ventilação deve ser ajustada para manter a $PaCO_2$ arterial e o pH constantes. Assim, o controle da oferta de oxigênio e da produção de CO_2 devem ser manejados. Para o ajuste de CO_2, alguns fatores devem ser prontamente aplicados, tais como controle da temperatura corporal, sedação adequada e bloqueio neuromuscular.[8,13,18]

Em paciente com SDRA moderada a grave, os esforços ventilatórios do paciente e a dissincronia paciente-ventilador podem agravar o atelectrauma, a hiperdistensão alveolar (volutrauma) e o maior consumo de oxigênio pela musculatura respiratória. A redução da capacidade pulmonar residual por expiração ativa pode contribuir para intensificar a lesão alveolar.[18]

Em 2010, um grande estudo randomizado identificou vantagens na redução da mortalidade com bloqueio neuromuscular em comparação com placebo em pacientes com SDRA moderada ou grave ($PaO_2/FiO_2 < 150$ mmHg), todos profundamente sedados. O medicamento bloqueador neuromuscular estudado foi o cisatracúrio. É recomendado que o bloqueador neuromuscular seja usado em associação à sedação profunda, em todos os pacientes com SDRA moderada a grave, com assincronia na ventilação mecânica e com altas pressões ventilatórias.[14,26]

O maior risco associado ao uso prolongado dos bloqueadores é a fraqueza muscular generalizada, sendo preconizado o uso pelo menor tempo possível até resolução da hipoxemia grave, sendo a sua indicação reavaliada diariamente. O risco das complicações usualmente aumenta após as primeiras 48 horas.[13,18]

Corticoides

Os corticosteroides têm sido considerados uma terapia potencialmente eficaz para SDRA desde a descrição original da síndrome em 1967 e persistem na discussão como terapias de resgate até os dias atuais.

A maioria dos estudos com uso de corticosteroides são modestos e inconclusivos para o seu uso na SDRA. Os medicamentos mais estudados foram a dexametasona e a metilprednisolona e o desfecho foi o impacto em dias livres da ventilação mecânica.[13,14]

O estudo Recovery avaliou pacientes com Sars-COV2 que evoluíram com SDRA e necessitaram de ventilação mecânica. Seu desfecho foi de melhor sobrevida no grupo que utilizou a medicação dexametasona quando comparado com o placebo. Mais pesquisas são necessárias para identificar quais pacientes com SDRA têm maior probabilidade de se beneficiar de corticosteroides. Entretanto, ainda não sabemos com segurança se é útil prescrever corticoide rotineiramente para os pacientes com SDRA.

Em uma parcela dos pacientes com SDRA à despeito da terapia de suporte máxima, manejo adequado do ventilador mecânico e dos fluidos, alguns pacientes continuarão a piorar, com o desenvolvimento de hipoxemia grave e refratária, hipercapnia grave, acidose respiratória e pressões de platô elevadas. Nesses pacientes, podem se considerar as chamadas terapias de resgate, ou seja, terapias adjuvantes para a SDRA cujos benefícios não foram demonstrados de forma conclusiva para todos os pacientes, mas podem mostrar benefício em circunstâncias individualizadas. Podem incluir suporte de vida extracorpórea, modalidades ou configurações alternativas de ventilação ou farmacoterapias selecionadas. É importante enfatizar que essas terapias devem ser consideradas principalmente para pacientes com SDRA grave e refratária e não devem ser aplicadas para o manejo rotineiro de pacientes com SDRA.[1,12-14]

A Figura 35.5 demonstra algoritmo para condução dos pacientes com SDRA.

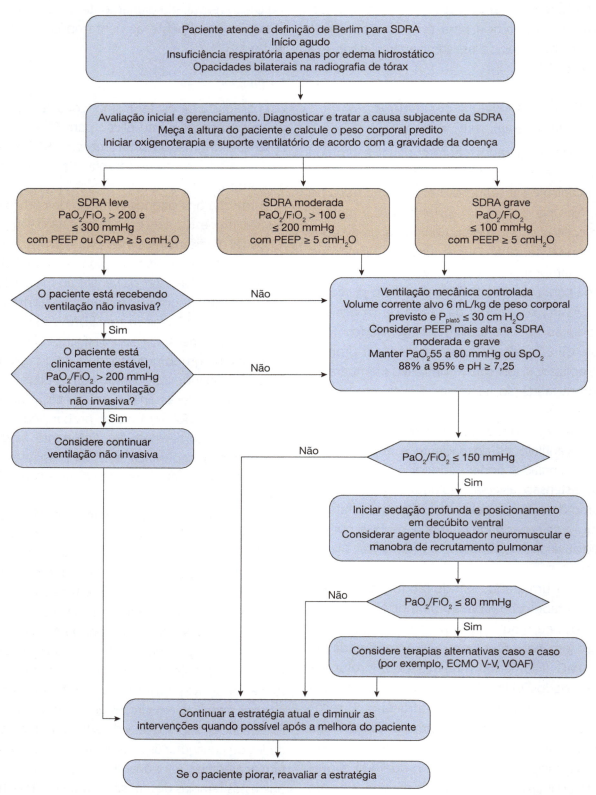

Figura 35.5. Fluxograma de condução dos casos de SDRA. VOAF: ventilação oscilatória de alta frequência; SDRA: síndrome do desconforto respiratório agudo; CPAP: pressão positiva contínua nas vias aéreas; F_{IO_2}: fração inspirada de oxigênio; PEEP, pressão expiratória final positiva; $P_{platô}$: pressão medida após pausa inspiratória final de 0,5 segundo quando não há fluxo; SpO_2: saturação de oxigênio medida por oximetria de pulso; ECMO V-V: membrana de oxigenação extracorpórea venovenosa. Fonte: Fan E, Brodie D, Slutsky AS. Acute respiratory distress syndrome, advances in diagnosis and treatment. JAMA. 2018;319(7):698-710.

Síndrome do desconforto respiratório agudo devido a Covid-19

A pandemia pela Covid-19 nos apresentou uma doença grave de apresentação sistêmica com predomínio pulmonar, com rápida deterioração clínica e hipoxemia marcante, causando um enorme impacto sanitário e econômico global.[14,22]

Os primeiros relatos destacaram características únicas da SDRA associada à Covid-19, embora os dados subsequentes sugiram que ela compartilha muitos aspectos fisiológicos com a SDRA clássica, incluindo heterogeneidade das lesões pulmonares. Os primeiros relatos sugeriram alta prevalência de trombose venosa e coagulopatia na SDRA associada à Covid-19. Todavia, o tratamento da Covid-19 com comprometimento pulmonar baseia-se no suporte clínico e na aplicação de ventilação mecânica protetora.[12,13]

O estudo RECOVERY, um grande estudo aberto randomizado pragmático no Reino Unido, relatou que a dexametasona 6 mg por dia durante 10 dias foi associada a uma menor mortalidade em 28 dias para pacientes hospitalizados com Covid-19, com o maior efeito visto em pacientes sob ventilação mecânica.

Numerosas terapias potenciais vêm sendo exploradas com urgência, incluindo anticoagulação, abordagens imunomoduladoras (bloqueio do receptor de IL-6), fármacos com efeito anti-inflamatório pulmonar (azitromicina), plasma convalescente e anticorpos monoclonais. Embora algumas dessas terapias possam ser benéficas, todas elas têm potencial causador de eventos adversos graves (complicações hemorrágicas e imunossupressão). Enquanto aguardamos mais dados, uma estratégia prudente para o tratamento de pacientes com SDRA associada à Covid-19 é aderir aos princípios fundamentais do cuidado inicial para a SDRA, incluindo ventilação protetora pulmonar, tratar com dexametasona e considerar o remdesivir com base em ensaios clínicos publicados.[13,14,22]

Conclusão

A SDRA é um desafio em potencial há décadas e tornou-se particularmente relevante nos últimos dois anos por causa da pandemia da Covid-19 que afetou milhões de pessoas em todo o mundo. O manejo da SDRA nos cardiopatas não se difere do paciente sem comorbidades cardiovasculares; entretanto, deixa mais evidente a íntima relação cardiopulmonar, fazendo-se necessário um monitoramento assertivo nessa população.[16]

As intervenções comprovadamente eficazes para SDRA ainda são escassas; entretanto, a busca por sempre identificar e tratar corretamente o fator desencadeador da SDRA, concomitante com o emprego de ventilação mecânica protetora com baixos volumes correntes e ajuste adequados de PEEP, com o intuito de manter a oxigenação adequada e minimizar injúria pulmonar induzida pela ventilação com pressão positiva, coexistem com as estratégias não ventilatórias como a manobra de prona, resultando em um impacto positivo na sobrevida dos pacientes com SDRA.

Referências bibliográficas

1. Fan E, Brodie D, Slutsky AS, MD. Acute respiratory distress syndrome advances in diagnosis and treatment. JAMA Related article page 711 and 732.
2. Ashbaugh DG, Bigelow DB, Petty TL, Levine BE. Acute respiratory distress in adults. Lancet. 1967;2(7511):319-23.
3. Rubenfeld GD, Caldwell E, Peabody E. Incidence and outcomes of acute lung injury. N Engl J Med. 2005;353(16):1685-93.
4. Bellani G, Laffey JG, Pham T. Epidemiology, patterns of care, and mortality for patients with acute respiratory distress syndrome in intensive care units in 50 countries. JAMA. 2016;315(8):788-800.
5. Fan E, Needham DM, Stewart TE. Ventilatory management of acute lung injury and acute respiratory distress syndrome. JAMA. 2005;294 (22):2889-96.
6. Herridge MS, Cheung AM, Tansey CM. One-year outcomes in survivors of the acute respiratory distress syndrome. N Engl J Med. 2003;348(8):683-93.
7. Herridge MS, Tansey CM, Matté A. Functional disability 5 years after acute respiratory distress syndrome. N Engl J Med. 2011;364(14):1293-304.
8. Fan E, Dowdy DW, Colantuoni E. Physical complications in acute lung injury survivors: a two-year longitudinal prospective study. Crit Care Med. 2014;42(4):849-59.
9. Ferguson ND, Fan E, Camporota L. The Berlin definition of ARDS: an expanded rationale, justification, and supplementary material. Intensive Care Med. 2012;38(10):1573-82.
10. Bernard GR, Artigas A, Brigham KL. The American-European Consensus Conference on ARDS: definitions, mechanisms, relevant outcomes, and clinical trial coordination. 1994;149:818-24.
11. Ranieri VM, Rubenfeld GD, Thompson BT. Acute respiratory distress syndrome: the Berlin Definition. JAMA. 2012;307(23):2526-33.
12. Tagami T, Sakka SG, Monnet X. Diagnosis and treatment of acute respiratory distress syndrome. JAMA. 2018;320(3):305.

13. Meyer NJ, Gattinoni L, Calfee CS. Acute respiratory distress syndrome. Lancet. 2021;398:622-37.
14. Saguil A, Fargo MV. Acute respiratory distress syndrome: diagnosis and management. Am Fam Phys. 2020 June; 12:101.
15. Esquinas AM, Karim R. Efficacy and safety of high-flow nasal cannula oxygen therapy in moderate acute hypercapnic respiratory failure. Revista Brasileira de Terapia Intensiva. 2020;32(1):163-4.
16. Rios F, Iscar T, Cardinal-Fernández P. What every intensivist should know about acute respiratory distress syndrome and diffuse alveolar damage. Revista Brasileira de Terapia Intensiva. 2017;29(3):354-63.
17. Tonelli AR, Zein J, Adams J, Ioannidis JPA. Effects of interventions on survival in acute respiratory distress syndrome: an umbrella review of 159 published randomized trials and 29 meta-analyses. Intensive Care Med. 2014 June;40(6):769-87.
18. Fanelli V, Morita Y, Cappello P, Ghazarian M, Sugumar B, Delsedime L, et al. Neuromuscular blocking agent cisatracurium attenuates lung injury by inhibition of nicotinic acetylcholine receptor-α1. Anesthesiology. Jan 2016;124:132.
19. Huppert LA, Matthay MA, Ware LB. Pathogenesis of acute respiratory distress syndrome. Semi Respir Crit Care Med. 2019;40:31-9.
20. Matthay MA, Ware LB, Zimmerman GA. The acute respiratory distress syndrome. J Clin Invest. 2012;122(08):2731-40.
21. Ferguson ND, Fan E, Camporota L. The Berlin definition of ARDS: an expanded rationale, justification, and supplementary material. Intensive Care Med. 2012;38(10):1573-82.
22. Gierhardt M, Pak O, Walmrath D, Seeger W, Grimminger F, Hossein A, et al. Impairment of hypoxic pulmonary vasoconstriction in acute respiratory distress syndrome. Eur Respir ver. 2021;30:210059.
23. Martin G, Olivier W, David B, Stefan B. Basic concepts of heart-lung interactions during mechanical ventilation. Swiss Meddical Weekly. 2017;147:w1449.
24. Pinsky MR. Cardiovascular issues in respiratory care. Chest J. 2005;128:5.
25. Wise RA, Robotham JL, Summer WR. Effects of spontaneous ventilation on the circulation. Lung. 1981;159:175-86.
26. Roussos C, Macklem PT. The respiratory muscles. N Engl J Med. 1982;307:786-97.

CAPÍTULO 36

Sangramento, Anemia e Transfusão

Cecília Chie Sakaguchi Barros • Lucas Tokio Kawahara • Alicia Dudy Muller Veiga • Ludhmila Abrahão Hajjar

Anemia e transfusão no paciente crítico

A anemia, definida como redução na concentração de hemoglobina sanguínea a valores inferiores a 13 g/dL em homens e a 12 g/dL em mulheres, é um problema bastante comum em pacientes admitidos em unidades de terapia intensiva (UTI). Estudos apontam que virtualmente todos os pacientes com estadias em UTI superiores a 7 dias irão experienciar anemia e mais de 75% dos sobreviventes de doenças críticas estão anêmicos no momento da alta.[1,2]

Além de ser bastante prevalente,[1] estudos relataram associação entre anemia pré-operatória e piores desfechos clínicos em pacientes de cirurgias cardíacas, com aumento da probabilidade de transfusão, aumento da incidência de disfunção renal pós-operatória, estadias mais prolongadas em UTI e incremento da morbimortalidade em pacientes de alto risco cardiovascular.[3-5]

Diferentes mecanismos fisiopatológicos podem estar envolvidos na etiologia da anemia, assim como ilustrado na Figura 36.1. No contexto do paciente crítico, as principais causas de anemia são sepse, perda sanguínea oculta ou evidente, redução da produção de eritropoetina endógena e deficiência funcional de ferro.[3] Essas etiologias ocasionam uma diminuição na concentração de hemoglobina, prejudicando a oferta tecidual de oxigênio. Isso torna-se ainda mais preocupante no contexto do paciente crítico em virtude do aumento na demanda metabólica basal. Dessa forma, apesar de ser muitas vezes assintomática na população em geral, a anemia não é muito bem tolerada entre os pacientes críticos.

Tendo em vista os efeitos deletérios da anemia nos casos mais graves, a transfusão de concentrados de hemácias foi se tornando uma intervenção mais frequentemente realizada. Antigamente, a decisão quanto à transfusão era baseada na meta de manter uma concentração de hemoglobina acima de 10 g/dL e um hematócrito acima de 30%. Porém, os riscos inerentes às transfusões incentivaram o uso cada vez mais cauteloso desse procedimento a partir de meados de 1980. A transfusão sanguínea está relacionada com um risco aumentado de complicações microcirculatórias, de doenças infecciosas por meio da transmissão de patógenos e da imunossupressão e de aloimunização[6] que também podem causar grande impacto no prognóstico desses pacientes.

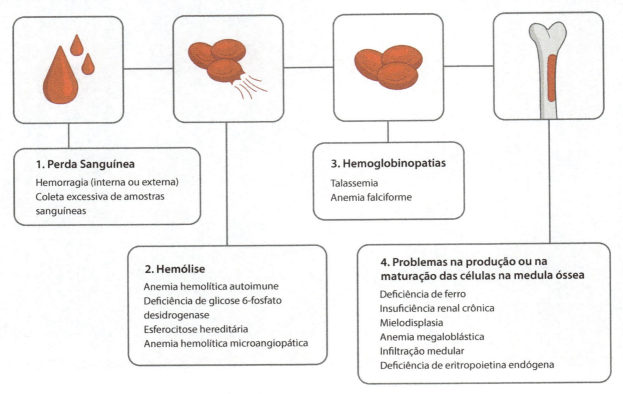

Figura 36.1. Diferentes etiologias da anemia. Fonte: elaborado pela autoria

Além disso, outro fator desencorajador à realização rotineira de transfusão de concentrados de hemácias é o estoque limitado nos bancos de sangue. Em virtude dos riscos e dos custos inerentes à transfusão sanguínea, diferentes estudos começaram a questionar em relação às indicações desse procedimento. Barr *et al.*,[7] em uma avaliação retrospectiva de uma amostra aleatoriamente selecionada de 1.474 pacientes que receberam transfusão de concentrados de hemácia em um hospital da Irlanda do Norte, reportou inadequação da transfusão em 23% dos pacientes e, entre os que foram apropriadamente transfundidos, 19% foram transfundidos em excesso.

Nesse contexto, diversos estudos tiveram como tema central a comparação entre estratégias de transfusão mais liberais, caracterizadas por limiares mais altos de concentração de hemoglobina (em torno de 10 g/dL) para indicação de transfusão, em comparação com estratégias mais restritivas, definidas por limiares mais baixos (aproximadamente 7 g/dL de hemoglobina). Esses estudos serão abordados mais aprofundadamente ao longo deste capítulo.

Transporte de oxigênio e mecanismos compensatórios à anemia

O volume de oxigênio distribuído aos tecidos (DO_2) é uma variável dependente do débito cardíaco (DC) e do conteúdo arterial de oxigênio (CaO_2). No sangue arterial, o O_2 é transportado principalmente por meio da ligação com hemoglobina; porém, também há uma parcela significativa de oxigênio transportada pela dissolução no sangue. Dessa forma, o CaO_2 por sua vez é determinado por fatores como saturação arterial de oxigênio (SaO_2), pressão arterial parcial de oxigênio (PaO_2) e concentração de hemoglobina (HB), assim como pode ser visualizado nas fórmulas para cálculo do débito cardíaco e da concentração arterial de oxigênio abaixo.

$$DO_2 = DC \times CaO_2$$
$$CaO_2 = (SaO_2 \times 1{,}34 \times HB) + (0{,}0031 \times PaO_2)$$

DO_2: volume de oxigênio distribuído aos tecidos; DC: débito cardíaco; CaO_2: conteúdo arterial de oxigênio; SaO_2: saturação arterial de oxigênio; PaO_2: pressão arterial de oxigênio; HB: concentração de hemoglobina.

Sob condições normais, o volume distribuído aos tecidos é 3 a 5 vezes superior à demanda metabólica de oxigênio, o que garante uma margem significativa de volume de oxigênio distribuído. Porém, em estados críticos de anemia, a queda significativa na concentração de hemoglobina resulta em restrição no volume de oxigênio distribuído aos tecidos, o que resulta em uma menor tolerância a maiores demandas metabólicas.

Como resposta fisiológica à anemia, os mecanismos compensatórios são baseados em alterações da macro e microcirculação e na diminuição da afinidade da hemoglobina pelo oxigênio (Figura 36.2). As evidências atuais sugerem que, no contexto de anemia normovolêmica, há uma redução da resistência vascular sistêmica e aumento no débito cardíaco, no fluxo sanguíneo da circulação coronária e cerebral, além de um aumento da síntese de 2,3-difosfoglicerato, que regula a afinidade entre hemoglobina e oxigênio. Por meio desses mecanismos, há uma compensação e manutenção do oxigênio transportado e extraído.

Apesar do efeito deletério da hipóxia consequente à anemia em pacientes críticos, um estudo clínico randomizado[8] e largos estudos observacionais[9-11] relataram uma correlação entre hiperóxia e piores desfechos clínicos em pacientes críticos, que está associada a uma mortalidade intra-hospitalar mais elevada e a intervalos de dias sem necessidade de ventilação mais curtos. Além disso, terapias de oxigênio convencionais, caracterizadas por serem mais permissivas, também estão associadas

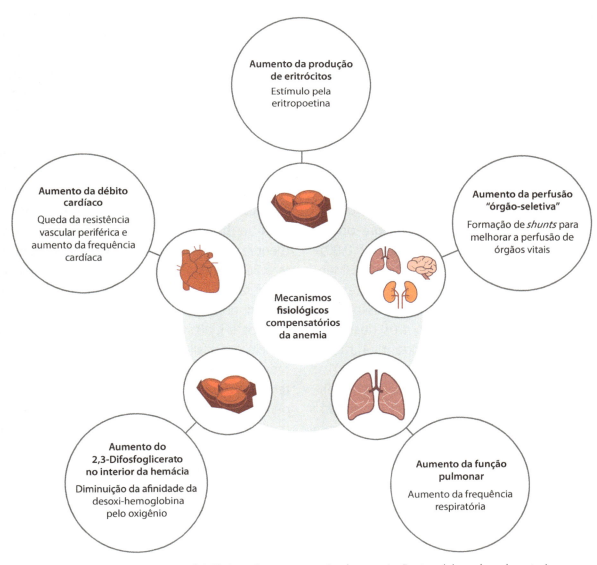

Figura 36.2. Mecanismos fisiológicos de compensação da anemia. Fonte: elaborado pela autoria

a um risco mais elevado de insuficiência hepática, ocorrência de novos episódios de choque e bacteremia.[8] As evidências atuais favorecem a utilização de oxigenoterapias conservadoras com metas de pressão parcial de O_2 dentro da faixa de 70 a 100 mmHg em vez de terapias convencionais.[8]

Apesar da tentativa de uniformizar as condutas, a tolerância à anemia de cada paciente é uma característica individual, influenciada por múltiplos fatores, como a idade, a pré-existência de outras doenças crônicas e a etiologia da anemia. Essa individualidade deve ser considerada durante a decisão referente à transfusão sanguínea e à oxigenoterapia.

Anemia e transfusão: comparação de riscos

Tanto a anemia não tratada como a transfusão podem ser deletérias para o paciente crítico. Por isso, os riscos envolvidos em ambos os fatores devem ser considerados na tomada de decisão. Porém, o "balanço ideal" entre anemia e transfusão ainda permanece um assunto controverso.

Riscos da anemia

A metanálise de Fowler *et al.*,[12] que incluiu dados de 24 estudos observacionais, demonstrou um aumento na mortalidade no período pós-operatório entre os pacientes com anemia pré-operatória (OR 2,90, 2,30 – 3,68; I^2 = 97%; P < 0,001). Em 14 dos estudos selecionados, anemia é identificada como fator de risco independente para mortalidade. Também foi relatada uma associação entre anemia pré-operatória e outros desfechos clínicos, como aumento do risco de injúria renal aguda (OR 3,75, 2,95 – 4,76; I^2 = 60%; P < 0,001) e da incidência de infecção pós-operatória (OR 1,93, 1,17 – 3,18; I^2 = 99%; P = 0,01).[12] Em um estudo de coorte com 2.083 pacientes que se recusaram a realizar transfusão sanguínea por questões religiosas, o risco de óbito entre os pacientes com níveis de hemoglobina inferiores a 8 g/dL aumentou 2,5 vezes (IC 95%, 1,9-3,2) a cada grama reduzido na concentração de hemoglobina sérica. Entre a concentração de hemoglobina de 7,1 a 8 g/dL, o risco de óbito foi baixo.[13]

Riscos da transfusão

Um dos tratamentos com capacidade de aumentar a concentração de Hb de forma mais rápida é a transfusão sanguínea. Porém, por outro lado, também é necessário fazer algumas considerações acerca desse procedimento. Os principais riscos associados à transfusão sanguínea são de caráter infeccioso e imunológico. Mas, segundo relatórios do departamento de hemovigilância do Reino Unido (SHOT), a maioria dos eventos adversos relacionados com transfusões sanguíneas reportados foi ocasionada por erros humanos e poderia ser prevenida[14]

Infecção relacionada com transfusão

Os patógenos potencialmente fatais mais frequentemente transmitidos pela transfusão sanguínea são os vírus da hepatite B (HBV), da hepatite C (HCV), da imunodeficiência humana (HIV) e as bactérias. Porém, com a melhoria na triagem do sangue a ser doado, com o aumento da sensibilidade dos testes e com a diminuição da incidência dessas infecções na população em geral, a transmissão desses patógenos virais vem se tornando cada vez mais rara. Dados de 2001 referentes aos Estados Unidos estimam um risco de aproximadamente 1:100.000 para transmissão de HBV e de aproximadamente 1:1.000.000 para transmissão de HCV e HIV[15]

A transmissão de bactérias é atribuída principalmente pela introdução de bactérias da pele durante a flebotomia. A infecção como consequência de proliferação bacteriana durante o processamento do sangue ou da bacteremia de doadores assintomáticos é mais rara. A transfusão de plaquetas é a principal modalidade associada com infecções bacterianas. A principal explicação para isso refere-se à temperatura ideal de conservação dos concentrados de plaquetas, que é de 20 a 24°C, o que favorece a proliferação de agentes bacterianos em comparação a concentrados de hemácia que devem ser armazenados em temperaturas próximas a 4°C. Estudos relataram contaminação bacteriana em aproximadamente 0,43% de concentrados de plaquetas derivados do sangue total; porém, plaquetas por aférese estão associadas à redução de casos de sepse associada à transfusão.[15]

Riscos imunológicos

A transfusão alogênica de sangue envolve uma mistura de agentes inflamatórios, como citocinas, bradicininas, serotonina e de células do sistema imunológico. Esse procedimento está relacionado com uma modulação do sistema imune do receptor, o que pode causar imunossupressão pós-transfusional e outras lesões orgânicas.

Quanto à imunossupressão pós-transfusional, os componentes exatos da transfusão alogênica que mediam a imunomodulação ainda não são plenamente compreendidos. Porém, há evidências que sugiram associação entre leucócitos alogênicos e imunomodulação. Por isso, é recomendado realizar leucorredução no material a ser transfundido. A imunossupressão é resultado de uma cascata de eventos, que incluem aumento da concentração de prostaglandinas, alterações no equilíbrio de citocinas pró e anti-inflamatórias e supressão de células do sistema imune do paciente transfundido, como linfócitos T citotóxicos e monócitos. Consequentemente, há um aumento da suscetibilidade a infecções.

Quanto as outras lesões orgânicas, a injúria pulmonar aguda relacionada com transfusão (TRALI) é uma das principais reações adversas responsáveis pela mortalidade consequente à transfusão. A incidência reportada de TRALI varia bastante entre os estudos, variando entre 1 a cada 500 transfusões realizadas e 1 a cada 100.000 transfusões realizadas[16]

A síndrome de TRALI é caracterizada por um edema pulmonar não cardiogênico com dispneia, hipoxemia aguda e hipotensão. Clinicamente, a injúria pulmonar aguda é definida por meio de critérios radiográficos e de parâmetros de pressão pulmonar arterial e de hipoxemia. Em exames radiográficos de tórax, normalmente há um edema pulmonar com infiltrado bilateral. Além disso, na circulação arterial pulmonar, não há indícios de hipertensão de átrio esquerdo, descartando a possibilidade de edema cardiogênico. Para definir a correlação dessa injúria com a transfusão, é necessário haver uma correlação temporal com esse procedimento, devendo o início dos sinais e sintomas de TRALI ser durante o procedimento ou dentro das primeiras seis horas após a transfusão. Normalmente, há resolução espontânea dessa condição clínica em menos de 48 horas.

Apesar de ainda não ser totalmente esclarecida, acredita-se que a fisiopatologia da TRALI seja baseada na ativação de células do sistema imune do receptor, como neutrófilos, monócitos e macrófagos teciduais por aloanticorpos no material transfundido, induzindo a cascata de inflamação. Outra hipótese elaborada é a de que outros mediadores inflamatórios transfundidos, como lipídios e citocinas, ativem neutrófilos em pacientes que já estão em condições pró-inflamatórias.

Com base nisso, as estratégias empregadas atualmente para minimizar o risco de TRALI centram-se nas seguintes medidas: leucorredução universal; deferimento de doadores com alta probabilidade de induzir essa imunomodulação; preferência à transfusão de plaquetas por aférese; e priorização ao uso de material transfusional mais "jovem". Além disso, alguns estudos encontraram maior incidência de TRALI nas transfusões de doadoras com mulheres com histórico de gravidez.[16] Por isso, evitar realizar transfusões de doadoras com histórico de gravidez também é apontado por alguns estudos como estratégia para evitar TRALI. Contudo, essas estratégias implicam aumento de custo e não existe um consenso em relação aos benefícios pelas evidências atuais, assim como não existe um consenso acerca da influência do tempo de armazenamento do sangue coletado na qualidade do material.

Erros na transfusão

A maior parte dos eventos adversos da transfusão ocorre em virtude de erros humanos e poderia ser prevenida. A incidência de erros nesse procedimento está estimada entre 1 a cada 14.000 a 1 a cada 18.000 transfusões realizadas.[17] A morbimortalidade associada a esses erros transfusionais é significativa. Deve-se ter especial atenção a fim de evitar tais erros no momento da transfusão. Algumas estratégias podem ser adotadas com o intuito de minimizar os riscos associados à transfusão, assim como ilustrado na Figura 36.3.

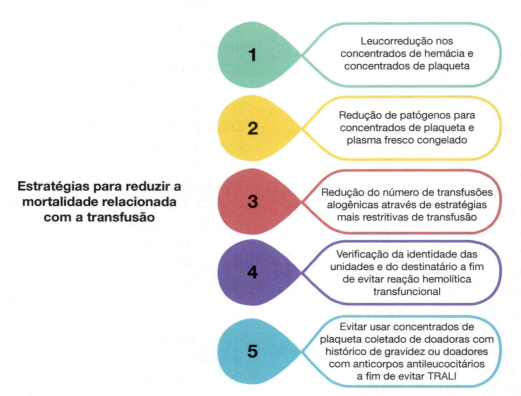

Figura 36.3. Estratégias para reduzir a mortalidade relacionada com a transfusão. Fonte: elaborado pela autoria

Eficácia da transfusão alogênica de concentrado de hemácias

Com o intuito de reverter a hipóxia tecidual, a transfusão sanguínea tornou-se um procedimento cada vez mais empregado no tratamento da anemia. Todavia, essa intervenção não está isenta de riscos, que podem ser inclusive mais prejudiciais e deletérios ao paciente crítico do que a própria anemia. Dessa forma, durante a determinação quanto à necessidade de transfusão sanguínea, deve ser realizado um balanço entre os riscos da transfusão e os riscos de concentrações mais baixas de hemoglobina. Durante essa decisão, fatores como a tolerância individual à anemia, o estado clínico do paciente e a coexistência de outras comorbidades devem ser considerados. Outra questão central, no contexto de transfusão em pacientes anêmicos, refere-se a estratégia de transfusão a ser empregada.

O estudo clínico randomizado de Hébert et al.,[6] publicado em 1999, se propôs a analisar a eficácia de estratégias mais restritivas de transfusão de concentrado de hemácias em comparação às estratégias mais liberais convencionais. No total, 838 pacientes críticos e euvolêmicos com concentrações de hemoglobina inferiores a 9 g/dL dentro das primeiras 72 horas após a admissão na UTI foram incluídos e randomizados. Metade dos pacientes foi designada à estratégia restritiva, definida por um limiar de início de transfusão de 7 g/dL de concentração de hemoglobina, enquanto o restante dos pacientes foi designado à estratégia liberal, na qual o limiar era de 10 g/dL. Entre os pacientes da estratégia restritiva, foram utilizadas em média 2,6 unidades de concentrados de hemácias, representando redução estatisticamente significativa quando comparado à média de 5,6 unidades correspondentes ao grupo liberal (p < 0,01). Além disso, a estratégia restritiva apresentou uma correlação com uma menor taxa de mortalidade intra-hospitalar, apesar de não haver diferenças estatisticamente significativas na mortalidade em 60 dias e em outros desfechos como falência múltipla de órgãos.

Esses dados foram confirmados pela revisão sistemática de Carson et al.,[18] que concluíram que estratégias de transfusão mais restritivas são associadas com uma menor incidência de transfusão e, ao mesmo tempo, não estão relacionadas com piores desfechos clínicos, como mortalidade, eventos cardíacos e eventos tromboembólicos.

Em 2014, Salpeter et al.[19] publicaram uma metanálise com o intuito de reunir as evidências atuais da literatura em relação a essas duas diferentes estratégias de transfusão. No total, apenas três estudos clínicos randomizados foram selecionados por estarem de acordo com os critérios de inclusão. Ao todo, os dados de 2.364 participantes foram considerados para a realização desse estudo. Nessa metanálise, o limiar de concentração de hemoglobina nas estratégias restritivas foi definido como 7g/dL. Salpeter et al. observaram uma associação entre a estratégia mais restritiva com redução na mortalidade intra-hospitalar (RR, 0,74; CI, 0,60-0,92), em 30 dias (RR, 0,77; CI, 0,61-0,96) e na mortalidade total (RR, 0,80; CI, 0,65-0,98). Também foi verificado uma incidência maior de edema pulmonar, infecções bacterianas, síndrome coronariana aguda e ressangramento entre os pacientes sob a estratégia mais liberal de transfusão sanguínea.[19]

Por meio dos resultados apresentados na metanálise, estratégias mais restritivas demonstraram eficácia e possível superioridade em relação à transfusão mais liberal, o que é relevante para a otimização dos concentrados de hemácia e para o melhor manejo do paciente crítico no contexto de anemia. A escolha por estratégias mais restritas baseia-se em evidências que sugerem a segurança e a tolerabilidade à anemia normovolêmica do manejo por meio da administração de fluidos, oxigênio e bloqueadores β adrenérgicos.[19]

Critérios para transfusão

Atualmente, o principal fator utilizado como critério para se realizar transfusão sanguínea é a concentração de hemoglobina. Porém, tendo em vista a heterogeneidade da tolerância à anemia de cada paciente, estipular um valor único de limiar para início da transfusão para todos os pacientes dá margem a erros quanto à decisão e ao momento ideal para realização desse procedimento. Além disso, um aumento na concentração de hemoglobina não necessariamente significa garantia de melhora na oxigenação tecidual.[17]

Dessa forma, tem-se tornado assunto de grande debate o uso de outros critérios que reflitam o nível de oxigenação tecidual, tais quais o consumo de oxigênio (VO_2), a concentração plasmática de lactato e a saturação venosa de oxigênio (SVO_2). Um estudo clínico randomizou 100 pacientes após cirurgia cardíaca sob cuidados em UTI em dois grupos: no primeiro grupo, o critério para realização de transfusão era uma concentração de hemoglobina < 9 g/dL; no segundo grupo, o critério para realização de transfusão era uma saturação venosa central de oxigênio ≤ 65%. Nesse estudo, aproximadamente 45% dos pacientes com anemia em UTI tinham saturação venosa central maior que 65% e houve uma redução de 32% de transfusão no grupo guiado por SvO_2.[20] Não houve diferença estatisticamente significativa em relação a desfechos clínicos como mortalidade, complicações isquêmicas e disfunção orgânica.

Muitas questões ainda precisam de esclarecimento nesse assunto; contudo, a utilização de outros critérios para verificação de hipoxemia tecidual e para definição quanto à estratégia de transfusão parece ser bastante promissora do ponto de vista de saúde pública e manejo individual de cada paciente.

Transfusão em grupos específicos
Transfusão na cirurgia cardíaca

As cirurgias cardíacas estão associadas com um alto volume de transfusão alogênica de sangue em virtude da alta incidência de sangramento e anemia.[21] Diferentes fatores das cirurgias cardíacas estão associados a sangramentos expressivos, como: complexidade cirúrgica, uso de anticoagulantes no intraoperatório, lesão vascular do procedimento e qualidade do tecido. A incidência de sangramento excessivo no pós-operatório de cirurgias cardíacas de peito aberto varia de 6,4 a 52,9% em diferentes estudos.[21] Sangramentos excessivos nas cirurgias cardíacas estão associados a uma incidência aumentada de reabordagem cirúrgica, a permanências mais prolongadas em UTI, a períodos mais longos de ventilação mecânica e a uma incidência maior de transfusão alogênica de sangue.

Apesar de haver evidências que sugiram associação de transfusão sanguínea com diversos eventos adversos entre os pacientes de cirurgias cardíacas, como infecções, lesão pulmonar aguda e maior morbimortalidade,[17] Whitson et al., em uma análise retrospectiva de dados de 741 pacientes, relataram que a associação com complicações infecciosas, disfunção orgânica e mortalidade dependem do volume a ser transfundido.[22] Quanto à eficácia das estratégias transfusionais em pacientes de cirurgias cardíacas, o estudo clínico randomizado TRACS demonstrou a não inferioridade da técnica restritiva de transfusão no período perioperatório em comparação com a técnica liberal em um período de 30 dias após a cirurgia.[23] Estudos clínicos randomizados mais recentes corroboram esses dados, mostrando não inferioridade da estratégia restritiva quanto a desfechos como mortalidade, infarto do miocárdio, acidente vascular cerebral e insuficiência renal dialítica.[24] Juntamente com a transfusão, quando indicada, o contínuo monitoramento hemodinâmico também é de extrema relevância a fim de evitar complicações dos sangramentos excessivos nesse grupo de pacientes.

Transfusão no cardiopata

A transfusão nos pacientes com doenças cardiovasculares (DCV) ainda é um tema de debate. Acredita-se que os pacientes cardiopatas tenham um risco elevado para anemia em virtude da limitação dos mecanismos de tolerância à anemia. Na doença coronária, o aumento do fluxo coronário como mecanismo compensatório à anemia é inviabilizado, o que aumenta o risco de isquemia miocárdica. Em pacientes com doença coronariana, a anemia representa um fator de risco associado à cardiopatia isquêmica avançada, insuficiência cardíaca crônica e a taxas de mortalidade mais elevadas em comparação a pacientes não anêmicos.[25] Em pacientes com insuficiência cardíaca, a anemia apresenta correlação com capacidade funcional e função cardíaca prejudicadas, disfunção renal, elevação da taxa de hospitalização e piores prognósticos.[25]

Tendo em vista o maior impacto da anemia nesses pacientes, alguns estudos procuraram comparar estratégias liberais e restritivas de transfusão nesse grupo de pacientes. Estudos referentes a esse grupo especificamente ainda são limitados. Enquanto algumas revisões sistemáticas sugerem aumento de mortalidade associada à estratégia restritiva em pacientes a serem submetidos a cirurgias cardíacas, resultados de ensaios clínicos demonstraram não inferioridade de estratégias restritivas com limiar de concentração de hemoglobina de 7,5 g/dL quanto à mortalidade nesse grupo de pacientes quando comparada à estratégia com limiar de 10 g/dL.[24] A estratégia liberal de transfusão foi associada a um risco aumentado para síndrome coronariana aguda nos pacientes com DCV coexistentes. As evidências atuais não incentivam a adoção de limiares mais altos (9 a 10 g/dL) para realização de transfusão em pacientes com doenças cardiovasculares. Atualmente, recomenda-se adotar o limiar de 7,5 a 8 g/dL em conjunto com o contexto clínico para definição quanto à transfusão.

Entre os pacientes com DCV, as recomendações para um grupo específico ainda permanecem controversas: os pacientes com síndrome coronariana aguda. Dois estudos clínicos randomizados com uma inclusão de um total de 154 pacientes descreveram uma tendência a uma menor mortalidade atribuída à estratégia liberal nesses pacientes; contudo, por serem estudos clínicos de pequeno porte, outras evidências acerca da transfusão nesses pacientes ainda são necessárias para realizar uma recomendação definitiva.[26]

Sangue armazenado

No contexto de transfusão, o tempo de estocagem da bolsa de sangue e a relação com a qualidade do material ainda permanece um debate controverso. Os eritrócitos, ao serem estocados, passam por uma série de mudanças denominadas lesões de armazenamento (Figura 36.4).

Essas modificações resultam em hemólise, alterações das propriedades morfológicas e acúmulo de diversos compostos, que incluem proteínas oxidadas a serem eliminadas através de microvesículas.[27,28] Com base nessas modificações, foi criada a classificação de bolsa de concentrados de hemácia "jovem" (< 14 a 21 dias) e "velha" (> 21 dias). Do ponto de vista clínico, ainda não há um consenso quanto ao impacto da transfusão de unidades de concentrados velhas nos desfechos do paciente.

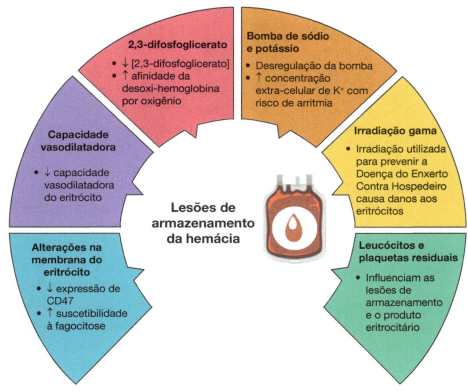

Figura 36.4. Mecanismos das lesões de armazenamento das hemácias. Fonte: elaborado pela autoria

Alguns estudos relatam possibilidade de toxicidade da hemólise consequente às lesões de armazenamento, que podem liberar moléculas sinalizadoras de danos (DAMPs) no meio extracelular, induzindo uma resposta inflamatória ao material transfundido e desfavorecendo a homeostase. Além disso, a liberação de outros componentes intracelulares naturais das hemácias poderia estar relacionada com uma disfunção endotelial, aumentando a morbimortalidade entre os pacientes transfundidos com hemácias estocadas por um período superior.[27] Todavia, outros estudos sugerem que o tempo de armazenamento não tem um impacto significativo na mortalidade a longo prazo, na incidência de disfunção multiorgânica, no risco de infecção intra-hospitalar e na duração média de terapias de ventilação mecânica dos pacientes transfundidos.[27,29,30]

Os estudos clínicos randomizados ABLE[31] e RECESS[32] não demonstraram benefícios no uso exclusivo de sangue fresco nos pacientes críticos e nos pacientes de cirurgias cardíacas, respectivamente.

Segundo a diretriz de 2016 da Associação Americana de Bancos de Sangue (AABB), as transfusões sanguíneas não devem ser limitadas pelo tempo de armazenamento, logo, não se deve restringir as transfusões a concentrados de hemácias "jovens" (recomendação forte com nível moderado de qualidade de evidência).[26]

Apesar de as evidências atuais não serem unânimes, nos pacientes que são frequentemente transfundidos, os concentrados de hemácias "jovens" costumam ser priorizados, pois a transfusão de unidades mais jovens permite a redução do número de bolsas a serem transfundidas a longo prazo, diminuindo ao máximo a exposição dos pacientes frequentemente submetidos à transfusão aos riscos desse procedimento.[27]

Conclusão

Anemia não tratada e transfusão inadequada possuem riscos e ambas podem contribuir para piores desfechos clínicos. Dessa forma, alguns passos são essenciais no manejo de um paciente de risco para anemia. Dentro desse contexto, foi idealizado o Manejo de Sangue do Paciente (*Patient Blood Management*), assim como ilustrado na Tabela 36.1, que trata-se de uma abordagem multidisciplinar

Tabela 36.1. Manejo de sangue do paciente

Princípios	Estratégias
Minimização da perda sanguínea	Uso de antifibrinolíticos Manutenção da normotermia Recuperação intraoperatória de sangue
Minimização das transfusões sanguíneas	Adoção de limiares de hemoglobina mais baixos para transfusão
Correção da anemia pré-operatória	Administração intravenosa de ferro Administração intravenosa de eritropoetina

com base em medidas pré, intra e pós-operatórias com o intuito de minimizar a necessidade de transfusão sanguínea.

Uma investigação ativa de anemia deve ser realizada em pacientes de risco, principalmente os pacientes a serem submetidos a cirurgias eletivas (Figura 36.5). Por meio da triagem laboratorial, é possível definir condutas de correção da anemia previamente à submissão à cirurgia, que só deverá ser realizada após a reversão desse estado anêmico, tendo em vista as evidências de correlação entre anemia perioperatória e piores desfechos pós-cirúrgicos.

Por isso, caso haja um diagnóstico de anemia, deve-se realizar uma investigação da etiologia, para definição do tratamento mais adequado. A transfusão, quando bem indicada, tem o potencial de salvar vidas e, por isso, deve ser realizada quando houver indicações claras. Caso contrário, deve-se utilizar de outros métodos para otimização do estado clínico do paciente com anemia, de acordo com a estratégia de manejo de sangue do paciente.

É importante lembrar que a principal meta é a melhora clínica dos pacientes, evitando complicações como isquemia e falência multiorgânica. Durante o julgamento sobre a transfusão nesses pacientes, os parâmetros laboratoriais devem ser considerados em conjunto com o contexto clínico, as preferências individuais de cada paciente e as possibilidades de tratamento alternativas à transfusão sanguínea.

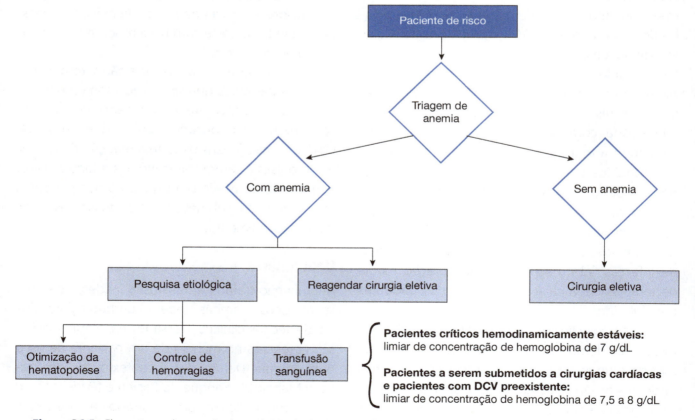

Figura 36.5. Fluxograma de manejo de paciente de risco a ser submetido a cirurgia eletiva. Fonte: elaborado pela autoria

Pontos-chave

- A anemia, definida como valores de concentração de hemoglobina sanguínea inferiores a 13 g/dL em homens e a 12 g/dL em mulheres não gestantes, é um problema bastante comum em pacientes de UTI, que está associada a piores desfechos nos pacientes críticos.
- A transfusão sanguínea trata-se de uma medida eficaz para elevar a concentração de hemoglobina a valores normais de forma rápida; porém, este procedimento está associado a riscos de complicações, como infecções associadas à transfusão, imunossupressão pós-transfusional, TRALI e outros erros na transfusão.
- Em indivíduos saudáveis, diferentes mecanismos compensatórios à anemia garantem um volume de oxigênio transportado suficiente para a demanda tecidual; contudo, nos pacientes críticos, a relação entre volume de oxigênio distribuído e demanda tecidual é bastante restringida, comprometendo o estado clínico apesar dos mecanismos compensatórios.
- Atualmente, há um grande debate acerca da utilização de outros critérios indicadores da oxigenação tecidual, como consumo de oxigênio, concentração plasmática de lactato e saturação venosa de oxigênio. Porém, a concentração de hemoglobina permanece como critério para transfusão.
- O limiar de concentração de hemoglobina para decisão quanto à transfusão é objeto de bastante debate. As evidências atuais sugerem a não inferioridade de estratégias restritivas de transfusão em comparação a estratégias liberais em alguns grupos de pacientes.
- Nos pacientes críticos hemodinamicamente estáveis, deve-se adotar um limiar de 7 g/dL de hemoglobina. Já nos pacientes a serem submetidos a cirurgias cardíacas e pacientes com doenças cardiovasculares pré-existentes, o limiar de concentração de hemoglobina recomendado é de 7,5 a 8 g/dL.
- A estocagem de bolsa de sangue está associada a lesões de armazenamento por meio de diferentes mecanismos; todavia, as evidências atuais não sugerem aumento de complicações associadas aos concentrados de hemácias mais "velhos" e é recomendado que as transfusões sanguíneas não se limitem pelo tempo de armazenamento da bolsa de sangue.
- A estratégia de manejo de sangue do paciente, embasada nos princípios de minimização da perda sanguínea, correção da anemia pré-operatória e adoção de limiares de hemoglobina mais baixos para transfusão, é uma medida que previne complicações associadas à anemia e aos riscos de transfusões sanguíneas.
- Tanto a anemia não tratada como a transfusão inadequada oferecem riscos aos pacientes. É importante levar todos esses aspectos em consideração durante a decisão quanto à transfusão.

Referências bibliográficas

1. Blaudszun G, Munting KE, Butchart A, Gerrard C, Klein AA. The association between borderline pre-operative anaemia in women and outcomes after cardiac surgery: a cohort study. Anaesthesia. 2018;73:572-8.
2. Warner MA, Hanson AC, Frank RD, Schulte PJ, Go RS, Storlie CB, et al. Prevalence of and Recovery from anemia following hospitalization for critical illness among adults. JAMA Netw Open. 2020;3:e2017843.
3. Vincent JL, Baron JF, Reinhart K, Gattinoni L, Thijs L, Webb A, et al. Anemia and blood transfusion in critically ill patients. JAMA. 2002;288:1499-507.
4. Hung M, Besser M, Sharples LD, Nair SK, Klein AA. The prevalence and association with transfusion, intensive care unit stay and mortality of pre-operative anaemia in a cohort of cardiac surgery patients. Anaesthesia. 2011;66:812-8.
5. Miceli A, Romeo F, Glauber M, de Siena PM, Caputo M, Angelini GD. Preoperative anemia increases mortality and postoperative morbidity after cardiac surgery. J Cardiothorac Surg. 2014;9:137.
6. Hébert PC, Wells G, Blajchman MA, Marshall J, Martin C, Pagliarello G, et al. A multicenter, randomized, controlled clinical trial of transfusion requirements in critical care. Transfusion Requirements in Critical Care Investigators, Canadian Critical Care Trials Group. N Engl J Med. 1999;340:409-17.
7. Barr PJ, Donnelly M, Cardwell CR, Parker M, Morris K, Bailie KEM. The appropriateness of red blood cell use and the extent of overtransfusion: right decision? Right amount? Transfusion (Paris). 2011;51:1684-94.
8. Girardis M, Busani S, Damiani E, Donati A, Rinaldi L, Marudi A, et al. Effect of Conservative vs conventional oxygen therapy on mortality among patients in an intensive care unit: the oxygen-ICU randomized clinical trial. JAMA. 2016;316:1583-9.
9. de Jonge E, Peelen L, Keijzers PJ, Joore H, de Lange D, van der Voort PH, et al. Association between administered oxygen, arterial partial oxygen pressure and mortality in mechanically ventilated intensive care unit patients. Crit Care. 2008;12:R156.
10. Palmer E, Post B, Klapaukh R, Marra G, MacCallum NS, Brealey D, et al. The association between supraphysiologic

arterial oxygen levels and mortality in critically ill patients. A multicenter observational cohort study. Am J Respir Crit Care Med. 2019;200:1373-80.
11. Helmerhorst HJF, Arts DL, Schultz MJ, van der Voort PHJ, Abu-Hanna A, de Jonge E, et al. Metrics of arterial hyperoxia and associated outcomes in critical care. Crit Care Med. 2017;45:187-95.
12. Fowler AJ, Ahmad T, Phull MK, Allard S, Gillies MA, Pearse RM. Meta-analysis of the association between preoperative anaemia and mortality after surgery. Br J Surg. 2015;102:1314-24.
13. Carson JL, Noveck H, Berlin JA, Gould SA. Mortality and morbidity in patients with very low postoperative Hb levels who decline blood transfusion. Transfusion (Paris). 2002;42:812-8.
14. Bolton-Maggs PHB, Cohen H. Serious hazards of transfusion (SHOT) haemovigilance and progress is improving transfusion safety. Br J Haematol. 2013;163:303-14.
15. Vamvakas EC, Blajchman MA. Transfusion-related mortality: the ongoing risks of allogeneic blood transfusion and the available strategies for their prevention. Blood. 2009;113:3406-17.
16. Toy P, Lowell C. TRALI – definition, mechanisms, incidence and clinical relevance. Best Pract Res Clin Anaesthesiol. 2007; 21:183-93.
17. Hajjar LA, Auler Junior JOC, Santos L, Galas F. Blood tranfusion in critically ill patients: state of the art. Clin Sao Paulo Braz. 2007;62:507-24.
18. Carson JL, Stanworth SJ, Roubinian N, Fergusson DA, Triulzi D, Doree C, et al. Transfusion thresholds and other strategies for guiding allogeneic red blood cell transfusion. Cochrane Database Syst Rev. 2016;10:CD002042.
19. Salpeter SR, Buckley JS, Chatterjee S. Impact of more restrictive blood transfusion strategies on clinical outcomes: a meta-analysis and systematic review. Am J Med. 2014;127: 124-131.e3.
20. Zeroual N, Blin C, Saour M, David H, Aouinti S, Picot MC, et al. Restrictive transfusion strategy after cardiac surgery. Anesthesiology. 2021;134:370-80.
21. Lopes CT, Santos TR, Brunori EHFR, Moorhead SA, Lopes JL, Barros ALBL. Excessive bleeding predictors after cardiac surgery in adults: integrative review. J Clin Nurs. 2015;24:3046-62.
22. Whitson BA, Huddleston SJ, Savik K, Shumway SJ. Risk of adverse outcomes associated with blood transfusion after cardiac surgery depends on the amount of transfusion. J Surg Res. 2010;158:20-7.
23. Hajjar LA, Vincent JL, Galas FRBG, Nakamura RE, Silva CMP, Santos MH, et al. Transfusion requirements after cardiac surgery: the TRACS randomized controlled trial. JAMA. 2010; 304:1559-67.
24. Mazer CD, Whitlock RP, Fergusson DA, Hall J, Belley-Cote E, Connolly K, et al. Restrictive or Liberal Red-Cell Transfusion for Cardiac Surgery. N Engl J Med. 2017;377:2133-44.
25. Docherty AB, Walsh TS. Anemia and blood transfusion in the critically ill patient with cardiovascular disease. Crit Care Lond Engl. 2017;21:61.
26. Carson JL, Guyatt G, Heddle NM, Grossman BJ, Cohn CS, Fung MK, et al. Clinical practice guidelines from the AABB: red blood cell transfusion thresholds and storage. JAMA. 2016;316:2025-35.
27. García-Roa M, Vicente-Ayuso MDC, Bobes AM, Pedraza AC, González-Fernández A, Martín MP, et al. Red blood cell storage time and transfusion: current practice, concerns and future perspectives. Blood Transfus Trasfus Sangue. 2017;15:222-31.
28. Tissot JD, Bardyn M, Sonego G, Abonnenc M, Prudent M. The storage lesions: from past to future. Transfus Clin Biol J Soc Francaise Transfus Sang. 2017;24:277-84.
29. van de Watering L. Red cell storage and prognosis. Vox Sang. 2011;100:36-45.
30. Alexander PE, Barty R, Fei Y, Vandvik PO, Pai M, Siemieniuk RAC, et al. Transfusion of fresher vs older red blood cells in hospitalized patients: a systematic review and meta-analysis. Blood. 2016;127:400-10.
31. Lacroix J, Hébert PC, Fergusson DA, Tinmouth A, Cook DJ, Marshall JC, et al. Age of transfused blood in critically ill adults. N Engl J Med. 2015;372:1410-8.
32. Steiner ME, Ness PM, Assmann SF, Triulzi DJ, Sloan SR, Delaney M, et al. Effects of red-cell storage duration on patients undergoing cardiac surgery. N Engl J Med. 2015;372:1419-29.

CAPÍTULO 37

Distúrbios Glicêmicos

Karen Alcântara Queiroz Santos • Aline Almeida Bastos • Ana Amélia Fialho de Oliveira Hoff

Cetoacidose diabética e estado hiperglicêmico hiperosmolar

Introdução e epidemiologia

A cetoacidose diabética (CAD) e o estado hiperglicêmico hiperosmolar (EHH) são emergências hiperglicêmicas caracterizadas por insulinopenia e hiperglicemia grave, que ameaçam a vida de portadores de diabetes. Ambas podem ocorrer em pacientes com diabetes do tipo 1 e do tipo 2; porém, a CAD é mais comum em jovens com diabetes do tipo 1, e o EHH mais frequente em adultos ou idosos com diabetes do tipo 2.[1,2] O diagnóstico e o manejo precoce dessas condições são fundamentais para reduzir a mortalidade e os custos de saúde substanciais.

A frequência de CAD aumentou 30% durante a última década. Os pacientes com maior risco são aqueles com hemoglobina glicada (HgA1C) alta, maior tempo de doença, adolescentes do sexo feminino e adultos jovens (entre 18 e 25 anos).[1] A mortalidade em pacientes com EHH é relatada entre 5 e 20%,[1-3] já na CAD a mortalidade varia na literatura entre 1,2 e 9% (em geral < 5%).[2]

Fatores precipitantes

Infecções do trato urinário e pneumonia são os fatores precipitantes mais comuns de CAD e EHH no mundo, responsáveis por até 58% dos casos. No entanto, a baixa adesão ao tratamento em especial na cetoacidose merece destaque, com 13 a 59% de incidência, sobretudo em países como o Brasil.[2]

Cetoacidose é a apresentação inicial do diabetes melito em 15 a 20% dos casos na população adulta. Recentemente, com o maior uso dos inibidores do cotransportador de sódio e glicose 2 (SGLT2), surgiram casos de cetoacidose euglicêmica, sendo o risco de 0,07% para diabéticos do tipo 2 e 10% para diabéticos do tipo 1.[1] Os principais fatores desencadeantes das emergências hiperglicêmicas estão listados na Tabela 37.1.

Fisiopatologia

O desenvolvimento de CAD e EHH ocorre por duas anormalidades hormonais: deficiência absoluta ou relativa de insulina e excesso de glucagon associado a aumento de hormônios contrarreguladores tais como: catecolaminas, cortisol e

Tabela 37.1. Fatores desencadeantes das emergências hiperglicêmicas

Principais fatores desencadeantes
Infecções 14 a 58%
Pneumonia, infecção do trato urinário e sepse de foco indeterminado
Baixa adesão ao tratamento 21 a 59%
Doenças graves não infecciosas 4%
Infarto agudo do miocárdio, acidente vascular cerebral, queimaduras e pancreatite
Medicamentos e substâncias
Glicocorticoides, betabloqueadores, fenitoína, pentamidina, diuréticos tiazídicos, simpaticomiméticos (dobutamina e terbutalina), quimioterápicos, antipsicóticos, Lasparaginase, lítio, ISGLT2 (inibidores do cotransportador de sódio-glicose 2), imunoterapia, álcool, ecstasy e cocaína
Endocrinopatias
Hipertiroidismo, feocromocitoma, síndrome de Cushing, acromegalia e diabetes gestacional

hormônio do crescimento. Essas alterações levam ao quadro de hiperglicemia, aumento do catabolismo do tecido adiposo (lipólise) na CAD com consequente aumento dos ácidos graxos livres (AGL), os quais, no fígado, serão oxidados em corpos cetônicos (acetoacetato e β-hidroxibutirato) em um processo predominantemente estimulado pelo glucagon.[1,4]

No EHH existe um maior grau de desidratação e os níveis de insulina são insuficientes para evitar a hiperglicemia, mas suficientes para evitar a lipólise e subsequente cetogênese. Além disso, no EHH as concentrações de AGL e dos hormônios contrarreguladores são menores.[1,4]

Diagnóstico

Tanto para CAD quanto para EHH, o quadro clínico inclui história clássica de poliúria, polidipsia, perda ponderal, vômitos, desidratação, fraqueza e alteração do estado mental. Queixas gastrointestinais, como dor abdominal difusa, náuseas e vômitos, são mais comuns em paciente com CAD (> 50%) e infrequentes no EHH.

Os achados ao exame físico podem incluir sinais de desidratação com mucosas secas, turgor cutâneo deficiente, respiração de Kussmaul (na CAD), taquicardia e hipotensão. O nível de consciência pode variar de alerta a letargia profunda ou coma, sendo este último mais frequente no EHH.[1-3,5]

A Tabela 37.2 resume as principais diferenças entre CAD e EHH.

Os critérios diagnósticos laboratoriais para CAD são

1. Glicemia > 250 mg/dL (até 7% dos pacientes apresentam euglicemia na CAD)
2. PH arterial < 7,3 com bicarbonato < 18 mEq/L, cetonas elevadas na urina ou no sangue
3. Acidose metabólica com ânion gap (AG) aumentado > 12 (cáculo AG = Na – (Cl + HCO_3).[1,5]

Os critérios diagnósticos laboratoriais para EHH são

1. Glicemia > 600 mg/dL
2. Osmolalidade plasmática efetiva > 320 mOsm/kg (calculada por meio da fórmula PEOsm = 2 (Na) + glicemia/18)
3. PH arterial > 7,3 ou venoso > 7,25 e bicarbonato > 15 mmol/L, cetonemia leve a moderada pode estar presente.[1,5]

Outros achados laboratoriais

- Leucocitose na faixa de 10.000 a 15.000 mm^3, menos frequentemente superior a 25.000 mm^3,[1,2] atribuída a estresse (liberação de catecolaminas e cortisol) e desidratação.[1,3]
- As dosagens iniciais de potássio podem estar normais ou até elevadas, no entanto, os níveis corporais totais de potássio estão baixos.[2]
- O sódio sérico de admissão pode estar baixo e deve-se calcular o sódio sérico corrigido adicionando 1,6 mg/dL ao sódio sérico medido para cada 100 mg/dL de glicose acima de 100 mg/dL.[1]
- Dosagens de albumina, creatinafosfoquinase, amilase, lipase e aminotransferases podem estar aumentadas, bem como os valores de ureia e creatinina pela desidratação.[3,1]

Quais exames devem ser solicitados?

Glicose plasmática, função renal, eletrólitos (potássio, sódio, fósforo e cloro), ânion gap, osmolalidade, cetonemia ou cetonúria, urina tipo 1, gasometria arterial, hemograma completo, eletrocardiograma e radiografia de tórax.[5,6]

Tabela 37.2. Diferenças entre CAD e EHH

CAD	EHH
Pacientes jovens com DM1 geralmente < 40 anos	Geralmente > 50 anos e, em geral, com DM2
Dor abdominal frequente	Dor abdominal ausente
Presença de poliúria, polidipsia, polifagia e perda ponderal	Presença de poliúria, polidipsia, polifagia e perda ponderal
Desidratação presente	Desidratação intensa
Sintomas neurológicos raros	Sintomas neurológicos comuns
Pródromos de horas	Pródromos dias a semanas
Sinais clínicos de acidose (respiração de Kussmaull)	Sem acidose
pH < 7,3 Bicarbonato < 18	pH > 7,3 Bicarbonato > 15
Cetonúria presente e grave	Pode haver cetonúria leve
Potássio pode estar aumentado	Potássio normal ou reduzido

CAD: cetoacidose diabética; EHH: estado hiperglicêmico hiperosmolar. DM: diabetes melito. Fonte: adaptada de Lúcio Vilar, 2021.

Tratamento

Iniciar soro fisiológico (SF) 0,9% 500 a 1.000 mL/h durante as primeiras 2 a 4 horas, seguido pela infusão de 250 a 500 mL/h de SF 0,9% (se o sódio sérico estiver baixo) ou SF 0,45% (se o sódio sérico estiver normal ou elevado).[1,3,6]

Após os níveis de glicose no plasma atingirem 200 mg/dL na CAD e 300 mg/dL no EHH, os fluidos de reposição devem conter glicose 5%, permitindo a continuação do uso de insulina até que a cetonemia seja corrigida e evitando hipoglicemia.[1,3,6]

Se o nível inicial de potássio (K) for superior a 5,3 mEq/L, a reposição de potássio deve ser adiada. Se os níveis iniciais estiverem entre > 3,3 e < 5,2 mEq/L, deve-se acrescentar 20 a 30 mEq de cloreto de potássio (KCL) a cada litro da solução de hidratação,[6] com o objetivo de manter um K entre 4 e 5 mEq/L.[1] Em pacientes com níveis séricos de potássio < 3,3 mEq/L, a administração de insulina deve ser postergada até que os níveis estejam acima desse valor e a taxa de infusão de potássio deve ser em torno de 20 a 40 mEq/L/hora.[6]

Insulinoterapia deve ser realizada com insulina regular (IR) intravenosa (IV) em bomba de infusão contínua (BIC) na dose de 0,1 U/kg/h, com medição da glicemia capilar ou plasmática a cada 1 a 2 horas. Um bólus inicial de IR na dose de 0,1 U/kg pode ser administrado. Outro esquema alternativo é, na ausência do bólus inicial, infundir IR endovenosa a uma taxa de 0,14 U/kg/h.[1,3,6]

Caso a resposta ao tratamento seja inadequada após a primeira hora de tratamento (redução na glicemia de 50 a 75 mg/dL), um bólus IV de IR (0,14 U/kg) deve ser administrado, com manutenção da infusão na dose prévia até que a glicemia esteja em níveis em torno de 200 mg/dL.[3,6]

Após os níveis de glicose chegarem a 200 mg/dL na CAD e 300 mg/dL no EHH, deve-se reduzir a dose de insulina pela metade (0,05 U/kg/h) e adicionar soro glicosado a 5% à solução.[3,6]

Não há recomendação de reposição rotineira de fosfato no tratamento de CAD ou EHH e só deve ser realizada nos casos de hipofosfatemia grave (abaixo de 1 mg/dL), se disfunção cardíaca, anemia hemolítica e/ou depressão respiratória; nesse caso, fosfato de potássio ou sódio 20 a 30 mEq podem ser adicionados a 1 L de fluido IV.[2,3,6]

A reposição de bicarbonato só é recomendada se pH < 6,9, pois seu uso pode aumentar o risco de hipocalemia, edema cerebral, além de risco de arritmias e alteração da contratilidade cardíaca. Dose de 50 a 100 mmol de bicarbonato de sódio como uma solução isotônica (em 400 mL de água) até pH > 6,9.[1,6]

A resolução da CAD é definida quando os níveis de glicose são inferiores a 250 mg/dL, pH venoso > 7,30, anion gap normal e bicarbonato sérico ≥18 mEq/L.[6] A resolução do EHH é alcançada quando a osmolalidade sérica efetiva < 310 mOsm/kg, nível de glicose ≤ 250 mg/dL e recuperação do estado de alerta.[6]

Quando os pacientes estiverem com a CAD e o EHH resolvidos e com boa aceitação da dieta oral, deve-se administrar insulina subcutânea pelo menos 2 horas antes de descontinuar a infusão de insulina IV. Se insulina utilizada for análogos de insulina basal (glargina, determir, degludeca) deve-se iniciar 3 a 4 horas antes.[1]

Se o paciente já era insulinizado, pode-se retornar para as doses habituais, ou, nos casos de primodescompensação, insulinizar o paciente com 0,5 a 0,8 UI/kg, metade com insulina basal e metade bólus (Figura 37.1).[1,2]

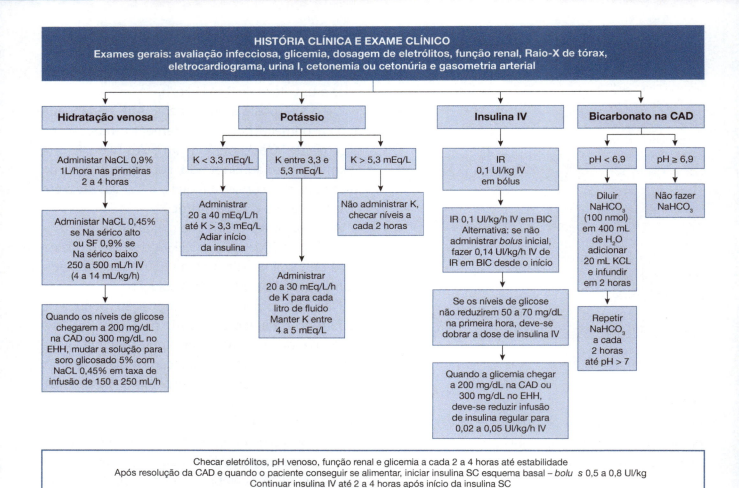

Figura 37.1. Cetoacidose diabética e estado hiperglicêmico hiperosmolar. *CAD:* cetoacidose diabética; *EHH:* estado hiperglicêmico hiperosmolar; *IV:* intravenosa; *NaCl:* cloreto de sódio; *Na:* sódio; *NaHCO₃:* bicarbonato de sódio; *H₂O:* água; *KCl:* cloreto de potássio; *HCO₃:* bicarbonato; *K:* potássio; *BIC:* bomba de infusão contínua; *SF:* soro fisiológico, *IR:* insulina regular, *SC:* subcutânea. Fonte: adaptada de Hirsch IB. Diabetic ketoacidosis and hyperosmolar hyperglycemic state in adults.

Hipoglicemias

Introdução e epidemiologia

A hipoglicemia (glicose < 55 mg/dL) é uma complicação comum em pacientes com diabetes, sobretudo naqueles tratados com insulina. A incidência anual de hipoglicemia grave em pacientes com diabetes melito do tipo 1 varia entre 3,3 e 13,5%, e é menos comum em diabéticos do tipo 2.[7] Em pessoas sem diabetes a hipoglicemia é rara, com frequência estimada de 36 casos a cada 10.000 admissões hospitalares.[8]

A presença da tríade de Whipple define o diagnóstico de hipoglicemia: glicemia < 55 mg/dL, sinais/sintomas compatíveis com hipoglicemia e resolução dos sintomas após administração de glicose e correção da glicemia.[2,8]

Em portadores de diabetes, não é fácil determinar uma concentração plasmática específica de glicose que seja diagnóstica de hipoglicemia, porque o limiar para o aparecimento de sintomas pode variar entre os pacientes.[7]

Classificação

Existem diversas formas de se classificar as hipoglicemias, entre elas: em jejum ou no período pós-prandial, mediada ou não por insulina,[2] e de acordo com os níveis de glicemia e estado do paciente (nível 1 glicemia ≤ 70 mg/dL; nível 2 glicemia ≤ 54 mg/dL; nível 3 evento grave caracterizado por alteração do nível de consciência e/ou físico que requeira assistência).[9]

Outra classificação de maior aplicabilidade clínica é a que se baseia no *status* clínico do paciente, caracterizando pacientes com hipoglicemia em: aparentemente saudável ou clinicamente doente.[2,8] As principais causas de hipoglicemia usando essa classificação estão listadas na Tabela 37.3.

Tabela 37.3. Classificação das hipoglicemias com base na situação clínica do paciente

Pacientes doentes ou em uso de medicações
1. Drogas
Insulina ou secretagogos de insulina
Abuso de álcool
Outras drogas: cibenzolina, pentamidina, quinina, indometacina, glucagon (durante a endoscopia), quinolonas, betabloqueadores, inibidores da enzima conversora angiotensina
2. Doenças críticas
Falência cardíaca, hepática ou renal
Sepse, queimaduras
Inanição
3. Deficiências hormonais
Deficiência de glucagon e noradrenalina
4. Tumor de células não ilhotas
Pacientes aparentemente saudáveis
1. Hiperinsulinemia endógena
Insulinoma
Desordens funcionais das células betas
Hipoglicemia pós *bypass* gástrico
Hipoglicemia autoimune
Uso de secretagogos de insulina
Hipoglicemia pós exercício
Hipoglicemia reativa
2. Hipoglicemia acidental

Fonte: adaptada de uptodate: Vella A. Hypoglycemia in adults without diabetes mellitus: clinical manifestations, diagnosis, and causes.

Fisiopatologia

Em indivíduos saudáveis, as respostas fisiológicas à queda da glicemia começam a ocorrer em níveis em torno de 80 a 85 mg/dL, a primeira alteração é a queda da secreção de insulina. Depois disso, em níveis de glicemia em torno de 70 mg/dL ocorre aumento dos hormônios contrarregulares, primeiramente glucagon e norepinefrina e, posteriormente, com níveis de glicemia em torno de 65 mg/dL, ocorre aumento do cortisol e hormônio do crescimento (GH).[2,8]

Pacientes diabéticos, especialmente os de longa data, perdem com o tempo os mecanismos de defesa contra a hipoglicemia, pois tendem a desenvolver insuficiência autonômica e consequente perda da resposta do glucagon e epinefrina à hipoglicemia.[2] Diante disso, concentrações de glicose plasmática < 70 mg/dL são definidas como clinicamente significativas e requerem intervenção independente dos sintomas nesses pacientes.[7]

Os fatores de risco para hipoglicemia em pacientes diabéticos são: insuficiência autonômica associada à hipoglicemia, maior tempo de doença, idade avançada, exercício, ingestão de álcool, doença renal crônica e desnutrição com depleção de glicogênio hepático.[10]

Diagnóstico

O diagnóstico de hipoglicemia é clínico e baseado na documentação da tríade de Whipple. Alguns exames podem ser necessários, incluindo função hepática, renal e eletrólitos. Em algumas situações, pode-se dosar cortisol, peptídio C e insulina em vigência de hipoglicemia.[11]

O teste do jejum prolongado pode ser realizado, principalmente se houver suspeita de insulinoma, em regime de internação hospitalar com um jejum de 72 horas até o desenvolvimento de hipoglicemia sintomática < 55 mg/dL e na ocasião é dosado: peptídio C, insulina e pró-insulina, beta-hidroxibutirato e glicose.[11]

Quadro clínico

Os sintomas de hipoglicemia são inespecíficos e podem ser divididos em sintomas autonômicos, que tendem a ocorrer com glicose no sangue abaixo de

Tabela 37.4. Sinais e sintomas durante a hipoglicemia

Resposta autonômica
▪ Sudorese, fraqueza, taquicardia, palpitações, tremores, nervosismo, fome, parestesias
Sintomas neuroglicopênicos
▪ Irritabilidade, confusão, comportamento incomum, apreensão, déficits neurológicos focais transitórios, perda de consciência, distúrbio visual

65 mg/dL, e neuroglicopênicos levando a disfunção cerebral em níveis < 50 mg/dL como descritos na Tabela 37.4.[2,7,8]

Tratamento

Pacientes com sintomas de hipoglicemia e capazes de deglutir devem ingerir 15 g de carboidrato de absorção rápida e na ausência de melhora em 15 minutos, repetir o procedimento até melhora clínica (Figura 37.2).

Em pacientes com rebaixamento do nível de consciência deve-se administrar 3 ampolas de glicose 50%, se disponibilidade de acesso venoso, se não houver melhora em 5 minutos, repetir o procedimento. Na ausência de acesso venoso, deve-se administrar 1 a 2 mg de glucagon intramuscular (IM). Em pacientes desnutridos, hepatopatas ou etilistas, deve-se administrar tiamina na dose de 100 mg IM ou IV em conjunto com a glicose para prevenir encefalopatia de Wernicke-Korsakoff.[2,7,10]

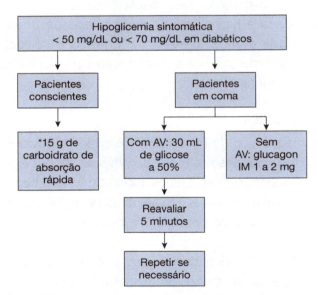

Figura 37.2. Manejo da hipoglicemia. *1/2 xícara de suco; 4 ou 5 bolachas salgadas; 1 colher de sopa de açúcar ou de mel; AV: acesso venoso; IM: intramuscular.

Referências bibliográficas

1. Fayfman M, Pasquel FJ, Umpierrez GE. Management of hyperglycemic crises: diabetic ketoacidosis and hyperglycemic hyperosmolar state. Med Clin North Am. 2017;101:587606.
2. Vilar L. Endocrinologia clínica. 7. ed. Rio de Janeiro: Guanabara Koogan; 2021.
3. Kitabchi AE, Umpierrez GE, Miles JM. Hyperglycemic crises in adult patients with diabetes. Diabetes Care. 2009;32:133543.
4. Irl B, Emmett HM. Diabetic ketoacidosis and hyperosmolar hyperglycemic state in adults: epidemiology and pathogenesis. UpToDate Inc. http://www.uptodate.com. Acesso em: 24 de abril de 2022.
5. Irl B, Emmett HM. Diabetic ketoacidosis and hyperosmolar hyperglycemic state in adults: clinical features, evaluation, and diagnosis. MA: UpToDate Inc. http://www.uptodate.com. Acesso em: 24 de abril de 2022.
6. Irl B, Emmett HM. Diabetic ketoacidosis and hyperosmolar hyperglycemic state in adults: treatment. MA: UpToDate Inc. http://www.uptodate.com. Acesso em: 24 de abril de 2022.
7. Afif N, Shehadeh N. Hypoglycemia in diabetes: an update on pathophysiology, treatment, and prevention. World J Diabetes. 2021 December 15;12(12):2036-49.
8. Vella A. Hypoglycemia in adults without diabetes mellitus: clinical manifestations, diagnosis, and causes. MA: UpToDate Inc. http://www.uptodate.com. Acesso em: 24 de abril de 2022.
9. Giostratidou G. Standardizing clinically meaningful outcome measures beyond HbA1c for type 1 diabetes: a consensus report of The American Association of Clinical Endocrinologists, The American Association of Diabetes Educators, The American Diabetes Association, The Endocrine Society, JDRF International, The Leona M. and Harry B. Helmsley Charitable Trust, The Pediatric Endocrine Society, and The T1D Exchange. Diabetes Care. 2017;40:1622-30.
10. Cryer PE. Hypoglycemia in adults with diabetes mellitus. MA: UpToDate Inc. http://www.uptodate.com. Acesso em: 24 de abril de 2022.
11. Vella A. Hypoglycemia in adults without diabetes mellitus: diagnostic approach. UpToDate Inc. http://www.uptodate.com. Acesso em: 24 de abril de 2022.

CAPÍTULO 38

Distúrbios da Tireoide e da Adrenal

Karen Alcântara Queiroz Santos • Aline Almeida Bastos • Leila Guastapaglia • Ana Amélia Fialho de Oliveira Hoff

Crise tireotóxica

Introdução e epidemiologia

A crise tireotóxica é uma condição rara caracterizada por manifestações clínicas extremas do excesso de hormônios tiroidianos (tireotoxicose). Corresponde a 1 a 2% das admissões hospitalares e tem taxa de mortalidade em torno de 10%.[1]

É comumente desencadeada por exacerbação da tireotoxicose por diversas etiologias associada a fatores precipitantes, embora em 25 a 40% dos casos o fator desencadeante não seja identificado.[1] A Tabela 38.1 descreve os principais fatores precipitantes. A doença de Graves é a principal etiologia da tireotoxicose; porém, qualquer patologia que curse com tireotoxicose, como bócios uni e multinodular tóxico e tireoidites, pode estar associada.[2,3]

Quadro clínico

O quadro clínico envolve sinais e sintomas decorrentes da exacerbação da tireotoxicose, com hipermetabolismo grave e manifestações adrenérgicas. Pacientes idosos podem apresentar apatia, confusão mental, fraqueza e febre baixa.[1] A Tabela 38.2 sumariza as principais manifestações clínicas.[1-3]

Tabela 38.1. Fatores precipitantes da crise tireotóxica

Condições sistêmicas	Condições tireoidianas	Medicamentos
Infecções (mais comum)	Suspensão de antitireoidiano	Iodo radioativo
Traumas	Cirurgia tiroidiana	Amiodarona
Cirurgias	Trauma cervical	Contraste iodado
IAM, TEP, AVE	Manipulação vigorosa da tiroide	Anestesias
Cetoacidose diabética		Quimioterápicos
Gestação e parto		

IAM: infarto agudo do miocárdio, *TEP:* tromboembolismo pulmonar, *AVE:* acidente vascular encefálico.

Tabela 38.2. Principais manifestações clínicas da crise tireotóxica

Sinais	Sintomas
Hipertermia	Nervosismo
Tremores	Sudorese
Taquicardia	Calor excessivo
Arritmias (especialmente fibrilação atrial)	Palpitações
Insuficiência cardíaca de alto débito	Hiperdefecação
Agitação	Fadiga
Delírio	Náuseas e vômitos

Diagnóstico

O diagnóstico é feito clinicamente, com sinais e sintomas de tireotoxicose grave e evidência de descompensação sistêmica. O sistema de pontos de Burch-Wartofsky é utilizado para identificar a crise tireotóxica e auxiliar o diagnóstico (Tabela 38.3). Valores nesse escore > 45 pontos = crise tireotóxica, entre 25 e 44 pontos = crise iminente e < 25 pontos = crise improvável.[2]

Níveis séricos de tiroxina (T4) e tri-iodotironina (T3) encontram-se elevados e o hormônio estimulador da tireoide (TSH) suprimido. Testes de função tireoidiana apenas confirmam o diagnóstico de tireotoxicose, entretanto não há um valor definidor de crise tireotóxica. Os valores tipicamente são semelhantes ao de pacientes com hipertireoidismo não complicado, sendo a velocidade de elevação dos hormônios tiroidianos mais determinante da crise tireotóxica do que seus valores absolutos.[2]

Outros achados laboratoriais inespecíficos podem incluir hiperglicemia leve, hipercalcemia leve, testes de função hepática anormais, bilirrubinas elevadas (associado a pior evolução), leucocitose ou leucopenia.[1]

Tratamento

O tratamento deve ser realizado em unidade de terapia intensiva e iniciado precocemente. Tem como pilares o manejo da tireotoxicose, o controle dos fatores desencadeantes e a terapia de suporte, assegurando as vias aéreas e estado cardiovascular.

O controle da tireotoxicose é realizado com o bloqueio da síntese e liberação de hormônios tiroidianos (HTs) e da sua ação periférica (Tabela 38.4).[2-4]

- O bloqueio da síntese dos HTs é feito com os fármacos antitireoidianos propiltiouracil ou metimazol, preferivelmente com propiltiouracil por também ter ação periférica na redução da conversão de T4 em T3 quando usado em doses altas.[2-4]
- O bloqueio da síntese e liberação dos HTs é feito com soluções de iodo: iodeto de potássio, lugol ou ácido iopanoico; entretanto, esse último não é comercializado no Brasil. Devem ser administrados apenas 1 hora após o início do antitireoidiano. O carbonato de lítio é uma opção ao iodo, com dose recomendada de 300 mg a cada 6 horas (manter níveis séricos de lítio até 1 mg/dL).[3,4]
- Bloqueio da ação periférica: betabloqueadores reduzem a ação periférica das catecolaminas e conversão periférica de T4 em T3; glicocorticoides também reduzem a conversão do T4 em T3 e são usados para o tratamento da insuficiência adrenal relativa que pode estar presente na crise tireotóxica.[2-4]

Tabela 38.3. Sistema de pontos de Burch-Wartofsky

Disfunção termorregulatória			Disfunção cardiovascular	
Temperatura (°C)	**Escore**		**Taquicardia (bpm)**	**Escore**
37,2 a 37,7	5		90 a 109	5
37,8 a 38,3	10		110 a 119	10
38,4 a 38,8	15		120 a 129	15
38,9 a 39,3	20		130 a 139	20
39,4 a 39,9	25		≥ 140	25
> 40	30		**Insuficiência cardíaca congestiva**	
Efeitos no sistema nervoso central			Leve (edema membros inferiores)	5
Leve (agitação)	10		Moderado (estertores em bases)	10
Moderado (delírio, psicose, letargia)	20		Grave (edema agudo de pulmão)	15
Grave (convulsão, coma)	30		**Fibrilação atrial**	
Disfunção gastrointestinal			Ausente	0
Moderada (diarreia, vômitos, náuseas, dor abdominal)	10		Presente	10
Grave (icterícia inexplicável)	20		**Fator precipitante identificado**	**10**

Adaptada de Burch e Wartofsky, 1993.
Escore > 45 = crise tireotóxica; 25 a 44 = crise iminente; < 25 = crise improvável.

O tratamento de suporte inclui controle de temperatura, hidratação venosa, tratamento da insuficiência cardíaca e distúrbios hidroeletrolíticos. Evitar ácido acetilsalicílico por promover liberação de T4 da sua proteína carreadora (TBG).[2-4]

Possíveis focos infecciosos devem ser rastreados e tratados com antibioticoterapia precoce, sendo controverso o uso de antibióticos empíricos.[1]

Opções para crises refratárias incluem colestiramina, plasmaférese e hemodiálise.[3,4]

Coma mixedematoso

Introdução e epidemiologia

O coma mixedematoso é uma forma rara de hipotireoidismo descompensado com alta taxa de mortalidade (até 40%, apesar do tratamento).[1] É mais comum em mulheres acima de 60 anos, especialmente naquelas com hipotireoidismo de longa data não tratado ou tratado inadequadamente, mas também pode estar presente em pacientes sem histórico conhecido de hipotireoidismo.[5]

Essa manifestação grave de hipotireoidismo pode ser precipitada por eventos agudos como infarto agudo do miocárdio, infecção, exposição intensa ao frio, cirurgias, sangramento gastrointestinal e uso de medicamentos como opioides, sedativos e diuréticos.[1,5]

Pode ocorrer em pacientes com qualquer etiologia de hipotireoidismo, sobretudo tireoidite autoimune crônica, como a tireoidite de Hashimoto, pois o seu curso insidioso pode levar o diagnóstico a ser negligenciado, em comparação com hipotireoidismo pós-cirúrgico ou pós-radioiodoterapia. Apesar de o termo "coma mixedematoso" ser comumente utilizado, a maioria dos pacientes não se apresenta em coma.[1,5]

Quadro clínico

As características principais do coma mixedematoso são alteração do estado mental e hipotermia. Hipotensão, bradicardia e hiponatremia podem ocorrer em até 50% dos casos. Hipoglicemia e hipoventilação estão frequentemente presentes.[1,5] Sinais de hipotireoidismo descompensado incluem: macroglossia, edema periférico sem depressões (mixedema), pele fria e infiltrada, voz rouca e pseudomadarose.[1,5]

- *Manifestações neurológicas*: variam desde confusão mental e letargia até coma. Alguns pacientes se apresentam com psicose, caracterizando a "loucura mixedematosa". Diminuição ou ausência de reflexos tendinosos profundos pode ocorrer e é um sinal específico.[1,5]
- *Hipotermia*: a gravidade da hipotermia está relacionada com a mortalidade no hipotireoidismo grave. Ausência de hipotermia pode ser indicativa de infecção.[1,5]
- *Manifestações cardiovasculares*: bradicardia, hipertensão diastólica, diminuição da contratilidade miocárdica, baixo débito cardíaco e hipotensão (manifestação tardia). A insuficiência cardíaca congestiva é bastante rara na ausência de doença cardíaca preexistente o que provavelmente se deve às menores demandas teciduais no hipotiroidismo. Derrame pericárdico pode estar presente. Suas manifestações clínicas incluem bulhas cardíacas diminuídas, baixa voltagem e alargamento do intervalo QT no eletrocardiograma e silhueta cardíaca aumentada na

Tabela 38.4. Tratamento da crise tireotóxica

Medicamento	Dose	Ação
Propiltiouracil	Ataque: 500 a 1.000 mg Manutenção: 250 mg a cada 4 horas	Bloqueio da síntese de HT Bloqueio da conversão T4 em T3
Metimazol	60 a 80 mg/dia (divididos a cada 4 ou 6 horas)	Bloqueio da síntese de HT
Iodo	Iodeto de K ou Lugol: 5 gotas a cada 6 horas	Bloqueio da síntese e liberação de HT
Propranolol	60 a 80 mg a cada 4 horas Opção: esmolol em bomba de infusão EV contínua em dose de 0,05 a 1,0 mg/kg/min	Bloqueio da ação adrenérgica Bloqueio da conversão T4 em T3
Hidrocortisona	Ataque 300 mg Manutenção 100 mg a cada 8 horas Opção: dexametasona 2 mg a cada 6 horas	Bloqueio da conversão T4 em T3 Profilaxia de insuficiência adrenal relativa

HT: hormônio tiroidiano, K: potássio, EV: endovenosa, T4: tiroxina, T3: tri-iodotironina.

radiografia de tórax; entretanto, a função ventricular raramente é comprometida.[1,5]

- *Manifestações respiratórias*: depressão respiratória e hipoventilação com acidose respiratória são frequentes. Os principais mecanismos são redução da resposta à hipóxia, derrame pleural, ascite, fraqueza dos músculos respiratórios e edema de língua.[1,5]
- *Insuficiência adrenal*: pode estar presente e contribuir para a hiponatremia e hipoglicemia.[1,5]

Diagnóstico

O diagnóstico deve ser baseado na presença das três principais características:

- Alteração do estado de consciência.
- Perda da termorregulação com hipotermia.
- Presença de fator precipitante.

Os testes de função tireoidiana confirmam o diagnóstico de hipotireoidismo com T3 e T4 baixos. O TSH encontra-se elevado no hipotireoidismo primário e no hipotireoidismo central pode estar baixo, normal ou discretamente elevado. Não existem valores de corte para o diagnóstico de coma mixedematoso.[1,5,6] Outros achados em exames laboratoriais, além dos já descritos, incluem: aumento de enzimas musculares, elevação de transaminases, hipercapnia, hiperlipidemia, anemia e leucopenia.[1,5]

Tratamento

É importante coletar função tireoidiana e cortisol antes do início do tratamento. No entanto, ele deve ser instituído precocemente, antes dos resultados dos exames laboratoriais.

A Tabela 38.5 resume o tratamento do coma mixedematoso.[1,6] Os pilares do tratamento são:

- Reposição de hormônios tireoidianos, preferencialmente por via endovenosa. Na indisponibilidade, pode-se administrar por via oral ou enteral.
- Medidas de suporte em unidade de terapia intensiva.
- Glicocorticoides.
- Tratamento dos fatores precipitantes.

Tabela 38.5. Tratamento do coma mixedematoso

Hipotermia	Aquecimento com cobertores, gradual. Medidas de aquecimento periférico podem levar a vasodilatação e hipotensão
Hiponatremia	Hidratação venosa ou salina hipertônica
Hipotensão	Se hipovolemia, corrigir. Considerar vasopressores
Infecção	Considerar antibiótico empírico em casos graves até resultado de exames e culturas
Glicocorticoides	Hidrocortisona 50 a 100 mg EV a cada 6 a 8 horas OU Dexametasona 2 mg EV a cada 6 horas
Reposição de hormônios tiroidianos	Opção 1: reposição com T4 (levotiroxina): Dose de ataque: VO/enteral: 300 a 500 mcg OU EV: 200 a 400 mcg Manutenção: VO/enteral: 50 a 150 mcg/dia EV: 50 a 100 mcg/dia Opção 2: Reposição com T4 + T3: Dose de ataque: T4: 200 a 300 mcg EV T3: 5 a 20 mcg EV Manutenção: T4: 50 a 100 mcg VO ou EV T3: 2,5 a 10 mcg EV a cada 8 horas

EV: endovenosa, *VO*: via oral, *T4*: tiroxina, *T3*: tri-iodotironina

Quando clinicamente possível, deve haver substituição do esquema de reposição de hormônios tireoidianos (endovenosa ou via oral) para levotiroxina via oral 1 a 2 mcg/kg/dia (média 1,6 mcg/kg/dia).[1,6]

Insuficiência adrenal

Introdução e epidemiologia

A insuficiência adrenal (IA) é caracterizada por deficiência de cortisol, em decorrência da redução de sua produção ou por resistência à sua ação, associada ou não a outras deficiências hormonais como os mineralocorticoides ou andrógenos adrenais. Pode ser classificada como primária, quando a glândula suprarrenal é acometida, secundária quando ocorre deficiência na produção do hormônio adrenocorticotrófico (ACTH) liberado pela hipófise ou terciária quando ocorre por deficiência do hormônio liberador de corticotropina (CRH) produzido no hipotálamo.[7]

A insuficiência adrenal primária, também conhecida como doença de Addison, tem prevalência de 100 a 140 casos/milhão de habitantes e incidência de 4 novos casos/milhão/ano. A forma secundária é mais frequente, com prevalência estimada em 150 a 280 por milhão de habitantes. A insuficiência adrenal primária predomina no sexo feminino, habitualmente diagnosticada entre a terceira e quarta décadas de vida.[1]

A principal causa de insuficiência adrenal primária é a adrenalite autoimune 70 a 90% dos casos.[8] Em países menos desenvolvidos, a adrenalite por tuberculose ou outras doenças infiltrativas ainda representam a etiologia mais prevalente.[1] Dados do Brasil, especificamente no estado de São Paulo, a adrenalite autoimune é a principal causa de insuficiência adrenal primária, seguida de paracoccidioidomicose e tuberculose.[1] Dentre as causas de insuficiência adrenal secundária, o uso prolongado de corticoides exógenos é a causa mais frequente.[9]

Manifestações clínicas

Os sinais e sintomas clínicos podem variar desde quadros leves e inespecíficos a condições mais graves como choque. As manifestações clínicas da IA secundária diferem das observadas na doença de Addison, pois na forma secundária uma vez que a produção de mineralocorticoides está preservada, a desidratação e a hipercalemia não estão presentes e a hipotensão é menos proeminente. Além disso, a hiperpigmentação da pele não ocorre, pois a secreção de ACTH não é aumentada.[1,8,9] A Tabela 38.6 resume os principais sintomas, sinais e alterações laboratoriais da insuficiência adrenal.

Diagnóstico

Em indivíduos saudáveis, as concentrações de cortisol pela manhã variam de 10 a 20 mcg/dL. Uma baixa concentração sérica de cortisol no início da manhã (menos de 3 mcg/dL) é altamente sugestiva de insuficiência adrenal e valores acima de 18 mcg/dL excluem o diagnóstico. Valores basais de cortisol entre 3 e 18 mg/dL não são diagnósticos de insuficiência adrenal e, nesses casos, é necessária realização de teste da cortrosina (ACTH), no qual administra-se 250 mcg de cortrosina endovenosa ou intramuscular, sendo considerada uma resposta normal o aumento na concentração de cortisol sérico após 30 ou 60 minutos para valores ≥ 18 mcg/dL (Figura 38.1).[1,9]

Tabela 38.6. Manifestações clínicas da insuficiência adrenal

Fadiga, fraqueza, cansaço, anorexia
Desidratação, hipotensão ou choque desproporcional ao quadro clínico de base
Febre inexplicável
Hiponatremia, hipercalemia, hipercalcemia ou eosinofilia
Náuseas e vômitos
Dor abdominal
Hipoglicemia
Em mulheres, amenorreia
Histórico de perda de peso
Hipotensão ortostática
Redução do turgor da pele ou aumento da pigmentação da pele
Avidez por sal
Diarreia ou constipação

Tratamento

O tratamento da insuficiência adrenal aguda consiste especialmente na reposição volêmica e de glicocorticoides. O tratamento deve ser iniciado assim que existir a suspeita e após a coleta de exames (cortisol e ACTH) para confirmação diagnóstica. Não se deve protelar o tratamento aguardando os resultados dos exames diagnósticos.[7,10]

A reposição de glicocorticoides é feita com hidrocortisona 100 mg endovenosa em bólus seguida por 50 mg a cada 6 horas ou infusão contínua de 200 mg em 24 horas.[7,10] A reposição de mineralocorticoides não é recomendada na insuficiência adrenal aguda uma vez que a reposição de salina 0,9% é suficiente para reposição do sódio e a hidrocortisona tem efeito mineralocorticoide na dose utilizada na crise.[7,10]

A reposição volêmica deve ser agressiva, incialmente com 1 litro de soro glicofisiológico (glicose a 5% em solução de cloreto de sódio a 0,9%) em 1 hora, seguida pela reposição de salina 0,9%. No geral, 4 a 6 litros são necessários nas primeiras 24 horas. A reposição volêmica pode ser guiada pela avaliação do estado volêmico e débito urinário. Evitar solução hipotônica para não piorar a hiponatremia.[7,10] Caso o paciente apresente hipoglicemia, é necessário repor glicose a 5 ou 50%.[1,10]

Após o tratamento inicial, causas precipitantes devem ser identificadas e tratadas. A dose de glicocorticoides pode ser reduzida progressivamente até

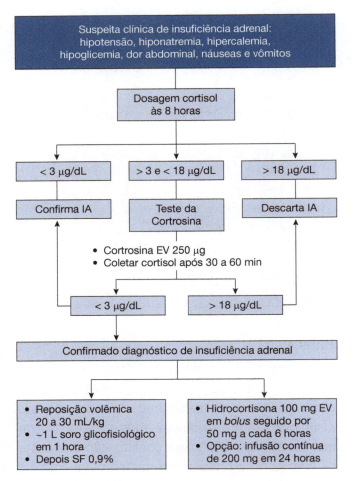

Figura 38.1. Insuficiência adrenal aguda diagnóstico e tratamento. Observação: na suspeita de IA não se deve protelar o tratamento aguardando resultados de exames, sobretudo se paciente instável clinicamente. *AV:* acesso venoso; *IA:* insuficiência adrenal; *EV:* endovenosa.

a dose de 5 mg de prednisona após a estabilização clínica e restabelecimento da capacidade de comer e tomar medicações orais. A reposição de mineralocorticoides (fludrocortisona) é indicada apenas nos casos de insuficiência adrenal primária.[7,10]

Referências bibliográficas

1. Vilar L. Endocrinologia clínica. 7. ed. Rio de Janeiro: Guanabara Koogan; 2021.
2. Ross DS, Burch HB, Cooper DS, Greenlee MC, Laurberg P, Maia AL, et al. 2016 American Thyroid Association Guidelines for diagnosis and management of hyperthyroidism and other causes of thyrotoxicosis. Thyroid. 2016;26(10):1343-1421.
3. Chiha M, Samarasinghe S, Kabaker AS. Thyroid storm: an updated review. J Intensive Care Med. 2015 March;30(3):131-40.
4. Ross DS. Treatment of thyroid storm. In: Post TW (ed.). UpToDate. Waltham, MA: UpToDate Inc. http://www.uptodate.com. Acesso em: 24 de abril de 2022.
5. Ross DS. Myxedema coma. Post TW (ed.). UpToDate. Waltham, MA: UpToDate Inc. http://www.uptodate.com. Acesso em: 24 de abril de 2022.
6. Jonklaas J, Bianco AC, Bauer AJ, Burman KD, Cappola AR, Celi FS, et al. Guidelines for the treatment of hypothyroidism: prepared by the American Thyroid Association Task Force on thyroid hormone replacement. Thyroid. 2014 Dec;24(12):1670-751.
7. Huecker MR, Bhutta BS, Dominique E. Adrenal insufficiency. In: StatPearls [Internet]. Treasure Island (FL): StatPearls Publishing; 2022.
8. Nieman LK. Causes of primary adrenal insufficiency (Addison's disease). UpToDate Inc. http://www.uptodate.com. Acesso em: 24 de abril de 2022.
9. Nieman LK. Diagnosis of adrenal insufficiency in adults. UpToDate Inc. http://www.uptodate.com. Acesso em: 24 de abril de 2022.
10. Nieman LK. Treatment of adrenal insufficiency in adults UpToDate Inc. http://www.uptodate.com. Acesso em: 30 de abril de 2022.

CAPÍTULO 39

Distúrbios do Equilíbrio Ácido-Base

Luiza Liza de Assis • Karen Alcântara Queiroz Santos

Destaques

- Os principais distúrbios do equilíbrio são a acidose e a alcalose, que podem ser metabólicas, respiratórias ou mistos.
- Principais causas de acidose e alcalose metabólica.
- Principais causas de acidose e alcalose respiratória.
- Como abordar os distúrbios ácido-base e o que esperar de suas respostas compensatórias.

Introdução

A homeostase ácido-base é fundamental para a manutenção da vida.[1] Esse balanço é mantido no organismo pela excreção pulmonar do dióxido de carbono (CO_2), utilização metabólica dos ácidos orgânicos e excreção renal dos ácidos não voláteis.[2]

O pH é o logaritmo negativo da concentração de H^+ sendo utilizado na medicina para avaliar o equilíbrio ácido-base. A análise dos gases no sangue realiza a medida direta da pressão parcial do CO_2 (PCO_2) e o pH. A concentração de bicarbonato sérico (HCO_3) é calculada pela equação de Henderson-Hasselbalch, em que a PCO_2 é reportada em mmHg e HCO_3 em mEq/L:[1]

$$pH = pK + \log([HCO_3^-] / [0,03 \times PCO_2])$$
$$pH = -\log[H^+];$$

em que pK é a constante de dissociação do ácido; 0,03 é o coeficiente de solubilidade do CO_2 no sangue.[1]

Existem três esquemas principais para abordar os distúrbios ácido-base: (1) fisiológico, com base na interação pulmão-rim, (2) físico-química (método de Stewart) e (3) com base nos íons fortes e mudanças do pH.[6]

A Tabela 39.1 mostra os valores normais, os quais podem variar conforme a técnica laboratorial. A Tabela 39.2 define os distúrbios ácido-base.[1]

Quando um distúrbio metabólico reduz ou aumenta a concentração sérica de HCO_3, existe uma resposta respiratória apropriada que move a PCO_2 no mesmo sentido da concentração de HCO_3. Essa compensação respiratória é uma resposta rápida que se inicia após 30 minutos do distúrbio e se torna completa em horas, adequando o pH.[1,5]

Quando um distúrbio respiratório causa aumento ou queda da PCO_2, a compensação ocorre em

Tabela 39.1. Valores normais

	pH	HCO₃	PCO₂
Gasometria arterial	7,35 a 7,45	21 a 27 mEq/L	35 a 45 mmHg
Venoso periférico	0,03 a 0,04 menor que o arterial	2 a 3 mEq/L maior que o arterial	3 a 8 mmHg maior que o arterial
Venosa central	0,03 a 0,05 menor que o arterial	Pequeno ou nenhum aumento	4 a 5 mmHg maior que o arterial

Fonte: elaborada pela autoria.

Tabela 39.2. Distúrbios ácido-base

Acidemia	pH < 7,35
Alcalemia	pH > 7,45
Acidose	Processo que tende a diminuir o pH (aumento da concentração H⁺), seja pela queda do HCO₃ ou aumento da PCO₂
Alcalose	Processo que tende a aumentar o pH (queda da concentração H⁺), seja pelo aumento do HCO₃ ou pela queda da PCO₂
Acidose metabólica	Redução da concentração do HCO₃ e pH
Alcalose metabólica	Elevação da concentração de HCO₃ e pH
Acidose respiratória	Elevação da PCO₂ arterial e queda do pH
Alcalose respiratória	Queda da PCO2 arterial e aumento do pH
Distúrbio misto	Presença de mais de uma desordem simultânea

Fonte: elaborada pela autoria.

duas fases. A fase imediata é uma pequena alteração na concentração do HCO₃ na mesma direção da PCO₂, realizada pelos sistemas tampões do organismo. Entretanto, se a desordem respiratória persistir por mais de minutos a horas, os rins responderão produzindo grandes mudanças na concentração sérica de HCO₃, também na mesma direção das mudanças da PCO₂. Essas mudanças atenuam alterações do pH. A compensação renal demora de três a cinco dias.[1,5]

A excreção renal de ácidos é realizada por meio da combinação de íons hidrogênio (H⁺) a tampões, com a formação de ácidos tituláveis, como fosfato (HPO_4^- + H⁺ + $H_2PO_4^-$), urato, creatinina ou amônia formando amônio (NH3 + H⁺ ≥ NH4⁺). Quando os rins necessitam excretar maiores quantidades de ácidos, a maior resposta adaptativa vem formação de amônia, a partir da metabolização da glutamina.[2,5]

As respostas compensatórias são disparadas pelas células regulatórias nos túbulos renais e no centro respiratório, mediadas por mudanças do pH. A magnitude da resposta é proporcional a gravidade do distúrbio. A Tabela 39.3 descreve equações para definir a resposta esperada.[1,2,5]

Tabela 39.3. Resposta esperada para o distúrbio

Acidose metabólica	Queda da PCO₂ aproximada de 1,2 mmHg para cada 1mEq/L de redução no HCO₃: PCO₂ = 1,5 × HCO₃ + 8 ± 2 (Equação de Winter)
Alcalose metabólica	Elevação da PCO₂ de aproximadamente 0,7 mmHg para cada 1 mEq/L de elevação do HCO₃: ■ PaCO₂ = 0,7 × ([HCO₃] – 24) + 40 ± 2 ou ■ PaCO₂ = HCO₃ + 15 ou ■ PaCO₂ = 0,7 × [HCO₃] + 20
Acidose respiratória aguda	Aumento da concentração de HCO₃ 1 mEq/L a cada elevação de 10 mmHg na PCO₂, quando acima de 40 mmHg
Acidose respiratória crônica	Aumento da concentração de HCO₃ aproximada em 4 a 5 mEq/L a cada elevação de 10 mmHg na PCO₂, quando acima de 40 mmHg.
Alcalose respiratória aguda	Redução de 2 mEq/L da concentração de HCO₃ a cada queda em 10 mmHg na PCO₂, quando abaixo de 40 mmHg
Alcalose respiratória crônica	Redução de 4 a 5 mEq/L da concentração de HCO₃ a cada queda em 10 mmHg na PCO₂, quando abaixo de 40 mmHg

Ânion gap

Além disso, ante a acidose metabólica, o ânion gap deve ser calculado, para diferir se trata-se de uma acidose metabólica com ânion gap aumentado, ânion gap normal (ou hiperclorêmica) ou combinada. A elevação do ânion gap decorre do acúmulo de um ácido forte. Na acidose com ânion gap normal, o princípio inclui a perda de bicarbonato e, para equilíbrio eletrolítico, ocorre retenção do cloro:[1,7]

Ânion gap sérico = Na – (Cl + HCO_3) ou
Ânion gap sérico = Na + K – (Cl + HCO_3)

Os valores normais estão entre 4 e 12 mEq/L, mas podem variar conforme o laboratório. Em indivíduos normais, o principal ânion gap é a albumina, o que torna mandatório o ajuste do ânion gap em pacientes com hipoalbuminemia.

Ânion gap corrigido = (ânion gap medido) + (2,5 × [4,5 – albumina sérica])

O ânion gap se reduz aproximadamente a 2,5 mEq/L a cada redução de 1 g/dL da albumina (normal 4,5 g/dL).[1,7] Por último, hipercalemia, hipercalcemia e hipermagnesemia graves, são cátions não medidos que reduzem o ânion gap. O aumento da imunoglobulina G (IgG) no mieloma múltiplo também pode causar ânion gap negativo ou marcadamente reduzido, já que circulam como cátions. Outras imunoglobulinas, com a IgA são anions.[1,7]

Delta ânion gap/Delta HCO_3

Como dito anteriormente, acidose metabólica com ânion gap aumentado e acidose metabólica hiperclorêmica podem ocorrer concomitantemente. Um exemplo dessa situação é a diarreia causando acidose hiperclorêmica por perda de bicarbonato, mas que leva a desidratação e hipoperfusão, causa de acidose lática, ou seja, associa-se acidose metabólica com ânion gap aumentado. Nesse caso, é necessário avaliar a magnitude da elevação do ânion gap e da redução do bicarbonato (Delta ânion gap/ Delta HCO_3, também denominado Delta/Delta). A relação esperada é entre 1 e 2. Quando menor que 1, sugere-se que coexista uma causa de acidose metabólica hiperclorêmica e quando maior que 2, sugere-se uma causa de alcalose metabólica associada.[1,7]

Ânion gap urinário e gap osmolar urinário

Diante de uma acidose, os rins aumentam a excreção de ácidos, principalmente, na forma de amônio. O ânion gap urinário serve como uma estimativa indireta dessa excreção. O ânion gap urinário é usualmente negativo na acidose metabólica hiperclorêmica, mas pode ficar positivo quando a excreção urinária de amônio estiver reduzida (doença renal crônica, acidose tubular renal distal ou hipoaldosteronismo).[1,7] Para o cálculo:

Ânion gap urinário = [Nau] + [Ku] – [Clu]

em que: Nau: sódio urinário; Ku: potássio urinário; Clu: cloro urinário.

Poliúria, pH urinário maior 6,5 ou a presença de outros ácidos falseiam o resultado. Além disso, a acidificação urinária adequada depende do aporte de sódio para o túbulo distal, sendo assim, a utilidade do ânion gap urinário deve ser questionada em pacientes com sódio urinário menor que 20 mmol/L, e nesses casos, o gap osmolar urinário pode ser utilizado.

O gap osmolar urinário é a diferença entre a osmolalidade medida menos a osmolalidade calculada. Um gap osmolar urinário menor que 40 mmol/L em pacientes com acidose metabólica hiperclorêmica sugere uma redução na excreção de amônio.[1,7]

Diagnóstico

O primeiro passo inclui uma avaliação clínica cuidadosa, já que vários sinais e sintomas podem auxiliar no diagnóstico da desordem de base.[1]

O diagnóstico inclui além da avaliação do pH, PCO_2 e HCO_3 estimado, dosagem dos eletrólitos: potássio sérico (que pode estar alterado em decorrência do distúrbio ou ser causa dele), sódio e cloro séricos (para avaliação de disnatremias e cálculo do ânion gap). E, por fim, mediante a uma acidose metabólica com ânion gap aumentado, o Delta/Delta deve ser avaliado. A Figura 39.1 sugere um fluxograma diagnóstico.[1,7]

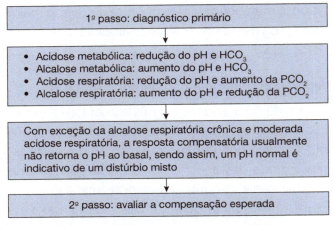

Figura 39.1. Fluxograma diagnóstico. Fonte: elaborado pela autoria.

Acidose metabólica

A Figura 39.2 sugere um fluxograma para diagnóstico da acidose metabólica, com base nos conceitos já discutidos. A Tabela 39.4 sumariza as causas de acidose metabólica.[1,7]

O tratamento depende da etiologia do distúrbio e de sua reversão (cetoacidose diabética, acidose lática, doença renal crônica [DRC], diarreia, acidose tubular renal, intoxicações).[4]

A reposição de bicarbonato está indicada em situações agudas, somente se acidemia grave (pH < 7,1) ou se pH < 7,2, quando associado a injúria renal aguda. O bicarbonato de sódio é o agente alcalinizante mais frequentemente utilizado e seu uso pode prevenir a necessidade de diálise e melhorar a sobrevida, nesses pacientes. A correção do pH pode, paradoxalmente, causar queda no pH intracelular, aumentar a produção de lactato e ocasionar depressão miocárdica. As doses são empíricas e podem ser infundidas sem diluição, atentando-se para hipertonicidade da solução (50 a 100 mL de bicarbonato de sódio 8,4%) ou 150 mL diluídos em 850 mL de soro glicosado, administrada em 2 a 4 horas. Novas infusões podem ser tituladas conforme pH e bicarbonato sérico.[4]

Nas acidoses metabólicas crônicas, como a acidose tubular renal e a DRC, a terapia álcali está indicada, para diminuir a hiperventilação compensatória, manter a integridade esquelética e hormonal, reversão da nefrocalcinose em pacientes com acidose tubular e para diminuir a progressão da DRC em pacientes com redução da taxa de filtração

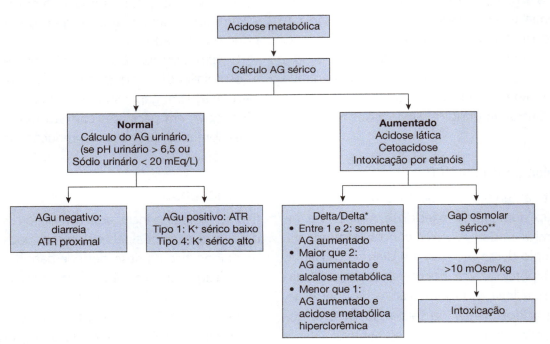

Figura 39.2. Fluxograma diagnóstico para acidose metabólica.
*Se acidose lática: Δ0,6 AG – Δ(HCO₃).
**Gap osmolar sérico: osmolalidade sérica medida – osmolalidade sérica calculada.
***Osmolalidade calculada: 2 × [Na+]) + [glicose]/18 + Ureia/2,8.
AG: ânion gap; AGu: ânion gap urinário; Na+u: sódio urinário; K+u: potássio urinário; Clu: cloro urinário; ATR: acidose tubular renal; ΔAG: delta ânion gap; K+: potássio. Fonte: elaborada pela autoria.

Tabela 39.4. Causas de acidose metabólica

Ânion gap aumentado
Produção de ácidos aumentada: • Cetoacidose (diabética, alcoólica, jejum) • Acidose lática Acidose lática-L tipo A: hipóxia (choque, isquemia mesentérica) Acidose lática-L tipo B: não hipóxia (deficiência de tiamina, convulsão, medicações como inibidores não nucleotídios da transcriptase reversa, metformina, propofol, niacina, isoniazida, ferro, intoxicação por salicilato, etilenoglicol, propileno glicol, metanol, tolueno) Acidose lática-D: síndrome do intestino curto Diminuição da excreção de ácidos (doença renal crônica) Depuração de lactato reduzida pelo fígado (acidose lática tipo B) Lise celular (rabdomiólise) Antibióticos derivados da penicilina

Ânion gap normal
Perda de bicarbonato: • Condições gastrointestinais (diarreia, fístula biliar ou pancreática) • Condições renais: acidose tubular renal proximal (tipo 2), ingestão de tolueno, medicações (ifosfamida, tenofovir, topiramato, inibidores da anidrase carbônica como a acetazolamida) Diminuição da excreção de ácidos: • Uremia • Acidose tubular renal tipo 1 (anfotericina, lítio, síndrome de Sjögren) • Acidose tubular renal tipo 4 (hipoaldosteronismo ou pseudo-hipoaldosteronismo) Outras causas: ressuscitação volêmica com solução salina

Fonte: elaborada pela autoria.

glomerular. Nesses pacientes a reposição pode ser feita com bicarbonato de sódio ou potássio ou citrato ou lactato. A dose inicial costuma ser 50 a 100 mEq por dia e titulada até as doses necessárias. Os sais de potássio são indicados quando a hipocalemia coexiste.

Alcalose metabólica

Os rins são altamente eficientes na excreção de bicarbonato, sendo assim, para alcalose metabólica ocorrer, é necessário que ocorra um aumento do álcali associado a uma diminuição da excreção renal do bicarbonato.[1,2]

Fontes exógenas de bicarbonato são os sais de bicarbonato de sódio e bicarbonato de potássio ou sais precursores (ânions orgânicos como lactato, acetato ou citrato), que geram bicarbonato quando totalmente oxidados. As causas endógenas para gerar maiores acúmulos de bicarbonato, são o estômago, seguido dos rins. Isso ocorre pela perda de H+ nesses compartimentos.[2] Perda de fluidos gástricos e uso de diuréticos são responsáveis pela maior parte das causas.[1] Outra etiologia endógena para distúrbios do HCO_3 são distúrbios do potássio. Mediante a hipocalemia, ocorre um influxo de H+ para dentro das células, assim como inverso na hipercalemia.[2]

Como dito, ante a uma alcalose, os rins rapidamente aumentam a excreção de bicarbonato. Entretanto, isso obviamente não ocorre em situações em que a alcalose metabólica se perpetua. Essa manutenção pode decorrer de três situações: (1) aumento da reabsorção proximal de HCO_3 (desidratação ou hipocalemia); (2) geração contínua de bicarbonato; (3) redução da taxa de filtração glomerular com redução da filtração de HCO_3.[2]

Quando a causa da alcalose metabólica não é prontamente identificada com o histórico e o exame físico, é de grande auxílio caracterizar a desordem com base na função renal e na volemia.[2] A medida do cloro urinário auxilia nessa diferenciação. Se o volume circulante efetivo estiver reduzido, os rins avidamente reabsorvem o sódio filtrado, o bicarbonato e o cloreto, sobretudo pela ativação do sistema renina angiotensina aldosterona (SRAA), com Cl urinário menor que 20 mEq/L em amostra isolada de urina.[1,2] Nessa situação, a administração de cloreto de sódio, usualmente, com cloreto de potássio restaura o volume arterial efetivo, repõe os níveis de potássio, ambos corrigindo a alcalose metabólica.[1]

Alcalose metabólica com uma concentração urinária de cloro maior que 40 mmol/L, sugere que a alcalose seja causada por uma excreção inapropriada de cloreto, que pode refletir o excesso de hormônio mineralocorticoide ou hipocalemia grave. A administração de cloreto de sódio não corrige esse tipo de alcalose, por isso, denomina-se alcalose cloro resistente.[1]

Outras causas de alcalose metabólica cloro resistente são síndrome de Bartter, síndrome de Giltman, hipercalcemia grave, hipomagnesemia grave.[1,2] Em contraste com o hiperaldosteronismo, essas causas não são associadas a retenção de sódio.[1]

Alcalose metabólica induzida por diuréticos é uma exceção a esse conceito, pois a concentração de cloro urinário varia conforme o efeito do diurético. Em geral, grandes oscilações podem sugerir seu uso.[1,2] A Figura 39.3 sugere um fluxograma diagnóstico.[1,2]

Acidose e alcalose respiratória

Os distúrbios ácido-base respiratórios também devem ser diferenciados em agudos ou crônicos, conforme o bicarbonato esperado, como descrito na Tabela 39.5. Na acidose respiratória, acréscimo menor que 1 mmol/L, sugere acidose metabólica associada, assim como, acréscimo > 5 mmol/L, sugere alcalose metabólica associada. Na alcalose respiratória, variação menor que 2 mmol/L, sugere alcalose metabólica associada, assim como um decréscimo maior que 5 mmol/L, sugere acidose metabólica associada. A avaliação do gradiente alvéolo-arterial de oxigênio pode auxiliar a distinguir causas pulmonares e extrapulmonares:[1]

Gradiente alvéolo-arterial = FiO_2 ×
(Pressão barométrica – pressão de vapor da água)
– PaO_2 – ($PaCO_2$/coeficiente respiratório)

A fração de O_2 inspirada em ar ambiente é 0,21, a pressão barométrica é 760 mmHg no nível do mar, a pressão de vapor da água é 47 mmHg em 37°. O coeficiente respiratório é aproximadamente 0,8. Sendo assim, um corpo com 37°, no nível do mar pode ter o gradiente estimado:[1]

Gradiente alvéolo-arterial = 0,21 ×
(760 – 47) – PaO_2 – ($PaCO_2$/0,8)

Ou

Gradiente alvéolo-arterial =
150 – PaO_2 – 1,25 $PaCO_2$

A Tabela 39.5 sumariza as causas de acidose e alcalose respiratória, agudas e crônicas, conforme o gradiente artério-alveolar.[1]

Pontos-chave

- Os principais distúrbios são a acidose e a alcalose, que podem ser metabólicas, respiratórias ou mistos.
- Quando um distúrbio metabólico reduz ou aumenta a concentração sérica de HCO_3, existe uma resposta apropriada respiratória que move

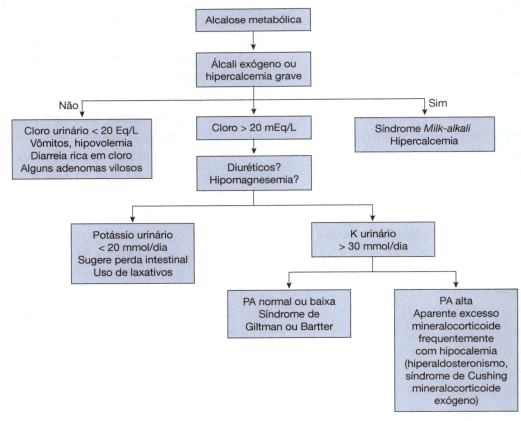

Figura 39.3. Fluxograma diagnóstico para alcalose metabólica. Fonte: elaborada pela autora.

Tabela 39.5. Causas de acidose e alcalose respiratória

Acidose respiratória	Condições
Aguda	
Gradiente alvéolo-arterial normal (< 10 mmHg ou < 20 mmHg em idosos)	Depressão do centro respiratório (doenças do sistema nervoso central, como encefalite ou trauma ou drogas, como narcóticos, barbitúricos ou benzodiazepínicos)
Gradiente alvéolo-arterial aumentado	Obstrução ventilatória relacionada com exacerbações agudas, como asma ou pneumonia
Crônica	
Gradiente alvéolo-arterial normal (< 10 mmHg ou < 20 mmHg em idosos)	Doenças neuromusculares (miastenia, esclerose lateral amiotrófica, Guillain-Barré ou distrofia muscular), cifoescoliose
Gradiente alvéolo-arterial aumentado	Doença pulmonar obstrutiva crônica
Alcalose respiratória	
Aguda	
Gradiente alvéolo-arterial normal (< 10 mmHg ou < 20 mmHg em idosos)	Dor, ansiedade, febre, AVC, meningite, trauma, anemia grave, toxicidade por salicilato
Gradiente alvéolo-arterial aumentado	Pneumonia, edema pulmonar, embolia pulmonar, aspiração, IC, sepse
Crônica	
Gradiente alvéolo-arterial normal (< 10 mmHg ou < 20 mmHg em idosos)	Gestação, hipertireoidismo, insuficiência hepática
Gradiente alvéolo-arterial aumentado	Embolia pulmonar na gestação, insuficiência hepática com pneumonia

a PCO_2 no mesmo sentido da concentração de HCO_3. O mesmo ocorre mediante a um distúrbio respiratório, mas com uma resposta renal mais lenta. A magnitude da resposta é proporcional a gravidade do distúrbio, mas a normalização do pH sugere distúrbios associados.

- Ante a uma acidose metabólica, as medidas do ânion gap sérico, delta/delta, ânion gap urinário e gap osmolar sérico e urinário são de grande utilidade.

- O tratamento depende da etiologia do distúrbio e de sua reversão. A reposição de bicarbonato está indicada em situações agudas, somente se acidemia grave (pH < 7,1) ou se pH < 7,2, quando associado a injúria renal aguda. Nas acidoses metabólicas crônicas, a terapia álcali está indicada.

- Perda de fluidos gástricos e uso de diuréticos são responsáveis pela maior parte das causas de alcalose metabólica.[1] Quando a causa da alcalose metabólica não é prontamente identificada com o histórico e o exame físico, é de grande auxílio caracterizar a desordem com base na função renal e na volemia.[2] A medida do cloro urinário auxilia nessa diferenciação.

- Os distúrbios ácido-base respiratórios também devem ser diferenciados em agudo ou crônicos, conforme o bicarbonato esperado. A avaliação do gradiente alvéolo-arterial de oxigênio pode auxiliar a distinguir causas pulmonares e extrapulmonares.[1]

Referências bibliográficas

1. Berend K, de Vries AP, Gans RO. Physiological approach to assessment of acid-base disturbances. N Engl J Med. 2014 Oct 9;371(15):1434-45.
2. Emmett M. Metabolic alkalosis: a brief pathophysiologic review. Clin J Am Soc Nephrol. 2020 Dec 7;15(12):1848-56.
3. Irl B, Emmett HM. Diabetic ketoacidosis and hyperosmolar hyperglycemic state in adults: treatment. MA: UpToDate Inc. http://www.uptodate.com. Acesso em: 24 de abril de 2022.
4. Jaber S, Paugam C, Futier E, Lefrant JY, Lasocki S, Lescot T, et al. Sodium bicarbonate therapy for patients with severe metabolic acidaemia in the intensive care unit (BICAR-ICU): a multicentre, open-label, randomised controlled, phase 3 trial. Lancet. 2018 Jul 7;392(10141):31-40.
5. Adrogué HJ, Madias NE. Secondary responses to altered acid-base status: the rules of engagement. J Am Soc Nephrol. 2010 Jun;21(6):920-3.
6. Hoenig MP, Lecker SH, Zeidel ML. Diagnostic use of base excess in acid-base disorders. N Engl J Med. 2018 Aug 2;379(5):494-5.
7. Kraut JA, Madias NE. Serum anion gap: its uses and limitations in clinical medicine. Clin J Am Soc Nephrol. 2007 Jan;2(1):162-74.

CAPÍTULO 40

Distúrbios Hidroeletrolíticos

Karen Alcântara Queiroz Santos • Evelin Cavalcante Farias
Gabriela Paes Leme Lorecchio • Ana Amélia Fialho de Oliveira Hoff

Distúrbios do sódio

A homeostase de sódio e água é regulada pelas ações da vasopressina, do sistema renina-angiotensina-aldosterona (SRAA) e dos peptídios natriuréticos.[1] Qualquer alteração no equilíbrio hídrico gera uma anormalidade na concentração sérica de sódio. O eixo hipotalâmico-neuro-hipofisário-renal é o responsável pelo equilíbrio hídrico durante variações na ingestão de água e perdas não renais de água.[2]

A osmolalidade do plasma é regulada tanto pela sede quanto pela excreção de água livre. Quando a osmolalidade plasmática aumenta para níveis acima de um limiar fisiológico, há aumento da secreção do hormônio vasopressina e é desencadeada a sede. A vasopressina liga-se a receptores nos rins que diminuem a excreção de água e uma fração maior de água filtrada é devolvida ao sangue. O aumento da reabsorção renal de água em resposta à vasopressina reduz a osmolalidade plasmática, reduzindo assim o estímulo para a secreção de vasopressina e a sede e completando o ciclo de *feedback*.[2]

O rim é a via final responsável pelo balanço do sódio, por meio do SRAA e peptídio natriurético atrial (PNA). A regulação do balanço do sódio é importante na manutenção do volume circulante efetivo e do volume extracelular.[3,4]

Hiponatremia

Hiponatremia é a diminuição da concentração do sódio sérico abaixo de 135 mEq/L. É o distúrbio eletrolítico mais comum em pacientes hospitalizados. A presença de hiponatremia aguda está associada a uma série de desfechos desfavoráveis, tais como: necessidade de internação em unidade de terapia intensiva, hospitalização prolongada e de maiores custo e mortalidade. Ainda não está claro se existe relação de causalidade direta ou se a hiponatremia é apenas um marcador de gravidade da doença de base. No entanto, sabe-se que o manejo inadequado de um paciente hiponatrêmico pode causar graves danos neurológicos ou até mesmo a morte.[5]

Em geral, a hiponatremia resulta do aumento da oferta hídrica e da retenção de água. As hiponatremias podem ser hipertônicas, isotônicas ou hipotônicas.

Hiponatremia isotônica tem osmolaridade sérica normal e pode ser causada por hiperproteinemia e hiperlipidemia. Nesses casos, chamados de pseudo-hiponatremia, níveis elevados de substâncias como proteínas e triglicerídios ocupam parte do volume do plasma e assim alteram a medida de sódio, causando uma falsa hiponatremia.

Hiponatremia hipertônica tem osmolaridade sérica alta por aumento de água no compartimento extracelular e pode ser causada por hiperglicemia, uso de contraste ou uso de medicações como manitol, sorbitol e glicerol.

A hiponatremia hipotônica é a mais comum e cursa com osmolaridade sérica baixa por causa da retenção hídrica. Suas causas dependem do estado volêmico (hipovolemia, euvolemia ou hipervolemia). Na hiponatremia hipotônica hipovolêmica por perda extrarrenal de sódio, as principais causas são desidratação, diarreia, vômitos, sudorese excessiva e queimaduras. Se o motivo for perda renal de sódio, as principais causas são uso de diuréticos, uso de inibidores de ECA, deficiência de mineralocorticoides e síndrome perdedora de sal cerebral.

Na hiponatremia hipotônica euvolêmica as principais causas são síndrome de secreção inapropriada de hormônio antidiurético (SIADH), hipotireoidismo, uso de diuréticos, insuficiência adrenal e polidipsia psicogênica. E na hiponatremia hipotônica hipervolêmica as principais causas são os estados edematosos, como insuficiência cardíaca congestiva, hepatopatias, síndrome nefrótica e insuficiência renal.[6]

O mais importante no diagnóstico de hiponatremia é definir a osmolaridade plasmática e urinária e a concentração de sódio urinário. A partir dessas informações é possível identificar a causa e então escolher o tratamento ideal.

Os sintomas da hiponatremia geralmente aparecerem quando o sódio sérico está menor que 130 mEq/L. Nos quadros de hiponatremia hipotônica, com diminuição rápida dos níveis plasmáticos de sódio, os sintomas mais comuns são náuseas e vômitos, cefaleia, letargia, confusão mental e, nos casos mais graves (valores entre 115 a 120 mEq/L), convulsões, coma, parada respiratória e morte.[6]

O tratamento da hiponatremia vai depender da sua etiologia. A presença de sintomas e sua gravidade determinam em grande parte o ritmo de correção.

Retenção hídrica (até 800 mL/dia) é a primeira opção em pacientes com hiponatremia euvolêmica ou hipervolêmica. Nesses pacientes, caso sejam sintomáticos, com urina concentrada (osmolaridade > 200 mOsm/kg de água), existe a opção de usar diurético (furosemida).

Nos pacientes hiponatrêmicos hipovolêmicos, a reposição de sódio (sal) na dieta ou pela solução salina isotônica é a melhor opção. Nos pacientes com hiponatremia hipotônica sintomática, a opção de reposição é a solução salina hipertônica (NaCl 3% = 513 mEq/L) (Tabela 40.1).

Existem fórmulas para calcular a correção de sódio (quantidade e velocidade). A mais usada é a fórmula de Adrogué que estima quantos mEq/L o sódio sérico irá variar com 1 litro da solução escolhida:

$$\text{Mudança no sódio sérico} = \frac{([Na^+ \text{ solução}] + [K^+ \text{ solução}]) - Na \text{ sérico}}{\text{Água corporal total} + 1}$$

Água corporal total:
  crianças e homens = 0,6 × peso
  mulheres = 0,5 × peso

Outra maneira é calcular o déficit de sódio:

Déficit de sódio = água corporal total × (Na desejado − Na encontrado)

Essa diferença entre sódio encontrado e sódio desejado não deve passar de 8 a 10 mEq/L em 24 horas. Se a velocidade de correção for acima de 12 mEq/L por dia, existe risco de desmielinização pontina.

Nos casos de hiponatremia, poucos minutos após o desenvolvimento da hipotonicidade, o ganho de água causa inchaço do cérebro e diminuição

Tabela 40.1. Concentração de sódio nas soluções

Solução	Concentração de sódio
NaCl 3%	513 mEq/L
NaCl 0,9%	154 mEq/L
Ringer lactato	130 mEq/L
NaCl 0,45%	77 mEq/L

da osmolalidade do cérebro. A restauração parcial do volume cerebral ocorre em poucas horas como resultado da perda celular de eletrólitos (adaptação rápida). A normalização do volume cerebral é completada em alguns dias pela perda de osmóis orgânicos das células cerebrais (adaptação lenta). A baixa osmolalidade no cérebro persiste apesar da normalização do volume cerebral. A correção adequada da hipotonicidade restabelece a osmolalidade normal sem risco de dano ao cérebro. A correção excessivamente agressiva da hiponatremia pode levar a danos cerebrais irreversíveis.[6]

Hipernatremia

A hipernatremia (Figura 40.1) é definida como um aumento da concentração sérica de sódio superior a 145 mEq/L. Como o sódio é um soluto funcionalmente impermeável, ele contribui para a tonicidade e induz o movimento da água através das membranas celulares. Portanto, a hipernatremia invariavelmente denota hiperosmolalidade hipertônica e sempre causa desidratação celular, pelo menos transitoriamente.[7]

As principais causas de hipernatremia são perdas aquosas, ganho ou retenção de sódio, perdas de sódio e de água. Como a hipernatremia sustentada pode ocorrer apenas quando a sede ou o acesso à água são prejudicados, os grupos de maior risco são pacientes com estado mental alterado, pacientes intubados e idosos.

Nos casos de perda de água livre, as principais causas são perdas insensíveis, hipodipsia, diabetes insipidus, hiperaldosteronismo primário e síndrome de Cushing. Nos casos de perda de fluidos hipotônicos, as principais causas são uso de diuréticos, vômitos, diarreia osmótica, queimaduras e sudorese excessiva.

A hipernatremia pode ser dividida em três tipos: hipervolêmicas, hipovolêmicas e euvolêmica.

Os sinais e sintomas da hipernatremia geralmente aparecem quando existe disfunção do sistema nervoso central e são mais graves quando o aumento da concentração sérica de sódio é grande ou ocorre rapidamente. A sede intensa pode estar presente inicialmente, mas diminui à medida que o distúrbio progride e está ausente em pacientes com hipodipsia e diminuída em paciente idosos.

A saída de água do cérebro induzida por hipernatremia pode causar ruptura vascular, com sangramento cerebral, hemorragia subaracnoide e sequelas neurológicas irreversíveis. Essa desidratação cerebral tem mecanismos de adaptação iniciados imediatamente e consistem no transporte de água e solutos do liquor para o cérebro, aumentando o volume intersticial, que tende a restaurar a água perdida. Devido a esses mecanismos de adaptação, a hiponatremia crônica não causa sintomas neurológicos. A correção do sódio nesses casos deve ser feita lentamente para evitar esse rápido movimento de fluidos para o cérebro e consequente edema que pode levar a quadros convulsivos e até a morte.

O tratamento baseia-se na causa da hipernatremia. Algumas medidas simples podem diminuir a perpetuação da hipernatremia como a inibição da perda de fluidos, correção da hipertermia, controle de glicemia e outros distúrbios eletrolíticos. Nos casos crônicos ou de tempo de instalação

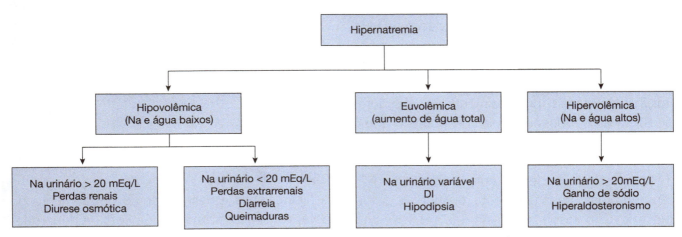

Figura 40.1. Tipos de hipernatremia. Na: sódio; DI: *diabetes insipidus*.

desconhecido, a orientação é reduzir a concentração sérica de sódio à velocidade de 0,5 mEq/L/h, no máximo 10 mEq/L/dia.

As soluções mais utilizadas são soro glicosado e solução salina a 0,45%. Para definir a velocidade de infusão, a orientação é utilizar a fórmula de cálculo de déficit de água livre ou a fórmula de Adrogué.

$$\text{Mudança no sódio sérico} = \frac{([Na^+ \text{ solução}] + [K^+ \text{ solução}]) - Na \text{ sérico}}{\text{Água corporal total} + 1}$$

Água corporal total:
crianças e homens = 0,6 × peso
mulheres = 0,5 × peso

$$\text{Déficit de água livre} = \frac{(Na \text{ plasmático} - 140)}{140} \times \text{água corporal total}$$

Distúrbios do potássio

O potássio é o maior cátion intracelular. O nível plasmático de potássio é normalmente mantido dentro dos limites de 3,5 a 5,0 mEq/L por vários mecanismos que compõem a homeostase do potássio. Essa regulação rigorosa é essencial para uma ampla gama de processos fisiológicos vitais, tais como potencial de membrana celular em repouso, secreção e ação hormonal, tônus vascular, controle sistêmico da pressão arterial, motilidade gastrointestinal, equilíbrio ácido-base, metabolismo da glicose e insulina, ação mineralocorticoide, capacidade de concentração renal e equilíbrio de fluidos e eletrólitos.[8,9]

Hipocalemia

A hipocalemia é definida por uma redução do nível sérico de potássio abaixo de 3,5 mEq/L. As principais causas são: baixa ingestão de potássio, perdas gastrointestinais (vômitos, diarreia, uso de laxativos), perdas renais (principalmente uso de diuréticos), mudança/desvio celular de potássio como nos casos de alcalose, uso de insulina e uso de B2 agonista.

Em geral, os pacientes com hipocalemia não têm sintomas, particularmente quando o distúrbio é leve (potássio sérico de 3,0 a 3,5 mEq/L). Nas hipocalemias graves podem ocorrer sintomas inespecíficos, como fraqueza generalizada e constipação. Quando o potássio sérico diminui para menos de 2,5 mEq/L, pode ocorrer necrose muscular, e em concentrações séricas inferiores a 2,0 mEq/L, pode ocorrer paralisia muscular com eventual comprometimento da função respiratória. A probabilidade de sintomas parece se correlacionar com a rapidez da diminuição do potássio sérico.[10]

As manifestações da hipocalemia podem ser cardíacas também, como arritmias e até assistolia. As principais alterações eletrocardiográficas da hipocalemia são: ondas T achatadas, ondas U > 1 mm, depressão do segmento ST, ondas P elevadas, intervalo PR prolongado.[11]

A reposição de potássio é a principal terapia para tratamento da hipocalemia. Infelizmente, a administração suplementar de potássio também é a causa mais comum de hipercalemia grave em pacientes hospitalizados. A forma mais segura de reposição é a via oral devido sua entrada lenta na circulação e do menor risco de hipercalemia. Uma orientação é aumentar a ingesta de alimentos ricos em potássio como banana, laranja, frutas secas, tomate, cenoura e carnes em geral.[11]

A principal opção de reposição suplementar é o KCl xarope 6% na dose de 40 a 100 mmol/dia. Outras opções são as cápsulas de liberação prolongada de potássio, como SLOW-K e MICRO-K. Além disso, é possível utilizar medicamentos que agem inibindo a excreção de potássio, como a espironolactona, amilorida e triantereno.

O tratamento endovenoso se faz necessário quando já existem alterações eletrocardiográficas, arritmias ou potássio sérico abaixo de 2,5 mEq/L. A velocidade de reposição recomendada é de 10 a 20 mEq/h ou 20 a 40 mEq/L em ambientes monitorados como unidades de terapia intensiva.

KCl 10%	1 amp = 10 mL = 13,4 mEq
KCl 19,1%	1 amp = 10 mL = 26 mEq/L
KCl 6%	Xarope 15 mL = 12 mEq

Hipercalemia

A hipercalemia é definida como um aumento do potássio sérico acima de 5mEq/L. A hipercalemia grave é quando o potássio está acima de 6 a

7mEq/L. Várias são as causas de hipercalemia. Podemos dividi-las em três categorias: aumento da carga de potássio, diminuição da excreção renal de potássio e mudanças transcelulares de potássio. O comprometimento da função renal é o principal fator de risco para o desenvolvimento de hipercalemia e está presente em 33 a 83% de todos os casos. Medicamentos isolados ou em conjunto com outros fatores são responsáveis por 35 a 75% dos casos.[12]

Existem os casos de pseudo-hipocalemias. Nesse grupo estão: hemólise no tubo de coleta de sangue, trombocitose e leucocitose. Outras causas de hipercalemia são: acidose, deficiência de insulina, uso de betabloqueadores, rabdomiólise e excesso de potássio na dieta.

Os principais sintomas são fraqueza, paralisia muscular, insuficiência respiratória, arritmias. As manifestações cardiológicas encontradas no ECG nos casos de hipercalemia grave são: onda T apiculada, intervalo QT diminuído, depressão do segmento ST, prolongamento do intervalo PR, diminuição da amplitude da onda P, alargamento do QRS, FV e, até mesmo, assistolia.[11]

O tratamento dos casos graves baseia-se na proteção cardíaca, evitando arritmias. Gluconato de cálcio a 10%, 10 a 20 mL EV em 2 a 5 minutos para reduzir o efeito do potássio na membrana do miocárdico e assim diminuir o risco de fibrilação ventricular. Além disso, opções para transportar o potássio para dentro da célula são: bicarbonato de sódio 1 mEq/kg EV, glicose 50% 25 g + insulina 10 U EV em 30 minutos, nebulização com beta2-agonista 10 a 20 mg de salbutamol. Opções para promover a excreção de potássio são uso de diurético, uso de resina de troca (sorcal-poliestireno sulfonato de cálcio) com ou sem sorbitol, via retal ou via oral.

Distúrbios do magnésio

O magnésio é o segundo íon intracelular mais abundante. O magnésio está inserido em vários processos metabólicos do corpo, entre eles, metabolismo energético, atividade neuronal e muscular.[13]

Distúrbios do magnésio, principalmente a hipomagnesemia, são frequentes nos estados perioperatórios e em pacientes em terapia intensiva e causam morbidade considerável.[14]

Hipomagnesemia

Hipomagnesemia é definida como uma concentração plasmática de magnésio abaixo de 0,7 mmol/L, e é considerada grave quando abaixo de 0,5 mmol/L. As causas mais comuns são gastrointestinais (vômitos, diarreia, pancreatite aguda, fístula), renais (uso de diuréticos, toxicidade por drogas, hipocalemia, hipofosfatemia, acidose metabólica, SIADH) e por redistribuição (queimaduras, transfusão sanguínea maciça, síndrome de realimentação, uso de catecolaminas, sepse).

Em condições clínicas normais é difícil definir a sintomatologia da hipomagnesemia, pois é frequentemente associada a outros distúrbios metabólicos. As manifestações mais comuns são anorexia, fraqueza generalizada, sinais positivos de Trousseau e Chvostek, hipocalemia e hipocalcemia.

O tratamento tem como princípio a reposição de magnésio. A administração oral de 5 a 15 mmol/dia é suficiente para resolver déficits moderados e pode ser aumentada para 15 a 28 mmol/dia para déficits graves. Via endovenosa, a escolha é sulfato de magnésio a 10% diluído em solução salina, 1 a 3 g. As apresentações enterais são uma opção para pacientes estáveis. Para o controle de arritmias agudas, bólus de magnésio 2 g (4 a 8 mmol) em cinco minutos, seguido de 0,5 a 1 g/h.

Hipermagnesemia

A hipermagnesemia é bem menos frequente. Geralmente ela só é sintomática quando os valores ultrapassam 4,8 mg/dL. Pacientes com hipermagnesemia podem apresentar letargia, hiporreflexia generalizada, bloqueios atrioventriculares. A hipermagnesemia grave é mais frequentemente observada durante a administração terapêutica de magnésio em pacientes com insuficiência renal crônica ou durante o tratamento da eclâmpsia.

As manifestações neuromusculares e cardiovasculares são predominantes na sintomatologia da hipermagnesemia. Rubor, náuseas e/ou vômitos podem ser sinais precoces. Os sinais neurológicos centrais variam de sonolência a coma profundo. Os reflexos tendinosos profundos podem ser reduzidos ou totalmente perdidos. A respiração pode ser diminuída ou até interrompida por causa da paralisia dos músculos respiratórios. As anormalidades cardiovasculares podem incluir hipotensão devido à vasodilatação periférica, distúrbios de condução (prolongamento dos intervalos PR e/ou QT ou do complexo QRS e bloqueio atrioventricular), bradicardia e até parada cardíaca.[14]

O tratamento é baseado na interrupção das entradas de magnésio. Uma opção é a infusão de sais de cálcio que antagonizam os efeitos do magnésio. Outras opções são: forçar diurese com solução salina isotônica e usar diuréticos de alça. Os diuréticos de alça inibem a reabsorção renal de magnésio e induzem um aumento da excreção urinária de magnésio, mas também de cálcio, o que pode causar hipocalcemia e, assim, intensificar os sinais clínicos de hipermagnesemia. Nos pacientes com disfunção renal avançada, as opções são hemodiálise e infusão de cálcio.

Distúrbios do fósforo

O fósforo, junto com o cálcio, são os minerais mais abundantes no corpo humano. O fosfato é um componente vital da bicamada lipídica da membrana das células na forma de fosfolípides e outros componentes como ácido nucleico e nucleoproteínas. O fósforo colabora com a filtração renal, é essencial na utilização de energia, importante na manutenção dos tecidos e células e na produção de DNA e RNA. O valor normal sérico varia de 0,80 a 1,45 mmol/L (2,5 a 4,5 mg/dL).[16]

Hipofosfatemia

A hipofosfatemia pode ser causada por três mecanismos diferentes: diminuição da absorção intestinal, aumento da excreção renal ou redistribuição do fosfato do fluido extracelular para o intracelular. Na maioria dos pacientes com hipofosfatemia grave, são encontradas tanto a depleção dos estoques de fósforo corporal quanto a redistribuição de fosfato para o espaço intracelular. A diminuição da absorção intestinal de fosfato raramente causa hipofosfatemia, pois uma dieta pobre em fosfato aumenta a reabsorção renal e a captação intestinal de fosfato.[17]

A redistribuição de fosfato através da membrana celular pode ser causada pela administração de glicose e insulina que estimula o metabolismo de carboidratos, fazendo com que o fosfato seja transportado para dentro das células junto com a glicose, pelos níveis séricos elevados de catecolaminas como epinefrina e norepinefrina, endógenas ou exógenas, causando diminuição do fosfato sérico. A excreção renal de fosfato é aumentada pela acidose metabólica e por muitos fármacos, incluindo diuréticos, glicocorticoides, aminoglicosídeos, antirretrovirais e alguns anticancerígenos.

A maioria dos pacientes não desenvolvem sintomas. As complicações causadas pela hipofosfatemia geralmente ocorrem pela redução do metabolismo energético causada pela redução de fósforo disponível, provocando disfunção em vários órgãos e sistemas.[18]

Os principais sintomas são respiratórios (disfunção da musculatura respiratória, dificuldade de desmame da ventilação mecânica), cardiovascular (redução da contratilidade miocárdica, arritmias), hematológico (hemólise), endócrino (resistência à insulina) e neuromuscular (fraqueza muscular, rabdomiólise, polineuropatia, convulsões, mielinólise pontina central).

A reposição de fósforo pode ser por via oral ou parenteral. As quantidades típicas de suplementação oral são três vezes a ingestão diária normal, com quantidades recomendadas de 2,5 a 3,5 g (80 a 110 mmol) por dia, divididas em duas a três doses. Os pacientes que recebem alimentação após um período longo de jejum geralmente apresentam depleção de fosfato, portanto, fosfato suplementar deve ser adicionado às preparações nutricionais.

A administração intravenosa de fosfato precisa ser cautelosa. O fosfato pode precipitar o cálcio. Grandes doses intravenosas de fosfato podem resultar em hiperfosfatemia, hipomagnesemia, hipocalcemia e hipotensão. A terapia intravenosa é geralmente recomendada em hipofosfatemia sintomática e níveis de fosfato < 0,32 mmol/L.[18] A faixa de segurança de reposição endovenosa é de 1 a 3 mmol/h. Cada mL de solução de fosfato de sódio contém 3 mmoL de fósforo e 4 mEq de sódio e cada mL da solução de fosfato de potássio tem 3 mmoL de fósforo e 4,4 mEq de potássio.

Nos casos de hipofosfatemia grave (< 1,0 mg/dL ou 0,3 mmol/L) a reposição deve ser endovenosa na velocidade de infusão de 0,08 a 0,16 mmoL/kg em 6 horas. Nos casos de hipofosfatemia moderada (1,0 a 2,5 mg/dL ou 0,3 a 0,8 mmol/L) a reposição vai depender do quadro clínico do paciente, naqueles pacientes em ventilação mecânica, a reposição endovenosa é preconizada.

Hiperfosfatemia

Hiperfosfatemia é definida quando o nível sérico de fósforo for maior que 4,5 mg/dL. A hiperfosfatemia pode ser explicada por três condições: carga aguda e alta de fosfato (endógena ou exógena), insuficiência renal aguda e aumento da reabsorção de fósforo pelo túbulo proximal. Exemplos dessas condições são: síndrome de lise tumoral, rabdomiólise, hipertermia maligna, isquemia mesentérica, acidose láctica e cetoacidose metabólica.

A hiperfosfatemia é um fator de risco independente de mortalidade a curto prazo e está associada a um aumento significativo da necessidade de hemodiálise.[19] As manifestações clínicas mais comuns são aquelas relacionadas com hipocalcemia (tetania, mialgia e cãibras).

As principais estratégias terapêuticas de redução de fosfato são: restringir a absorção da dieta ou a absorção intestinal e promover a excreção renal.[20] Se o paciente tem função renal preservada, a correção da hiperfosfatemia não tem urgência, pode ser com a infusão de solução salina, aumentando a excreção renal de fósforo. Nos pacientes com insuficiência renal e hipocalcemia sintomática, a hemodiálise pode ser indicada.

Nos casos de hiperfosfatemia e hipercalcemia em pacientes com insuficiência renal crônica ou em casos de hiperfosfatemia refratária, o sevelamer (quelante de fosfato) é uma opção terapêutica.

Distúrbios do cálcio

Hipocalcemia

A hipocalcemia é definida como cálcio total abaixo de 8,5 mg/dL ou cálcio iônico abaixo do limite inferior da normalidade. As causas mais frequentes para esse distúrbio incluem alterações no PTH ou vitamina e estão listadas na Tabela 40.2.[21]

Tabela 40.2. Principais causas de hipocalcemia

Hipoparatireoidismo (PTH baixo)	Alterações genéticas (alteração no desenvolvimento das paratireoides, alteração na síntese do PTH, mutação ativadora no receptor de sensor de cálcio), pós-operatório (tireoidectomia, paratireoidectomia), HIV, fome óssea (pós-paratireoidectomia), infiltração da glândula paratireoide (granulomatose, metástases) radioterapia do pescoço
Hiperparatireoidismo secundário (PTH elevado)	Deficiência ou resistência de vitamina D, resistência ao PTH (hipomagnesemia, pseudo-hipoparatireoidismo e mutação misense no PTH), doença renal, sequestro de cálcio (pancreatite aguda, rabdomiólise, lise tumoral, metástase osteoblásticas)
Medicamentos	Inibidores de reabsorção óssea (bisfosfonatos, calcitonina, denosumabe), cinacalcet, fenitoína
Alterações no metabolismo do magnésio	Hipomagnesemia pode reduzir a secreção de PTH ou causar resistência a sua ação

Nos casos agudos, o quadro clínico está relacionado com o aumento de excitabilidade neuromuscular, como espasmos, parestesias de extremidades e perioral, mialgia cãibras e laringospasmos; distúrbios psiquiátricos, depressão, ansiedade e psicose; alterações cardíacas; prolongamento do intervalo QT, disfunção sistólica e arritmias. Em quadros mais graves, convulsões e hipertensão intracraniana também podem estar presentes.[22-24]

No exame físico, observam-se os sinais de Trousseau e Chvostek. O sinal de Trousseau é o espasmo carpopedal ao se manter insuflado o manguito de pressão arterial 20 a 30 mmHg acima da pressão arterial sistólica por 3 minutos. O sinal de Chvostek é a contração de músculos faciais ipsilaterais ao se percutir o trajeto do nervo facial em um ponto situado 2 cm anteriormente ao lobo da orelha.[24,25]

Mediante suspeita de hipocalcemia, é importante a confirmação desse diagnóstico, e, em seguida, afastar condições que alterem a medição do cálcio (alcalose e hipoalbuminemia). Deve-se realizar a dosagem de PTH, fósforo, vitamina D, fosfatase alcalina, magnésio e função renal.[23]

O manejo da hipocalcemia depende da gravidade dos sintomas. Em pacientes com quadro agudo e sintomático de hipocalcemia, geralmente com valores de cálcio total abaixo de 7,5 mg/dL, a administração de escolha é a de gluconato de cálcio por via intravenosa (IV). Já para os casos de hipocalcemia crônica, a via oral é preferível.[23,26,27]

A administração de cálcio IV pode ser feita com gluconato de cálcio 10% (1 a 2 g/10 a 20 mL, equivalente a 90 a 180 mg de cálcio elementar) em 50 a 100 mL de soro glicosado 5%; infundidos entre 10 e 20 minutos, ou com cloreto de cálcio 10% (1 g/10 mL, equivalente a 270 mg de cálcio elementar em 50 a 100 mL de soro glicosado 5%) infundidos entre 10 e 20 minutos. O gluconato de cálcio é a forma usual de escolha devido o menor risco de necrose tecidual por extravasamento. A infusão não deve ser realizada de forma rápida pelo risco de depressão miocárdica.

Em caso de hipocalcemia persistente, manter infusão lenta de cálcio. Diluir gluconato de cálcio 10% 110 mL em 890 mL de SF 0,9% ou SG 5% (1 mg/mL de cálcio elementar), inicialmente na velocidade de infusão de 50 mL/h com o objetivo de alcançar valores de cálcio no limite inferior da normalidade. Em geral, os pacientes necessitam de 0,5 a 1,5 mg/kg/h de cálcio elementar. Cálcio IV deve ser continuado até que o paciente esteja recebendo um regime eficaz de cálcio oral e vitamina D.

Para pacientes com hipoparatireoidismo, cálcio oral (1 a 4 g de carbonato de cálcio elementar diariamente) e calcitriol (0,25 a 0,5 mcg duas vezes ao dia) devem ser iniciados o mais breve possível. O início de ação do calcitriol ocorre em horas.[27]

Pacientes com hipocalcemia leve assintomática devem receber reposição de cálcio por meio de formulações por via oral (carbonato ou citrato de cálcio). Em pacientes com hipocalcemia assintomática e disfunção renal, a correção da hiperfosfatemia e dos baixos níveis circulantes de 1,25-di-hidroxivitamina D deve ser realizada.[24]

Hipercalcemia

A hipercalcemia é definida como cálcio total acima de 10,5 mg/dL ou cálcio iônico acima do limite superior da normalidade. O hiperparatireoidismo primário junto com as doenças malignas correspondem a cerca de 90% dos casos de hipercalcemia.[28]

Os sinais e sintomas de hipercalcemia – que incluem poliúria, polidpsia, constipação, vômitos e alteração da cognição – geralmente estão presentes mediante níveis mais elevados de cálcio (acima de 12 mg/dL), ou quando essa elevação ocorre de forma abrupta. Outras manifestações podem estar presentes como pancreatite, arritmias cardíacas, encurtamento do intervalo QT e deposição de cálcio em válvulas cardíacas e coronárias.[29]

Além disso, órgãos-alvo como rins e ossos podem estar acometidos. Nas manifestações renais, nefrolitíase, nefrocalcinose e declínio da função renal podem estar presentes. No que diz respeito a parte esquelética no contexto do hiperparatireoidismo primário, as consequências incluem aumento da reabsorção óssea o que resulta em perda óssea importante levando a osteoporose e fraturas. Anormalidades radiológicas (lesões em sal e pimenta na calota craniana, reabsorção óssea subperiosteal, cistos ósseos e tumores marrons) além de sintomas neuromusculares clássicos, como fraqueza proximal, são cada vez mais raras.[30]

A crise hipercalcêmica usualmente ocorre com níveis de cálcio total acima de 14 a 15 mg/dL e tem como achados a presença de náuseas, vômitos, confusão mental e podem progredir até mesmo para o estupor e coma. As potenciais manifestações cardíacas incluem bradiarritmias, bloqueios atrioventriculares e até mesmo parada cardiorrespiratória.[31]

O diagnóstico é baseado na história clínica complementada por exames laboratoriais. Uma vez feito o diagnóstico de hipercalcemia é importante buscar por suas possíveis etiologias para que o tratamento específico seja instituído (Tabela 40.3). A dosagem do PTH é crucial para essa definição.[32]

A presença de hipercalcemia grave (> 15 mg/dL) sugere a neoplasia como etiologia. A medição de PTH ajuda a diferenciar hiperparatireoidismo primário (PTH elevado) de neoplasia (PTH suprimido).[32] O diagnóstico diferencial da hipercalcemia PTH-independente inclui a produção tumoral de PTHrp (proteína relacionada com o PTH), lesões metastáticas osteolíticas, produção tumoral de 1-alfa-hidroxilase com aumento da síntese de calcitriol (1,25

Tabela 40.3. Principais causas de hipercalcemia

PTH dependente	Hiperparatireoidismo primário, hipercalcemia hipocalciúrica familiar, hiperparatireoidismo familiar isolado, hiperparatireoidismo terciário (falência renal)
PTH independente	Hipercalcemia de malignidade (secreção de PTHrp, aumento de calcitriol, metástases ósseas osteolíticas e citocinas locais)
Medicações	Diuréticos tiazídicos, lítio, teriparatida, abaloparatida, excesso de vitamina A, toxicidade por teofilina
Outras causas	Hipertireoidismo, acromegalia, feocromocitoma, insuficiência adrenal, imobilização, nutrição parenteral

di-hidroxivitamina D) e intoxicação por 25-hidroxivitamina D. É importante salientar que a dosagem de PTHrp é um exame pouco disponível, de alto custo, não essencial para o diagnóstico final; já que a hipercalcemia da malignidade causada pelo PTHrp está associada ao PTH supresso, hipofosfatemia e ausência de lesões metastáticas líticas.[31,32]

A dosagem da vitamina D e seus metabólitos também contribui para a elucidação da etiologia. Concentrações elevadas de 25-hidroxi-vitamina D sugerem intoxicação devido a ingesta, geralmente com valores acima de 150 ng/mL. Já a elevação da 1,25-di-hidroxi-vitamina D pode ocorrer pela ingesta direta desse metabólito, doenças granulomatosas, linfoma e aumento da produção renal por hiperparatireoidismo.[33,34]

Pacientes com quadro de hipercalcemia grave, definida como cálcio total acima de 14 mg/dL, necessitam de terapia agressiva. Essa abordagem inicial inclui principalmente hidratação, administração de bisfosfonatos e calcitonina.[35,36]

A hidratação com SF 0,9% deve ser realizada visto que a maioria desses pacientes apresentam desidratação, sendo sua reposição individualizada de acordo com a gravidade da hipercalcemia e as comorbidades do paciente, especialmente sua condição cardíaca e renal.[36]

Já os diuréticos de alça, como a furosemida, não devem ser prescritos de rotina e sua indicação também deve ser individualizada. Na ausência de insuficiência renal ou cardíaca, a terapia com diuréticos de alça não é recomendada de rotina devido ao risco de depleção de volume e distúrbios de eletrólitos (p. ex., hipocalemia e hipomagnesemia).[37]

No que diz respeito a calcitonina, sua eficácia é limitada às primeiras 48 horas após sua administração mesmo com doses repetidas, indicando o desenvolvimento de taquifilaxia. Portanto, deve ser realizada em conjunto com as outras medidas para hipercalcemia.[38]

Os bisfosfonatos constituem uma das medidas mais importantes no controle da hipercalcemia moderada e grave. O ácido zoledrônico é o agente de escolha em relação ao pamidronato, já que o primeiro demonstra superioridade na reversão da hipercalcemia relacionada com a malignidade.[38] Na Tabela 40.4 está disponível as principais medidas de tratamento para hipercalcemia.

Tabela 40.4. Tratamento da hipercalcemia

Tratamento	Dose	Início do efeito	Observações
Hidratação	SF 0,9% 4 a 6 L/dia (200 a 300 mL/h → débito urinário 100 a 150 mL/h)	Horas	Natriurese → excreção renal de cálcio
Furosemida	Dose individualizada	Horas	Não deve ser prescrita de rotina, priorizar hidratação
Ácido zoledrônico	4 mg	24 a 72 horas	Inibe a reabsorção óssea, sua ação pode durar de 2 a 4 semanas
Calcitonina	4 a 8 UI/kg IM ou SC de 12/12 h por 48 h	4 a 6 horas	Risco de taquifilaxia, associar a outros tratamentos
Corticoide	Prednisona 1 mg/kg	Dias	Considerar em pacientes com diagnóstico de linfoma, mieloma, doenças granulomatosas e intoxicação por vitamina D
Denosumab	60 a 120 mg	4 a 10 dias	Considerar nos pacientes com contraindicação ou refratários a ácido zoledrônico

Referências bibliográficas

1. Moritz ML, Ayus JC. Maintenance intravenous fluids in acutely ill patients. New Engl J Med, 2015;373(14):1350-60.
2. Knepper MA, Kwon T-H, Nielsen S. Molecular physiology of water balance. New Engl J Med, 2015;372(14):1349-58.
3. Adrogué HJ, Madias NE. (1997). Aiding fluid prescription for the dysnatremias. Int Care Med. 1997;23(3):309-16.
4. Lopes RD, Vendrame LS. Distúrbios dos fluidos e eletrólitos. In: Lopes AC. Diagnóstico e tratamento. São Paulo: Manole; 2006, v. 2.
5. Schrier RW, Bansal S. Diagnosis and management of hyponatremia in acute illness. Curr Opin Crit Care. 2008;14(6):627-34.
6. Adrogué HJ, Madias NE. Hyponatremia. New Engl J Med. 2000;342(21):1581-9.
7. Adrogué HJ, Madias NE. Hypernatremia. New Engl J Med. 2000;342(20): 1493-9.
8. Gumz ML, Rabinowitz L, Wingo CS. An integrated view of potassium homeostasis. New Engl J Med. 2015;373(1):60-72.
9. Weiner ID, Linus S, Wingo CS. Disorders of potassium metabolism. In: Freehally J, Johnson RJ, Floege J, eds. Comprehensive clinical nephrology. 5th ed. St. Louis: Saunders; 2014:118.
10. Gennari FJ. Hypokalemia. New Engl J Med.1988; 339(7):451-8.
11. Dale JLM, Brown DM. Rapid interpretation of ECGs in emergency medicine. A visual guide. Chapter 8. QT abnormalities and Electrolyte disturbance. Lippincott Williams & Wilkins; 2012.
12. Vans KJ, Greenberg A. Hyperkalemia: a review. J Int Care Med. 2005 Sep-Oct;20(5):272-90.
13. Tong GM, Rude RK. Magnesium deficiency in critical illness. J Int Care Med. 2005 Jan-Feb;20(1):3-17.
14. Dubé L, Granry J-C. The therapeutic use of magnesium in anesthesiology, intensive care and emergency medicine: a review. Can J Anesth/J Can D'anesth. 2003;50(7):732-46.
15. Annane D, Sébille V, Duboc D, Le Heuzey J-Y, Sadoul N, Bouvier E, et al. Incidence and prognosis of sustained arrhythmias in critically ill patients. Am J Respir Crit Care Med. 2008;178(1):20-5.
16. Gaasbeek A, Meinders AE. (2005). Hypophosphatemia: an update on its etiology and treatment. Am J Med. 2005; 118(10):1094-101.
17. Geerse DA, Bindels AJ, Kuiper MA, Roos AN, Spronk PE, Schultz MJ. Treatment of hypophosphatemia in the intensive care unit: a review. Crit Care. 2010;14(4):R147.
18. Knochel JP. The pathophysiology and clinical characteristics of severe hypophosphatemia. Arch Intern Med. 1977 Feb;137(2):203-20.
19. Zheng W-H, Yao Y, Zhou H, Xu Y, Huang HB. Hyperphosphatemia and outcomes in critically ill patients: a systematic review and meta-analysis. Front Med. 2022;9:870637.
20. Zhou C, Shi Z, Ouyang N, Ruan X. Hyperphosphatemia and cardiovascular disease. Front Cell Dev Biol. 2021;9:644363.
21. Tfelt-Hansen J, Brown EM. The calcium-sensing receptor in normal physiology and pathophysiology: a review. Crit Rev Clin Lab Sci. 2005;42(1):35-70.
22. Imam Z, Hanna A, Jomaa D, Khasawneh M, Abonofal A, Murad MH. Hypercalcemia of malignancy and acute pancreatitis. Pancreas. 2021;50(2):206-13.
23. Pepe J, Colangelo L, Biamonte F, Sonato, Danese VC, Cecchetti V, et al. Diagnosis and management of hypocalcemia. Endocrine. 2020;69(3):485-95.
24. Bove-Fenderson E, Mannstadt M. Hypocalcemic disorders. Best Pract Res Clin Endocrinol Metab. 2018;32(5):639-56.
25. Fong J, Khan A. Hypocalcemia: updates in diagnosis and management for primary care. Can Fam Physician. 2012;58(2): 158-62.
26. Kelly A, Levine MA. Hypocalcemia in the critically ill patient. J Intensive Care Med. 2013;28(3):166-77.
27. Cooper MS, Gittoes NJ. Diagnosis and management of hypocalcaemia. BMJ. 2008;336(7656):1298-302.
28. Wei CH, Harari A. Parathyroid carcinoma: update and guidelines for management. Curr Treat Options Oncol. Mar 2012;13(1):11-23.
29. Minisola S, Gianotti L, Bhadada S, Silverberg SJ. Classical complications of primary hyperparathyroidism. Best Pract Res Clin Endocrinol Metab. 2018;32(6):791-803.
30. Khan AA, Hanley DA, Rizzoli R, Bollerslev J, Young JEM, Rejnmark L, et al. Primary hyperparathyroidism: review and recommendations on evaluation, diagnosis, and management. A Canadian and international consensus. Osteoporos Int. 2017;28(1):1-19.
31. Mirrakhimov AE. Hypercalcemia of malignancy: an update on pathogenesis and management. N Am J Med Sci. 2015;7(11):483-93.
32. Minisola S, Pepe J, Piemonte S, Cipriani C. The diagnosis and management of hypercalcaemia. BMJ. 2015;350:h2723.
33. Motlaghzadeh Y, Bilezikian JP, Sellmeyer DE. Rare causes of hypercalcemia: 2021 update. J Clin Endocrinol Metab. 2021; 106(11):3113-28.
34. Herrera-Martínez Y, Gonzalez MJC, Arevalo SP, Martinez MCG, Martinez AR, Menchen AG, et al. Calcitriol-mediated hypercalcemia, somatostatin receptors expression and 25-hydroxyvitamin D. Front Endocrinol (Lausanne). 2021;12:812385.
35. Bilezikian JP. Management of acute hypercalcemia. N Engl J Med. 1992;326(18):1196-203.
36. Khoury N, Carmichael KA. Evaluation and therapy of hypercalcemia. Mo Med. 2011;108(2):99-103.
37. Legrand SB, Leskuski D, Zama I. Narrative review: furosemide for hypercalcemia: an unproven yet common practice. Ann Intern Med. 2008;149(4):259-63.
38. Major P, Lortholary A, Hon J, Abdi E, Mills G, Menssen HD, et al. Zoledronic acid is superior to pamidronate in the treatment of hypercalcemia of malignancy: a pooled analysis of two randomized, controlled clinical trials. J Clin Oncol. 2001;19(2):558-67.

SEÇÃO **VI**

Procedimentos na Emergência

CAPÍTULO 41

Acesso Venoso Central

Marcel de Paula Pereira • Maria Carolina Diez de Andrade • Victor de Sá Guimarães Fleury Machado • Rafael Alves Franco

Introdução

O acesso venoso central (AVC) é procedimento comum no cenário da emergência ou terapia intensiva; porém, é necessário experiência para realizá-lo, visto que pode ter dificuldades técnicas seguidas de complicações. Sua principal função é quando o acesso venoso periférico não for capaz de atender às necessidades ou quando certas medicações devem ser, preferencialmente, realizadas via AVC.

As principais indicações para punção de AVC são:[1,2]

- Uso de medicações vasoativas, principalmente as vasoconstritoras.
- Necessidade de nutrição parenteral total.
- Realização de hemodiálise ou aféreses.
- Realização de monitorização hemodinâmica como medida de pressão venosa central ou saturação venosa central (acessos via jugular ou subclávia).
- Cateterização de artéria pulmonar (Swan-Ganz).

As principais complicações são: punções arteriais, hematomas, pneumotórax e complicações infecciosas. As taxas de complicações descritas para punções de veias subclávia e jugular interna são semelhantes 6,2 a 10,7% e 6,3 a 11,8%, respectivamente. A primeira apresenta maior risco de pneumotórax e hemotórax, enquanto a segunda, maior incidência de hematomas e punções arteriais, embora estes últimos sejam mais comuns nos acessos femorais. Uma vez que a cateterização femoral se associa a maior frequência de complicações mecânicas (12,8 a 19,4%), os outros dois locais devem ser os de escolha caso não haja contraindicações.[3] Deve-se ter maiores cuidados ao realizar o procedimento nas seguintes situações: pacientes obesos mórbidos, hipovolemia, proximidade de estruturas ósseas, presença de coagulopatia e pacientes em ventilação mecânica (para procedimento em veias jugular e subclávia). Pacientes com histórico prévio de cateteres de hemodiálise aumentam o risco de trombos nas veias puncionadas.[3-5]

Para melhorar os desfechos nas punções de AVC, as equipes devem ser treinadas e as recomendações são de treinamento da equipe, por meio de programas educacionais, assim como treinamento na punção guiada pela ultrassonografia (USG). Ensaios clínicos randomizados e metanálises apontam para redução na taxa de complicações, aumento no sucesso do procedimento e diminuição do tempo de execução com o auxílio da ultrassonografia.[6-8] Em publicação de 2005, Milling *et al.*[6] demonstraram que punção de AVC pela jugular interna guiada pela USG teve melhores desfechos (taxa de sucesso em primeira tentativa e menor tempo de execução do procedimento), sobretudo na técnica dinâmica, quando comparado com técnica anatômica.

Técnica de punção

O AVC deve ser obtido com paramentação completa (ou cirúrgica). A técnica preferencial é a de Seldinger, utilizando o fio-guia, conforme demonstrado na Figura 41.1.

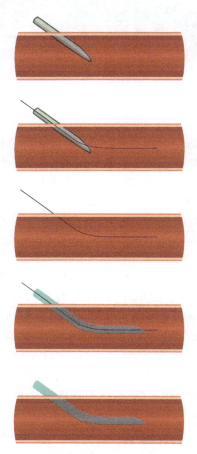

Figura 41.1. Técnica de *Seldinger*: insira a agulha na veia profunda selecionada com a agulha conectada na seringa. Após punção do vaso, desconecte a seringa. Introduza o fio-guia até aproximadamente 20 cm. Depois retire a agulha, mantendo o fio-guia com cuidado para não causar embolização dentro do vaso. Em seguida, faça a dilatação da pele e do trajeto venoso, retirando posteriormente o dilatador e introduzindo o cateter (sem perder a extremidade do fio-guia) e, por último, retire o fio-guia.

Em relação à anatomia da veia jugular interna (VJI)

Deve-se posicionar o paciente com a cabeça em leve rotação lateral contralateral ao procedimento. Ao se programar o acesso anterior, a agulha deve ser inserida no ápice do triângulo formado pelos ventres esternal e clavicular do músculo esternocleidomastóideo e pela clavícula, em angulação com a pele não inferior a 30° lateralmente ao pulso carotídeo e direcionando sempre ao mamilo ipsilateral. Já no acesso posterior, a agulha é inserida sob o ventre clavicular do músculo esternocleidomastóideo, acima do ponto onde a veia jugular externa cruza o músculo ou a meio caminho entre a clavícula e o arco da mandíbula. A agulha deve ter uma angulação de até 30° entre a fúrcula esternal e a pele. As estruturas anatômicas estão esquematizadas na Figura 41.2.

Em relação à anatomia da veia subclávia

A punção da veia subclávia ocorre no acesso infraclavicular, inserindo a agulha logo abaixo do ponto clavicular médio, situado lateralmente à inflexão clavicular em direção ao manúbrio esternal. Deve-se sempre manter a aspiração na seringa, e, com a agulha com o bisel voltado caudalmente, é avançada em direção à fúrcula esternal, com uma sensação tátil na borda inferior da clavícula, assegurando que a agulha se encontra o mais cefálica possível à cúpula pleural. Já no acesso supraclavicular, inserimos a agulha ao longo da bissetriz entre o ventre clavicular do músculo esternocleidomastóideo e a clavícula, em direção ao manúbrio esternal, sob a clavícula e em angulação de até 30° com o plano horizontal. A agulha atinge a veia na sua junção com a jugular, superficialmente à pele.

As estruturas anatômicas estão esquematizadas na Figura 41.3.

Em relação à anatomia da veia femoral

Nesta opção, devemos localizar o ligamento inguinal e puncionar 3 a 5 cm caudalmente, encontrando a veia femoral 1 cm medial ao pulso femoral. A agulha deve ser angulada em pelo menos 45 graus. As estruturas anatômicas estão esquematizadas na Figura 41.4.

CAPÍTULO 41 ■ Acesso Venoso Central

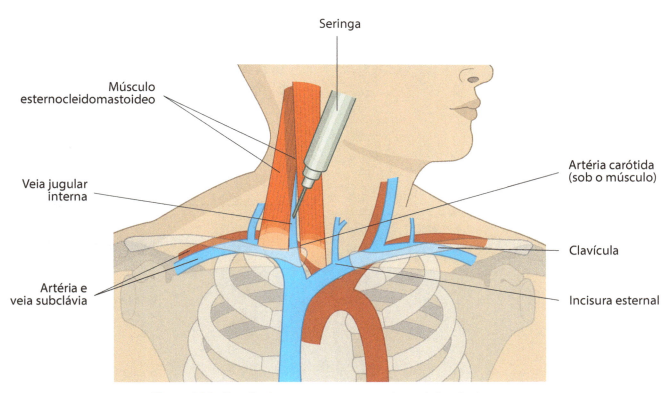

Figura 41.2. Punção de acesso venoso central na veia jugular interna.

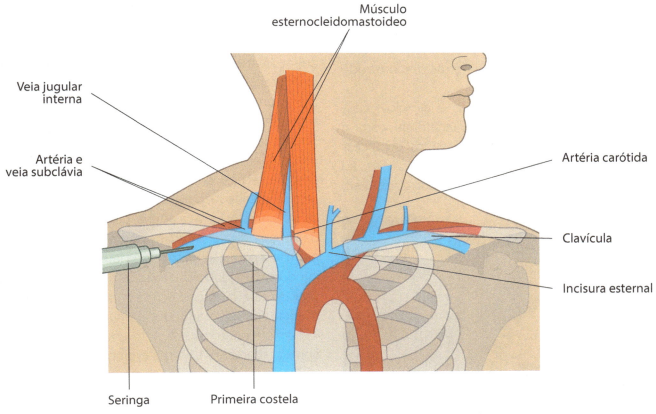

Figura 41.3. Punção de acesso venoso central na veia subclávia.

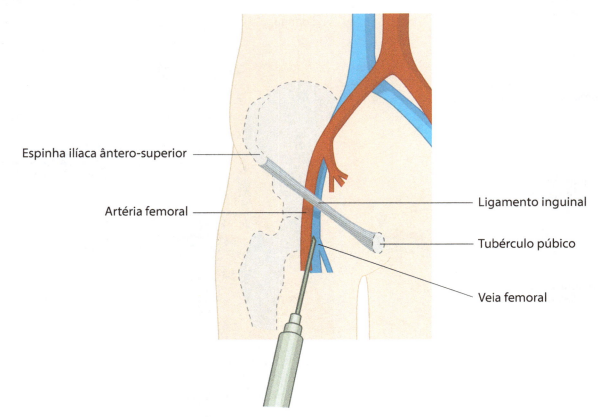

Figura 41.4. Punção de acesso venoso central na veia femoral.

Punção guiada por ultrassom

Conforme descrito anteriormente, a punção guiada pela USG deve ser a técnica preferencial. O transdutor de escolha é o linear, conforme demonstrado na Figura 41.5.

Deve-se utilizar as referências anatômicas clássicas para avaliação inicial da anatomia com o transdutor. Os vasos serão visualizados como estruturas tubulares anecoicas (pretas). As veias, ao contrário das artérias, são totalmente compressíveis, apresentam paredes finas, formato oval e aumentam de diâmetro com manobra de Valsalva e com a posição de Trendelenburg. Além disso, não evidenciam pulsação arterial. Em caso de dúvida na adequada identificação dos vasos, o modo Doppler pode conferir informações adicionais a respeito da velocidade e do sentido do fluxo sanguíneo. O transdutor deve ser posicionado perpendicularmente ao sentido da veia, exatamente onde seria o local da punção no caso de técnica por referências anatômicas. Nessa técnica, há adequada visualização das estruturas circunvizinhas, inclusive a artéria, que pode ser analisada comparativa e simultaneamente à veia. Ela ainda permite a correção da trajetória laterolateral da agulha durante a punção. Mede-se a profundidade da veia, ou seja, a distância entre o seu centro e a pele. A agulha deve ser introduzida numa angulação de 45° em um ponto equidistante, em uma extensão de aproximadamente 1,5 vez a profundidade.

Na USG, deve-se identificar as estruturas, conforme demonstrado na Figura 41.6. Na Figura 41.7, observa-se a agulha em íntimo contato com o veia, transfixando-a e, na Figura 41.8, evidencia-se o fio-guia no interior da veia.

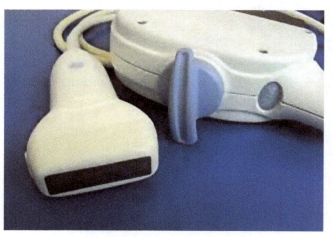

Figura 41.5. Transdutor linear.

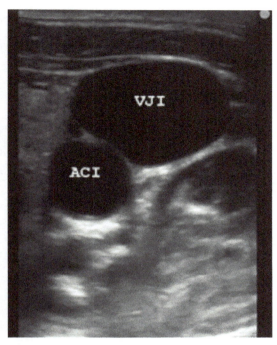

Figura 41.6. Anatomia da veia jugular interna e da artéria carótida interna. Fonte: retirada do livro Emergências clínicas: abordagem prática.[2]

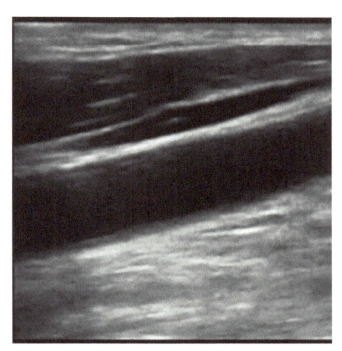

Figura 41.8. Fio-guia dentro do vaso. Fonte: retirada do livro Emergências clínicas: abordagem prática.[2]

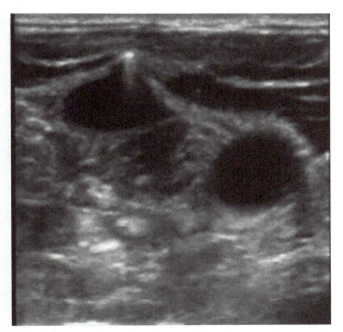

Figura 41.7. Ponta da agulha transfixando a veia. Fonte: retirada do livro Emergências clínicas: abordagem prática.[2]

Conclusão

O acesso venoso central é procedimento comum no cenário da emergência e demanda experiência da equipe que o realiza. A técnica guiada pela USG demonstra menores taxas de complicações e aumenta a taxa de sucesso do procedimento.

Referências bibliográficas

1. Vicki EN, Bret N. Manual of emergency and critical care ultrasound. 2nd ed. Cambridge: Cambridge University Press; 2011.
2. Martins HS. Emergências clínicas: abordagem prática. 10. ed. rev. e atual. Barueri, SP: Manole, 2015.
3. McGee DC, Gould MK. Preventing complications of central venous catheterization. N Engl J Med. 2003;348:1123-33.
4. Graham AS, Ozment C, Teftmeyer K, Lai S, Dana AV, Braner DAV. Central venous catheterization. N Engl J Med. 2007;356:e21.
5. Theodoro D, Krauss M, Kollef M. Risk factors for acute adverse events during ultrasound guided central venous cannulation in the emergency department. Acad Emerg Med. 2010 Oct;17(10):1055-61.
6. Milling TJ, Rose J, Briggs WM. Randomized, controlled clinical trial of point-of-care limited ultrasonography assistance of central venous cannulation: the Third Sonography Outcomes Assessment Program (SOAP-3) Trial. Crit Care Med. 2005;33:1764-9.
7. Randolph AG, Cook DJ, Gonzales CA, Pribble CG. Ultrasound guidance for placement of central venous catheters: a meta-analysis of the literature. Crit Care Med. 1996;24:2053-8.
8. Moureau N, Lamperti M, Kelly LJ, Dawson R, Elbarbary M, Boxtel AJH, et al. Evidence-based consensus on the insertion of central venous access devices: definition of minimal requirements for training. Br J Anaesth. 2013;110(3):347-56.

CAPÍTULO 42

Intubação Orotraqueal e Via Aérea Difícil

Claudia Marquez Simões • Karen Alcântara Queiroz Santos • Maria José Carvalho Carmona

Destaques

- Avaliação das vias aéreas.
- Estratégias para pacientes com estômago cheio.
- Via aérea difícil: reconhecimento e planejamento.
- Algoritmo da via aérea difícil.
- Resgate das vias aéreas e manutenção prioritária da oxigenação.

Introdução

Diversos procedimentos na emergência podem necessitar de um adequado controle das vias aéreas, e, muitas vezes, tal situação pode representar um verdadeiro desafio por alterações anatômicas ou funcionais do paciente as quais dificultam a patência e a proteção das vias aéreas.[1]

Pacientes críticos apresentam maior risco para intubação devido a fatores contextuais que aumentam a incidência de eventos adversos podendo levar a hipoxemia perigosa, instabilidade hemodinâmica e parada cardíaca. Esse risco fisiológico basal é aumentado quando as intubações requerem mais de uma tentativa, com intubações difíceis sendo um preditor independente de mortalidade.[1]

Para que exista um adequado planejamento e manejo das vias aéreas, é essencial que seja realizada uma avaliação inicial para identificar as possíveis dificuldades que poderão ser encontradas relacionadas com oxigenação e ventilação e/ou intubação orotraqueal.

Assim, para evitar eventos adversos com danos aos pacientes, a identificação dos casos que tenham potenciais riscos de ventilação difícil se faz necessária, bem como um adequado planejamento.[2]

Conceito, epidemiologia e diagnóstico

A maior parte dos procedimentos de emergência necessitam de algum grau de sedação para conforto do doente. Para procedimentos que apresentem maiores estímulos, sejam dolorosos ou ainda prolongados, uma sedação mais profunda ou anestesia geral pode se fazer necessária. A sedação profunda descreve um nível de sedação no qual um indivíduo não pode ser facilmente desperto mas responde a estímulos repetidos ou dolorosos, e com isso requer um controle das vias aéreas e suporte ventilatório.[3]

Outro ponto de importante avaliação é relacionado com o tempo de jejum e a presença de conteúdo gástrico. Na emergência, alguns pacientes apresentam necessidade de intervenções imediatas, associadas ou não a instabilidade hemodinâmica, muitas delas sem jejum, o que irá representar um desafio adicional ao manejo da via aérea: além da manutenção da oxigenação, teremos que nos preocupar em proteger as vias aéreas e evitar a regurgitação e broncoaspiração do conteúdo pulmonar.

O tempo habitual recomendado de jejum para a realização de sedação é de 8 a 6 horas para alimentos e de 2 horas para líquidos claros (p. ex., água, chá, café, suco sem polpa).[4] Uma adequada anamnese permitirá identificar o *status* alimentar do paciente e assim definir o risco de broncoaspiração, podendo redirecionar as condutas para o manejo das vias aéreas.[4]

De maneira geral, para um adequado planejamento do manejo das vias aéreas precisamos:

1. Definir o risco de aspiração.
2. Ter o planejamento do procedimento a ser realizado (considerar estímulo doloroso, duração, necessidade de imobilidade).
3. Avaliar e ter um plano de acesso respeitando os princípios do algoritmo de manuseio das vias aéreas.

Dentro da avaliação das vias aéreas é importante avaliar parâmetros anatômicos como abertura bucal, mobilidade cervical, tamanho da língua, circunferência do pescoço, distâncias tireomentoniana e esternomentoniana, entre outros descritos na Tabela 42.1.

A classificação de Mallampati talvez seja uma das mais utilizadas, por causa da sua facilidade, para avaliação das vias aéreas. A classificação de Mallampati varia classicamente de I a IV de acordo com a visualização das estruturas da orofaringe, conforme descrito na Tabela 42.2.

Muitos dos parâmetros das vias aéreas podem ser avaliados na urgência por meio de uma regra mnemônica chamada LEMON[5] (Tabela 42.3).

Tratamento

Após uma breve avaliação das vias aéreas é possível prever a potencial dificuldade de acesso a ser encontrada, e, a partir de então, combinada com a previsão do procedimento a ser realizado podemos traçar um plano para o acesso as vias aéreas. Nesse contexto devemos sempre considerar se é ou não necessária a intubação orotraqueal e aplicar o algoritmo de tomada de decisão priorizando sempre a manutenção da oxigenação (Figura 42.1).

Durante todo o procedimento é importante ofertar oxigênio suplementar. Tal estratégia reduzirá hipoxemia, no entanto, pode retardar a identificação

Tabela 42.1. Avaliação das vias aéreas

Parâmetros do exame da via aérea	Achados não desejáveis
Comprimento dos incisivos superiores	Relativamente longos
Relação entre incisivos maxilares e mandibulares durante o fechamento normal da mandíbula	Arcada superior protrusa (incisivos maxilares anteriores aos mandibulares)
Relação entre incisivos maxilares e mandibulares durante protrusão voluntária da mandíbula	Os incisivos mandibulares não ultrapassam os incisivos maxilares
Distância interincisivos	Menor que 3 cm
Visibilidade da úvula	Não visível quando a língua é protraída com o paciente em posição sentada (p. ex., classe Mallampati > II)
Conformação do palato	Excessivamente arqueado ou muito estreito
Complacência do espaço mandibular	Endurecido, ocupado por massa, ou não elástico
Distância tireomentoniana	Menor que 6 cm ou largura de três dedos médios
Comprimento do pescoço	Curto
Largura do pescoço	Grosso
Mobilidade da cabeça e do pescoço	Limitação da extensão da cabeça ou flexão do pescoço, impedindo que o queixo toque o tórax ou limitando a extensão

Tabela 42.2. Classificação de Mallampati

Classe I: todo o arco palatino, incluindo os pilares palatofaríngeo e palatoglosso bilaterais, são visíveis até sua base	
Classe II: a parte superior dos pilares palatofaríngeo e palatoglosso e a maior parte da úvula são visíveis	
Classe III: apenas o palato duro e o palato mole são visíveis	
Classe IV: apenas o palato duro é visível	

Tabela 42.3. LEMON

L	*Look*	Fácies alterada, trauma facial, barba, dentes protusos, obesidade, cirurgia cervical prévia: avaliação externa
E	*Evaluate*	Avaliar a regra 3-3-2: distância interincisivos equivalente a três dedos; distância hioide-mento equivalente a três dedos e distância tireoide-hioide equivalente a dois dedos
M	*Mobility*	Mallampati: avaliação da visualização das estruturas da orofaringe
O	*Obstruction*	Possíveis obstruções: tumorações, corpo estranho etc.
N	*Neck mobility*	Mobilidade cervical

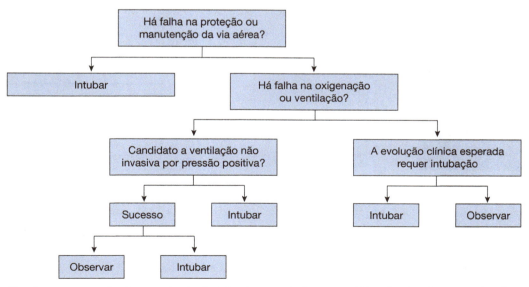

Figura 42.1. Algoritmo para apoio da tomada de decisão de quando for necessária a intubação traqueal. Adaptada de Brown CA. The decision to intubate.

de obstrução das vias aéreas superiores e hipoventilação; portanto, a observação clínica será importantíssima para garantir a segurança do paciente.[6]

Caso a intubação traqueal seja necessária é importante lembrar as recomendações preconizadas pelos diferentes algoritmos do manejo das vias aéreas. Entre eles, os mais conhecidos estão o da Sociedade Americana de Anestesiologistas e o da Sociedade de Via Aérea Difícil. Ambos os documentos têm algumas peculiaridades, mas, de maneira geral, trazem os mesmos princípios e buscam a segurança do paciente, priorizando a manutenção da oxigenação.[2,7] O algoritmo da Sociedade de Via Aérea Difícil (DAS) traz a ideia de planos alternativos quando algo falha na estratégia inicial, permitindo uma rápida consulta visual e evitando erro na tomada de decisão dos médicos que estão prestando a assistência ao paciente. Na Figura 42.2 podemos encontrar o algoritmo proposto pela DAS.

Caso a intubação seja necessária e o paciente não esteja em jejum é de vital importância conduzir a intubação em sequência rápida, buscando assim reduzir o risco de regurgitação e aspiração. A sequência rápida de intubação deve ser precedida pela pré-oxigenação que irá substituir o nitrogênio dos pulmões por oxigênio, garantindo algum tempo a mais sem queda da saturação periférica de oxigênio.[8]

Outra estratégia é o uso da pressão cricoide (manobra de Sellick) para prevenir a regurgitação do conteúdo gástrico para a garganta, apesar de existirem controvérsias a seu respeito pois ela pode dificultar a laringoscopia e a intubação.[9]

Os principais agentes sedativos utilizados na sequência rápida de intubação incluem propofol, etomidato e cetamina. Propofol é o medicamento de escolha nos pacientes hemodinamicamente estáveis, enquanto cetamina e etomidato são considerados alternativas com excelente estabilidade cardiovascular. A cetamina é recomendada para pacientes instáveis e com broncospasmo, pelo potencial broncodilatador e de ativação do sistema nervoso simpático que acaba compensando uma instabilidade hemodinâmica inicial, no entanto causa depressão da função cardíaca.

A administração dos sedativos deve ser seguida de um agente relaxante muscular de rápido início de ação, como a succinilcolina ou rocurônio para facilitar a intubação traqueal.[8,9]

Além de conhecer as estratégias de resgate de oxigenação e alternativas para manejo da via aérea depois de uma eventual falha, é essencial ter os materiais adequados, bem como a organização da equipe e não deixar de pedir ajuda nesse momento. Um ponto de grande importância é lembrar que a sedação e o manejo da via aérea devem ser feitas por um médico que esteja dedicado a este foco, garantindo assim maior segurança para o paciente.

Entre as estratégias de resgate da oxigenação é importante ter a disponibilidade de um dispositivo supraglótico, prioritariamente a máscara laríngea, que pode resgatar a ventilação de aproximadamente

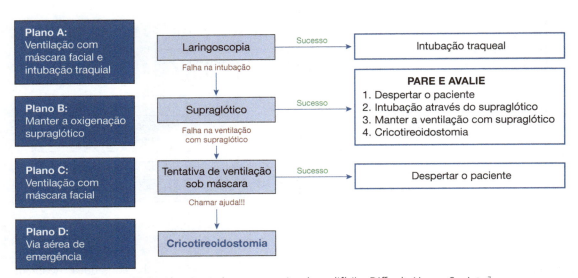

Figura 42.2. Algoritmo de acesso a via aérea difícil – Difficult Airway Society.[7]

Tabela 42.4. Principais agentes sedativos e doses recomendadas utilizados na intubação sequência rápida

Agente	Dose recomendadas
Propofol	1,0 a 2,0 mg/kg
Etomidato	0,2 a 0,3 mg/kg
Cetamina	1 a 2 mg/kg
Succinilcolina	0,6 a 1 mg/kg
Rocurônio	1,2 mg/kg

98% dos pacientes.[10] No entanto, se mesmo com o uso de um dispositivo supraglótico não for possível restabelecer a oxigenação deve-se declarar a falha de oxigenação e a chamada situação não intubo/não ventilo e assim direcionar toda a equipe para o estabelecimento de um acesso cirúrgico a via aérea.

Conclusões e perspectivas

O manejo da via aérea deve sempre ser planejado visando segurança para o paciente. Nem sempre a intubação traqueal é necessária, a prioridade deve ser a manutenção da oxigenação do paciente. Depois de uma avaliação completa da via aérea e do procedimento a ser realizado é possível traçar um plano de acesso e manutenção da patência da via aérea.

Na última década houve um grande avanço de dispositivos disponíveis para ventilar com sucesso, visualizar as cordas vocais e colocar um tubo traqueal. No entanto, mesmo com o amplo arsenal disponível para o manejo das vias aéreas, fatores como a experiência do operador e as alterações fisiológicas subjacentes do paciente muitas vezes ainda resultam em dificuldade para otimizar as trocas gasosas, que é o objetivo principal do manejo das vias aéreas.

Os algoritmos são ferramentas cognitivas que irão auxiliar na lembrança dos planos alternativos caso alguma dificuldade seja encontrada, permitindo assim ter estratégias de resgate se houver falha no plano inicial de abordagem da via aérea.

Referências bibliográficas

1. Mosier JM, Joshi R, Hypes C, Pacheco G, Valenzuela T, Sakles JC. The physiologically difficult airway. West J Emerg Med. 2015;16:1109-17.
2. Apfelbaum JL, Hagberg CA, Connis RT, Abdelmalak BB, Agarkar M, Dutton RP, et al. 2022 American Society of Anesthesiologists Practice Guidelines for Management of the Difficult Airway. Anesthesiology. 2022;136:31-81.
3. Knowles PR, Press C. Anaesthesia for cardioversion. BJA Educ. 2017;17:166-71.
4. Practice guidelines for preoperative fasting and the use of pharmacologic agents to reduce the risk of pulmonary aspiration: application to healthy patients undergoing elective procedures: an updated report by the American Society of Anesthesiologists Task Force on preoperative fasting and the use of pharmacologic agents to reduce the risk of pulmonary aspiration. Anesthesiology. 2017;126:376-93.
5. Hagiwara Y, Watase H, Okamoto H, Goto T, Hasegawa K. Prospective validation of the modified LEMON criteria to predict difficult intubation in the ED. Am J Emerg Med. 2015;33:1492-6.
6. Raffay V, Fišer Z, Samara E, Magounaki K, Chatzis D, Mavrovounis G, et al. Challenges in procedural sedation and analgesia in the emergency department. JECCM. 2020;4.
7. Frerk C, Mitchell VS, McNarry AF, Mendonca C, Bhagrath R, Patel A, et al. Difficult Airway Society intubation guidelines working group: Difficult Airway Society 2015 guidelines for management of unanticipated difficult intubation in adults. BJA Br J Anaesth. 2015;115:827-48.
8. Woloszczuk-Gebicka B. RSII rapid-sequence induction of anaesthesia and intubation of the trachea. Disaster Emerg Med J. 2017;2:33-8.
9. Sajayan A, Wicker J, Ungureanu N, Mendonca C, Kimani PK. Current practice of rapid sequence induction of anaesthesia in the UK - a national survey. Br J Anaesth. 2016;117(Suppl 1):i69-74.
10. Eglen M, Kuvaki B, Günenç F, Ozbilgin S, Küçükgüçlü S, Polat E, et al. Comparação de três técnicas diferentes de inserção com a máscara laríngea LMA-Unique™ em adultos: resultados de um estudo randômico. Rev Bras Anestesiol. 2017;67(5):521-6.

CAPÍTULO 43

Monitorização Hemodinâmica

Letícia Naomi Nakada • Vinícius Caldeira Quintão • Maria José Carvalho Carmona • Ludhmila Abrahão Hajjar

Fundamentação da monitorização hemodinâmica

A lógica da monitorização hemodinâmica consiste em medir parâmetros, principalmente no ambiente de terapia intensiva, que ajudem a entender a condição do paciente, escolher a terapêutica e avaliar a intervenção realizada. Ela é indicada para pacientes com instabilidade hemodinâmica ou sob risco de desenvolvê-la.

No paciente cardiopata, uma monitorização mais precisa pode ser útil pelos seguintes motivos:

- A avaliação clínica é insuficiente para acessar o estado hemodinâmico do paciente. Foi observada uma correlação fraca entre o débito cardíaco estimado pelo clínico e o medido por dispositivos.[1]
- Ajuda a definir a etiologia do quadro. O estudo da pressão de oclusão da artéria pulmonar (POAP) pode distinguir estado de hipovolemia de disfunção de ventrículo esquerdo.
- Permite avaliar a interação coração-pulmão. A medida da água extravascular pulmonar (AEVP) e do índice de permeabilidade vascular pulmonar (IPVP) podem ajudar a diferenciar um edema por aumento de permeabilidade capilar pulmonar de um edema cardiogênico.
- Resulta em menos complicações. O controle volêmico precisa ser mais apurado, visto que esses pacientes toleram menos os estados de hipovolemia ou de sobrecarga de fluidos.

Isolada, a análise dos parâmetros não impacta no desfecho, mas ajuda a antecipar complicações e a reconhecer precocemente o choque circulatório e, aliada a uma conduta adequada, contribui para o fornecimento de aporte adequado de oxigênio, de maneira a otimizar a perfusão tecidual do paciente crítico.

Parâmetros hemodinâmicos

Os parâmetros estão resumidos na Tabela 43.1.

Estáticos

Pressão arterial

A pressão arterial (PA) é determinada pelo produto do débito cardíaco (DC) pela resistência vascular periférica. Por determinar a pressão de entrada do fluxo sanguíneo para os órgãos, a PA sistêmica pode

Tabela 43.1. Parâmetros hemodinâmicos

Parâmetro	Comentário
Pressão arterial média	Estima pressão de perfusão. Valores baixos (< 65 mmHg) estão associados a complicações e maior mortalidade
Gap CO_2	Apresenta relação inversa ao VS e DC. Baixo se < 6 mmHg
PVC	Estima pré-carga e volemia; guia reposição de fluidos
$S_{vc}O_2$	Avalia balanço entre oferta e demanda de oxigênio. Baixo se < 70%
SvO_2	Avalia balanço entre oferta e demanda de oxigênio
DC	Avalia oferta de oxigênio aos tecidos
IC	Avalia função sistólica global
VDFG	Estima pré-carga
AEVP	Medida quantitativa de edema pulmonar. Avalia tolerância a fluidos
IPVP	Avalia extravasamento capilar de fluidos
ΔVS	Preditor de fluido responsividade na presença de ventilação mecânica
ΔPP	Preditor de fluido responsividade na presença de ventilação mecânica
POAP	Reflete pressão nas veias pulmonares e VE. Pode ser usado no diagnóstico de choque cardiogênico

Gap CO_2: diferença de pressão venosa e arterial de CO_2; VS: volume sistólico; DC: débito cardíaco; PVC: pressão venosa central; $S_{vc}O_2$: saturação venosa central de oxigênio; S_vO_2: saturação venosa mista de oxigênio; IC: índice cardíaco; VDFG: volume diastólico final global; AEVP: água extravascular pulmonar; IPVP: índice de permeabilidade vascular pulmonar; ΔVS: variação do volume sistólico; ΔPP: variação da pressão de pulso; POAP: pressão de oclusão da artéria pulmonar.

ser vista como um indicador grosseiro da perfusão tecidual, embora a complacência dos vasos interfira com sua medida mesmo sem haver mudança efetiva na perfusão.[2] Para melhor entender o perfil hemodinâmico do paciente, deve ser interpretada em conjunto com outros parâmetros.

Em comparação a métodos não invasivos, a medida invasiva da PA apresenta monitorização contínua e maior precisão, além de possibilitar coleta de amostras de sangue. Assim, a aferição da PA por meio de um cateter arterial constitui o método padrão-ouro atualmente.[3]

Pressão venosa central

A pressão venosa central (PVC) fornece uma estimativa da pré-carga e da pressão no átrio direito, o que ajuda a avaliar volemia, tônus venoso, função ventricular direita e pressão pulmonar. O cateter venoso central, além de oferecer uma visão geral do estado hemodinâmico do paciente, por meio da PVC, também fornece a medida da saturação venosa central de oxigênio ($S_{vc}O_2$) e permite a infusão de fármacos.

A PVC tem sido o parâmetro estático mais utilizado na avaliação da fluido responsividade à beira-leito.[4] É uma medida relativamente rápida e de fácil acesso, geralmente obtida por posicionamento de um cateter na veia cava superior, inserido pela veia jugular interna ou pela subclávia. Porém, sua relação com a volemia não é sempre direta, e valores intermediários são menos informativos.[5] Seus valores podem se alterar com variações nas pressões torácica e abdominal, como na vigência de ventilação mecânica com pressão positiva.

Débito cardíaco

Determinado pelo produto da frequência cardíaca e do volume sistólico, o débito cardíaco (DC) é importante para avaliar a oferta de oxigênio aos tecidos. A medida do DC guia a administração de fármacos vasoativos, fluidos e inotrópicos, constituindo-se como uma das variáveis mais relevantes clinicamente.

Há diversos dispositivos disponíveis para medição do DC. É importante conhecer suas vantagens e limitações para fazer uma escolha pertinente a cada situação.

Variáveis de volume

As variáveis volume diastólico final global (VDFG) e AEVP podem ser obtidas pelo método de termodiluição transpulmonar (TDTP).

O VDFG se refere ao volume de sangue intracardíaco ao final da diástole, fase em que o coração se enche de sangue. Assim, essa variável possibilita estimar a pré-carga, o que é útil na avaliação da resposta à reposição volêmica, a despeito de não ser boa preditora da responsividade a fluidos.

A AEVP, como o próprio nome diz, refere-se ao volume de água presente no extravascular, ou seja, interstício e espaço alveolar. Apesar de pesquisar extravasamento de líquido no pulmão, não evidencia a causa do edema (aumento da permeabilidade capilar ou aumento de pressão hidrostática).

Já o IPVP consegue fornecer a explicação fisiopatológica para o edema, pois é uma medida de extravasamento capilar pulmonar. Juntamente com a AEVP, o IPVP é um fator independente de prognóstico de mortalidade em pacientes críticos com síndrome do desconforto respiratório agudo (SDRA).[4]

As variáveis de volume já foram utilizadas para tentar predizer resposta à terapia de reposição de fluidos, mas atualmente as evidências apontam melhor acurácia de parâmetros dinâmicos para esse propósito.[3,6]

Dinâmicos

Sabe-se que a sobrecarga volêmica está associada a uma maior mortalidade e que somente cerca de 50% dos pacientes que se apresentam com choque na emergência são responsivos a fluidos.[7] Desse modo, destaca-se a importância de averiguar a responsividade a fluidos antes de sua administração. Os parâmetros ditos dinâmicos têm ganhado notoriedade após estudos evidenciarem seu desempenho na predição da fluido responsividade.[3,6]

A variação do volume sistólico (ΔVS) e a variação da pressão de pulso (ΔPP) permitem estudar variações no DC em cada fase do ciclo respiratório em paciente sob ventilação mecânica com pressão positiva. Durante a inspiração, a pressão intratorácica aumenta. Nessa situação, a pré-carga é menor e, assim, o volume sistólico (VS) e a pressão de pulso subsequentes exibem valores mais baixos. Em suma, o estudo desses parâmetros permite predizer em que posição da curva de Frank-Starling o coração do paciente está trabalhando e a sua capacidade de aumentar em 10 a 15% o DC mediante administração de fluidos (fluido responsividade) (Figura 43.1).

Uma limitação importante do uso da ΔVS e da ΔPP é a necessidade de o paciente estar sob ventilação mecânica. Em condições de baixo fluxo de volume corrente ou de respiração espontânea, as variações na pressão intratorácica são insuficientes para produzir mudanças significativas na pré-carga. Nessa situação, a capacidade de predizer a resposta a fluidos é menor.

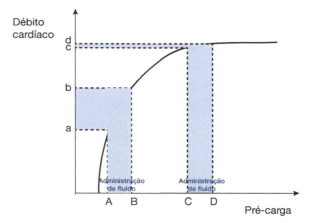

Figura 43.1. Fluido responsividade e curva de Frank-Starling.

Avaliação de fluido responsividade

Algumas condições limitam o uso das variáveis dinâmicas, como SDRA, arritmias cardíacas, disfunção de ventrículo direito e hipertensão intra-abdominal. A seguir, estão listadas outras formas de avaliar a fluido responsividade.

Manobra de elevação passiva das pernas

A cabeceira da cama inicialmente elevada a 45° deve ser reclinada ao plano horizontal e, em seguida, parte-se para a elevação das pernas do paciente a 45° do plano horizontal. A seguir, verifica-se se houve aumento de pelo menos 10% no DC (Figura 43.2).

Prova de volume

Consiste em avaliar se houve aumento de 10 a 15% no DC após administração de determinado volume de fluido (300 a 500 mL) em menos de 30 minutos. É considerado padrão-ouro a beira-leito para avaliar a resposta a fluidos.

Miniprova de volume

A prova é positiva se após a administração de 100 mL de fluido em 1 minuto ocorrer um aumento de pelo menos 5% no DC. Surgiu como alternativa à prova de volume clássica para evitar infusão desnecessária de fluidos a não respondedores (cerca de 50% dos pacientes). Mas como necessita de monitorização contínua do DC, não apresenta vantagens em relação à manobra de elevação passiva das pernas.

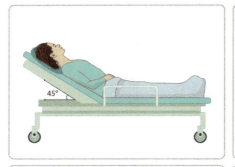 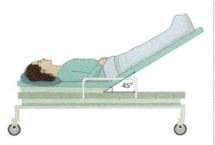 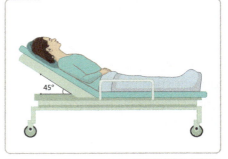

Posição basal: cabeceira elevada a 45° do plano horizontal. Realiza-se monitorização contínua do DC.

Elevação passiva das pernas promove mobilização do sangue dos membros inferiores para o compartimento central. Avalia-se se houve mudança no DC.

Retorno à posição basal e reavaliação do DC, que deve voltar ao nível basal se o paciente for responsivo a fluidos.

Figura 43.2. Manobra de elevação passiva das pernas.

Teste de oclusão ao final da expiração

É considerado positivo se houver aumento de pelo menos 5% no DC após o paciente interromper o ciclo respiratório ao final da expiração por 15 segundos. Apresenta como inconveniente a pausa respiratória.

Variação do diâmetro da veia cava inferior

Pode ser facilmente obtida por ultrassonografia. O diâmetro e a colapsibilidade da veia cava, assim como a medida da PVC, fornecem uma estimativa do estado volêmico e da responsividade a fluidos. Porém, assim como a PVC, têm se mostrado maus preditores, visto que as interações coração-pulmão geralmente não são as ideais em pacientes críticos.[8]

Tipos de dispositivos

Com o surgimento de novos dispositivos, torna-se importante conhecer as modalidades disponíveis, cada qual com suas vantagens e limitações, não só a fim de obter o parâmetro desejado como também para otimizar o cuidado em ambientes com recursos limitados. Os tipos de dispositivos estão resumidos na Tabela 43.2.

Invasivos

Cateter de artéria pulmonar (cateter de Swan-Ganz)

Consiste no padrão-ouro para medida contínua do DC. Seu uso diminuiu após estudos apontarem ausência de benefício na sobrevida;[3,9] por isso, tem-se buscado alternativas menos invasivas. É visto como opção atrativa em pacientes selecionados, em casos de disfunção de ventrículo direito, hipertensão pulmonar e insuficiência respiratória aguda.[9]

Faz monitorização contínua do DC por meio da tecnologia de termodiluição de artéria pulmonar (TDAP). Um filamento do cateter induz mudança de temperatura no sangue e, pela detecção da diferença de temperatura no fluxo sanguíneo detectado por um termistor, é calculado o DC por meio da equação de Stewart-Hamilton.[3] Além do DC, mede saturação venosa mista de oxigênio (S_VO_2), pressão do átrio direito, pressão da artéria pulmonar e POAP; e permite o cálculo de outras variáveis, como gap de CO_2 (diferença entre pressão de CO_2 arterial e venosa) e oferta (DO_2) e demanda (VO_2) de oxigênio. É um método invasivo que pode levar a complicações raras; porém, graves, como arritmias e hemorragias por perfuração.

Minimamente invasivos

Termodiluição transpulmonar (TDTP)

O mecanismo se baseia na injeção de fluido com temperatura/concentração conhecida pelo cateter venoso central. A mudança na temperatura/concentração do fluido aferida no cateter periférico permite calcular o DC.

Fornece monitorização intermitente do DC, fração de ejeção global, VDFG, AEVP, IPVP, índice cardíaco (IC).

Tabela 43.2. Tipos de dispositivos

Tecnologia	Principais parâmetros obtidos	Interesse	Limitações
TDAP (cateter de Swan-Ganz)	DC, Pad, POAP, S_vO_2	Útil em casos graves, com disfunção de VD ou SDRA associada	Muito invasivo
TDTP	DC, ΔVS, ΔPP, VDFG, AEVP, IPVP, IC, FEG	Menos invasiva que a TDAP. Útil em casos de disfunção de VD ou SDRA associada	Precisa ser recalibrada constantemente. Limitada em casos de fluxo sanguíneo alterado
Diluição com lítio (LiDCOplus™)	DC, ΔVS, ΔPP	Menos invasivo (não requer acesso central), fácil de calibrar	Contraindicado em grávidas e pacientes em terapia com lítio
ACP calibrada (PiCCO™, EV1000/VolumeView™, LiDCOplus™)	TDTP	Menos invasiva. Fornece monitorização contínua de DC e preditores de fluido responsividade	Menor acurácia em situações de tônus vasomotor alterado (sepse)
ACP não calibrada (PulsioFlex™, LiDCOrapid™, FloTrac/Vigileo™, MostCare system™)	DC, ΔVS, ΔPP	Menos invasiva que a forma calibrada. Fornece monitorização contínua de DC e preditores de fluido responsividade	Menor acurácia em situações de tônus vasomotor alterado (sepse). Assume dados demográficos
Clampeamento vascular (ClearSight™, CNAP™)	DC, ΔVS, ΔPP	Não invasivo	Edema de dedo, hipoperfusão periférica (baixo DC, alta RVP, choque cardiogênico ou hipovolêmico). Mesmas limitações da ACP invasiva
ECO Doppler (CardioQ/CardioQ-ODM™, USCOM™)	Aceleração média e velocidade máxima do fluxo sistólico aórtico	Não invasivo. Rápido e acessível. Permite avaliar volemia, pulmão e função cardíaca	Operador dependente. Medida intermitente. Exige treinamento
Bioimpedância (BioZ™, ECOM™)*	DC	Não invasivo	Interferência elétrica, fluidos no compartimento torácico, movimentação, mudanças na RVP, arritmias
Biorreatância (NICOM™)*	DC	Não invasivo. Consegue fazer leitura com arritmia leve	Interferência elétrica, 60 s para leitura
Reinalação de CO_2 (NICO™)*	DC	Não invasiva. Não alterada por mudanças no tônus vasomotor	Alterada em casos de hipercapnia, HIC, HAP e pacientes agitados
Velocidade da onda de pulso (esCCO technology™)*	DC	Não invasiva	Requer estimativa inicial de DC. Alterada em arritmias e mudanças de tônus vasomotor
Tonometria de aplanação (T-Line system™)*	DC	Não invasiva	Alterada com movimentação

*Não indicado para uso clínico. Validação ausente ou controversa. TDAP: termodiluição de artéria pulmonar; DC: débito cardíaco; P_{AD}: pressão no átrio direito; POAP: pressão de oclusão da artéria pulmonar; S_vO_2: saturação venosa mista de oxigênio; VD: ventrículo direito; SDRA: síndrome do desconforto respiratório agudo; TDTP: termodiluição transpulmonar; ΔVS: variação do volume sistólico; ΔPP: variação da pressão de pulso; VDFG: volume diastólico final global; AEVP: água extravascular pulmonar; IPVP: índice de permeabilidade vascular pulmonar; IC: índice cardíaco; FEG: fração de ejeção global; ACP: análise de contorno de pulso; RVP: resistência vascular periférica; ECO: ecocardiograma; HIC: hipertensão intracraniana; HAP: hipertensão arterial pulmonar.

Dispositivos: LiDCOplus™ (LiDCO Ltd., Cambridge, UK), PiCCO™ (Pulsion Medical Systems, Munique, Alemanha), EV1000/VolumeView™ (Edwards Lifesciences, Irvine, USA), PulsioFlex™ (Pulsion Medical Systems, Munique, Alemanha), LiDCOrapid™ (LiDCO Ltd., Cambridge, UK), FloTrac/Vigileo™ (Edwards Lifesciences, Irvine, USA), MostCare system™/PRAM (Vytech Health, Pádua, Itália), ClearSight™ (Edwards Lifesciences, Irvine, CA), CNAP™ (CNSystems, Graz, Áustria), CardioQ/CardioQ-ODM™ (Deltex Medical Limited, Chichester, UK), USCOM™ (USCOM Ltd, Sydney, Austrália), BioZ™ (CardioDynamics International Inc., San Diego, CA), ECOM™ (ConMed, Utica, NY), NICOM™ (Cheetah Medical, Newton Center, MA), NICO™ (Novametrix Medical Systems, Inc., Wallingford, CT, US), esCCO technology™ (Nihon Kohden, Tóquio, Japão), T-Line system™ (Tensys Medical Inc., San Diego, CA, USA).

É um método indicado em casos de SDRA. O valor de VDFG permite estimar a pré-carga, o de AEVP permite quantificar o edema pulmonar e AEVP e IPVP se mostraram fatores prognósticos independentes de mortalidade na SDRA.[4]

A aferição é limitada quando o fluxo sanguíneo está alterado, como em situações de baixo fluxo, regurgitação tricúspide e *shunts* intracardíacos.

Diluição com lítio

Por meio de injeção em bólus de lítio em veia central ou periférica, é detectada a concentração da solução em artéria periférica para cálculo do DC. A medida do DC é, dessa forma, intermitente.

Seu uso deve ser desconsiderado em pacientes em terapia com lítio, em grávidas, ou quando houver risco de acúmulo de lítio (monitorização prolongada).

Análise de contorno de pulso

Baseada na inserção de cateter em artéria periférica para obtenção da forma da onda de pulso arterial. Ela pode ser calibrada ou não.

Além da monitorização contínua do DC, também provê os valores de PA, frequência cardíaca (FC), ΔVS e ΔPP. Apresenta menor acurácia em pacientes com arritmias ou mudanças rápidas no tônus vascular (uso de vasopressores, por exemplo).

1. *Calibrada:* os métodos calibrados são mais invasivos; porém, mais precisos. Utilizam medida externa do DC, obtida por um cateter em veia central e outro em uma artéria (pulmonar, no caso da TDAP; femoral, no caso da TDTP; ou radial na diluição química com lítio) (Figura 43.3).
2. *Não calibrada:* opções não calibradas demandam uso de um único cateter arterial e utilizam dados demográficos para estimar o cálculo do DC.

Não invasivos

Clampeamento vascular

É uma tecnologia que utiliza um manguito no dedo e um pletismógrafo, o qual detecta variações de volume no interior das artérias digitais e ajusta o manguito que infla de modo intermitente para manter o volume arterial constante. Isso permite traçar uma

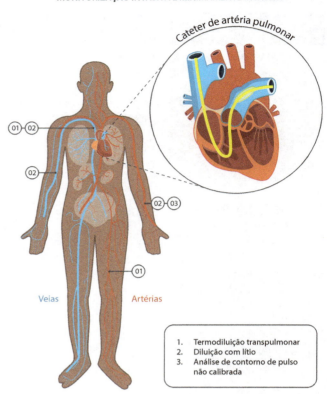

Figura 43.3. Representação esquemática do posicionamento dos cateteres por tipo de dispositivo.

1. Termodiluição transpulmonar
2. Diluição com lítio
3. Análise de contorno de pulso não calibrada

curva de pulso, utilizada no cálculo do DC. Apresenta como vantagens não ser invasivo e promover monitorização contínua de DC, PA, FC, ΔVS e ΔPP.

As medidas podem ser menos acuradas caso haja edema digital ou hipoperfusão periférica (baixo DC, alta resistência vascular periférica, choque cardiogênico ou hipovolêmico).

Doppler

O DC é estimado com base na observação da velocidade do fluxo sanguíneo e diâmetro da aorta. É um método disponível, rápido e reprodutível. Pode ser utilizado para validar outros métodos de medição do DC; porém, é operador dependente e exige treinamento. A modalidade transesofágica requer sedação e o exame transtorácico depende de uma janela adequada, muitas vezes limitada em pacientes obesos.

Bioimpedância

Está disponível nas modalidades torácica elétrica e endotraqueal. Na torácica elétrica, são posicionados eletrodos no tórax do paciente, e na endotraqueal, os eletrodos ficam situados em um tubo endotraqueal (ECOM™; ConMed, Utica, NY). Com base no princípio de que a impedância torácica muda de acordo com a presença de fluido, variações de voltagem detectadas por eletrodos permitem o cálculo do DC. É limitado quando há interferência elétrica, presença de líquido (derrames e edema), arritmias e movimentação, que pode originar artefatos.

Biorreatância

Seu princípio é similar ao da bioimpedância, mas analisa alterações de fase das correntes por meio do tórax. Apesar de também estar sujeito a interferências elétricas, sofre menor interferência de volumes extravasculares, pois a biorreatância depende mais da pulsatilidade do que da quantidade de líquido, diferentemente da bioimpedância. Por calcular as variáveis em um intervalo de cerca de 60 segundos, não detecta mudanças muito rápidas no DC. Por outro lado, essa mesma característica viabiliza a aferição em arritmias leves.

Reinalação de CO_2

Por sua baixa acurácia, é considerado não apropriado para uso em cuidados intensivos.[10] Exige intubação, e é de uso limitado em circunstâncias de anormalidade respiratória, como hipercapnia, atelectasia e *shunt* intrapulmonar.

Velocidade de onda de pulso

Baseia-se no tempo entre o pico da onda R no eletrocardiograma e o pico da onda de pulso detectada por cateter arterial. A relação entre a velocidade da onda de pulso e o VS é considerada inversamente proporcional. Requer uma estimativa inicial do DC.

Tonometria de aplanação

Um sensor aplaina uma artéria periférica e obtém-se uma curva da pressão de pulso, utilizada para cálculo do DC. Como limitações, apresenta interferência com movimentos e alterações no tônus vascular.

Situações específicas (choque e perioperatório)

Estudos clínicos que demonstram benefício da monitorização hemodinâmica

Choque

De acordo com o primeiro estudo sobre o impacto da terapia precoce guiada por metas (TPGM) em pacientes com choque séptico,[11] a TPGM não mostrou redução no tempo de internação, uso de vasopressores e ventilação mecânica, mas houve redução significativa da mortalidade no grupo tratado em comparação com o controle. Desde então foram publicados vários outros estudos que mostraram a ausência de benefício dessa abordagem.[11-15] Entretanto, é preciso considerar que nesse meio tempo a mortalidade de pacientes com choque séptico caiu substancialmente devido a outros fatores, como escolha mais aprimorada de antibióticos, vasopressores e inotrópicos, melhor controle de comorbidades e inserção de componentes da TPGM em protocolos de conduta. Isso pode ter contribuído para redução do efeito de tratamento desde o primeiro estudo.[16]

Até que haja maior evidência do papel da TPGM no choque circulatório, é importante ressaltar que a rapidez no atendimento deve ser priorizada e não substituída por uma monitorização mais avançada que possa atrasar a conduta. Por ora, vale considerar a TPGM como uma abordagem estruturada e organizada para orientar a conduta no choque. Também faltam estudos que analisem os efeitos da TPGM na população cardiopata sob choque circulatório.

Perioperatório

Diferentemente do choque, a TPGM no período perioperatório apresenta maior evidência na redução de morbidade e mortalidade. Veja as Tabelas 43.3 e 43.4.

Adequação hemodinâmica e terapia hemodinâmica

Choque

A monitorização hemodinâmica é útil na identificação do tipo de choque, na escolha da terapia e na avaliação das intervenções. Quando história

Tabela 43.3. Estudos randomizados controlados que evidenciam benefícios da TPGM

Autores	Ano	Tipo de cirurgia	Método	n	Benefícios da TPGM
Mythen et al.[17]	1995	Cardíaca	Doppler transesofágico	60	Redução de complicações e de tempo de internação (UTI e hospital)
Pölönen et al.[18]	2000	Cardíaca	CAR, TDTP, co-oximetria, gasometria arterial	393	Redução de tempo de internação e morbidade
McKendry et al.[19]	2004	Cardíaca	Doppler transesofágico	174	Redução do tempo de internação
Smetkin et al.[20]	2009	Cardíaca	PiCCOplus™, CeVOX™	40	Menor tempo até alta da UTI e menor tempo de internação hospitalar
Osawa et al.[21]	2016	Cardíaca	LiDCOrapid™, ECO transesofágico	126	Redução de complicações e tempo de internação; menor dose acumulada de dobutamina
Pestaña et al.[22]	2014	Não cardíaca	NICOM™	142	Menor nº de reoperações
Maheshwari et al.[23]	2018	Não cardíaca	ClearSight™	320	Menos episódios hipotensivos
Calvo-Vecino et al.[24]	2018	Não cardíaca	Doppler transesofágico	450	Redução de complicações pós-operatórias
Szturz et al.[25]	2019	Não cardíaca	CVC, CAR, Doppler transesofágico	140	Redução de complicações pós-operatórias

n: número de pacientes; TPGM: terapia precoce guiada por metas; CVC: cateter venoso central; CAR: cateter arterial; UTI: unidade de terapia intensiva; TDTP: termodiluição transpulmonar; ECO: ecocardiograma.
Dispositivos: NICOM™: biorreatância; ClearSight™: clampeamento vascular; PiCCOplus™: análise de contorno de pulso calibrada; CeVOX™: saturação venosa central de oxigênio; LiDCOrapid™: análise de contorno de pulso não calibrada.

Tabela 43.4. Revisões sistemáticas/metanálises que evidenciam benefícios da TPGM

Autores	Ano	Desenho	Tipo de cirurgia	n	Benefícios da TPGM
Aya et al.[26]	2013	RS	Cardíaca	699	Redução de morbidade e tempo de internação
Osawa et al.[21]	2016	RS, MA	Cardíaca	825	Redução de complicações e tempo de internação
Giglio et al.[27]	2016	RS, MA	Cardíaca e não cardíaca	8171	Redução de mortalidade
Michard et al.[28]	2017	MA	Cardíaca e não cardíaca	2159	Redução de morbidade pós-operatória
Chong et al.[29]	2018	RS, MA	Cardíaca e não cardíaca	11659	Redução de morbidade e mortalidade
Giglio et al.[30]	2019	MA	Cardíaca e não cardíaca	9308	Redução de morbidade (IRA)
Pearse et al.[31]	2014	MA	Não cardíaca	3024	Redução de complicações
Ripollés-Melchor et al.[32]	2015	RS, MA	Não cardíaca	1527	Redução de mortalidade
Wrzosek et al.[33]	2019	RS	Não cardíaca	562	Redução de mortalidade
Messina et al.[34]	2021	RS, MA	Não cardíaca	2729	Redução de morbidade pós-operatória

n: número de pacientes; TPGM: terapia precoce guiada por metas; RS: revisão sistemática; MA: metanálise; IRA: injúria renal aguda.

e exame clínico forem sugestivos de choque, de forma geral, é recomendado realizar monitorização frequente da FC, PA, temperatura e avaliação clínica (nível de consciência, aspecto da pele e débito urinário) e dosagem seriada de lactato.

Inicialmente, recomenda-se manter pressão arterial média (PAM) ≥ 65 mmHg, mas a meta deve ser individualizada. Pacientes que sofreram trauma, por exemplo, podem se beneficiar de níveis pressóricos mais baixos até que o sangramento seja controlado.

Nos primeiros momentos de atendimento, geralmente dispõem-se de informações mais básicas para guiar a terapia, como nível de consciência, aspecto da pele, tempo de enchimento capilar, débito urinário, FC e PA, apesar da tendência ao maior uso de Doppler e de tecnologias menos invasivas.

Quando a etiologia do choque não estiver clara, pode-se optar pelo ecocardiograma como investigação inicial. É um método rápido e não invasivo, que permite mensurar pré-carga, função cardíaca e DC.

É razoável começar por uma monitorização menos invasiva e partir para uma monitorização mais avançada conforme a necessidade (*step-up approach*).[7]

Após a monitorização inicial básica, geralmente é inserido cateter venoso central para infusão de volume e fármacos vasoativos, o qual também proporciona os valores da PVC e da $S_{vc}O_2$. Em pacientes com cateter venoso central, é válido medir $S_{vc}O_2$ e gap de CO_2 para melhor avaliar o balanço entre oferta e demanda de oxigênio. Sempre que possível, evitar uso de um parâmetro isolado para guiar a terapia. Um cateter arterial é recomendado em pacientes recebendo fármacos vasoativos, por fornecer medida contínua da PA e da ΔPP.

O próximo passo é a monitorização contínua do DC. A escolha do método deve contrabalançar riscos e benefícios considerando a etiologia do choque e outras condições clínicas do paciente. Em casos de disfunção ventricular direita, a TDAP se coloca como uma boa opção, enquanto na regurgitação tricúspide esse mesmo método apresenta limitações importantes. O uso de TDTP se mostra particularmente vantajoso em casos de choque associado à SDRA, por acessar o valor da AEVP.

Para avaliação da resposta à reposição volêmica, atentar para as mudanças de VS e DC (aumento de 10 a 15%), já que os valores de PA variam com o tônus vasomotor. Para avaliação da resposta a inotrópicos, considerar função cardíaca e DC.

Perioperatório

Os sistemas de estratificação de risco cirúrgico recomendados pelos *guidelines* clínicos da Itália são o índice de Lee e o escore do American College of Surgeons National Surgical Quality Improvement Program® (ACS NSQIP).[36]

A escolha da modalidade da monitorização deve considerar o tipo de cirurgia, as condições de base do paciente, a disponibilidade de tempo e recursos e a *expertise* da equipe com cada dispositivo.

Em pacientes que passaram por cirurgia não cardíaca, recomenda-se a monitorização contínua da PA para evitar períodos de hipotensão, esta feita de forma mais invasiva em pacientes de alto risco, possibilitando a análise de outros parâmetros oximétricos e metabólicos. De modo geral, objetiva-se uma PAM ≥ 65 mmHg.

Pacientes submetidos à cirurgia cardíaca podem se beneficiar do uso de dispositivos mais invasivos que tragam informações mais precisas da função cardíaca. O cateter de artéria pulmonar é útil, por exemplo, em casos de disfunção ventricular direita.

Recomenda-se a monitorização do VS e do DC, bem como o uso de variáveis dinâmicas (ΔVS e ΔPP) em pacientes de alto risco para otimização do *status* hemodinâmico. Na TPGM procura-se manter a FC e a PA em níveis aceitáveis e otimizar VS, DC, IC e DO_2, conduta que tem se mostrado eficaz na redução da morbimortalidade.[37]

Vale ressaltar que a resposta a fluidos é mais bem avaliada por mudanças no DC e no VS do que na FC e PA, variáveis que podem ser atrativas em um primeiro momento por serem mais disponíveis na prática.

Protocolo sugerido
Choque (Figura 43.4)
Perioperatório (Figura 43.5)

Perspectivas

Apesar do avanço no uso da monitorização hemodinâmica, a adoção das recomendações ainda fica a desejar. O que se espera para o futuro?

O custo das novas tecnologias constitui uma importante barreira para implementação em hospitais. Ademais, tanto a falta de treinamento como de disponibilidade da equipe médica dificulta o acompanhamento dos parâmetros hemodinâmicos de cada paciente, que acaba ocorrendo de forma ocasional. Uma monitorização mais contínua ajuda a detectar e tratar pioras clínicas mais precocemente,[38] além de aliviar a carga de trabalho da enfermagem. Dispositivos menos invasivos e com maior portabilidade podem contribuir para uma monitorização mais contínua, permitindo extrapolar o ambiente perioperatório e de cuidados intensivos e apresentar vantagens também no tratamento ambulatorial e no setor de emergências.

Nesse sentido de aprimoramento tecnológico, sistemas de alça fechada permitem integrar as informações hemodinâmicas, facilitando sua interpretação e a

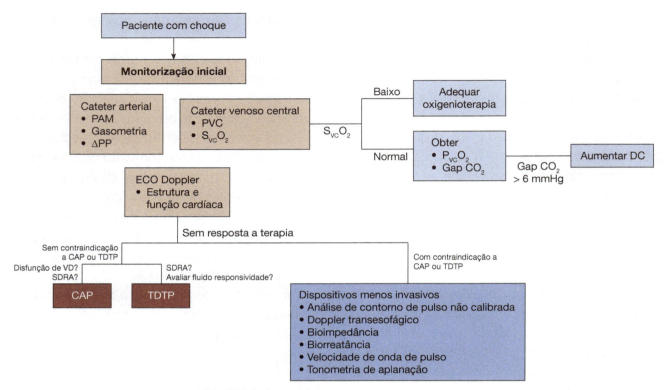

Figura 43.4. Choque. PAM: pressão arterial média; ΔPP: variação da pressão de pulso; PVC: pressão venosa central; $S_{vc}O_2$: saturação venosa central de oxigênio; $P_{vc}O_2$: pressão venosa central de oxigênio; gap CO_2: gap de dióxido de carbono (diferença entre pCO_2 venosa e arterial); DC: débito cardíaco; ECO: ecocardiograma; CAP: cateter de artéria pulmonar; TDTP: termodiluição transpulmonar; VD: ventrículo direito; SDRA: síndrome do desconforto respiratório agudo.

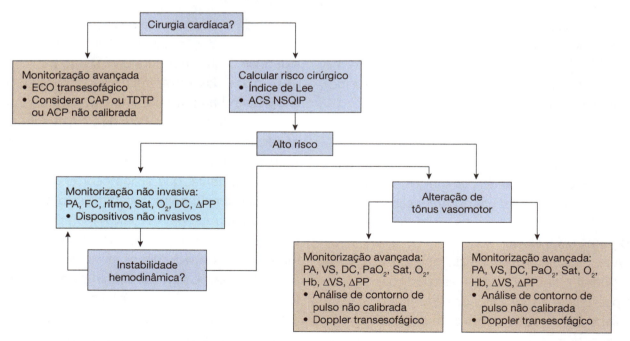

Figura 43.5. Perioperatório. CAP: cateter de artéria pulmonar; TDTP: termodiluição transpulmonar; ACS NSQIP: sistema de escore do American College of Surgeons National Surgical Quality Improvement Program; PA: pressão arterial; FC: frequência cardíaca; sat. O_2: saturação arterial de oxigênio; VS: volume sistólico; DC: débito cardíaco; PaO_2: pressão arterial de oxigênio; Hb: hemoglobina; ΔVS: variação do volume sistólico; ΔPP: variação da pressão de pulso.

tomada de decisões pelo médico e conseguem automatizar a intervenção de acordo com os parâmetros mensurados e as metas de tratamento estabelecidas. A integração desses sistemas a diversos *softwares* e algoritmos compõe uma possível estratégia para facilitar a vigilância constante e a assistência pela equipe, favorecendo a prática da TPGM.

O uso de inteligência artificial pode ser benéfico pois parece aumentar a capacidade de predição de eventos e facilitar o manejo hemodinâmico,[39] reduzindo a morbimortalidade.

Com o propósito de tornar ainda mais precisa a avaliação do *status* hemodinâmico e a conduta, a elaboração de métodos para avaliar a microcirculação de maneira mais fidedigna parece promissora. Atualmente, sabe-se que pode haver uma dissociação entre o funcionamento da macro e da microcirculação em situações de choque,[40] e o estudo da microcirculação parece ser relevante para guiar a decisão terapêutica a fim de otimizar a oxigenação tecidual.

Por fim, a disponibilização de metas de tratamento definidas e de *guidelines* mais consensuais para orientação das equipes médicas tende a aumentar adesão à TPGM e representaria mais um avanço em direção à medicina de precisão.

Pontos-chave

- A monitorização do DC auxilia na avaliação da oferta de oxigênio tecidual.
- As variáveis de volume VDFG e AEVP, obtidas pelo método de TDTP, são particularmente úteis na abordagem da SDRA.
- Os parâmetros dinâmicos ΔVS e ΔPP têm sido utilizados como bons preditores de fluido responsividade em pacientes sob ventilação mecânica.
- O dispositivo a ser escolhido deve ser o menos invasivo possível e aquele com maior acurácia, levando em conta as vantagens e limitações de cada equipamento de acordo com o quadro clínico do paciente.

Referências bibliográficas

1. Razavi A, Newth CJL, Khemani RG, Beltramo F, Ross PA. Cardiac output and systemic vascular resistance: clinical assessment compared with a noninvasive objective measurement in children with shock. J Crit Care. 2017 June;39:6-10.
2. Pang Q, Hendrickx J, Liu HL, Poelaert J. Contemporary perioperative haemodynamic monitoring. Anaesthesiol Int Ther. 2019;51(2):147-58.
3. de Keijzer IN, Scheeren TWL. Perioperative hemodynamic monitoring. Anesthesiol Clin. 2021 Sep;39(3):441-56.
4. Kaufmann T, van der Horst ICC, Scheeren TWL. This is your toolkit in hemodynamic monitoring: Curr Opin Crit Care. 2020 June;26(3):303-12.
5. De Backer D, Assaioui N, Cecconi M, Chew M, Denault A, Hajjar L, et al. How monitoring tools may help to assess the volume status? No prelo;
6. Scheeren TWL, Ramsay MAE. New developments in hemodynamic monitoring. J Cardiothorac Vasc Anesth. 2019 Aug;33:S67-72.
7. García-de-Acilu M, Mesquida J, Gruartmoner G, Ferrer R. Hemodynamic support in septic shock. Curr Opin Anaesthesiol. 2021 Apr;34(2):99-106.
8. Russell A, Rivers EP, Giri PC, Jaehne AK, Nguyen HB. A physiologic approach to hemodynamic monitoring and optimizing oxygen delivery in shock resuscitation. J Clin Med. 2020 June 30;9(7):2052.
9. De Backer D, Bakker J, Cecconi M, Hajjar L, Liu DW, Lobo S, et al. Alternatives to the Swan-Ganz catheter. Intensive Care Med. 2018 June;44(6):730-41.
10. Arya VK, Al-Moustadi W, Dutta V. Cardiac output monitoring – invasive and noninvasive. Curr Opin Crit Care [Internet]. 2022 [citado 29 de março de 2022]. Publish Ahead of Print. Disponível em: https://journals.lww.com/10.1097/MCC.0000000000000937
11. Emanuel R, Bryant N, Suzanne H, Julie R, Alexandria M, Bernhard K, et al. Early goal-directed therapy in the treatment of severe sepsis and septic shock. N Engl J Med. 2001;10.
12. Mouncey PR, Osborn TM, Power GS, Harrison DA, Sadique MZ, Grieve RD, et al. Protocolised management in sepsis (ProMISe): a multicentre randomised controlled trial of the clinical effectiveness and cost-effectiveness of early, goal-directed, protocolised resuscitation for emerging septic shock. Health Technol Assess. 2015 Nov;19(97):1-150.
13. The ProCESS Investigators. A randomized trial of protocol-based care for early septic shock. N Engl J Med. 2014 May;370(18):1683-93.
14. Simpson SQ, Gaines M, Hussein Y, Badgett RG. Early goal-directed therapy for severe sepsis and septic shock: a living systematic review. J Crit Care. 2016 Dec;36:43-8.
15. Cabrera JL, Pinsky MR. Management of septic shock: a protocol-less approach. Crit Care. 2015 Dec;19(1):260.
16. Nguyen HB, Jaehne AK, Jayaprakash N, Semler MW, Hegab S, Yataco AC, et al. Early goal-directed therapy in severe sepsis and septic shock: insights and comparisons to ProCESS, ProMISe, and ARISE. Crit Care. 2016 Dec;20(1):160.
17. Mythen MG. Perioperative plasma volume expansion reduces the incidence of gut mucosal hypoperfusion during cardiac surgery. Arch Surg. 1995 Apr;130(4):423.
18. Pölönen P, Ruokonen E, Hippeläinen M, Pöyhönen M, Takala J. A prospective, randomized study of goal-oriented hemodynamic therapy in cardiac surgical patients. Anesth Analg. 2000 May;90(5):1052-9.
19. McKendry M, McGloin H, Saberi D, Caudwell L, Brady AR, Singer M. Randomised controlled trial assessing the impact of a nurse delivered, flow monitored protocol for optimisation of circulatory status after cardiac surgery. BMJ. 2004 July;329(7460):258.

20. Smetkin AA, Kirov MY, Kuzkov VV, Lenkin AI, Eremeev AV, Slastilin VY, et al. Single transpulmonary thermodilution and continuous monitoring of central venous oxygen saturation during off-pump coronary surgery. Acta Anaesthesiol Scand. 2009 Apr;53(4):505-14.
21. Osawa EA, Rhodes A, Landoni G. Effect of perioperative goal-directed hemodynamic resuscitation therapy on outcomes following cardiac surgery: a randomized clinical trial and systematic review. 2016;44(4):10.
22. Pestaña D, Espinosa E, Eden A, Nájera D, Collar L, Aldecoa C, et al. Perioperative goal-directed hemodynamic optimization using noninvasive cardiac output monitoring in major abdominal surgery: a prospective, randomized, multicenter, pragmatic trial POEMAS Study (PeriOperative goal-directed thErapy in Major Abdominal Surgery). Anesth Analg. 2014 Sep;119(3):579-87.
23. Maheshwari K, Khanna S, Bajracharya GR, Makarova N, Riter Q, Raza S, et al. A randomized trial of continuous noninvasive blood pressure monitoring during noncardiac surgery: Anesth Analg. 2018 Aug;127(2):424-31.
24. Calvo-Vecino JM, Ripollés-Melchor J, Mythen MG, Casans-Francés R, Balik A, Artacho JP, et al. Effect of goal-directed haemodynamic therapy on postoperative complications in low-moderate risk surgical patients: a multicentre randomised controlled trial (FEDORA trial). Br J Anaesth. 2018 Apr;120(4):734-44.
25. Szturz P, Folwarczny P, Kula R, Neiser J, Ševčík P, Benes J. Multi-parametric functional hemodynamic optimization improves postsurgical outcome after intermediate risk open gastrointestinal surgery: a randomized controlled trial. Minerva Anestesiol [Internet]. 2019 [citado 29 de março de 2022];85(3). Disponível em: https://www.minervamedica.it/index2.php?show=R02Y2019N03A0244
26. Aya HD, Cecconi M, Hamilton M, Rhodes A. Goal-directed therapy in cardiac surgery: a systematic review and meta-analysis. Br J Anaesth. 2013 Apr;110(4):510-7.
27. Giglio M, Manca F, Dalfino L, Brienza N. Perioperative hemodynamic goal-directed therapy and mortality: a systematic review and meta-analysis with meta-regression. Minerva Anestesiol. 2016;82(11):22.
28. Michard F, Giglio MT, Brienza N. Perioperative goal-directed therapy with uncalibrated pulse contour methods: impact on fluid management and postoperative outcome. Br J Anaesth. 2017 July;119(1):22-30.
29. Chong MA, Wang Y, Berbenetz NM, McConachie I. Does goal-directed haemodynamic and fluid therapy improve peri-operative outcomes? A systematic review and meta-analysis. Eur J Anaesthesiol. 2018 July;35(7):469-83.
30. Giglio M, Dalfino L, Puntillo F, Brienza N. Hemodynamic goal-directed therapy and postoperative kidney injury: an updated meta-analysis with trial sequential analysis. Crit Care. 2019 Dec;23(1):232.
31. Pearse RM, Harrison DA, MacDonald N, Gillies MA, Blunt M, Ackland G, et al. Effect of a perioperative, cardiac output–guided hemodynamic therapy algorithm on outcomes following major gastrointestinal surgery: a randomized clinical trial and systematic review. JAMA. 2014 June;311(21):2181.
32. Ripollés-Melchor J, Espinosa Á, Martínez-Hurtado E, Abad-Gurumeta A, Casans-Francés R, Fernández-Pérez C, et al. Perioperative goal-directed hemodynamic therapy in noncardiac surgery: a systematic review and meta-analysis. J Clin Anesth. 2016 Feb;28:105-15.
33. Wrzosek A, Jakowicka-Wordliczek J, Zajaczkowska R, Serednicki WT, Jankowski M, Bala MM, et al. Perioperative restrictive versus goal-directed fluid therapy for adults undergoing major non-cardiac surgery. Cochrane Anaesthesia Group, organizador. Cochrane Database Syst Rev [Internet]. 12 de dezembro de 2019 [citado 29 de março de 2022]; Disponível em: https://doi.wiley.com/10.1002/14651858.CD012767.pub2
34. Messina A, Robba C, Calabrò L, Zambelli D, Iannuzzi F, Molinari E, et al. Association between perioperative fluid administration and postoperative outcomes: a 20-year systematic review and a meta-analysis of randomized goal-directed trials in major visceral/noncardiac surgery. Crit Care. dezembro de 2021;25(1):43.
35. Cecconi M, De Backer D, Antonelli M, Beale R, Bakker J, Hofer C, et al. Consensus on circulatory shock and hemodynamic monitoring. Task force of the European Society of Intensive Care Medicine. Int Care Med. 2014 Dec;40(12):1795-815.
36. Brienza N, Biancofiore G, Cavaliere F, Corcione A, De Gasperi A, De Rosa RC, et al. Clinical guidelines for perioperative hemodynamic management of non cardiac surgical adult patients. Minerva Anestesiol [Internet]. 2019 [citado 29 de março de 2022];85(12). Disponível em: https://www.minervamedica.it/index2.php?show=R02Y2019N12A1315
37. Vincent JL, Pelosi P, Pearse R, Payen D, Perel A, Hoeft A, et al. Perioperative cardiovascular monitoring of high-risk patients: a consensus of 12. Crit Care. 2015 Dec;19(1):224.
38. Michard F, Bellomo R, Taenzer A. The rise of ward monitoring: opportunities and challenges for critical care specialists. Intensive Care Med. 2019 May;45(5):671-3.
39. Ramsingh D, Staab J, Flynn B. Application of perioperative hemodynamics today and potentials for tomorrow. Best Pract Res Clin Anaesthesiol. 2021 Dec;35(4):551-64.
40. Jozwiak M, Monnet X, Teboul JL. Less or more hemodynamic monitoring in critically ill patients. Curr Opin Crit Care. 2018 Aug;24(4):309-15.

CAPÍTULO 44

Dispositivos de Assistência Circulatória

Stéphanie Itala Rizk • Cecília Chie Sakaguchi Barros • Alicia Dudy Muller Veiga
Lucas Tokio Kawahara • Renata Lopes Hames • Sílvia Moreira Ayub Ferreira

Choque cardiogênico: definição e epidemiologia

O choque cardiogênico, condição que apresenta elevada morbimortalidade, trata-se de um estado de hipoperfusão e hipóxia tecidual ameaçadora à vida consequente de uma disfunção cardíaca primária.[1,2] Os seguintes parâmetros são utilizados como critério diagnóstico: (1) hipotensão persistente (pressão arterial sistólica < 90 mmHg ou necessidade de vasopressores para manter pressão arterial sistólica ≥ 90 mmHg) e (2) sinais de má perfusão (anormalidades relacionadas com o sistema nervoso central, como confusão ou perda da consciência; extremidades frias; taquipneia; lactato arterial > 2 mmol/L).

Diferentes etiologias estão associadas a essa síndrome de hipoperfusão, que é relacionada principalmente com síndrome coronariana aguda e estágios finais de insuficiência cardíaca.[3] O choque cardiogênico complicando um infarto agudo do miocárdio (IAM) apresenta uma incidência de 5 a 10% e é uma das maiores causas de mortalidade entre os pacientes com IAM.[4,5]

O choque cardiogênico também possui um grande impacto econômico por estar associado a uma alta taxa de mortalidade intra-hospitalar de aproximadamente 40%,[6] a períodos de internação prolongados e a uma maior utilização de recursos.

Apesar de ainda ser uma condição extremamente desafiadora, a taxa de óbito intra-hospitalar entre os pacientes com choque cardiogênico reduziu discretamente e a taxa de hospitalização tem aumentado nas últimas décadas.[6] Isso ocorre em virtude, principalmente, do diagnóstico precoce, dos avanços nas estratégias de revascularização, nos cuidados intensivos e nas estratégias de suporte mecânico circulatório.

Pacientes em choque cardiogênico que não respondem adequadamente às medidas iniciais de ressuscitação (adequação de volume intravascular, drogas vasopressoras e drogas inotrópicas) apresentam maior mortalidade. Nesse contexto, o suporte circulatório mecânico é uma parte essencial do manejo do choque refratário e é comumente utilizado como uma ponte para a decisão, seja recuperação, paliação, transplante cardíaco ou para um dispositivo de suporte circulatório mecânico com maior durabilidade. Quando indicado, há de se considerar uma série de fatores durante o processo de seleção do paciente e escolha do dispositivo ideal, como gravidade do choque cardiogênico, fatores de risco específicos do paciente, objetivos do tratamento e limitações técnicas.

O choque cardiogênico, no seu espectro mais grave, pode evoluir para uma síndrome de disfunção de múltiplos de órgãos. Uma vez instalada uma disfunção orgânica, o prognóstico do paciente torna-se bastante reservado, e fica cada vez mais difícil reverter o choque por meio de dispositivos de assistência circulatória. A fim de prevenir esse estado crítico, é fundamental o momento correto de indicar a assistência circulatória mecânica.[7] A utilização correta e precoce desses dispositivos pode resultar em uma melhora no tratamento e nos desfechos clínicos.

Para auxiliar na classificação e na identificação dos pacientes candidatos ao dispositivo de assistência circulatória mecânica sete perfis clínicos propostos pela Interagency Registry for Mechanically Assisted Circulatory Support (INTERMACS) são adotados. Classificação de fácil aplicação que fornece o estado atual do paciente com IC avançada, o risco pré-operatório do implante do dispositivo de assistência circulatória mecânica (DACM) e o tempo que a intervenção deva ser realizada (Figura 44.1).

Dispositivos de assistência circulatória de curta duração

Os dispositivos de curta duração são utilizados como suporte circulatório em virtude da capacidade de bombear o sangue quando os ventrículos estão incapazes de realizar essa função. Essas ferramentas podem ser utilizadas em cenários variados, desde profilaticamente em procedimentos cirúrgicos coronarianos invasivos de alto risco até no manejo do choque cardiogênico.

Os dispositivos podem ser classificados de acordo com ventrículo assistido (ventrículo esquerdo,

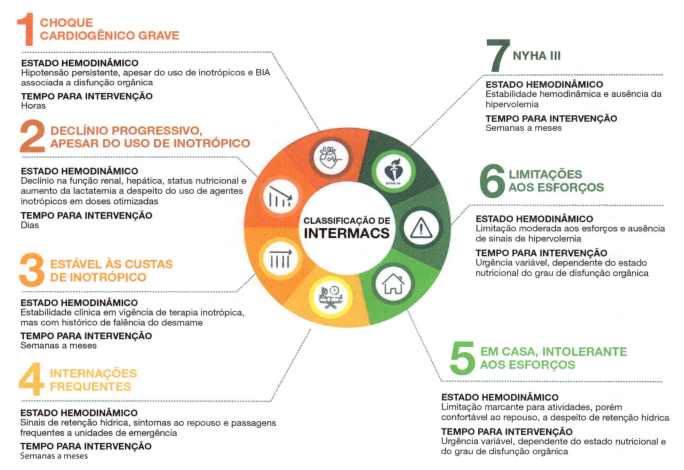

Figura 44.1. Classificação de INTERMACS. NYHA: New York Heart Association; BIA: balão intra-aórtico. Fonte: adaptada de Arq Bras Cardiol. 2016;107(2 Suppl 2):1-33.

ventrículo direito ou biventricular), o método de inserção (percutâneo ou cirúrgico) e se há ou não uma associação com uma membrana de oxigenação extracorpórea (ECMO). Em uma condição crítica, como o choque cardiogênico refratário, os dispositivos de acesso percutâneo costumam ser priorizados, tendo em vista a praticidade e a rapidez do implante, uma vez que podem ser realizados à beira-leito por um intensivista treinado ou na sala de hemodinâmica por um médico intervencionista.

Apesar de apresentarem mecanismos distintos de funcionamento, todos os dispositivos objetivam um aumento no débito cardíaco com o intuito de melhorar a perfusão tecidual e coronariana e redução do consumo de oxigênio do miocárdio, possuindo assim grande aplicabilidade nos pacientes em choque cardiogênico. Normalmente, eles são utilizados por um curto período como "ponte" até que os próximos passos do manejo do paciente sejam definidos.

O objeto de discussão deste capítulo são os dispositivos utilizados de forma aguda no choque cardiogênico, que são: balão intra-aórtico, Impella, TandemHeart e ECMO, conforme demonstrado na Figura 44.2.

Balão intra-aórtico

O balão intra-aórtico (BIA) é o mais utilizado entre os dispositivos de curta duração. Estudos acerca dos dispositivos de assistência circulatória demonstraram que, nos Estados Unidos, o BIA foi utilizado em aproximadamente 18% dos pacientes com choque cardiogênico em 2017.[8] Essa larga utilização é explicada pela facilidade e rapidez para a inserção, baixo custo e praticidade dos cuidados após a instalação. Embora amplamente utilizado, a eficácia desse dispositivo no tratamento de pacientes com choque cardiogênico ainda é bastante questionável, tendo em vista a ausência de evidências que demonstrem redução na mortalidade associada ao uso do BIA em comparação aos tratamentos convencionais.

O sistema de bombeamento do BIA é composto por um balão de polietileno ou poliuretano e um cateter de duplo-lúmen, em conjunto com uma bomba.

A artéria femoral é o acesso preferencial para passagem do cateter, podendo ser substituída pela artéria axilar ou subclávia nos pacientes com doença arterial periférica grave ou com necessidade de um suporte circulatório mais prolongado, por permitir melhor deambulação e por apresentar menores taxas de infecção. Após a obtenção do acesso, deve-se avançar o balão através de um fio-guia, se possível, sob supervisão via fluoroscopia até que a extremidade proximal do dispositivo fique posicionada abaixo do óstio da artéria subclávia esquerda. O posicionamento final do dispositivo deve ser na aorta torácica descendente.

O BIA funciona por meio de uma bomba de contrapulsação sincronizada com o ritmo cardíaco do coração, assim como ilustrado na Figura 44.3, que opera da seguinte forma: durante a diástole ventricular o balão é insuflado enquanto durante a sístole, o balão é desinsuflado.

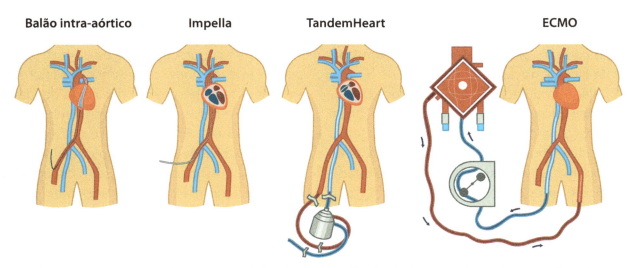

Figura 44.2. Dispositivos de suporte mecânico circulatório utilizados de forma aguda no choque cardiogênico.

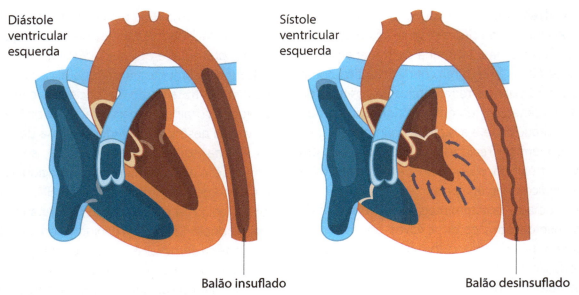

Figura 44.3. Sincronização do balão intra-aórtico com o ritmo cardíaco.

Dessa forma, a pressão diastólica de perfusão coronariana é aumentada e a pós-carga do ventrículo esquerdo é reduzida, melhorando o débito cardíaco e a perfusão tecidual e diminuindo o consumo miocárdico de oxigênio. O dispositivo é ciclado de acordo com a pressão aórtica ou pelo eletrocardiograma para manter o bombeamento de forma síncrona ao coração, podendo ser ciclado em uma proporção de uma insuflação a cada ciclo cardíaco até uma insuflação a cada três ciclos cardíacos.

Apesar da praticidade quanto à aplicação, o aumento no débito cardíaco promovido pelo BIA de 500 a 800 mL/min/m² é relativamente baixo, sendo um dos dispositivos que proporciona menor suporte circulatório entre todos os dispositivos. Além disso, para funcionar adequadamente, o BIA depende de um ritmo de batimento cardíaco regular do coração nativo, o que pode ser um fator limitante em alguns casos.

Em relação à duração do uso, períodos de utilização mais prolongados estão associados a um risco aumentado de complicações.[9] Por isso, é recomendada a retirada gradual do dispositivo assim que o paciente estiver hemodinamicamente estabilizado ou em casos de complicações.

Além do choque cardiogênico, o BIA tem aplicação em outras situações como: profilaticamente em pacientes de alto risco (FE < 35%) a serem submetidos a intervenções coronarianas invasivas; arritmias ventriculares refratárias ao manejo farmacológico; desmame do *bypass* cardiopulmonar; angina refratária;[10] e ponte para tratamento definitivo (transplante cardíaco, implante de dispositivo de assistência ventricular definitivo ou cirurgia cardíaca).

Em virtude do aumento da pressão aórtica diastólica, o BIA é contraindicado em condições como dissecção ou aneurisma de aorta e insuficiência aórtica grave. O BIA também é contraindicado em pacientes com coagulopatias não controladas. Além disso, o acesso femoral para implantação do BIA também é contraindicado nos casos de insuficiência arterial periférica grave em virtude do risco elevado de isquemia de membros inferiores.[11]

As principais complicações relacionadas com o uso do BIA são hemorragias no sítio de inserção do balão, eventos tromboembólicos, com destaque à isquemia de membros e do tronco braquiocefálico (oclusão arterial e isquemia nos casos de inserção alta), sepse e ruptura do balão com embolia gasosa por gás hélio. Porém, complicações vasculares graves em consequência do uso desse dispositivo são raras. Um estudo multicêntrico prospectivo que incluiu os registros de 16.909 pacientes com BIA relatou uma incidência de 2,6% de complicações maiores, incluindo hemorragia grave, isquemia de membros, vazamento do balão e mortalidade intra-hospitalar associada ao BIA.[12]

Evidências clínicas do BIA

O estudo clínico IABP-SHOCK II Trial randomizou 600 pacientes com choque cardiogênico por IAM pós revascularização precoce para usarem o BIA ou para o tratamento convencional, e não demonstrou diferença significante na mortalidade a curto (30 dias) e a longo prazo (6 anos).[13,14]

Romeo et al.,[15] em sua metanálise de 2013, reuniu dados de 17 estudos para avaliar o efeito do BIA no choque cardiogênico. A mortalidade intra-hospitalar e a longo prazo não divergiu entre o grupo controle e o grupo que recebeu suporte com o BIA. Porém, quando avaliada em subgrupos de acordo com o tratamento inicial para o IAM, a mortalidade foi significantemente reduzida pelo BIA nos pacientes que receberam terapia trombolítica (RR 0,77, P < 0,0001; RD –0,16, P < 0,0001) e foi aumentada no subgrupo que recebeu uma intervenção coronária percutânea primária (RR 1,19, P = 0,01; RD 0,07, P = 0,01).

Outros dispositivos de assistência ventricular esquerda

Em resposta ao caráter limitado dos efeitos hemodinâmicos do BIA, métodos também pouco invasivos com um suporte hemodinâmico mais significativo foram desenvolvidos, como o Impella™ e o TandemHeart™. Apesar do custo mais elevado e da maior complexidade para a inserção, o uso desses dispositivos nos últimos anos tem aumentado[8]. De implantação majoritariamente percutânea, os aparelhos apresentam sítio de inserção e mecanismos de funcionamento distintos. A classe dos dispositivos de assistência ventricular esquerda é esquematicamente dividida de acordo com o sítio de inserção dos dispositivos, sendo composta pelos seguintes grupos: dispositivos do ventrículo esquerdo para a aorta, cujo maior representante é o Impella™; e dispositivos do átrio esquerdo para a aorta, cujo maior representante é o TandemHeart™.

Apesar de apresentarem uma melhora mais expressiva nos parâmetros hemodinâmicos quando comparados ao BIA, os dispositivos de assistência ventricular estão associados a um maior risco de sangramento significativo[8,16] e ainda não há evidências científicas de melhora nos desfechos clínicos e na mortalidade dos pacientes com choque cardiogênico.

Impella™

Os dispositivos de assistência intravascular microaxial da família do Impella™ (Abiomed, Inc.; Danvers, MA) realizam um suporte mecânico ao ventrículo esquerdo por meio da descarga contínua de volume. O mecanismo de ação se baseia na rotação da bomba em altas velocidades ao nível da valva aórtica, o que ocasiona a propulsão do sangue do ventrículo esquerdo para a aorta ascendente. Dessa forma, há uma redução da pressão diastólica final do ventrículo esquerdo e da demanda de oxigênio miocárdica. Além disso, há um aumento na pressão arterial média, no débito cardíaco e na perfusão coronariana, melhorando também a perfusão tecidual sistêmica.

O Impella™ é composto por uma pequena bomba de fluxo axial alocada dentro de um cateter conectado ao console externo, por meio do qual é possível ter controle sobre a bomba microaxial.

Atualmente, quatro modelos diferentes do Impella™ estão disponíveis no mercado (Impella™ 2.5, CP, 5.0, RP), variando de acordo com as dimensões do cateter, o método de inserção preferencial, a capacidade volumétrica bombeada e o lado do ventrículo a receber o suporte circulatório. O Impella RP™ é o único modelo entre os Impella™ projetado para realizar suporte ao ventrículo direito, tendo como principal indicação insuficiência cardíaca direita refratária. As versões 2.5 e CP correspondem a aparelhos com motores menores que podem ser implantados no nível da valva aórtica por acesso percutâneo via artéria femoral com o auxílio do fio-guia e de fluoroscopia. O modelo 5.0 é composto por um motor de dimensões maiores e deve ser implantado cirurgicamente na aorta ascendente, na artéria subclávia ou axilar. Apesar da praticidade para a inserção, os modelos menores (Impella™ 2.5 e CP) geram menor débito quando comparado ao modelo 5.0, sendo a capacidade máxima bombeada de 2,5 L/min, 4,0 L/min e 5 L/min respectivamente.

As contraindicações ao uso do Impella™ incluem valva aórtica mecânica, estenose aórtica grave com uma área de valva aórtica ≤ 0,6 cm^2 e trombo no ventrículo esquerdo. Além disso, doença arterial periférica grave também é uma contraindicação relevante nos casos em que o acesso femoral será utilizado.[11]

Por ter uma posição instável, frequentemente é necessário realizar um reposicionamento do Impella™ guiado por ultrassom. Esse procedimento pode ser feito a beira-leito. Assim como no BIA, deve-se realizar uma anticoagulação nos pacientes que estão recebendo esse tipo de suporte hemodinâmico. O uso do Impella™ está associado a mais eventos hemorrágicos quando comparado ao BIA.[8,17]

Evidências científicas do Impella™

Em relação ao BIA, os dispositivos da classe Impella™ apresentam um melhor suporte hemodinâmico e não necessitam de estabilidade no eletrocardiograma ou na pressão arterial para sinalização adequada, o que permite aplicação em pacientes com taquiarritmias ou dissociação eletromecânica. Porém, apesar do suporte hemodinâmico superior, as evidências atuais não relatam superioridade do Impella™ em relação ao BIA quanto à mortalidade dos pacientes com choque cardiogênico.

O estudo piloto ISAR-SHOCK randomizou 26 pacientes com choque cardiogênico após IAM para utilizar o BIA ou o Impella™ LP 2.5. Esse estudo relatou uma superioridade estatisticamente significante no suporte hemodinâmico imediato dentro dos primeiros 30 minutos após o início do suporte mecânico do Impella™ de acordo com parâmetros como índice cardíaco e pressão diastólica arterial; porém, não notou diferença quanto à mortalidade em 30 dias.[18] Além disso, apesar de constatar uma diferença no índice cardíaco inicial entre os dois grupos, não houve diferença significativa nesse parâmetro hemodinâmico após 4 horas do início do suporte circulatório.[18]

O IMPRESS, estudo clínico multicêntrico que randomizou 48 pacientes com choque cardiogênico por IAM para receberem suporte hemodinâmico com o BIA ou com o Impella™ CP, obteve resultados concordantes. A implantação dos dispositivos foi feita antes, durante ou logo após a realização de uma intervenção coronariana percutânea. Ouweneel et al. não reportaram uma diferença estatisticamente significativa entre os dois grupos na mortalidade em 30 dias e em 6 meses. Mas os dados do estudo demonstraram uma tendência a menores taxas de mortalidade entre pacientes em que o suporte circulatório mecânico foi implantado antes da revascularização miocárdica inicial.[17]

TandemHeart™

O sistema TandemHeart™ (Cardiac Assist, Inc.; Pittsburgh, PA) trata-se de um dispositivo percutâneo de assistência ventricular centrífuga. O método de suporte desse dispositivo baseia-se no desvio de parte do sangue arterial do átrio esquerdo diretamente para a aorta distal descendente ou para o sistema arterial iliofemoral, realizando um *bypass* do ventrículo esquerdo.

Os dispositivos do sistema TandemHeart™ são compostos basicamente por uma bomba centrífuga extracorpórea, um console de controle, uma cânula aferente 21F a ser conectada ao átrio esquerdo e uma cânula eferente (15-19F). As cânulas desse dispositivo são inseridas por via percutânea através da punção da veia e da artéria femoral. Com auxílio da fluoroscopia, o dispositivo é guiado ao átrio direito, onde é realizada uma punção transeptal em direção ao átrio esquerdo. Tendo em vista a complexidade desse procedimento, é necessário um profissional experiente para evitar complicações durante a instalação do equipamento. Esse dispositivo tem a capacidade de bombear 4 L/min.

Os principais efeitos hemodinâmicos do TandemHeart™ são redução da pré-carga ventricular, redução da pressão na circulação pulmonar, diminuição do volume sistólico do ventrículo esquerdo e aumento da pós-carga ventricular esquerda, melhorando a perfusão tecidual. O dispositivo é inserido em uma configuração em paralelo ao coração nativo, dessa forma, tanto o dispositivo como o próprio ventrículo esquerdo nativo podem contribuir no bombeamento do fluxo sanguíneo.

O TandemHeart™ é utilizado principalmente como suporte em pacientes com choque cardiogênico como ponte para recuperação miocárdica ou para tratamento definitivo. Além disso, esses equipamentos também são usados temporariamente durante intervenções coronarianas de alto risco.

Assim como nos dispositivos anteriores, insuficiências arteriais periféricas graves e sepse são condições que contraindicam o uso convencional do TandemHeart™. Além disso, em pacientes com defeitos do septo ventricular, insuficiência aórtica moderada a grave ou contraindicação à anticoagulação, o uso do TandemHeart™ também é desaconselhado.

Algumas das principais complicações desses dispositivos estão relacionadas com a implantação transeptal, ilustrada na Figura 44.4. Esse tipo de implantação implica no risco de desenvolvimento de *shunt* interatrial e no risco de tamponamento cardíaco consequente à perfuração. Outra preocupação envolvida na implantação desse equipamento refere-se ao risco de embolia gasosa, que pode acontecer em consequência à entrada de ar durante a canulação do paciente. Também há um risco aumentado para tromboembolismo e, por isso, a anticoagulação é recomendada para todos os pacientes que forem utilizar esse dispositivo.

Evidências científicas do TandemHeart™

Em 2005, foram publicados os resultados do estudo clínico randomizado de Thiele *et al.* que comparava o TandemHeart™ com o BIA em pacientes com choque cardiogênico. No total, 41 pacientes foram randomizados no estudo. O TandemHeart™ foi associado à melhora mais expressiva de parâmetros hemodinâmicos, como índice e débito cardíaco e pressão arterial pulmonar, quando comparado ao BIA. Porém, não houve diferença na mortalidade em 30 dias nos dois grupos. Além disso, o TandemHeart™ foi associado a um risco aumentado para sangramentos maiores e isquemia de membros.[19]

Em 2006, Burkhoff *et al.*, em seu estudo randomizado com a inclusão de 42 pacientes com choque cardiogênico refratário, publicaram dados que corroboram os resultados de Thiele *et al.*;[20] porém, nesse estudo, não houve diferença quanto a eventos adversos graves entre o BIA e o TandemHeart™.

Em 2011, Kar *et al.* investigaram a eficácia do TandemHeart™ nos pacientes com choque cardiogênico grave refratário ao suporte hemodinâmico com BIA e ao uso de altas doses de vasopressores. No total, foram incluídos 80 pacientes com cardiomiopatia isquêmica e 37 pacientes com cardiomiopatia não isquêmica. Todos estavam com choque cardiogênico refratário. Depois da implantação do dispositivo, houve melhora em diversos parâmetros hemodinâmicos, como índice cardíaco (0,52 L/min · m^2 *versus* 3,0 L/min · m^2; p < 0,001), pressão arterial média (45 mmHg *versus* 81 mmHg; p < 0,001) e pressão arterial da circulação pulmonar (39,16 ± 12,10 mmHg *versus* 26,70 ± 7,99 mmHg;). A mortalidade em 30 e 60 dias entre o total de pacientes foi de 40,2% e 45,3%, respectivamente. As principais complicações relatadas foram sepse, sangramento no local de inserção da cânula e sangramento gastrointestinal, com incidências de 29,9%, 29,1% e 19,7%, respectivamente.[21]

Oxigenação por membrana extracorpórea

O dispositivo de oxigenação por membrana extracorpórea (ECMO) é utilizado com o intuito de realizar um suporte cardiopulmonar durante quadros agudos. ECMO pode ser utilizada para realizar um *bypass* venoarterial (VA-ECMO) ou venovenoso (VV-ECMO), assim como ilustrado na Figura 44.5.

Ambas as configurações da ECMO proporcionam um suporte respiratório; porém, apenas a VA-ECMO realiza um suporte hemodinâmico, tendo em vista

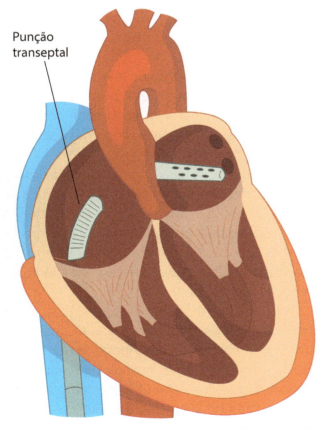

Figura 44.4. Implantação transeptal do dispositivo TandemHeart™.

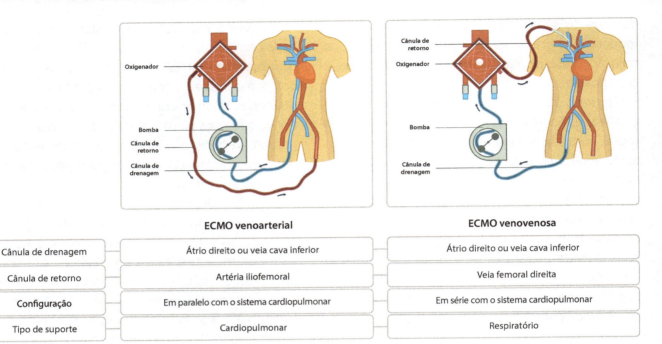

Figura 44.5. Principais diferenças entre as duas modalidades de ECMO.

a configuração em série com o sistema cardiopulmonar da VV-ECMO. A escolha da VV-ECMO é recomendada em pacientes com insuficiência respiratória grave.

No choque cardiogênico, tanto a perfusão tecidual quanto a oferta de oxigênio estão comprometidas, tornando a ECMO particularmente atraente em virtude do duplo suporte. No choque cardiogênico refratário, a modalidade de escolha da ECMO é a VA-ECMO, que pode ser empregada como ponte para recuperação miocárdica, ponte para decisão, ponte para suporte mecânico ventilatório definitivo ou ponte para transplante cardíaco.

O circuito padrão de VA-ECMO é composto por uma bomba centrífuga propulsora de sangue, um oxigenador, um trocador de calor e cânulas aferente e eferente. Através de uma cânula de largo calibre, o sangue desoxigenado é drenado da circulação para a ECMO pela bomba propulsora. Logo em seguida, há trocas gasosas no oxigenador, permitindo a retirada de CO_2 e a adição de oxigênio no sangue venoso. Além disso, o sangue também passa pelo trocador de calor para que haja a reposição do calor perdido no ambiente. Após passar por esse circuito, o sangue oxigenado retorna à circulação arterial através da cânula eferente de largo calibre.

Geralmente, em virtude da maior praticidade e rapidez, é realizada uma canulação periférica de forma percutânea por meio da técnica de Seldinger. Porém, também é possível realizar uma canulação central no centro cirúrgico, principalmente em pacientes pós-cardiotomia, neonatos e em crianças pequenas.

Na configuração padrão da VA-ECMO, a cânula venosa é inserida no átrio direito ou na veia cava inferior e a cânula arterial é implantada na artéria iliofemoral, dessa forma, realizando um *bypass* da circulação pulmonar.

Recentemente, surgiram abordagens de canulação periférica pela extremidade superior, na qual as cânulas venosa e arterial são inseridas através da veia jugular interna e da artéria axilar respectivamente. Essa abordagem visa garantir uma maior mobilidade aos pacientes que tiverem condições clínicas de deambular.

Por meio dessa maquinaria, a ECMO é capaz de impulsionar o fluxo sanguíneo, retirar CO_2 e adicionar O_2 na corrente sanguínea. Apesar de realizar um suporte hemodinâmico e diminuir a pré-carga no ventrículo esquerdo, a VA-ECMO periférica aumenta a pós-carga no ventrículo esquerdo tendo em vista o fluxo retrógrado de sangue na aorta, comprometendo a eficiência do ventrículo esquerdo. O aumento da pós-carga pode resultar em dilatação do ventrículo esquerdo, podendo ocasionar um aumento da pressão do átrio esquerdo e edema pulmonar. Além disso, o aumento da pós-carga também causa um aumento da demanda de oxigênio dos cardiomiócitos, podendo exacerbar a isquemia miocárdica e piorar o choque cardiogênico.

A identificação de pacientes de risco para dilatação ventricular e edema pulmonar pode se basear na análise do grau de insuficiência aórtica do paciente por meio de um ecocardiograma. O método mais direto e preciso para detectar sobrecarga do ventrículo esquerdo e piora da congestão pulmonar é o cateter de artéria pulmonar; contudo, por ser um método invasivo, o uso rotineiro desse método para diagnóstico não é recomendado. Segundo diretrizes da American Heart Association, o uso do cateter de artéria pulmonar é recomendado nos choques cardiogênicos mais complexos.[22]

O uso concomitante do BIA durante suporte com a ECMO foi difundido com o intuito de reduzir a pós-carga ventricular esquerda e minimizar essas complicações. Em uma metanálise recente, composta por 22 estudos e um total de 4.653 pacientes, o BIA não foi associado a redução da mortalidade a curto prazo quando usado concomitantemente à ECMO (42,1% versus 57,8%; RR, 0,80; 95% CI, 0,52-1,22; p = 0,30). Porém, quando estratificado de acordo com a etiologia do choque cardiogênico, o BIA foi associado a uma redução estatisticamente significativa da mortalidade (50,8% versus 62,4%; RR, 0,56; 95% CI, 0,46-0,67; p < 0,001).[23] Ainda é necessária uma investigação mais detalhada sobre essa estratégia terapêutica.

As maiores complicações relacionadas com a ECMO são eventos tromboembólicos sistêmicos e sangramentos. A maior parte dos eventos tromboembólicos está associada ao sítio de canulação, havendo uma elevada incidência de isquemia do membro inferior ipsilateral ao sítio de canulação. A utilização, de modo profilático, de um cateter de perfusão distal para direcionar parte do sangue oxigenado pela ECMO diretamente ao membro inferior no qual a cânula foi inserida demonstrou-se uma estratégia eficaz na redução do risco de tromboembolismo arterial.[24] Além disso, a anticoagulação contínua também é recomendada nesses pacientes.

A ECMO também está associada a um risco aumentado de complicações vasculares, como isquemia do membro canulado, laceração da artéria e acidente cerebrovascular.

Evidências científicas da ECMO

Em 2016, Ouweneel *et al.* publicaram uma revisão sistemática e metanálise com o objetivo de avaliar o impacto da ECMO em comparação a terapias convencionais no choque cardiogênico após IAM e na parada cardiorrespiratória refratária. A ECMO não foi associada com uma redução da mortalidade dos pacientes com choque cardiogênico em 30 dias quando comparada aos outros dispositivos de assistência circulatória em conjunto; porém, quando estratificada de acordo com o tipo de dispositivo, a ECMO foi associada a um aumento da sobrevida em 30 dias em comparação ao BIA (diferença de risco 33%; 95% CI; p < 0,001).[25] Quanto à parada cardiorrespiratória refratária, a ECMO foi associada a um aumento da sobrevida em 30 dias quando comparada a ressuscitação cardiopulmonar convencional isolada (diferença de risco 13%; 95% CI; p < 0,001).[25]

Suporte ventricular direito

Diferentes comorbidades cardíacas podem estar associadas a insuficiência aguda do ventrículo direito, como IAM, miocardite, insuficiência cardíaca descompensada, hipertensão pulmonar e tromboembolismo pulmonar agudo. Alguns procedimentos, como cardiotomia, transplante e implantação de dispositivos de suporte ventricular esquerdo, também estão associados ao risco de insuficiência ventricular direita (Figura 44.6). Atualmente, três dispositivos estão disponíveis para realizar suporte hemodinâmico ventricular direito: o CentriMag™ (Levitronix LLC, Waltham, MA, USA), o Impella RP™ e o PROTEK Duo™ (Cardiac Assist Inc., Pittsburgh, PA, USA), que se tratam de uma bomba centrífuga, uma bomba axial e um cateter com bomba centrífuga extracorpórea, respectivamente. Algumas informações técnicas sobre esses dispositivos podem ser vistas na Tabela 44.1.

Tabela 44.1. Informações técnicas dos dispositivos de assistência circulatória ventricular direita

	Impella Rp™	PROTEK Duo™	CentriMag™
Mecanismo	Bomba axial	Bomba centrífuga extracorpórea	Bomba centrífuga
Via de inserção	Percutânea, via veia femoral	Percutânea, via veia jugular interna direita	Inserção cirúrgica
Tamanho da cânula (Fr)	22	29	34
Fluxo (l/min)	4,0	4,5	10
Duração máxima de uso recomendada	14 dias	30 dias	30 dias

No estudo clínico RECOVER RIGHT,[26] Anderson et al. relataram dados favoráveis ao Impella RP™. O estudo, que incluiu 30 pacientes com insuficiência ventricular direita refratária à terapia medicamentosa, tinha o objetivo de avaliar a eficácia e a segurança do Impella RP™. A coorte A foi referente aos pacientes com insuficiência ventricular direita após implantação do dispositivo de assistência circulatória esquerda, enquanto na coorte B as etiologias da insuficiência ventricular variaram entre pós-transplante, pós-cardiotomia e após IAM. O objetivo de sobrevivência até a alta hospitalar foi atingido em 73,3% dos pacientes incluídos. Entre os pacientes da coorte A, a sobrevida em 30 dias ou na alta foi de 83,3%, enquanto, na coorte B, a sobrevida foi de 58,3% para o mesmo período. A sobrevida entre os pacientes que receberam alta hospitalar foi de 100% em 180 dias e de 70% em 6 meses. Mais estudos clínicos randomizados acerca dos dispositivos de suporte circulatório ventricular direito são necessários.

Recomendações atuais

Segundo recomendações de 2015 de um consenso de diferentes sociedades americanas (The Society for Cardiovascular Angiography and Interventions/The American College of Cardiology Foundation/The Heart Failure Society of America/The Society of Thoracic Surgery), os dispositivos percutâneos de assistência circulatória devem ser utilizados de forma criteriosa em pacientes com choque cardiogênico refratário a serem selecionados de acordo com idade, comorbidades e função neurológica. Não há uma preferência na seleção do dispositivo (recomendação IIaC).[27]

De acordo com diretrizes de 2017 da Sociedade Europeia de Cardiologia, o BIA deve ser considerado em pacientes com instabilidade hemodinâmica ou choque cardiogênico em virtude de complicações mecânicas (recomendação IIaC), enquanto o uso rotineiro do BIA não é recomendado em pacientes com choque cardiogênico e IAM ou pacientes com insuficiência cardíaca crônica ou aguda complicada por choque cardiogênico (recomendação IIIB).[2]

Por outro lado, as diretrizes para manejo do IAM com elevação do segmento ST (STEMI) da American Heart Association (AHA) de 2013 divergem com as diretrizes europeias quanto ao uso do BIA no choque cardiogênico, tendo em vista a recomendação de uso rotineiro do BIA nos pacientes nesse contexto pela AHA (recomendação IIa). Segundo a AHA, dispositivos de assistência circulatória alternativos podem ser considerados em pacientes com choque cardiogênico refratário (recomendação IIbC).[28]

Conclusão

Apesar dos avanços quanto ao diagnóstico e ao tratamento do choque cardiogênico, a mortalidade associada a essa condição clínica ainda é bastante alta. Os dispositivos de assistência circulatória têm um papel importante no desenvolvimento de estratégias terapêuticas mais eficazes para o choque cardiogênico; porém, as evidências atuais ainda são incipientes. Os dispositivos apresentam diferentes vantagens e desvantagens, assim como indicado na Tabela 44.2, que devem ser levadas em consideração durante a escolha do dispositivo de suporte mecânico de acordo com as condições clínicas de cada paciente. A Figura 44.6 define o choque cardiogênico, as principais ferramentas diagnósticas,

Tabela 44.2. Vantagens e desvantagens acerca dos dispositivos de assistência circulatória ventricular esquerda

	BIA	Impella Rp™	TandemHeart™	ECG
Vantagens	Fácil e rápida implantação. Poucos eventos adversos	Não requer ECG e pressão arterial estável. Eficaz mesmo em taquiarritmias. Melhor suporte hemodinâmico	Melhor suporte hemodinâmico. Fluxo comparável à VA-ECMO	Suporte cardiopulmonar. Aumento mais expressivo do débito cardíaco
Desvantagens	Requer ECG e pressão arterial estáveis para funcionar adequadamente	Posição instável. Sem benefício na mortalidade. Mais invasivo que o BIA. Maior risco de complicações	Necessidade de punção transeptal. Sem benefício na mortalidade. Maior risco de complicações vasculares. Fluxo retrógrado	Aumento da pós-carga ventricular esquerda. Risco de dilatação de câmara. Alto custo. Risco de complicações vasculares
Volume de fluxo (L/min)	0,5 a 1,0 L/min	Impella® 2.5: 2,5 L/min Impella® CP: 4,0 L/min Impella® 5.0: 5,0 L/min	4,0 a 6,0 L/min	4,0 a 6,0 L/min

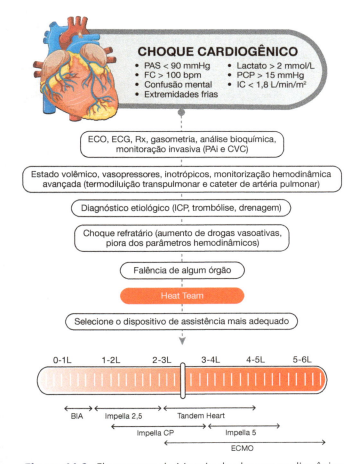

Figura 44.6. Fluxograma de Manejo do choque cardiogênico e uso dos dispositivos de assistência ventricular. Diagnóstico e terapêutico. PAS: pressão arterial sistólica; FC: frequência cardíaca, PCP: pressão capilar pulmonar; IC: índice cardíaco; PAi: pressão arterial invasiva; ECO: ecocardiograma transtorácico; ECG: eletrocardiograma; CVC: cateter venoso central; ICP: intervenção coronária percutânea.

estratégias terapêuticas e o momento de decisão do *Heart Team* para definição do melhor dispositivo de assistência circulatória.

Investigações mais aprofundadas acerca do momento ideal de iniciação desse suporte mecânico e da escolha apropriada dos dispositivos para cada paciente ainda são necessárias.

Pontos-chave

- O choque cardiogênico ainda permanece como uma condição clínica complexa associada a uma alta taxa de mortalidade.
- Os dispositivos de assistência circulatória de curta duração podem ser empregados em pacientes com choque cardiogênico refratário; porém, as evidências atuais não confirmam redução da mortalidade relacionada com a utilização desses dispositivos no choque cardiogênico.
- O BIA é o dispositivo mais utilizado em virtude da praticidade e da rapidez da instalação; porém, as evidências não confirmam redução da mortalidade nos pacientes com choque cardiogênico.
- O Impella™ e o TandemHeart™, que também são dispositivos de implantação percutânea, fornecem um suporte hemodinâmico mais significativo; porém, estudos que compararam esses dispositivos com o BIA não demonstraram superioridade quanto à taxa de sobrevida a curto prazo.

- A ECMO é uma modalidade de suporte circulatório mais complexa capaz de fornecer suporte cardiopulmonar na modalidade VA-ECMO. Por ser mais complexa e invasiva, o emprego da ECMO demanda mais recursos médicos, hospitalares e financeiros.
- CentriMag™, PROTEK-Duo™ e Impella RP™ são dispositivos utilizados para realizar um suporte ventricular direito. Ainda há poucas evidências na literatura acerca do emprego desses dispositivos; porém, um estudo demonstrou dados favoráveis ao Impella RP™.
- O emprego dos dispositivos de assistência circulatória também está relacionado com riscos de complicações, que devem ser levados em consideração durante a decisão quanto à utilização deles.

Referências bibliográficas

1. van Diepen S, Katz JN, Albert NM, Henry TD, Jacobs AK, Kapur NK, et al. Contemporary management of cardiogenic shock: a scientific statement from the American Heart Association. Circulation [Internet]. 2017 [citado 16 de maio de 2022];136. Disponível em: https://www.ahajournals.org/doi/10.1161/CIR.0000000000000525
2. Ibanez B, James S, Agewall S, Antunes MJ, Bucciarelli-Ducci C, Bueno H, et al. 2017 ESC Guidelines for the management of acute myocardial infarction in patients presenting with ST-segment elevation. Eur Heart J. 2018;39:119-77.
3. Jentzer JC, Ahmed AM, Vallabhajosyula S, Burstein B, Tabi M, Barsness GW, et al. Shock in the cardiac intensive care unit: changes in epidemiology and prognosis over time. Am Heart J. 2021;232:94-104.
4. Mebazaa A, Combes A, van Diepen S, Hollinger A, Katz JN, Landoni G, et al. Management of cardiogenic shock complicating myocardial infarction. Intensive Care Med. 2018;44:760-73.
5. Tehrani BN, Truesdell AG, Psotka MA, Rosner C, Singh R, Sinha SS, et al. A standardized and comprehensive approach to the management of cardiogenic shock. JACC Heart Fail. 2020;8:879-91.
6. Osman M, Syed M, Patibandla S, Sulaiman S, Kheiri B, Shah MK, et al. Fifteen-year trends in incidence of cardiogenic shock hospitalization and in-hospital mortality in the United States. J Am Heart Assoc. 2021;10:e021061.
7. Werdan K, Gielen S, Ebelt H, Hochman JS. Mechanical circulatory support in cardiogenic shock. Eur Heart J. 2014;35:156-67.
8. Shah M, Patnaik S, Patel B, Ram P, Garg L, Agarwal M, et al. Trends in mechanical circulatory support use and hospital mortality among patients with acute myocardial infarction and non-infarction related cardiogenic shock in the United States. Clin Res Cardiol. 2018;107:287-303.
9. Freed PS, Wasfie T, Zado B, Kantrowitz A. Intraaortic balloon pumping for prolonged circulatory support. Am J Cardiol. 1988;61:554-7.
10. Weintraub M, Voukydis C, Aroesty M, Cohen I. Treatment of preinfarction angina with intraaortic balloon counterpulsation and surgery. Am J Cardiol.1974;34:6.
11. Telukuntla KS, Estep JD. Acute mechanical circulatory support for cardiogenic shock. Methodist DeBakey Cardiovasc J. 2020;16:27.
12. Ferguson JJ, Cohen M, Freedman RJ, Stone GW, Miller MF, Joseph DL, et al. The current practice of intra-aortic balloon counterpulsation: results from the Benchmark Registry. J Am Coll Cardiol. 2001;38:1456-62.
13. Thiele H, Zeymer U, Neumann FJ, Ferenc M, Olbrich HG, Hausleiter J, et al. Intraaortic balloon support for myocardial infarction with cardiogenic shock. N Engl J Med. 2012;367: 1287-96.
14. Thiele H, Zeymer U, Thelemann N, Neumann FJ, Hausleiter J, Abdel-Wahab M, et al. Intraaortic balloon pump in cardiogenic shock complicating acute myocardial infarction: long-term 6-year outcome of the randomized IABP-SHOCK II Trial. Circulation. 2019;139:395-403.
15. Romeo F, Acconcia MC, Sergi D, Romeo A, Muscoli S, Valente S, et al. The outcome of intra-aortic balloon pump support in acute myocardial infarction complicated by cardiogenic shock according to the type of revascularization: a comprehensive meta-analysis. Am Heart J. 2013;165:679-92.
16. Thiele H, Smalling RW, Schuler GC. Percutaneous left ventricular assist devices in acute myocardial infarction complicated by cardiogenic shock. Eur Heart J. 2007;28:2057-63.
17. Ouweneel DM, Eriksen E, Sjauw KD, van Dongen IM, Hirsch A, Packer EJS, et al. Percutaneous mechanical circulatory support versus intra-aortic balloon pump in cardiogenic shock after acute myocardial infarction. J Am Coll Cardiol. 2017;69:278-87.
18. Seyfarth M, Sibbing D, Bauer I, Fröhlich G, Bott-Flügel L, Byrne R, et al. A randomized clinical trial to evaluate the safety and efficacy of a percutaneous left ventricular assist device versus intra-aortic balloon pumping for treatment of cardiogenic shock caused by myocardial infarction. J Am Coll Cardiol. 2008;52:1584-8.
19. Thiele H, Sick P, Boudriot E, Diederich KW, Hambrecht R, Niebauer J, et al. Randomized comparison of intra-aortic balloon support with a percutaneous left ventricular assist device in patients with revascularized acute myocardial infarction complicated by cardiogenic shock. Eur Heart J. 2005;26:1276-83.
20. Burkhoff D, Cohen H, Brunckhorst C, O'Neill WW, TandemHeart Investigators Group. A randomized multicenter clinical study to evaluate the safety and efficacy of the TandemHeart percutaneous ventricular assist device versus conventional therapy with intraaortic balloon pumping for treatment of cardiogenic shock. Am Heart J. 2006;152:469.e1-8.
21. Kar B, Gregoric ID, Basra SS, Idelchik GM, Loyalka P. The percutaneous ventricular assist device in severe refractory cardiogenic shock. J Am Coll Cardiol. 2011;57:688-96.
22. Rao P, Khalpey Z, Smith R, Burkhoff D, Kociol RD. Venoarterial extracorporeal membrane oxygenation for cardiogenic shock and cardiac arrest: cardinal considerations for initiation and management. Circ Heart Fail. 2018;11:e004905.
23. Vallabhajosyula S, O'Horo JC, Antharam P, Ananthaneni S, Vallabhajosyula S, Stulak JM, et al. Concomitant intra-aortic balloon pump use in cardiogenic shock requiring veno-arterial extracorporeal membrane oxygenation: a systematic review and meta-analysis. Circ Cardiovasc Interv. 2018;11:e006930.

24. Lamb KM, DiMuzio PJ, Johnson A, Batista P, Moudgill N, McCullough M, et al. Arterial protocol including prophylactic distal perfusion catheter decreases limb ischemia complications in patients undergoing extracorporeal membrane oxygenation. J Vasc Surg. 2017;65:1074-9.
25. Ouweneel DM, Schotborgh JV, Limpens J, Sjauw KD, Engström AE, Lagrand WK, et al. Extracorporeal life support during cardiac arrest and cardiogenic shock: a systematic review and meta-analysis. Intensive Care Med. 2016;42:1922-34.
26. Anderson MB, Goldstein J, Milano C, Morris LD, Kormos RL, Bhama J, et al. Benefits of a novel percutaneous ventricular assist device for right heart failure: the prospective RECOVER RIGHT study of the Impella RP device. J Heart Lung Transplant Off Publ Int Soc Heart Transplant. 2015;34:1549-60.
27. Rihal CS, Naidu SS, Givertz MM, Szeto WY, Burke JA, Kapur NK, et al. 2015 SCAI/ACC/HFSA/STS clinical expert consensus statement on the use of percutaneous mechanical circulatory support devices in cardiovascular care. J Am Coll Cardiol. 2015;65:e7-26.
28. O'Gara PT, Kushner FG, Ascheim DD, Casey DE, Chung MK, de Lemos JA, et al. 2013 ACCF/AHA guideline for the management of ST-elevation myocardial infarction: a report of the American College of Cardiology Foundation/American Heart Association Task Force on Practice Guidelines. Circulation. 2013;127:e362-425.

CAPÍTULO 45

Acesso Arterial

Mateus Paiva Marques Feitosa • Diego Carter Campanha Borges • Carla David Soffiatti • Henrique Barbosa Ribeiro

Introdução

O uso de cateteres intra-arteriais é fundamental no manejo de pacientes críticos no departamento de emergência, permitindo a monitorização hemodinâmica e a titulação de medicações vasoativas. A pressão arterial não invasiva é limitada em pacientes com instabilidade hemodinâmica devido a alteração de perfusão periférica com divergência de até 30% em relação a pressão arterial invasiva (PAi) e costuma superestimar a PA em pacientes com hipotensão.[1]

Os sítios de punção mais frequentes para acesso arterial e obtenção da punção arterial invasiva são as artérias femoral e radial. A primeira necessita de menor curva de aprendizado; porém, está relacionada com maiores complicações hemorrágicas. Por outro lado, a artéria radial, apesar de tecnicamente ser mais complexa durante a punção com maiores taxas de insucesso, principalmente devido a vasoespasmo, apresenta menor incidência de complicações vasculares e é o sítio de acesso mais utilizado mundialmente.

Indicações

As principais indicações para o uso de cateteres intra-arteriais são:[1]

- Monitorização contínua da pressão arterial invasiva (PAi);
- Acesso vascular para coleta de exames laboratoriais e/ou gasométricos em pacientes críticos;
- Monitorização invasiva de débito cardíaco e fluidorresponsividade (p. ex., variação do volume sistólico [VVS]).

Monitorização da pressão arterial invasiva

Após a punção e o correto uso do sistema de avaliação da PAi, deve-se checar o formato da onda de pressão arterial (Figura 45.1). A pressão arterial média, parâmetro fundamental na avaliação hemodinâmica de pacientes críticos, é obtida de forma automática a partir de cálculos paramétricos. Para a obtenção do valor correto é preciso uma análise criteriosa da curva de pressão arterial após o correto posicionamento do transdutor e calibração adequada com zero conforme pressão atmosférica.[2]

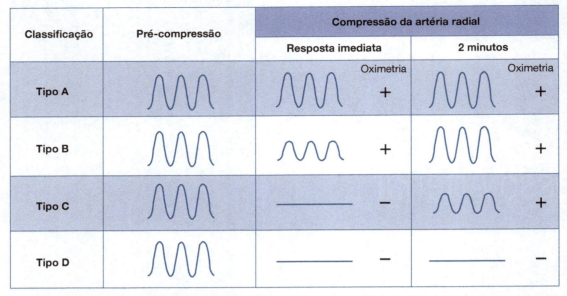

Figura 45.1. Teste de Barbeau oximétrico – classificação de A a D.

O reconhecimento de artefatos pode ser obtido a partir do teste do quadrado que consiste em um *flush* do sistema com solução salina, observando uma onda quadrada após o *flush* e 1-2 oscilações pressóricas com retorno rápido à linha de base (Figura 45.2A). O *over-dumping* (Figura 45.2B) consiste no amortecimento da curva da pressão arterial e ausência de oscilações após o *flush*, correspondendo à redução do fluxo sanguíneo, secundário a obstruções na linha arterial, tais como: coágulos, ar, espasmo ou dobras do sistema.

O *under-dumping* (Figura 45.2C) decorre do excesso de oscilações após o *flush*, superestimando a pressão sistólica. Geralmente acontece em situações de taquicardia, alto débito cardíaco ou hipotermia.

Acesso para coletas de exames laboratoriais e/ou gasométricos em pacientes críticos

Pacientes críticos e no pós-operatório de grandes cirurgias geralmente necessitam de coleta de exames laboratoriais frequentes para avaliação de micro-hemodinâmica, eletrólitos e gasometria arterial.[3] Dessa forma, uma linha arterial contínua é mais prática, evitando punções venosas frequentes. Paciente intubados também necessitam de avaliação gasométrica frequente para ajuste dos parâmetros de ventilação mecânica.

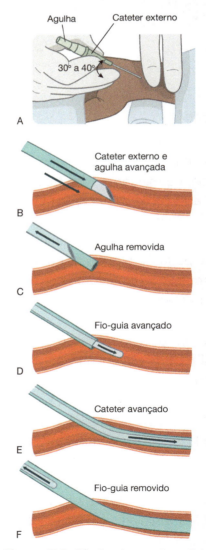

Figura 45.2. Técnica de punção radial.

Monitorização hemodinâmica invasiva

O uso de monitores de débito cardíaco são alternativas ao cateter de *Swan-Ganz* e, de forma menos invasiva, monitores baseados em termodiluição ou com lítio conseguem estimar o débito cardíaco e outros parâmetros hemodinâmicos que auxiliam no manejo da titulação de drogas vasoativas.

A avaliação de fluidorresponsividade é fundamental no manejo de pacientes críticos na unidade de emergência e de terapia intensiva.[3] Assim, uma linha arterial permite o cálculo da variação do volume sistólico (VVS) e da pressão de pulso, parâmetros que serão discutidos em outro capítulo específico.

Contraindicações

A obtenção de um acesso arterial deve ser criteriosa, uma vez que o procedimento não é isento de complicações. Fatores locais, tais como presença de infecção em sítio de punção, variação anatômica com ausência de circulação colateral e doença arterial periférica são contraindicações relativas.

Apesar de não serem contraindicações absolutas, o uso de medicações anticoagulantes/trombolíticas e distúrbios de coagulação aumentam consideravelmente a incidência de sangramentos, devendo ser corrigidos quando possível previamente à obtenção do acesso arterial.

Aspectos técnicos

Após a escolha criteriosa do sítio de punção e posicionamento correto do membro selecionado procede-se a degermação seguida de antissepsia com uso de clorexidine alcoólico e colocação de campos estéreis seguido de anestesia local com botão de lidocaína sem vasoconstritor a 2%. As técnicas de punção serão discutidas a seguir.

Acesso radial

Os pulsos das artérias ulnar e radial são localizados no terço distal do antebraço, sendo o da artéria ulnar palpado medial e o da artéria radial lateralmente. Como no exame dos demais pulsos periféricos, os pulsos das artérias radial e ulnar devem ser sempre avaliados bilateralmente para pesquisar suas simetria e amplitude.

O teste de Barbeau oximétrico é utilizado para avaliar a patência das colaterais do arco palmar antes da punção da artéria radial. Essa manobra consiste na compressão das artérias radial e ulnar ipsilateral simultaneamente, liberando logo após a compressão da artéria ulnar. A avaliação da patência das colaterais do arco palmar ocorre por meio da análise amplitude da onda de pulso do oxímetro e do tempo de enchimento arterial após a liberação da compressão da artéria ulnar, mantendo a compressão da artéria radial ipsilateral. O teste é classificado em quatro tipos (Figura 45.1). Na presença do tipo D, onde há ausência da onda de pulso após dois minutos da descompressão da artéria ulnar, há contraindicação para a punção da artéria radial. Quando comparada ao teste de Allen, o teste de Barbeau oximétrico é mais sensível, evidenciando que apenas 1% dos pacientes não são elegíveis para a punção da artéria radial.

A maior vantagem da punção da artéria radial sobre a femoral reside na superficialidade anatômica, sendo de fácil palpação e compressão mecânica. A punção da artéria radial é usualmente 2 cm acima do processo estiloide, utilizando a técnica de Seldinger ou a modificada (avançando a ponta da agulha da parede posterior e regressando a cânula lentamente até estabelecimento de fluxo sanguíneo adequado) para a passagem do fio-guia com angulação entre 30 e 45 graus (Figura 45.2). O calibre fino da artéria radial e a possibilidade maior de espasmo (musculatura aumentada da média e grande quantidade de receptores mediadores da vasomotilidade) faz necessário que o paciente esteja confortável e com anestesia local adequada.

Após a punção o processo de obtenção da pressão arterial invasiva pode ser através de jelco ou de *kit* específico com fio-guia e cateter.[3-7] Conecta-se ao transdutor que deve estar posicionado na altura da linha axilar média que corresponde à altura do átrio direito. Para cada variação de 10 cm em relação ao transdutor e o nível do átrio direito haverá um erro de 7,5 mmHg da pressão arterial; portanto, o posicionamento correto é necessário para evitar interpretações inadequadas.

Em seguida, o sistema deve ser zerado conforme a pressão atmosférica por meio da abertura do sistema para o ar e, após o fechamento do sistema, procede-se a função zero no monitor, devendo a linha de base estar em 0 mmHg.

Acesso femoral

O local ideal da punção da artéria femoral (localizada abaixo do ligamento inguinal) é entre a bifurcação da artéria femoral e a artéria epigástrica inferior (Figura 45.3A). É utilizada a técnica de Seldinger, após antissepsia e uso de anestésico local. É inserido um fio-guia e, posteriormente, o cateter para obtenção da pressão arterial invasiva de maneira similar à descrita no acesso radial.

No caso da punção femoral, o uso do ultrassom permite o correto posicionamento da punção (parede anterior da artéria femoral comum) por meio da detecção da bifurcação em artéria femoral superficial e femoral profunda (Figura 45.3B). Dessa forma, as complicações inerentes a punções baixas (fístula arteriovenosa) e punções altas (hematoma retroperitoneal) são substancialmente reduzidas.

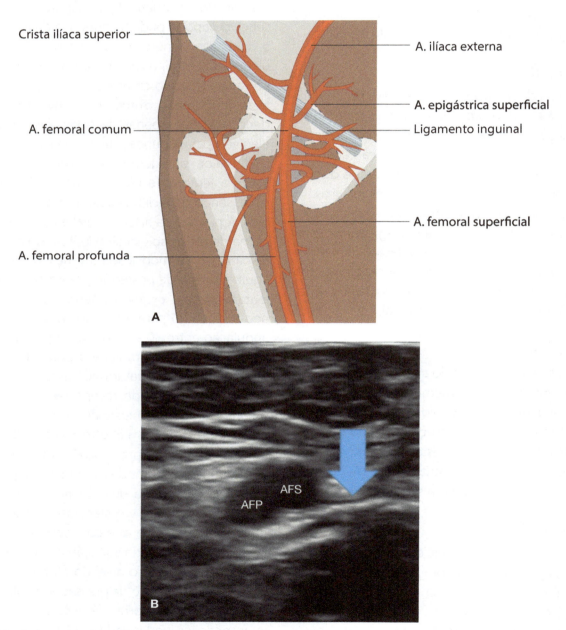

Figura 45.3. A. Anatomia da região do sítio ideal de punção da artéria femoral. **B.** Imagem vista na punção guiada por ultrassom. AFS: artéria femoral superficial; AFP: artéria femoral profunda; seta azul: veia femoral profunda colabada pelo transdutor. Fonte: Eeckhout E. The PCR-EAPCI textbook: percutaneous interventional cardiovascular medicine.

O uso de ultrassom para guiar a punção em comparação à palpação digital foi avaliado em recentes metanálises,[5] sendo responsável por reduzir a taxa de falha e aumentar a chance de punção na primeira tentativa, sem aumentar o tempo do procedimento. A punção na primeira tentativa é importante, uma vez que reduz a chance de complicações, tais como hematoma e pseudoaneurisma

Complicações

As complicações mais comuns associadas ao sítio de punção são: infecção, sangramento, hematoma e pseudoaneurismas (composto pela tríade: hematoma pulsátil, dor e sopro local). Para redução dessas complicações é essencial o preparo adequado com antissepsia e punção guiada por ultrassom.

Uma equipe multidisciplinar com treinamento e experiência é necessária para manter os cuidados adequados durante a manipulação do sistema e coleta dos exames laboratoriais, evitando contaminação e infecção relacionada ao cateter.[6] O acesso radial está relacionado com uma menor taxa de infecção em comparação ao femoral.[7]

Em se tratando do acesso radial, a principal complicação é o vasospasmo, sendo o principal mecanismo de falha de punção.[8] Geralmente não apresenta repercussão hemodinâmica e o uso adequado de anestésicos reduz a sua incidência.

A oclusão da artéria radial secundária à trombose ocorre em 5 a 10% dos casos e geralmente é assintomática. Recomenda-se o uso de solução salinizada para reduzir a incidência de trombose.[9] Em casos de dúvida diagnóstica, pode ser realizado oximetria de pulso para visualização da patência do fluxo arterial. O tratamento é conservador na maioria dos pacientes; porém, em raros de isquemia do membro, devido insuficiência do arco palmar a avaliação adicional pode ser necessária, ocorrendo em < 1% dos casos.

Para o acesso arterial femoral a complicação mais temida é o hematoma retroperitoneal. Sua apresentação clínica consiste em hipotensão súbita sem foco aparente, podendo evoluir com choque hemorrágico e até em óbito se não for rapidamente diagnosticado a partir da realização de tomografia computadorizada e tratado com suporte hemoterápico e cirurgia vascular de reparo se necessário.

Ao retirar os cateteres arteriais, a checagem dos níveis de coagulação do paciente (contagem de plaquetas idealmente acima de 50.000 mm³, INR, TTPA, fibrinogênio caso tenha o paciente tenha recebido trombolítico) é mandatória para então se proceder à hemostasia com compressão manual cuidadosa.

Pontos-chave

- A obtenção de acessos arteriais são fundamentais no manejo de pacientes com instabilidade hemodinâmica, uma vez que a pressão arterial não invasiva apresenta limitações neste perfil de pacientes.
- Os sítios mais comuns de punção arterial na unidade de emergência são as artérias radial e femoral. Em casos de impossibilidade desses acessos, as artérias braquial, pediosa ou ulnar podem ser utilizadas.
- O uso de ultrassom para guiar a punção é essencial para reduzir complicações e aumentar a taxa de sucesso em comparação à palpação digital.
- As indicações principais para o uso de acesso arterial na unidade de emergência são: monitorização invasiva da pressão arterial, avaliação hemodinâmica do débito cardíaco e fluidorresponsividade e coleta de exames gasométricos em pacientes críticos.
- Contraindicações para a obtenção de acesso arterial são: coagulopatia, presença de infecção em sítio de punção, variação anatômica com ausência de circulação colateral e doença arterial periférica.
- A avaliação adequada da curva de pressão é fundamental para a correta interpretação e detecção de artefatos que podem prejudicar a interpretação com consequentes erros diagnósticos
- As principais complicações dos acessos arteriais são: infecção, trombose, embolia gasosa, hematoma, dissecção, pseudoaneurisma, fístula. A indicação e técnica devem ser precisas para reduzir a incidência de complicações relacionadas com o procedimento.

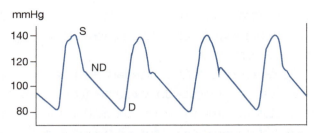

Figura 45.4. Curva da pressão arterial invasiva. O pico sistólico corresponde a ejeção sistólica ventricular (S), seguido da redução da pressão arterial e do nó dicrótico (ND), que representa o fechamento da valva aórtica; portanto, o início da diástole ventricular (D).

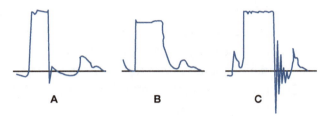

Figura 45.5. Curvas de pressão arterial após *flush* com solução salina. (**A**) Curva de pressão arterial normal após teste do quadrado. (**B**) Curva de pressão arterial com padrão over-dumped. (**C**) Curva de pressão arterial com padrão under-dumped. Fonte: Redrawn JM, Irwin RS, Alpert JS, Fink MP. Intensive care medicine. 3rd ed. Little Brown, Boston, 1996.

Referências bibliográficas

1. Saugel B, Kouz K, Meidert AS, Schulte-Uentrop L, Romagnoli S. How to measure blood pressure using an arterial catheter: a systematic 5-step approach. Crit Care. 2020 Apr 24;24(1):172.
2. Nguyen Y, Vaibhav B. Arterial pressure monitoring. StatPearls, StatPearls Publishing, 2 February 2022.
3. Naylor AJ, Sessler DI, Maheshwari K. Arterial catheters for early detection and treatment of hypotension during major noncardiac surgery: a randomized trial. Anesth Analg. 2020;131:1540.
4. Pacha HM, Alahdab F, Khadra Y, Idris A, Rabbat F, Darmoch F, et al. Ultrasound-guided versus palpation-guided radial artery catheterization in adult population: a systematic review and meta-analysis of randomized controlled trials. Am Heart J. 2018;204:1-8.
5. Bhattacharjee S, Maitra S, Baidya DK. Comparison between ultrasound guided technique and digital palpation technique for radial artery cannulation in adult patients: An updated meta-analysis of randomized controlled trials. J Clin Anesth. 2018;47:54.
6. Ortega R, Connor C, Kotova F, Deng W, Lacerra C. Use of pressure transducers. N Engl J Med. 2017;376:e26-e26.
7. O'Horo JC, Maki DG, Krupp AE, Safdar N. Arterial catheters as a source of bloodstream infection: a systematic review and meta-analysis. Crit Care Med. 2014 Jun;42(6):1334-9.
8. Gu WJ, Wu XD, Wang F. Ultrasound Guidance facilitates radial artery catheterization: a meta-analysis with trial sequential analysis of randomized controlled trials. Chest2016;149:166.
9. Hamon M. Consensus document on the radial approach in percutaneous cardiovascular interventions: position paper by the European Association of Percutaneous Cardiovascular Interventions and Working Groups on Acute Cardiac Care and Thrombosis of the European Society of Cardiology. EuroIntervention. 2013;8(11):1242-51.
10. Wax DB, Lin H-M, Leibowitz AB. Invasive and concomitant noninvasive intraoperative blood pressure monitoring: observed differences in measurements and associated therapeutic interventions. J Am Soc Anesthesiol. 2011;115(5): 973-8.
11. Brzezinski M, Luisetti T, London MJ. Radial artery cannulation: a comprehensive review of recent anatomic and physiologic investigations. Anesth Analg. 2009;109(6):1763-81.

CAPÍTULO 46

Marca-Passo Transvenoso

Vítor Bastos Lovisi • Rodrigo Melo Kulchetscki • Marcos Guilherme Martinelli Saccab

Introdução

A estimulação cardíaca artificial provisória é uma técnica empregada no tratamento de bradi e taquiarritmias há mais de 70 anos[1] com objetivo principal de restabelecer a despolarização cardíaca e, consequentemente, o débito cardíaco.[2] Ao longo desse período, diversas técnicas de marca-passo provisório foram propostas, incluindo a estimulação cardíaca esofágica, epicárdica, transcutânea (MPTC) e a transvenosa (MPTV), com destaque para a última pela sua comodidade e segurança.

Embora seja medida essencial à manutenção da vida, o MPTV apresenta elevadas taxas de complicações, com ampla variação de 10 a 60% em séries publicadas,[1] sendo até 10,2% complicações consideradas graves.[3] Portanto, o domínio das indicações, contraindicações e técnicas de implante são indispensáveis para boa prática médica.

Indicações

As principais indicações de MPTV frequentemente são comuns às de estimulação cardíaca permanente. Destacam-se os bloqueios atrioventriculares (BAV) e disfunção do nó sinusal, juntos compreendendo 62,7%, sendo a doença do nó sinusal (DNS) exclusivamente responsável por 6,7%.[3] De maneira geral, pode-se simplificar que toda bradiarritmia sintomática, e certamente aquelas com grave comprometimento hemodinâmico, são candidatas ao tratamento com MPTV provisório (Tabela 46.1).

Tabela 46.1. Indicações de estimulação cardíaca provisória

	N 4546
Bloqueios atrioventricular (todos graus) e fibrilação atrial de baixa resposta ventricular	62,7%
Infarto agudo do miocárdio	11,4%
Doença do nó sinusal	6,7%
Bradicardia (sinusal, pausa sinusal, escape juncional)	4,9%
Disfunção de MP definitivo	4,4%
Profilática ou periprocedimento	2,7%
Toxicidade medicamentosa	2,4%
Overdrive supression de taquiarritmias	2,3%
Assistolia e parada cardiorrespiratória	1,1%
Outros ou desconhecido	1,5%

Fonte: Tjong FVY, de Ruijter UW, Beurskens NEG, Knops RE. A comprehensive scoping review on transvenous temporary pacing therapy. Netherlands Heart J. 2019;27(10):462-73.

As indicações de MPTV podem, ainda, ser subdivididas em indicações eletivas e de emergência,[1] permanentes ou reversíveis (Tabela 46.2). Uma importante causa de implante de MPTV em décadas passadas, o infarto agudo do miocárdio (11,4%) apresentou significativa redução com a evolução das terapias de revascularização (trombolíticos e angioplastia), minimizando o dano miocárdico e ao sistema de condução elétrica.[3-7]

Situações menos frequentes e reversíveis, como suporte ao tratamento de taquiarritmias (2,3%), intoxicação medicamentosa (2,4%) e suporte cronotrópico periprocedimentos invasivos (2,7%), também configuram possíveis indicações.

Contraindicações e segurança do procedimento

É importante ressaltar que em pacientes com bradiarritmias sintomáticas e/ou hemodinamicamente instáveis não há contraindicação absoluta ao implante de MPTV.[8] Apesar disso, ensaios clínicos randomizados (ECTs) comparando estratégias de estimulação cardíaca provisória *versus* terapia medicamentosa falharam em demonstrar benefício de sobrevida nessa população, motivando as recomendações atuais em diretrizes de terapia inicial farmacológica.[9-12] Em pacientes que se apresentam em assistolia, ECTs não demonstraram melhora de sobrevida ou alta hospitalar com o uso da estimulação cardíaca provisória.[13-15] Portanto, tendo em vista as elevadas taxas de complicações, o MPTV deve ser evitado ou implantado com cautela em situações específicas, tais como:

- Sintomas leves a moderados associados a DNS ou BAV avançados e escape ventricular adequado e estável.
- Coagulopatias graves e/ou uso de medicações anti-hemostáticas potentes em contexto de síndrome coronariana aguda.
- Portadores de prótese, trombo ou vegetação em valva tricúspide.

A tomada de decisão envolvendo o implante do marca-passo provisório em cenários da emergência envolve uma avaliação do risco benefício do procedimento (Figura 46.1).

Técnicas de implante de MPTV

Ao longo das décadas, as técnicas de estimulação cardíaca provisória evoluíram em direção a segurança, efetividade e comodidade para o paciente. Técnicas tais como estimulação esofagiana, transcutânea, epicárdica e endocárdica são utilizadas, sendo nos dias atuais a técnica endocárdica a de eleição. Nesta, destaca-se o marca-passo provisório transvenoso com modalidades de fixação ativa e passiva, sendo a última o objetivo deste capítulo.

Preparação do material

O material para inserção do MPTV inclui basicamente: *kit* de punção venosa profunda, bainha introdutória, cateter de MPTV, jacaré para conexão com eletrodo de ECG precordial unipolar (derivação V1) e gerador externo de pulso. Os *kits* podem variar conforme o tipo de cateter de MPTV, seja de fixação passiva ou ativa (Figura 46.2). Os cateteres são, em sua maioria, bipolares, com comprimento de 100 cm e diâmetro de 3 a 5 Fr. Alguns cateteres

Tabela 46.2. Causas potencialmente reversíveis de bradicardia sintomática

Distúrbios metabólicos/hidroeletrolíticos

Intoxicação medicamentosa
  Digoxina
  Medicações antiarrítmicas
  Bloqueadores α-adrenérgicos
  Bloqueadores do canal de cálcio
  Clonidina

Isquemia cardíaca
Dano ao NSA ou NAV após cirurgia cardíaca
Transplante cardíaco
Dano ao sistema nervoso central

Infecciosa
  Cardite por doença de Lyme
  Endocardite bacteriana
  Influenza

Trauma do NAV pós procedimento cardíaco
  Posicionamento de cateter durante estudo eletrofisiológico
  Após ablação próxima ao NSA, NAV ou His
  Cateterização do ventrículo direito
  Estimulação cardíaca
  Durante implante percutâneo ou plastia de valva aórtica
  Ablação alcóolica do septo interventricular em CMH

Taquicardias atriais paroxísticas
Síncopes neuromediadas

NSA: nó sinoatrial; *NAV:* nó atrioventricular; *CMH:* cardiomiopatia hipertrófica.
Fonte: retirada de Bunch OJS, Day JD. Temporary cardiac pacing. Cardiac Pacing and ICDs. 2020;117-29.

CAPÍTULO 46 ■ Marca-Passo Transvenoso

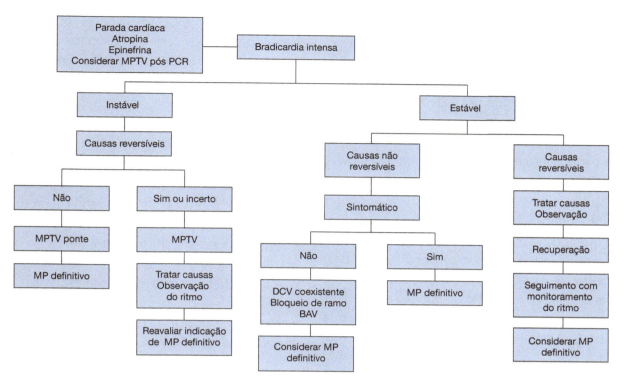

Figura 46.1. Tomada de decisão quanto ao implante ou não de marca-passo transvenoso no cenário da emergência mediante uma bradicardia intensa. MP: marca-passo; MPTV: marca-passo transvenoso; RCP: ressuscitação cardiopulmonar; DCV: doença cardiovascular. Fonte: Bunch OJS, Day JD. Temporary cardiac pacing. Cardiac Pacing and ICDs. 2020;117-29.

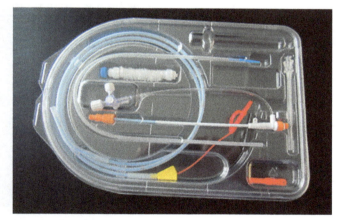

Figura 46.2. Exemplo de *kit* de passagem de marca-passo transvenoso. Fonte: https://temasemcardiologia.com.br/tecnica-de-passagem-de-marcapasso-transvenoso-a-beira-leito/

possuem balões insufláveis na ponta do cabo-eletrodo, para facilitar o seu direcionamento ao VD por ocasião do implante. As marcas no cateter são separadas em intervalos de 10 centímetros entre si.

O gerador de pulsos externo é o aparelho utilizado para entregar a corrente despolarizadora do miocárdio em miliamperes (mA), através do cateter de MPTV (Figura 46.3). Há vários modelos que contêm em sua maioria as funções de:

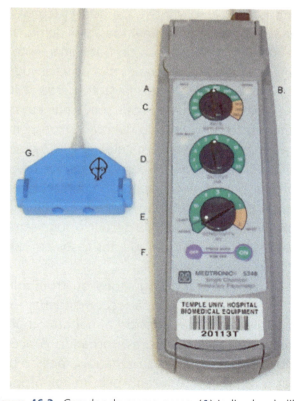

Figura 46.3. Gerador de marca-passo. (**A**) Indicador de liberação de pulso de estimulação. (**B**) Indicador de sensibilidade pelo gerador. (**C**) Botão de ajuste de frequência. (**D**) Botão de ajuste de energia de saída. (**E**) Ajuste de sensibilidade. (**F**) Liga/desliga. (**G**) Adaptador para conexão dos polos do eletrodo.

- Modo de estimulação: estimulação assíncrona (VOO) e em demanda (VVI).
- Frequência cardíaca básica de estimulação.
- Energia da corrente de saída: determina a energia que será entregue (0,1 a 20 mA) para despolarizar o miocárdio.
- Sensibilidade: estabelece a amplitude de onda R a partir da qual o gerador irá suprimir o pulso de energia.

Escolha do sítio de punção

Assim que todo o material estiver disponível, o paciente deve ser informado e consentir com o procedimento (se possível), sendo posicionado adequadamente, conforme sítio de punção de escolha. Procede-se a degermação seguida de antissepsia do local. Lavagem das mãos conforme a técnica asséptica, colocação de aventais e posicionamento dos campos cirúrgicos em uma ampla área coberta com campo estéril para garantir segura manipulação dos equipamentos estéreis.

A escolha do sítio de inserção inclui opções como as veias: jugular interna, subclávia, femoral ou braquial. Os acessos preferências, por demonstrarem maior taxa de sucesso do posicionamento do cateter de MPTV e segurança são as veias jugular interna direita (VJID) e subclávia esquerda (VSCE). Isso se deve ao percurso mais suave e linear para cateterização do ventrículo direito (VD), respeitando a curvatura natural do cateter. A VJID é o acesso mais linear ao VD, associado à menor taxa de complicações.[2] A VSCE, apesar de apresentar sítio adequado para o procedimento, frequentemente é utilizada no implante do MP definitivo, logo sempre que possível deve ser evitada nos casos em que o MP definitivo é esperado.

Em pacientes anticoagulados ou trombolisados, a VJID e a VSCE não são recomendadas – sobretudo esta última – devido à menor compressibilidade dessas estruturas, tornando o acesso femoral preferencial nesse cenário. O acesso braquial é raramente utilizado pela maior propensão ao deslocamento do MPTV e à trombose e infecção.[2]

Por fim, o melhor sítio de acesso é aquele em que o médico possuir o melhor domínio da técnica. Conforme postulado previamente, considerando os casos com alta probabilidade de necessitar de MP definitivo, deve-se também considerar na escolha o lado oposto ao da futura loja de marca-passo.

Técnicas de inserção

Após a punção venosa central pela técnica de Seldinger, preferencialmente guiada por ultrassom, introduz-se a bainha de MPTV. A seguir, a progressão do eletrodo pode ser realizada de quatro formas, a saber: às cegas; com monitoramento do eletrograma intracavitário contínuo; com visualização direta por fluoroscopia ou ecocardiografia. Todas baseiam-se no princípio de cateterização do ventrículo direito e posicionamento do eletrodo na face endocárdica dessa câmara.

Inserção às cegas

Muitos médicos preferem esta, por ser de menor complexidade técnica e maior rapidez em sua execução.[8] Ela consiste na observação das marcas ao longo do cateter, que denotam o comprimento introduzido no paciente até aquele ponto, distando 10 cm entre cada uma em geral. Estima-se, conforme altura do paciente, o comprimento necessário do óstio de inserção ao ápice do ventrículo direito. Para execução dessa técnica, conecta-se o gerador de pulsos diretamente ao cateter, ligando-o, com energia de saída máxima e frequência entre 60 e 80 bpm, com sensibilidade mínima (modo assíncrono). Caso o paciente tenha pulso e o *kit* apresentar o balão na ponta do cabo-eletrodo, este pode ser insuflado após cerca de 20 cm de comprimento inserido, facilitando o direcionamento conforme fluxo sanguíneo até o VD. À medida que o cateter progride, são observadas espículas, até que este impacte no VD, gerando uma corrente de lesão e subsequente QRS com morfologia de bloqueio de ramo esquerdo (BRE), indicando captura do VD. Nesse momento, pode-se desinsuflar o balão dos cateteres que o possuem. A principal desvantagem dessa técnica, apesar de mais rápida e prática, é a falta de parâmetros de segurança até a impactação no VD.

Inserção com monitoramento contínuo do eletrograma intracavitário

Essa técnica utiliza a função de sensibilidade do eletrodo de MPTV para monitoramento contínuo da sua progressão por meio dos sinais elétricos endocavitários (eletrogramas). Conecta-se o polo negativo à uma derivação unipolar de derivação precordial do eletrocardiograma, habitualmente V1, através de conector intermediário (jacarezinho).

Observam-se, assim, as morfologias das ondas de despolarização atrial e ventricular. Analisando suas amplitudes e polaridades, estima-se a localização do eletrodo e sua progressão nas câmaras direitas. As demais derivações do ECG devem ser conectadas ao paciente conforme posição usual (Figura 46.4).

Técnicas guiadas por visualização direta: fluoroscopia e ecocardiografia

Inicialmente por meio da fluoroscopia, e mais contemporaneamente com o apoio da ecocardiografia, pode-se monitorar a progressão do eletrodo desde seu sítio de inserção até sua impactação no VD, otimizando a taxa de sucesso do posicionamento. Este deve se encontrar discretamente à esquerda da coluna torácica em incidência AP. Em oblíqua anterior esquerda, pode-se diferenciar da localização inadvertida no seio coronariano, devendo se encontrar com a ponta direcionada para o ápice do VD.

O local mais adequado de impactação é na região septal apical para os MP provisórios, diferente do implante do MP definitivo em que os cabos eletrodos devem ser posicionados idealmente no terço médio do septo interventricular.

Cuidados pós procedimento
Radiografia de tórax

Sempre deve ser realizada imediatamente após o procedimento para descartar pneumotórax depois da punção venosa de veia jugular interna ou subclávia, e diariamente para checagem de adequado posicionamento do eletrodo.

Eletrocardiograma

Forma adicional para checar o posicionamento do eletrodo, devendo apresentar QRS com morfologia de bloqueio de ramo esquerdo (BRE).

Teste de limiares de sensibilidade e captura

Os limiares devem ser imediatamente testados, assim que a captura tenha sido observada (morfologia de BRE). O limiar de captura é a menor energia necessária para gerar despolarização miocárdica. O limiar é testado com aumento da frequência cardíaca ao menos 10 bpm acima do escape do paciente e decrementada a energia desde a máxima até a perda da captura (mudança de morfologia do QRS). Depois de repetir essa medida, deve ser mantida energia de pulso 2 a 2,5 vezes acima do valor obtido. É considerado um limiar ideal quando < 1 mA e, portanto, a energia de pulso entre 2 e 3 mA. Caso encontre-se entre 5 e 6 mA, deve-se considerar o reposicionamento do eletrodo de marca-passo.

O limiar de sensibilidade, por sua vez, deve ser testado apenas se o paciente possuir escape e o MP for mantido sob demanda.[2] Coloca-se a FC 10 bpm abaixo do escape do paciente e a sensibilidade em

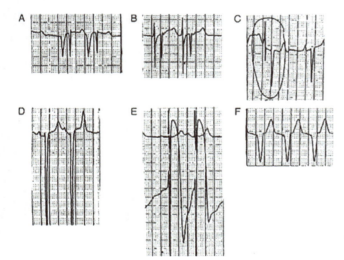

Figura 46.4. Traçados de eletrogramas durante passagem de MPTV pelas câmaras direitas. (**A**) Átrio direito (AD) alto; (**B**) AD médio-baixo; (**C**) AD baixo-ânulo da tricúspide (circulado observam-se os eletrogramas atrial e ventricular no mesmo traçado, sugerindo se tratar da região do anel tricuspídeo); (**D**) VD; (**E**) corrente de lesão após impactação no endocárdio de VD (observe o "supra de ST" no traçado do eletrograma); (**F**) ECG de superfície demonstrando captura ventricular. Fonte: Wald DA. Therapeutic procedures in the emergency department patient with acute myocardial infarction. Emerg Med Clin North Am. 2001;19:451-67.

seu valor máximo, isto é, girar totalmente o cursor de sensibilidade no sentido horário (menor valor numérico), deixando MPTV em modo de demanda. Assim, aumenta-se progressivamente (sentido anti-horário do cursor) até que o marca-passo comece a emitir espículas a despeito de atividade intrínseca do paciente, estabelecendo assim o limiar de sensibilidade. A sensibilidade deve então ser reduzida à metade desse valor, de modo a garantir adequada sensibilidade do QRS intrínseco do paciente, sem que o MPTV seja inadequadamente inibido pela onda T ou por miopotenciais da musculatura peitoral (*oversensing*), o que poderia resultar em assistolia.

Outros cuidados

Sugere-se ainda repouso relativo no leito (ou absoluto, a depender do tipo de bradicardia e do grau de estabilidade da fixação do MPTV). É essencial a monitorização cardíaca contínua, já que as perdas de captura são frequentes no MPTV. A troca diária do curativo no sítio de inserção sob a técnica asséptica também é importante, dada taxa de infecção não desprezível nos MPTVs, especialmente quando o tempo de uso se torna prolongado e em ambientes de UTI, com pacientes críticos.

Complicações

As taxas de complicações em passagem de marca-passo provisório transvenoso são amplamente variáveis entre os estudos publicados (0,8 a 94,2%), embora tenha ocorrido significativa redução ao longo das últimas décadas.[3] A taxa média de complicações até o ano de 1980 era de 31,2%, com valores de 22,9% na década de 2010, possivelmente pelo emprego de técnicas sob visualização direta (Figura 46.5).[3]

Na maior série de casos já publicada, a partir da análise do registro do banco de dados do Sistema Nacional de Internações norte-americano (NIS), foram analisados 360.223 pacientes submetidos a MPTV entre 2004 e 2014.[3] A taxa de mortalidade foi de 14,1%, semelhante ao estudo publicado por Ng *et al*.,[18] com estimativa de 11,8% na admissão e 53,6% ao longo de quatro anos (Tabela 46.3).

No maior registro sobre implante de MPTV, Metkus *et al*.[17] descreveram as complicações mais frequentemente observadas: tamponamento pericárdico (0,6%); pneumotórax (0,9%) e sangramentos não mediastinais (2,4%). As subpopulações sob maior risco foram: sexo feminino [*odds ratio* (OR)

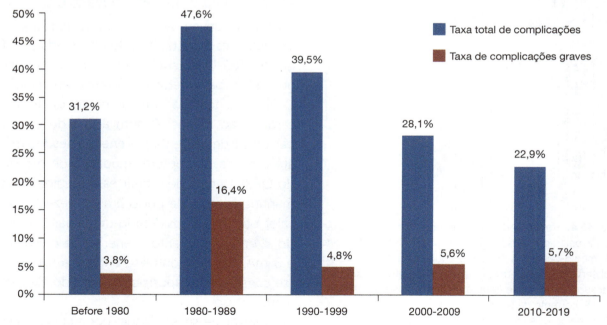

Figura 46.5. Evolução da taxa de complicações desde a introdução do implante de MPTV em 1967, em intervalos de 10 anos. As taxas de complicações estão identificadas pelas barras em azul e as taxas de complicações graves nas barras em vermelho, com as porcentagens em relação ao total de implantes no eixo Y. Fonte: Tjong FVY, de Ruijter UW, Beurskens NEG, Knops RE. A comprehensive scoping review on transvenous temporary pacing therapy. Netherlands Heart J. 2019;27(10):462-73.

Tabela 46.3. Sumário de recente estudo observacional sobre implante de MPTV

Primeiro autor	Metkus TS
Revista	Chest
Ano de publicação	2019
Número de pacientes	360.223
Período de inclusão	2004-2014
Complicações relacionadas com o MPTV	
Pneumotórax	0,9%
Tamponamento cardíaco	0,6%
Sangramento não pericárdico	2,4%
Tempo de internação hospitalar (dias)	7,4 ± 0,06
Implante de MP definitivo	37,9%
Mortalidade intra-hospitalar	14,1%

Metkus TS, Schulman SP, Marine JE, et al. Complications and outcomes of temporary transvenous pacing: an analysis of > 360,000 patients from the national inpatient sample. Chest. 2019;155(4):749-57. https://doi.org/10.1016/j.chest.2018.11.026.

1,33; 95% intervalo de confiança (IC) 1,09–1.64; p = 0,005], vítimas de PCR intra-hospitalar (OR 3,52, 95% IC 2,76–4,48; p < 0,001) e pacientes internados em hospitais universitários (OR 1,91, 95% IC 1,53–2,40; p < 0,001). Tais números contrastam com os encontrados em revisão de Tjong et al.[3] cuja taxa média de complicações foi de 23% entre as publicações selecionadas. O autor atribuiu essa grande variabilidade aos critérios de inclusão e definições de complicações heterogêneos entre os estudos, subestimando a ocorrência de eventos adversos (Tabela 46.4).

As principais complicações relatadas em estudos são divididas de acordo com as etapas do procedimento de implante do MPTV.

Tabela 46.4. Ano de publicação com seus respectivos autores, tamanho amostral, taxas de complicações total e graves em percentuais e mortalidade.

Ano	Autor	N	% total	% Grave	Morte
1967	Tanaedi [5]	91	35,3%	6,6%	2,2%
1971	Javier [17]	200	5,0%	0,0%	0,0%
1973	Lumia [18]	113	94,2%	9,3%	1,8%
1973	Weinstein [19]	100	8,0%	2,0%	29,0%
1981	Lang [20]	44	52,4%	0,0%	N/A
1982	Austin [8]	100	85,0%	12,4%	4,0%
1983	Hynes [21]	1022	46,9%	22,7%	17,6%
1983	Papasteriadis [22]	42	7,2%	0,0%	N/A
1983	Paterson [23]	117	22,0%	0,8%	N/A
1985	Chin [24]	111	81,9%	3,6%	15,3%
1987	Abinader [25]	339	37,9%	0,9%	N/A
1987	Seng [26]	44	2,3%	2,3%	50%
1989	Jowett [27]	162	19,6%	1,8%	32,3%
1993	Iiu [28]	53	56,6%	1,9%	N/A
1993	Rashid [29]	50	10,0%	4,0%	30,0%
1996	Murphy [30]	168	44,5%	6,0%	34,0%
1997	Ferguson [31]	20	15,0%	5,0%	N/A
2003	Betts [32]	111	64,8%	11,7%	N/A
2003	0e Cock A [33]	42	26,3%	0,0%	N/A
2003	0e Cock B [33]	36	44,4%	0,0%	N/A
2004	Ayerbe [35]	530	22,6%	4,8%	6,4%
2004	Birkhahn [36]	117	21,2%	7,4%	23,1%
2007	Sodeck [37]	54	5,6%	3,7%	N/A
2010	Garcia [38]	47	23,5%	6,4%	N/A
2011	Bono [39]	182	39,0%	13,8%	2,7%
2012	Deftereos [40]	25	12,0%	0,0%	0,0%
2012	Björnstad [41]	50	51,8%	5,7%	16,0%
2013	Pinneri [42]	106	24,4%	6,5%	N/A
2014	Palmisano [43]	79	11,4%	0,0%	2,5%
2015	Shah [44]	122	0,8%	0,0%	N/A
2016	Ferri [45]	203	21,3%	2,0%	N/A
2016	El Nasasra [46]	66	21,3%	4,5%	N/A

Fonte: Tjong FVY, de Ruijter UW, Beurskens NEG. A comprehensive scoping review on transvenous temporary pacing therapy. Netherlands Heart J. 2019;27(10):462-73.

Complicações relacionadas com o acesso venoso central

- Punção arterial inadvertida;
- Pneumotórax: especialmente no acesso da subclávia e jugular interna;
- Hemotórax;
- Infecção: mais comum no acesso femoral;
- Menos usuais: TVP, tromboflebite, embolia gasosa.

Complicações relacionadas com a cateterização do ventrículo direito

- alça ou *looping*;
- aprisionamento do cateter de MPTV no aparato subvalvar tricuspídeo ou trabeculações do VD;
- Arritmias durante impactação de eletrodo;
- Falha de sensibilidade ou captura;
- *Oversensing* por miopotenciais da musculatura peitoral.

Desposicionamento de eletrodo

- Deslocamento para o seio coronariano:
  - Aumento súbito do limiar de captura;
  - Falha de captura;
  - ECG com QRS com morfologia de bloqueio de ramo direito;
  - Cateter direcionado posteriormente na radiografia de tórax.
- Perfuração do septo: novo padrão de BRD ao ECG;
- Perfuração da parede livre do VD deve ser suspeitada quando ocorrer:
  - Perda de captura;
  - Dor torácica;
  - Novo atrito pericárdico;
  - Estimulação da parede torácica;
  - Hemopericárdio e tamponamento.

Conclusão

O implante de MPTV é a técnica de estimulação cardíaca provisória de eleição em pacientes com bradiarritmias sintomáticas e/ou instáveis hemodinamicamente, sendo medida essencial à manutenção da vida. Apesar disso, persistem elevadas taxas de complicações, a despeito da maior segurança com as técnicas contemporâneas de inserção sob visualização direta. É imprescindível, portanto, indicação criteriosa e, sobretudo, vigilância ativa de complicações para implementação de condutas precoces quando estas ocorrerem.

As técnicas de inserção por visualização direta e o contínuo monitoramento são medidas aparentemente eficazes na redução da mortalidade e eventos adversos relacionados com a inserção do MPTV, ainda que ensaios clínicos randomizados não estejam disponíveis sobre o tema.

Pontos-chave

- O conhecimento das indicações e contraindicações de MPTV são de fundamental importância haja vista as altas taxas de eventos adversos relacionados com o procedimento.
- A diferentes técnicas de implante devem ser de conhecimento do médico, sendo sempre melhor aquela a qual possuir maior domínio.
- Atentar para parâmetros de segurança do procedimento, privilegiando métodos sob visualização direta do acesso venoso central e cateterização do ventrículo direito.
- Cuidados e rotinas pós procedimento são fundamentais para assegurar estimulação provisória efetiva, minimizando novas intervenções e permitindo reconhecimento precoce de complicações. Seu emprego é imprescindível para instituir precocemente intervenções terapêuticas contra situações potencialmente ameaçadoras à vida, sobrepujando o benefício do procedimento.

Referências bibliográficas

1. Sullivan BL, Bartels K, Hamilton N. Insertion and management of temporary pacemakers. Semin Cardiothorac Vasc Anesth. 2016;20:52.
2. Harrigan RA, Chan TC, Moonblatt S, Vilke GM, Ufberg JW. Temporary transvenous pacemaker placement in the emergency department. J Emerg Med. 2007;32(1):105-11.
3. Tjong FVY, de Ruijter UW, Beurskens NEG, Knops RE. A comprehensive scoping review on transvenous temporary pacing therapy. Netherlands Heart J. 2019;27(10):462-73.
4. Rosenfeld LE. Bradyarrhythmias, abnormalities of conduction, and indications for pacing in acute myocardial infarction. Cardiol Clin. 1988;6:49.
5. Berger PB, Ruocco NA Jr, Ryan TJ. Incidence and prognostic implications of heart block complicating inferior myocardial infarction treated with thrombolytic therapy: results from TIMI II. J Am Coll Cardiol. 1992;20:533.
6. O'Gara PT, Kushner FG, Ascheim DD. 2013 ACCF/AHA guideline for the management of ST-elevation myocardial

infarction: a report of the American College of Cardiology Foundation/American Heart Association Task Force on Practice Guidelines. Circulation. 2013;127:e362.
7. Yaqub Y, Perez-Verdia A, Jenkins LA. Temporary transvenous cardiac pacing in patients with acute myocardial infarction predicts increased mortality. Cardiol Res. 2012;3:1.
8. https://www.uptodate.com/contents/temporary-cardiac-pacing?search=marcapasso%20provis%C3%B3rio&source=search_result&selectedTitle=1~74&usage_type=default&display_rank=1 3
9. Smith I, Monk TG, White PF. Comparison of transesophageal atrial pacing with anticholinergic drugs for the treatment of intraoperative bradycardia. Anesth Analg. 1994;78(2):245-52.
10. Morrison LJ, Long J, Vermeulen M. A randomized controlled feasibility trial comparing safety and effectiveness of prehospital pacing versus conventional treatment:'PrePACE'. Resuscitation. 2008;76(3):341-9.
11. Field JM, Hazinski MF, Sayre MR. Part 1: executive summary: 2010 American Heart Association Guidelines for Cardiopulmonary Resuscitation and Emergency Cardiovascular Care. Circulation. 2010;122(18 Suppl 3):S640-56.
12. Bunch OJS, Day JD. Cardiac Pacing and ICDs. John Wiley & Sons. 2020;117-29.
13. Cummins RO, Graves JR, Larsen MP, Hallstrom AP, Hearne TR, Ciliberti J, et al. Out-of-hospital transcutaneous pacing by emergency medical technicians in patients with asystolic cardiac arrest. N Engl J Med. 1993;328(19):1377-82.
14. Sherbino J, Verbeek PR, MacDonald RD. Prehospital transcutaneous cardiac pacing for symptomatic bradycardia or bradyasystolic cardiac arrest: a systematic review. Resuscitation. 2006;70(2):193-200.
15. Ornato JP, Carveth WL, Windle JR. Pacemaker insertion for prehospital bradyasystolic cardiac arrest. Ann Emerg Med. 1984;13(2):101-3.
16. Wald DA. Therapeutic procedures in the emergency department patient with acute myocardial infarction. Emerg Med Clin North Am. 2001;19:451-67.
17. Metkus TS, Schulman SP, Marine JE. Complications and outcomes of temporary transvenous pacing: an analysis of > 360,000 patients from the national inpatient sample. Chest. 2019;155(4):749-57.
18. Ng ACC, Lau JK, Chow V, Adikari D, Brieger D, Kritharides L. Outcomes of 4838 patients requiring temporary transvenous cardiac pacing: a statewide cohort study. Int J Cardiol. 2018 Nov 15;271:98-104.

CAPÍTULO 47

Pericardiocentese

David Provenzale Titinger • Francisco Monteiro de Almeida Magalhães
Samuel Padovani Steffen • Fábio Antonio Gaiotto

Destaques

- Composição do pericárdio.
- Fisiopatologia e etiologia do derrame pericárdico.
- Ferramentas para o diagnóstico.
- Identificação do tamponamento cardíaco.
- Métodos de tratamento.

Introdução

O pericárdio é o tecido que recobre o coração, sendo composto por dois folhetos: o pericárdio visceral e o pericárdio parietal. Entre eles, compreende-se o espaço pericárdico, possuindo em torno de 50 mL de líquido seroso.[1] Em determinadas situações patológicas, ocorre acúmulo de líquido nesse espaço virtual, causando derrame pericárdico e em proporções mais graves tamponamento cardíaco. Para derrames volumosos com instabilidade hemodinâmica, dispomos da pericardiocentese como tratamento inicial.

Conceito e epidemiologia

O pericárdio compreende a camada de tecido que envolve o coração, dividido por dois folhetos: parietal e visceral. O pericárdio parietal é fibroso, recobre a maior parte do coração e tem cerca de 2 mm de espessura. Já o pericárdio visceral possui células mesoteliais, fibras de colágeno e elastina aderidos diretamente ao epicárdio. O saco pericárdico, espaço entre eles, possui em média 50 mL de líquido em seu interior.[1] Na prática clínica é comum ao exame de ecocardiograma achados incidentais de derrames pericárdicos discretos ou até moderados, sem repercussão clínica em pacientes assintomáticos.[2] Entretanto, o derrame pericárdico pode ser um sinal clínico de doenças cardíacas descompensadas e outras doenças sistêmicas.

Existem diversas patologias que cursam com derrame pericárdico, dentre elas destacamos: pericardite infecciosa, insuficiência cardíaca, pós infarto agudo do miocárdio (IAM), miocardites, dissecção de aorta e infarto pulmonar (Tabela 47.1).[3]

O tamponamento cardíaco é uma emergência clínica, se não diagnosticado de forma rápida e precisa, pode evoluir para choque cardiogênico e óbito.[4]

As causas mais relacionadas com a evolução para tamponamento cardíaco são infecções bacterianas e fúngicas, sangramentos e neoplasias. Em

Tabela 47.1. Etiologias – derrame pericárdico

Pericardite infecciosa (viral, bacteriana, fúngica, tuberculose)
Pós IAM (precoce/tardio ≥ síndrome de Dressler)
Miocardite, dissecção de aorta, infarto pulmonar, IC, pneumonia
Doenças autoimunes (LES, AR, esclerodermia, síndrome de Sjögren)
Neoplasias (carcinomas de mama e pulmão, mesotelioma, linfomas, melanoma)
IR, hipotireoidismo, cetoacidose diabética
Pós-procedimentos (marca-passo, angioplastia coronária, intervenção valvar, BEM, EEF)
Traumas
Gravidez
Idiopática

IAM: infarto agudo do miocárdio; IC: insuficiência cardíaca; LES: lúpus eritematoso sistêmico; AR: artrite reumatoide; IR: insuficiência renal; BEM: biópsia endomiocárdica; EEF: estudo eletrofisiológico.

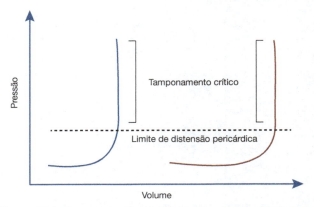

Figura 47.1. Demonstração da diferença na instalação do tamponamento cardíaco em derrame de instalação aguda (*curva azul*) e crônico com mecanismos de adaptação (*curva vermelha*).

alguns casos, a primeira manifestação clínica de um câncer pode ser o derrame pericárdico.[5]

Fisiopatologia

Como vimos no tópico anterior, a formação do derrame pericárdico pode ser decorrente de um processo inflamatório, infeccioso, neoplásico ou sangramento. O saco pericárdico possui pouca reserva de volume em seu interior, sendo assim pequenos acúmulos de líquido de forma rápida (100 a 200 mL) são capazes de causar efeitos deletérios a função cardíaca. Em contrapartida, derrames de acúmulo lento são mais bem tolerados, pela característica elástica do pericárdio e capacidade compensatória do coração em manter o débito cardíaco (estímulo adrenérgico: aumento da frequência e contratilidade cardíacas).[6] O aumento da pressão interna no saco pericárdico pode culminar no colapso hemodinâmico, com redução do volume diastólico, do débito cardíaco e hipotensão, determinando o tamponamento cardíaco (Figura 47.1). Essa condição configura uma emergência clínica, o diagnóstico deve ser rápido e preciso, medidas como a pericardiocentese devem ser tomadas para evitar um desfecho desfavorável.[7]

Diagnóstico

O paciente com derrame pericárdico tem diversas apresentações clínicas, a depender de sua graduação (discreto, moderado e importante). De forma geral, derrames discretos a moderados não infligem sintomas, sendo comum o diagnóstico incidental após exames complementares de rotina em pacientes assintomáticos. Nesses casos, majoritariamente a conduta será expectante.

Em derrames volumosos (> 600 mL ou > 20 mm) com tamponamento cardíaco, o diagnóstico é clínico e confirmado após a realização de ultrassom *point-of-care* (POCUS) ou ecocardiografia.[8] No exame físico podemos encontrar os clássicos sinais da tríade de Beck, composta por bulhas cardíacas abafadas, turgência jugular e hipotensão arterial. Outro sinal importante na avaliação clínica é o pulso paradoxal, definido pela queda da pressão arterial sistólica acima de 10 mmHg durante a inspiração respiratória (Figura 47.2).[9]

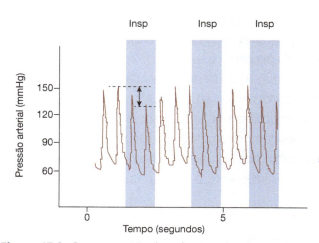

Figura 47.2. Demonstração do pulso paradoxal no tamponamento cardíaco. Referência: Hamzaoui O, Monnet X, Teboul JL. Pulsus paradoxus. Eur Respir J. 2013.

Em alguns casos, o eletrocardiograma apresenta-se com diminuição da amplitude do QRS e alternância elétrica (Figura 47.3).[10]

O ecocardiograma é um exame de rápida execução e deve ser amplamente disponível nos setores de emergência hospitalar. Tem capacidade de confirmar o derrame pericárdico e avaliar se há presença de tamponamento cardíaco, pela restrição ao enchimento das câmaras direitas e colabamento da veia cava superior (Figura 47.4).[11]

Nos pacientes com estabilidade hemodinâmica a tomografia computadorizada tem papel em mensurar mais precisamente o tamanho do derrame, sua localização e características do líquido pela densidade, homogeneidade e presença ou não de calcificações. Auxilia também na programação da estratégia terapêutica. A ressonância magnética é menos disponível; porém, quando presente, é um parâmetro adicional na avaliação das dimensões cardíacas e da função ventricular.

Tratamento

Nos pacientes com derrame discreto ou moderado e assintomáticos, o tratamento pode ser expectante com vigilância para sinais de deterioração clínica e ecocardiogramas periódicos. Constatado o derrame pericárdico com tamponamento cardíaco o tratamento deve ser instituído o mais breve possível por meio da punção de Marfan ou abordagem cirúrgica. Em situações de estado clínico crítico com instabilidade hemodinâmica a punção a beira-leito está autorizada.

Pacientes em pós-operatório de cirurgia cardiovascular com evolução para derrame pericárdico importante, a melhor estratégia é retornar ao centro cirúrgico e instalar a drenagem por uma janela pericárdica.

Drenagem pericárdica por punção (punção de Marfan): o procedimento deve ser guiado por ecocardiograma para determinar o local exato da punção e prevenir complicações. O acesso da agulha

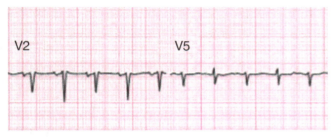

Figura 47.3. Imagem de eletrocardiograma (derivações precordiais V2 e V5) com alternância elétrica pelo derrame pericárdico. Referência: Grindler J, Friedmann AA, Oliveira CAR, Lima M. Tamponamento cardíaco, 2019.

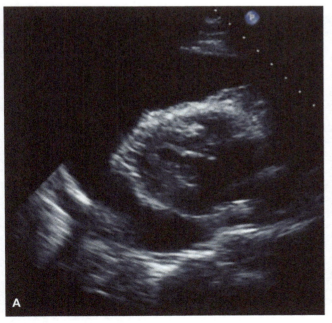 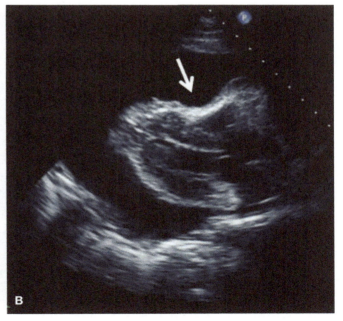

Figura 47.4. Imagem de ecocardiograma demonstrando derrame pericárdico volumoso com colapso do ventrículo direito durante o início da diástole. A seta na parte B evidencia a invaginação da parede livre do ventrículo direito. Referência: Kearns MJ, Walley KR. Tamponade: hemodynamic and echocardiographic diagnosis. Chest. 2018.

é subxifoide no ângulo de 30° com a pele e em direção ao ombro esquerdo. Após o correto posicionamento da agulha, procedemos a introdução do fio-guia e passagem do cateter *pigtail* para drenagem.[12] A síndrome de descompressão aguda do ventrículo direito é evitada com a drenagem lenta em derrames importantes.[13] Complicações graves do procedimento são raras e incluem lesão das artérias coronárias, perfuração do miocárdio, pneumotórax, embolia pulmonar e perfuração da cavidade peritoneal. Contraindicações a punção: ruptura de parede livre de ventrículo direito, pós-operatório de cirurgia cardiovascular, derrame loculado posterior e dissecção de aorta.[14]

Análise laboratorial do líquido pericárdico nos auxilia na identificação etiológica e consiste na solicitação de proteínas total e frações, desidrogenase láctica, glicose, marcadores tumorais, pesquisa de bacilo álcool-ácido resistente (BAAR) e dosagem de adenosina deaminase (ADA).

Abordagem cirúrgica

A abordagem cirúrgica clássica para o tratamento do derrame pericárdico com repercussão hemodinâmica é a abertura direta da cavidade pericárdica. A tática cirúrgica empregada é escolhida de acordo com o quadro clínico de cada paciente. Podemos dividir essas situações clínicas de tamponamento em três cenários que serão abordados a seguir.

Reabordagem cirúrgica

Quando lidamos com casos de tamponamento no período imediato de pós-operatório de cirurgia cardíaca, a abordagem normalmente é realizada via transesternal clássica. Esse procedimento é conhecido como reexploração mediastinal e normalmente é devido a hemorragia pós-operatória. São situações clínicas de alta morbimortalidade e, se não corrigidas imediatamente, a deterioração pode ocorrer em minutos.[15] Dessa forma, a hemorragia deve ser completamente corrigida não apenas com a drenagem do pericárdio e revisão das suturas cirúrgicas, mas também com correção efetiva da coagulopatia associada, correção da acidose, hipovolemia e hipotermia. Situações extremas de tamponamento algumas vezes exigem esvaziamento parcial do pericárdio a beira-leito na UTI, seguido de correção completa em sala operatória.[16] Esse procedimento raramente é necessário, mas em casos de emergência, pode salvar a vida do paciente até conseguir levá-lo em segurança ao centro cirúrgico.

Janela pericárdica

O objetivo da ressecção parcial de parte do pericárdio (janela) é conseguir drenagem efetiva do líquido para o compartimento pleural ou peritoneal, como forma de evitar um novo acúmulo de líquido no espaço pericárdico. O procedimento pode ser realizado via toracoscopia, toracotomia anterior ou incisão subxifóidea. A ressecção deve ser grande o suficiente para evitar novo acúmulo de líquido, porém deve-se ter cuidado para não ocorrer prolapso ou herniação cardíaca.[17] A indicação é derrames crônicos, redicivantes, principalmente relacionados com doenças neoplásicas.

Pericardiectomia

A pericardite constritiva pode ou não estar associada a derrame pericárdico; porém, a repercussão hemodinâmica está presente na grande maioria dos casos. A abordagem cirúrgica habitualmente é realizada via transesternal e, em casos específicos, o uso da circulação extracorpórea é necessário. O objetivo do procedimento é liberar os ventrículos da aderência pericárdica espessa e muitas vezes calcificada. A aderência pericárdica pode ser muito intensa acrescentando risco de sangramento importante na operação, o que pode ser mitigado com o uso do dispositivo de recuperação sanguínea intraoperatória (*cell saver*). O pericárdio é ressecado completamente anteriormente e, nas laterais, até o nervo frênico direito e esquerdo.[18] A ressecção posterior raramente é necessária. Apesar do procedimento aliviar os sintomas de restrição, a sobrevida a longo prazo pode não ser satisfatória nesses pacientes, principalmente em casos de pericardite constritiva induzida por radiação.

Conclusões e perspectivas

O derrame pericárdico é um achado comum em pacientes com doenças cardiovasculares. A apresentação clínica varia desde um paciente assintomático até o tamponamento cardíaco com instabilidade hemodinâmica. Por ser uma emergência clínica com possibilidade de evolução para óbito, o tamponamento deve ser prontamente diagnosticado e tratado. A pericardiocentese é um procedimento de extrema importância capaz de impedir a deterioração clínica com desfechos desfavoráveis.

Referências bibliográficas

1. Hayase J, Mori S, Shivkumar K, Bradfield JS. Anatomy of the pericardial space. Card Electrophysiol Clin [Internet]. 2020;12(3):265-70. Disponível em: https://doi.org/10.1016/j.ccep.2020.04.003
2. Vakamudi S, Ho N, Cremer PC. Pericardial effusions: causes, diagnosis, and management. Prog Cardiovasc Dis [Internet]. 2017;59(4):380-8. Disponível em: http://dx.doi.org/10.1016/j.pcad.2016.12.009
3. Adler Y, Charron P, Imazio M, Badano L, Barón-Esquivias G, Bogaert J, et al. 2015 ESC Guidelines for the diagnosis and management of pericardial diseases. Eur Heart J. 2015;36(42):2921-64.
4. Bernoche C, Timerman S, Polastri TF, Giannetti NS, Siqueira AWDS, Piscopo A, et al. Atualização da diretriz de ressuscitação cardiopulmonar e cuidados cardiovasculares de emergência da sociedade brasileira de cardiologia - 2019. Arq Bras Cardiol. 2019;113(3):449-663.
5. Ben-Horin S, Bank I, Guetta V, Livneh A. Large symptomatic pericardial effusion as the presentation of unrecognized cancer: a study in 173 consecutive patients undergoing pericardiocentesis. Medicine (Baltimore). 2006;85(1):49-53.
6. Imazio M, Mayosi BM, Brucato A, Markel G, Trinchero R, Spodick DH, et al. Triage and management of pericardial effusion. J Cardiovasc Med. 2010;11(12):928-35.
7. Appleton C, Gillam L, Koulogiannis K. Cardiac tamponade. Cardiol Clin [Internet]. 2017;35(4):525-37. Disponível em: https://doi.org/10.1016/j.ccl.2017.07.006
8. Arnold MJ, Jonas CE. Point-of-care ultrasonography. Am Fam Physician. 2020;101(5):275-86.
9. Hamzaoui O, Monnet X, Teboul JL. Pulsus paradoxus. Eur Respir J. 2013;42(6):1696-705.
10. Grindler J, Friedmann AA, Oliveira CAR, Lima M. Diagnóstico diferencial no eletrocardiograma. São Paulo: Manole; 2019.
11. Kearns MJ, Walley KR. Tamponade: hemodynamic and echocardiographic diagnosis. Chest. 2018;153(5):1266-75.
12. Gluer R, Murdoch D, Haqqani HM, Scalia GM, Walters DL. Pericardiocentesis: how to do it. Hear Lung Circ. 2015;24(6):621-5.
13. Prabhakar Y, Goyal A, Khalid N, Sharma N, Nayyar R, Spodick DH, et al. Pericardial decompression syndrome: a comprehensive review. World J Cardiol. 2019;11(12):282-91.
14. Luis SA, Kane GC, Luis CR, Oh JK, Sinak LJ. Overview of optimal techniques for pericardiocentesis in contemporary practice. Curr Cardiol Rep. 2020;22(8):1-10.
15. Moulton MJ, Creswell LL, Mackey ME. Reexploration for bleeding is a risk factor for adverse outcomes after cardiac operations. J Thorac Cardiol Surg. 1996;111:1037.
16. Fiser SM, Tribble CG, Kern JA. Cardiac reoperation in the intensive care unit. Ann Thorac Surg. 2001;71:1888.
17. Georgghiou GP, Stamler A, Sharoni E. Vide-assisted thoracoscopic pericardial window for diagnosis and management of pericardial effusions. Ann Thorac Surg. 2005;80:607.
18. Schwefer M, Aschenbach R, Hidemann J. Constrictive pericarditis, still a diagnostic challenge: comprehensive review of clinical management. Eur J Cardiothorac Surg. 2009;36:502.

CAPÍTULO 48

Drenagem Torácica

Karen Alcântara Queiroz Santos • Aurelino Fernandes Schmidt Junior • Fabio Minamoto • Orival de Freitas Filho

Destaques

A drenagem torácica consiste na colocação de um tubo no espaço pleural para drenar seu conteúdo (líquido ou ar) e permanece no local até que a drenagem seja concluída. Assim, permitindo restaurar a função ventilatória, garantir a expansão pulmonar e eliminar desvios mediastinais.

Neste capítulo, o leitor encontrará importantes ferramentas diagnósticas, clínicas e complementares, bem como condutas estabelecidas para o tratamento dessa afecção.

Introdução

Na prática hospitalar, a inserção de um dreno torácico pode ser necessária em muitos contextos clínicos diferentes, como no manejo de pacientes em pós-toracotomia ou em situações de urgência/emergência. Portanto, é de suma importância conhecer as indicações, bem como a grande variabilidade dos tipos de materiais atualmente disponíveis para a drenagem pleural.

Conceito e epidemiologia

A drenagem torácica é um procedimento cirúrgico comum, feito com a finalidade de drenar o ar ou o líquido acumulado na cavidade pleural, e tem como objetivo principal restabelecer as condições fisiológicas do espaço pleural após patologias e intervenções. Pneumotórax, derrames pleurais e pós-operatório de cirurgias cardiotorácicas estão entre as suas principais indicações (Tabela 48.1).

Derrames pleurais por diversas causas são relatados em 24 a 63% dos pós-operatórios de cirurgia cardíaca. Pneumotórax pós-retirada de drenos pleurais nesses pós-operatórios foram observados em 1,4% dos casos.[1]

Fisiopatologia

As pleuras são formadas por uma camada única de mesotélio, que são metabolicamente ativas e produzem várias substâncias, dentre as quais, ácido hialurônico rico em glicoproteínas, óxido nítrico e fator de transformação do crescimento beta.[2]

Tabela 48.1. Indicações para a drenagem torácica

Tipo de dreno pleural	Indicação
Tubular/cateter de *pig-tail*	Pneumotórax • Espontâneo: sintomático, moderado ou volumoso • Secundário: em pacientes sob ventilação mecânica, Hipertensivo, Iatrogênico, Pós-trauma Derrames pleurais • Empiema • Recidivantes benignos ou malignos, que podem requerer pleurodese • Hemotórax • Quilotórax Pós-operatório • Cirurgia torácica, cardíaca ou esofágica
Cateter pleural de longa permanência	Derrame pleural neoplásico recidivante Derrame pleural sintomático benigno recidivante*

*Insuficiência cardíaca e hidrotórax hepático são etiologias comuns.
Fonte: modificada de Porcel JM. Chest tube drainage of the pleural space: a concise review for pulmonologists. Tuberc Respir Dis (Seoul). 2018;81(2):106-15.

A pressão negativa pleural se mantém por meio da retração elástica do interstício pulmonar em oposição à tendência de expansão da caixa torácica. Na posição ereta, essa pressão varia por relação com a gravidade. Apresenta um gradiente da base até o ápice de até 12 cm H_2O, ou 0,2 cm H_2O por centímetro de altura pulmonar.[2,3] As pleuras visceral e parietal, no entanto, permanecem acoladas pela tensão superficial associada à presença do líquido pleural. A introdução de ar no espaço pleural rompe esse mecanismo e, associado ao recolhimento elástico do pulmão, produz-se um pneumotórax.

O volume normal de líquido pleural em cada cavidade pleural é de 0,26 mL/kg. Este é em maior parte produzido pelos capilares na pleura parietal e é absorvido pelos estômatos do sistema linfático da pleura parietal. O ciclo ventilatório produz uma oscilação pressórica de –0,5 cm H_2O, ao final da expiração, para até –24 cm H_2O à inspiração profunda. Esse ciclo produz propulsão do líquido para o sistema linfático na pleura parietal.[2] A capacidade de *clearance* linfático é 20 vezes maior que a taxa normal de formação do líquido pleural.[3]

A causa mais comum para os derrames pleurais é o aumento do líquido intersticial pulmonar. Inicialmente no edema pulmonar, o fluido excedente é removido pelos linfáticos do interstício. À medida que o edema se torna maior, o sistema de drenagem intersticial é saturado e o líquido transuda para o espaço pleural. Quando essa produção excede a capacidade de absorção dos linfáticos da pleura parietal, forma-se um derrame pleural. Esse é o mecanismo predominante na insuficiência cardíaca congestiva, derrames parapneumônicos e na embolia pulmonar.[3]

Há outras causas para os derrames pleurais como o aumento da pressão intravascular da pleura associada à presença de síndrome da veia cava superior ou por falha ventricular direita ou esquerda. O aumento da pressão coloidosmótica pleural, pela presença de hemotórax, pode favorecer o acúmulo de líquido pleural. Ascites volumosas podem ser aspiradas para o espaço pleural através de estomas diafragmáticos. A ruptura do ducto torácico pode causar um quilotórax. A obstrução dos linfáticos da pleural parietal, sobretudo em neoplasias, reduz a absorção do líquido pleural e favorece a formação de derrame pleural. Como os linfáticos drenam no sistema venoso profundo, elevações de pressão nas veias centrais provocam efeito exponencial sobre o acúmulo de líquido na cavidade pleural (Figura 48.1).[2]

Em outro mecanismo, a presença de inflamação pleural pode induzir a formação de exsudatos. Um pulmão encarcerado pode resultar de um processo inflamatório pleural cronificado. Isso pode ser observado no pós-operatório de cirurgias cardíacas, em hemotórax, empiema ou tuberculose.[3] Exsudatos podem ser também encontrados em outras condições sumarizadas na Tabela 48.2.[2]

Diagnóstico

Histórico clínico e exame físico

A apresentação clínica do derrame pleural muitas vezes envolve sintomas respiratórios inespecíficos como tosse, cansaço, respiração curta e ortopneia. Esses sintomas estão presentes em diversas síndromes respiratórias e ocorrem por causa do efeito compressivo sobre o parênquima pulmonar. A dor torácica tem uma caracterização mais específica, sendo muitas vezes descrita na região dorsal e

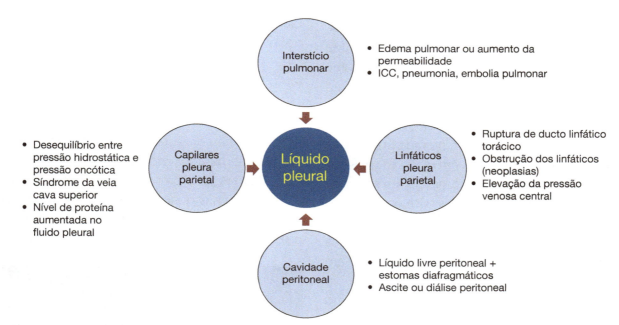

Figura 48.1. Fisiopatologia do líquido pleural. Fonte: arquivo pessoal do autor.

Tabela 48.2. Derrames exsudativos

Infecciosos: bactérias, vírus, tuberculose, fungos, parasitas
Neoplasias: mesotelioma, neoplasias secundárias na pleura (p. ex., câncer de pulmão, mama, linfoma, mieloma, câncer de ovário, câncer de pâncreas, colangiocarcinoma)
Derrame paraneoplásico: pleurite reativa a câncer de pulmão, atelectasias, pleurite actínica
Reativo ou parapneumônico
Embolia pulmonar
Doenças abdominais: pancreatite, colecistite, abscesso hepático ou esplênico, perfuração esofágica após escleroterapia esofágica
Lesão cardíaca ou pericárdica: infarto do miocárdio, após revascularização miocárdica, cirurgia cardíaca ou procedimentos de ablação. Estenose de veia pulmonar
Ginecológico: hiperestimulação ovariana, síndrome de Meigs, endometriose, complicações pós-parto
Colagenoses: artrite reumatoide, lúpus eritematoso sistêmico, síndrome de Sjögren, granulomatose eosinofílica, granulomatose com poliangiite
Medicamentoso: nitrofurantoína, dantrolene, amiodarona, metisergida, dasatinibe, interleucina 2, procarbazina, metotrexato, clozapina, fenitoína, betabloqueadores, derivados do ergot
Hemotórax
Quilotórax (traumático, linfoma ou espontâneo)
Sarcoidose
Miscelânea

Fonte: Feller-Kopman D, Light R. Pleural disease. N Engl J Med. 2018; 378(8):740-51.

ventilatório dependente. É decorrente da inflamação da pleura parietal, a qual acompanha o quadro em muitas das causas descritas anteriormente.

No exame físico respiratório notamos uma redução na expansibilidade torácica e no murmúrio vesicular reduzido à ausculta. A percussão torácica maciça e o frêmito toracovocal reduzido nos direcionam para hipótese de derrame pleural como causa principal, sendo um dos diagnósticos diferenciais atelectasia. Alguns sinais clínicos clássicos são descritos no exame físico do derrame pleural como abaulamento do espaço intercostal na expiração nas bases pulmonares e percussão maciça da coluna vertebral.

Nos casos de pneumotórax o histórico clínico se caracteriza por eventos agudos como traumas, punções e retiradas de drenos. A sintomatologia engloba principalmente dor pleurítica, dispneia e respiração curta. E o exame físico difere do derrame pleural pela presença da percussão torácica timpânica. O pneumotórax hipertensivo é uma condição de emergência caracterizada pelo pneumotórax associado a choque obstrutivo, de diagnóstico invariavelmente clínico com murmúrio vesicular reduzido ou abolido, hipertimpanismo, hipotensão, desvio contralateral das estruturas do mediastino e distensão jugular.

Radiografia de tórax

A radiografia é o exame mais simples e disponível na propedêutica de imagem do tórax. Como exame bidimensional em geral é feito em duas incidências (posteroanterior e perfil), o que permite a localização tridimensional das estruturas torácicas. Nos casos de derrame pleural livre, a imagem na radiografia pode variar dependendo da posição em que o paciente fez o exame. Em posição ortostática, em geral se caracteriza por uma opacidade em formato de parábola nas bases pulmonares com velamento do seio costofrênico (Figura 48.2). Uma incidência específica para essa patologia é com raios horizontais em um paciente em decúbito lateral ipsilateral (incidência de Laurell), no qual o líquido se acumula no lado acometido. Já no pneumotórax, a imagem radiográfica mostra o desacoplamento da pleura visceral da parede torácica.

Ultrassonografia de tórax

É uma modalidade de exame cada vez mais disponível e com mais profissionais capacitados a realizá-la. A principal vantagem é que tem elevadas sensibilidade e especificidade, além permitir ao examinador a quantificação do volume de líquido, bem como a marcação do local de punção.

É um exame simples de ser feito, não expõe o paciente a radiação e permite a visualização das principais estruturas torácicas como pulmões, pleuras, diafragma e pericárdio (Figura 48.3), além de eventuais dispositivos alojados na cavidade pleural. Por meio desse exame podemos identificar tanto a presença de ar como de líquido na pleura.

Tomografia computadorizada

A tomografia computadorizada de tórax é o melhor exame para diagnóstico de afecções pleurais. Além de detectar a presença de líquido na cavidade até em mínimas quantidades, nos dá informações adicionais como grau de espessamento pleural, presença de loculações (Figura 48.4), nodulações,

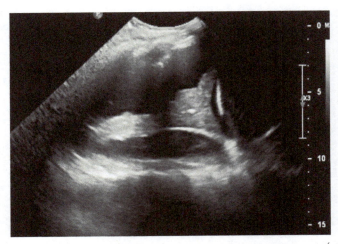

Figura 48.3. Ultrassonografia de tórax com derrame pleural. É possível visualizar além do líquido na cavidade pleural, o pulmão colapsado abaixo e o diafragma à direita da imagem. Fonte: acervo pessoal do autor.

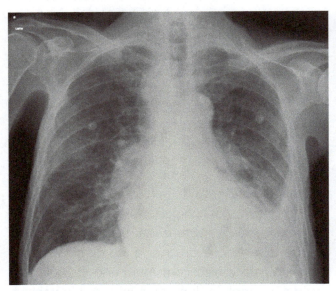

Figura 48.2. Radiografia de tórax com derrame pleural à esquerda. Nota-se velamento do seio costofrênico e opacidade em base com formato de parábola. Fonte: acervo pessoal do autor.

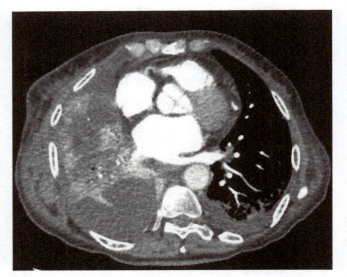

Figura 48.4. Tomografia de tórax com contraste endovenoso no corte axial. Nesta imagem é possível ver derrame pleural à direita com atelectasia do lobo pulmonar adjacente. Fonte: acervo pessoal do autor.

tumores, sangue, entre outros. Nos casos em que há dúvida no diagnóstico é o exame a ser solicitado, tanto para casos de derrame quanto para o pneumotórax.

Tratamento
Drenagem pleural tubular

Com base em opiniões de especialistas, o uso de drenos tubulares maiores que 20F são recomendados em situações nas quais há:

1) perspectiva de aumento progressivo de uma fístula aérea, como em deiscências brônquicas ou pneumotórax traumático;
2) pneumotórax por barotrauma, associado à ventilação mecânica;
3) hemotórax;
4) drenagem torácica pós-operatória.[4]

Os drenos tubulares são inseridos por dissecção romba, com palpação digital da cavidade pleural.

A localização da drenagem pleural deve ser aquela considerada mais resolutiva. Em situações de drenagem exclusivamente aérea, pode ser considerado o posicionamento anterior e superior do espaço pleural. No caso de derrames pleurais livres, opta-se pelo posicionamento mais posterior e inferior. Loculações poderão ser identificadas e ter o dreno adequadamente posicionado por meio do exame ultrassonográfico ou da tomografia computadorizada do tórax.[5] Em situações de atendimento de emergência, particularmente no atendimento do trauma, a drenagem pleural tubular é padronizadamente realizada no quinto espaço intercostal na linha axilar média ou anterior, após a inspeção digital do espaço pleural.

O posicionamento adequado do tubo poderá ser verificado pela radiografia de tórax. O orifício sentinela, última fenestra do dreno torácico, posicionado sobre a linha radiopaca, deve encontrar-se dentro da cavidade pleural, dois centímetros além da margem costal.[4]

Drenagem pleural por cateter de fino calibre

Comumente, trata-se de uma drenagem com um cateter tipo *pig-tail*, com diâmetros de 10,2 a 14Fr. Seu posicionamento também pode variar de acordo com a indicação. Um pneumotórax pode ter mais sucesso de drenagem com a localização anterossuperior do tórax, enquanto derrames livres são mais bem abordados por drenos laterais e próximos a base. Permite incisões menores, é mais tolerável e com menos complicações que os drenos tubulares. Mas não substitui os drenos tubulares em todos os casos.

O exame ultrassonográfico do tórax à beira-leito permite a adequada localização de coleções líquidas no espaço pleural, permitindo o correto planejamento da incisão. Após a anestesia local, a toracocentese confirma o posicionamento da agulha no espaço pleural pela saída de líquido ou ar. Esse passo é fundamental na inserção de drenos tipo *pig-tail*, já que são introduzidos sem inspeção digital do espaço pleural. O dreno é usualmente introduzido por técnica de punção direta ou à Seldinger e conectado a um sistema valvular unidirecional, tipo Heimlich.

Cateter pleural de longa permanência

É um tipo de cateter flexível parcialmente implantado por meio de trajetos subcutâneos de 5 cm, que apresentam em seu trajeto um *cuff* de poliéster com o objetivo de causar adesão ao subcutâneo e gerar uma barreira contra infecções. É introduzido por meio de uma punção à Seldinger e um dilatador tipo *peel-away*. A ponta intrapleural é multifenestrada e a outra extremidade possui uma válvula unidirecional que permite, acoplada a uma garrafa à vácuo, a evacuação de derrames fluidos. Sua indicação ocorre para o tratamento de derrames recidivantes. A retirada intermitente do líquido é realizada em casa.

Sistemas coletores
Selo d'água

É o sistema mais comum, descrito em 1916 por Kenyon.[8] Uma extensão transparente conecta o dreno a uma garrafa coletora. Esta possui um respiro e um tubo subaquático com um nível líquido de 2 cm, o selo d'água. Apresenta baixo custo; porém, o acúmulo do líquido pleural drenado aumenta a resistência do sistema à drenagem de ar. Líquidos ricos em proteína, na presença de fuga aérea, tendem a formar espuma e diminuir o selo d'água. O frasco, depositado sempre junto ao chão, apresenta colonização bacteriana nas primeiras 48 horas.[9] Como o sifonamento do líquido para o tórax pode ocorrer se o frasco for elevado, clampeamentos da extensão durante o transporte são realizados, mesmo na presença de fístulas aéreas, causando colapso pulmonar e enfisema de partes moles.

Três-câmaras

Howe, em 1952, apresentou um sistema que permitia coletar o líquido pleural, manter o selo d'água e um sistema de aspiração do dreno, com três câmaras combinadas em uma única peça. Líquido ou ar drenam em uma câmara coletora. Outra câmara para o selo d'água serve como uma válvula unidirecional. Por fim, uma terceira câmara para o sistema de aspiração permite a graduação da pressão negativa aplicada de –10 a –40 cm H_2O. O uso da sucção para a redução de tempo de fístula aérea permanece controverso. O manejo do dreno pleural depende, em suma, da sua indicação, o que parece favorecer o uso de aspiração em pacientes de pós-operatório de cirurgia torácica e em traumatismos torácicos (Figura 48.5).[6]

Sistemas coletores digitais

Esses sistemas reduzem a variabilidade entre observadores ao prover dados contínuos do débito tanto aéreo quanto líquido, bem como da pressão intrapleural. Têm a capacidade de graduação mais ampla da aspiração e permitem a deambulação enquanto a mantém, pois prescindem da conexão à parede (Figura 48.6).

Valvulares

Heimlich, em 1968, idealizou uma válvula unidirecional que conferiria maior mobilidade ao paciente. Esse sistema mantém-se funcionando independente de sua posição ou nível; portanto, não necessita de pinçamento do dreno para o transporte. A obstrução da drenagem é uma preocupação, sendo recomendada a lavagem preventiva do sistema, da torneira de 3 vias até a válvula, de 1 a 3 vezes ao dia com um *flush* de 20 mL de solução salina estéril (Figura 48.7).

Retirada do dreno pleural

Usualmente, o objetivo terapêutico terá sido atingido quando associado a um pulmão completamente expandido à radiografia de tórax. É senso comum

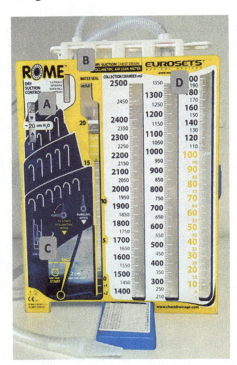

Figura 48.5. Coletor de três câmaras. Note em A: sistema de sucção a seco; B: câmara de selo d'água; C: visor para mensuração de borbulhamento; D: câmara coletora. Fonte: arquivo pessoal do autor.

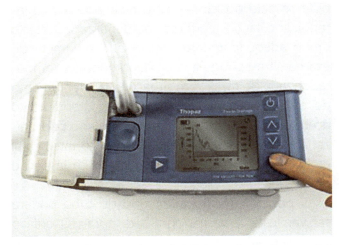

Figura 48.6. Sistema coletor digital. Fonte: https://www.mdpi.com/jcm/jcm-11-01173/article_deploy/html/images/jcm-11-01173-g003.png.

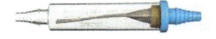

Figura 48.7. Válvula de Heimlich. Fonte: https://prod-images-static.radiopaedia.org/images/21467225/b4d27b7e-67717d0692b6678e4e09b6_jumbo.jpeg.

que o débito não deverá ser purulento, com sinais de sangramento ou de aspecto quiloso. Entretanto, não existem estudos randomizados que definam o volume drenado ao dia para retirada do dreno pleural. Estudos em pós-operatórios de ressecções pulmonares foram feitos com retiradas dos drenos com débito de até 450 mL ao dia. Observam-se desfechos díspares entre autores, com readmissão por derrame pleural sintomático variando de 0,55% a 15%. De tal forma, a maioria dos autores recomenda um volume de 200 mL para a retirada segura do dreno pleural.[6]

A ausência de fuga aérea pelo dreno pleural é observada simplesmente pela ausência de borbulhamento no frasco nas últimas 24 a 48 horas. Em sistemas digitais, volumes de fuga aérea inferiores a 20 mL/min nas últimas 8 a 12 horas, quando não se aplica pressão negativa, ou menor que 40 mL/min por 6 horas, segundo alguns autores, são admissíveis.[4] O clampeamento de um dreno pleural no sentido de se observar se o pulmão permanecerá expandido à radiografia é desnecessário e uma manobra arriscada: requer o monitoramento contínuo do paciente e pode desnecessariamente atrasar a retirada do dreno.

Para a retirada, o dreno é retirado de aspiração, mantido em selo d'água e retirado durante uma manobra de Valsalva.[10] Um curativo oclusivo plástico é aplicado sobre o local de inserção.

Em pacientes com cateteres de longa duração, admite-se com sinal de pleurodese espontânea quando o débito se torna inferior a 50 mL ao dia por três dias consecutivos. Uma ultrassonografia à beira-leito pode descartar a presença de derrame pleural e, consequentemente, também se descarta a obstrução do cateter. Essa evolução é esperada em cerca de 50% dos pacientes.

Conclusões e perspectivas

A utilização de drenos mais finos associado a sistemas valvulares de drenagem possibilitaram o uso ambulatorial da drenagem torácica, viabilizando a menor permanência hospitalar e a mobilização mais precoce.

A disponibilização de dados objetivos e numéricos poderá tornar-se uma rotina, principalmente com a popularização dos sistemas coletores com recursos digitais. O manejo da drenagem torácica requer um entendimento conjunto da equipe multiprofissional e requer atualização contínua à medida que os sistemas evoluem.

Pontos-chave

- Quando possível, optar por drenos de fino calibre: apresentam menos complicações e são mais toleráveis.
- Optar por drenos tubulares em situações de fístula aérea progressivas, hemotórax ou pós-operatório.
- A detecção de vazamentos de ar em pacientes com pneumotórax ou após cirurgia torácica foi muito melhorada com o uso do sistema de drenagem eletrônica.
- Sistemas valvulares demonstraram-se não inferiores ao selo d'água, com vantagens de manejo.
- Os cateteres pleurais permanentes estão se tornando uma terapia de primeira linha de derrames pleurais malignos sintomáticos e benignos persistentes, por permitirem a drenagem ambulatorial de fluidos intermitentes a longo prazo.

Referências bibliográficas

1. Tanner TG, Colvin MO. Pulmonary complications of cardiac surgery. Lung. 2020; 198:889-96.
2. Feller-Kopman D, Light R. Pleural disease. N Engl J Med. 2018;378(8):740-51.
3. DeBiasi EM, Feller-Kopman D. Anatomy and applied physiology of the pleural space. In: Maldonado F, Feller-Kopman D. Clinics in chest medicine. Philadelphia: Elsevier; 2021, p. 567-76.
4. Porcel JM. Chest tube drainage of the pleural space: a concise review for pulmonologists. Tuberc Respir Dis (Seoul). 2018;81(2):106-15.
5. Havelock T, Teoh R, Laws D. Pleural procedures and thoracic ultrasound: British Thoracic Society pleural disease guideline 2010. Thorax. 2010;65:i61-i76.
6. Anderson D, Chen SA, Godoy LA, Brown LM, Cooke DT. Comprehensive review of chest tube management: a review. JAMA Surg. 2022;157(3):269-74.
7. Bickley LS, Szilagyi PG, Hoffman RM. Bates: propedêutica médica. 12. ed. Rio de Janeiro: Guanabara Koogan. 2018. 1064p.
8. Vega NA, Ortega HAV, Tincani AJ, Toro IFC. Utilização da válvula unidirecional de tórax como sistema de drenagem no pós-operatório de ressecções pulmonares. Jornal Brasileiro de Pneumologia. 2008;34(8):559-56.
9. Menezes FC, Rosa AS, Conti DO, Santos, CA, Diogo Filho A. Sistema de drenagem torácica e uso de antimicrobianos: avaliação bacteriológica após troca do frasco coletor com seu conteúdo com 12 e 24 horas. Revista do Colégio Brasileiro de Cirurgiões [online]. 2003;30(6):429-35.
10. Cerfolio RJ, Bryant AS, Skylizard L, Minnich DJ. Optimal technique for the removal of chest tubes after pulmonary resection. J Thorac Cardiovasc Surg. 2013;145(6):1535-9.

CAPÍTULO 49

Cardioversão Elétrica e Desfibrilação

Gabriela Marsiaj Rassi • Rodrigo Melo Kulchetscki • Cristiano Faria Pisani • Mauricio Ibrahim Scanavacca

Introdução

A desfibrilação e a cardioversão elétrica (CVE) são procedimentos de rotina no manejo de pacientes com arritmias cardíacas. Consistem na aplicação de corrente elétrica de alta energia que gera despolarização rápida e completa das células do miocárdio e retorno do ritmo sinusal normal. A CVE é o método mais eficaz para reversão de taquicardias geradas pelo mecanismo de reentrada, mecanismo responsável pela grande maioria das arritmias cardíacas.

Na cardioversão a energia é aplicada durante o complexo QRS (choque sincronizado) para evitar o período vulnerável da repolarização ventricular que pode deflagar fibrilação ventricular (FV). Na desfibrilação, a entrega de energia não é sincronizada e o choque ocorre durante qualquer momento do ciclo cardíaco.[1]

Indicações

Frequentemente, a CVE é empregada tanto na unidade de emergência quanto no contexto ambulatorial. Na emergência é indicada para tratamento das taquiarritmias com instabilidade hemodinâmica, definida como a presença de pelo menos um dos seguintes critérios: hipotensão arterial, dor torácica anginosa, dispneia devido à congestão pulmonar e rebaixamento do nível de consciência ou síncope.

A desfibrilação está indicada no tratamento da FV e na taquicardia ventricular sem pulso; ambas compatíveis com o quadro clínico de parada cardiorrespiratória. Também está indicada nos casos de taquicardia ventricular polimórfica, já que se observa dificuldade de sincronização com os diferentes complexos QRS. Nessa situação, na maioria das vezes, o paciente estará instável ou em parada cardiorrespiratória.[1]

A CVE também pode ser empregada em pacientes estáveis e que não necessariamente se encontrem no ambiente de urgência/emergência. Normalmente está indicada nas taquicardias reentrantes refratárias ao tratamento farmacológico.

Fatores preditores de sucesso

O sucesso da CVE e/ou desfibrilação depende de fatores relacionados com as características do paciente e do dispositivo utilizado. As variáveis relacionadas com o paciente incluem a impedância transtorácica, além do mecanismo e duração da arritmia. As variáveis relacionadas com o dispositivo incluem fatores relacionados com os eletrodos (ou seja, posição, tamanho, *patch* de mão *versus* adesivo) e fatores relacionados com a energia fornecida (quantidade de joules e tipo de forma de onda).

Fatores relacionados com o paciente
Impedância transtorácica

A impedância transtorácica é determinada por vários fatores, incluindo: nível de energia, interface eletrodo–pele, distância entre eletrodos, pressão do eletrodo, fase de ventilação, tecido miocárdico e propriedades condutoras do sangue.[2]

Tipo de arritmia

As taquiarritmias passíveis de reversão pela CVE são secundárias ao mecanismo de reentrada. Arritmias automáticas ou por atividade deflagrada não respondem à cardioversão elétrica, podendo ser controladas com medicações antiarrítmicas.

As taquicardias ventriculares monomórficas, que ocorrem em pacientes com cardiopatias, resultam de circuitos reentrantes secundários a substratos cicatriciais e são facilmente interrompidas pela CVE mesmo com baixa energia.[3-7] Em contraste, ritmos não organizados, como taquicardias ventriculares polimórficas e FV, possuem frentes de onda múltiplas que envolvem mais massa miocárdica, exigindo mais energia para sua interrupção.[8] O mesmo racional ocorre nas arritmias atriais.

O *flutter* atrial, por ser um circuito reentrante com intervalo excitável, pode ser interrompido com descargas elétricas de menor intensidade em comparação com a energia necessária para a reversão da fibrilação atrial (FA) que apresenta múltiplos circuitos com atividade caótica, envolvendo grande massa de miocárdio.

Duração da arritmia

Tanto para arritmias atriais quanto ventriculares, o maior tempo de duração da arritmia é fator de insucesso para sua reversão. Na FV, quanto mais recente seu início, mais grosseiras são as ondas fibrilatórias e maior a probabilidade de reversão. À medida que a arritmia persiste (por mais de 10 a 30 segundos), as ondas fibrilatórias tornam-se mais finas e a probabilidade de término bem-sucedido é reduzida.[9-11]

A FA também apresenta comportamento semelhante entre sua duração e o sucesso da cardioversão. No entanto, o tempo envolvido normalmente é maior. A taxa geral de sucesso da reversão para ritmo sinusal é de aproximadamente 90% quando a arritmia tem menos de um ano de duração, em comparação com 50% quando ela está presente há mais de cinco anos.[12] O principal mecanismo de recorrência da FA após cardioversão são as atividades ectópicas originadas nas veias pulmonares.

Uso de medicações antiarrítmicas

O uso de medicações antiarrítmicas pode aumentar ou reduzir a necessidade de energia necessária para o término da arritmia. Em geral, bloqueadores do canal de sódio (p. ex., lidocaína) aumentam a energia necessária para a desfibrilação. Já os bloqueadores de canais de potássio (p. ex., sotalol) reduzem a energia necessária.[13]

Fatores relacionados com o dispositivo
Eletrodos

Algumas características dos eletrodos utilizados podem afetar o resultado da CVE ou da desfibrilação. O posicionamento dos eletrodos no tórax determina a direção da propagação da corrente elétrica na caixa torácica até atingir o coração. Existem duas posições convencionais para colocação de eletrodos: orientação anterolateral e orientação anteroposterior (Figura 49.1).

Em alguns pacientes, uma das posições pode não ser eficaz. Por isso, se inicialmente algumas tentativas forem falhas em uma das posições, deve-se colocar os eletrodos em outra orientação e proceder novas tentativas. Estudos mais recentes não demonstraram diferença significativa entre as diferentes orientações das placas.[14-17]

O uso de pás adesivas em CVE de FA persistente parece ser ligeiramente melhor do que o uso de pás manuais. Isso pode ser explicado por melhor contato do eletrodo com a pele e possível redução da impedância transtorácica.[18]

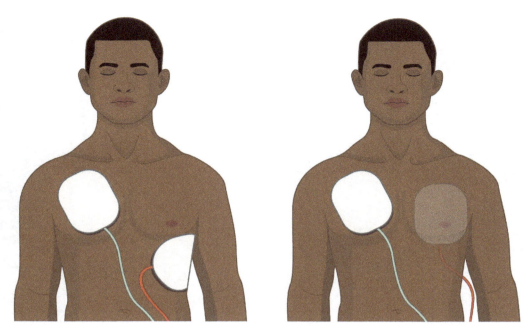

Figura 49.1. Posicionamento de pás em posição anterolateral (*esquerda*) e anteroposterior (*direita*). Fonte: Uptodate.

No entanto, não existem dados em relação a outras arritmias que necessitem de CVE sincronizada ou desfibrilação. Portanto, a decisão de pás manuais ou adesivas deve ser feita com base no equipamento disponível e do operador.

Ondas monofásicas × ondas bifásicas

Os aparelhos desfibriladores podem fornecer energia com formas de onda monofásica ou bifásica. Os monofásicos liberam energia em um único sentido vetorial. Já os bifásicos administram energia com inversão de polaridade da corrente (Figura 49.2).

As ondas bifásicas desfibrilam de forma mais eficaz e com energias mais baixas do que as ondas monofásicas, trazendo vantagem principalmente na redução de lesões cutâneas causadas pelo choque.

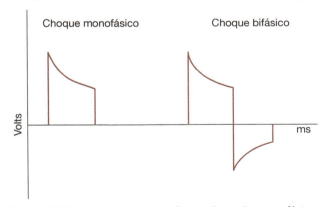

Figura 49.2. Representação da forma de onda monofásica e bifásica.

Características do desfibrilador/cardioversor

Os aparelhos de desfibrilação podem ser classificados em manuais ou semiautomáticos. Os aparelhos manuais dependem do operador para diagnóstico do ritmo e aplicação de terapia. Os aparelhos semiautomáticos – conhecidos como DEA (desfibrilador externo automático) – detectam automaticamente o ritmo cardíaco e recomendam ou não a terapia que deve ser dada pelo operador. São usados normalmente no atendimento pré-hospitalar (Figura 49.3).

Etapas do procedimento

Deve-se realizar a CVE e a desfibrilação em ambiente controlado, com a presença de equipamento para monitorização dos sinais vitais, além de condições necessárias para o atendimento de emergência caso ocorra alguma complicação.

Antes da realização de qualquer procedimento, deve-se conversar com o paciente ou com o acompanhante responsável e discutir riscos, benefícios e possíveis complicações envolvidas.

Sedação

A cardioversão e a desfibrilação são procedimentos dolorosos; portanto, é importante que seja realizada sob sedação e analgesia. Esse processo envolve o uso de analgésicos e medicamentos sedativos de

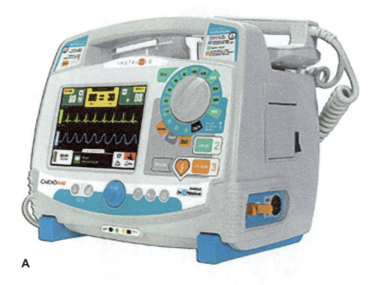
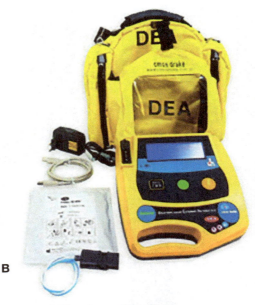

Figura 49.3. Exemplo de um cardioversor/desfibrilador externo manual (**A**) e de um DEA (**B**).

curta duração para que os procedimentos sejam feitos de forma eficaz e segura, monitorando sempre possíveis efeitos adversos.

Caso seja um procedimento eletivo e programado, o paciente deve estar em jejum por 6 horas em média para que se evite broncoaspiração.

Passo a passo

O passo a passo na preparação e realização da cardioversão é o seguinte:

- Garantir um bom acesso venoso.
- Manter o paciente monitorizado – ECG, pressão arterial e saturação de oxigênio.
- Ter em mãos todo o material necessário para manutenção de via aérea, incluindo dispositivo bolsa-válvula-máscara, material para intubação orotraqueal e aspirador de secreções e capnógrafo.
- Certificar que o paciente esteja com tempo de jejum de pelo menos 6 horas. Verificar a cavidade oral para presença de prótese dentária e remover qualquer corpo estranho presente na via aérea.
- Fornecer oxigênio suplementar para prevenir a hipoxemia causada por hipoventilação.
- Conectar os eletrodos ao tórax do paciente de forma correta, escolhendo a derivação com melhor registro eletrocardiográfico na tela do monitor.
- Sincronizar o aparelho de cardioversão para evitar que seja realizada terapia no período vulnerável da repolarização ventricular, checando as marcações nas ondas R do ritmo cardíaco para assegurar a sincronização do aparelho.
- Realizar sedação e analgesia conforme dosagem descrita em Tabela 49.1.
- Aplicar gel nas pás ou colar placas no tórax do paciente.
- Selecionar a energia a ser liberada pelo choque conforme descrito na Tabela 49.2.
- Apertar o botão CHARGE (carregar). Escutar o tom de carregado emitido pelo aparelho e verificar se a energia está apropriada.
- Lembrar de solicitar que demais membros da equipe se afastem do paciente.
- Aplicar pressão nas placas sobre o tórax do paciente e apertar simultaneamente os botões SHOCK nas pás do cardioversor, devendo-se aguardar alguns segundos com as placas em posição para ter certeza que o choque sincronizado foi liberado.
- Analisar prontamente o ritmo cardíaco e avaliar necessidade de nova terapia ou condutas adicionais, lembrando que caso necessário um novo choque a energia deve ser escalonada e a sincronização deve ser reativada.

Doses dos sedativos e analgésicos

Tabela 49.1. Doses indicadas de medicações utilizadas para sedoanalgesia*

Agente	Dose	Início da ação	Tempo de duração	Comentários
Midazolam	0,02 a 0,1 mg/kg IV, pode ser feita dose adicional após 3 a 5 min (não exceder 2,5 mg/dose e 5 mg dose cumulativa)	1 a 2 min	30 a 60 min	- Pode causar depressão respiratória ou hipotensão, principalmente se for administrado rapidamente ou combinado com Fentanil; - Não promove analgesia - Revertido com Flumazenil
Fentanil	1 a 2 mcg/kg IV (fazer em 1 a 2 min); pode repetir a dose após 30 min	1 a 2 min	30 a 60 min	- Pode causar rigidez torácica, apneia, depressão respiratória - Revertido com Naloxone
Etomidato	0,1 a 0,2 mg/kg IV (fazer em 30 a 60 s)	< 1 min	3 a 5 min	- Comumente causa mioclonia - Não altera hemodinâmica - Causa uma discreta redução na pressão intracraniana - Útil para pacientes com trauma e hipotensão
Propofol	0,5 a 1 mg/kg IV dose inicial, podem ser feitas doses adicionais de 0,5 mg/kg a cada 1 a 3 min	< 1 min	3 a 10 min	- Tem propriedades anticonvulsivantes - Pode causar uma sedação profunda rapidamente - Causa depressão cardiovascular e hipotensão

*Duração da ação com base em um adulto jovem com funções hepática e renal normais.

Tabela 49.2. Energias indicadas para cada tipo de arritmia

Arritmia	Energia
Fibrilação atrial	120 a 200 J
Flutter atrial	50 a 100 J
TV com pulso	100 J
FV ou TV sem pulso	200 J (bifásico) e 360 J (monofásico)

Fonte: 2020 American Heart Association Guidelines for cardiopulmonary resuscitation and emergency cardiovascular care. Circulation. 2020 Oct 20;142(16Suppl 2).

Energia

A quantidade de energia selecionada para as tentativas iniciais de CVE é controversa. Idealmente, deve-se selecionar uma energia suficiente para realizar terapia imediata, já que falhas repetidas expõem o miocárdio a danos causados por isquemia prolongada e múltiplas terapias.

Na desfibrilação, deve-se utilizar a máxima energia do aparelho; sendo aplicada 360 J no desfibrilador monofásico e de 120 a 200 J no desfibrilador bifásico, conforme orientação do fabricante.

A energia necessária para CVE varia conforme a arritmia a ser tratada. De modo geral, arritmias mais organizadas necessitam de menor energia para sua interrupção.

Caso a primeira tentativa de CVE não reverta a arritmia, deve-se realizar choques sequenciais com energias crescentes. É importante lembrar de sincronizar o cardioversor antes de cada procedimento (a depender do fabricante, a função "sincronizar" é desligada após a primeira terapia).

Populações especiais
Gestantes

Não há contraindicações para realização de CVE ou desfibrilação externa. Sabe-se que isso não afeta o ritmo cardíaco fetal. No entanto, se possível deve-se manter monitorização dos batimentos cardíacos do feto durante o procedimento.[19,20]

Presença de dispositivo implantável

Vários cuidados devem ser tomados na realização de cardioversão ou desfibrilação no paciente portador de marca-passo definitivo ou CDI, já que pode haver dano no gerador de pulso, sistema de cabos ou dano miocárdico, gerando disfunção do dispositivo.[21]

As pás devem ser colocadas a uma distância de 12 cm do gerador e preferencialmente em posição anteroposterior. A cardioversão deve ser iniciada com a menor carga possível (a depender do tipo de arritmia) e, ao final do procedimento, deve-se interrogar o dispositivo e garantir seu funcionamento. Nos casos dos marca-passos, programar o aparelho em modo assíncrono (no cenário da emergência, isso pode ser conseguido na maioria das vezes posicionando um imã sobre o aparelho) pode minimizar os riscos de dano ao dispositivo. Vale ressaltar, no entanto, que se esse preparo não for facilmente disponível, não se deve atrasar a CVE.

Uma atenção deve ser dada ao paciente portador de CDI. Eventualmente, o paciente com CDI pode estar recebendo terapias apropriadas do dispositivo para a reversão da arritmia no momento da avaliação clínica. Nesses casos, sempre que possível deve-se postergar a CVE externa e aguardar o CDI entregar todas as terapias programadas. Além disso, pode-se tentar realizar a terapia pelo próprio dispositivo caso seu programador esteja disponível.

Intoxicação digitálica

Pacientes com intoxicação por digitálicos podem apresentar qualquer tipo de arritmia, incluindo taquiarritmias e bradiarritmias. As arritmias ventriculares (incluindo FV) são as mais comuns, principalmente se houver hipocalemia associada.

Existe uma contraindicação relativa à cardioversão nesse contexto, uma vez que o digitálico sensibiliza o coração ao estímulo elétrico e, portanto, a cardioversão, ele pode desencadear arritmias adicionais, principalmente FV.

Em arritmias supraventriculares é ideal que se aguarde a normalização dos níveis séricos de digoxina. Em arritmias ventriculares, sugere-se a realização de dose profilática de lidocaína (1 mg/kg IV - dose máxima 100 mg) e que se utilize baixas cargas de energia. Se possível, normalizar nível sérico de potássio antes de realizar o procedimento.

Eficácia
Fibrilação atrial

Sabe-se que quanto mais prolongada for a arritmia, menores serão as taxas de sucesso. A FA com menos de um ano de duração tem taxa de sucesso de aproximadamente 90%, comparada com 50% se a arritmia tiver mais de cinco anos de duração.[12]

Fatores associados a um risco aumentado de recorrência de FA após cardioversão eletiva incluem idade avançada, sexo feminino, CVE prévia, doença pulmonar obstrutiva crônica (DPOC), insuficiência renal comprometimento, doença cardíaca estrutural, maior índice de volume do átrio esquerdo e insuficiência cardíaca.

É de grande importância o reconhecimento do tipo de falha de cardioversão na determinação da conduta a ser tomada numa nova tentativa. A falha na cardioversão elétrica pode ter duas formas de apresentação.

Nos casos em que não foi possível a restauração ao ritmo sinusal, chama-se falha do choque (FC), nesses casos podem ser utilizadas algumas manobras para obtenção de sucesso nos casos de FC, como a utilização de maior energia, energia bifásica, posição alternativa dos eletrodos ou emprego prévio de ibutilida ou sotalol.

Quando se consegue sucesso na restauração ao ritmo sinusal, porém, a FA recorre nos primeiros 2 minutos, chama-se recorrência imediata da fibrilação atrial (RIFA). Nos casos de RIFA, o uso de fármacos antiarrítmicos melhora o prognóstico da CVE.

Apesar de aumentar o limiar para CVE, o uso da amiodarona está relacionado com melhor prognóstico para restabelecimento de ritmo sinusal, sendo também a medicação mais efetiva na manutenção de ritmo sinusal após CVE.

Flutter atrial

A CVE tem altas taxas de sucesso no tratamento de *flutter* atrial típico. Por ser uma arritmia com circuito bem organizado, necessita de baixas energias para a reversão.

Taquicardia supraventricular

As taquicardias supraventriculares mais comuns são taquicardia por reentrada nodal e taquicardia atrioventricular. Normalmente são interrompidas com manobras vagais ou medicações antiarrítmicas; entretanto, nos casos refratários, por serem uma arritmia reentrante, também são passíveis de cardioversão elétrica.

Taquicardia ventricular

A CVE geralmente é bem-sucedida no tratamento agudo da taquicardia ventricular monomórfica por se tratar de um circuito mais organizado e que necessita de energias mais baixas para sua interrupção.

Fibrilação ventricular

O único tratamento definitivo para FV é a desfibrilação. Quando a desfibrilação é realizada prontamente, a taxa de sucesso para o término da FV pode chegar a 95%. No entanto, a taxa de sucesso cai substancialmente à medida que a duração da FV aumenta, provavelmente devido à isquemia miocárdica, acidose e outras alterações metabólicas.[23,24]

Complicações

Alterações ST e onda T

Alterações agudas eletrocardiográficas podem ocorrer imediatamente após a cardioversão e normalmente são caracterizadas por alterações no segmento ST e onda T. Esses achados são inespecíficos e não devem ser usados como critério único para se definir isquemia miocárdica. Normalmente, essas alterações se resolvem em minutos.[25-27]

Pró-arritmias

É comum a ocorrência de arritmias logo após a cardioversão. Normalmente são observadas taquicardia sinusal e taquicardia ventricular não sustentada (TVNS), de aspecto benigno. No entanto, em algumas situações pode-se observar arritmias clinicamente relevantes e com repercussão hemodinâmica, como taquicardia ventricular sustentada, FV (normalmente ocorrida após terapia não sincronizada) e arritmias supraventriculares.[28,29]

Bradicardia e distúrbios de condução

A ocorrência de bradicardia e distúrbios de condução é relativamente rara e normalmente não necessita de tratamento adicional imediato. Na cardioversão de FA, a idade avançada parece ser o maior preditor de complicações bradicárdicas, bem como o sexo feminino. A presença de frequência ventricular baixa prévia, uso de digoxina, betabloqueador ou medicação antiarrítmica aparentemente não aumentam o risco de complicações bradicárdicas.[30]

Tromboembolismo

Sabe-se que a realização de cardioversão ou desfibrilação pode se associar a eventos tromboembólicos (embolia pulmonar ou embolia sistêmica). Isso pode ocorrer pelo deslocamento de um trombo preexistente na cavidade atrial após recuperação de sua contratilidade ou pela formação de um novo trombo secundária a uma disfunção mecânica atrial transitória após o procedimento.[31]

É de extrema importância, portanto, que se avalie alguns fatores antes de realizar a cardioversão. Deve-se avaliar o tempo de início (se maior ou menor que 48 horas), a presença de fatores de risco para eventos tromboembólicos (escore CHA2DS2-VASc) e uso prévio ou não de anticoagulantes orais para definir a melhor estratégia no periprocedimento.

Manejo de anticoagulantes na CVE

- **Se paciente instável** → realizar CVE prontamente
- **Se paciente estável** → avaliar *status* de anticoagulação oral
- **Se uso prévio:** realizar CVE
- **Sem anticoagulação prévia:** iniciar para todos e avaliar tempo de início da arritmia:
- **Fibrilação atrial/*flutter* atrial < 48 horas:** realizar CVE
- **Fibrilação atrial/*flutter* atrial > 48 horas ou duração incerta:** realizar a CVE após: ecocardiograma transesofágico confirmar ausência de trombo em átrio ou apêndice atrial esquerdo; OU após 3 semanas de anticoagulante oral.

Pós cardioversão

CHA2DS2-VASc ≥ 1 (sexo masculino) ou ≥ 2 (sexo feminino)	Manter anticoagulante para **todos** no longo prazo
CHA2DS2-VASc **0** (sexo masculino) ou **1** (sexo feminino)	Manter anticoagulante por 4 semanas

Fonte: 2020 ESC Guidelines for the diagnosis and management of atrial fibrillation developed in collaboration with the European Association of Cardio-Thoracic Surgery (EACTS).

Evidências mostram que, mesmo em pacientes com FA de início agudo (até 48 horas de duração), aqueles sem anticoagulação prévia têm risco até cinco vezes maior de desenvolver complicações embólicas. No entanto, isso não inclui os pacientes em contexto de pós-operatório ou com CHA2DS2-VASc < 2.[32]

Disfunção miocárdica (stunning)

Pacientes pós parada cardíaca que foram submetidos a manobras de ressuscitação cardiopulmonar podem apresentar disfunção ventricular esquerda global devido a atordoamento do miocárdio. Isso está relacionado em parte com a desfibrilação, mas também é resultado da própria arritmia e por causa da ausência de débito cardíaco e fluxo sanguíneo coronariano durante o período de parada. Essa disfunção pode ser transitória, podendo durar 24 a 48 horas.[33]

Edema pulmonar

Trata-se de uma complicação rara que provavelmente está relacionada com uma disfunção transitória atrial ou ventricular. Ocorre principalmente em pacientes com FA associada a valvopatia ou disfunção ventricular prévia. Nesse contexto, o retorno do ritmo sinusal aos átrios pode resultar em aumento na pressão atrial e consequente edema pulmonar.[34]

Hipotensão transitória

Alguns pacientes podem apresentar hipotensão até algumas horas após o procedimento. Normalmente é autolimitada e possivelmente está relacionada com vasodilatação pela sedação. Não necessita de terapia adicional, mas é fluido responsiva, caso seja necessária conduta adicional.

Lesões cutâneas

O surgimento de lesões cutâneas pós cardioversão ou desfibrilação pode ocorrer em até 25% dos casos e normalmente ocorre por colocação inadequada de pás e aplicação de gel. O risco de queimaduras é menor com onda bifásica e uso de pás com gel.[35]

Referências bibliográficas

1. Merchant RM, Topjian AA, Panchal AR, Cheng A, Aziz K, Berg KM, et al. Part 1: executive summary: 2020 American Heart Association Guidelines for cardiopulmonary resuscitation and emergency cardiovascular care. Circulation. 2020 Oct 20;142(16 Suppl 2).
2. Deale OC, Lerman BB. Intrathoracic current flow during transthoracic defibrillation in dogs. Transcardiac current fraction. Circulation Research. 1990 Dec;67(6):1405-19.
3. Gascho JA, Crampton RS, Cherwek ML, Sipes JN, Hunter FP, O'Brien WM. Determinants of ventricular defibrillation in adults. Circulation. 1979 Aug;60(2):231-40.
4. Crampton R. Accepted, controversial, and speculative aspects of ventricular defibrillation. Prog Cardiovasc Dis. 1980 Nov;23(3):167-86.
5. Link MS, Atkins DL, Passman RS, Halperin HR, Samson RA, White RD, et al. Part 6: electrical therapies. Circulation. 2010 Nov 2;122(18 Suppl 3).
6. Winkle RA, Stinson EB, Bach SM Jr, Echt DS, Oyer P, Armstrong K. Measurement of cardioversion/defibrillation thresholds in man by a truncated exponential waveform and an apical patch-superior vena caval spring electrode configuration. Circulation. 1984 Apr;69(4):766-71.
7. Kienzle MG, Miller J, Falcone RA, Harken A, Josephson ME. Intraoperative endocardial mapping during sinus rhythm: relationship to site of origin of ventricular tachycardia. Circulation. 1984 Dec;70(6):957-65.
8. Chen PS, Wolf PD, Melnick SD, Danieley ND, Smith WM, Ideker RE. Comparison of activation during ventricular fibrillation and following unsuccessful defibrillation shocks in open-chest dogs. Circulation Research. 1990 Jun;66(6):1544-60.
9. Dalzell GW, Adgey AA. Determinants of successful transthoracic defibrillation and outcome in ventricular fibrillation. Heart. 1991 Jun 1;65(6):311-6.
10. Winkle RA, Mead RH, Ruder MA, Smith NA, Buch WS, Gaudiani VA. Effect of duration of ventricular fibrillation on defibrillation efficacy in humans. Circulation. 1990 May;81(5):1477-81.
11. Weaver WD, Cobb LA, Copass MK, Hallstrom AP. Ventricular defibrillation – a comparative trial using 175-J and 320-J shocks. New Engl J Med. 1982 Oct 28;307(18):1101-6.
12. Lown B. Electrical reversion of cardiac arrhythmias. Heart. 1967 Jul 1;29(4):469-89.
13. Echt DS, Black JN, Barbey JT, Coxe DR, Cato E. Evaluation of antiarrhythmic drugs on defibrillation energy requirements in dogs. Sodium channel block and action potential prolongation. Circulation. 1989 May;79(5):1106-17.
14. Kerber RE, Jensen SR, Grayzel J, Kennedy J, Hoyt R. Elective cardioversion: influence of paddle-electrode location and size on success rates and energy requirements. New Engl J Med. 1981 Sep 17;305(12):658-62.
15. Mathew TP, Moore A, McIntyre M, Harbinson MT, Campbell NPS, Adgey AAJ, et al. Randomised comparison of electrode positions for cardioversion of atrial fibrillation. Heart. 1999 Jun 1;81(6):576-9.
16. Walsh SJ, McCarty D, McClelland AJJ, Owens CG, Trouton TG, Harbinson MT, et al. Impedance compensated biphasic waveforms for transthoracic cardioversion of atrial fibrillation: a multi-centre comparison of antero-apical and antero-posterior pad positions. Eur Heart J. 2005 Apr 11;26(13):1298-302.

17. Stiell IG, Sivilotti MLA, Taljaard M, Birnie D, Vadeboncoeur A, Hohl CM, et al. Electrical versus pharmacological cardioversion for emergency department patients with acute atrial fibrillation (RAFF2): a partial factorial randomised trial. Lancet. 2020 Feb;395(10221):339-49.
18. Kirchhof P, Mönnig G, Wasmer K, Heinecke A, Breithardt G, Eckardt L, et al. A trial of self-adhesive patch electrodes and hand-held paddle electrodes for external cardioversion of atrial fibrillation (MOBIPAPA). Eur Heart J. 2005 Feb 25;26(13):1292-7.
19. Vogel JHK. Direct-current defibrillation during pregnancy. JAMA: J Am Med Assoc. 1965 Sep 13;193(11):970.
20. Hindricks G, Potpara T, Dagres N, Arbelo E, Bax JJ, Blomström-Lundqvist C, et al. 2020 ESC Guidelines for the diagnosis and management of atrial fibrillation developed in collaboration with the European Association for Cardio-Thoracic Surgery (EACTS). Russian J Cardiol. 2021 Oct. 19;26(9):4701.
21. Schroeder JS, Harrison DC. Repeated cardioversion during pregnancy. Am J Cardiol. 1971 Apr;27(4):445-6.
22. Morrison LJ, Dorian P, Long J, Vermeulen M, Schwartz B, Sawadsky B, et al. Out-of-hospital cardiac arrest rectilinear biphasic to monophasic damped sine defibrillation waveforms with advanced life support intervention trial (ORBIT). Resuscitation. 2005 Aug;66(2):149-57.
23. Waller C. Adverse effects of direct current cardioversion on cardiac pacemakers and electrodes Is external cardioversion contraindicated in patients with permanent pacing systems? Europace. 2004 Mar;6(2):165-8.
24. Faddy SC, Powell J, Craig JC. Biphasic and monophasic shocks for transthoracic defibrillation: a meta analysis of randomised controlled trials. Resuscitation. 2003;58(1):9-16.
25. Van Gelder IC, Crijns HJ, Van Der Laarse A, Van Gilst WH, Lie KI. Incidence and clinical significance of ST segment elevation after electrical cardioversion of atrial fibrillation and atrial flutter. American Heart Journal. 1991 Jan;121(1):51-6.
26. Eysmann SB, Marchlinski FE, Buxton AE, Josephson ME. Electrocardiographic changes after cardioversion of ventricular arrhythmias. Circulation. 1986 Jan;73(1):73-81.
27. Chun PK, Davia JE, Donohue DJ. ST-segment elevation with elective DC cardioversion. Circulation. 1981 Jan;63(1):220-4.
28. DeSilva RA, Graboys TB, Podrid PJ, Lown B. Cardioversion and defibrillation. American Heart Journal. 1980 Dec;100(6):881-95.
29. Eysmann SB, Marchlinski FE, Buxton AE, Josephson ME. Electrocardiographic changes after cardioversion of ventricular arrhythmias. Circulation. 1986 Jan;73(1):73-81.
30. Grönberg T, Nuotio I, Nikkinen M, Ylitalo A, Vasankari T, Hartikainen JEK, et al. Arrhythmic complications after electrical cardioversion of acute atrial fibrillation: The FinCV Study. EP Europace. 2013 May 17;15(10):1432-5.
31. Jaakkola S, Kiviniemi TO, Airaksinen KEJ. Cardioversion for atrial fibrillation – how to prevent thromboembolic complications? Annals of Medicine. 2018 Oct 3;50(7):549-55.
32. Garg A, Khunger M, Seicean S, Chung MK, Tchou PJ. Incidence of thromboembolic complications within 30 days of electrical cardioversion performed within 48 hours of atrial fibrillation onset. JACC: Clin Electrophysiol. 2016 Aug;2(4):487-94.
33. Kern KB, Hilwig RW, Rhee KH, Berg RA. Myocardial dysfunction after resuscitation from cardiac arrest: an example of global myocardial stunning. J of Am Coll Cardiol. 1996 Jul;28(1):232-40.
34. Gowda RM, Misra D, Khan IA, Schweitzer P. Acute pulmonary edema after cardioversion of cardiac arrhythmias. Int J Cardiol. 2003 Dec;92(2-3):271-4.
35. Ambler JJS, Sado DM, Zideman DA, Deakin CD. The incidence and severity of cutaneous burns following external DC cardioversion. Resuscitation. 2004 Jun;61(3):281-8.

SEÇÃO **VII**

Biomarcadores e Exames de Imagem na Emergência

CAPÍTULO 50

Cateterismo Cardíaco

Mauricio Felippi de Sá Marchi • Thiago Marinho Florentino • Carlos Augusto Homem de Magalhães Campos
Alexandre Abizaid

Introdução

O cateterismo cardíaco corresponde a uma gama de procedimentos minimamente invasivos guiados por radioscopia realizados no laboratório de Hemodinâmica que visa o diagnóstico e o tratamento de cardiopatias em condições agudas e crônicas. De maneira geral, o risco de complicações graves e mortalidade relacionadas ao cateterismo cardíaco é inferior a 0,5 e 0,08%, respectivamente.[1,2] No entanto, o risco do procedimento em um cenário de emergência varia de acordo com o quadro clínico do paciente e sua situação hemodinâmica no momento de sua realização.

Laboratório de hemodinâmica

O laboratório de hemodinâmica é equipado com uma sala de controle, medicações anestésicas, cateteres e dispositivos para realização dos procedimentos, monitores com controle dos sinais vitais, sistema de imagem e uma torre para processamento e arquivamento dos dados (Figura 50.1).

Anatomia coronária e projeções

As artérias coronárias se originam da aorta torácica ascendente, pouco acima do nível da valva aórtica, em saculações denominadas seios aórticos. Existem os seios coronarianos esquerdo, direito e o não coronariano.

A artéria coronária esquerda tem origem do seio coronariano esquerdo, seu segmento proximal é chamado tronco da coronária esquerda (TCE) e é responsável pela irrigação de aproximadamente 70% do tecido miocárdico. Na maioria dos pacientes, o TCE se bifurca nas artérias descendente anterior (DA) e circunflexa (CX). Em aproximadamente 15% dos pacientes o TCE é trifurcado, dando origem também ao ramo intermédio, que tem sua origem entre a DA e a CX.

A DA percorre o sulco interventricular e na maioria dos pacientes atinge a ponta do coração, sendo responsável pela irrigação da parede anterior, anterolateral, septal e ápice do ventrículo esquerdo (VE). Ela dá origem aos ramos septais e diagonais. Já a CX percorre o sulco atrioventricular esquerdo e

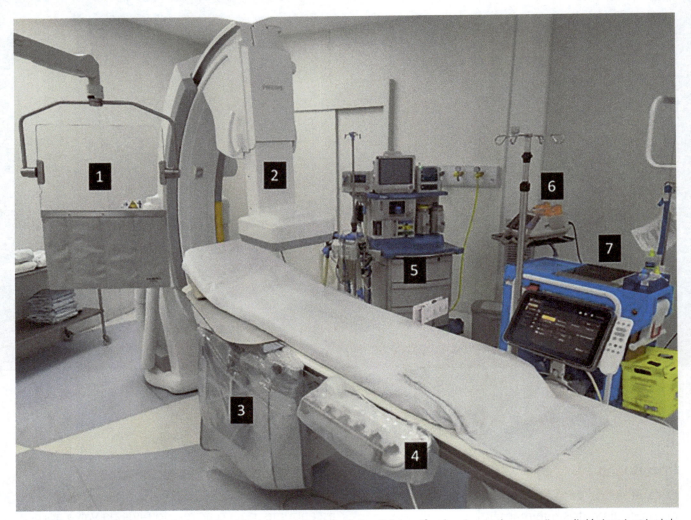

Figura 50.1. Sala de hemodinâmica. 1: Escudo de proteção radiológica; 2: intensificador; 3: saia de proteção radiológica; 4: painel de controle; 5: torre anestésica com ventilador mecânico, medicações e monitor; 6: desfibrilador; 7: carro de parada com medicações.

é responsável pela irrigação da parede inferolateral do VE. No seu trajeto a CX dá origem aos ramos marginais obtusos e ao ramo atrioventricular.

A artéria coronária direita (CD) tem origem do seio coronariano direito, geralmente abaixo do nível da coronária esquerda, tendo seu trajeto pelo sulco atrioventricular direito, irrigando a parede inferior do VE, o ventrículo direito (VD) e a maior parte do tecido de condução elétrico cardíaco. A CD dá origem ao ramo do cone, ao ramo do nó sinusal, ao ramo do nó atrioventricular, aos ramos marginais agudos e, em seu segmento distal, usualmente, se bifurca em ramo ventricular posterior e ramo descendente posterior.

O conceito de dominância coronariana é definido como a artéria responsável por irrigar o terço inferior do septo interventricular (os dois terços superiores são irrigados pela DA), e em 70% dos casos a CD é dominante, em 15% dos casos a CX é dominante e nos 15% restantes encontramos uma dominância balanceada.

Usualmente são recomendadas a realização de ao menos duas projeções ortogonais para avaliação de cada segmento coronariano, uma vez que as lesões podem ser excêntricas e assim serem analisadas de forma inadequada em somente uma angulação.

Para avaliação da coronária esquerda tradicionalmente são realizadas cinco a seis projeções: caudal pura, caudal direita, caudal esquerda, cranial pura, cranial direita e cranial esquerda. Quando ainda temos dúvida sobre algum segmento, realizamos projeções adicionais para melhor definição. Em geral, as projeções caudais são ideais para avaliação da CX e do segmento proximal da DA enquanto as projeções craniais são ideais para avaliação da DA. Já o TCE é mais bem avaliado nas projeções caudal esquerda, caudal pura e cranial esquerda.

Como a coronária direita apresenta menos segmentos a serem avaliados, são realizadas duas a três projeções para sua avaliação: oblíqua esquerda, cranial pura e oblíqua direita. A Figura 50.2 demonstra algumas das projeções citadas.

Vale ressaltar que todos os segmentos devem ser avaliados em todas as projeções realizadas e que a sequência de projeções é dependente da anatomia do paciente e da experiência do hemodinamicista. Evita-se a realização de projeções desnecessárias para diminuir o volume de contraste e a dose de radiação a serem utilizados.[1,2,3]

Indicações de cateterismo

A principal indicação de cateterismo cardíaco nas emergências cardiovasculares são as síndromes coronárias agudas. O procedimento pode ser realizado em caráter de urgência ou de forma eletiva dependendo do diagnóstico e da situação hemodinâmica do paciente.

Infarto agudo do miocárdio com supradesnivelamento do segmento ST

Pacientes com quadros de infarto agudo do miocárdio com supradesnivelamento do segmento ST (IAM CSSST) devem sempre ser encaminhados para realização de cateterismo visando intervenção coronária percutânea; entretanto, a definição sobre

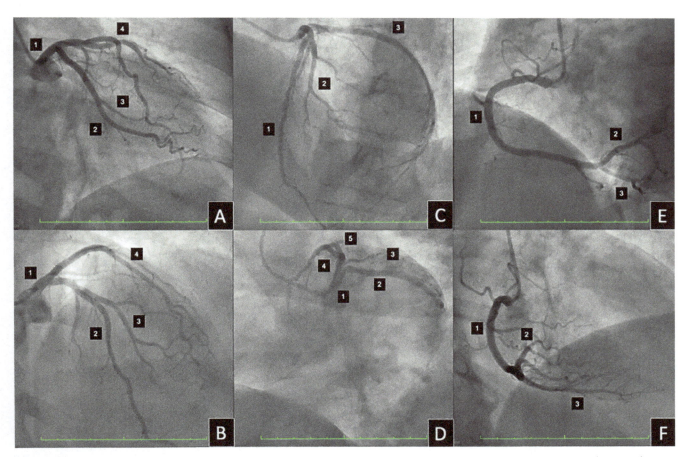

Figura 50.2. Anatomia coronária e projeções. (**A**) Coronária esquerda vista em projeção caudal direita: 1: tronco de coronária esquerda, 2: artéria circunflexa, 3: artéria marginal, 4: artéria descendente anterior. (**B**) Coronária esquerda vista em projeção cranial direita: 1: tronco de coronária esquerda, 2: artéria descendente anterior, 3: artéria diagonal, 4: artéria circunflexa. (**C**) Coronária esquerda vista em projeção cranial esquerda: 1: artéria descendente anterior, 2: artéria diagonal, 3: artéria circunflexa. (**D**) Coronária esquerda vista em projeção caudal esquerda (*spider*): 1: tronco de coronária esquerda, 2: artéria circunflexa, 3: artéria marginal, 4: artéria descendente anterior; 5: artéria diagonal. (**E**) Coronária direita vista em projeção oblíqua esquerda: 1: coronária direita, 2: artéria ventricular posterior direita, 3: artéria descendente posterior direita. (**F**) Coronária direita vista em projeção oblíqua direita: 1: coronária direita, 2: artéria ventricular posterior direita, 3: artéria descendente posterior direita.

a melhor forma de abordagem inicial e o momento da sua realização é complexa e multifatorial.

As duas estratégias iniciais possíveis nesses pacientes são a realização de trombólise química ou de angioplastia primária. Hoje em dia sabemos que independentemente do tempo de início dos sintomas, a angioplastia primária é superior à trombólise química, embora nas primeiras horas (sobretudo nas primeiras 3 horas) de início dos sintomas essa superioridade seja menor. Outro conceito importante é que a trombólise somente pode ser realizada nas primeiras 12 horas do início dos sintomas.

Em serviços com disponibilidade de hemodinâmica, após o diagnóstico de IAM CSST o paciente é encaminhado diretamente para realização do cateterismo e angioplastia primária. O atraso no diagnóstico e na recanalização da artéria culpada tem impacto direto no prognóstico do paciente, tanto intra-hospitalar como depois da alta.[4] A Figura 50.3 ilustra um caso de cateterismo e angioplastia em um IAM CSST.

O tempo porta-balão é definido como o tempo em minutos entre o diagnóstico do IAM CSST e a passagem da corda guia de angioplastia na coronária culpada. Caso o paciente seja atendido em um hospital com serviço de hemodinâmica disponível, o tempo porta-balão adequado é de até 60 minutos.[4] Caso ele seja atendido em um hospital sem serviço de hemodinâmica e seja encaminhado para angioplastia primária, o tempo porta-balão adequado é de até 90 minutos.[4]

Caso o paciente seja atendido em um hospital sem disponibilidade de serviço de hemodinâmica, a definição da melhor conduta a ser adotada dependerá do tempo de início dos sintomas, da existência de contraindicações a administração da trombólise química e do tempo estimado de transferência para um hospital onde poderá realizar o cateterismo. Nos pacientes com contraindicação absoluta a trombólise ou início dos sintomas há mais de 12 horas é sempre indicada a transferência. Nos demais pacientes, a definição deve ser realizada conforme a Tabela 50.1. Nos pacientes que serão submetidos a trombólise química, o tempo porta-agulha (tempo entre o diagnóstico do IAM CSST e o início do trombolítico) adequado é de até 10 minutos.[8]

Nos pacientes que foram submetidos a terapia fibrinolítica devemos avaliar os critérios de reperfusão para definir a estratégia a ser adotada. Naqueles em que a dor torácica desapareceu ou teve redução significativa e houve redução de, ao menos, 50% na elevação do segmento ST, podemos considerar que foram obtidos critérios de reperfusão. Nesses pacientes devemos realizar a transferência do paciente para realização do cateterismo entre 2 e 24 horas do término da terapia fibrinolítica, sendo essa estratégia conhecida como fármaco-invasiva. Pacientes em que não foram obtidos os critérios de reperfusão, devem ser encaminhados para cateterismo na urgência, para realização de angioplastia de resgate.[4-6] A Tabela 50.2 resume as estratégias possíveis discutidas.

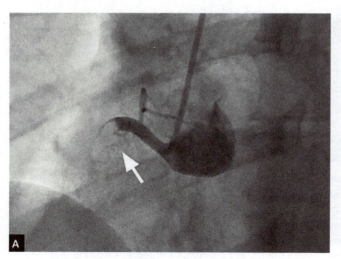 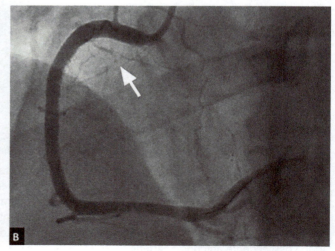

Figura 50.3. Infarto agudo do miocárdio com supradesnivelamento do segmento ST. (**A**) Aspecto angiográfico compatível com trombo em artéria coronária direita em um paciente com IAM CSST. (**B**) Resultado após intervenção coronária percutânea.

Tabela 50.1. Estratégias terapêutica em centros sem disponibilidade de serviço hemodinâmica

Tempo de transferência < 120 minutos	Tempos de transferência > 120 minutos
↓	↓
Angioplastia primária	Trombólise química

Tabela 50.2. Diferentes estratégias terapêuticas possíveis nos pacientes com IAM CSST

Angioplastia primária	Paciente encaminhado para cateterismo na urgência após o diagnóstico
Fármaco-invasiva	Paciente é submetido a trombólise química com critérios de reperfusão e encaminhado para cateterismo 2 a 24 horas depois
Angioplastia de resgate	Paciente é submetido a trombólise química sem critérios de reperfusão e encaminhado para cateterismo de urgência logo em seguida

Os pacientes que se apresentam ao serviço de emergência com mais de 12 horas de início dos sintomas e ainda se apresentam sintomáticos, com arritmias ventriculares ou com instabilidade hemodinâmica devem ser encaminhados para realização de cateterismo e possível angioplastia. Nos pacientes com 12 a 48 horas do início dos sintomas que se apresentem assintomáticos, embora haja menos evidências científicas dos benefícios da revascularização, usualmente também são encaminhados para cateterismo e realização de angioplastia das coronárias culpadas.

Quando o paciente se apresenta com mais de 48 horas do início dos sintomas, assintomático e sem evidência de isquemia em exames complementares, não é recomendada a realização rotineira de angioplastia coronariana. Essa conduta pode inclusive ser maléfica ao paciente, por acrescentar risco de complicações periprocedimento. Nesses casos, recomendamos a realização do cateterismo para estudo da anatomia coronariana e definição em equipe de melhor conduta a ser adotada.[4,7]

Síndromes coronarianas agudas sem supradesnivelamento do segmento ST

Paciente com diagnóstico de síndrome coronariana aguda sem supradesnivelamento do segmento ST (SCA SSST) que se apresenta com instabilidade hemodinâmica, angina refratária, arritmias ventriculares refratárias, parada cardiorrespiratória (PCR), complicações mecânicas, insuficiência cardíaca aguda ou alterações dinâmicas recorrentes no eletrocardiograma (ECG) é considerado de muito alto risco e deve ser encaminhado para realização de cateterismo imediatamente. Os pacientes considerados de alto risco são aqueles com troponina positiva, alterações dinâmicas no ECG ou escore de GRACE maior que 140, sendo que é recomendado para os pacientes desse grupo que o cateterismo seja realizado em até 24 horas. Já nos pacientes de risco intermediário o cateterismo pode ser realizado em até 72 horas, sendo considerados desse grupo os pacientes com: diabetes melito; insuficiência renal; insuficiência cardíaca congestiva ou fração de ejeção do ventrículo esquerdo menor que 40%; angina pós-IAM; qualquer intervenção coronariana prévia; escore GRACE de 109 a 140.[8-10] A Figura 50.4 ilustra um caso de cateterismo e angioplastia em uma SCA SSST.

Caso o diagnóstico seja de uma SCA SSST de baixo risco pelos escores usualmente empregados (TIMI RISK, GRACE, HEART) e o paciente seja um idoso com limitação funcional ou tenha alteração importante da função renal e se apresente hemodinamicamente estável, sem sintomas refratários ou alteração dinâmica no ECG, pode-se optar inicialmente por uma estratificação não invasiva. As opções mais utilizadas são as avaliações com provas funcionais, como o ecocardiograma com estresse farmacológico e a cintilografia de perfusão miocárdica, ou uma avaliação anatômica com angiotomografia de coronárias.[9] A Tabela 50.3 demonstra as indicações de cateterismo na SCA SSST.

O escore GRACE é composto de oito variáveis, englobando aspectos clínico, ECG e valores de creatinina e troponina. Por essa avaliação podemos estimar a probabilidade de morte intra-hospitalar e nos seis meses seguintes à alta hospitalar. Pacientes com valores menores que 108 são considerados de baixo risco, de 109 a 140 são de risco intermediário e maiores que 140 são de alto risco.

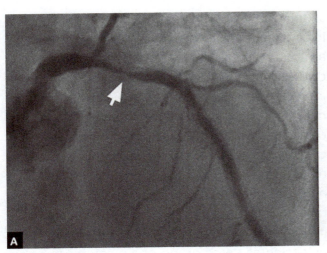
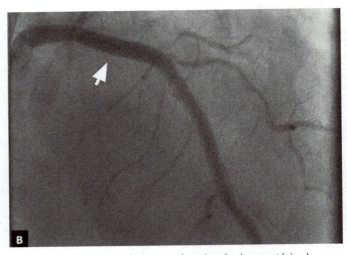

Figura 50.4. Síndrome coronariana sem supra de ST. (**A**) Aspecto angiográfico compatível com placa instável em artéria descendente anterior. (**B**) Resultado após angioplastia.

Tabela 50.3. Indicações de cateterismo na SCA SSST

Muito alto risco	Alto risco	Risco intermediário
Instabilidade hemodinâmica ou choque cardiogênico Angina recorrente ou persistente refratária ao tratamento clínico Arritmia ventricular maligna ou parada cardiorrespiratória Complicações mecânicas Insuficiência cardíaca aguda Alterações dinâmicas ST/T recorrentes	Troponina positiva Alteração dinâmica ST/T GRACE > 140	DM ou insuficiência renal ICC ou FEVE < 40% Angina pós-IAM ICP ou CRVM prévios GRACE 109 a 140 ou sintomas recorrentes ou teste funcional positivo
↓	↓	↓
Cateterismo na urgência	Cateterismo precoce (até 24 horas)	Cateterismo em até 72 horas

Fonte: adaptada da Diretriz da Sociedade Brasileira de Cardiologia sobre Angina Instável e Infarto Agudo do Miocárdio sem Supradesnível do Segmento ST – 2021. Nicolau et al.[8]

Outras indicações

Outras situações menos usuais nas quais pode ser necessária a realização de cateterismo cardíaco de urgência são pacientes com diagnóstico de tromboembolismo pulmonar (TEP) e dissecção de aorta ou em pré-operatório de valvopatias cardíacas.

Embora nas últimas décadas a angiotomografia de artérias pulmonares e a angiotomografia de aorta tenham se tornado os exames padrão-ouro para o diagnóstico de TEP e dissecção de aorta, respectivamente, o cateterismo ainda é uma opção diagnóstica quando não há disponibilidade desses exames.

No caso de TEP há ainda a possibilidade, em casos individualizados, de tratamento percutâneo com aspiração dos trombos ou fragmentação deles.

Nas situações em que o paciente será submetido a uma cirurgia cardíaca de urgência para correção de uma valvopatia ou mesmo em casos de dissecção de aorta, muitas vezes é solicitado um cateterismo para avaliação das artérias coronárias. Essa prática tem sido menos comum nos últimos anos em grande parte devido ao aumento da disponibilidade e acurácia da angiotomografia de coronárias. Nos casos de dissecção temos ainda que levar em consideração os riscos da manipulação da aorta durante o cateterismo.

Pacientes com valvopatias graves e insuficiência cardíaca descompensada também podem ser submetidos a procedimentos percutâneos na urgência. Este assunto será mais bem abordado em outro tópico neste capítulo.

No laboratório de hemodinâmica também podem ser realizados a passagem de marca-passo transvenoso guiado por escopia, em casos de bloqueios atrioventriculares, e a passagem de dispositivos de assistência ventricular em casos selecionados de choque cardiogênico, sendo o balão intra-aórtico o mais comumente utilizado por sua disponibilidade.

Acessos arteriais

A punção arterial é imprescindível para a realização do cateterismo cardíaco e intervenção coronária percutânea, sendo a revisão de prontuário, o exame físico das vias de acesso e os exames prévios de cateterismo de grande valor na escolha da via de acesso. As diretrizes mais atuais, como da ACC/AHA/SCA de 2021 e da ESC de 2018 sugerem a via de acesso pela artéria radial como preferencial em virtude do seu menor risco de complicações vasculares, especialmente para pacientes em uso de anticoagulantes ou pacientes com alto risco de sangramento.[11,12]

Algumas considerações sobre o histórico cirúrgico dos pacientes são pertinentes. No caso de cirurgia de revascularização do miocárdio o cateterismo pode ser realizado via radial esquerda para avaliação do enxerto de artéria mamária esquerda, presente na maioria dos pacientes submetidos à revascularização cirúrgica.

Acesso radial

A artéria radial é um dos ramos terminais da artéria braquial e tem sua origem na fossa cubital, com localização superficial no antebraço dos pacientes. É comum a realização do teste de Allen antes da realização do procedimento por essa via, e a partir desse teste avaliamos a presença de circulação colateral entre as artérias do arco palmar profundo da mão (artérias radial e ulnar). Um teste de Allen positivo estaria relacionado com a diminuição do risco de complicações isquêmicas na punção das artérias do antebraço; entretanto, estudos não demonstraram evidência de benefícios clínicos, de forma que sua realização não é considerada mandatória atualmente.[13]

Antes da realização da punção é realizada anestesia local, com cuidado para evitar a injeção inadvertida do anestésico intra-arterial. Muitos serviços administraram baixas doses de analgésicos e sedativos endovenosos antes da realização da punção, para maior conforto do paciente e redução do risco de espasmo. O uso do ultrassom também pode ser utilizado com o intuito de guiar a punção.

O ângulo entre a agulha de punção e a pele do paciente é de aproximadamente 45°. A agulha é lentamente introduzida até a observação de retorno de sangue arterial. Nesse momento, avançamos a agulha por mais 2 a 3 mm para realizarmos também a punção da parede posterior da artéria. O fio guia é então posicionado próximo a agulha e ela é lentamente retraída para o interior da artéria, ao observarmos novamente o fluxo de sangue o guia é cuidadosamente inserido e a agulha retirada. O introdutor que será utilizado para o cateterismo é então posicionado. Vale ressaltar que muitos operadores utilizam a técnica com a punção somente da parede anterior da artéria. Não foram demonstradas diferenças significativas em segurança e efetividade nos estudos clínicos que compararam as duas técnicas.[14]

Através do introdutor que foi posicionado são administrados heparina, com o objetivo de evitar a formação de trombos dentro dos cateteres que serão utilizados, e vasodilatadores, que contribuem para prevenção do espasmo arterial. A Figura 50.5 ilustra os passos para realização da punção da artéria radial.

Acesso femoral

A artéria femoral comum tem sua origem da artéria ilíaca externa, após a origem da artéria epigástrica inferior e após sua passagem pelo ligamento inguinal (uma linha imaginária entre a espinha ilíaca anterossuperior e a sínfise púbica). Essa artéria vai se bifurcar em femoral superficial e femoral profunda. A maioria das complicações na punção da artéria femoral acontece quando a punção ocorre acima da origem da epigástrica inferior (hematoma retroperitoneal) ou abaixo da bifurcação da femoral comum (hematomas, pseudoaneurismas). Diferentes estratégias são usadas para definição do melhor local de punção.

O ligamento inguinal é usado como uma das referências anatômicas, e a punção deve ser realizada abaixo do ligamento. É importante determinar

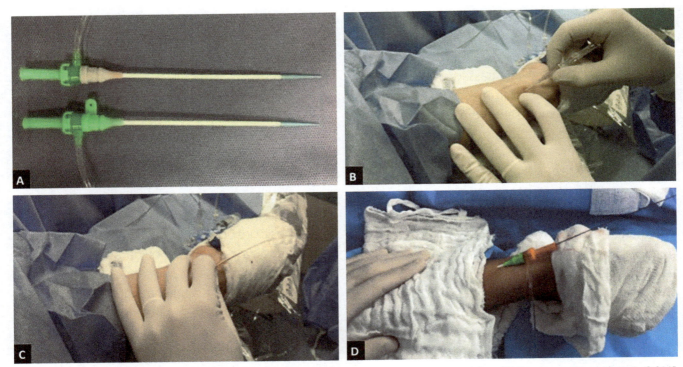

Figura 50.5. Passos para a punção radial. (**A**) Introdutores da via radial. (**B**) Punção com jelco. (**C**) Passagem de corda guia 0,014". (**D**) Introdutor radial pronto para início do procedimento.

também pela palpação o local de maior intensidade do pulso femoral, pois ele é geralmente relacionado com a localização da artéria femoral comum.[2]

A utilização da escopia também é muito útil no momento da punção. A bifurcação da artéria femoral comum ocorre abaixo do centro da cabeça do fêmur em 98% dos pacientes, dessa forma, com o uso da escopia, podemos nos certificar que a punção esteja ocorrendo ao nível adequado.

Dispomos ainda da utilização da ultrassonografia (USG), que em mãos de operadores com experiência minimiza o risco de punções em segmentos inadequados, mesmo naqueles pacientes com variações anatômicas. Estudos comprovam a redução do risco de hematomas quando o USG é utilizado.[15]

Antes da realização da punção é realizada anestesia local, com cuidado para evitar a injeção inadvertida do anestésico intra-arterial. O ângulo entre a agulha de punção e a pele do paciente também é de aproximadamente 45°, sendo lentamente introduzida até a observação de retorno de sangue arterial. Em seguida, o guia é cuidadosamente inserido e a agulha retirada. O introdutor que será utilizado para o cateterismo é então posicionado. Na punção da artéria femoral evita-se transfixar a parede posterior, pois isso está relacionado com o aumento de complicações, principalmente hematoma. Por meio do introdutor que foi posicionado é administrada então heparina. Como a artéria femoral tem maior calibre não é necessário administração de vasodilatadores, pelo menor risco de espasmo.

Ventriculografia

A ventriculografia cardíaca é uma parte importante do cateterismo cardíaco. Esse procedimento é usado para definir a anatomia e a função dos ventrículos, fornecendo informações valiosas sobre a função ventricular global e ajudando a detectar disfunções segmentares, além de alterações em estruturas valvares, como insuficiência mitral (Figura 50.6), além de outros achados, como trombo intramural ventricular.

Para que as imagens obtidas por meio da ventriculografia sejam adequadas para interpretação, é necessário que se obtenha uma opacificação adequada do ventrículo esquerdo. Isso ocorre por meio da injeção de uma quantidade relativamente significativa de contraste em um curto período de tempo. Esse processo é facilitado com o uso de bombas injetoras.

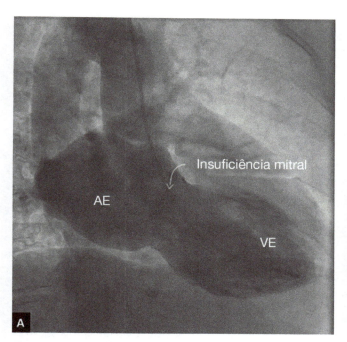 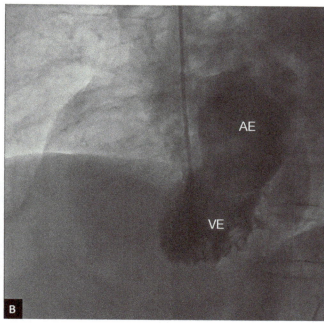

Figura 50.6. Insuficiência mitral vista pela ventriculografia. (**A**) Ventriculografia em oblíqua direita evidenciando jato em direção ao átrio esquerdo. (**B**) Ventriculografia em oblíqua esquerda.

Idealmente, a ventriculografia deve ser realizada com um cateter *pigtail* (cateter curvo com múltiplos orifícios). Os cateteres com apenas um orifício (como o Multipurpose, TIG e JR) geralmente promovem opacificação ventricular inadequada e podem levar à perfuração ventricular.[2]

Aortografia

A técnica de aortografia é parecida com a da ventriculografia. Nesse procedimento, um cateter *pigtail* é posicionado no seio aórtico e a injeção de contraste permite avaliar a válvula aórtica, presença de aneurismas ou suspeita de dissecções, anomalias congênitas e condições como coarctação de aorta.

Cuidados no pós-procedimento

Após o término do procedimento, o paciente permanece monitorizado e retorna para seu leito de origem ou é encaminhado para Unidade de Terapia Intensiva. Caso o procedimento tenha sido realizado pela via radial, utiliza-se uma pulseira inflável para hemostasia, sendo posteriormente desinsuflado conforme protocolo de cada instituição. Nos exames realizados por acesso femoral, a hemostasia é obtida por meio de um dispositivo de fechamento vascular ou compressão manual.

Procedimentos estruturais na urgência
Valvoplastia aórtica por balão

A prevalência da estenose aórtica tem aumentado significativamente nos últimos anos em decorrência do envelhecimento da população, sendo a etiologia degenerativa a mais comum. Pacientes com estenose aórtica grave podem se apresentar ao serviço de emergência com quadros graves de insuficiência cardíaca descompensada, muitas vezes necessitando de suporte circulatório e intubação endotraqueal. Os tratamentos definitivos para essa valvopatia são a tradicional troca valvar aórtica cirúrgica e o implante valvar transcateter (TAVI), procedimento esse que vem progressivamente ganhando mais indicações, sobretudo para os pacientes idosos. Em uma emergência, o risco da realização do procedimento de troca valvar, seja cirúrgico ou percutâneo, aumenta consideravelmente. Uma alternativa terapêutica é a realização de valvoplastia aórtica com balão.

Esse procedimento é realizado com o paciente sob sedação (podendo ser realizada uma sedação leve sem necessidade de intubação ou anestesia geral) e é idealmente guiado por um ecocardiografista experiente. A via mais utilizada é a artéria femoral. É necessário a realização de uma estimulação ventricular no momento da insuflação do balão com uma frequência em geral de 180 a 200 batimentos por minuto, e essa estimulação ventricular pode ser realizada pela passagem de um marca-passo provisório transvenoso ou estimulação direta através do fio que estará posicionado no ventrículo esquerdo do paciente (Figura 50.7). O procedimento pode ser considerado com sucesso se houver queda significativa do gradiente pressórico médio entre o ventrículo esquerdo e a aorta, além de aumento da área valvar aórtica, sem a presença de complicações importantes, principalmente o refluxo aórtico.

Vale ressaltar que esse procedimento não deve ser visto como um tratamento definitivo, uma vez que até 50% dos pacientes que tiveram critérios de sucesso, voltam a apresentar estenose aórtica importante em até dois anos. A valvoplastia deve ser entendida como um procedimento ponte para estabilização clínica do paciente e posterior realização de uma das formas de tratamento definitivo já descritas. Outra indicação possível é como tratamento paliativo com objetivo de atenuar os sintomas em paciente sem condições clínicas para a realização da troca valvar.[16]

Valvoplastia mitral por balão

No Brasil a principal etiologia da estenose mitral é a reumática, embora nos últimos anos o número de casos de febre reumática tenha diminuído significativamente. É muito comum recebermos nos serviços de emergência esses pacientes com quadros de insuficiência cardíaca descompensada. O manejo clínico inicial consiste no controle da frequência cardíaca, administração de vasodilatadores e diuréticos, além do suporte de oxigênio, muitas vezes necessitando de ventilação não invasiva (BIPAP e CPAP). É comum nos deparamos com pacientes gestantes que descompensam clinicamente dessa valvopatia em decorrência das alterações de volemia secundárias a gravidez.

As opções de tratamento definitivo para esses pacientes incluem a cirurgia de troca valvar e a valvoplastia mitral por balão (Figura 50.8). Para auxiliar na escolha da melhor forma de tratamento existe um escore ecocardiográfico chamado escore de Wilkins-Block que possui quatro critérios (grau de calcificação, mobilidade dos folhetos valvares, espessura dos folhetos e acometimento de aparato subvalvar). Os pacientes recebem pontuações de 1 a 4 em cada um dos critérios. Valores menores ou iguais a 9 sugerem a valvoplastia como o tratamento de escolha e valores maiores que 11 indicam a cirurgia de troca valvar. Valores intermediários apontam para os dois tratamentos como equivalentes.

A valvoplastia mitral por balão também é realizada com o paciente sob sedação e guiado por

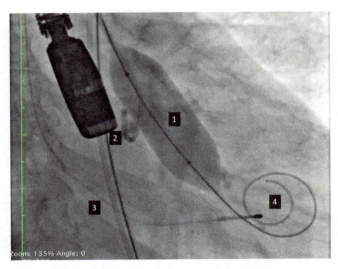

Figura 50.7. Valvoplastia aórtica por balão. 1: balão de valvoplastia; 2: cateter *pigtail*; 3: marca-passo provisório; 4: fio guia em ventrículo esquerdo para suporte.

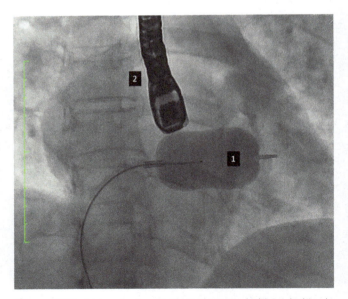

Figura 50.8. Valvoplastia mitral com cateter balão. 1: balão de Inoue (balão para valvoplastia); 2: sonda do ecocardiograma transesofágico.

ecocardiografia. A via mais utilizada para sua realização é a veia femoral, sendo necessário a realização de uma punção transeptal para acesso ao átrio esquerdo e permitir o adequado posicionamento do balão ao nível da valva mitral e posterior realização da valvoplastia. Nesse momento é muito importante evitar uma punção inadvertida da aorta, sendo o ecocardiograma e a experiência do hemodinamicista fundamentais. Os critérios de sucesso são uma área valvar maior que 1,5 cm^2 ou aumento de 50%, na ausência de refluxo mitral importante.[17]

Complicações dos procedimentos
Complicações vasculares em sítio de punção

Nas últimas décadas, com o aumento da utilização das vias do antebraço (radial, radial distal e ulnar), observamos redução do número de complicações importantes nos sítios de acesso arterial. Os principais fatores de risco para essas complicações são o sexo feminino, baixo peso corporal, função renal alterada e uso de anticoagulantes.[3,18,19]

Quando utilizada a via femoral, as complicações mais comuns são hematomas, pseudoaneurisma, fístulas arteriovenosas e hematomas retroperitoneais. A realização de um ultrassom com Doppler arterial pode ser realizada quando houver suspeita de algumas dessas complicações. No caso do hematoma retroperitoneal, a tomografia de abdome e pelve pode ser útil no diagnóstico. A utilização da escopia e do ultrassom para auxílio na escolha do local adequado de punção (ao nível da artéria femoral comum) são muito importantes na minimização desses riscos. Outra forma de redução das complicações é a utilização de dispositivos que auxiliam na hemostasia, como o Angio-Seal® e o Perclose®, que muitas vezes não estão disponíveis em serviços públicos. A compressão manual ainda é uma forma efetiva de hemostasia quando realizada por um profissional treinado, por um período adequado, de acordo com o calibre do introdutor e a dose de anticoagulante utilizados.

As complicações importantes são mais raras e têm evolução benigna mais comumente quando a via radial é a utilizada. Os hematomas são as complicações mais comuns, e a compressão manual ou com pulseira hemostática, além da reversão dos anticoagulantes utilizados, são, em geral, efetivas no controle da sua expansão.

Outra complicação comum é a ocorrência de espasmo da artéria radial, relacionado com artérias de fino calibre e dor/ansiedade do paciente. A administração intra-arterial de vasodilatadores, além da adequada analgesia e sedação dos pacientes quando necessário, são fundamentais na prevenção dessa condição.

As perfurações arteriais e dissecções podem ocorrer no momento da passagem dos cateteres ou das cordas guia utilizadas e geralmente têm evolução benigna. Nos casos em que elas não são imediatamente manejadas com reversão dos anticoagulantes e compressão local, podem ocorrer evolução para uma síndrome compartimental do braço/antebraço e necessidade de abordagem cirúrgica.

A utilização da via radial implica uma taxa de trombose de aproximadamente 5% nos principais estudos, mas devido a irrigação dupla do arco palmar pelas artérias radial e ulnar, além da ampla rede de circulação colateral, a ocorrência da trombose na maioria dos casos não tem repercussão clínica (Figura 50.9).[19]

Nefropatia induzida pelo contraste

A nefropatia induzida pelo contraste é uma complicação possível do cateterismo cardíaco. Os fatores de risco mais associados são:[1,5,6]

- Doença renal crônica, definida como ritmo de filtração glomerular (RFG) abaixo de 30 mL/min/1,73 m^2.
- Volume de contraste.
- Hipotensão (estados de choque).
- Idade > 75 anos.
- Diabetes.
- Depleção de volume (desidratação).
- Anemia.
- Doença vascular periférica.

O principal foco é a prevenção de sua ocorrência, uma vez que não há tratamento específico para essa condição. As recomendações a seguir são de

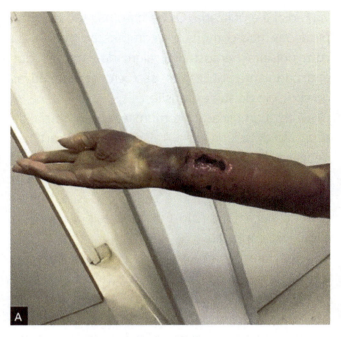 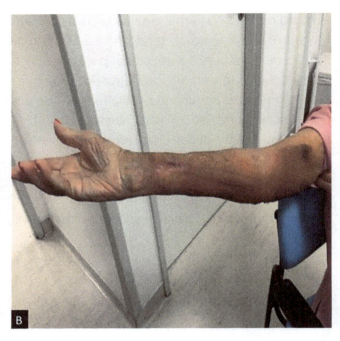

Figura 50.9. Complicações nas vias de acesso. (**A**) Extenso hematoma radial. (**B**) Aspecto três semanas após, evidenciando importante melhora sem necessidade de intervenção.

crucial importância especialmente nos pacientes com disfunção renal e diabetes:[1,5,6]

- Antes do procedimento:
    - Hidratação com solução salina, idealmente com 1 mL/kg/h com início 12 horas antes do exame.
    - Descontinuação de medicações nefrotóxicas.
- Durante o procedimento:
    - Limitar o uso de contraste.
    - Dar preferência por contraste iso-osmolar.
- Após o procedimento:
    - Manter hidratação com solução salina, idealmente com 1 mL/kg/h por pelo menos 12 horas após o exame.
    - Monitorizar função renal, o pico de piora é após 48 horas.

Alergia ao contraste iodado

A ocorrência de reações alérgicas na realização de cateterismo e angioplastia tem diminuído progressivamente nos últimos anos, principalmente devido à maior utilização de contrastes não iônicos, iso-osmolares ou de baixa osmolaridade que apresentam menor risco quando comparados a contrastes iônicos e de alta osmolaridade. Hoje estima-se que essas reações ocorram em aproximadamente 5% dos pacientes e que reações anafiláticas ocorram somente em 0,1%.[2,20,21]

A principal forma de evitarmos a sua ocorrência é a coleta de um histórico clínico adequado previamente à realização dos procedimentos, com enfoque na ocorrência de reações alérgicas em exposições prévias. Vale ressaltar que a alergia a frutos do mar e a alergia a iodo tópico não são consideradas alergias verdadeiras ao contraste iodado e esses pacientes não necessitam realizar nenhum preparo.

O preparo dos pacientes consiste na administração de corticoides e anti-histamínicos, e os hospitais em geral têm protocolos próprios. Idealmente, o preparo deve ser iniciado, ao menos, 24 horas antes do exame programado, mas já encontramos na literatura evidências para um preparo mais curto, que deve ser realizado principalmente naqueles pacientes internados por síndromes coronarianas agudas, em que o atraso na realização do cateterismo pode ter impacto no prognóstico dos pacientes.

Em geral, as reações observadas são leves e consistem em prurido e eritema, mas podem ocorrer casos graves inclusive com anafilaxia e risco de óbito. O tratamento dessa reação é semelhante ao de qualquer reação alérgica na emergência e consiste na administração endovenosa de corticoides e anti-histamínico. Em casos graves, pode ser administrada solução intramuscular ou endovenosa de vasoconstritores, como a adrenalina.

Referências bibliográficas

1. Libby P, Bonow RO, Mann DL, Tomaselli GF, Zipes DP. Braunwald's Heart Disease E-Book: a textbook of cardiovascular medicine. Elsevier Health Sciences; 2018.
2. Moscucci M. Grossman & Baim's cardiac catheterization, angiography, and intervention. Wolters Kluwer/Lippincott Williams & Wilkins; 2013.
3. Topol EJ, Teirstein PS. Textbook of interventional cardiology e-book. Elsevier Health Sciences; 2019.
4. Ibanez B, James S, Agewall S, Antunes MJ, Ducci CB, Bueno H, et al. 2017 ESC Guideline for the management of acute myocardial infarction in patients presenting with ST-segment elevation. Eur Heart J. 2018;39(2):119-77.
5. Piegas LS, Timerman A, Feitosa GS, Nicolau JC, Mattos LAP, Andrade MD, et al. V diretriz da Sociedade Brasileira de Cardiologia sobre tratamento do infarto agudo do miocárdio com supradesnível do segmento ST. Arq Bras Cardiol. 2015;105(2):1-105.
6. O'Gara PT. 2013 ACCF/AHA guideline for the management of ST-elevation myocardial infarction. J Am Coll Cardiol. 2013;61(4):e78-140.
7. Hochman JS. Coronary intervention for persistent occlusion after myocardial infarction. New Engl J Med. 2006;355(23): 2395-407.
8. Nicolau JC. Diretrizes da Sociedade Brasileira de Cardiologia sobre angina instável e infarto agudo do miocárdio sem supradesnível do segmento ST – 2021. Arq Bras Cardiol. 2021;117(1):181-264.
9. Collet J-P. 2020 ESC guidelines for the management of acute coronary syndromes in patients presenting without persistent ST-segment elevation. Eur Heart J. 2021;42(14):1289-367.
10. Amsterdam EA. 2014 AHA/ACC guideline for the management of patients with non-ST-elevation acute coronary syndromes. J Am Coll Cardiol. 2014;64(24):e139-228.
11. Neumann FJ, Sousa-Uva M, Ahlsson A, Alfonso F, Banning AP, Benedetto U, et al. 2018 ESC/EACTS Guidelines on myocardial revascularization. Eur Heart J. 2019;40(2):87-165.
12. Lawton JS, Tamis-Holland JE, Bangalore S, Bates ER, Beckie TM, Bischoff JM, et al. 2021 ACC/AHA/SCAI Guideline for coronary artery revascularization: a report of the American College of Cardiology/American Heart Association Joint Committee on Clinical Practice Guidelines. Circulation. 2022;145(3).
13. Romeu-Bordas Ó, Ballesteros-Peña S. Reliability and validity of the modified Allen test: a systematic review and metanalysis. Emergencias: Revista de la Sociedad Espanola de Medicina de Emergencias. 2017;29(2):126-35.
14. Pancholy SB. Radial artery access technique evaluation trial: randomized comparison of seldinger versus modified seldinger technique for arterial access for transradial catheterization. Catheterization and cardiovascular interventions. Official J Soc Cardiac Angiography & Interventions. 2012;80(2):288-91.
15. Rashid MK. Ultrasound guidance in femoral artery catheterization: a systematic review and a meta-analysis of randomized controlled trials. J Inv Cardiol. 2319;1(7): e192-98.
16. Keeble TR. Percutaneous balloon aortic valvuloplasty in the era of transcatheter aortic valve implantation: a narrative review. Open Heart. 2016;3(2):e000421.
17. Nobuyoshi M. Percutaneous balloon mitral valvuloplasty: a review. Circulation. 2009; 119:8.
18. Brilakis E. Manual of percutaneous coronary interventions: a step-by-step approach. Elsevier Science; 2020.
19. Rashid M. Radial artery occlusion after transradial interventions: a systematic review and meta-analysis. J Am Heart Assoc. 2020;5(1):e002686.
20. Ruhnau J, Schröder S. Abstract 18953: prevalence of and risk factors for radial artery complications after transradial cardiac catheterization. Circulation. 2013;128(22):A18953-A18953.
21. Saljoughian M. Intravenous radiocontrast media: a review of allergic reactions. 2021.
22. Macy E. Current epidemiology and management of radiocontrast-associated acute and delayed-onset hypersensitivity: a review of the literature. The Permanente Journal, 2018.

CAPÍTULO 51

Estudo Eletrofisiológico

Márya Duarte Pagotti • Luan Vieira Rodrigues • Rodrigo Melo Kulchetscki • Cristiano Faria Pisani

Destaques
- Indicações do estudo eletrofisiológico nos diferentes cenários da emergência.
- Contraindicações relevantes.
- Técnica básica de como é realizado o procedimento.
- Discussão quanto à aferição dos intervalos eletrofisiológicos básicos e sua interpretação.
- Taxa de complicações.

Introdução
A eletrofisiologia cardíaca invasiva consiste em uma coleção de técnicas para investigação e tratamento de arritmias cardíacas. Utilizam-se cateteres-eletrodos introduzidos por punção venosa e, em alguns casos, arterial. São posicionados em diversos locais do coração sob controle fluoroscópico, com o objetivo de se estudar o processo de despolarização cardíaca. Por meio deles, pode-se fazer uma análise detalhada dos mecanismos arritmogênicos, determinar com precisão o local de origem e circuito das arritmias e, quando aplicável, realizar o tratamento definitivo por meio de técnicas de ablação com cateter.

O estudo eletrofisiológico (EEF) encontra-se indicado em vários contextos clínicos. De maneira geral, essas indicações podem ser divididas em dois grandes grupos: para fins diagnósticos e para estratificação de risco de morte súbita.

Indicações do estudo eletrofisiológico
Ver Tabela 51.1.

Tabela 51.1. Indicações de EEF para fins diagnósticos*

Síncope provavelmente arrítmica em paciente com cardiopatia estrutural
Síncope na suspeita de doença do nó sinusal
Síncope na presença de bloqueio bifascicular
Síncope imediatamente após palpitações
Síncope em pacientes com ocupação de alto risco
Síncope inexplicada
Sobreviventes de morte súbita cardíaca em casos selecionados
Taquicardia de QRS largo sem diagnóstico definido
Determinar a localização do bloqueio atrioventricular quando não pode ser definido eletrocardiograficamente
Palpitações taquicárdicas paroxísticas de mecanismo indefinido

*O EEF somente está indicado quando a avaliação não invasiva é inconclusiva.

O EEF diagnóstico procura identificar bradi ou taquiarritmias intermitentes que justifiquem os sintomas do paciente e está indicado quando duas premissas são atendidas. A primeira é a anamnese sugestiva de etiologia arrítmica dos sintomas queixados (Tabela 51.2), sendo a entrevista médica o ponto de partida fundamental na avaliação de pacientes com síncope ou palpitações. A segunda é sempre realizar o EEF apenas quando a investigação não invasiva for inconclusiva. Em uma coorte de 541 pacientes avaliados por síncope em prontos-socorros de 11 serviços, apenas 3% dos pacientes tiveram que realizar EEF após avaliação clínica e propedêutica inicial.[1]

Síncope de etiologia inexplicada

O rendimento diagnóstico do EEF em pacientes com síncope varia significativamente de acordo com as características de base da população estudada.[2] Uma revisão não sistemática incluiu oito estudos (N = 625), que avaliaram o rendimento diagnóstico do EEF em pacientes com síncope, e encontrou um total de 28% de resultados positivos – indução de taquicardia ventricular (TV) ou evidência de bradiarritmia.[3] Porém, ao se avaliar exclusivamente os pacientes com cardiopatia estrutural ou eletrocardiograma (ECG) alterado, o resultado encontrado foi de 41% de EEFs positivos, enquanto, na ausência dessas condições, o resultado foi de 5%. Uma série de casos encontrou também uma diferença marcante no resultado do EEF diagnóstico para síncope de acordo com a presença de alterações no ECG (Tabela 51.3) de base: dos 421 pacientes incluídos, 82% dos que tinham ECG e Holter

Tabela 51.2. Características clínicas que aumentam a probabilidade de síncope de etiologia cardíaca

Idade > 60 anos
Sexo masculino
Presença de cardiopatia estrutural
Síncope durante exercício
Síncope durante posição supina
Pequeno número de episódios (1 ou 2)
Exame físico cardíaco anormal
Histórico familiar de morte súbita com menos de 50 anos de idade

Tabela 51.3. Principais critérios de anormalidade eletrocardiográfica utilizados

Bradicardia sinusal
Distúrbios de condução atrioventricular
Distúrbios de condução intraventricular
Onda delta
Área inativa sugestiva de infarto prévio
Alterações eletrocardiográficas sugestivas de canalopatias

24 horas alterados tiveram EEF positivo, enquanto o mesmo ocorreu em 9% dos pacientes com ECG e Holter 24 horas normais.[4]

A presença de ressonância magnética cardíaca com alta carga fibrótica na sequência do realce tardio, sugere que a TV seja o mecanismo da síncope, podendo o EEF positivo com indução de TV monomórfica aumentar a probabilidade de síncope arrítmica, estando justificado o implante de CDI pelas diretrizes.

Doença do nó sinusal

A principal ferramenta para a avaliação da função do nó sinusal é a não invasiva, principalmente com Holter de 24 horas e eletrocardiograma de esforço. Quando essa investigação não é conclusiva, pode-se utilizar o EEF. A avaliação da função do nó sinusal pelo EEF pode ser feita utilizando-se diferentes medidas, sendo a mais relevante o tempo de recuperação do nó sinusal.[5]

O EEF na avaliação da função do nó sinusal possui baixa sensibilidade, ainda que a especificidade em alguns estudos varie de um valor moderado a alto (75% a 95%).[8] Segundo, porque não existem dados que sugiram utilizar valores isolados dessas medidas para justificar o implante de marca-passo (MP); portanto, esse exame só deve ser solicitado se a dúvida sobre a correlação entre a DNS e a síncope for grande o suficiente a ponto de não se indicar implante de MP caso o EEF seja negativo.

Distúrbios de condução atrioventricular

O EEF não é realizado de rotina em pacientes com os diferentes tipos de bloqueio atrioventricular (BAV). Pacientes com BAV de 1º geralmente são assintomáticos e não possuem indicação de estimulação ventricular. Pacientes com BAV de 2º Mobitz II, bloqueio de alto grau e bloqueio atrioventricular total (BAVT) já possuem indicação de implante de MP e não necessitam realizar EEF.[6]

A principal indicação está naqueles pacientes com síncope inexplicada e bloqueios AV de primeiro grau associados a distúrbio de condução de um dos ramos, pois o EEF permite localizar o local do distúrbio de condução, pois se o BAV é infranodal, ou seja, intra ou infra-hissiana, o risco de progressão para BAVT é alto,[7] e o implante de MP está indicado (Figura 51.1). Embora a localização exata do local de BAV seja feita durante o EEF, características eletrocardiográficas podem sugerir o local de bloqueio.

Cabe a ressalva de que nos pacientes com BAV de causa reversível, como os causados por drogas ou distúrbios hidroeletrolíticos significativos, a realização de EEF, em geral, não está indicada.

Distúrbios de condução intraventricular

Pacientes com algum grau de doença no sistema His-Purkinje podem evoluir para BAVT. Durante o EEF esse risco é avaliado por meio da mensuração do intervalo His-ventrículo (HV), que representa o tempo que a frente de onda gasta durante condução anterógrada pelo nó AV para percorrer desde o início da ativação do feixe de His até o início da ativação ventricular. Durante o EEF a sua medida é realizada em ritmo sinusal, durante manobras de estimulação atrial e, quando necessário, sob sensibilização farmacológica.

A história natural dos pacientes com bloqueio de ramo e diferentes intervalos HV foi descrita na década de 1980 e evidenciou, ao longo de um tempo de seguimento de 4 anos, um risco de bloqueio átrio ventricular total (BAVT) é de 4% em pacientes com HV < 70 ms, 12% naqueles com HV 70 a 100 ms e de 24% naqueles com HV > 100 ms.[8]

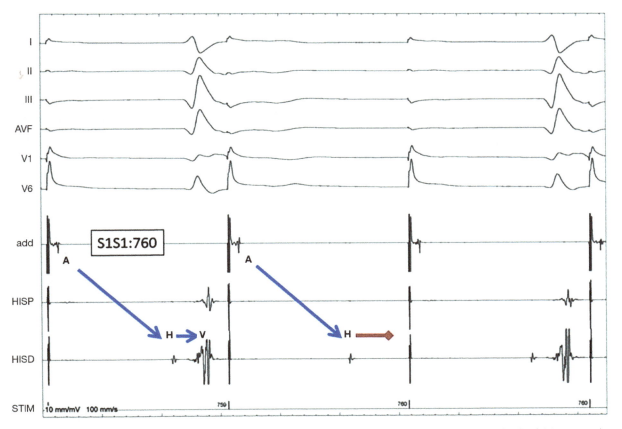

Figura 51.1. Presença de bloqueio infra-His com estimulação atrial com ciclo de 760 ms, demonstrando distúrbio grave da condução pelo His-Purkinje. Observa-se no primeiro ciclo de estimulação a presença do eletrograma atrial (A), do eletrograma do His (H), presença de QRS e eletrograma ventricular (V). Já no ciclo seguinte, observa-se apenas o eletrograma atrial (A) e do His (H) sem condução para os ventrículos. Tal achado justifica o implante de marca-passo definitivo.

Considera-se então a indicação de implante de MP para pacientes com síncope, bloqueio de ramo e intervalo HV maior que 70 ms. Embora a taxa de evolução para BAVT nos pacientes com HV > 100 ms seja alta, o EEF não é indicado de rotina em pacientes com bloqueio de ramo assintomáticos em razão da raridade de intervalos HV tão altos.

Pacientes com bloqueio bifascicular – bloqueio de ramo direito completo associado a bloqueio de algum dos fascículos esquerdos ou bloqueio de ramo esquerdo completo – têm um risco ainda maior de evoluir para BAVT, uma vez que resta apenas um fascículo para realizar a condução atrioventricular, sendo a incidência acumulada dessa evolução estimada em 17% ao longo de 5 anos.[9] Nesses pacientes, o limiar para se indicar EEF para investigação de sintomas possivelmente associados a bradiarritmias é menor.

Deve-se ressaltar que a sensibilidade do EEF para bradicardia intermitente é baixa, estimada em cerca de 15%,[10] reforçando a importância do uso de estratégias não invasivas de monitorização prolongada.

Sobreviventes de parada cardíaca

O EEF geralmente não é realizado em pacientes sobreviventes de parada cardíaca com documentação de parada cardiorrespiratória (PCR) em ritmo chocável sem causa reversível, pois o implante de cardio-desfibrilador implantável (CDI) já está indicado.[11]

O EEF encontra-se indicado em sobreviventes de PCR com coração normal ou sem etiologia definida nos raros casos em que há suspeita de bradiarritmia ou de fibrilação ventricular (FV) idiopática sem ritmo chocável identificado durante o evento. Deve-se ter cautela pois protocolos de estimulação agressivos podem induzir FV e TV polimórfica mesmo em pacientes com coração normal, podendo ser esse achado uma resposta inespecífica. Ainda que diante dessas incertezas, o EEF tem sido utilizado em associação com uma ampla investigação não invasiva em pacientes recuperados de morte súbita de etiologia não definida e coração normal.[12]

Palpitações não documentadas

Em contexto ambulatorial, é frequente a presença de queixas de palpitações sem que se consiga documentar o traçado eletrocardiográfico em vigência do sintoma apesar das várias estratégias de monitorização não invasiva existentes. A indicação de EEF ocorre em casos selecionados e é altamente dependente da probabilidade pré-teste devido a história de palpitações paroxísticas com claro início e término súbito, podendo, nesses casos, quando da indução de taquicardia supraventricular reentrante, a ablação ser realizada no mesmo procedimento.

Taquicardia de QRS largo

As taquicardias de QRS largo podem ocorrer por três mecanismos: taquicardia ventricular, taquicardia supraventricular com bloqueio de ramo preexistente ou funcional e taquicardias supraventriculares pré-excitadas. Em até 80% dos casos as taquicardias de QRS largo correspondem à TV.[1] Dessa forma, o EEF está indicado quando existe dúvida diagnóstica nas taquicardias de QRS largo, uma vez que as diferentes possibilidades diagnósticas não possuem o mesmo tratamento.

Síndrome de Brugada

Em alguns pacientes com síndrome de Brugada o EEF pode ser útil na estratificação de risco por meio da estimulação ventricular programada induzindo arritmias monomórficas ou polimórficas e na análise do período refratário dos ventrículos. Entretanto, a utilização do EEF nessa estratificação não é consenso entre os diferentes grupos.

Contraindicações

As contraindicações absolutas ao EEF são condições clínicas que podem gerar instabilidade por si só ou que aumentam a chance de complicações vasculares, como: angina instável, sepse, insuficiência cardíaca congestiva descompensada não causada pela arritmia, diátese hemorrágica importante, endocardite infecciosa de válvula tricúspide e infecções de pele ou trombose venosa aguda da extremidade inferior, se o acesso da veia femoral for desejado.[13,14] Entretanto a maior contraindicação para a realização do EEF é quando esse exame não auxilia a definição clínica devido a baixa probabilidade pré-teste (ausência de cardiopatia ou distúrbios do sistema de condução) ou a alta probabilidade pré-teste, como em pacientes já com BAVT ou taquicardias ventriculares documentadas, pois, nesses casos, um EEF negativo não excluirá a indicação do dispositivo implantável.

Procedimento do estudo eletrofisiológico

O laboratório de eletrofisiologia deve ser em ambiente hospitalar e equipado com equipamento de hemodinâmica ou arco móvel de radiologia; polígrafo de eletrofisiologia com ECG de superfície e pelo menos seis canais intracavitários (eletrogramas); estimulador cardíaco; material de ressuscitação cardiopulmonar; oxímetro de pulso, monitorização da pressão arterial não invasiva e invasiva. Além disso, é importante ter material prontamente disponível para realização de pericardiocentese, toracocentese e toracotomia.[15,16]

Para o início do procedimento, o paciente deve estar em jejum de oito horas, apesar de muitas vezes o procedimento ser realizado com o paciente acordado, aumentando a sensibilidade do exame. Em alguns casos, o exame pode ser feito com sedação consciente para melhor conforto do paciente.[15-17]

A fluoroscopia é necessária para orientação anatômica em todo o exame, incluindo acesso vascular, posicionamento do cateter etc. Os operadores devem fazer todos os esforços para minimizar a exposição à radiação do paciente, bem como da equipe.

O acesso vascular para o exame diagnóstico é venoso, em seguida, cateteres eletrodos de diagnóstico multipolares são avançados até o coração e posicionados na posição do His, que se localiza no átrio direito ao nível do folheto septal da valva tricúspide. Além disso se posiciona um segundo cateter no átrio direito, preferencialmente próximo ao nó sinusal para avaliação da função sinusal e condução AV e, na sequência, esse mesmo cateter é posicionado no ápice e via de saída do VD para avaliar indutibilidade de TV por meio da estimulação ventricular programada. Após o término do procedimento, os cateteres e introdutores são retirados com compressão vascular, seguida de curativo local.

Medidas dos intervalos básicos

O EEF consiste basicamente na medida dos intervalos básicos em condições basais, durante protocolo de estimulação elétrica programada e após medicações. Inicialmente, é realizada a análise do ritmo cardíaco e da sequência de ativação de regiões estratégicas do coração, incluindo o sistema de condução, além das medidas dos intervalos básicos (Figura 51.2).

Intervalo PA

O intervalo PA é medido desde a primeira despolarização do nó sinusal no ECG de superfície, até a deflexão atrial registrada no cateter posicionado no feixe de His, refletindo o tempo de condução intra-atrial. Um intervalo PA prolongado sugere condução atrial anormal e pode ser um indício da presença de doença biatrial ou doença confinada ao átrio direito. A faixa normal do intervalo PA é de 20 a 60 ms, podendo a condução atrial doente justificar o bloqueio AV de primeiro grau.

Intervalo AH

O intervalo AH é medido no cateter localizado no feixe de His e representa o intervalo desde a primeira deflexão rápida do registro atrial (ativação da parte mais baixa do átrio direito) até o início mais precoce da deflexão do feixe de His, demonstrando o tempo de condução pelo nó AV. O intervalo AH tem uma ampla faixa em indivíduos normais (50 a 150 ms) e é marcadamente influenciado pelo sistema nervoso autônomo. O intervalo AH longo é mais comum por causa da condução do nó AV prejudicada ou prolongada por medicamentos como digoxina, betabloqueadores, bloqueadores dos canais de cálcio e medicamentos antiarrítmicos, sobretudo amiodarona; aumento do tônus parassimpático (vagal) e por doença intrínseca do nó AV.[18-20]

Intervalo HV

O intervalo HV é medido desde o início mais precoce da deflexão do feixe de His até o início da

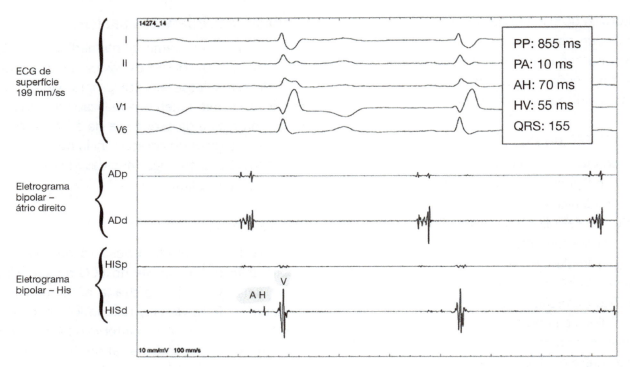

Figura 51.2. Observe de cima para baixo, derivações de um ECG de superfície com velocidade de 100 mm/s, um cateter quadripolar posicionado no átrio direito e um cateter quadripolar posicionado na posição do feixe de His. Os intervalos básicos são medidos do início da onda P até a maior deflexão do eletrograma atrial ao nível do feixe de His (intervalo PA), deste até o início do eletrograma do feixe de His (intervalo AH) e deste até o início do intervalo QRS (intervalo HV).

atividade ventricular mais precoce observada no início do QRS do ECG de superfície. Essa medida reflete o tempo de condução no tronco de His, sendo considerados intervalos entre 35 e 55 ms normais.[21]

Um intervalo HV prolongado é consistente com a condução distal doente em todos os fascículos, devendo-se considerar a indicação de implante de MP para pacientes com síncope e HV > 70 ms e naqueles assintomáticos com HV > 100 ms.[8] O intervalo HV curto sugere a presença de pré-excitação ventricular por meio de uma via acessória.

Condução ventriculoatrial

A avaliação da condução ventriculoatrial (VA) também é importante no EEF, particularmente para pacientes com taquicardia paroxística supraventricular (TPSV). A condução retrógrada é testada com estímulo elétrico conduzido do ventrículo para o átrio por meio de estimulação ventricular programada. Isso permite diferenciar entre uma condução retrógrada fisiológica através do nó atrioventricular e a presença de uma via acessória.[22] Deve-se observar que a condução VA é extremamente dependente do tônus autonômico.

Tempo de recuperação do nó sinusal

A medida do tempo de recuperação do nó sinusal (TRNS) é realizada com o cateter diagnóstico posicionado no átrio direito, próximo ao nó sinusal, com estimulação atrial contínua com FC um pouco mais rápida que a sinusal basal do paciente durante 30 a 60 segundos, quando se interrompe subitamente a estimulação, avaliando-se o tempo até o aparecimento do primeiro batimento sinusal. O valor normal é de até 1.500 ms. O TRNS corrigido é igual ao TRNS menos o ciclo sinusal basal e o valor normal é de até 500 a 550 ms.[23,24]

Tempo de condução sinoatrial

O tempo de condução sinoatrial (TCSA) avalia a junção sinoatrial e é pouco utilizado fora do ambiente de pesquisa, por ser um indicador insensível de disfunção do nó sinusal. Os valores normais de TCSA geralmente variam de 45 a 150 ms.[23,24]

Ponto de Wenckenbach

Avalia a condução no nó AV. É realizado com estimulação do átrio com frequências cada vez mais rápidas até ocorrer a perda da condução AV 1:1. O bloqueio pode ser no nó AV, neste caso não se observando eletrograma do His; porém, pode ser abaixo do His, nesse caso se observa potencial do His sem presença de QRS, sendo esse achado quando em frequências de estimulação acima de 500 ms sugestivos de importante distúrbio no sistema de His-Purkinje.

Estimulação atrial e ventricular programadas

A estimulação cardíaca é realizada com protocolos específicos de estimulação atrial e ventricular programadas, geralmente com um ciclo básico (S1) para estabilização da refratariedade do tecido seguido de extraestímulos (S) que geralmente são inseridos até 3 (S4). O intervalo de acoplamento do extraestímulo é progressivamente encurtado até que o período refratário do tecido seja atingido. Dessa forma, é possível avaliar a função do nó sinusal, as conduções atrioventricular, intraventricular e ventriculoatrial, a refratariedade atrial, ventricular e do sistema de condução, além da indução de taquiarritmias (Figura 51.3).[16]

Medicações com fins diagnósticos durante o estudo eletrofisiológico

A administração de medicações pode ser útil em certas situações. O bloqueio seletivo da condução atrioventricular nodal anterógrada com adenosina, por exemplo, pode desmascarar a condução latente da via acessória. Atropina ou isoproterenol (simpaticomimético) podem ser empregados para facilitar a indução de taquicardia de reentrada nodal (TRN) ou taquicardia de reentrada atrioventricular (TRAV).[25]

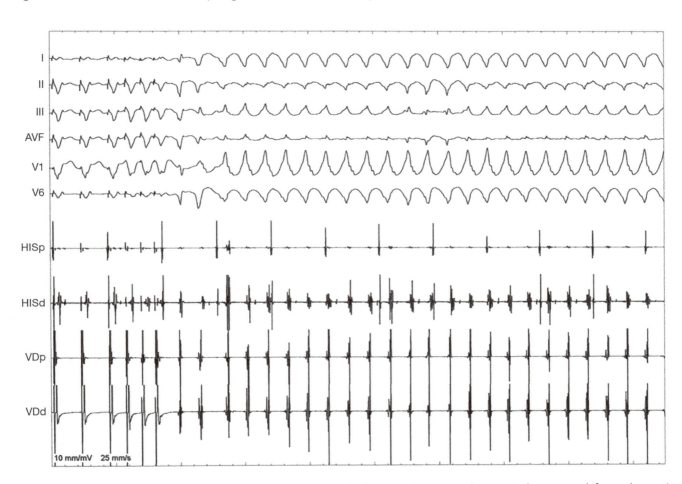

Figura 51.3. Síncope em paciente com cardiopatia estrutural onde foi induzida taquicardia ventricular monomórfica após a estimulação com ciclo básico (S1) de 600 ms e três extraestímulos (S4). Tal achado justifica o implante de CDI.

Procainamida e ajmalina são medicações antiarrítmicas de classe IA e, por serem bloqueadoras dos canais de sódio, podem prolongar a condução no His-Purkinje. Devido a essa propriedade, podem ser utilizadas para desmascarar doença do sistema de condução atrioventricular incipiente. A duplicação do intervalo HV, um intervalo HV > 100 ms ou o desenvolvimento de bloqueio infranodal após a administração de uma dessas medicações representam um sistema His-Purkinje doente e provavelmente exige o implante de marca-passo definitivo.[26] A ajmalina também pode ser utilizada para avaliação de risco e diagnóstico de síndrome de Brugada.[27]

Complicações

As complicações do EEF são raras (0,1 a 0,5%) e acontecem com maior frequência quando o exame é seguido da ablação por cateter, e dependem do tipo de arritmia em questão.

Conclusões e perspectivas

O EEF permite uma análise detalhada do mecanismo e da origem das arritmias, para fins diagnósticos, ele está indicado principalmente nos casos de síncope ou palpitações. Há suspeita de sintomas causados por bradi ou taquiarritmias e a avaliação não invasiva não foi conclusiva.

Para ser realizado, o estudo eletrofisiológico necessita de ambiente hospitalar, fluoroscopia e material específico para o procedimento. Por meio do posicionamento de cateteres-eletrodos, estimulação cardíaca e sensibilização farmacológica faz-se a avaliação do sistema de condução cardíaco e da indutibilidade de arritmias. As suas complicações são raras, sendo as relacionadas com o acesso vascular as mais frequentes.

Pontos-chave

- O EEF é um procedimento no qual por meio de cateteres eletrodos introduzidos por acesso venoso, arterial retrógrado ou epicárdico, permite o diagnóstico das estruturas envolvidas e mecanismos das arritmias, possibilitando a avaliação do risco de morte súbita e o tratamento por meio da ablação por radiofrequência

- O estudo eletrofisiológico diagnóstico deve ser solicitado nos casos em que a probabilidade pré-teste para bradi ou taquiarritmias é considerável, sendo estimada de acordo com a anamnese e alterações eletrocardiográficas ou estruturais cardíacas.

Referências bibliográficas

1. Brignole M, Menozzi C, Bartoletti A, Giada F, Lagi A, Ungar A, et al. A new management of syncope: prospective systematic guideline-based evaluation of patients referred urgently to general hospitals. Eur Heart J. 2006;27(1):76-82.
2. Brignole M, Moya A, de Lange FJ, Deharo JC, Elliott PM, Fanciulli A, et al. 2018 ESC guidelines for the diagnosis and management of syncope. Eur Heart J. 2018;39(21):1883-948.
3. Linzer M, Yang EH, Estes NA 3rd, Wang P, Vorperian VR, Kapoor WN. Diagnosing syncope. Part 2: unexplained syncope. Clinical efficacy assessment project of the American College of Physicians. Ann Intern Med. 1997;127(1):76-86.
4. Gatzoulis KA, Karystinos G, Gialernios T, Sotiropoulos H, Synetos A, Dilaveris P, et al. Correlation of noninvasive electrocardiography with invasive electrophysiology in syncope of unknown origin: implications from a large syncope database. Ann Noninvasive Electrocardiol. 2009;14(2):119-27.
5. Kusumoto FM, Schoenfeld MH, Barrett C, Edgerton JR, Ellenbogen KA, Gold MR, et al. 2018 ACC/AHA/HRS guideline on the evaluation and management of patients with bradycardia and cardiac conduction delay: a report of the American College of Cardiology/American Heart Association Task Force on Clinical Practice Guidelines and the Heart Rhythm Society. Circulation. 2019;140(8):e382-e482.
6. Glikson M, Nielsen JC, Kronborg MB, Michowitz Y, Auricchio A, Barbash IM, et al. 2021 ESC guidelines on cardiac pacing and cardiac resynchronization therapy. Eur Heart J. 2021;42(35):3427-520.
7. Muresan L, Cismaru G, Martins RP, Bataglia A, Rosu R, Puiu M, et al. Recommendations for the use of electrophysiological study: update 2018. Hellenic J Cardiol. 2019;60(2):82-100.
8. Scheinman MM, Peters RW, Suavé MJ, Desai J, Abbott JA, Cogan J, et al. Value of the H-Q interval in patients with bundle branch block and the role of prophylactic permanent pacing. Am J Cardiol. 1982;50(6):1316-22.
9. Katritsis DG, Josephson ME. Electrophysiological testing for the investigation of bradycardias. Arrhythm Electrophysiol Rev. 2017;6(1):24-8.
10. Fujimura O, Yee R, Klein GJ, Sharma AD, Boahene KA. The diagnostic sensitivity of electrophysiologic testing in patients with syncope caused by transient bradycardia. N Engl J Med. 1989;321(25):1703-7.
11. Vallès E, Martí-Almor J, Bazan V, Suarez F, Cian D, Portillo L, et al. Diagnostic and prognostic value of electrophysiologic study in patients with nondocumented palpitations. Am J Cardiol. 2011;107(9):1333-7.
12. Krahn AD, Healey JS, Chauhan V, Birnie DH, Simpson CS, Champagne J, et al. Systematic assessment of patients with unexplained cardiac arrest: cardiac arrest survivors with preserved ejection fraction registry (CASPER). Circulation. 2009;120(4):278-85.

13. Cronin EM, Bogun FM, Maury P, Peichl P, Chen M, Namboodiri N, et al. 2019 HRS/EHRA/APHRS/LAHRS expert consensus statement on catheter ablation of ventricular arrhythmias. Heart Rhythm. 2020;17(1):e2-e154.
14. Tracy CM, Akhtar M, DiMarco JP, Packer DL, Weitz HH, Creager MA, et al. American College of Cardiology/American Heart Association 2006 update of the clinical competence statement on invasive electrophysiologystudies, catheterablation, and cardioversion: a report of the American College of Cardiology/American Heart Association/American College of Physicians Task Force on Clinical Competence and Training developed in collaboration with the Heart Rhythm Society. J Am Coll Cardiol. 2006;48(7):1503-17.
15. Haines DE, Beheiry S, Akar JG, Baker JL, Beinborn D, Beshai JF, et al. Heart rythm society expert consensus statement on electrophysiology laboratory standards: process, protocols, equipment, personnel, and safety. Heart Rhythm. 2014;11(8):e9-51.
16. Scanavacca MI, de Brito FS, Maia I, Hachul D, Gizzi J, Lorga A, et al. Guidelines for the evaluation and treatment of patients with cardiac arrhythmias. Arq Bras Cardiol. 2002;79(Suppl 5):1-50.
17. Zipes DP, Calkins H, Daubert JP, Ellenbogen KA, Field ME, Fisher JD, et al. 2015 ACC/AHA/HRS advanced training statement on clinical cardiac electrophysiology (a revision of the ACC/AHA 2006 update of the clinical competence statement on invasive electrophysiology studies, catheter ablation, and cardioversion). J Am Coll Cardiol. 2015;66(24):2767-802.
18. Benditt DG, Klein GJ, Kriett JM, Dunnigan A, Benson DW, Jr. Enhanced atrioventricular nodal conduction in man: electrophysiologic effects of pharmacologic autonomic blockade. Circulation. 1984;69(6):1088-95.
19. Castellanos A Jr., Castillo CA, Agha AS. Symposium on electophysiologic correlates of clinical arrhythmias. 3. Contribution of his bundle recordings to the understanding of clinical arrhythmias. Am J Cardiol. 1971;28(5):499-508.
20. Narula OS, Cohen LS, Samet P, Lister JW, Scherlag B, Hildner FJ. Localization of A-V conduction defects in man by recording of the His bundle electrogram. Am J Cardiol. 1970;25(2):228-37.
21. Kupersmith J, Krongrad E, Waldo AL. Conduction intervals and conduction velocity in the human cardiac conduction system. Studies during open-heart surgery. Circulation. 1973;47(4):776-85.
22. Hammill SC, Sugrue DD, Gersh BJ, Porter CB, Osborn MJ, Wood DL, et al. Clinical intracardiac electrophysiologic testing: technique, diagnostic indications, and therapeutic uses. Mayo Clin Proc. 1986;61(6):478-503.
23. Graff B, Graff G, Koźluk E, Tokarczyk M, Piątkowska A, Budrejko S, et al. Electrophysiological features in patients with sinus node dysfunction and vasovagal syncope. Arch Med Sci. 2011;7(6):963-70.
24. Reiffel JA, Kuehnert MJ. Electrophysiological testing of sinus node function: diagnostic and prognostic application-including updated information from sinus node electrograms. Pacing Clin Electrophysiol. 1994;17(3 Pt 1):349-65.
25. Yu WC, Chen SA, Chiang CE, Tai CT, Lee SH, Chiou CW, et al. Effects of isoproterenol in facilitating induction of slow-fast atrioventricular nodal reentrant tachycardia. Am J Cardiol. 1996;78(11):1299-302.
26. Josephson ME, Caracta AR, Ricciutti MA, Lau SH, Damato AN. Electrophysiologic properties of procainamide in man. Am J Cardiol. 1974;33(5):596-603.
27. Conte G, Levinstein M, Sarkozy A, Sieira J, de Asmundis C, Chierchia GB, et al. The clinical impact of ajmaline challenge in elderly patients with suspected atrioventricular conduction disease. Int J Cardiol. 2014;172(2):423-7.

CAPÍTULO 52

Ultrassom e Ecocardiograma como Ferramentas de Diagnóstico e de Monitorização

Bernardo de Lima Siqueira • Luciana Dornfeld Bichuette • Henrique Trombini Pinesi • Tarso Augusto Duenhas Accorsi

Introdução

O ultrassom *point-of-care* (POCUS) é uma ferramenta que permite a aquisição, a avaliação e a correlação clínica de imagens ultrassonográficas obtidas à beira-leito do paciente, auxiliando no diagnóstico e na definição precoce do plano terapêutico de determinadas patologias, sendo visto atualmente como uma extensão do exame físico. Evidências científicas fundamentam seu uso em diferentes cenários no departamento de emergência, e, especialmente, em casos de dispneia e choque.[1]

O POCUS permite ainda uma avaliação, com boa acurácia, de lesões intra-abdominais no contexto de trauma, bem como o aumento das taxas de sucesso e redução de complicações relacionadas com procedimentos, tais como acesso venoso central, toracocentese e paracentese.

Neste capítulo, abordaremos as principais aplicações do POCUS como ferramenta diagnóstica e de monitorização no cenário de emergência.

Ultrassonografia cardíaca
Técnica

Diferente do ecocardiograma diagnóstico, no ecocardiograma à beira-leito deve-se obter quatro janelas principais, que são capazes de responder a grande maioria das perguntas clinicamente relevantes, sendo elas janela paraesternal esquerda em eixo longo, paraesternal esquerda em eixo curto, apical quatro câmaras e subcostal. As orientações técnicas a seguir são baseadas no posicionamento do marcador à direita da tela do aparelho de ultrassom.

Na janela paraesternal esquerda em eixo longo, com o paciente preferencialmente em decúbito lateral esquerdo, deve-se colocar o probe no terceiro ou quarto espaço intercostal na região paraesternal, com o marcador voltado para o ombro direito do paciente (Figura 52.1).

Para obtenção da imagem na janela paraesternal esquerda em eixo curto, com o probe na mesma posição da janela em eixo longo, rotaciona-se o probe

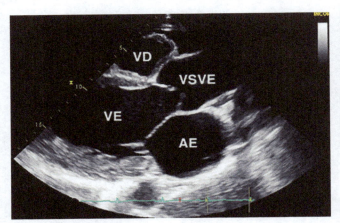

Figura 52.1. Janela paraesternal esquerda em eixo longo. *AE:* átrio esquerdo; *VE:* ventrículo esquerdo; *VD:* ventrículo direito; *VSVE:* via de saída do ventrículo esquerdo. Fonte: acervo dos autores.

em 90° no sentido horário, apontando o marcador para o ombro esquerdo (Figura 52.2). A inclinação do probe, do ombro direito ao flanco esquerdo do paciente, permite a avaliação do ventrículo esquerdo (VE) em suas porções basal, média e apical.

Com o probe no quinto espaço intercostal na linha hemiclavicular esquerda com o marcador apontando para a direita do examinador, é possível a obtenção da janela apical (Figura 52.3). Por fim, a janela subcostal deve ser obtida com o paciente em decúbito dorsal, com o probe na região subxifoide em um ângulo de 15 graus com a pele e o marcador para a direita do examinador (Figura 52.4). Ao direcionar o marcador para a fúrcula esternal, é possível ainda a avaliação da veia cava inferior (Figura 52.5).

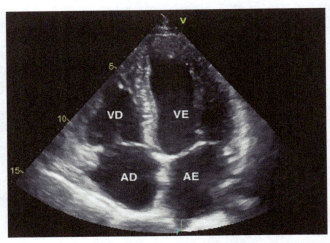

Figura 52.3. Janela apical. *AE:* átrio esquerdo; *VE:* ventrículo esquerdo; *AD:* átrio direito; *VD:* ventrículo direito. Fonte: acervo dos autores.

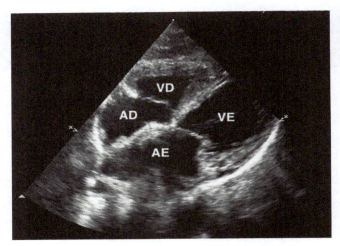

Figura 52.4. Janela subcostal. *AE:* átrio esquerdo; *VE:* ventrículo esquerdo; *AD:* átrio direito; *VD:* ventrículo direito. Fonte: acervo dos autores.

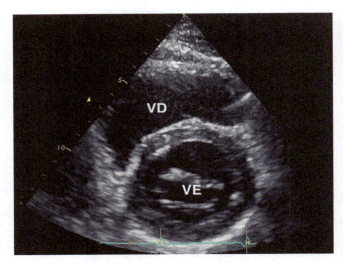

Figura 52.2. Janela paraesternal esquerda em eixo curto. *VE:* ventrículo esquerdo; *VD:* ventrículo direito. Fonte: acervo dos autores.

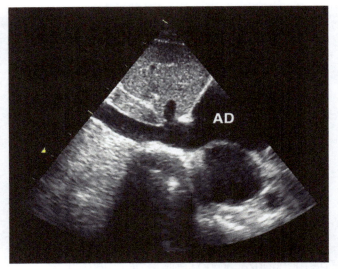

Figura 52.5. Janela subcostal para avaliação da veia cava inferior. *AD:* átrio direito. Fonte: acervo dos autores.

Nesta última, sugerimos, a partir de uma posição perpendicular ao plano frontal, inclinar o probe para o lado esquerdo do paciente, visualizando a aorta abdominal, e então iniciar inclinação lenta e progressiva para a direita até encontrar a veia cava inferior, minimizando as chances de confundimento entre esses dois grandes vasos.

Avaliação de choque

A identificação e o manejo do choque são procedimentos relativamente comuns no pronto-socorro e nas unidades de terapia intensiva. Apesar da história clínica e do exame físico fornecerem informações valiosas, a ultrassonografia cardíaca permite a obtenção de dados adicionais fundamentais para definição etiológica do choque, como função biventricular, volemia e presença de derrame pericárdico.

Avaliação da função ventricular esquerda

Em casos de hipotensão de etiologia indefinida, a demonstração de função global do ventrículo esquerdo reduzida levanta a hipótese diagnóstica de choque cardiogênico e permite o tratamento precoce, enquanto a evidência de função preservada agiliza a consideração de causas não cardiogênicas para o choque, como hipovolemia ou sepse. Estudos demonstraram que médicos com treinamento mínimo em ultrassonografia cardíaca são capazes de determinar com precisão a função qualitativa do ventrículo esquerdo, com boa concordância com o ecocardiografista.[2] Além disso, foi demonstrada boa acurácia dos dados obtidos pelo POCUS para manejo hemodinâmico, quando comparado com cateter de artéria pulmonar.[3]

Embora a maior parte dos pacientes em vigência de choque séptico possuam ventrículo esquerdo hiperdinâmico ao ecocardiograma, a sepse está associada a amplas influências sobre o sistema cardiovascular, podendo ser observado também hipocinesia difusa do VE.[4] Isso reforça o valor da ecocardiografia a beira-leito em pacientes sépticos hipotensos que, além da ressuscitação volêmica, podem se beneficiar de diferentes formas de terapia hemodinâmica, como inotrópicos para aqueles com supressão miocárdica e vasopressores para aqueles com função do VE preservada ou hiperdinâmica.[5]

Volemia

A avaliação da volemia por meio de achados do exame físico como turgência jugular, terceira bulha, estertores pulmonares e edema periférico são úteis em casos extremos; entretanto, insensíveis para a detecção de sobrecarga volêmica. Nesse contexto, parâmetros ultrassonográficos foram desenvolvidos e validados.

A avaliação da veia cava inferior (VCI) é utilizada para estimar a pressão atrial direita e reflete o estado volêmico do paciente. Em pacientes em ventilação espontânea, um diâmetro da VCI menor ou igual a 2,1 cm com colapsibilidade maior que 50% sugere uma pressão atrial direita em torno de 3 mmHg; VCI menor que 2,1 cm com colapsibilidade menor que 50% ou VCI maior que 2,1 cm com colapsibilidade maior que 50% permite uma estimativa de pressão atrial direita em torno de 8 mmHg; e por fim, VCI maior que 2,1 cm com colapsibilidade menor que 50% prediz uma pressão atrial direita elevada, em torno de 15 mmHg (Tabela 52.1).

Importante ressaltar que o uso da veia cava inferior para avaliação de volemia pode estar prejudicado em pacientes em ventilação mecânica, em especial naqueles com pressão positiva no final da expiração (PEEP) mais elevada e volumes correntes menores, bem como na presença de disfunção crônica do ventrículo direito e regurgitação tricúspide.[6]

Derrame pericárdico

O derrame pericárdico é uma coleção de líquido no espaço pericárdico que pode resultar em tamponamento cardíaco e, frequentemente, é considerado no diagnóstico diferencial de pacientes que se apresentam no pronto-socorro com hipotensão. O saco pericárdico, em condições normais, contém cerca de 25 mL de líquido, e o tamanho do derrame

Tabela 52.1. Estimativa da pressão atrial direita por meio da avaliação da veia cava inferior

Diâmetro da VCI	Índice de colapsibilidade	Pressão atrial direita
< 2,1 cm	> 50%	3 mmHg
< 2,1 cm	< 50%	8 mmHg
> 2,1 cm	> 50%	8 mmHg
> 2,1 cm	< 50%	15 mmHg

Fonte: elaborada pela autoria

é classificado com base na distância de separação do pericárdio durante a diástole, com derrame pequeno quando a lâmina líquida não ultrapassa 10 mm (50 a 100 mL), derrame moderado com lâmina entre 10 e 20 mm (100 a 500 mL), e derrame importante maior que 20 mm (> 500 mL) (Figura 52.6). Classicamente, a tríade de Beck, que compreende hipotensão, aumento de pressão venosa jugular e bulhas abafadas, não prevê de forma confiável a presença de tamponamento cardíaco em mais de 40% dos casos, demonstrando a importância do POCUS. Os principais achados ecocardiográficos de restrição são colabamento sistólico do átrio direito, colabamento diastólico do ventrículo direito, redução dos fluxos mitral e tricúspide na inspiração, dilatação da veia cava inferior com variação inspiratória menor que 50%, desvio do septo interventricular em direção ao ventrículo esquerdo na inspiração e *swinging heart* (movimento pendular do coração no saco pericárdico).[7]

Tromboembolismo pulmonar (TEP)

O aumento da resistência vascular pulmonar secundário ao tromboembolismo pulmonar pode levar a sobrecarga e disfunção do ventrículo direito, com consequente redução de pré-carga do ventrículo esquerdo e restrição de seu enchimento por meio do septo interventricular, podendo, em última instância, resultar em instabilidade hemodinâmica. O POCUS permite a identificação de sinais de pós carga ventricular direita aumentada, como dilatação do ventrículo direito com relação do tamanho VD/VE maior ou igual a 1, disfunção do ventrículo direito (VD) com TAPSE < 17 mm, abaulamento do septo em direção do VE (Figura 52.7), movimentação paradoxal do septo interventricular, sinal de McConnell (hipocinesia ou acinesia do segmento médio da parede livre do VD com movimentação preservada do segmento apical) e dilatação da veia cava inferior.[8]

A presença de trombose venosa profunda (TVP) proximal está intimamente relacionada com o desenvolvimento de tromboembolismo pulmonar; portanto, a realização do ultrassom à beira-leito com pesquisa de TVP pode auxiliar no seu diagnóstico. Recomenda-se a compressão da veia femoral comum, veia safena magna proximal e veia poplítea, e a ausência de colabamento sugere a presença de trombo.[9]

Avaliação de dor torácica

Dor torácica é uma das queixas mais frequentes no pronto-socorro e é uma apresentação comum das emergências cardiovasculares. Habitualmente, a abordagem de um paciente com dor torácica consiste inicialmente em investigar etiologias potencialmente fatais, como pneumotórax, TEP, derrame pericárdico com tamponamento, síndromes

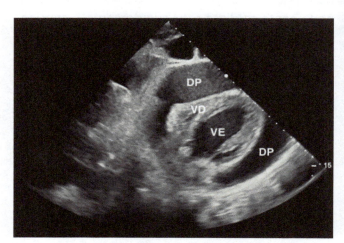

Figura 52.6. Derrame pericárdico com colabamento diastólico do ventrículo direito. *VE:* ventrículo esquerdo; *VD:* ventrículo direito; *DP:* derrame pericárdico. Fonte: acervo dos autores.

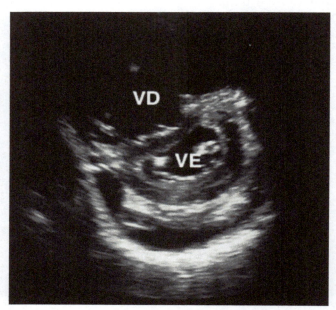

Figura 52.7. Abaulamento do septo interventricular em direção ao ventrículo esquerdo (sinal do D). Fonte: acervo dos autores.

aórticas agudas e síndromes coronarianas agudas. Descartadas tais afecções, a investigação se direciona para outras possíveis causas de dor torácica, como pneumonia e lesões osteoarticulares e cutâneas do tórax.

A quarta definição universal de infarto do miocárdio inclui, além do quadro clínico e das alterações eletrocardiográficas e de biomarcadores, o achado de alterações em exames de imagem como parte de seus critérios.[10] Enquanto a ecocardiografia à beira-leito tem papel reconhecido na abordagem do paciente com suspeita de síndrome coronariana aguda,[10] a avaliação da mobilidade segmentar e do espessamento sistólico das paredes do ventrículo esquerdo, que se alteram mais precocemente que o eletrocardiograma, são avaliações de grande demanda técnica do examinador, de maneira que não há recomendação formal do uso do POCUS com este fim.[12]

A triagem de pacientes com suspeita de síndromes aórticas agudas é provavelmente um dos mais úteis papéis do POCUS na abordagem de um paciente com dor torácica. A combinação de um escore de predição ADD-RS ≤ 1 com uma dosagem de dímero-D < 500 ng/mL e a ausência de sinais diretos (Tabela 52.2) de síndromes aórticas agudas no POCUS pode alcançar um valor preditivo negativo de 100%, virtualmente excluindo esse grupo de doenças como causa do quadro.[13] Nazerian *et al.* obtiveram esse resultado usando as janelas paraesternais e/ou apical em mais de 90% dos casos, com emprego da janela supraesternal (habitualmente usada para avaliação da aorta por ecocardiografistas) em apenas 18,5% dos casos (Figura 52.8). Ainda, as imagens foram obtidas por não cardiologistas em quase 80% dos casos.

A carência de protocolos validados especificamente para a avaliação da dor torácica faz necessária uma extrapolação de protocolos de uso

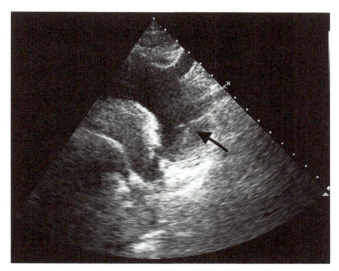

Figura 52.8. Janela supraesternal evidenciando *flap* de dissecção como uma linha relativamente hiperecoica na porção descendente do arco aórtico (*seta*). Fonte: acervo dos autores.

consolidado em outras situações clínicas. Assim, achados descritos em outras seções deste capítulo servem como base para o uso do POCUS mediante um paciente com dor torácica.

Uso na parada cardiorrespiratória

Devido à alta mortalidade associada a parada cardiorrespiratória (PCR) e ao impacto que as rápidas coletas de informações e tomada de decisões têm sobre a condução da reanimação cardiopulmonar (RCP), é de extrema relevância que o médico tenha domínio de todas as ferramentas úteis nesse cenário, incluindo o POCUS.

No paciente grave, a realização do POCUS permite a monitoração e a investigação etiológica da instabilidade clínica, com consequente implementação de intervenções para correção de causas potencialmente reversíveis de deterioração clínica e evolução para PCR, apresentação comum a todas as emergências cardiovasculares. O POCUS

Tabela 52.2. Sinais diretos e indiretos de síndromes aórticas agudas no POCUS

Sinais diretos		Sinais indiretos
Achado	Patologia associada	Diâmetro da aorta torácica ≥ 4 cm
Flap intimal dividindo lúmen da aorta	Dissecção aórtica	Derrame pericárdico e/ou tamponamento cardíaco
Espessamento > 5 mm da parede da aorta, circular ou em crescente	Hematoma intramural da aorta	Regurgitação valvar aórtica ao Doppler colorido
Lesão escavada com bordos denteados na parede da aorta	Úlcera aórtica penetrante	Líquido livre na cavidade abdominal

também é uma ferramenta para auxiliar tais intervenções, como a passagem de cateter venoso central e a intubação orotraqueal.[14] Pelos mesmos motivos, o POCUS se faz útil também no caso de pacientes que, após RCP efetiva, alcançam o restabelecimento de circulação espontânea (RCE), onde a estabilização clínica é uma das metas mais claras do cuidado do paciente.

A realização do POCUS durante a PCR pode ser especialmente difícil em decorrência de aspectos essencialmente relacionados com as manobras de RCP. As compressões torácicas, a movimentação de vários membros da equipe à beira-leito, a necessária priorização da verificação de ritmo, as ventilações pulmonares e as terapias elétricas são só alguns dos pontos que impõem dificuldades na avaliação ultrassonográfica. Por exemplo, os baixos volume corrente e frequência da ventilação indicados durante a RCP, a hipoexpansão do tórax, a movimentação da parede torácica durante as compressões torácicas e o curto tempo dedicado a verificação de ritmo sem a sua realização tornam desafiadora a avaliação dos sinais de pneumotórax durante a RCP.

A ecocardiografia transesofágica durante a RCP permite a avaliação do coração sem a necessidade das janelas torácicas. Entretanto, a necessidade de acessar a cavidade oral do paciente, concorrendo com a ventilação com dispositivo bolsa-válvula-máscara, torna essa ferramenta uma opção factível apenas nos pacientes com via aérea definitiva infraglótica (intubação, traqueostomia etc.). Outras desvantagens do acesso transesofágico são a inviabilidade de avaliar outros domínios do POCUS, como pulmões, abdome e vasos dos MMII, e a sua menor disponibilidade, tanto no que se refere a equipamento quanto a treinamento.

Um dos papéis do POCUS na RCP é a confirmação do ritmo de parada. A ausência de pulso central associado à também ausência de atividade elétrica no monitor pode estar presente em dois ritmos de parada diferentes: assistolia e fibrilação ventricular fina. O achado de movimentos fibrilatórios dos ventrículos através do POCUS indica o diagnóstico de fibrilação ventricular e, consequentemente, a necessidade de desfibrilação cardíaca,
a medida mais associada à mudança de desfechos no paciente em PCR em ritmo chocável.

Outra possível diferenciação de ritmo se dá em casos de ausência de pulso central associado a presença de atividade elétrica organizada no monitor. Nesse caso, o POCUS pode auxiliar no diferencial entre a atividade elétrica sem pulso (AESP) e a pseudoAESP. A AESP verdadeira é uma situação de dissociação entre as atividades elétrica e mecânica do coração, por um bloqueio da transmissão da primeira aos miócitos, de maneira que não há detecção de movimento das paredes das câmaras cardíacas pelo POCUS. O achado de atividade mecânica organizada, não fibrilatória, aliado a ausência de pulso central é um indicativo de pseudoAESP, uma situação onde a atividade elétrica do coração gera atividade contrátil dos ventrículos, mas cujo efeito hemodinâmico é um baixíssimo débito cardíaco, em decorrência de um problema de natureza mecânica.[1]

A importância da diferenciação entre esses dois ritmos está na diferença entre suas etiologias mais prováveis. Enquanto o diagnóstico de AESP verdadeira aponta principalmente para causas tóxicas e metabólicas, a pseudoAESP estaria primariamente associada ao TEP, ao pneumotórax, ao tamponamento cardíaco, à hipovolemia e à disfunção ventricular grave.[15] Ressalta-se, entretanto, que todas essas condições devem ser prontamente investigadas durante a RCP de um paciente em qualquer dos ritmos não chocáveis, seja assistolia, AESP ou pseudoAESP, devendo o POCUS cumprir seu papel em todos eles.

Durante a PCR, a ausência dos mecanismos hemodinâmicos encontrados no paciente em circulação espontânea altera alguns dos achados ultrassonográficos indicativos de possíveis etiologias para o quadro. Por exemplo, possíveis indícios de tamponamento cardíaco durante uma PCR seriam a presença de líquido pericárdico, dilatação da veia cava inferior, associado ao colabamento sustentado do átrio direito e/ou do ventrículo direito, já que durante a PCR não ocorrem as fases do ciclo cardíaco com o consequente enchimento diastólico e abaulamento da parede livre das cavidades durante a sístole que aconteceria durante a circulação espontânea.[16]

A sistematização da abordagem com POCUS no cenário da PCR pode ser de grande valia, tendo como intuito diminuir a taxa de erros e aumentar as chances de extrair o maior número de informações possíveis sem prolongar excessivamente o tempo dedicado à aquisição das imagens. Vários protocolos já foram publicados para este fim: CASA,[17] CAUSE,[18] FEEL,[19] FEER,[20] PEA[21] e SESAME.[22]

A PCR é uma situação associada a altíssimas morbidade e mortalidade intra e extra-hospitalar, a curto e longo prazos, com os ritmos chocáveis associados a melhor prognóstico que os ritmos não chocáveis. Há indícios de que a pseudoAESP esteja associada a melhor prognóstico que a AESP verdadeira, com maiores taxas de restabelecimento de circulação espontânea,[23] sobrevida até alta hospitalar e 180 dias após a alta hospitalar.[24] Ainda assim, a extração de informações prognósticas por meio do POCUS durante a PCR tem evidência científica limitada e não há recomendações para cessar esforços de reanimação apoiando-se exclusivamente nos achados dessa ferramenta.

Ultrassonografia torácica

A ultrassonografia pulmonar tem se mostrado mais acurada do que a ausculta e a radiografia de tórax para a detecção de derrame pleural, consolidações e síndromes interstício-alveolares, transformando-se em uma ferramenta de grande valor no departamento de emergência.

Ultrassonografia no pulmão normal

O ultrassom pulmonar engloba a avaliação da parede torácica, espaço pleural, diafragma e pulmões. Com o paciente deitado, posiciona-se o probe convexo com o marcador direcionado para a cabeça do paciente e perpendicular aos espaços intercostais e, em geral, avalia-se as regiões anterossuperior, anteroinferior, laterais superior e inferior, posterossuperior e posteroinferior.

A primeira estrutura a ser identificada é a linha pleural, uma linha horizontal hiperecogênica localizada cerca de 0,5 cm abaixo da costela, que representa o encontro da pleura visceral com a parietal, e sua cintilância se deve ao deslizamento entre elas, sinal chamado *lung sliding*. As costelas bloqueiam as ondas de ultrassom e formam uma sombra acústica posterior, que impede a visualização de outras estruturas. O conjunto da linha pleural entre duas sombras acústicas geradas pelas costelas é denominado "sinal do morcego" ou *bat-wing sign* (Figura 52.9).

O parênquima pulmonar normal, por ser preenchido por gases, não é visível além da pleura, uma vez que o ar impede a propagação da onda do ultrassom. Isso gera um artefato de reverberação, conhecido como linhas A (Figura 52.10), que possuem o mesmo sentido da linha pleural, são imóveis e se repetem em intervalos regulares.[25]

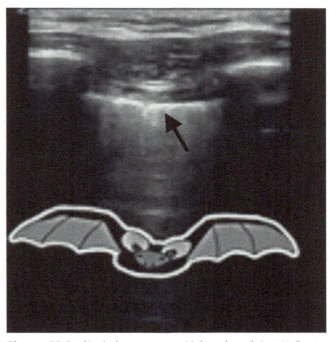

Figura 52.9. Sinal do morcego. Linha pleural (*seta*). Fonte: acervo dos autores.

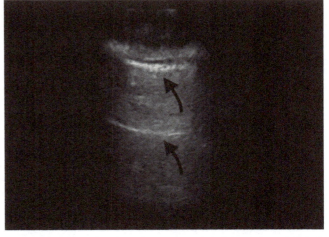

Figura 52.10. Linha pleural (*seta superior*); linha A (*seta inferior*). Fonte: acervo dos autores.

No modo M, o aspecto normal do pulmão forma uma imagem da pele, subcutâneo e músculo similar à "água do mar", enquanto o deslizamento da linha pleural forma uma imagem granulada, semelhante a "areia da praia", achado denominado "sinal da praia".

Síndromes intersticiais

O preenchimento do espaço intersticial por fluidos, como ocorre na pneumonia intersticial, na síndrome do desconforto respiratório agudo e no edema pulmonar, leva a um espessamento septal, com consequente aparecimento de linhas B na ultrassonografia pulmonar (Figura 52.11). Estas, são linhas verticais hiperecogênicas, que partem da pleura visceral e se estendem até o final da tela, apagando as linhas A nas suas intersecções e se movimentam com o ciclo respiratório.[26]

A presença de três ou mais linhas B em um espaço intercostal em mais de uma zona pulmonar sugere a presença de uma síndrome intersticial. Quando bilateral fala a favor de edema pulmonar e quando unilateral torna-se mais compatível com pneumonia. O número de linhas B tem uma correlação direta com o grau de congestão pulmonar, auxiliando no manejo de diuréticos na insuficiência cardíaca descompensada.

Consolidação

As linhas B podem estar presentes em uma série de patologias que acometem o espaço intersticial, e quando unilaterais e irregularmente distribuídas sugerem a presença de pneumonia. Além disso, nos casos de consolidação pulmonar ocorre a perda de aeração alveolar, que passa a ser ocupada por líquido, tornando o parênquima visível, com um aspecto semelhante ao do fígado, achado denominado hepatização pulmonar (Figura 52.12). No interior da consolidação, podem ser visíveis imagens hiperecogênicas puntiformes, que correspondem a broncogramas aéreos.

Derrame pleural

A presença de derrame pleural no POCUS pode corroborar hipóteses diagnósticas como insuficiência cardíaca congestiva, complementar a avaliação de patologias como a pneumonia, e diagnosticar complicações como o empiema. Esse método de avaliação pode alcançar uma especificidade tão grande quanto 99% para a presença de derrame pleural, com acurácia equivalente a uma abordagem tradicional envolvendo a realização de radiografia de tórax, tomografia computadorizada de tórax e até ecocardiograma por um cardiologista na avaliação de pacientes com dispneia no pronto-socorro.[27]

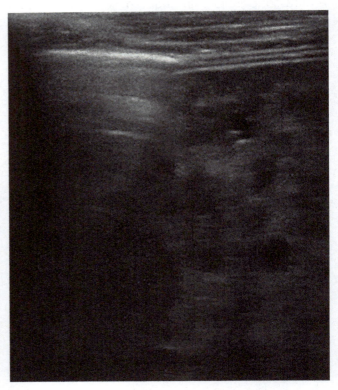

Figura 52.12. Hepatização pulmonar à direita da imagem. Fonte: acervo dos autores.

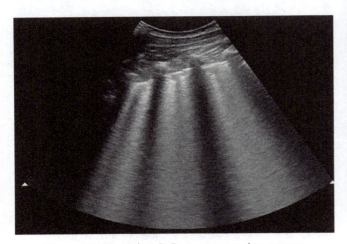

Figura 52.11. Linhas B. Fonte: acervo dos autores.

Posicionando o probe entre as linhas axilar posterior e anterior de cada hemitórax, na transição toracoabdominal, com o marcador direcionado cranialmente, é possível visualizar à direita do paciente o pulmão, superiormente, separado do fígado por uma imagem linear discretamente hiperecoica, o diafragma. Idealmente, devemos visualizar também o rim direito na mesma imagem, como uma imagem ovalada com centro mais hiperecogênico e heterogêneo, posterior e caudal ao fígado. Aplicando o mesmo posicionamento do probe no lado esquerdo do paciente é possível visualizar imagem semelhante, mas com o baço em posição equivalente à do fígado.

O derrame pleural aparece como um acúmulo de material hipoecogênico (escuro) cranialmente ao diafragma, sendo por vezes possível visualizar o parênquima pulmonar comprimido pelo derrame como tendo um aspecto hiperecogênico, aproximando-se do aspecto de vísceras sólidas como o fígado (hepatização pulmonar). A imagem do parênquima pulmonar hiperecogênico oscilando em meio ao derrame pleural hipoecogênico foi descrito como o *jellyfish sign* pelo seu aspecto semelhante ao de uma "água-viva" (Figura 52.13).

Pelo caráter gravitacional da movimentação do líquido pleural, manter o paciente em uma posição semissentada durante a realização do exame pode facilitar a visualização de menores quantidades de líquido acumulado em regiões dependentes, potencialmente aumentando a sensibilidade do exame.

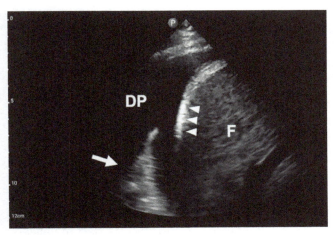

Figura 52.13. Derrame pleural direito (DP) separado do fígado (F) pelo diafragma (*cabeças de seta*) e pulmão direito comprimido (*jellyfish sign*) (*seta*). Fonte: acervo dos autores.

Pneumotórax

A ultrassonografia não permite a distinção entre as pleuras visceral e parietal, e o deslizamento pleural representa um sinal indireto de adesão entre elas. Dessa forma, quando o ar separa as duas camadas pleurais, como ocorre no pneumotórax, esse movimento desaparece. Portanto, a ausência de deslizamento pleural, também chamado de *lung sliding*, pode indicar a presença de pneumotórax.[28] Entretanto, tal achado pode estar presente também em outras condições, como na atelectasia maciça, intubação seletiva e em casos de aderências pleurais.

A presença de linhas A indica a presença de ar, mas não permite a diferenciação de pulmão aerado e pneumotórax. Já as linhas B são resultado da reflexão do feixe de ultrassom entre dois elementos de impedâncias acústica opostas, como o ar alveolar e o fluido no espaço intersticial. Assim, sua visualização exclui a presença de pneumotórax naquele segmento avaliado.

Quando o quadro clínico e o padrão ultrassonográfico sugerem pneumotórax, a confirmação pode ser obtida ao se mover o probe do ultrassom gradualmente, visando a detecção de um ponto de transição entre o pneumotórax (região de ausência de deslizamento pleural) e o pulmão normal (no qual se observa deslizamento fisiológico), chamado "ponto pulmonar" ou "*lung point*" (Figura 52.14).

No modo M, o pneumotórax demonstra múltiplas bandas horizontais de artefatos hiperecoicos causados pela ausência de deslizamento pleural. Essa aparência assemelha-se a um código de barras (sinal do código de barras) ou mesmo a camada da estratosfera da atmosfera terrestre (sinal da estratosfera).

Protocolo BLUE

O protocolo BLUE (*bedside lung ultrasound in emergency*) é utilizado para definição etiológica de casos de insuficiência respiratória aguda como extensão do exame clínico. Consiste em um protocolo de rápida execução, em que probe convexo é colocado em três pontos específicos de cada hemitórax. Posiciona-se as duas mãos no tórax do paciente, sendo a superior imediatamente abaixo da clavícula,

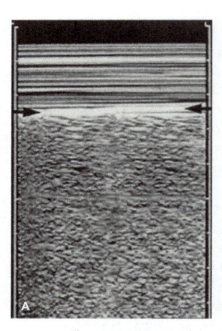 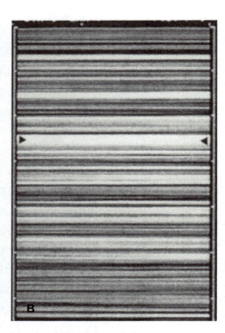 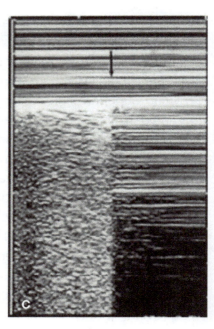

Figura 52.14. (A) Sinal da praia. (B) Sinal do código de barras. (C) *Lung point*. Fonte: acervo dos autores.

excluindo os polegares. O primeiro ponto a ser avaliado (ponto pulmonar superior) localiza-se no meio da mão superior; o segundo ponto (ponto pulmonar inferior) encontra-se no meio da mão inferior; por fim, o terceiro ponto (ponto PLAPS) é definido na intersecção entre a linha axilar posterior e uma linha horizontal que passa pelo ponto pulmonar inferior (Tabela 52.3 e Figura 52.15).[29]

Protocolo FALLS

O protocolo FALLS (*fluid administration limited by lung sonography*) adapta o protocolo BLUE à insuficiência circulatória aguda, utilizando o ecocardiograma para avaliação sequencial de choque obstrutivo, cardiogênico, hipovolêmico e distributivo, associado a ultrassonografia pulmonar para avaliar volemia por meio do aparecimento de linhas B.

Conclusão

Da mesma forma que o POCUS faz parte do irreversível processo de inserção da tecnologia na avaliação médica, ressalta-se que a interpretação de seus achados deve ser feita associada às informações obtidas por meio da anamnese, exame físico tradicional e, quando pertinente, exames complementares para a adequada elaboração de hipóteses diagnósticas e planejamento terapêutico. A interpretação e a tomada de condutas de qualquer desses componentes de maneira isolada incorre em maior risco de erros e prejuízos ao cuidado do paciente.

Nos últimos anos, com o surgimento de novos estudos propondo novas aplicações e corroborando usos cada vez mais consagrados, o POCUS tornou-se componente essencial das habilidades do médico, em especial, aqueles que atuam no cenário de urgências e emergências. Seu uso, pautado pelas melhores evidências científicas disponíveis, respeitando sempre o princípio da não maleficência e visando a segurança do paciente, deve ser encorajado, assim como o ensino dessa ferramenta

Tabela 52.3. Perfis ultrassonográficos do protocolo BLUE

Perfil A	Predomínio de linhas A na presença de deslizamento pleural
Perfil A'	Predomínio de linhas A na ausência de deslizamento pleural
Perfil B	Predomínio de linhas B na presença de deslizamento pleural
Perfil B'	Predomínio de linhas B na ausência de deslizamento pleural
Perfil A/B	Perfil A em um hemitórax e perfil B no outro hemitórax
Perfil C	Consolidação
Perfil AV-PLAPS	Perfil A associado a consolidação ou derrame pleural no ponto PLAPS

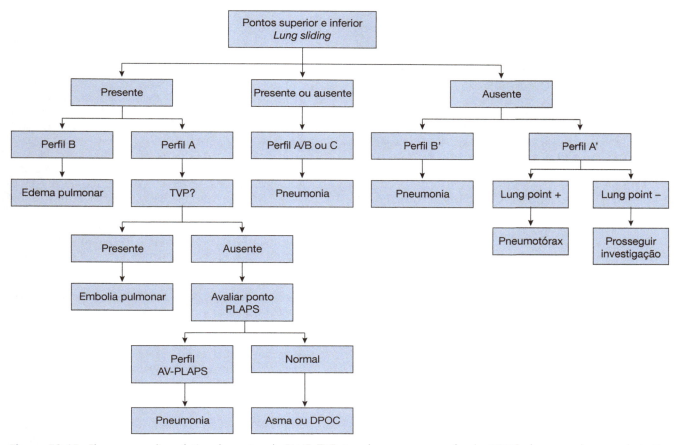

Figura 52.15. Fluxograma diagnóstico do protocolo BLUE. TVP: trombose venosa profunda; DPOC: doença pulmonar obstrutiva periférica. Fonte: adaptada da referência 29

nos mais variados níveis de formação médica, desde a graduação até a educação médica continuada de especialistas.

Espera-se que, com a criação de métodos de ensino e certificações específicas, com reavaliações periódicas desta que é, essencialmente, uma habilidade prática, o POCUS torne-se uma ferramenta cada vez mais difundida e frequentemente adotada por aqueles que estão na linha de frente do cuidado, à beira-leito dos pacientes.

Referências bibliográficas

1. Díaz-Gomez JL, Mayo PH, Koenig SJ. Point-of-care ultrasonography. N Engl J Med. 2021;385:1593-602.
2. Randazzo M, Snoey E, Levitt M, Binder K. Accuracy of emergency physician assessment of left ventricular ejection fraction and central venous pressure using echocardiography. Acad Emerg Med. 2003;10(9):973-7.
3. Gunst M, Ghaemmaghami V, Sperry J, Robinson M, O'Keeffe T, Friese R, et al. Accuracy of cardiac function and volume status estimates using the bedside echocardiographic assessment in trauma/critical care. J Trauma. 2008;65(3):509.
4. Jones A, Craddock P, Tayal V, Kline J. Diagnostic accuracy of left ventricular function for identifying sepsis among emergency department patients with nontraumatic symptomatic undifferentiated hypotension. Shock. 2005;24(6):513-7.
5. Shrestha GS, Srinivasan S. Role of point-of-care ultrasonography for the management of sepsis and septic shock. Rev Recent Clin Trials. 2018;13(4):243-51.
6. Via G, Tavazzi G, Price S. Ten situations where inferior vena cava ultrasound may fail to accurately predict fluid responsiveness: a physiologically based point of view. Intensive Care Med. 2016;42(7):1164-7.
7. Hanson MG, Chan B. The role of point-of-care ultrasound in the diagnosis of pericardial effusion: a single academic center retrospective study. Ultrasound J 2021;13(1):2.
8. Zhu R, Ma X. Clinical value of ultrasonography in diagnosis of pulmonary embolism in critically ill patients. J Transl Int Med. 2017;5(4):200-4.
9. Varrias D, Palaiodimos L, Balasubramanian P, Barrera CA, Nauka P, Arfaras-Melainis A, et al. The use of point-of-care ultrasound (POCUS) in the diagnosis of deep vein thrombosis. J Clin Med. 2021;10(17):3903.
10. Thygesen K, Alpert JS, Jaffe AS, Chaitman BR, Bax JJ, Morrow DA, et al. Fourth universal definition of myocardial infarction (2018). J Am Coll Cardiol. 2018 Oct 30;72(18):2231-64.
11. Gulati M, Levy PD, Mukherjee D, Amsterdam E, Bhatt DL, Birtcher KK, et al. 2021 AHA/ACC/ASE/CHEST/SAEM/SCCT/SCMR guideline for the evaluation and diagnosis of chest pain: a report of the American College of Cardiology/American Heart Association Joint Committee on Clinical Practice Guidelines. Circulation. 2021 Nov 30;144(22):e368-e454.

12. Labovitz AJ, Noble VE, Bierig M, Goldstein SA, Jones R, Kort S, et al. Focused cardiac ultrasound in the emergent setting: a consensus statement of the American Society of Echocardiography and American College of Emergency Physicians. J Am Soc Echocardiogr. 2010 Dec;23(12):1225-30.
13. Nazerian P, Mueller C, Vanni S, Soeiro AM, Leidel BA, Cerini G, et al. Integration of transthoracic focused cardiac ultrasound in the diagnostic algorithm for suspected acute aortic syndromes. Eur Heart J. 2019 Jun 21;40(24):1952-60.
14. Das SK, Choupoo NS, Haldar R, Lahkar A. Transtracheal ultrasound for verification of endotracheal tube placement: a systematic review and meta-analysis. Can J Anaesth. 2015 Apr;62(4):413-23.
15. Rabjohns J, Quan T, Boniface K, Pourmand A. Pseudo-pulseless electrical activity in the emergency department, an evidence based approach. Am J Emerg Med. 2020 Feb;38(2):371-5.
16. Accorsi TAD, Cardoso RG, Paixão MR, Lima KA, Souza Júnior JL. Ultrasound in cardiopulmonary arrest: state of the art. JBMEDE 2021;1(2):e21015.
17. Clattenburg EJ, Wroe PC, Gardner K, Schultz C, Gelber J, Singh A, et al. Implementation of the cardiac arrest sonographic assessment (CASA) protocol for patients with cardiac arrest is associated with shorter CPR pulse checks. Resuscitation. 2018 Oct;131:69-73.
18. Hernandez C, Shuler K, Hannan H, Sonyika C, Likourezos A, Marshall J. C.A.U.S.E.: cardiac arrest ultra-sound exam – a better approach to managing patients in primary non-arrhythmogenic cardiac arrest. Resuscitation. 2008;76(2):198-206.
19. Breitkreutz R, Price S, Steiger HV, Seeger FH, Ilper H, Ackermann H, et al. Focused echocardiographic evaluation in life support and peri-resuscitation of emergency patients: a prospective trial. Resuscitation. 2010;81(11):1527-33.
20. Breitkreutz R, Walcher F, Seeger FH. Focused echocardiographic evaluation in resuscitation management: concept of an advanced life support-conformed algorithm. Crit Care Med. 2007;35(5 Suppl):S150-S161.
21. Testa A, Cibinel GA, Portale G, Forte P, Giannuzzi R, Pignataro G, et al. The proposal of an integrated ultrasonographic approach into the ALS algorithm for cardiac arrest: the PEA protocol. Eur Rev Med Pharmacol Sci. 2010;14(2):77-88.
22. Lichtenstein D, Malbrain ML. Critical care ultrasound in cardiac arrest. Technological requirements for performing the SESAME-protocol – a holistic approach. Anaesthesiol Intensive Ther. 2015;47(5):471-81.
23. Chardoli M, Heidari F, Rabiee H, Sharif-Alhoseini M, Shokoohi H, Rahimi-Movaghar V. Echocardiography integrated ACLS protocol versus conventional cardiopulmonary resuscitation in patients with pulseless electrical activity cardiac arrest. Chin J Traumatol. 2012;15(5):284-7.
24. Flato UA, Paiva EF, Carballo MT, Buehler AM, Marco R, Timerman A. Echocardiography for prognostication during the resuscitation of intensive care unit patients with non-shockable rhythm cardiac arrest. Resuscitation. 2015 Jul;92:1-6.
25. Dexheimer Neto FL, Dalcin PTR, Teixeira C, Beltrami FG. Ultrassom pulmonar em pacientes críticos: uma nova ferramenta diagnóstica. J Bras Pneumol. 2012;38(2).
26. Volpicelli G, Mussa A, Garofalo G, Cardinale L, Casoli G, Perotto F, et al. Bedside lung ultrasound in the assessment of alveolar-interstitial syndrome. Am J Emerg Med. 2006;24(6):689-96.
27. Zanobetti M, Scorpiniti M, Gigli C, Nazerian P, Vanni S, Innocenti F, et al. Point-of-care ultrasonography for evaluation of acute dyspnea in the ED. Chest. 2017 Jun;151(6):1295-301.
28. Volpicelli G. Sonographic diagnosis of pneumothorax. Intensive Care Med. 2011;37(2):224-32.
29. Lichtenstein DA, Meziere GA. Relevance of lung ultrasound in the diagnosis of acute respiratory failure: the BLUE protocol. Chest. 2008;134:117-25.

CAPÍTULO 53

Tomografia Cardíaca

Ibraim Marciarelli Pinto • Luciano de Figueiredo Aguiar Filho
Paul Alejandro Salvador Morales • Carlos Augusto Homem de Magalhães Campos

Destaques

- Exame rápido e seguro para triagem de dor torácica em pacientes de risco baixo e intermediário para síndrome coronária aguda.
- Exclui doença arterial coronária de modo eficaz e permite realizar o diagnóstico diferencial com outras potenciais causas desse sintoma.
- Reduz o tempo de ocupação dos leitos na unidade de emergência, sem levar a aumento da realização de outros exames diagnósticos.
- Permite alta hospitalar segura.

Introdução

A dor torácica é uma das causas mais frequentes de procura de atendimento nas unidades de emergência. No Brasil, anualmente são realizados cerca de 4 milhões de atendimentos por queixa de dor torácica, que também é importante causa de procura por assistência médica em todo o mundo.[1]

A triagem tradicional é baseada em anamnese, eletrocardiograma (ECG) e marcadores de necrose miocárdica tanto para confirmar a presença do evento agudo, como para melhor classificar o quadro, como angina instável ou infarto com ou sem supradesnivelamento do segmento ST. Em uma proporção não desprezível de pacientes, as alterações eletrocardiográficas ou enzimáticas não são suficientes para garantir o diagnóstico definitivo nem mesmo a estimativa do risco no qual o paciente se encontra. Adicionalmente, dor torácica pode ter como causa outras entidades graves além da doença arterial coronária (DAC), que também exigem diagnóstico e manejo rápidos e adequados, tais como dissecção aguda de aorta, pericardite e miocardite, tromboembolismo pulmonar, pneumotórax e ruptura de esôfago.

Limitação adicional decorre do fato de que os diferentes algoritmos empregados na prática clínica são menos eficazes nos pacientes que apresentam menor risco de DAC e, por isso, há potencial campo para a aplicação clínica da tomografia de artérias coronárias para definir o diagnóstico, evitar procedimentos desnecessários e, ao mesmo tempo, diminuir o número de altas hospitalares em pacientes que apresentem condições clínicas de maior potencial de gravidade.[2]

Avaliação de artérias coronárias

A Tomografia de coração (TCCor) é disponível na prática clínica para a avaliação das artérias coronárias há mais de duas décadas e, após a introdução dos equipamentos de 64 fileiras de detectores, mostrou alto valor preditivo negativo (VPN) (93 a 100%) além de alta sensibilidade (86 a 100%) quando comparada aos resultados obtidos com o exame invasivo.[3,4]

O desempenho favorável desse exame encontrado em portadores de DAC crônica levou a sua utilização em serviços de emergência, e, desde fases mais iniciais, demonstrou-se bons resultados, em particular quando se estudava casos de risco intermediário sem diagnóstico confirmado de síndrome coronária aguda (SCA).[2,5]

A maior contribuição do exame é notada quando a TCCor é feita em períodos mais precoces da internação, quando ela possibilita identificar rapidamente casos que não apresentem DAC obstrutiva e sem outras causas graves de dor torácica e que podem, portanto, receber alta hospitalar com segurança, pois esse subgrupo de pacientes mostra reduzida taxa de eventos adversos ao final de 30 dias de seguimento (< 1%).[5]

As vantagens da TCCor decorrem de sua alta resolução espacial, importante para definir a existência, ou não, de doença coronariana obstrutiva e não obstrutiva, bem como determinar a extensão da doença e caracterizar as placas de ateroma presentes (Figuras 53.1 e 53.2). Esse aspecto, por sua

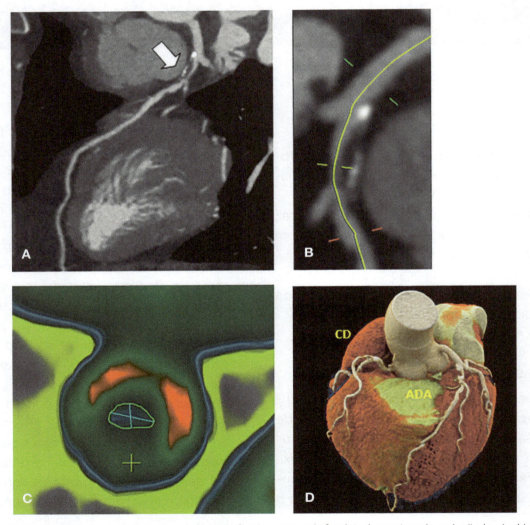

Figura 53.1. (**A**) TCCor com placa mista (componente calcificado e não calcificado), determinando redução luminal importante no terço proximal da artéria descendente anterior (*seta branca*). (**B**) Ampliação da placa descrita. (**C**) Caracterização do componente calcificado (*laranja*) da placa e não calcificado (*verde*), assim como a repercussão na luz do vaso. (**D**) Reconstrução em 3D demonstrando placas calcificadas no terço proximal da artéria descendente anterior (ADA) e coronária direita (CD). Fonte: acervo pessoal da autoria

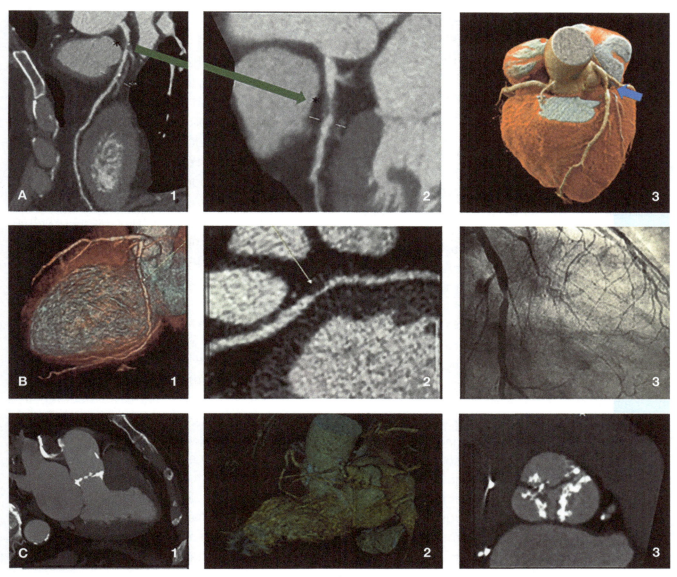

Figura 53.2. (**A**) Paciente com 44 anos de idade, com dor torácica, com ECG sem alterações e troponinas negativas apresenta placa mista (*asterisco*) com componente predominantemente não calcificado (*A1 e A2*), A3 renderização volumétrica demonstrando redução luminal em descendente anterior (*seta azul*). (**B**) Paciente com 66 anos de idade, masculino, risco intermediário com redução luminal importante por placa não calcificada proximal (*seta amarela B1 e B2*); posteriormente encaminhado para cinecoronariografia diagnóstica corroborando achados tomográficos (*B3*). (**C**) Paciente com 87 anos de idade comparece no pronto-socorro com dor torácica e síncope demonstrando ausência de redução luminal coronária obstrutiva, porém com calcificação valvar aórtica importante com escore de cálcio de 3.580, compatível com estenose aórtica importante. Fonte: acervo pessoal da autoria

vez, tem sido objeto de estudo de vários grupos que encontraram associação entre peculiaridades morfológicas dos ateromas e ocorrência de eventos adversos (infarto, procedimentos de revascularização, morte de causa cardíaca) ao final de cinco anos de seguimento. Dentre os critérios associados a pior prognóstico, destacam-se: a presença de microcalcificações, elementos de hipoatenuação no interior da placa e grande volume do ateroma. Não há, todavia, bases para se realizar o tratamento intervencionista seja percutâneo ou cirúrgico, a partir da existência dessas características, sem levar em consideração o grau de estenose e a presença, ou não, de isquemia miocárdica relacionada com a lesão arterial encontrada.[6]

Os resultados conseguidos com a TCCor fizeram com que, recentemente, a Sociedade Europeia de Cardiologia passasse a recomendar esse exame como alternativa diagnóstica com nível de evidência A e grau de recomendação I nessa população.

Deve-se destacar, por outro lado, que embora exista comprovação do benefício da estratégia tomográfica no encurtamento do tempo de ocupação de leitos e diminuição dos custos do departamento de emergência, ainda há certa controvérsia no impacto real que esse exame tem na redução dos custos hospitalares globais.[7,8]

Já a Sociedade Americana de Cardiologia recomenda como favorável na sala de emergência, o uso de TCCor em pacientes com risco intermediário (pacientes < 65 anos), nos quais o risco de doença obstrutiva é mais baixo e, por outro lado, as provas funcionais devem ser consideradas como exames iniciais nos pacientes com risco intermediário-alto e mais de 65 anos de idade, nos quais a doença obstrutiva é mais esperada.[9]

Ponto controverso compreende o uso isolado do escore de cálcio para avaliar casos de dor torácica. Nessas condições, alguns autores apontam bons resultados com essa abordagem simplificada, mas há grupos que afirmam que mais de 15% dos casos com SCA apresentam escore de cálcio = 0, mesmo diante da presença de placas obstrutivas nas artérias coronárias. A aquisição de tomografia sem contraste não é útil para pesquisar dissecção e lesões ulceradas da aorta, que também podem ser causa de dor torácica de início agudo e que podem ser estudadas no mesmo procedimento que registra a anatomia das artérias coronárias.[10]

Síndromes aórticas agudas e tromboembolismo pulmonar

A tomografia é a modalidade diagnóstica de primeira linha para diagnóstico de dissecção de aorta, pois alia altas especificidade e sensibilidade com a possibilidade de se realizar aquisições rápidas, pouco dependentes do operador. O uso do meio de contraste é fundamental diante da possibilidade de a dor torácica ser provocada por doenças da aorta e o exame mostra também resolução suficiente para identificar diagnósticos diferenciais, tais como úlcera penetrante, hematoma ou rotura de aneurisma em situações extremas (Figura 53.3A). Com os equipamentos mais modernos, imagens de toda a aorta e de seus ramos podem ser feitas com cerca de 70 mL de contraste iodado, em períodos que variam de 10 a 25 segundos. A análise das artérias coronárias pode ser feita a partir da análise de um subconjunto das imagens registradas para o estudo da aorta, sem necessidade de prolongar o tempo de aquisição, nem repetir a injeção do meio de contraste iodado (Figura 53.4).[11]

Já a análise da vasculatura pulmonar deve ser feita a partir de exames obtidos com protocolos específicos e pode tanto definir o diagnóstico em casos de baixa probabilidade diagnóstica, como naqueles com maior chance clínica de apresentar essa entidade. Em tais casos, o exame, que pode por vezes ter utilidade limitada em casos de instabilidade

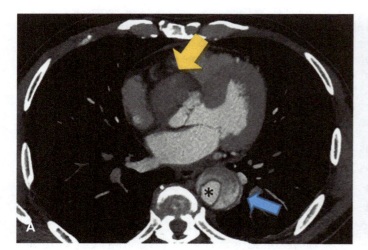
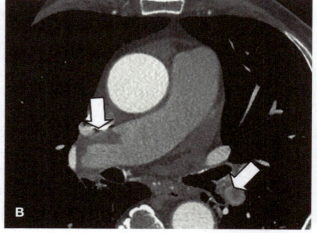

Figura 53.3. (**A**) Hematoma da raiz e aorta ascendente evolvendo óstio da artéria coronária direita (*seta amarela*). Aorta descendente com progressão do hematoma para dissecção aórtica circunferencial (*seta azul*) envolvendo a luz verdadeira (*asterisco*). (**B**) Paciente do sexo masculino com 86 anos de idade comparece no pronto-socorro com dor torácica e dispneia súbita com achado incidental de tromboembolismo pulmonar bilateral (*setas brancas*) em exame de angiotomografia de artérias coronárias. Fonte: acervo pessoal da autoria.

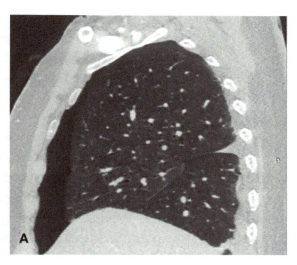 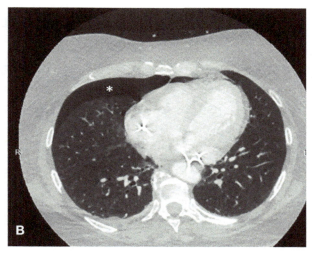

Figura 53.4. TCCor em paciente com dor torácica evidenciando pneumotórax à direita (*asterisco*). (**A**) Corte sagital. (**B**) corte axial. Fonte: acervo pessoal da autoria.

hemodinâmica, pode servir para revelar a extensão do comprometimento e ajudar no planejamento terapêutico (Figura 53.3B).[12]

Triplo descarte

No início da aplicação clínica da tomografia para a avaliação do sistema cardiovascular, houve grande entusiasmo com a possibilidade de se realizar uma única injeção de contraste e uma única aquisição de imagens para avaliar tanto as artérias coronárias como as artérias pulmonares e a aorta. Este protocolo, conhecido como análise tripla, é estratégia pouco utilizada na prática pois a estratégia para definir a visualização da aorta e das artérias coronárias é semelhante, mas distinta daquela preconizada para a visualização adequada das artérias pulmonares. Assim, a investigação costuma ser guiada conforme a suspeita clínica e, nos casos em que há interesse de se avaliar todos estes territórios, a maior parte dos centros tem preconizado o uso de aquisições em separado, que garantem a melhor análise e, consequentemente, os melhores resultados diagnósticos.[11, 13]

Implementação da tomografia cardíaca no departamento de emergências

Apesar de várias sociedades recomendarem o uso deste exame para avaliação de pacientes no cenário de emergência, é necessário atender a requisitos mínimos no que se refere a qualidade e segurança. Recomenda-se que o equipamento deva possuir pelo menos 64 linhas de detectores e *softwares* de análise apropriados para a reconstrução e avaliação tanto das artérias coronárias como das demais estruturas que podem provocar dor torácica. Além disso, é importante que o serviço conte com pessoal especializado, incluindo médicos assistentes, enfermagem, técnicos de enfermagem e biomédicos com treinamento e capacitação para atender casos em regime de emergência e que podem apresentar intercorrências decorrentes do potencial gravidade das doenças que desencadearam a sintomatologia destes pacientes.[7]

Segurança

Os aspectos de segurança desse exame guardam relação com a dose de radiação empregada e com a necessidade de se utilizar meio de contraste iodado. O desenvolvimento de protocolos de aquisição de imagens de qualidade com a menor dose de radiação possível e os avanços tecnológicos recentes reduzem o risco de exposição à radiação, em particular em pacientes nas faixas etárias nas quais há maior prevalência de dor torácica, especialmente causadas por DAC. A despeito desses progressos, deve-se evitar a repetição desnecessária de exames e a decisão conjunta entre a equipe de imagem e a equipe de emergência pode levar ao desenvolvimento de protocolos adequados que contemplem eficácia diagnóstica e segurança para os pacientes.

No que se refere ao meio de contraste iodado, há necessidade de se acompanhar os pacientes de modo próximo, para detectar e tratar potenciais reações alérgicas, apesar de elas serem cada vez menos frequentes. Cuidado especial deve ser dedicado aos casos em que há histórico de reações alérgicas prévias ao contraste, ou ainda em casos que relatem frequentes e intensas reações alérgicas em geral. Contraindicação absoluta ao meio de contraste existe nos pacientes que mostraram anafilaxia grave quando expostos anteriormente ao meio de contraste.[7]

Em pacientes com taxa de filtração glomerular entre 30 e 60 mL/min é recomendada hidratação com soro fisiológico como medida para evitar nefropatia induzida pelo contraste imediatamente antes da injeção do meio de contraste iodado (Tabela 53.1).[7]

Perspectivas

Protocolos estimando a reserva de fluxo coronário a partir das imagens de tomografia foram introduzidos mais recentemente e o potencial uso clínico da reserva de fluxo fracionado pela tomografia (FFR-CT) na sala de emergência foi testado em relatos isolados. Esses trabalhos mostraram resultados preliminares animadores, que associaram elevado poder preditivo positivo, que se associa ao elevado poder preditivo negativo derivado da análise anatômica propiciada pelo método. Outra abordagem mais recentemente desenvolvida, compreende a caracterização da geometria de ateromas não obstrutivos (estenoses inferiores a 50% da luz) vistos à TCCor e que mostram potencial para a utilização clínica. Donghee Han *et al.* estudaram essas características tentando identificar elementos que determinassem a progressão da estenose para obstruções críticas e encontraram resultados promissores. As principais características definidas por eles são: (1) distância do óstio coronário à lesão; (2) localização nas bifurcações dos bordos; e (3) tortuosidade do vaso, definida como a presença de uma curvatura maior que 90° ou três curvas de 45° a 90° utilizando um ângulo de três pontos dentro da lesão.

Tais possibilidades, caso venham a ser confirmadas em estudos de grande porte, podem ser incorporadas aos protocolos de exame e, dessa forma, obter dados prognósticos, além do refinamento diagnóstico que a TCCor oferece hoje e, assim, a tomografia passe a apresentar cada vez contribuições para a análise diagnóstica de pacientes que se encontram na sala de emergência.

Conclusão

A tomografia cardíaca na emergência é um método diagnóstico com alta eficácia em pacientes com dor torácica aguda, triando adequadamente os casos que requerem internação hospitalar e apontando os que podem obter alta hospitalar segura, sem necessidade de procedimentos adicionais. Isso evita internações e a realização de estudos invasivos desnecessários e otimiza o fluxo de atendimento dos pacientes com dor torácica.

Pontos-chave

- Dor torácica é uma causa muito comum de atendimento no departamento do emergências.
- TCCor é uma ferramenta útil na avaliação diagnóstica de pacientes com dor torácica de risco baixo – intermediário com alta acurácia (Figuras 54.5 e 54.6).

Tabela 53.1. Uso apropriado da TCCor no departamento de emergências, conforme diretrizes nacionais

Apropriado	Incerto	Contraindicação relativa	Contraindicação absoluta
▪ Investigação dor torácica em pacientes com ECG e/ou troponinas negativas ▪ Probabilidade pré-teste intermediária ou baixa na estratificação de risco (Exemplo: TIMI 0-2 ou 3-4) ▪ Testes inadequados/não diagnósticos nas últimas 6 horas no pronto-socorro	▪ Doença arterial coronária prévia documentada ▪ Escore de cálcio conhecido > 400 UA ▪ Revascularização coronária prévia (cirúrgica ou percutânea)	▪ Reações alérgicas leves ▪ Taxa de filtração glomerular entre 30 e 60 mL/min ▪ Fibrilação atrial ▪ Índice de superfície corpórea > 40 kg/m²	▪ Anafilaxia prévia ao uso de contraste iodado ▪ Reação alérgica prévia mesmo em uso de preparo adequando ▪ Instabilidade hemodinâmica ▪ Taxa de filtração glomerular < 30 mL/min, a menos que já seja dialítico

Fonte: elaborado pela autoria.

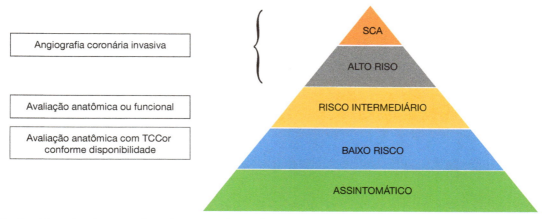

Figura 53.5. Consideração de testes diagnósticos na dor torácica aguda. Fonte: 2021 AHA/ACC/ASE/CHEST/SAEM/SCCT/SCMR Guideline for the Evaluation and Diagnosis of Chest Pain.

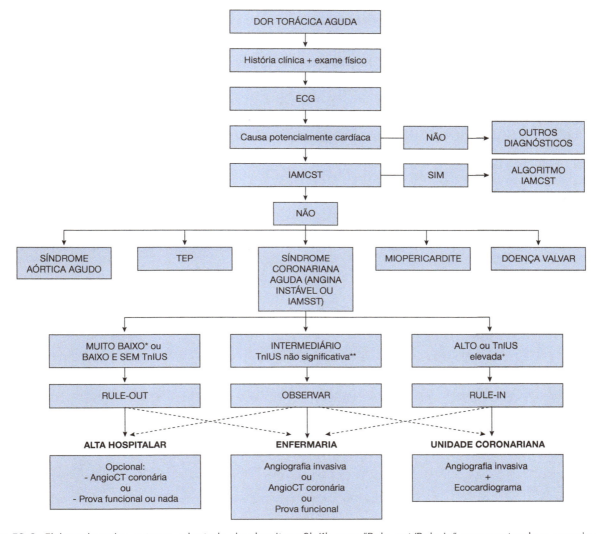

Figura 53.6. Elaborado pelos autores, adaptado do algoritmo 0h/1h para "Rule-out/Rule-in", representando o manejo dependendo do risco de eventos adversos. Deve-se usar em pacientes hemodinamicamente estáveis e com ECG sem elevação do segmento ST. "Rule-out" pacientes com troponina negativa ou muito baixa que não se altera na primeira hora. "Rule-in", elevação de TnIUS inicial ou alteração significativa na primeira hora. TnIUS: troponina ultrassensível.[9,14]
*Somente aplicado se início da dor > 3 horas.
**TnIUS parcialmente elevada.
+TnIUS elevada.

- Permite excluir outras causas potenciais de dor torácica aguda, que podem cursar com maior mortalidade.

Referências bibliográficas

1. Miranda AVS, Rampellotti LF. Incidência da queixa de dor torácica como sintoma de infarto agudo do miocárdio em uma unidade de pronto-atendimento. Braz J Pain. 2019;2(1).
2. Galperin-Aizenberg M, Cook TS, Hollander JE, Litt HI. Cardiac CT angiography in the emergency department. American Journal of Roentgenology. American Roentgen Ray Society; 2015204:463-74.
3. Miller JM, Rochitte CE. Coronary angiography by multidetector ct [internet]. 2008. Disponível em: www.nejm.org
4. Hoffmann U, Truong QA, Schoenfeld DA. Coronary CT angiography versus standard evaluation in acute chest pain. Cardiol Rev. 2012;28.
5. Hoffmann U, Pena AJ, Cury RC, Abbara S, Ferencik M, Moselewski F, et al. Cardiac CT in emergency department patients with acute chest pain. Radiographics. 2006;26:963-78.
6. Motoyama S, Ito H, Sarai M, Kondo T, Kawai H, Nagahara Y, et al. Plaque characterization by coronary computed tomography angiography and the likelihood of acute coronary events in mid-term follow-up. 2015.
7. Raff GL, Chinnaiyan KM, Cury RC, Garcia MT, Hecht HS, Hollander JE, et al. SCCT guidelines on the use of coronary computed tomographic angiography for patients presenting with acute chest pain to the emergency department: a report of the Society of Cardiovascular Computed Tomography Guidelines Committee. J Cardiovasc Comp Tomograph. 2014;8(4):254-71.
8. Chen CL. Coronary CT angiography versus standard evaluation in acute chest pain. Cardiol Rev. 2012;28.
9. Gulati M, Levy PD, Mukherjee D, Amsterdam E, Bhatt DL, Birtcher KK, et al. 2021 AHA/ACC/ASE/CHEST/SAEM/SCCT/SCMR Guideline for the evaluation and diagnosis of chest pain: executive summary: a report of the American College of Cardiology/American Heart Association Joint Committee on Clinical Practice Guidelines. J Am Coll Cardiol. 2021 Nov 30;78(22):2218-61.
10. Nieman K, Hoffmann U. Cardiac computed tomography in patients with acute chest pain. Eur Heart J. Oxford University Press; 2015;36:906-14.
11. Chang AM, Fischman DL, Hollander JE. Evaluation of chest pain and acute coronary syndromes. Cardiol Clin. W.B. Saunders. 2018;36:1-12.
12. Hepburn-Brown M, Darvall J, Hammerschlag G. Acute pulmonary embolism: a concise review of diagnosis and management. Internal Med J. Blackwell Publishing. 2019;49:15-27.
13. Sociedade de Cardiologia e II Diretriz de Ressonância Magnética e Tomografia Computadorizada Cardiovascular [Internet]. Disponível em: www.arquivosonline.com.br
14. Collet JP, Thiele H, Barbato E, Bauersachs J, Dendale P, Edvardsen T, et al. 2020 ESC Guidelines for the management of acute coronary syndromes in patients presenting without persistent ST-segment elevation. Eur Heart J. Oxford University Press. 2021;42:1289-367.

CAPÍTULO 54

Ressonância Magnética Cardíaca

Alfredo Augusto Eyer Rodrigues • Thamara Carvalho Morais
Isabela Bispo Santos da Silva Costa • Carlos Eduardo Rochitte

Introdução

A ressonância magnética cardíaca (RMC) exerce importante papel no cenário das emergências cardiovasculares, especialmente nos pacientes que se apresentam com dor torácica aguda. As diferentes sequências do exame permitem uma avaliação anatômica, funcional e caracterização tecidual do coração que identificam as alterações encontradas em cada patologia, e, dessa forma, conseguem estabelecer o diagnóstico diferencial entre miocardiopatias isquêmicas e não isquêmicas.[1]

O exame de RMC nas emergências busca responder a pergunta de interesse do clínico por meio de sequências previamente estabelecidas e incorporação de tecnologias que tornem o exame mais curto e eficaz.[2] As sequências que rotineiramente podem ser incorporadas no exame são ilustradas na Figura 54.1. A realização de cine-ressonância (cine-RM) é importante para avaliação quantitativa de volumes e medidas dos diâmetros, avaliação anatômica e funcional, visualização da contratilidade miocárdica e análise das valvas cardíacas. As sequências em sangue escuro (*black blood*) com duplo pulso de inversão (*double IR*) ou triplo (*triple IR*) auxiliam na avaliação anatômica e permitem a análise de infiltração gordurosa ou edema miocárdico. Sequências de perfusão são adquiridas durante a infusão do contraste pelo fato de serem feitas no repouso ou sob estresse farmacológico (dipiridamol ou adenosina), permitindo a distinção de áreas que não captam contraste e a presença ou ausência de isquemia miocárdica. As sequências de realce tardio são adquiridas tardiamente após a utilização do gadolínio e são nelas que se identificam e quantificam áreas de fibrose e lesão microvascular (*no-reflow*).[1]

Os Mapas T1 e T2 podem ser boas opções na detecção de inflamação, edema e áreas de fibrose miocárdica difusa. Os valores de T2 refletem o conteúdo de água do tecido e por meio do Mapa T2 é possível detectar regiões de edema com maior especificidade. Com o Mapa T1 antes (nativo) e após a injeção de gadolínio (pós-contraste) e, posteriormente, do cálculo do volume extracelular (VEC) é possível detectar áreas de aumento difuso do espaço extracelular secundário à inflamação, depósito de proteínas e/ou injúria miocárdica, que podem representar fibrose miocárdica

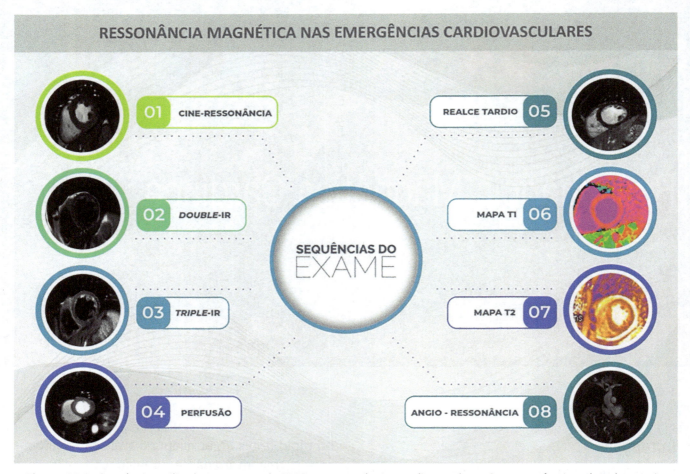

Figura 54.1. Sequências utilizadas no exame de RMC nas emergências cardiovasculares. Fonte: confeccionada pela autora.

difusa e/ou edema miocárdico. A seguir, abordaremos os principais achados na RMC em cada patologia.[3]

Síndrome coronariana aguda

Nos pacientes com síndrome coronariana aguda (SCA), o papel da RMC vai desde fornecer informações diagnóstica sobre a presença ou ausência de isquemia, como avaliação de viabilidade miocárdica, quantificação da área de infarto, aferição da função ventricular, identificação de obstrução microvascular e outras complicações, tais como formação de aneurismas, trombos. A realização de RMC nos pacientes com SCA com elevação do segmento ST após a revascularização fornece informações prognósticas a longo prazo e pode auxiliar no manejo clínico desses pacientes.[4]

A avaliação da contratilidade miocárdica e a mensuração de volumes e diâmetros nas sequências cine-RM são importantes para identificar o território coronariano acometido e estimar a função biventricular. Os pacientes com miocardiopatias isquêmicas usualmente apresentam redução na fração de ejeção ventricular secundária a déficits de contratilidade segmentar. A função ventricular é um marcador prognóstico nos pacientes com miocardiopatia isquêmica e a definição de tratamento ideal baseia-se também nesse parâmetro.

A pesquisa de isquemia miocárdica quando indicada é realizada por meio de sequências específicas que utilizam, além do contraste paramagnético, fármacos como dipiridamol ou adenosina, com os quais são possíveis identificar defeitos de perfusão estresse induzidas.[5] Déficit de perfusão é valorizado, e o exame é positivo para isquemia se houver defeito de perfusão estendendo-se além de território com fibrose e diferenciando-se do infarto prévio da isquemia peri-infarto. A ausência de realce tardio (fibrose) e a perfusão de estresse alterada com perfusão de repouso normal (defeito reversível) definem a presença de isquemia, considerando exame positivo.[6] Na Figura 54.2 há um exemplo de prova positiva para isquemia.

Os pacientes que apresentam dois ou mais segmentos com isquemia são aqueles que normalmente se beneficiam de uma estratégia de revascularização.[5] Quando comparada a outros métodos de avaliação de isquemia não invasiva, como ecocardiografia e cintilografia miocárdica, a RMC apresenta uma acurácia diagnóstica superior,[7] e mostra-se com acurácia semelhante a metodologias invasivas, como a reserva fracionada de fluxo (RFF).[8]

A RMC apresenta a vantagem de fornecer informações sobre viabilidade miocárdica e diagnóstico diferencial com outras miocardiopatias no mesmo exame por meio das sequências de realce tardio miocárdico. O padrão de realce tardio permite a diferenciação de um evento isquêmico do não isquêmico. Nos eventos isquêmicos, o realce tardio obrigatoriamente acomete o endocárdio e pode se estender até o epicárdio. O acometimento restrito ao endocárdio (< 50% da área do segmento miocárdio analisado) é classificado como realce tardio subendocárdico, que traduz viabilidade miocárdica presente, ou seja, potencial de recuperação contrátil. Caso o realce se estenda por 50% ou mais da área do segmento miocárdico analisado, ele é classificado como transmural, que traduz ausência de viabilidade miocárdica. Nos eventos não isquêmicos, como na miocardite, o realce tardio poupa o endocárdio, acometendo o meso e/ou epicárdio de forma localizada ou multifocal, sem respeitar território vascular coronário. Já na síndrome da Takotsubo, geralmente não há áreas de realce tardio.[9]

Novas técnicas diagnósticas que avaliam o grau de deformação miocárdica pela RMC foram avaliadas nos pacientes com infarto agudo do miocárdico (IAM) com supra do ST, e pode-se observar que há redução nos índices de deformação miocárdica e as anormalidades encontradas foram associadas a ocorrência de eventos cardiovasculares maiores. A redução do global longitudinal *strain* nos pacientes com IAM foi preditor independente de eventos cardíacos maiores, como morte, insuficiência cardíaca e readmissão hospitalar.[10]

Adicionalmente, com a RMC é possível a avaliação de complicações nos pacientes, como infarto de ventrículo direito (VD). Nos pacientes com infarto de VD, é observada alteração de contratilidade na parede livre do VD, associada a presença de realce miocárdico tardio. Trombos intracavitários podem estar presentes nos pacientes com SCA e são facilmente caracterizados pelas RMCs, com imagem com intensidade de sinal semelhante ao miocárdio nas sequências de cine-RM, ausência de edema e realce tardio nas demais sequências de avaliação. Outras complicações mecânicas dos pacientes também são

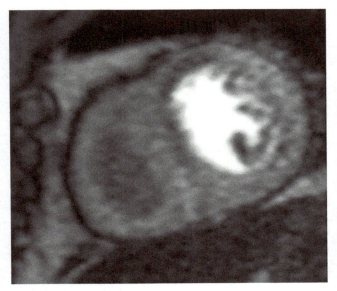
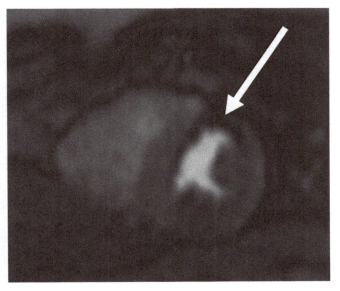

Figura 54.2. Déficit transitório de perfusão em parede anterior mais evidente na sequência sob estresse farmacológico (*seta*) em comparação com o repouso. Fonte: acervo da autoria.

identificadas com a RMC como aneurisma, pseudoaneurisma e lesões valvares.[1]

A lesão microvascular ou fenômeno de *no-reflow* é uma complicação estabelecida da reperfusão coronariana secundária do infarto agudo do miocárdio, e preditora cada vez mais reconhecida como uma indicadora de mau prognóstico. As técnicas de RMC atuais permitem identificar a lesão, avaliar evolução da lesão microvascular e o fenômeno relacionado de hemorragia miocárdica, bem como a evolução temporal da lesão microvascular e sua relação com a cicatrização do infarto e ocorrência de remodelamento do ventrículo esquerdo.[11]

Principais achados na RMC

Sequências em cine-RM demonstram alteração contrátil segmentar que respeita o território vascular e normalmente está sobreposta a áreas de edema/realce. Sequências ponderadas em T2 para pesquisa de edema miocárdico, como a STIR (*short tau inversion recovery*), demonstram hipersinal sobreposto às áreas de realce tardio. Sequências de realce tardio demonstram padrão isquêmico (subendocárdico, focal ou transmural). O padrão de realce permite classificar o segmento como viável (realces subendocárdico, focal ou não transmural – todos até 50% da área do segmento) ou não viável (realce transmural – acima de 50% da área do segmento). Sequências de perfusão de repouso podem demonstrar defeitos de perfusão subendocárdicas ou transmurais que podem ser sobrepostos às áreas de realce tardio ou podem ser secundários à disfunção microvascular.

Infarto com coronárias normais

Com a RMC, é possível auxiliar na definição de investigação de infarto agudo do miocárdio com coronárias normais, conhecida como MINOCA (da sigla em inglês, *myocardial infarction with non-obstructive coronary arteries*), pois permite diferenciar facilmente outras causas de dor como mio/pericardite, síndrome de Takotsubo ou até mesmo confirmar um evento isquêmico agudo.[9] O MINOCA é definido pela presença de quadro compatível com infarto agudo (clínica sugestiva, associada a aumento de troponina acima do percentil 99 do limite superior da referência utilizada), na ausência de estenose coronariana epicárdica ≥ 50% e na ausência de outro diagnóstico alternativo. É encontrado em 5 a 6% de todos os pacientes com infarto agudo encaminhados para a cinecoronariografia.[12]

As recomendações das diretrizes atuais é que seja realizada RMC em todos os casos de MINOCA.[13] A RMC tem papel fundamental no diagnóstico diferencial de miocardite aguda ou síndrome de Takotsubo. Além dos diagnósticos diferenciais não isquêmicos, é possível confirmar mecanismo isquêmico agudo pelo padrão de realce tardio isquêmico (subendocárdico, transmural ou focal) associado a edema em topografia semelhante. Também é possível encontrar defeito de perfusão nas sequências em repouso. Após confirmar o mecanismo isquêmico, é imprescindível revisar a cinecoronariografia para pesquisar obstruções coronarianas que passaram despercebidas ou outros diagnósticos (dissecção e trombo em embolização coronariana), e pesquisar outras causas de injúria miocárdica. A RMC permite mudar o curso da investigação na busca de diagnósticos alternativos como espasmo coronariano ou doença microvascular, por meio de provas funcionais invasivas. Também estimula uma abordagem funcional de estenoses *borderline* (30 a 50%), por meio da RFF invasiva.[9] A Figura 54.3 ilustra um caso clínico de infarto do miocárdio.

Principais achados na RMC

Alguns achados na RMC podem confirmar um evento isquêmico agudo. Os achados são semelhantes aos descritos nos pacientes com SCA.

Miocardite aguda

A miocardite aguda pode ter causas infecciosas, imunomediadas ou tóxicas. É o principal diagnóstico diferencial das SCAs no contexto de dor torácica aguda e pode apresentar casos clínicos com vários graus de gravidade. A RMC é atualmente o método não invasivo de escolha para avaliação de miocardite e pericardite já que permite caracterização tecidual miocárdica, auxiliando no diagnóstico

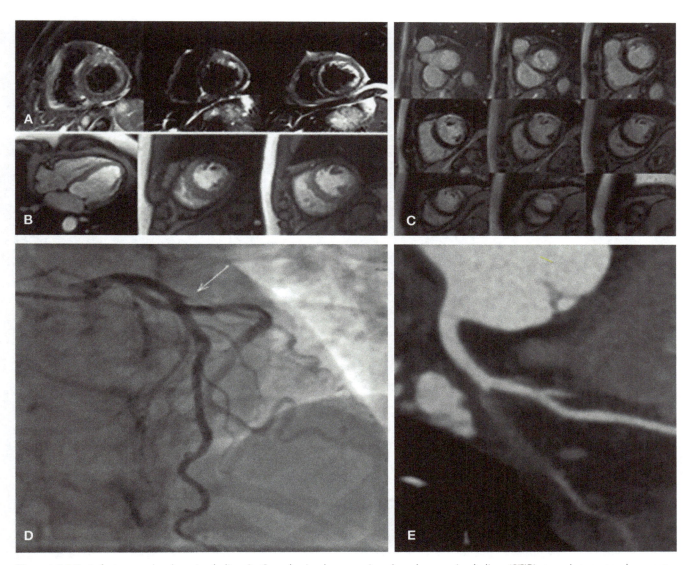

Figura 54.3. Infarto agudo do miocárdio. **A.** Sequência de pesquisa de edema miocárdico (STIR) em eixo curto demonstra hipersinal (edema) em segmentos basal e médio da parede anterolateral e segmento apical da parede lateral. **B.** Sequência de perfusão de repouso com hipoperfusão em parede anterolateral média e lateral apical. **C.** Sequência de realce tardio em eixo curto demonstra realce não transmural anterolateral basal, transmural anterolateral médio e lateral apical. **D.** Revisão das imagens do cateterismo demonstram oclusão proximal de ramo marginal esquerdo. **E.** Angiotomografia de artérias coronárias confirma oclusão proximal de ramo marginal esquerdo. Fonte: acervo da autoria.

tanto nas fases aguda e subaguda (com atividade inflamatória presente), quanto na fase crônica, cicatricial da miocardite. Deve ser realizada o mais precocemente a partir da suspeita clínica, preferencialmente nas primeiras duas a três semanas do início dos sintomas (contraindicada se estiver na vigência de instabilidade hemodinâmica), e uma reavaliação deve ser feita com 4 a 12 semanas depois do episódio agudo para avaliar a evolução do processo inflamatório e monitoramento após 6 a 12 meses.

Recentemente seus critérios diagnósticos baseados na RMC foram revisados e novas técnicas como os Mapas T1 e T2 ganharam destaque. De acordo com esses critérios mais recentes (2018) o diagnóstico baseado na RMC envolve: pelo menos 1 critério baseado no T1 (Mapa T1: aumento do T1 nativo ou aumento do VEC; ou realce tardio de padrão não isquêmico) e pelo menos 1 critério baseado no T2 (Mapa T2: aumento do T2; ou relação da intensidade do sinal em T2 no músculo cardíaco comparado com o músculo esquelético ≥ 2).[14] As Figuras 54.4 e 54.5 apresentam os principais achados na RMC de pacientes com miocardite.

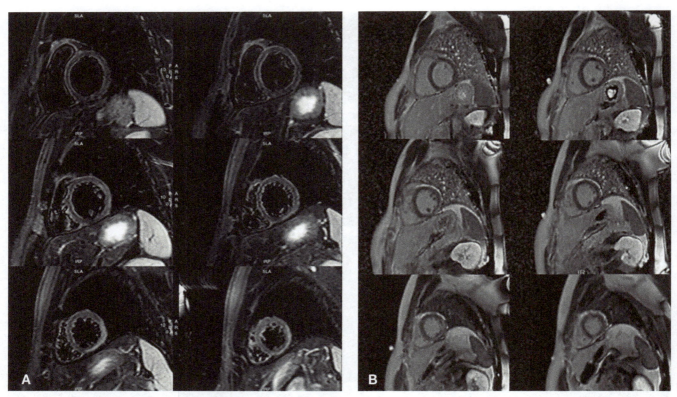

Figura 54.4. Miocardite aguda. **A.** Sequência de pesquisa de edema miocárdico (STIR) em eixo curto demonstra hipersinal (edema) em segmentos médio e apical da parede inferior, segmento médio da parede inferolateral e segmento apical da parede lateral. **B.** Sequência de realce tardio em eixo curto demonstra realce mesoepicárdico nos mesmos segmentos. Fonte: acervo da autoria.

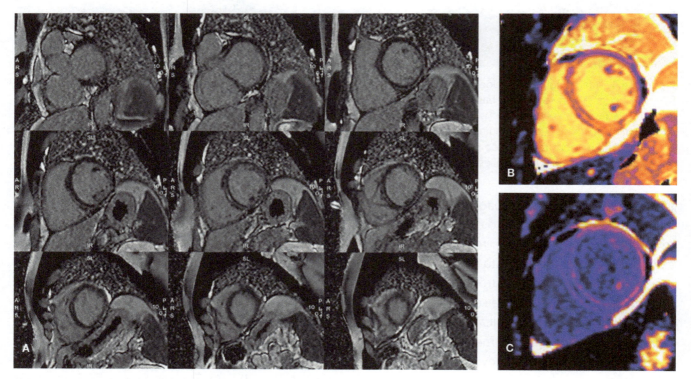

Figura 54.5. Miocardite aguda. Sequência de realce tardio em eixo curto demonstra realce mesocárdico no segmento médio das paredes inferosseptal e inferior (**A**). Mapa T1 no corte em eixo curto médio com aumento dos valores de T1 nativo (**B**) e pós-gadolínio (**C**). Fonte: acervo da autoria.

Principais achados na RMC

Sequências em cine-RM podem demonstrar alteração contrátil segmentar e disfunção sistólica. Sequências de pesquisa de edema miocárdico (STIR) demonstram hipersinal nas áreas de inflamação sobrepostas às áreas de realce tardio. Sequências de realce tardio demonstram padrão não isquêmico (mesocárdico, epicárdico, mesoepicárdico, focal, multifocal).

Sequências de Mapa T1 antes e depois da injeção de gadolínio e, posteriormente, o cálculo do VEC permitem detectar áreas de aumento difuso do espaço extracelular secundário à inflamação e injúria miocárdica. Podemos fazer uma estimativa do T1 global (nativo e pós-gadolínio) apenas definindo uma região de interesse (ROI, sigla em inglês para *region of interest*), no septo interventricular (1 corte em eixo curto basal). Ou fazer uma análise por segmento, englobando 3 cortes em eixo curto (basal, médio e apical) para avaliar alterações regionais do T1 (nativo e pós-gadolínio) e do VEC. O aumento dos valores de T2 confirma o diagnóstico de inflamação ativa e pode ser utilizado no seguimento dos casos, em conjunto com a sequência STIR, para avaliar resposta ao tratamento anti-inflamatório.

Na sequência de Mapa T2 devemos, preferencialmente, realizar uma análise por segmento, englobando 3 cortes em eixo curto (basal, médio e apical) para avaliar alterações regionais do T2.

Síndrome de Takotsubo

É uma condição reversível causada por situações de estresse emocional ou físico (cirurgia, trauma, medicações), e redução da fração do ventrículo esquerdo (VE). Cursa com alteração contrátil segmentar clássica (75 a 80%) com balonamento e hipocinesia nos segmentos médio e apical do VE, associado à hipercinesia basal. Ela promove inflamação e injúria miocárdica, mas raramente causa necrose miocárdica.[15] A suspeita diagnóstica é feita pela presença de sinais e sintomas de SCA associada à alteração contrátil sugestiva, na ausência de estenose coronariana epicárdica significativa (≥ 50%) na cinecoronariografia.[16] Sua prevalência estimada é de 1 a 2% dos pacientes com sintomas sugestivos de SCA e é mais comum em mulheres pós-menopausa.[17] A RMC é a modalidade recomendada para estabelecer diagnóstico, prognóstico e fazer o seguimento dos casos.[18] A Figura 54.6 apresentam um caso de síndrome de Takotsubo pela RMC.

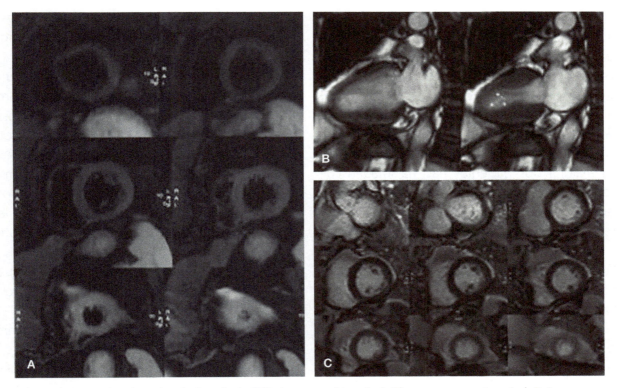

Figura 54.6. Síndrome de Takotsubo. **A.** Sequência STIR demonstra hipersinal difuso em segmento apical. **B.** Imagens em cine-RM na diástole e sístole máximas, com hipocinesia apical. **C.** Ausência de realce tardio em eixo curto. Fonte: acervo da autoria.

Principais achados na RMC

Sequências em cine demonstram a alteração contrátil típica descrita acima, porém também é possível encontrar outros padrões, como balonamento médio-ventricular (10 a 20%), basal (< 5%) e biventricular (0,5%). Podemos encontrar também apenas uma alteração contrátil focal, que dificulta o diagnóstico. A hipercinesia basal pode estar associada à obstrução dinâmica da via de saída do VE e movimento sistólico anterior (SAM) do folheto anterior da valva mitral. Em torno de 25% dos casos cursam com insuficiência mitral aguda, que pode ser consequência do SAM ou até de disfunção do músculo papilar.[8]

Sequência de pesquisa de edema miocárdico (STIR) demonstra hipersinal nas áreas de inflamação, que normalmente apresentam padrão difuso, sem respeitar o território coronariano e melhoram em poucas semanas, diferente do IAM, que pode persistir por meses.

Quando optado pela realização dos Mapas de T1 e T2, podemos realizar uma análise dos valores de T1 e T2 nos 3 cortes em eixo curto (basal, médio e apical) e perceber um aumento global ou segmentar (médio-apical, no Takotsubo clássico, por exemplo). Unindo ambas as técnicas aumentamos a acurácia diagnóstica. Podemos utilizar os Mapas para seguimento dos pacientes. É possível verificar uma normalização dos valores de T2 no seguimento. Já os valores de T1 e VEC podem persistir elevados.

Sequências de perfusão de primeira passagem do gadolínio podem demonstrar defeitos de perfusão subendocárdicas secundários à elevada descarga neuro-hormonal e consequente disfunção microvascular.

Na maioria dos pacientes não há imagens de realce tardio miocárdico, com exceção em alguns pacientes que podem apresentar pequenas áreas focais (padrão não isquêmico) de realce consequentes à inflamação e grande aumento de água no interstício. Pacientes com realce tardio apresentam pior prognóstico e maior tempo de reversão dos outros achados na RMC.[19]

Pericardite aguda

É um processo inflamatório do pericárdio que tem inúmeras causas, desde primárias do pericárdio até secundárias a diversas doenças sistêmicas, como lúpus, IAM e neoplasias. A principal etiologia é pericardite aguda idiopática ou viral. No cenário de dor torácica aguda na emergência, a suspeita de pericardite aguda ocorre na presença de dor sugestiva (pleurítica, bem localizada, que piora com a mobilização do tórax), atrito pericárdico, alterações eletrocardiográficas sugestivas (supradesnivelamento do segmento ST difuso), derrame pericárdico e aumento de provas inflamatórias. O ecocardiograma é o exame inicial de escolha na suspeita clínica. Já a RMC é usada quando há dúvida diagnóstica (casos clínicos sugestivos, sem achados ecocardiográficos típicos), ou nos casos de dor recorrente ou refratária ao tratamento clínico. É também utilizada como exame de controle após tratamento clínico. Por vezes, a pericardite encontra-se associada à miocardite (aumento de marcadores de necrose miocárdica), e, nesses casos, a RMC tem papel diagnóstico fundamental, como abordado previamente.[20,21] A Figura 54.7 ilustra um caso de pericardite.

Principais achados na RMC

Sequência axial do tórax em sangue escuro já pode demonstrar sinais sistêmicos de serosite, como derrame pleural, ou de insuficiência cardíaca direita, como distensão da veia cava inferior e ascite, e permite avaliar a espessura pericárdica de forma grosseira.

Sequências em cine-RM podem demonstrar derrame pericárdico e, em alguns casos, espessamento pericárdico associado ao derrame. É possível quantificar visualmente o grau de derrame ou se basear na medida da maior espessura da lâmina de líquido na diástole máxima nas cine-RM em eixo curto (utilizando valores de referência derivados do ecocardiograma) e classificar o derrame em laminar, leve, moderado e grave (< 5 mm, 5 a 10 mm, 10 a 20 mm e > 20 mm, respectivamente).[10]

Sequências ponderadas em T1 (*double-IR*) avaliam precisamente a espessura do pericárdio e a presença de derrame pericárdico associado. Devemos realizar a medida da espessura pericárdica preferencialmente nessa sequência. Na RMC o pericárdio normal mede de 1,2 a 1,7 mm. Sequência de pesquisa de edema miocárdico (STIR) e sequência de realce tardio podem demonstrar hipersinal

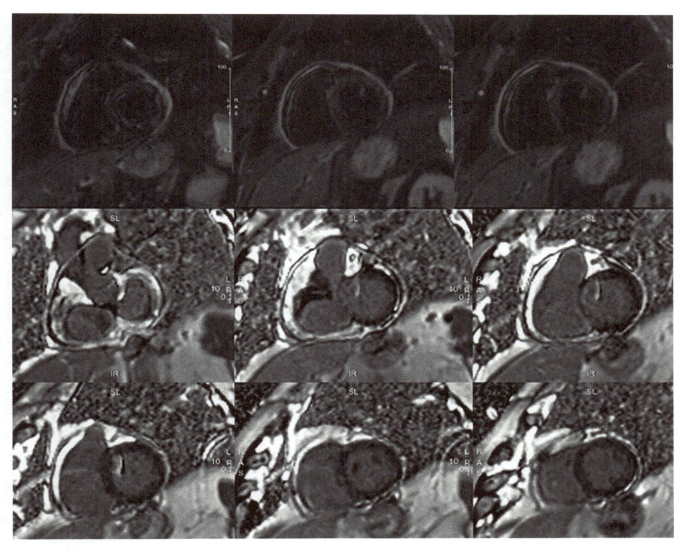

Figura 54.7. Pericardite aguda. **A.** Sequência STIR demonstra hipersinal difuso em topografia de pericárdio. **B.** Sequência de realce tardio em eixo curto demonstra realce difuso em topografia de pericárdio. Fonte: acervo da autoria.

e realce, respectivamente, difuso ou localizado na topografia do pericárdio.

A constrição pode ser causada pelo pericárdio espessado e inelástico (cenário subagudo ou crônico) ou por derrames pericárdicos volumosos, mas sem espessamento significativo (cenário agudo de pericardite efusiva constritiva).[22] Na suspeita de pericardite constritiva podem ser realizadas sequências em cine *real time*, com aquisição das imagens durante o movimento respiratório para avaliar alterações contráteis dinâmicas durante o enchimento ventricular. Na cine-RM *real time*, o aumento do retorno venoso na inspiração associada à limitação do enchimento ventricular (pelo pericárdio espessado e/ou pelo derrame volumoso), acentua a retificação do septo interventricular. E nas imagens habituais em cine-RM é possível encontrar um movimento de *bounce* do septo interventricular na diástole inicial, também chamado de movimento septal paradoxal ou anômalo.

Os derrames pericárdicos volumosos podem causar tamponamento cardíaco a depender da velocidade de instalação e do fator causal. Sinais iminentes de tamponamento podem ser encontrados nas sequências em cine, principalmente na varredura do eixo quatro câmaras, como o colabamento sistólico (diástole atrial) do átrio direito e diastólico do ventrículo direito. Também podemos encontrar o mesmo movimento de *bounce* do septo interventricular na diástole inicial descrito acima.

Outras emergências

Os pacientes com diagnóstico de dor torácica podem apresentar ainda na emergência quadros de dissecção de aorta (Figura 54.8). Os pacientes normalmente apresentam dor torácica de início súbito de forte intensidade com irradiação para dorso, que podem associar-se a dor abdominal ou lombar. Ocorrem normalmente em paciente com hipertensão arterial não controlada ou com patologias como síndrome de Marfan ou síndrome de Ehlers--Danlos. A mortalidade é elevada, chegando a 40% de mortalidade quando há envolvimento da aorta ascendente.[23] O diagnóstico inicialmente é feito pelo exame de angiotomografia de aorta. Quando esse exame não está disponível ou quando há limitação para realização, a angiorressonância (angio-RM) mostra elevada sensibilidade e especificidade diagnóstica.[23] Nos casos agudos e com potencial instabilização a angiotomografia tem vantagem sobre a ressonância e angiorressonância pela rápida realização do protocolo.

Na II Diretriz de Ressonância Magnética e Tomografia Computadorizada Cardiovascular da Sociedade Brasileira de Cardiologia e do Colégio

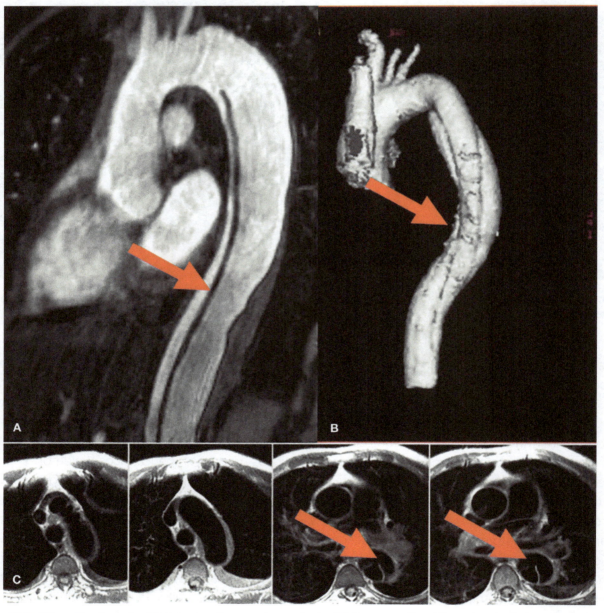

Figura 54.8. Dissecção de aorta. (**A**) Imagem planar por ressonância. (**B**) Reconstrução tridimensional. (**C**) Cortes axiais. Lâmina de dissecção (*seta*). Fonte: acervo da autoria.

Brasileiro de Radiologia foram descritas as indicações da RMC nas doenças vasculares e encontram-se descritas na Tabela 54.1. É possível avaliar por RM vários aspectos da doença aórtica e vascular do tórax que pode evoluir com dor torácica e mimetizar síndrome coronariana aguda na sala de emergência. O diagnóstico diferencial com tromboembolismo venoso também pode ser estabelecido pela angio-RM, que observará a falha de enchimento nas artérias pulmonares. A presença de trombos intracavitários também é detectada na avaliação por RMC e sua diferenciação com tumores cardíacos.

Pontos-chave

- A RMC é o método de escolha para avalição de isquemia e viabilidade miocárdica nos pacientes com SCA. É capaz de fornecer informações diagnósticas e prognósticas nesse cenário.
- A RMC exerce importante papel no cenário da dor torácica aguda e investigação de infarto com coronárias normais, pois facilmente permite diferenciar outras causas de dor como mio/pericardite, síndrome de Takotsubo ou até mesmo confirmar um evento isquêmico agudo.
- É possível confirmar o mecanismo isquêmico agudo pelo padrão de realce tardio isquêmico (subendocárdico, transmural ou focal) associado à edema em topografia semelhante.
- Nos casos de MINOCA com imagens que confirmem o mecanismo isquêmico é necessário revisar a cinecoronariografia para pesquisar obstruções coronarianas que passaram despercebidas ou buscar diagnósticos alternativos como espasmo coronariano ou doença microvascular.
- Os critérios diagnósticos de miocardite aguda com base na RMC foram revisados e novas técnicas, como os Mapas T1 e T2, foram incluídas.
- Na miocardite aguda, a RMC demonstra hipersinal na sequência STIR em áreas de inflamação sobrepostas às áreas de realce tardio, de padrão não isquêmico.
- O Mapa T2 permite avaliar edema segmentar e o Mapa T1 antes e depois da injeção de gadolínio e, posteriormente, o cálculo do VEC permite detectar áreas de aumento difuso do espaço extracelular secundário à inflamação e injúria miocárdica.
- Na síndrome de Takotsubo a RMC demonstra alteração contrátil típica (balonamento e hipocinesia nos segmentos médio e apical do VE) ou outros padrões mais raros, como balonamento médio-ventricular, basal e biventricular. Na grande maioria dos casos há edema miocárdico, sem realce tardio associado.
- Na pericardite aguda a RMC pode demonstrar ou não espessamento pericárdico, com derrame associado. Sequências *Double-IR* avaliam precisamente a espessura do pericárdio e são as sequências ideais para realizar a medida da espessura pericárdica. Sequência de edema demonstra hipersinal em topografia do pericárdio. Sequência de realce tardio demonstra realce em topografia do pericárdio.
- Outros diagnósticos que são realizados pela angiorressonância são: dissecção de aorta e tromboembolismo pulmonar. A Figura 54.9 resume as principais emergências cardiovasculares abordadas neste capítulo.

Tabela 54.1. Indicações de RMC na avaliação das doenças vasculares

Indicação	Classe
Aneurismas de aorta (incluindo Marfan)	I
Dissecção de aorta	I
Ruptura de aorta	I
Hematoma intramural aórtico	I
Úlceras aórticas	I
Planejamento de abordagem cirúrgica da aorta	I
Planejamento de *stent* aórtico	I
Arterites	I
Anatomia da artéria pulmonar e fluxo	I
Avaliação das veias pulmonares	I
Avaliação de estenoses renais	I
Avaliação de estenoses carótidas extracranianas	I
Embolia pulmonar	IIb

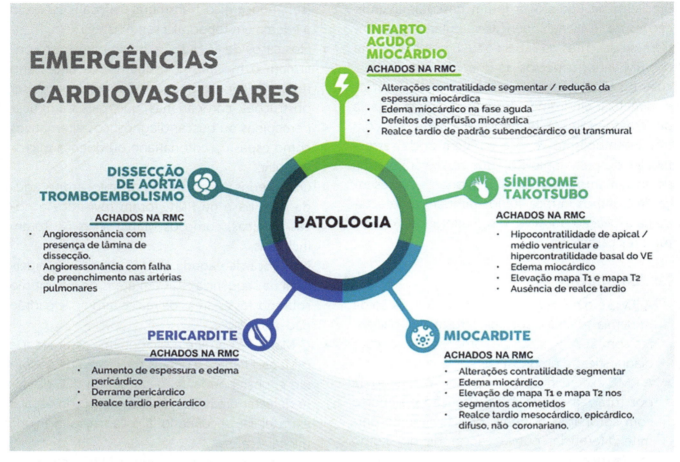

Figura 54.9. Resumo dos achados da RMC nas emergências cardiovasculares. Fonte: confeccionada pela autoria.

Referências bibliográficas

1. Sara L SG, Tachibana A, Shiozaki AA, Villa AV, Oliveira AC, Albuquerque AS, et al. II Diretriz de ressonância magnética e tomografia computadorizada cardiovascular da Sociedade Brasileira de Cardiologia e do Colégio Brasileiro de Radiologia. Arq Bras Cardiol. 2014;103:1-86.
2. Gomez-Talavera S, Fernandez-Jimenez R, Fuster V, Nothnagel ND, Kouwenhoven M, Clemence M, et al. Clinical Validation of a 3-dimensional ultrafast cardiac magnetic resonance protocol including single breath-hold 3-dimensional sequences. JACC Cardiovasc Imag. 2021;14(9):1742-54.
3. Messroghli DR, Moon JC, Ferreira VM, Grosse-Wortmann L, He T, Kellman P, et al. Clinical recommendations for cardiovascular magnetic resonance mapping of T1, T2, T2* and extracellular volume: a consensus statement by the Society for Cardiovascular Magnetic Resonance (SCMR) endorsed by the European Association for Cardiovascular Imaging (EACVI). J Cardiovasc Magn Reson. 2017;19(1):75.
4. Symons R, Pontone G, Schwitter J, Francone M, Iglesias JF, Barison A, et al. Long-term incremental prognostic value of cardiovascular magnetic resonance after ST-segment elevation myocardial infarction: a study of the collaborative registry on CMR in STEMI. JACC Cardiovasc Imag. 2018;11(6):813-25.
5. Vincenti G, Masci PG, Monney P, Rutz T, Hugelshofer S, Gaxherri M, et al. Stress perfusion CMR in patients with known and suspected CAD: prognostic value and optimal ischemic threshold for revascularization. JACC Cardiovasc Imag. 2017;10(5):526-37.
6. Schwitter J, Wacker CM, van Rossum AC, Lombardi M, Al-Saadi N, Ahlstrom H, et al. MR-IMPACT: comparison of perfusion-cardiac magnetic resonance with single-photon emission computed tomography for the detection of coronary artery disease in a multicentre, multivendor, randomized trial. Eur Heart J. 2008;29(4):480-9.
7. Greenwood JP, Herzog BA, Brown JM, Everett CC, Plein S. Cardiovascular magnetic resonance and single-photon emission computed tomography in suspected coronary heart disease. Ann Intern Med. 2016;165(11):830-1.
8. Nagel E, Greenwood JP, McCann GP, Bettencourt N, Shah AM, Hussain ST, et al. Magnetic resonance perfusion or fractional flow reserve in coronary disease. N Engl J Med. 2019;380(25):2418-28.
9. Tamis-Holland JE, Jneid H, Reynolds HR, Agewall S, Brilakis ES, Brown TM, et al. Contemporary diagnosis and management of patients with myocardial infarction in the absence of obstructive coronary artery disease: a scientific statement from the American Heart Association. Circulation. 2019;139(18):e891-e908.
10. Gavara J, Rodriguez-Palomares JF, Valente F, Monmeneu JV, Lopez-Lereu MP, Bonanad C, et al. Prognostic value of strain by tissue tracking cardiac magnetic resonance after ST-segment elevation myocardial infarction. JACC Cardiovascular imaging. 2018;11(10):1448-57.

11. Wu KC. CMR of microvascular obstruction and hemorrhage in myocardial infarction. J Cardiovasc Magn Reson. 2012; 14:68.
12. Pasupathy S, Air T, Dreyer RP, Tavella R, Beltrame JF. Systematic review of patients presenting with suspected myocardial infarction and nonobstructive coronary arteries. Circulation. 2015;131(10):861-70.
13. Collet JP, Thiele H, Barbato E, Barthélémy O, Bauersachs J, Bhatt DL, et al. 2020 ESC Guidelines for the management of acute coronary syndromes in patients presenting without persistent ST-segment elevation. Eur Heart J. 2021;42(14):1289-367.
14. Luetkens JA, Faron A, Isaak A, Dabir D, Kuetting D, Feisst A, et al. Comparison of original and 2018 Lake Louise Criteria for diagnosis of acute myocarditis: results of a validation cohort. Radiol Cardiothorac Imaging. 2019;1(3):e190010.
15. Medina de Chazal H, Del Buono MG, Keyser-Marcus L, Ma L, Moeller FG, Berrocal D, et al. Stress cardiomyopathy diagnosis and treatment: JACC State-of-the-Art Review. J Am Coll Cardiol. 2018;72(16):1955-71.
16. Ojha V, Khurana R, Ganga KP, Kumar S. Advanced cardiac magnetic resonance imaging in takotsubo cardiomyopathy. Br J Radiol. 2020;93(1115):20200514.
17. Bybee KA, Prasad A, Barsness GW, Lerman A, Jaffe AS, Murphy JG, et al. Clinical characteristics and thrombolysis in myocardial infarction frame counts in women with transient left ventricular apical ballooning syndrome. Am J Cardiol. 2004;94(3):343-6.
18. Placido R, Cunha Lopes B, Almeida AG, Rochitte CE. The role of cardiovascular magnetic resonance in takotsubo syndrome. J Cardiovasc Magn Reson. 2016;18(1):68.
19. Naruse Y, Sato A, Kasahara K, Makino K, Sano M, Takeuchi Y, et al. The clinical impact of late gadolinium enhancement in Takotsubo cardiomyopathy: serial analysis of cardiovascular magnetic resonance images. J Cardiovasc Magn Reson. 2011;13:67.
20. Xu B, Kwon DH, Klein AL. Imaging of the pericardium: a multimodality cardiovascular imaging update. Cardiol Clin. 2017;35(4):491-503.
21. Adler Y, Charron P, Imazio M, Badano L, Baron-Esquivias G, Bogaert J, et al. [2015 ESC Guidelines for the diagnosis and management of pericardial diseases. Task Force for the Diagnosis and Management of Pericardial Diseases of the European Society of Cardiology (ESC)]. G Ital Cardiol (Rome). 2015;16(12):702-38.
22. Janus SE, Hoit BD. Effusive-constrictive pericarditis in the spectrum of pericardial compressive syndromes. Heart. 2021.
23. Silaschi M, Byrne J, Wendler O. Aortic dissection: medical, interventional and surgical management. Heart. 2017;103(1):78-87.

CAPÍTULO 55

Medicina Nuclear

Larissa Bastos Costa • Valeska Leite Siqueira Marin • Carlos Augusto Homem de Magalhães Campos

Introdução

A Medicina Nuclear é uma especialidade que utiliza diversos tipos de isótopos radioativos para realização de imagens funcionais que podem ser obtidas por meio de equipamentos de cintilografia ou de tomografia por emissão de pósitrons (PET).

Tradicionalmente, a maioria dos exames de Medicina Nuclear é realizada em situações eletivas, contemplando diversas especialidades clínicas, como Cardiologia, Oncologia, Neurologia, Nefrologia e Gastroenterologia, entre outras. No entanto, em alguns cenários específicos, as imagens radioisotópicas podem ser úteis para auxiliar no manejo dos pacientes na sala de emergência.

Como em suas aplicações eletivas, no contexto das emergências cardiovasculares, a Medicina Nuclear oferece também uma valiosa informação funcional complementar às imagens anatômicas. As informações funcionais são únicas e dificilmente podem ser obtidas em estudos morfológicos clássicos como a radiografia e a tomografia computadorizada por exemplo, aumentando, muitas vezes, a acurácia e a confiabilidade de um diagnóstico. Apesar de usualmente não serem a primeira escolha no cenário das emergências cardiovasculares, em algumas situações clínicas os exames de medicina nuclear podem ser considerados como opções de primeira linha. Portanto, o cardiologista deve estar familiarizado com as indicações e peculiaridades dos exames de medicina nuclear nas emergências cardiológicas para poder extrair o potencial benefício dessas importantes ferramentas diagnósticas.

Assim, este capítulo apresenta o espectro de utilidade da Medicina Nuclear nas principais emergências cardiovasculares, com representação das principais indicações, considerações técnicas e achados de imagem.[1] As principais indicações são descritas a seguir

Investigação de dor torácica aguda na sala de emergência

A triagem de pacientes com dor torácica na sala de emergência representa um desafio, por envolver um grande volume de pacientes, nos quais se deseja excluir ou confirmar diagnósticos potencialmente fatais, como a síndrome coronariana aguda, o tromboembolismo pulmonar, o tamponamento cardíaco e as síndromes aórticas agudas. Mesmo na era da multimodalidade diagnóstica, muitos pacientes ainda necessitam permanecer por um tempo prolongado nos serviços de emergência para realização de diversos exames que permitam definir ou excluir com segurança tais diagnósticos. Dado o potencial gasto de recursos humanos e financeiros desse cenário, a instituição e padronização de protocolos tem sido um objetivo permanente de diversas sociedades clínicas para incrementar a eficiência dos algoritmos de avaliação de dor torácica. Exames complementares cada vez mais acurados, que reduzam o tempo de permanência dos pacientes na sala de emergência e/ou levem a uma menor quantidade de testes subsequentes podem contribuir para melhoria dos desfechos clínicos e otimização dos recursos disponíveis. Nesse contexto, os exames de Medicina Nuclear podem desempenhar um importante papel nas situações descritas a seguir.

Síndrome coronariana aguda

A fisiopatologia das síndromes coronarianas agudas está diretamente relacionada com a redução do fluxo sanguíneo coronariano com consequente isquemia miocárdica. Portanto, imagens que permitam avaliar a perfusão miocárdica tornam-se atraentes no manejo dessa entidade, especialmente nas populações de risco baixo e intermediário, nas quais a decisão clínica frequentemente requer suporte de mais dados complementares.

Nesse cenário, a imagem cardíaca molecular tem desempenhado um papel cada vez maior na busca por uma abordagem mais eficiente, reduzindo custos e, principalmente, contribuindo para reduzir o número de altas inapropriadas, que segundo alguns autores, pode representar de 3 a 10% dos pacientes com dor torácica na emergência.[2]

Os primeiros estudos utilizando imagens cintilográficas em pacientes com dor torácica para diagnóstico de síndromes coronarianas datam da década de 1960, com os isótopos Rubídio e Césio, e, posteriormente, com Tálio-201.[3] A partir da década de 1980 e até os dias atuais, o sestamibi e o tetrofosmim marcados com Tecnécio (^{99m}Tc) se tornaram os radiofármacos preferidos, pois suas características físicas proporcionam melhor qualidade de imagem, têm farmacocinética mais favorável (p. ex., apresentam menor redistribuição no miocárdio) e comercialmente são mais disponíveis.

De maneira geral, esses traçadores são extraídos pelo miocárdio proporcionalmente ao fluxo sanguíneo, a despeito de algumas diferenças intrínsecas. Dessa forma, áreas isquêmicas (isquemia miocárdica aguda ou infarto do miocárdio) são representadas nas imagens como defeitos perfusionais (falhas na parede miocárdica), enquanto áreas bem perfundidas são representadas de maneira homogênea por meio da extensão das paredes miocárdicas. Adicionalmente ao dado perfusional, as imagens da cintilografia de perfusão miocárdica (CPM) através da tomografia por emissão de fóton único (SPECT) permitem a avaliação da contratilidade e espessamento sistólico das paredes do ventrículo esquerdo (Gated), o que aumenta a especificidade diagnóstica (p. ex., melhor distinção entre defeitos perfusionais verdadeiros e artefatos de imagem) e o valor prognóstico incremental.[4]

No entanto, os protocolos tradicionalmente utilizados da CPM (imagens após etapas de repouso e estresse físico ou farmacológico) não se aplicam ao cenário do manejo da síndrome coronariana aguda na sala de emergência cardiológica, situação em que a obtenção de imagens depois do teste provocativo de isquemia miocárdica está contraindicado. Por isso, a CPM de repouso (que na verdade representa a fase de dor/estresse e não propriamente de repouso miocárdico), vem ganhando espaço na avaliação de dor torácica. Conforme acima mencionado, os radiofármacos atualmente utilizados na CPM não sofrem redistribuição no miocárdio, sendo "aprisionados" nos miócitos depois da extração proporcional ao fluxo sanguíneo coronário. Portanto, a injeção do radiofármaco deve ser realizada durante o episódio de dor, na sala de emergência, mas as imagens podem ser adquiridas em até 4 horas, no serviço de medicina nuclear, ainda sim representando o momento da injeção. Dessa maneira, não há conflito na realização das imagens com as medidas de estabilização clínica e manejo inicial desses pacientes na emergência.

Diversos estudos demonstraram que a injeção de radiofármacos de perfusão miocárdica (^{99}Tc-sestamibi ou ^{99}Tc-tetrofosmin) durante o episódio anginoso pode ser útil no manejo de pacientes com dor torácica aguda e eletrocardiograma normal ou não diagnóstico.[5-7] A sensibilidade da CPM de repouso na vigência da dor torácica aguda chega a 96% para estenose coronariana grave em comparação com 35% do eletrocardiograma (ECG) de repouso, e até 20% do miocárdio pode estar comprometido quando o ECG é normal ou não diagnóstico. Adicionalmente, na maior parte dos estudos a CPM de repouso demonstra um alto valor preditivo negativo (99% ou mais) para descartar infarto do miocárdio.[3]

Em relação à avaliação prognóstica, estudos demonstram que pacientes com defeito perfusional à CPM de repouso, associado a alterações na contratilidade ventricular esquerda pelo Gated-SPECT apresentam elevada incidência de eventos cardíacos maiores. Já um exame cintilográfico normal está relacionado com um bom prognóstico a médio e longo prazos.[7]

Wackers *et al.*, em estudo prospectivo randomizado e multicêntrico, com 2.475 pacientes, avaliaram duas estratégias na triagem de pacientes com dor torácica e eletrocardiograma normal ou não diagnóstico no serviço de emergência. Em um braço do estudo, pacientes eram triados de maneira habitual e no outro, além da estratégia padrão, realizavam uma CPM de repouso após a injeção de sestamibi-^{99}Tc no momento da dor torácica. Os autores concluíram que a CPM de repouso torna a decisão clínica mais efetiva na triagem de pacientes com dor torácica, reduzindo o número de internações desnecessárias naqueles pacientes sem isquemia aguda. Esse dado pode representar um impacto significativo nos custos hospitalares. Os pacientes que realizaram a CPM também foram avaliados quanto à chance de eventos maiores (morte, infarto e revascularização miocárdica) em 30 dias, sendo de 3% no grupo que apresentava CPM normal e de 20,5% no grupo com CPM anormal, demonstrando o valor prognóstico desse método.[8]

O que dizem as diretrizes

Foram publicadas recentemente as Diretrizes da Sociedade Brasileira de Cardiologia sobre angina instável e infarto agudo do miocárdio sem supradesnível do segmento ST (2021).[9] A Tabela 55.1 apresenta as recomendações da CPM em pacientes com dor torácica aguda na sala de emergência.

Depois da estabilização clínica da SCA e se houver indicação, o paciente poderá ser submetido a nova CPM em repouso (esta verdadeiramente em repouso, já que não mais haverá situação de dor torácica aguda nesse momento), que deverá ser avaliada juntamente com as imagens previamente adquiridas após a injeção do radiofármaco durante o episódio de dor torácica (representando, nesse caso, a fase de estresse). O exame completo, com as duas fases (estresse e repouso), complementa a estratificação de risco e fornece informações diagnósticas e prognósticas, como a quantificação da área isquêmica, avaliação da dilatação transitória da cavidade ventricular esquerda, da função ventricular esquerda (regional e global), além de possibilitar a avaliação da reserva de fluxo sanguíneo miocárdico em alguns equipamentos mais modernos.

Limitações da CPM de repouso

- Os defeitos perfusionais observados nessas imagens podem representar isquemia miocárdica aguda/infarto do miocárdio novo ou mesmo infarto antigo, já que por se tratar de exame com etapa única e sem teste de provocação, não será

Tabela 55.1. Sumário de recomendações e evidências

CPM em repouso na dor torácica aguda para estratificação de risco em pacientes com suspeita clínica de SCA e ECG não diagnóstico	I	A
Pacientes em vigência de dor torácica e eletrocardiograma sem alterações isquêmicas podem ser avaliados pela cintilografia miocárdica de perfusão em repouso para determinar a origem isquêmica ou não da dor	IIa	A

CPM: cintilografia de perfusão miocárdica; SCA: síndrome coronariana aguda; ECG: eletrocardiograma.
Fonte: Diretrizes da Sociedade Brasileira de Cardiologia sobre angina instável e infarto agudo do miocárdio sem supradesnível do segmento ST – 2021.

possível essa distinção. Os marcadores de injúria miocárdica podem auxiliar no diagnóstico diferencial entre essas situações.

- Estabelecer a diferença entre um defeito de perfusão decorrente de isquemia miocárdica aguda daquele decorrente de infarto do miocárdio pregresso é fundamental. Nesse cenário, a realização de imagens de CPM após o evento agudo, com o paciente sem dor, é de suma importância. Se houver resolução do defeito perfusional na segunda imagem, trata-se de isquemia miocárdica aguda. Porém, se o defeito persistir, provavelmente estaremos diante de um infarto do miocárdio.
- Pequenas áreas isquêmicas, menores que 5% da extensão do ventrículo esquerdo, podem não ser detectadas pelo método.[4]

Tromboembolismo pulmonar

O tromboembolismo pulmonar agudo (TEPa) é comumente fatal e de difícil diagnóstico. Apesar de outras indicações na prática ambulatorial, como a investigação de hipertensão pulmonar por TEP crônico e avaliação de pacientes transplantados pulmonares, o TEPa é o principal motivo da realização da cintilografia pulmonar no cenário emergencial.[10]

A angiografia é considerada o exame padrão-ouro para o diagnóstico de TEP; porém, é considerada invasiva, nem sempre sendo utilizada, e somente indicada em situações específicas. Dentre os exames pouco invasivos, temos a angiotomografia de tórax como o exame de maior sensibilidade e especificidade, com a cintilografia pulmonar sendo indicada quando o estudo tomográfico encontra-se proscrito, como em casos de alergia ao contraste iodado, insuficiência renal e obesidade mórbida (o aparelho da tomografia possui limite de peso inferior ao da cintilografia).

Interpretação do estudo de cintilografia pulmonar e suas aplicações clínicas

O estudo cintilográfico é realizado em duas fases distintas, a primeira é a fase de inalação ou ventilação, que se baseia na localização do radiotraçador (os mais utilizados: ^{99m}Tc-DTPA e ^{99m}Tc-grafite – Technegas®) na árvore brônquica depois da inalação/nebulização. A segunda etapa é a fase de perfusão. A injeção endovenosa do radiotraçador (^{99m}Tc-MAA – macroagregado de albumina) determina uma microembolização da microvasculatura pulmonar, ficando suas partículas retidas no leito das arteríolas pré-capilares. A interpretação das imagens cintilográficas deve incluir, sempre que possível, uma radiografia de tórax (RX) recente (12 a 24 horas) e, de preferência, obtida após o início dos sintomas do paciente. No caso de serviços que possuam SPECT/CT, podemos substituir a necessidade do RX e aumentar os valores de sensibilidade e especificidade para aproximadamente 90%, além de reduzir os estudos com resultados inconclusivos (Figura 55.1).

A interpretação das imagens é baseada na análise comparativa entre os achados inalatórios e perfusionais. Reconhecer os padrões clássicos para confirmar ou descartar eventos trombóticos é crucial, visto que os achados podem justificar os sintomas apresentados pelo paciente e permitir a definição de conduta.

O padrão clássico para diagnóstico de TEPa é a presença de defeitos segmentares ou subsegmentares de perfusão sem representatividade nas imagens de ventilação, o chamado *mismatch*, ou seja, caso haja algum defeito no fluxo sanguíneo pulmonar, haverá uma área com redução da concentração do radiofármaco distal à obstrução, determinando, em conjunto com estudo de ventilação normal, padrão sugestivo de defeito vascular. Estudos normais de perfusão praticamente excluem o diagnóstico de TEP. Já o padrão inverso ou, ainda, o padrão *match* – defeito concordante nas imagens de ventilação e de perfusão – muito provavelmente corresponde a doenças de etiologia parenquimatosa. Podemos encontrar também o padrão conhecido como *triple match*, que é definido como um defeito concordante nas imagens de perfusão, ventilação e morfológica (RX ou tomografia computadorizada). Esse achado reduz ainda mais a chance do diagnóstico de tromboembolismo pulmonar. Na Figura 55.2 podemos observar um fluxograma com um resumo simplificado de como prosseguir a investigação de um TEP com cintilografia pulmonar.[11]

Vários *guidelines* já foram propostos para tentar realizar a padronização da interpretação e reduzir a variabilidade interobservador na análise da cintilografia pulmonar. O Prospective Investigation

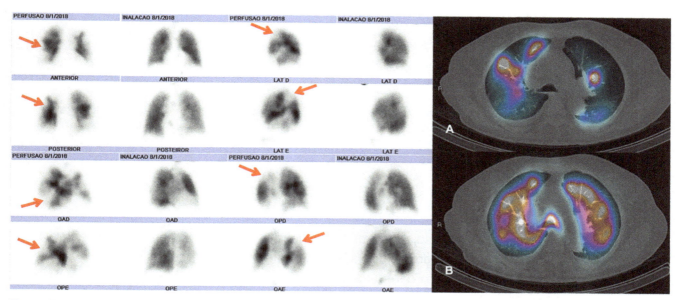

Figura 55.1. Imagens planas estáticas dos pulmões de paciente após cintilografia pulmonar (à esquerda) – estudo de perfusão na primeira e terceira colunas após injeção intravenosa de ^{99m}Tc-MAA, e na segunda e quarta colunas após inalação com Technegas. Múltiplas áreas segmentares e subsegmentares no estudo de perfusão (setas vermelhas), sem correspondência nas imagens de inalação – *mismatch*. As imagens de SPECT/CT à direita (A perfusão; B inalação) confirmam os achados sugestivos de TEP. Fonte: acervo pessoal.

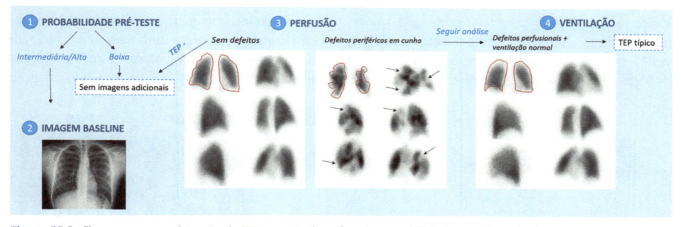

Figura 55.2. Fluxograma para detecção de TEP com cintilografia pulmonar (V/Q). Fonte: adaptada de Derenoncourt PR *et al.*[11] Fonte: acervo pessoal.

of Pulmonary Embolism Diagnosis (PIOPED) foi o principal *guideline* desenvolvido para interpretação da cintilografia pulmonar no cenário de TEPa. Os resultados são interpretados pelo grau de probabilidade de presença de TEPa utilizando como estratégia diagnóstica a combinação dos achados de imagem com a probabilidade pré-teste. Outros critérios mais simples, sem a necessidade da imagem de ventilação, foram desenvolvidos em sequência: o PIOPED II modificado e o Prospective Investigative Study of Acute Pulmonary Embolism Diagnosis (PISAPED), que usam somente a comparação da perfusão com a radiografia de tórax (ou eventualmente uma tomografia) para analisar a presença ou ausência do TEPa (Tabela 55.2).[12]

Cintilografia pulmonar na era da Covid-19

A infecção pelo coronavírus (Sars-CoV-2) determina uma incidência de eventos tromboembólicos em aproximadamente 40% dos pacientes. Como muitos pacientes apresentam dispneia e também elevação de dímero-D, surgiu a dificuldade crescente de diferenciar, nos pacientes com Covid-19, os sintomas relacionados apenas com a pneumonia viral daqueles que eventualmente estão associados a um tromboembolismo agudo sobreposto.[13]

Tabela 55.2. Comparação entre os critérios de interpretação

	PIOPED II Modificado	PISAPED
TEP positivo	≥ 2 defeitos segmentares *mismatch* grandes	≥ 1 defeito perfusional em cunha
TEP negativo	Perfusão normal	Perfusão normal
Muito baixa probabilidade	Lesões não segmentares Defeito perfusão menor que defeito radiológico 1 a 3 defeitos segmentares pequenos Sinal em faixa Grande derrame pleural unilateral	Defeito perfusional sem formato de cunha Defeitos por cardiomegalia ou derrame pleural

Fonte: adaptado da referência 12.

Devido ao contexto epidemiológico, o exame de cintilografia pulmonar foi adaptado e, para evitar maiores riscos de contaminação da equipe multiprofissional do setor de medicina nuclear, somente a fase de perfusão associada ao SPECT/CT é realizada. Como alguns dos critérios de critérios de interpretação (PIOPED modificado e PISAPED) utilizam somente a perfusão e um exame morfológico, a cintilografia pulmonar consegue ajudar no diagnóstico alternativo de pacientes com Covid-19 que não podem realizar angiotomografia de tórax, ou, até mesmo, pacientes com alto risco/suspeição clínica após uma angiotomografia negativa (Figura 55.3.)

Miocardite

A apresentação clínica da miocardite pode ser muito variável, desde quadros clínicos leves até a morte súbita. Por isso, o rápido diagnóstico da doença torna-se imprescindível.

A ressonância magnética cardíaca (RMC) é o método de imagem padrão-ouro na avaliação não invasiva da miocardite. No entanto, tem limitação na avaliação da miocardite crônica e na quantificação

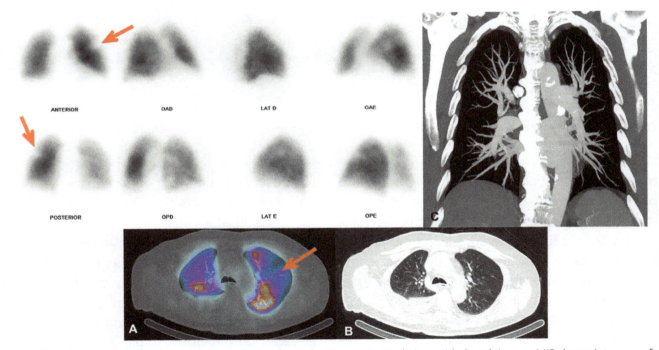

Figura 55.3. Paciente com angiotomografia pulmonar negativa (C – projeção de intensidade máxima ou MIP da angiotomografia pulmonar) e risco elevado para TEP seguiu investigação com cintilografia pulmonar. Imagens planas estáticas dos pulmões de paciente após cintilografia pulmonar (*à esquerda*) – estudo de perfusão depois de injeção intravenosa de ^{99m}Tc-MAA. Área de hipoperfusão segmentar no segmento anterior lobo superior esquerdo (*seta vermelha*). As imagens de SPECT/CT à direita (**A** - perfusão; **B** - tomografia) confirmam o padrão *mismatch*, corroborando o diagnóstico de TEP. Fonte: acervo pessoal.

da atividade inflamatória, parâmetro fundamental para monitorar a resposta ao tratamento.

Nesse contexto, as imagens de PET com [18F]FDG podem ser úteis em cenários específicos, pois avaliam a atividade inflamatória por meio do aumento do metabolismo da glicose pelas células miocárdicas.

A RMC e a PET com [18F]FDG são métodos que se complementam. Os achados do PET/CT com [18F]FDG podem adicionar valores complementares e incrementais à RMC, melhorando a sensibilidade da RMC para miocardite leve ou limítrofe e aumentando a especificidade para miocardite crônica.[14] Um estudo com 65 pacientes demonstrou boa concordância entre a RMC e o PET/CT com FDG-8F.[15]

Endocardite infecciosa

O diagnóstico definitivo da endocardite infecciosa (EI) é feito principalmente por meio de hemoculturas positivas com microrganismos típicos e/ou evidência de positividade no ecocardiograma; porém, o diagnóstico de EI de prótese valvar e de dispositivos intracardíacos ainda é difícil, podendo chegar em até 25% o número de laudos inconclusivos.

A EI pode precisar de tratamento cirúrgico em caráter de emergência, principalmente nos casos que cursam com insuficiência cardíaca, sendo de suma importância o diagnóstico precoce e seguro.

As indicações do uso do PET/CT com [18F]FDG na avaliação de pacientes com suspeita clínica de endocardite já estão bem definidas na literatura, sendo utilizado principalmente no cenário do paciente com prótese valvar (em pacientes com válvulas nativas o diagnóstico também é possível, mas apresenta maiores limitações) ou dispositivo intracardíaco caso ainda não tenha ocorrido confirmação diagnóstica após a utilização de métodos tradicionais de investigação. Além disso, o exame de PET/CT com [18F]FDG também pode ser útil na avaliação de eventual fonte infecciosa e também de focos de embolia séptica, por ser um exame de corpo inteiro (Figura 55.4).[16]

O miocárdio possui uma biodistribuição fisiológica de glicose, o que poderia reduzir a sensibilidade na interpretação dos eventuais achados positivos (Figura 55.5). A fim de obter imagens passíveis de interpretação, é necessário que os pacientes realizem uma dieta rica em gordura e pobre em

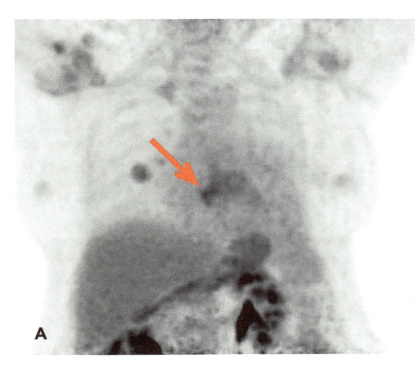
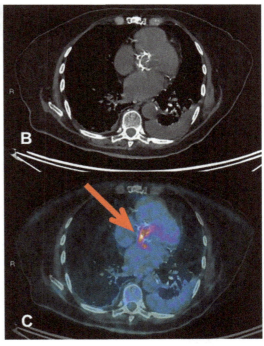

Figura 55.4. Paciente de 82 anos de idade portador de prótese biológica valvar aórtica há 19 anos. Apresenta quadro atual de febre e dispneia. Observa-se área focal (*setas vermelhas*) com aumento moderado do metabolismo glicolítico na prótese valvar aórtica. (**A**) imagem de projeção de intensidade máxima ou MIP (**B**) corte axial da tomografia e (**C**) corte axial da fusão do PET com a tomografia. Fonte: acervo pessoal.

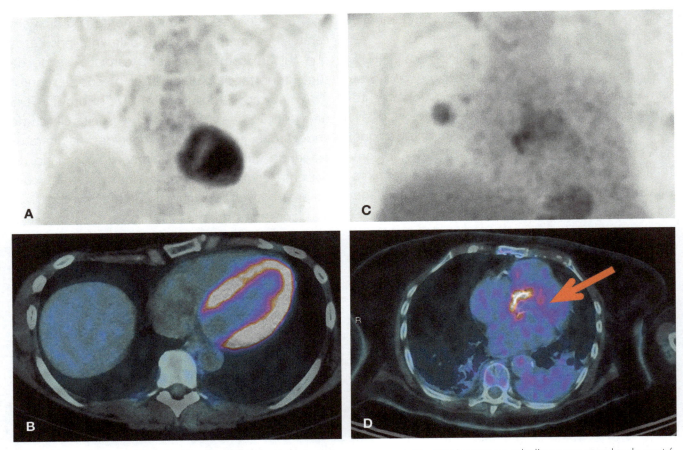

Figura 55.5. Dois pacientes distintos. (**A** e **B**) Sem dieta específica para o coração, com intenso metabolismo nas paredes do ventrículo esquerdo. (**C** e **D**) Após dieta pobre em carboidrato e rica em gordura, nota-se metabolismo glicolítico somente na topografia valvar aórtica (*seta vermelha*). Fonte: acervo pessoal.

carboidratos na véspera do estudo. O estudo será interpretado positivo quando forem identificadas áreas metabólicas focais ou heterogêneas na topografia valvar ou do dispositivo cardíaco, na vigência de uma probabilidade pré-teste relevante.[17]

Outras indicações

O uso da medicina nuclear em condições clínicas selecionadas pode oferecer informações diagnósticas valiosas para o manejo clínico de pacientes no cenário emergencial. A informação funcional fornecida pela medicina nuclear é complementar às informações morfológicas obtidas com os estudos radiológicos padrões, tais como ressonância magnética, tomografia computadorizada e radiografia. O conhecimento das indicações apropriadas para os estudos cintilográficos em pacientes no pronto-socorro, assim como suas limitações e eventuais *pitfalls* são necessários para definir o diagnóstico correto e eventual manejo.

A Tabela 55.3 mostra outras das principais indicações e utilidade da Medicina Nuclear nas emergências médicas.[18]

Conclusão e perspectivas

Os exames de imagem molecular fornecem informações valiosas para o clínico atuante no diagnóstico e tratamento de pacientes com emergências cardiovasculares, seja no momento do diagnóstico ou na avaliação prognóstica dos pacientes.

Novas tecnologias, como as gama-câmaras CZT, permitem quantificar as áreas isquêmicas miocárdicas, além de avaliar com boa acurácia o fluxo sanguíneo miocárdico (regional e global).

A PET/CT com Rubídio-82 ou com amônia marcada com nitrogênio-13 ($^{13}N-NH_3$) tem proporcionado muitos avanços na avaliação da doença arterial coronariana e atualmente é considerada o padrão-ouro na detecção não invasiva da isquemia miocárdica. Estudos recentes demonstram boa

Tabela 55.3. Outras indicações e utilidade da Medicina Nuclear nas emergências médicas

Indicação	Exame	Radiofármaco	Achados de imagem
Sangramento intestinal	Cintilografia para pesquisa de sangramento intestinal	99mTc-hemácias marcadas	▪ Extravasamento do radiofármaco (RF) no compartimento vascular ▪ Movimentação do RF dentro do segmento intestinal identificado
Morte encefálica	Estudo de perfusão cerebral	99mTc-ECD, 99mTc-HMPAO	▪ Ausência de concentração do RF nos hemisférios cerebrais, cerebelares e tronco cerebral – *empty skull*
Viabilidade rim transplantado	Cintilografia renal dinâmica	99mTc-DTPA	▪ Aumento das dimensões e redução da perfusão renal no decorrer dos primeiros dias (rejeição aguda) ▪ - Necrose tubular aguda tem os mesmos achados; porém, de evolução mais rápida

Fonte: adaptada da referência 18.

acurácia desse método na detecção da reserva de fluxo coronariano.[19] Vale salientar que esses radiofármacos estão disponíveis apenas para fins de pesquisa no Instituto do Coração (InCor HC-FMUSP) e no Serviço de Medicina Nuclear do HC-FMUSP.

O maior desafio do uso rotineiro das imagens de cintilografia, e principalmente de PET, consiste ainda na escassez de serviços de medicina nuclear no Brasil quando comparado aos países desenvolvidos, além da pouca familiaridade de muitos clínicos com os potenciais usos dessas imagens funcionais. Contudo, o crescente desenvolvimento dessa modalidade diagnóstica em termos de estudos, novas tecnologias, aplicabilidade e disponibilidade de centros no Brasil, certamente levará a uma mudança nesse cenário nos próximos anos.

Pontos-chave

▪ CPM é um exame efetivo na triagem de pacientes com dor torácica aguda com baixo e intermediário riscos de síndrome coronariana aguda e ECG não diagnóstico. O estudo negativo, associado a biomarcadores concordantes, pode descartar o diagnóstico de síndrome coronariana aguda com boa segurança.
▪ A cintilografia pulmonar deve ser considerada em paciente com suspeita de TEP após estudo radiográfico/tomográfico normal, ou naqueles com contraindicações para recebimento de contraste iodado. O estudo positivo com probabilidade pré-teste elevada é considerado definidor diagnóstico.
▪ O uso da Medicina Nuclear em condições clínicas selecionadas (sangramento intestinal, morte encefálica, viabilidade renal etc.) pode oferecer informações diagnósticas valiosas para o manejo clínico de pacientes no cenário emergencial.

Referências bibliográficas

1. Uliel L, Mellnick VM, Menias CO, Holz AL, McConathy J. Nuclear medicine in the acute clinical setting: indications, imaging findings, and potential pitfalls. Radiographics. 2013 Mar;33(2):375-96.
2. McGlone BS, Balan KK. The use of nuclear medicine techniques in the emergency department. Emerg Med J. 2001 Nov;18(6):424-9.
3. Smanio PEP, Thom AF. Medicina nuclear em cardiologia da metodologia à clínica. Medicina nuclear em cardiologia da [Internet]. 2007. Disponível em: https://pesquisa.bvsalud.org/portal/resource/pt/dan-3363
4. Amsterdam EA, Douglas Kirk J, Bluemke DA, Diercks D, Farkouh ME, Lee Garvey J, et al. Testing of Low-Risk Patients Presenting to the Emergency Department With Chest Pain. Circulation [Internet]. 2010 Oct 26 [cited 2022 Apr 13]. Disponível em: https://www.ahajournals.org/doi/abs/10.1161/CIR.0b013e3181ec61df
5. Hilton TC, Fulmer H, Abuan T, Thompson RC, Stowers SA. Ninety-day follow-up of patients in the emergency department with chest pain who undergo initial single-photon emission computed tomographic perfusion scintigraphy with technetium 99m-labeled sestamibi. J Nucl Cardiol. 1996 Jul;3(4):308-11.
6. Kontos MC, Jesse RL, Philip Anderson F, Schmidt KL, Ornato JP, Tatum JL. Comparison of Myocardial perfusion imaging and cardiac troponin i in patients admitted to the emergency department with chest pain [internet]. Circulation. 1999;99:2073-8.
7. Barbirato GB, Azevedo JC, Felix RCM, Correa PL, Volschan A, Viegas M, et al. Use of resting myocardial scintigraphy during chest pain to exclude diagnosis of acute myocardial infarction. Arq Bras Cardiol. 2009 Apr;92(4):269-74.
8. Wackers F. American Society of Nuclear Cardiology position statement on radionuclide imaging in patients with suspected acute ischemic syndromes in the emergency department or chest pain center [Internet]. J Nuclear Cardiol. 2002;9:246-50.
9. Nicolau JC, Feitosa Filho GS, Petriz JL, Furtado RHM, Précoma DB, Lemke W, et al. Brazilian Society of Cardiology gui-

delines on unstable angina and acute myocardial infarction without ST-segment elevation - 2021. Arq Bras Cardiol. 2021 Jul;117(1):181-264.
10. Zipes DP. Braunwald's Heart disease: a textbook of cardiovascular medicine. Mosby; 2018. 1944 p.
11. Derenoncourt P-R, Felder GJ, Royal HD, Bhalla S, Lang JA, Matesan MC, et al. Ventilation-perfusion scan: a primer for practicing radiologists. Radiographics. 2021 Nov;41(7):2047-70.
12. Watanabe N, Fettich J, Küçük NÖ, Kraft O, Mut F, Choudhury P, et al. Modified PISAPED criteria in combination with ventilation scintigraphic finding for predicting acute pulmonary embolism. World J Nucl Med. 2015 Sep;14(3):178-83.
13. Safe Pulmonary Scintigraphy in the Era of COVID-19. Semin Nucl Med. 2022 Jan 1;52(1):48-55.
14. Chen W, Jeudy J. Assessment of myocarditis: cardiac MR, PET/CT, or PET/MR? Curr Cardiol Rep. 2019 Jun 26;21(8):76.
15. Nakanishi R, Gransar H, Slomka P, Arsanjani R, Shalev A, Otaki Y, et al. Predictors of high-risk coronary artery disease in subjects with normal SPECT myocardial perfusion imaging. J Nucl Cardiol. 2016 Jun;23(3):530-41.
16. Clay T, Primus C, Al-Khayfawee A, Wong K, Uppal R, Das S, et al. 2 The role of 18F-FDG PET/CT imaging in the diagnosis of infective endocarditis [Internet]. British Nuclear Cardiology Society (BNCS) Abstracts. 2018. Disponível em: http://dx.doi.org/10.1136/heartjnl-2018-bcvi.43
17. Swart LE, Scholtens AM, Tanis W, Nieman K, Bogers AJJC, Verzijlbergen FJ, et al. 18F-fluorodeoxyglucose positron emission/computed tomography and computed tomography angiography in prosthetic heart valve endocarditis: from guidelines to clinical practice. Eur Heart J. 2018 Nov 1;39(41):3739-49.
18. McGlone BS. The use of nuclear medicine techniques in the emergency department [Internet]. Emerg Med J. 2001; 18:424-9.
19. Kawaguchi N, Okayama H, Kawamura G, Shigematsu T, Takahashi T, Kawada Y, et al. Clinical usefulness of coronary flow reserve ratio for the detection of significant coronary artery disease on ^{13}N-ammonia positron emission tomography [internet]. Circ J. 2018;82:486-93. Disponível em: http://dx.doi.org/10.1253/circj.cj-17-0745.

CAPÍTULO 56

Teste Ergométrico

Daniella Cian Nazzetta • Vitor Emer Egypto Rosa • Carlos Augusto Homem de Magalhães Campos

Introdução

O teste ergométrico está entre os exames mais importantes e mais utilizados na cardiologia. Ele avalia de forma não invasiva a resposta clínica, hemodinâmica, eletrocardiográfica e metabólica ante o esforço físico, permitindo a avaliação e o manejo de pacientes com diversas doenças cardiológicas.[1,2] Trata-se de um exame de baixo custo, seguro, adaptável, de alta reprodutibilidade e amplamente disponível.

O teste ergométrico vem sendo utilizado há mais de meio século na prática clínica, foi inicialmente desenvolvido para detectar isquemia miocárdica; porém, a sua evolução permitiu uma maior aplicabilidade, podendo também ser utilizado na avaliação de pacientes com arritmias, doenças valvares, na avaliação da capacidade funcional, avaliação terapêutica e também na determinação prognóstica.[2,3] Além disso, ainda pode ser indicado para estratificação de pacientes com dor torácica e/ou equivalente anginoso que procuram o serviço de emergência, reduzindo assim a possibilidade de alta inadvertida e de reinternações desnecessárias.[3,4]

Indicações e contraindicações

A principal indicação do teste ergométrico, principalmente na abordagem do paciente em unidade de emergência, se aplica na avaliação da doença arterial coronariana (DAC). Nesse grupo de pacientes, a sensibilidade do exame é de 68%, a especificidade de 77% (que é reduzida no sexo feminino) e a acurácia de 73%.[1] O primeiro passo para realização do exame é o preparo do paciente, isso inclui analisar as indicações por meio de anamnese clínica, saber a probabilidade pré-teste de DAC (Tabela 56.1), avaliar as limitações do paciente, estimar a capacidade funcional com base na idade e na preparação física, analisar alterações ao eletrocardiograma (ECG) de repouso imediatamente antes do exame e avaliar o melhor protocolo a ser utilizado.[2,3] Pacientes com dor precordial que chegam à sala de emergência, com síndrome coronariana aguda (SCA) descartada e que possuam estratificação de baixo ou intermediário risco podem ser submetidos a teste ergométrico, o qual na ausência de alterações confere risco muito baixo de eventos cardiovasculares em um ano. Também pode ser aplicado em pacientes com dor torácica atípica, com possibilidade de DAC,

Tabela 56.1. Estimativa da probabilidade (%) de DAC em pacientes sintomáticos de acordo com sexo, idade e características da dor torácica

Idade	Dor não anginosa		Angina atípica		Angina típica	
	Homem	Mulher	Homem	Mulher	Homem	Mulher
30 a 39 anos	4	2	34	12	76	26
40 a 49 anos	13	3	51	22	87	55
50 a 59 anos	20	7	65	31	93	73
60 a 69 anos	27	14	72	51	94	86

DAC: doença arterial coronariana. Fonte: III Diretriz de Teste Ergométrico – SBC.

na avaliação de diagnóstico diferencial.[4,5] No cenário da emergência, deve-se ressaltar que é pré-requisito o paciente apresentar pelo menos dois resultados negativos de troponina I em 6 e 12 horas depois do início dos sintomas, além de ausência de alterações eletrocardiográficas tanto na admissão quanto imediatamente antes do exame, ausência de sintomas sugestivos de isquemia e apresentar estabilidade hemodinâmica.[4,5] As principais indicações para avaliação de DAC na sala de emergência encontram-se na Tabela 56.2. Vale lembrar que o ECG de repouso deve ser interpretável, ou seja, não deve apresentar alterações que impossibilitem a interpretação e o diagnóstico de isquemia pelo teste, são elas: presença de bloqueio de ramo esquerdo, Wolff-Parkinson-White, ritmo de marca-passo e infradesnivelamento de ST ≥ 1 mm.[6,3] A presença de bloqueio de ramo direito (BRD) não impede a realização e a correta avaliação do teste ergométrico; porém, não devemos valorizar alterações do segmento ST nas derivações V1, V2 e V3.[3]

Além da investigação de doença coronariana, o teste ergométrico pode ser utilizado em outros cenários, como na avaliação de atletas, da capacidade funcional, do comportamento da resposta da pressão arterial, na suspeita de arritmias principalmente durante atividade física, avaliação de sintomas em pacientes com valvopatias, avaliação do paciente com insuficiência cardíaca compensada e na prescrição de exercício físico e reabilitação cardiovascular.[6,3]

Apesar de ser considerado um exame seguro e com baixa taxa de complicações, não é isento de riscos principalmente quando aplicado em pacientes com dor torácica provenientes da sala de emergência. As principais contraindicações do teste ergométrico nesse grupo de pacientes são:[3,7]

- Alterações do segmento ST em ECG de repouso;
- Marcadores de necrose miocárdica positivos;
- Dor torácica típica mantida ou em piora;
- Pacientes com uma probabilidade pré-teste elevada;
- Arritmias complexas;
- Sinais de disfunção ventricular.

Tabela 56.2. Indicações Classe I para avaliação de DAC na sala de emergência

Indicação	Nível de recomendação
Pacientes com probabilidade pré-teste intermediária para DAC, com base em idade, sexo e sintomas, incluindo aqueles com bloqueio de ramo direito ou depressão < 1 mm do segmento ST no ECG de repouso	Nível B
Pacientes com síndromes coronárias agudas considerados de baixo risco, após completa estabilização clínica e hemodinâmica, sem sinais de isquemia eletrocardiográfica ativa, sem sinais de disfunção ventricular ou arritmias complexas e com marcadores sorológicos de necrose normais	Nível B
No diagnóstico diferencial de pacientes admitidos em unidade de dor torácica com sintomas atípicos e com possibilidade de doença coronária	Nível B

DAC: doença arterial coronariana; ECG: eletrocardiograma. Fonte: III Diretriz de Teste Ergométrico – SBC.

Tipos de exercícios

Para realização do teste é necessário que o paciente realize o exame em ambiente controlado. Os principais aparelhos utilizados são a esteira rolante e a bicicleta ergométrica. A escolha da modalidade do teste deve sempre levar em consideração a capacidade funcional estimada do paciente com base na idade, aptidão física e doença subjacente, lembrando que a resposta fisiológica é diferente entre os aparelhos.[1,3]

O teste em esteira é a forma mais comum de realização do exame. Nele, os pacientes possuem uma maior probabilidade de atingir um maior consumo de oxigênio e frequência cardíaca (FC) máxima do que durante o teste com bicicleta ergométrica. Os protocolos mais utilizados são os de Naughton, Bruce e Bruce modificado, sendo o último o mais utilizado na emergência.[2,3]

A bicicleta ergométrica pode ser mais apropriada para indivíduos com limitações ortopédicas, neurológicas, déficit de equilíbrio, alterações vasculares periféricas, quando se deseja adquirir imagens de ecocardiograma durante o esforço e também para indivíduos que praticam ciclismo regularmente.[1,3] Seu sucesso depende da habilidade e da motivação do paciente, podendo haver uma precoce interrupção do esforço por exaustão dos membros inferiores.[2,3]

Além dos testes em esteira e bicicleta ergométrica, temos a ergometria de bicicleta de braços para pacientes impossibilitados de realizar exercícios com os membros inferiores; porém, essa modalidade foi amplamente substituída pelas técnicas de estresse farmacológico.[2]

O teste ergométrico cardiopulmonar, ou também chamado de ergoespirometria, permite uma análise de troca de gases durante o exercício, fornecendo medidas mais precisas dos valores de consumo de oxigênio (VO_2) e, consequentemente, da capacidade de exercício. Não é utilizado com frequência no cenário da emergência, mas possui indicação especial na avaliação de pacientes candidatos a transplante cardíaco.[2]

Protocolos

Assim como na escolha do tipo de exercício, a escolha do protocolo deve ser individualizada e é considerada peça-chave para o sucesso do exame. No geral, os protocolos são padronizados, duram cerca de 8 a 12 minutos, iniciam com baixa carga para aquecimento, seguido de uma fase com aumento progressivo da carga em intervalos regulares, e, por fim, um período de recuperação pós-exercício.[6] Os protocolos são contínuos, sem intervalos de descanso e podem ser classificados em escalonados ou rampa.[1,3]

Os protocolos indicados na avaliação de dor torácica na emergência devem iniciar com baixa intensidade em relação à capacidade física estimada do paciente, sendo os protocolos de rampa os que mais se adequam a essa condição, apesar de a maioria dos estudos científicos terem utilizado os protocolos de Bruce e Bruce modificado.[8]

Protocolos para esteira rolante
Escalonados

A- *Protocolo de Bruce (Figura 56.1):* é o mais amplamente utilizado em nosso meio. Consiste em aumento progressivo de carga através da velocidade e, principalmente, da inclinação, a cada três minutos. O incremento de trabalho é relativamente grande a cada estágio, devendo ser usado com cautela em pacientes estratificados em sala de emergência e nos clinicamente limitados. Este protocolo está bem indicado na avaliação diagnóstica e/ou da capacidade funcional de pacientes que possuam bom nível de condicionamento físico.[1,3,8]

B- *Protocolo de Bruce modificado:* é semelhante ao protocolo de Bruce, porém com mudanças nos dois primeiros estágios, o primeiro possui velocidade de 2,7 km/h, semelhante à do protocolo original, porém com inclinação de 0% durante três minutos. No estágio seguinte, mantém-se a mesma velocidade, porém com incremento de inclinação em 5%. A partir do terceiro estágio o exame segue conforme o original. Alguns serviços utilizam outra modificação, o Mini-Bruce, que inicia o primeiro estágio em velocidade de 1,61 km/h e 5% de inclinação. O primeiro estágio do protocolo original gera um gasto energético de 5 METS, o que seria demasiado para pacientes portadores de insuficiência cardíaca. Tais modificações configuram atenuações do protocolo original a fim de atender pacientes com capacidade funcional mais baixa, pacientes pós-IAM, pacientes com dor torácica na sala de emergência e idosos.[1,3,6,8]

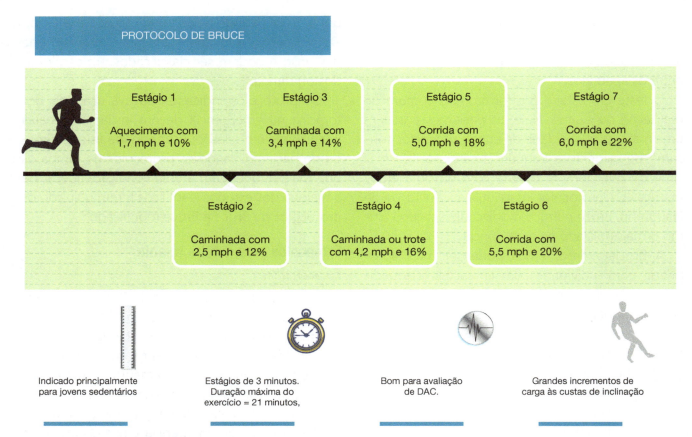

Figura 56.1. Protocolo de Bruce. Fonte: adaptada de Uchida A *et al.* Ergometria: teoria e prática.

C- *Protocolo de Ellestad (Tabela 56.3):* também semelhante ao protocolo de Bruce, porém com maiores incrementos na velocidade do que na inclinação. Mais indicado para pacientes jovens, aparentemente saudáveis, atletas ou indivíduos com capacidade de correr. Nesta modalidade o paciente atinge a FC máxima mais precocemente. O protocolo de Ellestad modificado é mais utilizado na prática clínica e se diferencia do tradicional na duração de tempo do quinto estágio, que originalmente é de três minutos e no protocolo modificado dura dois minutos.[1,3]

Tabela 56.3. Protocolo de Ellestad

| Estágio | Velocidade | | Elevação | MET |
	mph	km/h	(%)	estimado
1	1,7	2,7	10	5
2	3	4,8	10	7
3	4	6,4	10	9
4	5	8	10	14
5	5	8	15	17
6	6	9,6	15	19

Fonte: adaptada de Uchida A et al. Ergometria: teoria e prática.

D- *Protocolo de Balke:* indicado para pacientes com baixa capacidade funcional. Aplica-se velocidade fixa com aumentos de carga de 1% de inclinação a cada minuto.[1,3]

E- *Protocolo de Naughton:* indicado para pacientes com limitações importantes, idosos, sedentários, pacientes com insuficiência cardíaca compensada ou IAM recente. É um protocolo mais atenuado, inicia-se com velocidade baixa e sem inclinação. Pouco utilizado pela longa duração do exame.[1,3]

Protocolos de rampa

Nesta modalidade, o aumento da carga de exercício é contínuo e progressivo, com incrementos de carga a cada 20 a 30 segundos, não se atingindo, portanto, um estado de equilíbrio durante o exame assim como nos protocolos escalonados. Os protocolos de rampa podem ser fixos, quando os incrementos de carga já são preestabelecidos, ou individualizados, quando o incremento de carga é definido a partir do cálculo do consumo de oxigênio estimado.[1,3]

Protocolos para bicicleta ergométrica
Escalonados

O Protocolo de Balke é o mais utilizado, o trabalho inicial é de 25 W para mulheres e de 50 W para homens com incrementos de 25 W a cada 2 minutos, e a velocidade deve ser mantida em 60 rpm. Para indivíduos sedentários, pode-se utilizar o Protocolo de Astrand, o qual inicia o trabalho em 25 W para indivíduos de ambos os sexos, com incrementos de 25 W a cada de três minutos, mantendo uma velocidade entre 50 e 60 rpm. Já para atletas e pacientes bem condicionados, o Protocolo de Mellerowicz está mais bem indicado, iniciando com carga de 50 W e incrementos de 50 W a cada dois minutos.[1,3]

Protocolo de rampa

No geral, essa modalidade de protocolo utiliza incremento de carga de 5 a 50 W a cada minuto a depender da capacidade funcional do paciente. O ideal é que o acréscimo de carga seja realizado de forma homogênea, em valores iguais e em intervalos regulares de 10 a 50 segundos. Sistemas computadorizados possuem melhor acurácia, pois permitem o controle automático do aparelho, facilitando a aplicação do protocolo.[1,3]

Interpretação do teste ergométrico

A análise do exame vai além da avaliação do segmento ST, que é o principal marcador de isquemia miocárdica e DAC. Deve-se realizar uma interpretação abrangente, correlacionando os aspectos clínicos, metabólicos, autonômicos com as alterações eletrocardiográficas. O teste para ser bem interpretado deve, antes de mais nada, ter sido considerado eficaz, ou seja, ter atingido pelo menos 85% da FC prevista.[1,3,6]

Sintomas

A presença de sintomas durante o exame deve ser minuciosamente detalhada, correlacionando no momento de sua ocorrência com os dados eletrocardiográficos, FC, pressão arterial e em qual fase do exame ocorreu. A presença de angina típica é o sintoma mais relevante a ser considerado, mas por si só não define teste positivo.[3,6] Sintomas como

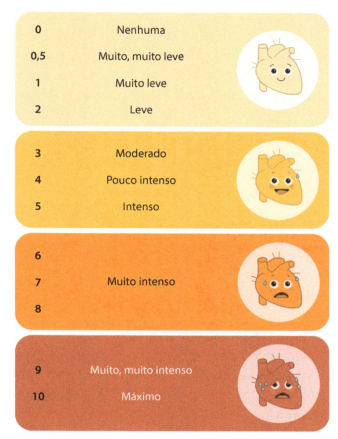

Figura 56.2. Escala de Borg. Fonte: adaptada de Uchida A et al. Ergometria: teoria e prática.

cansaço, fadiga e dispneia são subjetivos, mas podem ser expressos numericamente pela escala de Borg (Figura 56.2), permitindo uma avaliação do grau de esforço realizado. Deve-se atentar a sinais de má perfusão periférica como palidez, sudorese e cianose, pois estão associados à disfunção ventricular esquerda.[1,3,6]

Alterações eletrocardiográficas

O desvio positivo ou negativo do segmento ST, tanto na fase de exercício físico quanto na fase de recuperação, são a prova documental de isquemia miocárdica. A avaliação de alterações eletrocardiográficas na fase de recuperação também deve ser levada em consideração e possui valor semelhante às alterações que ocorrem no pico do esforço.[1-3]

O supradesnivelamento do segmento ST maior ou igual a 1 mm é raro, e na ausência de ondas Q patológicas no ECG de repouso, indica isquemia miocárdica com valor de localização da região afetada.[1,3] Na presença de ondas Q patológicas, a presença de supradesnivelamento do segmento ST nas mesmas derivações pode indicar a presença de aneurisma ventricular esquerdo ou discinesia ventricular.[1,2,6]

Com relação à morfologia do infradesnivelamento do segmento ST, pode ser classificado como ascendente lento, convexo, horizontal e descendente (Figura 56.3).[1,6] São critérios de positividade ou sugestivos de isquemia as seguintes alterações:[3,6]

- Supradesnivelamento do segmento ST ≥ 1 mm na ausência de ondas Q patológicas no ECG de repouso;
- Infradesnivelamento horizontal ≥ 1 mm, aferido no ponto J;
- Infradesnivelamento descendente ≥ 1 mm, aferido no ponto J;
- Infradesnivelamento ascendente ≥ 1,5 mm para indivíduos de moderado ou alto risco para DAC, aferido no ponto Y (80 ms do ponto J);
- Infradesnivelamento ascendente ≥ 2 mm para indivíduos de baixo risco para DAC, aferido no ponto Y;
- Infradesnivelamento convexo ≥ 2 mm, aferido no ponto Y.

Normalmente as respostas mais fidedignas de alterações isquêmicas se restringem aos padrões horizontal e descendente, sendo este último indicativo de maior gravidade.[6,9] O padrão ascendente rápido, que logo se resolve, raramente configura uma resposta positiva. Por outro lado, quando lentamente ascendente, pode ser considerado anormal, principalmente sob baixas cargas de trabalho.[2,9] O padrão convexo é considerado o menos relevante para diagnóstico de isquemia miocárdica, normalmente não está relacionado com quadros obstrutivos, e implica em bom prognóstico.[3,6] Uma pequena parte dos pacientes, cerca de 8%, desenvolve infradesnivelamento do segmento ST na fase de recuperação. Tal achado deve ser levado em consideração e possui valor prognóstico semelhante às alterações que ocorrem no pico do esforço.[10,11] As derivações V4, V5 e V6 são as mais sensíveis para detectar infradesnivelamento do segmento ST na isquemia subendocárdica; porém, diferentemente do supradesnivelamento, a alteração não é capaz de localizar a região afetada.[12,13]

Alguns fatores conferem maior gravidade às alterações eletrocardiográficas como: surgimento precoce, em baixas cargas de trabalho, em vigência de menor FC e pressão arterial, persistência da alteração durante a fase de recuperação, magnitude e número de derivações envolvidas.[6]

Pacientes com infradesnivelamento do segmento ST e/ou inversão de onda T no ECG de repouso, associado a DAC obstrutiva, podem apresentar o fenômeno de pseudonormalização, que ocorre quando há reversão das alterações durante o esforço físico ou episódios anginosos. Tal evento é pouco frequente e ocorre devido um "efeito de cancelamento de vetores", onde a "normalização" do infradesnivelamento ou inversão de onda T nada mais é que a elevação do segmento ST.[3,6]

A presença de arritmias cardíacas e transtornos de condução no nível da junção atrioventricular são considerados achados anormais ao ECG no esforço, porém não específicos de isquemia miocárdica. Devem ser levados em consideração principalmente

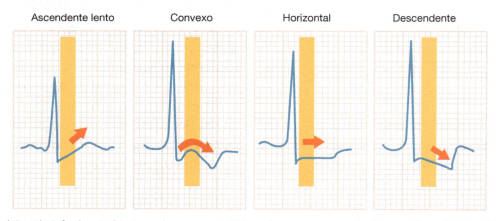

Figura 56.3. Padrões de infradesnivelamento do segmento ST considerados anormais. Fonte: adaptada de Uchida A et al. Ergometria: teoria e prática.

extrassístoles multifocais, bigeminadas, trigeminadas e em salvas, taquicardia ventricular, principalmente quando surgem na fase de recuperação, pois implicam importante valor prognóstico e aumento do risco de mortalidade.[14]

Os bloqueios de ramo podem ocorrer em indivíduos sem coronariopatia detectável. O surgimento de BRE transitório induzido pelo esforço é raro, ocorre em cerca de 0,5% dos exames, tem baixa especificidade para coronariopatia, porém há maior prevalência de lesão em artéria descendente anterior quando ocorre com FC menor que 125 bpm. Da mesma forma, o surgimento de BRD transitório, induzido pelo esforço, também é raro e possui maior correlação com coronariopatia quando surge com FC menor que 105 bpm. Pacientes que apresentam tais alterações ao teste ergométrico, merecem investigação coronariana adicional.[1,3,15]

Respostas hemodinâmicas

Frequência cardíaca

Fisiologicamente a FC aumenta progressivamente durante um esforço físico mediante a inativação vagal e a descarga adrenérgica.[6] A FC máxima ($FC_{máx}$) prevista é única para cada paciente e pode ser calculada por meio das seguintes equações:[16]

Homens: $FC_{máx} = 208 - (0,7 \times idade)$
Mulheres: $FC_{máx} = 206 - (0,88 \times idade)$
DAC em uso de betabloqueadores:
$FC_{máx} = 164 - (0,7 \times idade)$

Um teste é considerado ineficaz quando o paciente não conseguiu atingir pelo menos 85% da $FC_{máx}$ prevista para a idade, ou seja, a FC submáxima. A incompetência cronotrópica é considerada um preditor independente de mortalidade cardiovascular e pode ser definida quando a FC atingida está abaixo de dois desvios padrão da $FC_{máx}$ prevista, ou quando o paciente não atinge 85% da $FC_{máx}$ prevista para a idade. Para pacientes em uso de betabloqueadores, a incompetência cronotrópica é considerada se o paciente não atinge valores maiores que 62% da $FC_{máx}$ prevista para a idade.[17,18]

Nos primeiros minutos após cessação do exercício, a chamada fase de recuperação, há uma rápida queda da FC devido à diminuição da resposta simpática ao exercício. O valor da recuperação da FC depende do tipo de protocolo instituído; portanto, se a recuperação for ativa, esse valor deve ser maior ou igual a 12 batimentos por minuto (bpm) no primeiro minuto, e se a recuperação for passiva com o paciente sentado o valor deve ser maior ou igual a 22 bpm no final do segundo minuto.[2,6,19] A queda da FC durante o exercício físico raramente ocorre, é critério absoluto para a suspensão do exame e está altamente relacionado com DAC grave. Na prática, as alterações cronotrópicas estão, na maioria das vezes, relacionadas com o uso de betabloqueadores, bloqueadores de canais de cálcio, digitálicos, entre outros.[3,6]

Pressão arterial

Assim como a FC, a resposta da pressão arterial (PA) mediante o exercício físico também sofre influência dos mecanismos simpático e parassimpático. Em indivíduos normais, a PA sistólica (PAS) aumenta com a progressão do trabalho aplicado, e a PA diastólica (PAD) se mantém constante ou oscila cerca de 10 mmHg. Não há consenso sobre os valores normais de variação da PA durante o teste, porém uma PAS > 220 mmHg e/ou elevação da PAD > 15 mmHg são consideradas respostas exageradas ao esforço físico. Apesar de serem consideradas respostas anormais, não são critérios para a suspensão do exame. Tais indivíduos possuem uma chance de cerca de quatro a cinco vezes maior de desenvolver hipertensão arterial em relação àqueles com curva pressórica normal.[2,3,6]

A queda da PAS para valores menores que os de repouso durante o exercício é considerada alteração de alto risco, possui alto valor preditivo para doença isquêmica grave, possui mau prognóstico e é critério para interrupção do exame.[2,3] A elevação da PAS nos três primeiros minutos pós-teste, acima dos valores máximos atingidos durante a fase de esforço (resposta paradoxal), e a recuperação lenta da PAS pós-esforço também estão correlacionadas com a presença de DAC.[20]

Critérios de Duke

O escore mais citado para avaliação de risco de eventos cardiovasculares e mortalidade com base nos resultados de teste ergométrico é o Escore de

Duke (Tabela 56.4). O escore varia de –25 a + 15 e seu cálculo pode ser feito a partir da seguinte fórmula:[1,3,6]

$$\text{Escore} = \text{tempo de exercício} - (5\times \text{infradesnivelamento de ST}) - (4\times \text{índice de angina})$$

Tempo de exercício: medido em minutos
Infradesnivelamento de ST: medido na sua maior depressão em milímetros em qualquer derivação
Escala de angina: 0 = sem angina; 1 = angina que surge no teste, mas não limita o exercício; 2 = angina limitante

Critérios para interrupção do exame

A decisão de interrupção do exame cabe ao médico executante, que deve ponderar os riscos e benefícios de se manter o esforço físico nas condições adversas apresentadas. Diferentemente de um exame eletivo, na sala de emergência o teste deve ser interrompido quando houver critérios mínimo de isquemia, por exemplo, o surgimento de infradesnivelamento do segmento ST de 1 mm e presença de dor torácica exacerbada com aumento de carga ou concomitante a alterações eletrocardiográficas sugestivas de isquemia.[3,6] Os critérios para interrupção de exames eletivos, segundo a III Diretriz da Sociedade Brasileira de Cardiologia sobre Teste Ergométrico, estão descritos na Tabela 56.5.

Pontos-chave

- A realização do teste ergométrico em sala de emergência permite reduzir de forma segura a possibilidade de alta inadvertida e de reinternações desnecessárias.
- Indicado para pacientes de baixo risco para SCA, com pelo menos duas troponinas I negativas (6 e 12 horas após início dos sintomas), ausência

Tabela 56.4. Escore de Duke

Risco	Pontos	Mortalidade anual (%)
Baixo	≥ 5	< 0,5
Intermediário	–11 a 5	0,5 a 5
Alto	< –11	≥ 5

Fonte: III Diretriz de Teste Ergométrico – SBC.

Tabela 56.5. Critérios para interrupção do teste ergométrico

Elevação da PAD até 120 mmHg em normotensos
Elevação da PAD até 140 mmHg em hipertensos
Elevação da PAS até 260 mmHg
Queda persistente da PAS > 10 mmHg com incremento de carga
Angina típica progressiva com alterações eletrocardiográficas de isquemia
Ataxia, tontura, palidez, cianose e pré-síncope
Dispneia desproporcional ao esforço
Infradesnivelamento do segmento ST de 3 mm, adicional ao basal, na presença de DAC suspeita ou conhecida
Elevação do segmento ST de 2 mm em derivação sem onda Q
Arritmia ventricular complexa
Taquicardia supraventricular não sustentada e sustentada
Taquicardia atrial
Fibrilação atrial
Bloqueio atrioventricular de segundo ou terceiro graus
Sinais de disfunção ventricular
Falência do sistema de registro

Fonte: III Diretriz de Teste Ergométrico – SBC.

de alterações ao ECG, ausência de sintomas de isquemia e estabilidade hemodinâmica.
- Protocolo de Bruce modificado é o mais utilizado para pacientes provenientes da sala de emergência por se tratar de protocolo atenuado.
- Respostas eletrocardiográficas mais fidedignas de isquemia são: padrões horizontal e descendente, este último indicativo de maior gravidade.
- Alterações não eletrocardiográficas relacionadas com DAC: queda da PAS e da FC para valores menores que os de repouso durante o exercício, elevação da PAS na fase de recuperação acima dos valores máximos atingidos durante a fase de esforço (resposta paradoxal).

Referências bibliográficas

1. Uchida A, Neto AM, Chalela WA. Ergometria: teoria e prática. Barueri - SP: Manole; 2013. 3 vol.
2. Mann DL, Zipes DP, Libby P, Bonow RO, Braunwald E. Braunwald: tratado de doenças cardiovasculares. In: Braunwald E. Tratado de doenças cardiovasculares. 2018;1224.
3. Meneghelo RS, Araújo CG, Stein R, Mastrocolla LE, Albuquerque PF, Serra SM. III Diretrizes da Sociedade Brasileira de Cardiologia sobre teste ergométrico. Arq Bras Cardiol. 2010;95(5):1-26.
4. Collet JP, Thiele H, Barbato E, Barthélémy O, Bauersachs J, Bhatt DL, et al. 2020 ESC Guidelines for the management of acute coronary syndromes in patients presenting wi-

thout persistent ST-segment elevation: the task force for the management of acute coronary syndromes in patients presenting without persistent ST-segment elevation of the European Society of Cardiology (ESC). Eur Heart J. 2021 Apr 7;42(14):1289-367.

5. Nicolau JC, Feitosa Filho GS, Petriz JL, Furtado RH, Précoma DB, Lemke W, et al. Diretrizes da Sociedade Brasileira de Cardiologia sobre angina instável e infarto agudo do miocárdio sem supradesnível do segmento ST-2021. Arq Bras Cardiol. 2021 Jul 26;117:181-264.

6. Fletcher GF, Ades PA, Kligfield P, Arena R, Balady GJ, Bittner VA, et al. Exercise standards for testing and training: a scientific statement from the American Heart Association. Circulation. 2013 Aug 20;128(8):873-934.

7. Gulati M, Levy PD, Mukherjee D, Amsterdam E, Bhatt DL, Birtcher KK, et al. 2021 AHA/ACC/ASE/CHEST/SAEM/SCCT/SCMR guideline for the evaluation and diagnosis of chest pain: a report of the American College of Cardiology/American Heart Association Joint Committee on Clinical Practice Guidelines. J Am Coll Cardiol. 2021 Nov 30;78(22):e187-285.

8. Diercks DB, Kirk JD, Turnipseed SD, Amsterdam EA. Utility of immediate exercise treadmill testing in patients taking beta blockers or calcium channel blockers. Am J Cardiol. 2002 Oct 15;90(8):882-5.

9. Gianrossi R, Detrano R, Mulvihill D, Lehmann K, Dubach P, Colombo A, et al. Exercise-induced ST depression in the diagnosis of coronary artery disease. A meta-analysis. Circulation. 1989 Jul;80(1):87-98.

10. Lachterman B, Lehmann KG, Abrahamson D, Froelicher VF. Recovery only ST-segment depression and the predictive accuracy of the exercise test. Ann Intern Med. 1990 Jan 1;112(1):11-6.

11. Rywik TM, Zink RC, Gittings NS, Khan AA, Wright JG, O'Connor FC, et al. Independent prognostic significance of ischemic ST-segment response limited to recovery from treadmill exercise in asymptomatic subjects. Circulation. 1998 Jun 2;97(21):2117-22.

12. Miranda CP, Liu J, Kadar A, Janosi A, Froning J, Lehmann KG, Froelicher VF. Usefulness of exercise-induced ST-segment depression in the inferior leads during exercise testing as a marker for coronary artery disease. Am J Cardiol. 1992 Feb 1;69(4):303-7.

13. Mark DB, Hlatky MA, Lee KL, Harrell Jr FE, Califf RM, Pryor DB. Localizing coronary artery obstructions with the exercise treadmill test. Ann Intern Med. 1987 Jan 1;106(1):53-5.

14. Frolkis JP, Pothier CE, Blackstone EH, Lauer MS. Frequent ventricular ectopy after exercise as a predictor of death. New Engl J Med. 2003 Feb 27;348(9):781-90.

15. Grady TA, Chiu AC, Snader CE, Marwick TH, Thomas JD, Pashkow FJ, et al. Prognostic significance of exercise-induced left bundle-branch block. Jama. 1998 Jan 14;279(2):153-6.

16. Brubaker PH, Kitzman DW. Chronotropic incompetence: causes, consequences, and management. Circulation. 2011 Mar 8;123(9):1010-20.

17. Lauer MS, Francis GS, Okin PM, Pashkow FJ, Snader CE, Marwick TH. Impaired chronotropic response to exercise stress testing as a predictor of mortality. JAMA. 1999 Feb 10;281(6):524-9.

18. Khan MN, Pothier CE, Lauer MS. Chronotropic incompetence as a predictor of death among patients with normal electrograms taking beta blockers (metoprolol or atenolol). Am J Cardiol. 2005 Nov 1;96(9):1328-33.

19. Shetler K, Marcus R, Froelicher VF, Vora S, Kalisetti D, Prakash M, et al. Heart rate recovery: validation and methodologic issues. J Am Coll Cardiol. 2001 Dec;38(7):1980-7.

20. Hsu JC, Chu PS, Su TC, Lin LY, Chen WJ, Hwang JS, et al. Predictors for coronary artery disease in patients with paradoxical systolic blood pressure elevation during recovery after graded exercise. Int J Cardiol. 2007 Jul 10;119(2):274-6.

CAPÍTULO 57

Biomarcadores Cardiovasculares

Melina de Oliveira Valdo Giugni • Fernando Rabioglio Giugni
Henrique Trombini Pinesi • Fabio Grunspun Pitta

Destaques

- Biomarcadores sorológicos são cada vez mais utilizados na prática clínica e o conhecimento sobre suas características é fundamental para uma interpretação adequada.
- A troponina ultrassensível (US) é um marcador de pior prognóstico e refletem injúria miocárdica, não sendo específicas para o cenário de síndrome coronariana aguda.
- A troponina US pode ser utilizada para afastar ou confirmar o diagnóstico de infarto agudo do miocárdio.
- O BNP e o NT-proBNP são utilizados principalmente para o diagnóstico diferencial da dispneia, mas também apresentam valor prognóstico em pacientes com insuficiência cardíaca e tromboembolismo pulmonar.
- O dímero-D pode ser utilizado associado a escores clínicos para investigação diagnóstica de tromboembolismo venoso e de dissecção de aorta.

Introdução

Biomarcador pode ser definido como "uma característica que é objetivamente mensurada e avaliada como um indicador de um processo biológico normal, processos patogênicos, ou resposta a uma intervenção terapêutica".[1] Essa definição inclui uma ampla gama de potenciais biomarcadores, como achados de exame clínico, exames laboratoriais e de imagem. O biomarcador ideal deve ser acurado, reprodutível, aceitável para o paciente, de fácil interpretação pelo médico, ter altas sensibilidade e especificidade, explicar uma proporção razoável do desfecho de forma independente de outros preditores e impactar no manejo do paciente.[2] Há diversas utilidades para os biomarcadores na cardiologia contemporânea, especialmente no amparo ao diagnóstico e prognóstico dos pacientes.[3]

Os biomarcadores cardiovasculares sorológicos mais utilizados na emergência são as troponinas, os peptídios natriuréticos e o dímero-D. Todos são moléculas dosadas de forma quantitativa em amostras de sangue coletadas dos pacientes, permitindo uma rápida interpretação e auxílio na tomada de condutas. São ferramentas importantes na avaliação de pacientes com queixas frequentes na unidade de emergência, como dor torácica e dispneia, e auxiliam, correlacionados com a anamnese e o exame físico, na avaliação de probabilidade diagnóstica de patologias de alta morbimortalidade, como síndrome coronariana aguda, insuficiência cardíaca aguda, dissecção aguda de aorta e tromboembolismo pulmonar, além de auxiliar a determinar exames subsequentes, por vezes mais invasivos ou associados a eventos adversos, necessários para condução do caso.

Troponina

Troponinas cardíacas são proteínas presentes nos cardiomiócitos que participam da contração muscular. Seus níveis séricos estão elevados quando há injúria miocárdica com necrose de cardiomiócitos. Tanto a troponina I quanto a troponina T são úteis para este fim. Mais recentemente, ensaios ultrassensíveis, que detectam menores níveis de troponinas, foram aprovados e estão em uso em diversos países, inclusive no Brasil.[4]

Os ensaios ultrassensíveis são superiores aos prévios tanto em sensibilidade quanto em especificidade,[5] além de apresentarem um tempo entre início da dor e concentração sérica detectável inferior, diminuindo o tempo para o diagnóstico.[6] Independentemente do diagnóstico final do paciente com dor torácica, a injúria miocárdica é associada a maior risco de eventos adversos.[7]

Embora mais frequentemente utilizada na investigação de pacientes com suspeita de síndrome coronariana aguda, a elevação da troponina não é específica dessa condição. Dosagens de troponina acima do percentil 99 do nível superior da normalidade são chamadas de injúria miocárdica e causadas por diversas patologias (Tabela 57.1). Quando esses níveis estão persistentemente elevados, denomina-se injúria miocárdica crônica. Quando há uma variação para mais ou para menos nos valores de dosagens subsequentes, trata-se de injúria miocárdica aguda.[8] Atualmente, com a disponibilidade de troponina, marcadores como isoenzima MB da creatina quinase (CK-MB) e mioglobina deixaram de ser úteis para o diagnóstico de injúria miocárdica aguda.[9]

Na unidade de emergência, a dosagem de troponina tem papel fundamental na avaliação de pacientes com queixa de dor torácica. Há diversos algoritmos que incorporam a dosagem de troponina para avaliação de probabilidade de síndrome coronariana aguda, bem como na estratificação de risco da síndrome. A principal contribuição da dosagem de troponina é para afastar o diagnóstico de infarto miocárdico, quando em níveis séricos baixos, ou confirmar o diagnóstico de infarto agudo do miocárdio quando elevada ou com variações em coletas com intervalo de 1 hora (Figura 57.1).

Apesar de não ter papel diagnóstico no tromboembolismo pulmonar, dosagem de troponina elevada na admissão desses pacientes se associa a pior prognóstico,[10] assim como níveis de troponina dentro dos parâmetros de normalidade, especialmente se ajustada para a idade,[11] tem elevado valor preditivo negativo para eventos adversos intra-hospitalares nessa população.[12]

Tabela 57.1. Elevação de troponina

Causas cardíacas	Causas não cardíacas
Infarto agudo do miocárdio	Sepse
Miocardite	Covid-19
Insuficiência cardíaca aguda	Tromboembolismo pulmonar
Taquiarritmias	Hipertensão pulmonar
Procedimentos cardíacos (cirurgia, CVES, angioplastia)	Insuficiência renal
Cardiomiopatia stress induzida (Takotsubo)	Drogas/tóxicos
Contusão cardíaca/trauma	Rabdomiólise
Dissecção aguda de aorta	Grandes queimaduras

CVES: cardioversão elétrica sincronizada. Fonte: adaptada de Mohammed, A.A. and J.L. Januzzi, Jr., Clinical applications of highly sensitive troponin assays. Cardiol Rev 2010. 18(1): p. 12-9.

BNP

O peptídio natriurético tipo-B (BNP) e, após clivagem, o fragmento N-terminal do peptídio natriurético tipo B (NT-ProBNP) são neuro-hormônios liberados na corrente sanguínea pelo miocárdio. Estão aumentados quando há sobrecarga de volume ou pressão nas câmaras cardíacas, gerando incremento do estresse transmural ventricular ao final da diástole.[13] Seus valores podem variar devido a outros fatores clínicos, como obesidade, que reduz os níveis séricos, levando a uma sensibilidade reduzida, e disfunção renal, que eleva os níveis séricos, reduzindo sua especificidade (Tabela 57.2).[14] Também é necessário considerar se o paciente está em uso de

CAPÍTULO 57 ■ Biomarcadores Cardiovasculares

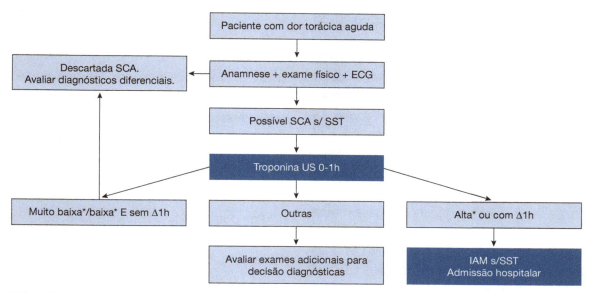

Figura 57.1. *Níveis séricos de troponina-us considerados muito baixo, baixo e alto variam conforme *kit* diagnóstico. *ECG:* eletrocardiograma; *SCA s/SST:* síndrome coronariana aguda sem supradesnivelamento do segmento ST. Fonte: adaptado de Boeddinghaus J, Twerenbold R, Nestelberger T, Koechlin L, Wussler D, Meier M, et al. Clinical Use of a New High-Sensitivity Cardiac Troponin I Assay in Patients with Suspected Myocardial Infarction. Clin Chem. 2019 Nov;65(11):1426–36.

Tabela 57.2. Elevação de BNP/NT-proBNP

Causas cardíacas	Causas não cardíacas
Insuficiência cardíaca	Idade avançada
Síndrome coronariana aguda	Anemia
Miocardiopatia hipertrófica	Doença renal crônica
Valvopatia	Pneumonia
Fibrilação atrial	Tromboembolismo pulmonar
Miocardite	Hipertensão pulmonar
Cardioversão elétrica	Sepse
Quimioterapia cardiotóxica	Grandes queimados

Fonte: adaptada de Tsai SH, Lin YY, Chu SJ, Hsu CW, Cheng SM. Interpretation and use of natriuretic peptides in non-congestive heart failure settings. Yonsei Med J. 2010 Mar;51(2):151-63. doi: 10.3349/ymj.2010.51.2.151. Epub 2010 Feb 12. PMID: 20191004; PMCID: PMC2824858.

drogas, como inibidores de neprilisina (enzima responsável pela degradação dos peptídios natriuréticos), como o sacubitril-valsartan, o que pode elevar os valores de BNP, mas não de NT-proBNP.

Pacientes que se apresentam ao departamento de emergência com dispneia; porém, com anamnese e exame físico inconclusivos, podem se beneficiar da dosagem de BNP/NT-proBNP para auxílio no diagnóstico de insuficiência cardíaca aguda (Figura 57.2).[15] O marcador apresenta maior sensibilidade do que especificidade nesse cenário, sendo útil, quando em níveis baixos, para afastar o diagnóstico

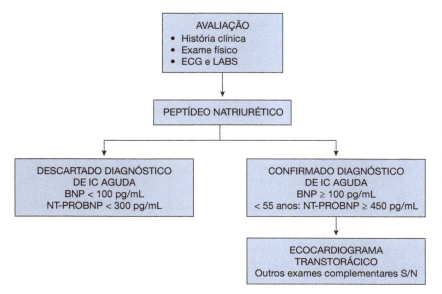

Figura 57.2. Algoritmo diagnóstico para suspeita de insuficiência cardíaca aguda. Fonte: adaptada de Writing Committee Members, Heidenreich PA, Bozkurt B, Aguilar D, Allen LA, Byun JJ, et al. 2022 AHA/ACC/HFSA Guideline for the Management of Heart Failure: Executive Summary: A Report of the American College of Cardiology/American Heart Association Joint Committee on Clinical Practice Guidelines. J Am Coll Cardiol [Internet]. 2022 Mar 24.

de IC, mas geralmente requerendo avaliação adicional para confirmar esse diagnóstico.[16]

Em pacientes que já têm o diagnóstico estabelecido, os peptídios natriuréticos são úteis na estratificação de risco e avaliação de prognóstico, sendo sua coleta no momento da admissão recomendada por diretrizes internacionais.[17] Pacientes com níveis elevados de BNP/NT-proBNP apresentam pior prognóstico a curto e a longo prazos, com maiores taxas de mortalidade e eventos cardiovasculares.[18]

Vale ressaltar o valor prognóstico desses marcadores também no tromboembolismo pulmonar. A sobrecarga pressórica do ventrículo direito se associa a maior distensão miocárdica e liberação de BNP e NT-proBNP, refletindo a gravidade da disfunção ventricular direita e comprometimento hemodinâmico no tromboembolismo pulmonar agudo.[19] Pacientes com elevação desses marcadores apresentam maior risco de óbito.[20]

Dímero-D

O dímero-D corresponde a uma família de componentes plasmáticos presente em processos agudos de trombose ou de ativação anormal da cascata de coagulação, oriundos da degradação da fibrina durante a fibrinólise.[21]

Por essa razão, seu valor preditivo negativo é elevado em patologias que cursam com eventos tromboembólicos, descartando o diagnóstico agudo de trombose venosa profunda ou tromboembolismo pulmonar quando em níveis séricos baixos e com probabilidade clínica baixa a intermediária (Figura 57.3).[22,23] Mais recentemente, foi demonstrada a alta sensibilidade e a capacidade de *rule-out* do diagnóstico de dissecção aguda de aorta, quando dímero-D inferior a 500 ng/mL associado a escore clínico AAD-RS de baixo risco.[24] Tal marcador, portanto, torna-se importante para evitar procedimentos mais invasivos ou com riscos de complicações nessas populações.

Por outro lado, a especificidade do dímero-D é muito baixa, não sendo uma ferramenta útil para confirmar diagnósticos. Diversas condições agudas prevalentes no departamento de emergência causam sua elevação, como sepse, doenças inflamatórias, neoplasias, trauma e insuficiência cardíaca (Tabela 57.3).[25,26]

Tabela 57.3. Elevação de dímero-D

Tromboembolismo venoso
Tromboembolismo arterial
Dissecção aguda de aorta
Sepse
Covid-19
Câncer
Trauma
Pós-operatório
Doenças inflamatórias crônicas

Fonte: adaptado de Johnson ED, Schell JC, Rodgers GM. The D-dimer assay. Am J Hematol. 2019 Jul;94(7):833–9.

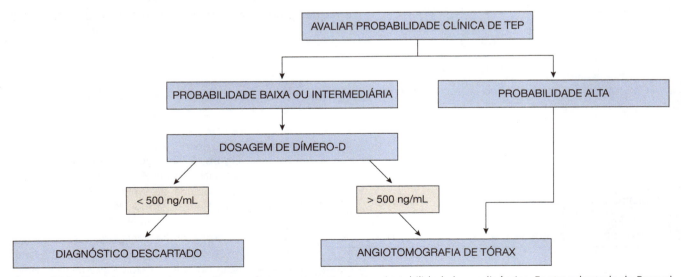

Figura 57.3. Suspeita de tromboembolismo pulmonar em paciente sem instabilidade hemodinâmica. Fonte: adaptada de Freund Y, Cachanado M, Aubry A, Orsini C, Raynal P-A, Féral-Pierssens A-L, et al. Effect of the Pulmonary Embolism Rule-Out Criteria on Subsequent Thromboembolic Events Among Low-Risk Emergency Department Patients [Internet]. Vol. 319, JAMA. 2018. p. 559

Sua especificidade apresenta queda progressiva e proporcional ao incremento de idade, até aumento de 10% após os 80 anos de idade.[27] O uso de valor de corte ajustado pela idade melhora sua performance nos idosos. Em vez do corte de 500 ng/mL, há validação para a referência obtida pelo produto da idade do paciente por 10 ng/mL, a partir dos 50 anos. Por exemplo, para um indivíduo de 70 anos, o corte utilizado seria 700 ng/mL.[28]

Conclusões e perspectivas

Os biomarcadores cardiovasculares são ferramentas importantes na unidade de emergência. Troponina, BNP/NT-proBNP e dímero-D são exames úteis na avaliação dos pacientes para diagnóstico e prognóstico de diversas patologias. É fundamental que seu uso seja racional e guiado por hipóteses diagnósticas, do contrário a interpretação dos resultados fica prejudicada e pode levar a exames e condutas desnecessários e até prejudiciais aos pacientes.

O desenvolvimento de novos biomarcadores, bem como o aprimoramento nos métodos de aferição e interpretação dos existentes, são desafios no progresso da cardiologia. A redução no custo de técnicas de biologia molecular e sequenciamento têm gerado estudos que incorporam técnicas multiômicas (genômica, epigenômica, transcriptômica, proteômica, metabolômica, lipidômica etc.) na avaliação dos pacientes. A geração de uma imensa quantidade de dados por meio dessas técnicas anda em paralelo com o desenvolvimento de algoritmos de inteligência artificial e aprendizado de máquina para auxiliar na análise e interpretação dos dados. O futuro da cardiologia deve caminhar para a integração entre diversos biomarcadores, sempre a serviço de um cuidado humanizado e centrado no paciente.

Referências bibliográficas

1. Biomarkers Definitions Working Group. Biomarkers and surrogate endpoints: preferred definitions and conceptual framework. Clin Pharmacol Ther. 2001 Mar;69(3):89-95.
2. Vasan RS. Biomarkers of cardiovascular disease: molecular basis and practical considerations. Circulation. 2006 May 16;113(19):2335-62.
3. Januzzi JL Jr, Canty JM, Das S, DeFilippi CR, Gintant GA, Gutstein DE, et al. Gaining Efficiency in Clinical Trials with Cardiac Biomarkers: JACC Review Topic of the Week. J Am Coll Cardiol. 2021 Apr 20;77(15):1922-33.
4. Twerenbold R, Boeddinghaus J, Nestelberger T, Wildi K, Gimenez MR, Badertscher P, et al. Clinical use of high-sensitivity cardiac troponin in patients with suspected myocardial infarction [Internet]. J Am Coll Cardiol. 2017;70:996-1012.
5. Boeddinghaus J, Twerenbold R, Nestelberger T, Koechlin L, Wussler D, Meier M, et al. Clinical use of a new high-sensitivity cardiac troponin i assay in patients with suspected myocardial infarction. Clin Chem. 2019 Nov;65(11):1426-36.
6. Cullen L, Mueller C, Parsonage WA, Wildi K, Greenslade JH, Twerenbold R, et al. Validation of high-sensitivity troponin i in a 2-hour diagnostic strategy to assess 30-day outcomes in emergency department patients with possible acute coronary syndrome [Internet]. J Am Coll Cardiol. 2013;62:1242-9.
7. Morrow DA. The fourth universal definition of myocardial infarction and the emerging importance of myocardial injury [Internet]. Circulation. 2020;141:172-5.
8. Thygesen K, Alpert JS, Jaffe AS, Chaitman BR, Bax JJ, Morrow DA, et al. Fourth universal definition of myocardial infarction (2018) [Internet]. Global Heart. 2018;13:305-38.
9. Kavsak PA, MacRae AR, Newman AM, Lustig V, Palomaki GE, Ko DT, et al. Effects of contemporary troponin assay sensitivity on the utility of the early markers myoglobin and CKMB isoforms in evaluating patients with possible acute myocardial infarction [Internet]. Clin Chim Acta. 2007;380:213-6.
10. Becattini C, Vedovati MC, Agnelli G. Prognostic value of troponins in acute pulmonary embolism [Internet]. Circulation. 2007;116:427-33.
11. Kaeberich A, Seeber V, Jiménez D, Kostrubiec M, Dellas C, Hasenfuß G, et al. Age-adjusted high-sensitivity troponin T cut-off value for risk stratification of pulmonary embolism. Eur Respir J. 2015 May;45(5):1323-31.
12. Lankeit M, Jiménez D, Kostrubiec M, Dellas C, Hasenfuss G, Pruszczyk P, et al. Predictive value of the high-sensitivity troponin t assay and the simplified pulmonary embolism severity index in hemodynamically stable patients with acute pulmonary embolism [Internet]. Circulation. 2011;124:2716-24.
13. Chow SL, Maisel AS, Anand I, Bozkurt B, de Boer RA, Felker GM, et al. Role of biomarkers for the prevention, assessment, and management of heart failure: a scientific statement from the American Heart Association. Circulation. 2017 May 30;135(22):e1054-91.
14. Anwaruddin S, Lloyd-Jones DM, Baggish A, Chen A, Krauser D, Tung R, et al. Renal function, congestive heart failure, and amino-terminal pro-brain natriuretic peptide measurement: results from the ProBNP Investigation of Dyspnea in the Emergency Department (PRIDE) Study. J Am Coll Cardiol. 2006 Jan 3;47(1):91-7.
15. Dao Q, Krishnaswamy P, Kazanegra R, Harrison A, Amirnovin R, Lenert L, et al. Utility of B-type natriuretic peptide in the diagnosis of congestive heart failure in an urgent-care setting. J Am Coll Cardiol. 2001 Feb;37(2):379-85.
16. Januzzi JL Jr, Chen-Tournoux AA, Moe G. Amino-terminal pro-B-type natriuretic peptide testing for the diagnosis or exclusion of heart failure in patients with acute symptoms. Am J Cardiol. 2008 Feb 4;101(3A):29-38.
17. Writing Committee Members, Heidenreich PA, Bozkurt B, Aguilar D, Allen LA, Byun JJ, et al. 2022 AHA/ACC/HFSA

guideline for the management of heart failure: executive summary: a report of the American College of Cardiology/American Heart Association Joint Committee on Clinical Practice Guidelines. J Am Coll Cardiol [Internet]. 2022 Mar 24.
18. Rørth R, Jhund PS, Kristensen SL, Desai AS, Køber L, Rouleau JL, et al. The prognostic value of troponin T and N-terminal pro B-type natriuretic peptide, alone and in combination, in heart failure patients with and without diabetes [Internet]. Eur J Heart Fail. 201921:40-9.
19. Henzler T, Roeger S, Meyer M, Schoepf UJ, Nance JW, Haghi D, et al. Pulmonary embolism: CT signs and cardiac biomarkers for predicting right ventricular dysfunction [Internet]. Eur Respir J. 2012;39:919-26.
20. Klok FA, Mos ICM, Huisman MV. Brain-type natriuretic peptide levels in the prediction of adverse outcome in patients with pulmonary embolism: a systematic review and meta-analysis. Am J Respir Crit Care Med. 2008 Aug 15;178(4):425-30.
21. Johnson ED, Schell JC, Rodgers GM. The D-dimer assay. Am J Hematol. 2019 Jul;94(7):833-9.
22. Freund Y, Cachanado M, Aubry A, Orsini C, Raynal P-A, Féral-Pierssens A-L, et al. Effect of the pulmonary embolism rule-out criteria on subsequent thromboembolic events among low-risk emergency department patients [Internet]. JAMA. 2018;319:559.
23. Wells PS, Anderson DR, Rodger M, Stiell I, Dreyer JF, Barnes D, et al. Excluding pulmonary embolism at the bedside without diagnostic imaging: management of patients with suspected pulmonary embolism presenting to the emergency department by using a simple clinical model and d-dimer. Ann Intern Med. 2001 Jul 17;135(2):98-107.
24. Nazerian P, Mueller C, Soeiro A de M, Leidel BA, Salvadeo SAT, Giachino F, et al. Diagnostic accuracy of the aortic dissection detection risk score plus d-dimer for acute aortic syndromes: the ADvISED Prospective Multicenter Study. Circulation. 2018 Jan 16;137(3):250-8.
25. Gal GL, Le Gal G, De Lucia S, Roy P-M, Meyer G, Aujesky D, et al. Clinical usefulness of D-dimer testing in cancer patients with suspected pulmonary embolism [Internet]. Thrombosis and Haemostasis. 2006;95:715-9.
26. Lippi G, Bonelli P, Meschi T, Nouvenne A, Borghi L, Cervellin G. Prevalence of anemia and critical anemia in elderly patients admitted to a large urban emergency department [Internet]. Eur Geriatr Med. 2014;5:214-5.
27. Righini M, Goehring C, Bounameaux H, Perrier A. Effects of age on the performance of common diagnostic tests for pulmonary embolism [Internet]. Am J Med. 2000;109:357-61.
28. Righini M, Van Es J, Den Exter PL, Roy P-M, Verschuren F, Ghuysen A, et al. Age-adjusted D-dimer cutoff levels to rule out pulmonary embolism: the ADJUST-PE study. JAMA. 2014 Mar 19;311(11):1117-24.

CAPÍTULO 58

Avaliação Laboratorial de Disfunção Orgânica

Iurhi Guerra Pereira Pinto • Karen Alcântara Queiroz Santos

Introdução

Instrumentos para avaliar a gravidade do comprometimento orgânico em pacientes críticos, como o Escore SOFA (Sequential Organ Failure Assessment), são úteis pois registram de forma objetiva variações no processo de disfunção orgânica ao longo do tempo, podendo ser aplicados diariamente. Esse escore foi criado em 1994 para avaliação de prognóstico em pacientes sépticos e está muito bem embasado para tal perfil de paciente, por múltiplas publicações. Ele pontua seis sistemas orgânicos graduando-os entre 0 e 4, classificando pacientes com pior prognóstico aqueles com maior pontuação no score.[1]

Ao longo dos anos o Escore SOFA foi sendo validado em outras situações clínicas; porém, tratando-se de emergências cardiovasculares, não parece ser o modelo ideal por não contemplar parâmetros importantes da avaliação macro e micro-hemodinâmica.[1,2]

No ano de 2015, uma publicação sugeriu o uso do Escore SOFA cardiovascular modificado (mCV-SOFA), trazendo as seguintes mudanças: troca do parâmetro de hipotensão pelo índice de choque, a dosagem de lactato e o uso da vasopressina e milrinone anteriormente não contemplados no SOFA tradicional. Na ocasião, um único estudo unicêntrico foi publicado comparando acurácia dos dois escores em predizer mortalidade nos diferentes perfis de Unidade de Terapia Intensiva e concluiu que o mCV-SOFA apresentou um melhor desempenho (AUC 0,801 versus 0,718).[2] Desde então, nenhuma publicação relevante corroborou para a sedimentação desse novo escore, talvez pela variedade e complexidade de apresentações clínicas nas emergências cardiovasculares, cuja gravidade dificilmente poderá ser traduzida em um único escore. Diante disso, é importante o conhecimento aprofundado dos biomarcadores disponíveis para avaliação das disfunções orgânicas nesse perfil de paciente.

Disfunção cardiovascular

Troponina ultrassensível (US) como marcador de disfunção orgânica

No capítulo anterior foi comentado detalhadamente a respeito da troponina. Neste momento, vale enfatizar sua função como marcador prognóstico. Já é sabido, que a troponina positiva é exigida para o diagnóstico de infarto, no entanto, é de suma importância avaliar o contexto clínico no qual o paciente se insere para diferenciar entre os cinco tipos de infarto.[3]

Ao se tratar de um infarto do tipo 2, por exemplo, a troponina US é um importante marcador prognóstico e de disfunção orgânica. Elevados níveis desse biomarcador na insuficiência cardíaca descompensada, miocardite, taquiarritmia, assim como na sepse, embolia pulmonar, SDRA e mais recentemente em Covid-19, apresentam pior prognóstico.[3]

Disfunção microvascular

Um estado metabólico de adequada relação oferta (DO_2) e consumo (VO_2) de oxigênio, garante que o piruvato, gerado no citosol celular a partir do processo de glicólise anaeróbica, será encaminhado para mitocôndria onde servirá de combustível para geração de acetil-Coa – reação catabolizada pela piruvato desidrogenase. A acetil-Coa será substrato para geração de energia pelo ciclo de Krebs e, em seguida, pela fosforilação oxidativa. No entanto, diante de uma inadequada relação DO_2/VO_2, esse piruvato no próprio citosol, entrará na via de metabolização anaeróbica, gerando como um dos produtos o ácido lático. Essa reação é catabolizada pela desidrogenase lática.[4]

Em condições fisiológicas, cerca de 20 mmol/kg de lactato são produzidos diariamente por vários órgãos, sendo metabolizados cerca de 60% no fígado, 30% nos rins e 10% pelos músculos e outros órgãos. Essa velocidade de metabolização – *clearance* de lactato – em indivíduos sem disfunção orgânica foi estudada por Orringer *et al.* em 1977, concluindo que a diminuição dos níveis de lactato após a cessação das convulsões do tipo grande mal era bastante rápida, com meia-vida de cerca de 50% em 1 hora.[5]

A hiperlactatemia no paciente crítico pode ser explicada por várias condições; porém, o principal mecanismo é o desbalanço DO_2/VO_2.[4,5] Nesse caso, observam-se além dos achados clínicos que sugerem baixa perfusão tecidual (nível consciência, diurese, tempo de enchimento capilar), alterações de marcadores laboratoriais como: queda da saturação venosa mista de oxigênio (SvO_2) e aumento da diferença venoarterial de CO_2 ($dPCO_2$) (Figura 58.1 e Tabela 58.1).

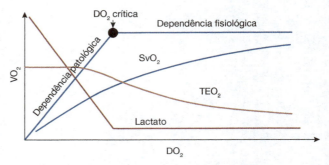

Figura 58.1. Considerando-se uma $SatO_2$ constante, a SvO_2 apresenta relação direta com o débito cardíaco e inversa com a taxa de extração de oxigênio (TEO_2). A TEO_2 representa a quantidade de oxigênio que as células conseguem extrair. Fisiologicamente, todas as vezes em que houver redução da DO_2, haverá um aumento da extração tecidual de oxigênio para manter o VO_2 estável. Nessa situação, é esperado que a SvO_2 diminua. Porém, quando reduções da DO_2 forem acompanhadas paralelamente pela diminuição do VO_2, inicia-se mecanismo de anaerobiose para atender à demanda metabólica do organismo. Quando esse processo se inicia, a DO_2 é chamada de DO_2 crítica e se estabelece a dependência patológica VO_2/DO_2, ocorrendo aumento de lactato e do $dPCO_2$. Fonte: Vincent JL. Determination of oxygen delivery and consumption versus cardiac index and oxygen extraction ratio. Crit Care Clin. 1996;12(4):995-1006.

O lactato é comprovadamente marcador independente de mortalidade em várias apresentações clínicas em emergências cardiovasculares, como síndrome coronariana aguda, choque cardiogênico, insuficiência cardíaca descompensada, parada cardiorrespiratória, pós-operatório de cirurgia cardíaca.[5,6]

Alguns estudos envolvendo pacientes com choque cardiogênico também mostram que a aferição do *clearance* de lactato é um marcador prognóstico mais acurado do que o seu nível sérico isolado.[6,7] Não existe ainda um consenso do momento em que o *clearance* deve ser aferido, e nem se estudou um algoritmo lógico com alvo terapêutico de ressuscitação em pacientes com choque cardiogênico. Caso diferente da hiperlactatemia da sepse, em que existe maior evidência de como manejar essa situação. Na prática clínica, utilizamos muitas vezes os conhecimentos adquiridos nos estudos de choque séptico para manejar outros tipos de choque (Figura 58.2).

Avaliando o cenário acima discutido, subanálises de importantes estudos em choque cardiogênico como o IABP-SHOCK II publicado no ano de 2020 e o DOREMI trial publicado recentemente em 2022, obtiveram achados semelhantes:

Tabela 58.1. Causas de hiperlactatemia

Choque cardiogênico e hipovolêmico	Redução de DO_2 e estimulação de receptores β2-adrenérgicos
Choque séptico	Redução de DO_2 e estimulação de receptores β2-adrenérgicos; redução do *clearance* hepático de lactato
Isquemia mesentérica e outras síndromes isquêmicas	Redução de DO_2
Anemia e hipoxemia graves	Hb < 5 e pO2 < 30
Exercício vigoroso, convulsões e tremores	Aumento de VO_2
Hiperglicemia com ou sem cetoacidose	Mecanismo incerto
Síndrome da infusão do propofol. Intoxicações: alcoólica, cianeto, salicilatos, inibidores de transcriptase reversa e metformina	Interferência na fosforilação oxidativa
Uso de β2-agonistas (adrenalina, salbutamol, terbutalina)	Estimulação de glicólise aeróbia
Deficiência de tiamina (desnutrição, alcoolismo e uso prolongado de NPT)	Compromete atividade da piruvato desidrogenase
Cocaína e feocromocitoma	Redução de DO_2 aos tecidos e ativação de receptores β2-adrenérgicos
Neoplasias	Estimulação glicólise aeróbica (efeito Warburg), hipóxia do tecido tumoral, diminuição da depuração de lactato quando com metástases hepáticas
Insuficiência hepática	Redução do *clearance* de lactato, com hiperlactatemia proporcional ao grau de disfunção hepática. Na hepatite fulminante apresentando acidose lática refratária

Fonte: Kraut JA. Lactic acidosis. N Engl J Med. 2014 Dec 11;371(24):2309-19.

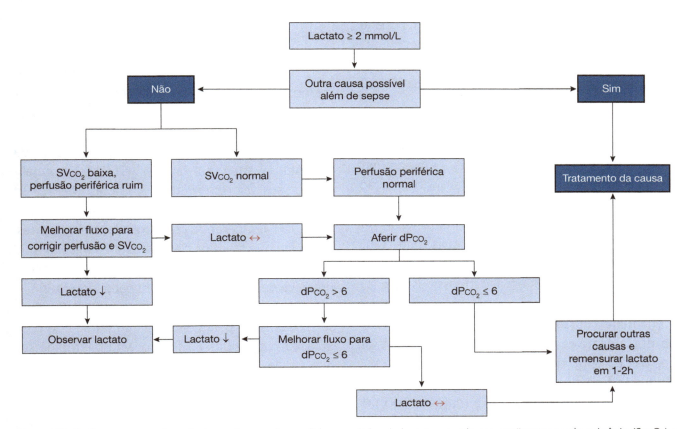

Figura 58.2. Passos para guiar o tratamento usando medidas repetidas de lactato usando saturação venosa de oxigênio ($SvcO_2$) e diferença venosa-arterial de PCO_2 ($dPCO_2$). Fonte: Hernandez G, Bellomo R, Bakker J. The ten pitfalls of lactate clearance in sepsis. Intensive Care Med 2018;45(1):82-85.

1) Os níveis absolutos de lactato e o seu *clearance* foram semelhantes entre os sobreviventes e não sobreviventes no início do estudo e em até 4 horas de seguimento;
2) A partir de 4 horas até 36 horas o *clearance* de lactato ajuda a discriminar entre os sobreviventes e os não sobreviventes;
3) O *clearance* mínimo de 3,45% por hora nas primeiras 8 horas seria o ponto de corte ideal para predizer a mortalidade.[7]

Disfunção hepática

O fígado tem um suprimento sanguíneo duplo derivado dos compartimentos vascular portal e sistêmico e está bem protegido contra lesão isquêmica durante breves períodos de hipotensão sistêmica. Dois terços do fluxo sanguíneo hepático total originam-se da veia porta e o restante da artéria hepática. A drenagem venosa hepática se inicia no centro dos hepatócitos, pelas veias centrolobulares que desembocam em última instância nas veias hepáticas. O paciente cardiopata pode apresentar disfunção hepática de forma mais arrastada por meio de hepatite congestiva ou de forma mais aguda por hepatite isquêmica. Apesar de conceitualmente diferentes, essas apresentações se sobrepõem na prática clínica.

Hepatopatia congestiva

A hepatopatia congestiva é causada por fluxo venoso hepático prejudicado secundário a um aumento das pressões venosas do lado direito do coração. A pressão venosa hepática elevada é transmitida aos vasos hepáticos lobulares induzindo a um alargamento das fenestras sinusoidais, que resulta na exsudação de glóbulos vermelhos e líquido rico em proteínas no espaço perissinusoidal de Disse. A congestão perivenular prolongada induz a chamada cirrose hepática cardíaca caracterizada por alterações esteatóticas locais, atrofia e/ou necrose partindo da zona 3 (centrolobular) do parênquima hepático. O achado laboratorial primário na hepatopatia congestiva é representado por hiperbilirrubinemia leve, com uma fração predominantemente não conjugada. Elevações nos marcadores de colestase como fosfatase alcalina (FA) e gama-glutamiltransferase (GGT) também são características dessa hepatopatia e se correlacionam com as pressões atrial direita e venosa central.

Hipoalbuminemia leve e ascite podem estar presentes em pacientes com hepatopatia congestiva. Nesses pacientes, o estado de nutrição inadequada e hemodiluição pela insuficiência cardíaca contribuem para o agravamento da hipoalbuminemia.

Hepatite isquêmica

A hepatite isquêmica, denominada mais recentemente hepatite hipóxica, caracteriza-se por um aumento rápido e transitório dos níveis séricos de transaminases devido a queda aguda do débito cardíaco (DC) que leva a redução do fluxo sanguíneo hepático. Em condições fisiológicas, o fluxo sanguíneo hepático corresponde a 20% do DC. A redução do fluxo venoso portal, secundário a queda do DC leva a um aumento dos níveis de adenosina secretada pelos hepatócitos, que induz uma dilatação da artéria hepática e comporta-se como um mecanismo autorregulador conhecido como "resposta tampão da arterial hepática". No entanto, se a hipotensão é persistente, o fluxo visceral reduz levando à hipóxia e necrose hepatocelular.[8]

O padrão bioquímico típico consiste em aumento rápido e transitório da aminotransferase, sendo AST > ALT nas primeiras 24 a 48 horas, podendo atingir níveis entre 10 e 20 vezes o limite superior da normalidade. Segue-se uma queda de AST mais rápida que ALT, invertendo a relação AST/ALT e normalizando seus valores em até 7 a 10 dias. Destaca-se também o aumento importante de desidrogenase lática (DHL), superando os valores de transaminases, de forma que teremos classicamente a relação ALT/DHL inferior a 1,5 - ajudando a distinguir a lesão isquêmica de outras formas de hepatite aguda.[8,9]

A razão normalizada internacional (INR) pode ser prolongada pela deficiência de fatores de coagulação produzidos no fígado. Já a bilirrubina sérica atinge seu pico mais tarde do que as aminotransferases e pode aumentar com a colestase, que é comum em pacientes críticos. A albumina sérica não é um marcador para insuficiência hepática aguda isquêmica por ter meia-vida longa, cerca de três semanas.[8,9]

Hiperamonemia

A hiperamonemia resulta de um desequilíbrio patológico entre a produção/absorção de amônia, e a sua eliminação pelo ciclo da ureia. A glutamina é o principal aminoácido livre circulante e a maior fonte de energia para os enterócitos. O consumo da glutamina produz amônia, a qual entra na circulação mesentérica para posterior metabolização hepática. A amônia também é produzida, só que em menor proporção, pela atividade de bactérias produtoras de urease na luz intestinal. Dessa forma, estima-se que cerca de 50% da amônia produzida pelo intestino surge diretamente da digestão de proteínas da dieta e da atividade bacteriana na luz intestinal, enquanto os outros 50% da digestão da glutamina sérica circulante.[10]

Os hepatócitos periportais promovem a maior parte do *clearance* da amônia pelo ciclo da ureia, já os hepatócitos perivenosos promovem o *clearance* residual transformando amônia em glutamina por meio da enzima glutamino-sintetase.[10]

A excreção renal de amônia é pequena e não se correlaciona diretamente com os seus níveis plasmáticos. A redução do fluxo sanguíneo renal pode rapidamente levar o rim a deixar de ser excretor para ser produtor de amônia, por exemplo, na alcalose gerada pelo uso da furosemida e na inibição hormonal pela espironolactona, ambas reduzem a excreção renal de amônia e aumentam o seu nível sérico.[10]

Os músculos possuem uma pequena quantidade da enzima glutamino-sintetase que contribui, mesmo que em pequena quantidade, para redução dos níveis séricos de amônia, pela sua utilização como fonte de energia. Por esse motivo, pacientes com atrofia muscular têm esse mecanismo reduzido. O hipercatabolismo desse tipo de paciente, consome glutamato muscular que é transportado para o fígado, onde pelo ciclo da glicose-alanina é transformado em amônia, contribuindo para hiperamonemia. O cérebro também possui glutamina-sintetase e consome amônia proporcionalmente aos seus níveis séricos. Dessa forma, o aumento rápido desses níveis leva ao desequilíbrio osmótico e edema cerebral.[10]

Em emergências cardiológicas a hiperamonemia é multifatorial, associando-se a outras disfunções orgânicas. Não foram realizados estudos relacionando níveis de amônia com prognóstico nesse perfil de paciente; porém, em outras condições clínicas como sepse, já foi consolidado como um marcador independente de mortalidade. Deve-se assim ponderar a sua dosagem, especialmente se hepatite isquêmica for evidenciada.[10]

Síndrome cardiorrenal

Nas síndromes cardiorrenais dos tipos 1 e 2, a insuficiência cardíaca aguda e crônica, respectivamente, levam a lesão renal aguda (LRA) por mecanismos hemodinâmicos, hormonais e inflamatórios (Tabela 58.2). Entre os pacientes hospitalizados por doença cardiovascular, cerca de 25% apresentam LRA e até 13% dos pacientes em choque cardiogênico necessitam de diálise.[11]

De acordo com a lei de Poiseuille, o fluxo sanguíneo renal (FSR) depende principalmente do gradiente de pressão arteriovenosa renal, o qual é inferido pela diferença entre PAM e PVC. Além disso, o FSR também é influenciado por outros fatores como débito cardíaco, grau de congestão do interstício renal e pressão intra-abdominal.[10]

A taxa de filtração glomerular (TFG) é mantida em uma faixa normal por mecanismos de autorregulação capazes de superar uma redução significativa no débito cardíaco, por meio ativação do sistema renina-angiotensina-aldosterona (SRAA) e do sistema nervoso simpático. Somente quando esses mecanismos estão esgotados ou na presença de uma inibição do SRAA, a TFG diminui com a redução do DC.[11]

Tabela 58.2. Classificação das síndromes cardiorrenais

Tipo 1: síndrome cardiorrenal aguda Piora aguda da função cardíaca levando a disfunção renal
Tipo 2: síndrome cardiorrenal crônica Anormalidades crônicas na função cardíaca levando à disfunção renal
Tipo 3: síndrome renocardíaca aguda Piora aguda da função renal causando disfunção cardíaca
Tipo 4: síndrome renocardíaca crônica Anormalidades crônicas na função renal levando a doença cardíaca
Tipo 5: acometimento cardiorrenal simultâneo por condições sistêmicas

Fonte: Kumar U, Wettersten N, Garimella PS. Cardiorenal Syndrome: Pathophysiology. Cardiol Clin. 2019 Aug;37(3):251-265. doi: 10.1016/j.ccl.2019.04.001. Epub 2019 May 21. PMID: 31279419; PMCID: PMC6658134.

Nos últimos anos, estudos conseguiram aferir de forma fidedigna FSR, TFG, DO_2-VO_2 e taxa de extração renal de oxigênio por meio de métodos ainda não acessíveis, ou inviáveis na prática clínica como: saturação de oxigênio na veia renal por cateterismo, técnica de depuração de infusão de 51Cr-EDTA ou iohexol, e para-amino-hipurato. Por meio dessas medidas foi descoberto o efeito de diferentes vasopressores e inotrópicos sobre o FSR e a TFG, mediante sua ação sobre arteríolas pré e/ou pós-glomerulares (Figura 58.3). Mostrou-se por exemplo, que na síndrome cardiorrenal, inotrópicos como dobutamina, aumentam fluxo renal sem aumentar taxa de filtração glomerular, por promover dilatação da arteríola aferente e eferente. Reforçando a ideia de que a prioridade no tratamento da SCR é manter uma PAM adequada, reduzir a PVC por meio de diuréticos além de venodilatadores, quando possível, e apenas em segundo plano o uso de inotrópicos.[12]

Atualmente na prática clínica, monitoramos tardiamente a consequência do processo de lesão renal aguda por meio da dosagem de creatinina e do débito urinário, graduando-se de forma objetiva, pela classificação de AKIN (Acute Kidney Injury Network).[11] A creatinina é um produto de degradação do músculo esquelético secretada nos túbulos renais e livremente filtrada pelo glomérulo. Seu aumento não acompanha de forma linear a queda da TFG. Essa relação é exponencial, de forma que pequenas alterações iniciais na creatinina impactam em grande comprometimento da função renal.

Novos biomarcadores têm sido estudados para detectar mais precocemente dano tubular e lesão renal, quais sejam: KIM-1 e NGAL. Apesar da vantagem teórica, tais marcadores, nos últimos estudos publicados envolvendo pacientes com síndrome cardiorrenal, não mostraram ter maior acurácia que a creatinina como preditores de piora da função renal.[11]

Disfunção neurológica

A avaliação da disfunção neurológica por meio de biomarcadores é essencial em emergências cardiovasculares, algumas dessas aplicações serão citadas a seguir.

Prognóstico neurológico após parada cardiorrespiratória

A permanência em um estado comatoso após uma parada cardiorrespiratória (PCR) é indicação do protocolo de hipotermia terapêutica por pelo menos 24 horas. Nos casos de suspeita de injúria neurológica como causa da PCR, um exame de imagem deve ser realizado o mais breve possível, antes ou durante a hipotermia terapêutica. Depois das primeiras 24 horas, corrigida a hipotermia, pode-se

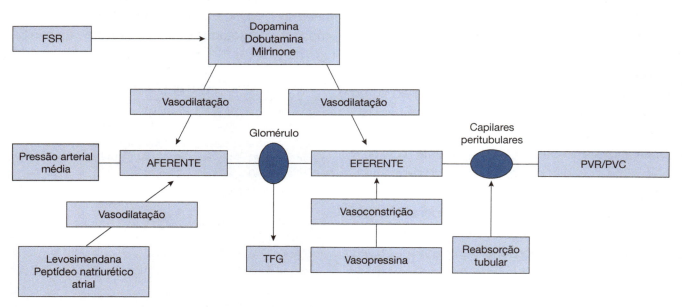

Figura 58.3. Efeito de medicações vasoativas sobre FSR e TFG por meio da ação sobre tônus de arteríolas renais. Fonte: Ricksten SE, et al. Renal Hemodynamics, function, and oxygenation in critically ill patients and after major surgery. Kidney360. 2021.

aplicar protocolo de morte encefálica. A morte encefálica corresponde apenas a 5% dos óbitos dos pacientes que retornaram a circulação espontânea após um PCR. Os demais pacientes ainda comatosos, deverão ser submetidos a uma avaliação de prognóstico neurológico.[13]

Após o período de hipotermia terapêutica, pode-se iniciar a avaliação de prognóstico neurológico por meio dos exames clínico e complementar; no entanto, a American Heart Association (AHA) e European Resuscitation Council and European Society of Intensive Care (ESICM) publicaram um *guideline* em 2021 recomendando a avaliação multimodal completa depois de 72 horas, aumentando a especificidade dos achados. Tal especificidade é primordial para evitar resultados falso-positivos, pois essa avaliação prognóstica é utilizada em países onde a eutanásia é permitida para retirada ativa do tratamento de manutenção da vida. O algoritmo de avaliação multimodal envolve testes clínicos, bioquímicos, neurofisiológicos e radiológicos (Figura 58.4).[13]

Utilidade do ultrassom doppler transcraniano

O ultrassom doppler transcraniano (DTC) é de grande aplicabilidade em emergências cardiovasculares. Trata-se de um exame portátil, não invasivo que fornece medidas dinâmicas de fluxo sanguíneo cerebral. Os parâmetros mais frequentemente mensurados por esse método são:

1) Velocidade média de fluxo cerebral (VMF): estimada pela velocidade de pico sistólica e diastólico final;
2) Índice de resistência;
3) Lindegaard ratio (LR): valor utilizado apenas para ajustar VMF da artéria cerebral média em relação ao fluxo da carótida interna, diferenciando vasospasmo de hiperemia cerebral;
4) Pressão intracraniana;
5) Técnica de microbolhas: injeta-se solução salina com microbolhas em veia anticubital e monitora-se ruídos na sua passagem pelas artérias cerebrais médias, com e sem manobra de Valsalva.[14]

Na hemorragia subaracnoide, a realização do DTC diário nas primeiras duas semanas, permite a monitorização de vasospasmo, auxiliando o seu tratamento precoce e a prevenção da isquemia cerebral tardia. Enquanto na avaliação de um paciente com acidente vascular isquêmico, o teste com microbolhas, pode sugerir a etiologia isquêmica por embolia paradoxal.[14]

O DTC tornou-se também um método bastante útil em situações que não há indicação clara da monitorização invasiva da pressão intracraniana como: encefalopatia hipertensiva, pré-eclâmpsia grave e encefalopatia hepática. A validação definitiva dessa técnica foi publicada em abril de 2022 na Critical Care, pelo IMPRESSIT – 2 Trial, um estudo prospectivo e multicêntrico que estimou a acurácia do DTC em relação ao padrão-ouro (medida invasiva por cateter) no diagnóstico de hipertensão intracraniana. Considerando uma pressão intracraniana (PIC) de 20 mmHg, apresentou uma área sob a curva de 76% para o diagnóstico. valor preditivo negativo do método foi bem elevado (PIC > 20 mmHg = 91,3%, > 22 mmHg = 95,6%, > 25 mmHg = 98,6%), indicando alta acurácia para excluir o diagnóstico de hipertensão intracraniana.[15]

Existem outras aplicações clínicas em estudo como: avaliação do fluxo cerebral e perda da autorregularão cerebral em pacientes com insuficiência cardíaca; uso perioperatório para prever complicações de cirurgia vascular e cardíaca e estimar incidência de *delirium* em algumas situações clínicas.[14]

Paciente comatoso ≥ 72h, descartados fatores confundidores

+

Pelo menos DOIS de:
- Sem reflexos pupilares nem corneanos em ≥ 72h
- Onda N20 SSEP bilateralmente ausente
- EEG altamente maligno em > 24h
- NSE > 60 ug/L às 48h e/ou 72h
- *Status* mioclonia ≤ 72h
- Lesão anóxica difusa e extensa na TC/RM do cérebro

SIM → Mal prognóstico
NÃO → Observar e reavaliar

EEG altamente maligno pela classificação da American Clinical Neurophysiology Society (ACNS):
- atividade de base suprimida;
- descargas periódicas contínuas numa base suprimida;
- padrão surto-supressão.

enolase neurônio específica nível sérico.
ciais evocados somatossensoriais.

ritmo ERC-ESICM 2021 para prognóstico neu- R. Fonte: Nolan JP, et al. European Resusciuropean Society of Intensive Care Medicine esuscitation care. Intensive Care Med. 2021.

Tabela 58.3. Principais indicações e achados do DTC[14,16]

Rastreio de vasospasmo	ACM -> VMF > 120cm/s + LR > 3 ACA -> VMF > 80 cm/s + ACP -> VMF > 85 cm/s
Rastreio de hipertensão intracraniana	Cálculo indireto da PIC utilizando PAM e velocidades de fluxo médio e diastólico
Diagnóstico de morte encefálica	Picos sistólicos curtos (< 50 cm/s) + sem fluxo diastólico ou Fluxo alternado: sístole anterógrado e diástole retrógrado Obs.: avaliar na circulação anterior e posterior, e obrigatório PAS > 90 mmHg para iniciar avaliação.
Investigação de *shunt* direita-esquerda	Técnica de microbolhas

VMF: velocidade média de fluxo cerebral. ACM: artéria cerebral média. ACA: artéria cerebral anterior. ACP: artéria cerebral posterior. PAS: pressão arterial sistólica. Fonte: adaptado da referência 14.

Referências bibliográficas

1. Kashyap R, Sherani KM, Dutt T, Gnanapandithan K, et al. Current utility of sequential organ failure assessment score: a literature review and future directions. Open Respir Med J. 2021 Apr 13;15:1-6.
2. Yadav H. Improving the accuracy of cardiovascular component of the sequential organ failure assessment score. Crit Care Med. 2015.
3. Raber I, McCarthy CP, Januzzi JL. A test in context: interpretation of high-sensitivity cardiac troponin assays in different clinical settings relationship between heart disease and liver disease. J AM Coll Cardiol. 2021;77:1357-67.
4. Kraut JA, Madias. Lactic acidosis. N Engl J Med. 2014 Dec 11;371(24):2309-19.
5. Vincent JL, Quintairos A, Couto Jr L, Taccone FS. The value of blood lactate kinetics in critically ill patients: a systematic review. Crit Care. 2016;20: 257.
6. Fuernau G. Arterial lactate in cardiogenic. Shock. 2020;13:9.
7. Jeffrey AM. Lactate clearance as a surrogate for mortality in cardiogenic shock: insights from the DOREMI trial. J Am Heart Assoc. 2022 Mar 5;11(6):e023322.
8. Waseem N, Chen PH. Hypoxic hepatitis: a review and clinical update. J Clin Transl Hepatol. 2016 Sep 28;4(3):263-8.
9. Aboelsoud MM. Hypoxic hepatitis - its biochemical profile, causes and risk factors of mortality in critically-ill patients: a cohort study of 565 patients. J Crit Care. 2017.
10. Wright G, Noiret L, Damink SWMO, Jalan R. Interorgan ammonia metabolism in liver failure: the basis of current and future therapies. Liver Int. 2011 Feb;31(2):163-75.
11. Goffredo G, Barone R, Di Terlizzi V, Correale M, Brunetti ND, Iacoviello M. Biomarkers in cardiorenal syndrome. J Clin Med. 2021 Jul 31;10(15):3433.
12. Ricksten SE. Renal hemodynamics, function, and oxygenation in critically ill patients and after major surgery. Kidney 360. 2021.
13. Nolan JP. European Resuscitation Council and European Society of Intensive Care Medicine guidelines 2021: post-resuscitation care. Intensive Care Med. 2021.
14. Dhingra K, Chakko MN. Doppler extra-cranial carotid assessment, protocols, and interpretation. 2022 Feb 14. In: StatPearls [Internet]. Treasure Island (FL): StatPearls Publishing; 2022 Jan.
15. Rasulo FA. Transcranial Doppler as a screening test to exclude intracranial hypertension in brain-injured patients: the IMPRESSIT-2 prospective multicenter international study. Crit Care. 2022 Apr 15;26(1):110.
16. Lange MC. Brazilian guidelines for the application of transcranial ultrasound as a diagnostic test for the confirmation of brain death. Arq Neuropsiquiatr. 2012.

NSE:
SSEP: pote

Figura 58.4. Algo
rológico em pós PC
tation Council and E
guidelines 2021: post-r

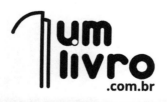